区域临床检验与病理规范教程
消化系统疾病

总主编 郑铁生　　　　主　审　卞修武

主　编　丁彦青　张庆玲

副主编　胡　兵　关　明　谢小兵　徐文华

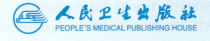

人民卫生出版社
PEOPLE'S MEDICAL PUBLISHING HOUSE

图书在版编目（CIP）数据

消化系统疾病 / 丁彦青，张庆玲主编 . —北京：
人民卫生出版社，2020
区域临床检验与病理规范教程
ISBN 978-7-117-29628-1

I.①消… II.①丁…②张… III.①消化系统疾病
– 诊疗 – 教材 IV.①R57

中国版本图书馆 CIP 数据核字（2020）第 025843 号

人卫智网	www.ipmph.com	医学教育、学术、考试、健康， 购书智慧智能综合服务平台
人卫官网	www.pmph.com	人卫官方资讯发布平台

区域临床检验与病理规范教程
消化系统疾病

主　　编：丁彦青　张庆玲
出版发行：人民卫生出版社（中继线 010-59780011）
地　　址：北京市朝阳区潘家园南里 19 号
邮　　编：100021
E - mail：pmph @ pmph.com
购书热线：010-59787592　010-59787584　010-65264830
印　　刷：北京盛通印刷股份有限公司
经　　销：新华书店
开　　本：889×1194　1/16　印张：29
字　　数：858 千字
版　　次：2020 年 4 月第 1 版　2020 年 4 月第 1 版第 1 次印刷
标准书号：ISBN 978-7-117-29628-1
定　　价：115.00 元
打击盗版举报电话：010-59787491　E-mail：WQ @ pmph.com
质量问题联系电话：010-59787234　E-mail：zhiliang @ pmph.com

编者 （以姓氏笔画为序）

丁彦青	南方医科大学基础医学院	张庆玲	广东省人民医院
王 爽	南方医科大学基础医学院	陈 星	山西省肿瘤医院
牛会林	广州市妇女儿童医疗中心	和水祥	西安交通大学第一附属医院
付 云	新乡医学院基础医学院	季 峰	浙江大学附属第一医院
庄文芳	上海理工大学附属市东医院	郑广娟	广东省中医院
刘 莉	南方医科大学南方医院	胡 兵	四川大学华西医院
刘 强	苏州大学附属第一医院	胡永斌	中南大学湘雅医院
刘双全	南华大学附属第一医院	宫爱霞	大连医科大学附属第一医院
刘立新	南方医科大学第三附属医院	祝 荫	南昌大学第一附属医院
刘春芳	复旦大学附属华山医院	姚 方	中国医学科学院肿瘤医院
关 明	复旦大学附属华山医院	莫祥兰	广西壮族自治区人民医院
关秀茹	哈尔滨医科大学附属第一医院	徐文华	青岛大学医学部
纪 玲	北京大学深圳医院	盛尚春	成都大学附属医院
李 萍	湖南中医药大学第一附属医院	康海全	徐州医科大学附属医院
李世宝	徐州医科大学医学技术学院	韩安家	中山大学附属第一医院
李志勇	厦门大学附属第一医院	谢小兵	湖南中医药大学第一附属医院
冶亚平	南方医科大学基础医学院	熊 燏	海南医学院热带医学与检验医学院
张 林	中国人民解放军西部战区总医院	缪 林	南京医科大学第二附属医院

编写秘书

牛会林（兼）

《区域临床检验与病理规范教程》系列教材
出版说明

近五年来,国务院和国家卫生健康委员会陆续发布了《关于促进健康服务业发展的若干意见》《关于推进分级诊疗制度建设的指导意见》《关于印发医学检验实验室基本标准和管理规范(试行)的通知》和《关于推进医疗联合体建设和发展的指导意见》等一系列相关文件,在国家层面上给未来的医疗服务模式和要求提供了指导意见。这一重要举措,不仅能促进区域内医学检验检查质量的提升,为医学诊断提供更加科学的依据,也可方便广大群众享受高质量的医疗服务,切实帮助减轻就医负担,有效缓解看病难、看病贵的问题。

显然,目前医改的重点还是强基层,最近五年,每年都有 50 个以上的政策文件涉及基层医疗,而在众多的文件中,对基层影响最大的政策就是分级诊疗制度。家庭医生签约制度和医联体制度是推进分级诊疗的重要"抓手",就在这些政策的叠加下,基层医疗发展进入了新阶段。到 2020 年,家庭医生签约要全覆盖,医保支付方式改革要全覆盖,医联体建设也要覆盖到所有公立医院。

为了实现患者能在区域(县域)内自由流动,首先要解决的就是资源共享问题。基层医院的医学检验能力薄弱,病理检查基本上是"空白",不能满足患者的需求,所以指导意见中已经提出要建立医学检验检查中心,为医联体内各医疗机构提供一体化服务。实现医联体内服务供给一体化、医疗质量质控同质化和检验检查结果互认,已成为每个医联体的硬性任务。检验、病理等资源从科室变为独立医疗机构,已经不是未来,而是正在发生的事情。成立独立医疗机构主要靠两种途径,一种是医联体内将自己检验、病理等资源整合对外开放;一种是社会资本融入,自己开办医学检验中心。这是医疗改革发展的大趋势。

目前,我国在医学检验与病理检查项目中,95% 的项目仍在医院检验科和病理科完成,仅有 5% 左右的项目由第三方独立机构承接。在美国和日本等国家,独立实验室已经占据医学检验检查市场的 1/3 以上。所以,我国检验与病理的发展从科室逐步转移到独立检验检查中心,还有很大的调整空间,也是医联体建设的需求。我国的独立医疗机构在检验与病理服务方面还存在严重不足,也是制约其发展的重要因素:①人力资源不足:在全国大部分基层缺乏具备专业水平的检验与病理的技术和管理人才,这已成为全民健康覆盖中最关键的一环。②教育及培训不足:医学是门不断发展的学科,相关专业的继续教育十分重要。在检验与病理方面,我国在继续教育及能力提升方面均需加强。③基础设施不足:具体如专业的实验室设备、设备方面的技术支持、供应链、信息系统、相关质控措施的整合等。④相关质量及能力的认可不足:检验与病理高度专业化,因此需要依据一定的标准进行管理以确保其检测结果的可靠性。

检验与病理在疾病检出、确诊、预后、治疗及疾病管理等方面的关键作用及核心价值已是不言而喻的事,为有效解决以上问题,我们自 2016 年 10 月开始进行调研与策划,并于 2017 年 2 月在宁波召开了专家论证会。会议认为,组织国内临床、检验、病理著名专家共同编写一套《区域临床检验与病理规范教程》系列培训教材,用于临床医生、检验检查人员的规范培训,全面提升基层诊疗水平,对深化医药卫生体制改革,实施健康中国战略;对建立科学合理的分级诊疗制度,助力社会办医健康发展;对提高基层医疗卫生水平,促进临床、检验、病理等学科融合发展,都具有深远的历史意义和现实指导意义。

为编好这套培训规范教材,我们专门成立了评审专家委员会,遴选确定了总主编和各分册主编,召开了主编人会议。确定本系列教材共分为三个板块:①《区域临床检验与病理规范教程　机构与运行》:主要讨论区域临床检验与病理诊断机构的建设与运行管理,包括相关政策、法规的解读,机构的规划、建设及其运行中的科学管理等。②《区域临床检验与病理规范教程　实验室标准化管理》:主要讨论实验室的建设与标准化管理的各项要求,为机构中实验室的建设与管理提供标准、规范。③第三板块共有10本教材,均以疾病系统命名,重点是评价各检验与病理检查项目在临床疾病中的应用价值,指导临床医生理解和筛选应用检验与病理的检查指标,以减少重复性检查,全面降低医疗费用,同时检验与病理专业人员也可以从中了解临床对检查指标的实际需求。

本套教材的编写,除坚持"三基、五性、三特定"外,更注重整套教材系统的科学性和学科的衔接性,更注重学科的融合性和创新性。特点是:①与一般教科书不同,本套教材更强调了临床指导和培训功能;②参加编写的作者来自170多家高校、医疗单位,以及相关企业的著名临床医学、检验医学、病理诊断等专家教授280余人,具有较高的权威性、代表性和广泛性;③所有成员都具有较高的综合素质,大家协同编写、融合创新,力图做到人员融合、内容融合,检验与病理融合,临床与检验和病理融合;④本套教材既可作为培训教材,又可作为参考书,助力提高基层医疗水平,促进临床、检验、病理等学科融合发展。

编写出版本套高质量的教材,得到了相关专家的精心指导,以及全国有关院校、医疗机构领导和编者的大力支持,在此一并表示衷心感谢。希望本套教材的出版,能受到全国独立医疗机构、基层医务工作者和住院医师规范化培训生的欢迎,对提高医疗水平、助力国家分级诊疗政策和推进社会办医健康发展做出积极贡献。

由于编写如此庞大的"融合"教材尚属首次,编者对"融合"的理解存在差异,难免有疏漏和不足,恳请读者、专家提出宝贵意见,以便下一版修订完善。

《区域临床检验与病理规范教程》系列教材

目录

总主编　郑铁生

序号	教材名称	主审	主编	副主编
1	区域临床检验与病理规范教程 机构与运行		府伟灵　陈瑜	丁彦青　应斌武 邹炳德　张秀明
2	区域临床检验与病理规范教程 实验室标准化管理		王惠民　卞修武	郑　芳　涂建成 邹继华　盛慧明 王　哲　韩安家
3	区域临床检验与病理规范教程 心血管系统疾病		郑铁生　王书奎	张智弘　贾海波 洪国舜　马　洁
4	区域临床检验与病理规范教程 呼吸系统疾病	步　宏	应斌武　李为民	刘月平　王　凯 沈财成　李海霞
5	区域临床检验与病理规范教程 消化系统疾病	卞修武	丁彦青　张庆玲	胡　兵　关　明 谢小兵　徐文华
6	区域临床检验与病理规范教程 感染与免疫系统疾病		郑　芳　魏　蔚	孙续国　赵　虎 崔　阳　樊祥山
7	区域临床检验与病理规范教程 女性生殖系统与乳腺疾病		张　葵　李　洁	邱　玲　刘爱军 陈道桢　童华诚
8	区域临床检验与病理规范教程 内分泌与代谢系统疾病	张忠辉	府伟灵　梁自文	黄君富　阎晓初 钱士匀　杨　军
9	区域临床检验与病理规范教程 泌尿系统疾病		涂建成　王行环	魏　强　李洪春 徐英春　覃业军
10	区域临床检验与病理规范教程 软组织与骨疾病	韩安家　王　晋		严望军　刘　敏 阎晓初　石怀银
11	区域临床检验与病理规范教程 造血与血液系统疾病	岳保红　武文漫		赵晓武　黄慧芳 刘恩彬　毛　飞
12	区域临床检验与病理规范教程 神经与精神系统疾病		卞修武　朴月善	朱明伟　张在强 李贵星　王行富

《区域临床检验与病理规范教程》系列教材
专家委员会

主任委员

郑铁生　厦门大学公共卫生学院

卞修武　陆军军医大学第一附属医院

府伟灵　陆军军医大学第一附属医院

副主任委员（按姓氏笔画排序）

丁彦青　南方医科大学病理学系

王　晋　中山大学附属肿瘤医院

王行环　武汉大学中南医院

王书奎　南京医科大学附属南京医院

王惠民　南通大学附属医院

朴月善　首都医科大学宣武医院

步　宏　四川大学华西医院

应斌武　四川大学华西医院

邹炳德　美康生物科技股份有限公司

李　洁　南京大学医学院附属鼓楼医院

李为民　四川大学华西医院

郑　芳　天津医科大学医学检验学院

陈　瑜　浙江大学附属第一医院

武文漫　上海交通大学医学院附属瑞金医院

张庆玲　南方医科大学病理学系

张　葵　南京大学医学院附属鼓楼医院

张忠辉　陆军军医大学第一附属医院

岳保红　郑州大学第一附属医院

涂建成　武汉大学中南医院

梁自文　陆军军医大学第一附属医院

韩安家　中山大学附属第一医院

魏　蔚　天津医科大学总医院

委员（按姓氏笔画排序）

马　洁　江苏大学医学院

王　哲　空军军医大学第一附属医院

王行富　福建医科大学附属第一医院

王　凯　浙江大学医学院附属第二医院

毛　飞　江苏大学医学院

石怀银　中国人民解放军总医院

关　明　复旦大学附属华山医院

刘爱军　中国人民解放军总医院

刘恩彬　中国医学科学院血液病医院

刘　敏　中山大学附属第一医院

孙续国　天津医科大学医学检验学院

严望军　复旦大学附属肿瘤医院

沈财成　温州医科大学检验学院

邱　玲　北京协和医科大学附属协和医院

刘月平　河北医科大学第四医院

李贵星　四川大学华西医院

李海霞　北京大学第一医院

李洪春　徐州医科大学

邹继华　美康生物科技股份有限公司

洪国粦　厦门大学附属第一医院

陈道桢　南京医科大学附属无锡妇幼保健院

赵　虎　复旦大学附属华东医院

9

赵晓武　郑州金域临床检验中心有限公司　　覃业军　山东省立医院

张在强　首都医科大学附属北京天坛医院　　童华诚　东南大学医学院附属南京同仁医院

张秀明　深圳市罗湖医院集团检验中心　　杨　军　西安交通大学第二附属医院

张智弘　南京医科大学第一附属医院　　黄君富　陆军军医大学第一附属医院

徐英春　北京协和医科大学附属协和医院　　阎晓初　陆军军医大学第一附属医院

徐文华　青岛大学医学部　　钱士匀　海南医学院检验学院

盛慧明　上海交通大学医学院附属同仁医院　　魏　强　四川大学华西医院

黄慧芳　福建医科大学附属协和医院　　樊祥山　南京大学医学院附属鼓楼医院

贾海波　南京医科大学附属南京医院　　崔　阳　广东省人民医院

谢小兵　湖南中医药大学第一附属医院　　章　京　北京大学医学部

胡　兵　四川大学华西医院

总秘书

尚冬燕　美康生物科技股份有限公司

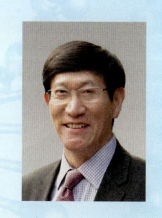

卞修武，教授、主任医师，中国科学院院士，陆军军医大学病理学教研室主任，陆军军医大学第一附属医院(重庆西南医院)病理科主任，全军临床病理学研究所所长。教育部"长江学者奖励计划"特聘教授，国家杰出青年基金项目获得者。中华医学会病理学分会前任主任委员，现任中国医师协会病理科医师分会会长、中国抗癌协会肿瘤转移专委会主任委员，国际病理学会(IAP)中国区分会主席，国际肿瘤转移研究学会(MRS)常务理事。擅长神经(肿瘤)病理诊断。以第一作者和通讯作者在 Nature、Cell Stem Cell、Nature Immunology、Science Translational Medicine 等主流期刊发表 SCI 论文 120 余篇，获国家科技进步一等奖(第一完成人)、"何梁何利基金科学与技术进步奖"和首届全国创新争先奖。

主编简介

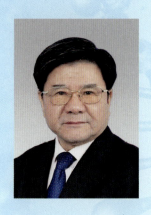

丁彦青，教授、博士研究生导师。南方医科大学南方医院病理科主任，国家临床重点专科主任，广东省分子肿瘤病理重点实验室主任，广东省恶性肿瘤分子诊断与临床转化应用工程技术中心主任。享受国务院政府特殊津贴。国务院学位委员会学科评议组成员、国家级教学名师、国家优秀博士生论文指导教师。广东省分子肿瘤病理实验室主任、第三届中国医师协会病理科医师分会会长、第十一届中华医学会病理学分会副主任委员、第六届中国抗癌协会肿瘤转移专业委员会副主任委员、第四届《诊断病理学杂志》副总编辑、国际病理协会中国区分会副会长、世界华人检验与病理医师协会副会长、吴阶平医学基金会病理学部副主任委员。

长期从事结直肠癌转移分子机制研究，主持及完成国家基金重点项目、国家"863"课题、"973"分题、中德合作及省部级研究课题40余项，发表SCI收录论文135余篇（包括 *N Eng J Med*、*Cell*、*Nature Communications*、*Gastroenterology*、*Gut*、*Cell Res*、*J Hepatology*、*Cancer Res*、*Clin Cancer Res*、*J Pathol*、*Oncogene* 等杂志），获国家科技进步奖二等奖1项、军队科技进步奖二等奖2项、中华医学科技奖一等奖和二等奖各1项、广东省科技进步奖特等奖、一等奖和二等奖各1项、广州市科技奖一等奖1项。招收和培养博士及硕士研究生180余名（1人获国家杰出青年基金，2人获广东省珠江学者，3人获国家优秀博士论文奖，4人获广东省优秀博士论文奖）。

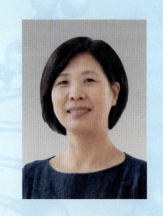

　　张庆玲,教授、副主任医师、博士研究生导师、博士后合作导师。广东省人民医院病理科学科带头人,世界华人检验与病理医师协会常委,中国抗癌协会肿瘤微环境专业委员会委员、中国老年医学会病理学分会委员、中国抗癌协会肿瘤病理专业委员会淋巴瘤学组成员、广东省胸部疾病学会乳腺病防治专业委员会委员、广东省中西医结合学会病理学专业委员会常委,广东省医疗行业协会病理医学管理分会常委,广东省胸部疾病协会肿瘤急危重症专业委员会常委,国家自然科学基金函审专家,教育部学位中心学位评审专家,山东省、河北省、江西省和四川省等科学技术奖励评审专家;*Human Genetics*,*Rare Tumors*,*Journal of Molecular Biology* 和 *Genesis* 等 SCI 收录杂志审稿人。

　　长期从事结直肠癌和胃癌进展和转移分子机制,以及结直肠癌液体活检等研究。2013 年 3 月至 2016 年 3 月、2017 年 8 月至 2018 年 1 月,两次赴美国得克萨斯大学 MD 安德森肿瘤中心访学。主持国家自然科学基金 5 项,省市级基金 6 项。在国际和国内期刊发表科研论文 70 余篇(包括 *Nature*,*Nature Communications*,*Cancer Cell*,*Cell Res*,*Cancer Res* 和 *J Pathol* 等杂志),累计影响因子 177.839,被引用次数 1 180 次,个人 H 指数 14;申请专利两项。获中华医学会科技进步奖一等奖和军队科技进步二等奖各 1 项。参编教材 2 部。

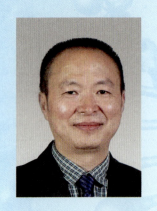

胡兵,教授、主任医师、博士研究生导师,四川大学华西医院消化内镜中心主任。中华医学会消化内镜学分会常委、四川省医学会消化内镜专委会主任委员、国家重点研发项目首席科学家。自 2017 年以来发表 SCI 文章 53 余篇(累计 IF≈330),担任英文杂志 *World Journal of Gastrointestinal Endoscopy* 主编,*Endoscopy Ultrasound*、*World Journal of Gastroenterology*、*VideoGIE* 等杂志编委,担任 *American Journal of Gastroenterolog*、*Digestive Endoscopy*、*Digestive Diseases and Sciences*、*World Journal of Surgical Oncology* 等 10 家 SCI 杂志特邀审稿专家。

作为国际知名内镜专家,多次受邀在美国、欧洲、俄罗斯和印度等国家和地区演讲、演示和教授手术操作;曾受邀在美国约翰·霍普金斯医院和西南医学中心做专场学术讲座;接收并培养了包括美国约翰·霍普金斯医院、梅奥医学中心和西南医学中心、德国基尔大学医学院及印度多家医院共 45 名医师的内镜手术培训。

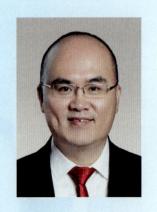

关明,教授,研究员,博士研究生导师,复旦大学上海医学院临床检验诊断学博士,美国国立卫生研究院博士后。复旦大学附属华山医院中心实验室主任、华山医院检验医学科主任。国家自然科学基金委员会医学部重点项目二审专家。现任中华医学会检验医学分会常委兼秘书长、上海医学会检验医学分会主任委员。担任 *Clinica Chimica Acta* 编辑,*Clinical Biochemistry* 编委、《中华检验医学杂志》副总编辑。作为第一负责人承担包括 6 项国家自然科学基金在内的 20 多项基金,获得专利 5 项,共发表 SCI 文章 100 多篇,其中以第一作者或通讯作者在 *Clinical Cancer Research*、*Arthritis Rheum*、*Oncogene* 等期刊上发表 SCI 文章 50 多篇,以第一完成人获得上海医学科技奖二等奖 1 项。

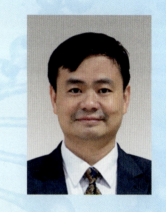

谢小兵，教授，医学博士，主任技师，硕士研究生导师。湖南中医药大学第一附属医院医学检验与病理中心主任。担任中国中西医结合学会检验医学专业委员会副主任委员、中国医师协会检验医师分会委员、中国医疗保健国际交流促进会基层检验技术标准化分会常务委员、湖南省中医药和中西医结合学会检验医学专业委员会主任委员、中华医学会检验医学分会第十届委员会临床生物化学学组副组长、湖南省医学会检验专业委员会副主任委员等。发表论文50余篇，参编著作8部，主持参与国家级、省级课题8项。获国家发明专利1项，担任《检验医学与临床》常务编委、《中华检验医学》通讯编委、《中华临床实验室管理电子杂志》编委、*Journal of Bio-X research* 编委，湖南省高层次卫生人才"225"工程培养对象。

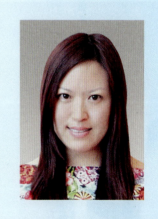

徐文华，教授，医学博士，博士研究生导师，青岛大学医学部检验系副主任，山东省医学技术类指导委员会委员。2008年曾到英国曼彻斯特大学参加学术交流。近五年主持并参与国家自然基金面上项目2项，主持并参与省重点科技攻关计划课题2项，省科技攻关计划课题3项，省自然科学基金课题1项，青岛市科技局课题4项，以第一作者发表SCI收录论文30余篇，国家核心期刊论文多篇，已获得授权发明专利8项。作为副主编参编人民卫生出版社《生物化学》《分子诊断学》等教材。

前　言

本书是一本以消化系统疾病的诊疗为主线，融合医学检验和病理检查等实验室检查指标及其临床应用知识，为提高基层诊疗水平提供的培训教材。

本书共分 39 章，以消化系统疾病为主线，在简要叙述各类消化系统疾病的病因和发病机制、临床症状与体征、诊断和鉴别诊断等基本概念和基本知识的基础上，重点阐述了各类消化系统疾病的临床检验与病理检查指标与评估，以及在其早期诊断与鉴别诊断、治疗监测、愈后判断和疾病预防等中的临床应用，以拓展和提高临床的应用价值。文后还例举了疾病诊疗的相关案例，起到举一反三、融会贯通的作用，以提高其实用性。内容包括：总论，胃食管反流病，食管癌，急、慢性胃炎，胃溃疡，胃瘤样病变，胃癌，胃肠道间质瘤，十二指肠溃疡，小肠肿瘤，阑尾炎，阑尾肿瘤，肠梗阻，溃疡性结肠炎，克罗恩病，肠结核，结核性腹膜炎，细菌性痢疾，腹腔感染，功能性便秘，结直肠腺瘤及瘤样病变，结直肠癌，原发性胃肠道淋巴瘤，肛门和肛管疾病，肝代谢性疾病，肝炎，肝硬化，肝脓肿，肝脏寄生虫病，肝移植排斥反应，肝脏良性肿瘤及瘤样病变，肝脏间叶性肿瘤，肝母细胞瘤，肝癌，胆囊和肝外胆管瘤样病变，胆囊癌，胰腺炎，胰腺外分泌部良性肿瘤和癌前病变，胰腺癌等消化系统疾病的临床检验与病理。为提高消化系统疾病的诊疗水平和临床能力提供支撑。

本书的创新点在于首次打破了临床传统诊疗格局，建立了临床、检验、病理融合诊疗新体系。有利于拓展检验与病理在临床的应用价值；有利于提高临床对疾病的诊疗水平；同时也有利于促进临床、检验、病理等学科的融合发展。

本书主要供给"区域医联体"或"医联体"下的"区域检验中心"作为提高基层在职人员诊疗水平的培训教材，也可作为临床医生在疾病诊疗中的参考书，还可为临床检验医师和病理医师以及检验师等相关人员提供学习参考。

本书在编写过程中，主编除遵循教材的"三基""五性""三特定"外，在内容、编排和体例格式等方面都做了许多新的尝试；对内容的科学性和知识性进行了把控，临床、检验和病理专家协同参与了编写，通过互审、责任副主编初审把关、反复修改，最后由主编审改、主审审定以保证教材的编写质量。

本书在编写过程中得到了各编者所在单位的大力支持，在此一并深表谢意。

目前，区（县）域医疗卫生水平依然是医疗改革的短板，是最薄弱的一环，希望本书的出版能助医改一臂之力，但由于首版编写，缺乏经验与参考，又限于编者对临床、检验、病理如何融合理解不一致，书中难免会有不足，甚至错误，希望广大专家与读者给予指正，以便再版时修正。

丁彦青　张庆玲

2020 年 2 月

目　　录

第一章　总论 ………………………………………………………………………… 1

第一节　消化系统结构及疾病分类与特点 …………………………………………… 1

一、消化系统组织结构 ……………………………………………………………… 1

二、消化系统疾病的分类 …………………………………………………………… 2

三、消化系统疾病的特点 …………………………………………………………… 2

四、消化系统疾病诊断的基本流程 ………………………………………………… 2

第二节　消化系统疾病的检查 ………………………………………………………… 2

一、实验室检查 ……………………………………………………………………… 3

二、病理形态学检查 ………………………………………………………………… 3

三、其他检查 ………………………………………………………………………… 3

第三节　消化系统疾病的研究进展 …………………………………………………… 4

一、幽门螺杆菌感染特征及检测方法进展 ………………………………………… 4

二、胃食管反流病和 Barrett 食管诊断进展 ……………………………………… 5

第二章　胃食管反流病 …………………………………………………………… 7

第一节　概述 …………………………………………………………………………… 7

一、临床症状和体征 ………………………………………………………………… 7

二、病因和发病机制 ………………………………………………………………… 7

三、临床诊断和鉴别诊断 …………………………………………………………… 8

第二节　实验室及其他检查指标与评估 ……………………………………………… 10

一、实验室及其他检查指标 ………………………………………………………… 10

二、临床检查指标的评估 …………………………………………………………… 14

第三节　实验室及其他检查指标的临床应用 ………………………………………… 15

一、检查指标的筛选原则 …………………………………………………………… 15

二、检查指标的临床应用 …………………………………………………………… 15

案例 2-1 ……………………………………………………………………………… 16

小结 …………………………………………………………………………………… 16

第三章　食管癌 …………………………………………………………………… 17

第一节　概述 …………………………………………………………………………… 17

一、临床症状和体征 ………………………………………………………………… 17

二、病因和发病机制 ………………………………………………………………… 17

三、临床诊断和鉴别诊断 …………………………………………………………… 18

第二节　实验室及其他检查指标与评估 ……………………………………………… 20

一、实验室及其他检查指标 ……………………………………………………………… 20
二、临床检查指标的评估 ………………………………………………………………… 24
第三节　实验室及其他检查指标的临床应用 …………………………………………… 25
一、检查指标的筛选原则 ………………………………………………………………… 25
二、检查指标的临床应用 ………………………………………………………………… 25
案例 3-1 ……………………………………………………………………………… 26
小结 …………………………………………………………………………………… 26

第四章　急、慢性胃炎 ………………………………………………………………… 28

第一节　急性胃炎概述 …………………………………………………………………… 28
一、临床症状和体征 ……………………………………………………………………… 28
二、病因和发病机制 ……………………………………………………………………… 28
三、临床诊断和鉴别诊断 ………………………………………………………………… 29
第二节　慢性胃炎概述 …………………………………………………………………… 30
一、临床症状和体征 ……………………………………………………………………… 30
二、病因和发病机制 ……………………………………………………………………… 30
三、临床诊断和鉴别诊断 ………………………………………………………………… 31
第三节　实验室及其他检查指标与评估 ………………………………………………… 32
一、实验室及其他检查指标 ……………………………………………………………… 32
二、临床检查指标的评估 ………………………………………………………………… 36
第四节　实验室及其他检查指标的临床应用 …………………………………………… 38
一、检查指标的筛选原则 ………………………………………………………………… 39
二、检查指标的临床应用 ………………………………………………………………… 39
案例 4-1 ……………………………………………………………………………… 39
案例 4-2 ……………………………………………………………………………… 40
小结 …………………………………………………………………………………… 40

第五章　胃溃疡 ………………………………………………………………………… 41

第一节　概述 ……………………………………………………………………………… 41
一、临床症状和体征 ……………………………………………………………………… 41
二、病因和发病机制 ……………………………………………………………………… 41
三、临床诊断和鉴别诊断 ………………………………………………………………… 42
第二节　实验室及其他检查指标与评估 ………………………………………………… 43
一、实验室及其他检查指标 ……………………………………………………………… 43
二、临床检查指标的评估 ………………………………………………………………… 45
第三节　实验室及其他检查指标的临床应用 …………………………………………… 48
一、检查指标的筛选原则 ………………………………………………………………… 48
二、检查指标的临床应用 ………………………………………………………………… 48
案例 5-1 ……………………………………………………………………………… 49
小结 …………………………………………………………………………………… 49

第六章　胃瘤样病变 ··· 50

第一节　概述 ··· 50
一、临床症状和体征 ··· 50
二、病因和发病机制 ··· 50
三、临床诊断和鉴别诊断 ··· 51
第二节　实验室及其他检查指标与评估 ·· 53
一、实验室及其他检查指标 ··· 53
二、临床检查指标的评估 ··· 56
第三节　实验室及其他检查指标的临床应用 ·· 56
一、检查指标的筛选原则 ··· 56
二、检查指标的临床应用 ··· 57
案例 6-1 ··· 57
小结 ·· 57

第七章　胃癌 ··· 58

第一节　概述 ··· 58
一、临床症状和体征 ··· 58
二、病因和发病机制 ··· 59
三、临床诊断和鉴别诊断 ··· 59
第二节　实验室及其他检查指标与评估 ·· 61
一、实验室及其他检查指标 ··· 61
二、临床检查指标的评估 ··· 65
第三节　实验室及其他检查指标的临床应用 ·· 66
一、检查指标的筛选原则 ··· 66
二、检查指标的临床应用 ··· 66
案例 7-1 ··· 67
小结 ·· 67

第八章　胃肠道间质瘤 ··· 68

第一节　概述 ··· 68
一、临床症状和体征 ··· 68
二、病因和发病机制 ··· 68
三、临床诊断和鉴别诊断 ··· 69
第二节　实验室及其他检查指标与评估 ·· 73
一、实验室及其他检查指标 ··· 73
二、临床检查指标的评估 ··· 76
第三节　实验室及其他检查指标的临床应用 ·· 76
一、检查指标的筛选原则 ··· 76
二、检查指标的临床应用 ··· 76

　　案例 8-1 ………………………………………………………………………… 77
　　案例 8-2 ………………………………………………………………………… 77
　　小结 …………………………………………………………………………… 77

第九章　十二指肠溃疡 ………………………………………………………… 78

第一节　概述 …………………………………………………………………… 78
　一、临床症状和体征 …………………………………………………………… 78
　二、病因和发病机制 …………………………………………………………… 79
　三、临床诊断和鉴别诊断 ……………………………………………………… 80
第二节　实验室及其他检查指标与评估 ……………………………………… 81
　一、实验室及其他检查指标 …………………………………………………… 81
　二、临床检查指标的评估 ……………………………………………………… 86
第三节　实验室及其他检查指标的临床应用 ………………………………… 86
　一、检查指标的筛选原则 ……………………………………………………… 86
　二、检查指标的临床应用 ……………………………………………………… 87
　　案例 9-1 ………………………………………………………………………… 87
　　小结 …………………………………………………………………………… 88

第十章　小肠肿瘤 ……………………………………………………………… 89

第一节　概述 …………………………………………………………………… 89
　一、临床症状和体征 …………………………………………………………… 89
　二、病因和发病机制 …………………………………………………………… 90
　三、临床诊断和鉴别诊断 ……………………………………………………… 90
第二节　实验室及其他检查指标与评估 ……………………………………… 92
　一、实验室及其他检查指标 …………………………………………………… 92
　二、临床检查指标的评估 ……………………………………………………… 94
第三节　实验室及其他检查指标的临床应用 ………………………………… 95
　一、检查指标的筛选原则 ……………………………………………………… 95
　二、检查指标的临床应用 ……………………………………………………… 96
　　案例 10-1 ……………………………………………………………………… 96
　　小结 …………………………………………………………………………… 97

第十一章　阑尾炎 ……………………………………………………………… 98

第一节　概述 …………………………………………………………………… 98
　一、临床症状和体征 …………………………………………………………… 98
　二、病因和发病机制 …………………………………………………………… 99
　三、临床诊断和鉴别诊断 ……………………………………………………… 100
第二节　实验室及其他检查指标与评估 ……………………………………… 101
　一、实验室及其他检查指标 …………………………………………………… 101
　二、临床检查指标的评估 ……………………………………………………… 105

第三节　实验室及其他检查指标的临床应用 ……………………………………………………… 106
　一、检查指标的筛选原则 ……………………………………………………………………… 106
　二、检查指标的临床应用 ……………………………………………………………………… 106
　　案例 11-1 …………………………………………………………………………………… 107
　　小结 ………………………………………………………………………………………… 107

第十二章　阑尾肿瘤 …………………………………………………………… 108

第一节　概述 …………………………………………………………………………………… 108
　一、临床症状和体征 …………………………………………………………………………… 108
　二、病因和发病机制 …………………………………………………………………………… 109
　三、临床诊断和鉴别诊断 ……………………………………………………………………… 109
第二节　实验室及其他检查指标与评估 ………………………………………………………… 110
　一、实验室及其他检查指标 …………………………………………………………………… 110
　二、临床检查指标的评估 ……………………………………………………………………… 114
第三节　实验室及其他检查指标的临床应用 …………………………………………………… 114
　一、检查指标的筛选原则 ……………………………………………………………………… 114
　二、检查指标的临床应用 ……………………………………………………………………… 115
　　案例 12-1 …………………………………………………………………………………… 115
　　小结 ………………………………………………………………………………………… 116

第十三章　肠梗阻 ……………………………………………………………… 117

第一节　概述 …………………………………………………………………………………… 117
　一、临床症状和体征 …………………………………………………………………………… 117
　二、病因和发病机制 …………………………………………………………………………… 118
　三、临床诊断和鉴别诊断 ……………………………………………………………………… 118
第二节　实验室及其他检查指标与评估 ………………………………………………………… 121
　一、实验室及其他检查指标 …………………………………………………………………… 121
　二、临床检查指标的评估 ……………………………………………………………………… 123
第三节　实验室及其他检查指标的临床应用 …………………………………………………… 124
　一、检查指标的筛选原则 ……………………………………………………………………… 124
　二、检查指标的临床应用 ……………………………………………………………………… 124
　　案例 13-1 …………………………………………………………………………………… 125
　　小结 ………………………………………………………………………………………… 125

第十四章　溃疡性结肠炎 ……………………………………………………… 126

第一节　概述 …………………………………………………………………………………… 126
　一、临床症状和体征 …………………………………………………………………………… 126
　二、病因和发病机制 …………………………………………………………………………… 127
　三、临床诊断和鉴别诊断 ……………………………………………………………………… 128
第二节　实验室及其他检查指标与评估 ………………………………………………………… 130

一、实验室及其他检查指标 …………………………………………………………… 130
二、临床检查指标的评估 …………………………………………………………… 138
第三节　实验室及其他检查指标的临床应用 ……………………………………… 140
一、检查指标的筛选原则 …………………………………………………………… 140
二、检查指标的临床应用 …………………………………………………………… 140
案例 14-1 ……………………………………………………………………………… 141
小结 …………………………………………………………………………………… 141

第十五章　克罗恩病 …………………………………………………………………… 143

第一节　概述 ………………………………………………………………………… 143
一、临床症状和体征 ………………………………………………………………… 143
二、病因和发病机制 ………………………………………………………………… 144
三、临床诊断和鉴别诊断 …………………………………………………………… 144
第二节　实验室及其他检查指标与评估 …………………………………………… 147
一、实验室及其他检查指标 ………………………………………………………… 147
二、临床检查指标的评估 …………………………………………………………… 150
第三节　实验室及其他检查指标的临床应用 ……………………………………… 151
一、检查指标的筛选原则 …………………………………………………………… 151
二、检查指标的临床应用 …………………………………………………………… 152
案例 15-1 ……………………………………………………………………………… 152
小结 …………………………………………………………………………………… 153

第十六章　肠结核 ……………………………………………………………………… 154

第一节　概述 ………………………………………………………………………… 154
一、临床症状和体征 ………………………………………………………………… 154
二、病因和发病机制 ………………………………………………………………… 155
三、临床诊断和鉴别诊断 …………………………………………………………… 155
第二节　实验室及其他检查指标与评估 …………………………………………… 157
一、实验室及其他检查指标 ………………………………………………………… 157
二、临床检查指标的评估 …………………………………………………………… 159
第三节　实验室及其他检查指标的临床应用 ……………………………………… 160
一、检查指标的筛选原则 …………………………………………………………… 160
二、检查指标的临床应用 …………………………………………………………… 160
案例 16-1 ……………………………………………………………………………… 160
小结 …………………………………………………………………………………… 161

第十七章　结核性腹膜炎 ……………………………………………………………… 162

第一节　概述 ………………………………………………………………………… 162
一、临床症状和体征 ………………………………………………………………… 162
二、病因和发病机制 ………………………………………………………………… 162

三、临床诊断和鉴别诊断……………………………………………………………163

第二节　实验室及其他检查指标与评估……………………………………………165

一、实验室及其他检查指标…………………………………………………………165

二、临床检查指标的评估……………………………………………………………166

第三节　实验室及其他检查指标的临床应用………………………………………168

一、检查指标的筛选原则……………………………………………………………168

二、检查指标的临床应用……………………………………………………………168

案例 17-1…………………………………………………………………………169

小结…………………………………………………………………………………169

第十八章　细菌性痢疾 …………………………………………………………170

第一节　概述…………………………………………………………………………170

一、临床症状和体征…………………………………………………………………170

二、病因和发病机制…………………………………………………………………170

三、临床诊断和鉴别诊断……………………………………………………………171

第二节　实验室及其他检查指标与评估……………………………………………173

一、实验室及其他检查指标…………………………………………………………173

二、临床检查指标的评估……………………………………………………………175

第三节　实验室及其他检查指标的临床应用………………………………………176

一、检查指标的筛选原则……………………………………………………………176

二、检查指标的临床应用……………………………………………………………177

案例 18-1…………………………………………………………………………177

小结…………………………………………………………………………………178

第十九章　腹腔感染 ……………………………………………………………179

第一节　概述…………………………………………………………………………179

一、临床症状和体征…………………………………………………………………179

二、病因和发病机制…………………………………………………………………180

三、临床诊断和鉴别诊断……………………………………………………………181

第二节　实验室及其他检查指标与评估……………………………………………182

一、实验室及其他检查指标…………………………………………………………182

二、临床检查指标的评估……………………………………………………………185

第三节　实验室及其他检查指标的临床应用………………………………………186

一、检查指标的筛选原则……………………………………………………………186

二、检查指标的临床应用……………………………………………………………187

案例 19-1…………………………………………………………………………188

小结…………………………………………………………………………………188

第二十章　功能性便秘 …………………………………………………………189

第一节　概述…………………………………………………………………………189

一、临床症状和体征 189
二、病因和发病机制 189
三、临床诊断和鉴别诊断 190
第二节　实验室及其他检查指标与评估 193
一、实验室及其他检查指标 193
二、临床检查指标的评估 193
第三节　实验室及其他检查指标的临床应用 195
一、检查指标的筛选原则 195
二、检查指标的临床应用 195
案例 20-1 195
小结 196

第二十一章　结直肠腺瘤及瘤样病变 197

第一节　概述 197
一、临床症状和体征 197
二、病因和发病机制 197
三、临床诊断和鉴别诊断 198
第二节　实验室及其他检查指标与评估 199
一、实验室及其他检查指标 199
二、临床检查指标的评估 202
第三节　实验室及其他检查指标的临床应用 203
一、检查指标的筛选原则 203
二、检查指标的临床应用 203
案例 21-1 204
小结 204

第二十二章　结直肠癌 205

第一节　概述 205
一、临床症状和体征 205
二、病因和发病机制 206
三、临床诊断和鉴别诊断 206
第二节　实验室及其他检查指标与评估 208
一、实验室及其他检查指标 208
二、临床检查指标的评估 211
第三节　实验室及其他检查指标的临床应用 212
一、检查指标的筛选原则 212
二、检查指标的临床应用 213
案例 22-1 213
小结 213

第二十三章　原发性胃肠道淋巴瘤 ······ 215

第一节　概述 ······ 215
　一、临床症状和体征 ······ 215
　二、病因和发病机制 ······ 216
　三、临床诊断和鉴别诊断 ······ 216
第二节　实验室及其他检查指标与评估 ······ 219
　一、实验室及其他检查指标 ······ 219
　二、临床检查指标的评估 ······ 230
第三节　实验室及其他检查指标的临床应用 ······ 230
　一、检查指标的筛选原则 ······ 230
　二、检查指标的临床应用 ······ 231
　　案例 23-1 ······ 231
　　小结 ······ 232

第二十四章　肛门和肛管疾病 233

第一节　痔 ······ 233
　一、临床症状和体征 ······ 233
　二、病因和发病机制 ······ 233
　三、临床诊断和鉴别诊断 ······ 234
第二节　肛裂 ······ 234
　一、临床症状和体征 ······ 234
　二、病因和发病机制 ······ 234
　三、临床诊断和鉴别诊断 ······ 235
第三节　肛门直肠周围脓肿 ······ 235
　一、临床症状和体征 ······ 235
　二、病因和发病机制 ······ 235
　三、临床诊断和鉴别诊断 ······ 235
第四节　肛瘘 ······ 235
　一、临床症状和体征 ······ 235
　二、病因和发病机制 ······ 236
　三、临床诊断和鉴别诊断 ······ 236
第五节　肛管癌 ······ 237
　一、临床症状和体征 ······ 237
　二、病因和发病机制 ······ 237
　三、临床诊断和鉴别诊断 ······ 237
第六节　先天性肛门直肠畸形 ······ 237
　一、临床症状和体征 ······ 237
　二、病因和发病机制 ······ 238
　三、临床诊断和鉴别诊断 ······ 238
第七节　实验室及其他检查指标与评估 ······ 238

一、实验室及其他检查指标 239
二、临床检查指标的评估 243
第八节　实验室及其他检查指标的临床应用 244
一、检查指标的筛选原则 244
二、检查指标的临床应用 245
案例 24-1 246
小结 247

第二十五章　肝代谢性疾病 248

第一节　肝豆状核变性概述 248
一、临床症状和体征 248
二、病因和发病机制 249
三、临床诊断和鉴别诊断 250
第二节　肝豆状核变性实验室及其他检查指标与评估 251
一、实验室及其他检查指标 251
二、临床检查指标的评估 252
第三节　肝豆状核变性实验室及其他检查指标的临床应用 253
一、检查指标的筛选原则 253
二、检查指标的临床应用 253
第四节　特发性血色病概述 254
一、临床症状和体征 254
二、病因和发病机制 255
三、临床诊断和鉴别诊断 255
第五节　特发性血色病实验室检查指标与评估 256
一、实验室及其他检查指标 256
二、临床检查指标的评估 257
第六节　特发性血色病实验室及其他检查指标的临床应用 258
一、检查指标的筛选原则 258
二、检查指标的临床应用 258
案例 25-1 259
小结 259

第二十六章　肝炎 260

第一节　概述 260
一、临床症状和体征 260
二、病因和发病机制 261
三、临床诊断和鉴别诊断 262
第二节　实验室及其他检查指标与评估 269
一、实验室及其他检查指标 269
二、临床检查指标的评估 273
第三节　实验室及其他检查指标的临床应用 274

一、检查指标的筛选原则 ……………………………………………………………… 274
二、检查指标的临床应用 ……………………………………………………………… 274
　　案例 26-1 ………………………………………………………………………… 275
　　小结 ……………………………………………………………………………… 276

第二十七章　肝硬化 …………………………………………………………… 277

第一节　概述 ……………………………………………………………………………… 277
一、临床症状和体征 …………………………………………………………………… 277
二、病因和发病机制 …………………………………………………………………… 278
三、临床诊断和鉴别诊断 ……………………………………………………………… 279
第二节　实验室及其他检查指标与评估 ………………………………………………… 281
一、实验室及其他检查指标 …………………………………………………………… 281
二、临床检查指标的评估 ……………………………………………………………… 285
第三节　实验室及其他检查指标的临床应用 …………………………………………… 287
一、检查指标的筛选原则 ……………………………………………………………… 288
二、检查指标的临床应用 ……………………………………………………………… 288
　　案例 27-1 ………………………………………………………………………… 290
　　小结 ……………………………………………………………………………… 291

第二十八章　肝脓肿 …………………………………………………………… 292

第一节　概述 ……………………………………………………………………………… 292
一、临床症状和体征 …………………………………………………………………… 292
二、病因和发病机制 …………………………………………………………………… 293
三、临床诊断和鉴别诊断 ……………………………………………………………… 293
第二节　实验室及其他检查指标与评估 ………………………………………………… 295
一、实验室及其他检查指标 …………………………………………………………… 295
二、临床检查指标的评估 ……………………………………………………………… 297
第三节　实验室及其他检查指标的临床应用 …………………………………………… 298
一、检查指标的筛选原则 ……………………………………………………………… 298
二、检查指标的临床应用 ……………………………………………………………… 298
　　案例 28-1 ………………………………………………………………………… 298
　　小结 ……………………………………………………………………………… 300

第二十九章　肝脏寄生虫病 …………………………………………………… 301

第一节　华支睾吸虫病 …………………………………………………………………… 301
一、临床症状和体征 …………………………………………………………………… 301
二、病因和发病机制 …………………………………………………………………… 301
三、临床诊断和鉴别诊断 ……………………………………………………………… 302
四、实验室及其他检查指标 …………………………………………………………… 303
五、临床检查指标的评估 ……………………………………………………………… 304

六、实验室及其他检查指标的临床应用 ································· 304

第二节　棘球蚴病 ·· 305

一、临床症状和体征 ··· 305

二、病因和发病机制 ··· 305

三、临床诊断和鉴别诊断 ··· 306

四、实验室及其他检查指标 ··· 307

五、临床检查指标的评估 ··· 307

六、实验室及其他检查指标的临床应用 ································· 308

第三节　肝片吸虫病 ·· 308

一、临床症状和体征 ··· 309

二、病因和发病机制 ··· 309

三、临床诊断和鉴别诊断 ··· 309

四、实验室及其他检查指标 ··· 310

五、临床检查指标的评估 ··· 311

六、实验室及其他检查指标的临床应用 ································· 311

案例 29-1 ··· 311

案例 29-2 ··· 311

案例 29-3 ··· 312

小结 ··· 312

第三十章　肝移植排斥反应 ·· 313

第一节　概述 ·· 313

一、临床症状和体征 ··· 313

二、病因和发病机制 ··· 314

三、临床诊断和鉴别诊断 ··· 314

第二节　实验室及其他检查指标与评估 ·································· 316

一、实验室及其他检查指标 ··· 316

二、临床检查指标的评估 ··· 319

第三节　实验室及其他检查指标的临床应用 ······························ 320

一、检查指标的筛选原则 ··· 320

二、检查指标的临床应用 ··· 320

案例 30-1 ··· 322

小结 ··· 323

第三十一章　肝脏良性肿瘤及瘤样病变 ·································· 324

第一节　概述 ·· 324

一、局灶结节性增生 ··· 324

二、结节再生性增生 ··· 325

三、肝细胞腺瘤 ··· 326

四、单纯性肝囊肿 ··· 327

五、多囊性肝病 ··· 327

　　六、胆管错构瘤 328
　　七、肝内胆管腺瘤 328
　　八、胆管囊腺瘤 329
　第二节　实验室及其他检查指标与评估 329
　　一、实验室及其他检查指标 329
　　二、临床检查指标的评估 334
　第三节　实验室及其他检查指标的临床应用 334
　　一、检查指标的筛选原则 334
　　二、检查指标的临床应用 334
　　　案例 31-1 334
　　　小结 335

第三十二章　肝脏间叶性肿瘤 **336**

　第一节　概述 336
　　一、临床症状和体征 336
　　二、病因和发病机制 338
　　三、临床诊断和鉴别诊断 339
　第二节　实验室及其他检查指标与评估 339
　　一、实验室及其他检查指标 339
　　二、临床检查指标的评估 350
　第三节　实验室及其他检查指标的临床应用 351
　　一、检查指标的筛选原则 351
　　二、检查指标的临床应用 351
　　　案例 32-1 351
　　　案例 32-2 352
　　　案例 32-3 352
　　　小结 352

第三十三章　肝母细胞瘤 **353**

　第一节　概述 353
　　一、临床症状和体征 353
　　二、病因和发病机制 353
　　三、临床诊断和鉴别诊断 354
　第二节　实验室及其他检查指标与评估 355
　　一、实验室及其他检查指标 355
　　二、临床检查指标的评估 360
　第三节　实验室及其他检查指标的临床应用 360
　　一、检查指标的筛选原则 360
　　二、检查指标的临床应用 361
　　　案例 33-1 361
　　　小结 361

第三十四章　肝癌 ·· 362

第一节　概述 ··· 362
一、临床症状和体征 ·· 362
二、病因和发病机制 ·· 363
三、临床诊断和鉴别诊断 ·· 363
第二节　实验室及其他检查指标与评估 ··· 365
一、实验室及其他检查指标 ·· 365
二、临床检查指标的评估 ·· 368
第三节　实验室及其他检查指标的临床应用 ··· 369
一、检查指标的筛选原则 ·· 369
二、检查指标的临床应用 ·· 370
案例 34-1 ·· 370
小结 ·· 370

第三十五章　胆囊和肝外胆管瘤样病变 ··· 372

第一节　概述 ··· 372
一、临床症状和体征 ·· 372
二、病因和发病机制 ·· 372
三、临床诊断和鉴别诊断 ·· 373
第二节　实验室及其他检查指标与评估 ··· 375
一、实验室及其他检查指标 ·· 375
二、临床检查指标的评估 ·· 377
第三节　实验室及其他检查指标的临床应用 ··· 377
一、检查指标的筛选原则 ·· 377
二、检查指标的临床应用 ·· 377
案例 35-1 ·· 377
小结 ·· 378

第三十六章　胆囊癌 ·· 379

第一节　概述 ··· 379
一、临床症状和体征 ·· 379
二、病因和发病机制 ·· 379
三、临床诊断和鉴别诊断 ·· 381
第二节　实验室及其他检查指标与评估 ··· 382
一、实验室及其他检查指标 ·· 382
二、临床检查指标的评估 ·· 384
第三节　实验室及其他检查指标的临床应用 ··· 385
一、检查指标的筛选原则 ·· 385
二、检查指标的临床应用 ·· 385

　　　　案例 36-1 ···387
　　　　小结 ··388

第三十七章　胰腺炎 ···389

第一节　急性胰腺炎概述 ···389
　　一、临床症状和体征 ···389
　　二、病因和发病机制 ···390
　　三、临床诊断和鉴别诊断 ···390
第二节　慢性胰腺炎概述 ···390
　　一、临床症状和体征 ···390
　　二、病因和发病机制 ···391
　　三、临床诊断和鉴别诊断 ···391
第三节　实验室及其他检查指标与评估 ···392
　　一、实验室及其他检查指标 ···392
　　二、临床检查指标的评估 ···394
第四节　实验室及其他检查指标的临床应用 ·····································395
　　一、检查指标的筛选原则 ···395
　　二、检查指标的临床应用 ···395
　　　　案例 37-1 ···396
　　　　小结 ··396

第三十八章　胰腺外分泌部良性肿瘤和癌前病变 ·······397

第一节　概述 ···397
　　一、临床症状和体征 ···398
　　二、病因和发病机制 ···399
　　三、临床诊断和鉴别诊断 ···399
第二节　实验室及其他检查指标与评估 ···401
　　一、实验室及其他检查指标 ···401
　　二、临床检查指标的评估 ···407
第三节　实验室及其他检查指标的临床应用 ·····································409
　　一、检查指标的筛选原则 ···409
　　二、检查指标的实际临床应用 ··409
　　　　案例 38-1 ···409
　　　　小结 ··410

第三十九章　胰腺癌 ···411

第一节　概述 ···411
　　一、临床症状和体征 ···411
　　二、病因和发病机制 ···412
　　三、临床诊断和鉴别诊断 ···412

第二节 实验室及其他检查指标与评估 ……………………………………………………………………… 414

一、实验室及其他检查指标 ……………………………………………………………………………… 414

二、临床检查指标的评估 ………………………………………………………………………………… 419

第三节 实验室及其他检查指标的临床应用 …………………………………………………………… 420

一、检查指标的筛选原则 ………………………………………………………………………………… 420

二、检查指标的临床应用 ………………………………………………………………………………… 421

　案例 39-1 …………………………………………………………………………………………………… 422

　案例 39-2 …………………………………………………………………………………………………… 422

　小结 …… 423

参考文献 ……………………………………………………………………………………………………… 424

中英文名词对照索引 ………………………………………………………………………………………… 425

第一章

总　论

　　消化系统（alimentary system）是机体营养摄入的重要器官系统，消化系统由消化管和消化腺组成。消化管包括食管、胃、十二指肠、小肠、结直肠和肛门。消化腺主要包括唾液腺、肝脏和胰腺。消化管具有多种细胞类型，各段之间彼此相似，但又具有其特异性，各部位均有重要的组织学和生物功能上的差异，同时又与消化管其他部分的功能高度整合，它们协同调控机体摄取、运送、加工和吸收营养素以及排泄废物；源源不断地为机体新陈代谢提供物质和能源。消化腺能够分泌消化液，其中含有多种消化酶，帮助食物消化。消化系统也是重要的免疫和内分泌器官，是产生黏膜免疫的主要部位。由于上述消化系统的这种结构和功能的特点，消化系统的疾病往往不但影响其中某一部分或仅影响消化系统的某一段，即表现出消化系统本身症状及体征，而且常伴有其他系统或全身性症状。消化系统疾病主要是指发生于消化管和消化腺的疾病。腹膜及网膜包绕消化管和消化腺，该部位病变也可以影响消化系统正常运行。

第一节　消化系统结构及疾病分类与特点

一、消化系统组织结构

　　尽管消化道各部位的基本结构相似，均由黏膜、黏膜下层、肌层和浆膜层构成，但是不同部位存在明显的组织学和功能的差异（图 1-1）。在消化道各层还有数量丰富的血管、淋巴管、数量不一的神经和内分泌细胞。

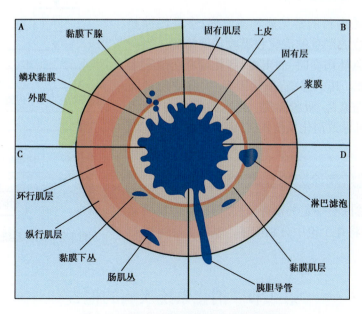

图 1-1　消化道主要部位基本结构示意图
A. 食管；B. 胃；C. 小肠；D. 结直肠

黏膜由黏膜上皮、固有层、黏膜肌层组成。不同部位之间的黏膜组织形态差异很大,并且与其相应的功能相一致,其中胃、肠和阑尾的黏膜固有层明显,而食管和肛门的固有层最不明显。黏膜上皮是黏膜差异最大的部位,食管和肛门被覆鳞状上皮,胃、肠和阑尾被覆柱状上皮;其中胃上皮分为表面上皮、小凹上皮和腺上皮;小肠上皮形成含有肠上皮的绒毛和隐窝构成;结直肠含有类似于小肠上皮的隐窝,但被覆的是柱状细胞、杯状细胞和内分泌细胞,缺乏绒毛。鳞状上皮保护食管不受未消化的食物的损伤,保护肛门免受固体废物伤害;胃黏膜分泌酶和胃酸促进消化,十二指肠和小肠被覆上皮适合营养的消化和吸收,而结直肠主要吸收水分和分泌少量黏液。黏膜内除上皮细胞外,还富含具有免疫功能的疏松结缔组织,可见不等量淋巴细胞、浆细胞、嗜酸性粒细胞、中性粒细胞和肥大细胞等。而黏膜肌层是呈环形排列的平滑肌细胞。

黏膜下层位于黏膜固有层和肌层之间,由致密或疏松胶原和脂肪组织构成,细胞稀少,可含有较多血管、淋巴管、神经和神经节组织,有时可见数量不等的淋巴组织聚集。

消化系统的肌层由两层平滑肌组织构成,从食管一直延伸到肛管,唯有胃的肌层有 3 层结构。而且在两个相邻的消化器官交界处,平滑肌组织重排构成括约肌,消化道的括约肌包括咽食管括约肌、食管胃括约肌、胃十二指肠括约肌、回盲部括约肌及肛门括约肌等。消化道肌层内含有很多感受器细胞,能够对消化过程中释放的神经信号及其他刺激信号产生反应,协助消化、吸收和排泄等各项生理过程。

外膜由疏松结缔组织构成,含有脂肪、胶原以及弹力组织,若表面有间皮被覆则称浆膜。其中消化道的浆膜存在于胃、不属于后腹膜区的小肠、阑尾和腹膜返折以上部分的大肠。

二、消化系统疾病的分类

消化系统疾病是依据病变的部位和病变性质进行分类的,种类繁多。本书收录的消化系统疾病包括了食管、胃、十二指肠、小肠、结直肠、肛门、肝脏、胆囊、胰腺和腹膜病变;按照疾病性质,又包含了炎症性(含特殊病原体感染)、肿瘤性和免疫相关性疾病。感染性疾病的病原体包括了结核分枝杆菌、寄生虫、痢疾杆菌等感染;肿瘤包括了上皮源性肿瘤、软组织肿瘤和淋巴瘤;免疫相关疾病包括自身免疫性胃炎等。

三、消化系统疾病的特点

消化系统疾病是内科的常见病和多发病;多呈慢性经过、病因复杂、容易造成严重的消化和吸收功能障碍。当病情进展加剧并发生急性病变时,如出血、穿孔或肝功能衰竭等,可危及患者生命。其中感染、理化因素、大脑皮质功能失调、营养缺乏、代谢紊乱、吸收障碍、肿瘤、自身免疫、遗传和医源性因素等均可导致消化系统疾病,而且可能多种病因并存。

四、消化系统疾病诊断的基本流程

消化系统疾病诊断有一定的规律可循,但是具体疾病又有自身诊断特征,并将在各论中分别阐述。基本流程可以归纳如图 1-2 所示。

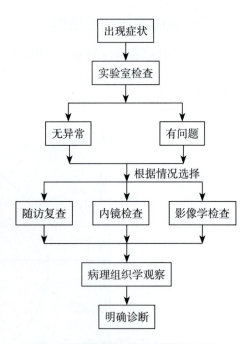

图 1-2　消化系统疾病诊断基本流程

第二节　消化系统疾病的检查

消化系统作为重要内脏器官集合体,疾病症状隐匿,不同疾病之间症状常常出现重叠,诊断往往依靠实验室检查、病理组织学检查、内镜、超声和影像等多种技术手段协同完成。每种检查在不同疾病中的作用不同，诊断价值差别比较大。比如肿瘤性病变，内镜活检结合病理组织学观察起着极其关键作用，是明确诊断所必须的；克罗恩病和溃疡性结肠炎则强调内镜下的肠黏膜形态，病理组织学观察起辅助验证作用；感染性疾病寻找病原体是关键，实验室检查往往起关键作用，有时还需要对病理组织标本进行特殊染色寻找病原体；而功能性便秘的诊断则依靠病史及按照评估标准的评估。相关检查项目的诊断标准在个论中将一一详述。其中临床检验和病理指标是临床检查的主要实验室指标，因此也是本书重点介绍部分。具体用于消化系统疾病检查的检测方法主要包括以下类型。

一、实验室检查

（一）粪潜血试验及尿三胆试验

粪潜血试验及尿三胆试验均为简单而无创性的检查方法，是对消化道疾病的初步筛查有较大的价值的检验方法。

（二）胃液分析及十二指肠引流

胃液分析及十二指肠引流对于胃及胆道疾病，可提供诊断的依据。

（三）肝功能检查

肝功能检查项目多，意义各异，应适当选择。

（四）细胞学检查

腹水细胞学检测主要用于结核、肝癌等疾病的初步筛查。

（五）血清肿瘤标志物的检查

消化道肿瘤相关的标志物包括甲胎蛋白（alpha-fetal protein，AFP）、癌胚抗原（carcinoembryonic antigen，CEA）及糖类抗原19-9（carbohydrate antigen19-9，CA19-9）等，血清消化道肿瘤标志物检测对消化道肿瘤的筛查和复发检测等均有一定价值。

（六）血清自身抗体检查

血清自身抗体检测，如抗线粒体抗体等，主要用于消化系统自身免疫性疾病的诊断。

二、病理形态学检查

病理形态学检查是多种消化系统病变明确诊断的关键。消化系统组织标本的获取方式包括活检标本和手术切除标本。其中活检标本可以通过内镜活检、超声或影像引导下穿刺活检获取。

1. 内镜活检　内镜活检下病理形态学检查主要用于消化腔内病变的活检，是胃肠道病变获取组织标本的重要手段；食管和胃的病变活检由电子胃镜下完成，结直肠病变要在电子肠镜下完成；小肠病变则是借助经口十二指肠内镜完成活检，该活检对腹泻和小肠吸收不良病变很有诊断价值。

2. 超声或影像引导下穿刺活检　超声或影像引导下穿刺活检的病理组织检查主要是针对肝脏、胰腺、胆囊、十二指肠壶腹部等内镜无法到达的消化道病变的活检；是慢性肝病、肝癌、肿瘤肝转移、以及胆囊和胰腺肿瘤等明确诊断最有价值的方法之一。在超声或影像引导下的穿刺活检成功率高；目前多采用细针穿刺法，安全性好，极少引起出血等并发症。

3. 手术切除　手术切除标本多是已明确的肿瘤性病变，或外伤穿孔等必须手术切除的病变，用于进一步明确诊断、完整切除、明确病变范围和分期等。

三、其他检查

（一）超声检查

超声检查可显示肝、脾、胆囊的大小和轮廓，有助于肝癌、肝硬化和肝脓肿等肝脏占位的发现和初步诊断，还能显示胆囊结石、脾门静脉内径、胆管扩张以及肝、胰囊肿和腹内其他包块。检查方法无创、安全、便于操作,是消化系统疾病诊断中常用的检查方法。

(二) 内镜检查

内镜分为电子胃镜、电子肠镜、胶囊内镜和纤维腹腔镜,具有视野清晰、操作灵便、盲区少、可直接观察病变、完成内镜下活检或病变切除等特点,用途日益扩大。其中电子胃镜对胃部疾病,尤其是早期胃癌的检出作用巨大。由于胃镜检查的应用,30% 以上的胃癌可能在早期得到确诊,大大提高了胃癌预后。经内镜逆行性胰胆管造影术对肝、胆、胰疾病诊断有很大的帮助。电子肠镜可直达回肠,对全结直肠病变均可以直观明确观察诊断并可同时切除小肿物和完成大肿物的活检取材,为病理组织学明确诊断提供保障。胶囊内镜的应用提高了小肠疾病的诊断率。纤维腹腔镜可帮助诊断肝胰和腹内包块,确定腹水原因。

(三) 影像检查

影像检查包括 X 线钡餐、动脉造影术、CT 和 MRI 等。消化道钡餐和钡灌肠检查有助于了解整个胃肠道动力学状态,对肿瘤、溃疡、憩室的诊断有一定帮助,近年来应用气钡双重造影已提高了阳性率。胆管胆囊造影有助于了解胆囊浓缩功能,判断有无结石;经皮肝胆管造影可明确梗阻性黄疸的病因。选择性主动脉造影对肝脏及胰腺等肿瘤等均有诊断价值。肝静脉及下腔静脉测压及造影,血流量和耗氧量测定有助于肝癌的诊断。CT 和 MRI 对肠梗阻、腹腔出血、占位性病变均有诊断价值,尤其是 MRI 具有无创、观察全面和高清晰度等优点,广泛应用于消化系统疾病诊断。

第三节　消化系统疾病的研究进展

近年来消化系统疾病诊断进展迅速,诊断标准发生了很大进展,2016 年国内外胃肠病学相关学会制订或更新了多项消化性疾病的指南及共识,2019 年 WHO 刚刚出版第 5 版消化系统肿瘤分类,新版分类更加强调疾病的分子表型,有些肿瘤首次使用分子表型来定义,而不再应用其组织学特征进行诊断。我国根据中国国情也更新了我国的消化系统临床共识,反映了幽门螺杆菌胃炎、胃食管反流病、消化性溃疡、炎症性肠病及胃肠道肿瘤、非酒精性脂肪性肝病、慢性病毒性肝炎及胆胰病变等疾病的诊治进展,为消化系统疾病精准诊疗提供更大支持。

一、幽门螺杆菌感染特征及检测方法进展

2015 年来自日本胃肠病学会、欧洲幽门螺杆菌(H. pylori)学组、亚太消化病学会和国际疾病分类 ICD-11 胃肠病组的专家在日本京都召开会议并发布了《幽门螺杆菌胃炎京都全球共识》(表 1-1),对胃炎分类方法进行了概念上的革新、明确了幽门螺杆菌引起的消化不良与功能性消化不良的区别、提出了幽门螺杆菌胃炎治疗时机与不同人群的治疗方式、确定了胃炎的诊治策略对功能性消化不良诊治和癌症预防的临床价值。在此基础上,2016 年欧洲螺旋杆菌研究组(European Helicobacter and Microbiota Study Group,EHSG)又出台了 H.pylori 感染的管理共识,命名为《马斯特里赫特 V/ 佛罗伦萨共识》。2017 年美国胃肠病协会也发布了幽门螺杆菌指南。

表 1-1　幽门螺杆菌胃炎京都全球共识说明

编号	临床问题	声明	证据级别	证据水平	共识级别
		第一部分:胃炎分类与 ICD-11 之间的联系			
1	ICD-10 胃炎分类标准是否还合适?	ICD-10 胃炎分类标准在评估幽门螺杆菌方面已经过时。	强烈	高	100%
2	新的 ICD-11 胃炎分类标准是否合适?	新的 ICD-11 胃炎分类标准有很多改进,建立在病因学因素之上,更合理。	强烈	中等	100%

续表

编号	临床问题	声明	证据级别	证据水平	共识级别
3	有必要根据胃功能分区来区分胃炎种类吗?	根据胃功能分区对幽门螺杆菌引起的胃炎进行分类有用处,因为胃炎类型与胃癌和消化性溃疡的发病风险有关。	强烈	高	97.4%
4	有必要根据组织学严重程度和消化内镜对胃炎进行分类吗?	建议根据组织学类型对胃炎进行分类,因为幽门螺杆菌胃炎的胃癌进展风险与炎症及萎缩的程度和范围而异。	强烈	高	100%
5	应如何对慢性胃炎中的胃部糜烂进行分类?	胃部糜烂应与胃炎分开报告。胃十二指肠糜烂的自然病史和临床意义取决于其病因学,需进一步明确。	强烈	低	100%
6	幽门螺杆菌胃炎是传染性疾病吗?	幽门螺杆菌胃炎应当定义为一种传染性疾病,其消化溃疡和胃癌的发生率增加。	强烈	高	100%
	第二部分:与幽门螺杆菌相关的消化不良				
7	幽门螺杆菌胃炎会引起消化不良吗?	幽门螺杆菌胃炎是引起消化不良原因之一。	强烈	高	100%
8	应把幽门螺杆菌相关消化不良作为一种特定的胃炎类型吗?	A:在幽门螺杆菌感染的消化不良患者中,如果成功清除幽门螺杆菌,症状持续缓解,那么其症状可以认为是幽门螺杆菌胃炎引起的。	强烈	高	97.4%
		B:幽门螺杆菌感染相关消化不良是一个不同的胃炎类型。	强烈	中等	92.1%
9	根除幽门螺杆菌感染是改善消化不良的一线治疗方法吗?	根除幽门螺杆菌是治疗幽门螺杆菌消化不良患者的一线疗法。	强烈	高	94.7%
10	根除幽门螺杆菌在改善消化不良症状方面效果如何?	在幽门螺杆菌感染的消化溃疡患者中,清除疗法是一种最优的改善消化不良症状的疗法。	强烈	高	97.4%
11	进行根除疗法后,需要对哪些患者进行长期随访?	幽门螺杆菌根除可能不能完全消除胃癌风险。应当对有胃癌风险(取决于胃黏膜萎缩的范围和严重程度)的患者进行定期内镜和组织学复查。	强烈	高	97.3%

目前更新的理念是将 H.pylori 胃炎定义为一种传染病,H.pylori 胃炎产生的消化不良症状属于 H.pylori 相关消化不良。幽门螺杆菌检测方法选择方面,推荐 ^{13}C 尿素呼气试验检测和单克隆粪便抗原试验;建议避免使用快速血清抗体检测;推荐内镜检查时使用快速尿素酶试验;在根除治疗后的复查病例,推荐首选 ^{13}C 尿素呼气试验和单克隆粪便抗原试验,不推荐使用快速尿素酶试验。

二、胃食管反流病和 Barrett 食管诊断进展

自 2008 年亚太地区关于胃食管反流病(gastroesophageal reflux disease,GERD)管理共识发布以来,该领域的研究不断更新。多个学会组织先后发布了新的指南,包括 2013 年美国胃肠病学院的《胃食管反流病诊治指南》、2014 年 *Gut* 杂志发表了《英国胃肠病学会 Barrett 食管诊断及处理指南》、2014 年我国也出台了中国的胃食管反流病专家共识意见。我国的新指南对 GERD 诊断方面的更新包括:①GERD 定义为病理证明的正常食管黏膜远端任何部位的鳞状上皮被柱状上皮取代,且在胃食管连接处以上 >1cm;②关于 Barrett 食管的筛查,适应人群限定为有慢性胃食管反流病症状和多种危险因

素(50 岁以上、男性、白种人、肥胖)以及有一级亲属家族史者,不建议对所有具有胃食管反流症状的人群进行内镜筛查;③监测方面,强调对异型增生的病理学监测是目前唯一的监测方法,并应考虑到肠上皮化生及病变长度,监测时间方面较前版指南有所延长,Barrett 食管 >3cm 伴肠上皮化生患者建议每 3~5 年行一次内镜检查;④对异型增生的诊断,明确了 P53 的重要性,建议将其作为临床诊断中常规实验室检测方法,同时也强调了新型内镜在诊断中的重要性;⑤对于高度异型增生患者的处理,推荐内镜治疗为首选,并对早期癌和 Barrett 食管相关肿瘤给出了推荐意见。

《2016 亚太共识:胃食管反流病的管理》更突出难治性 GERD 的治疗,增加了 Barrett 食管的详细处理意见,其主要内容包括:①流行病学:该病的发病率在亚太地区呈上升趋势,仍以非糜烂性反流病为主,大部分病变程度较轻;超重和肥胖是引起发病率上升的主要原因。②对难治性 GERD 进行了重新定义:常规质子泵抑制剂(proton pump inhibitor,PPI)治疗 8 周反流症状仍无缓解者即可诊断难治性 GERD,此诊断标准较前更为宽松。③难治性 GERD 治疗:症状持续的患者,PPI 仍是基础治疗方法,可酌情增加 PPI 的剂量或更换更优的 PPI 药物;亚太共识中特别提到可联合 H_2 受体拮抗剂(H_2 receptor antagonists,H_2RA)或海藻酸盐进行治疗;对于药物治疗失败的难治性 GERD 患者可以考虑腹腔镜下胃底折叠术。④Barrett 食管的诊断:过去诊断标准是内镜下病变距离胃食管交界的最小长度范围为 1cm。但新的标准是,若病理明确存在肠上皮化生即可进行诊断,不再受病变距离约束。⑤Barrett 食管的处理:a. 暂无相关研究证实内镜下对无不典型增生的 Barrett 食管进行监测能使患者获益,但若进行监测,应该在遵循标准化内镜检查的前提下,每 3~5 年进行一次内镜检查及活检;b. 合并有低级别不典型增生者,应考虑监测或进一步治疗,选择进一步治疗的患者若在内镜下可以清晰辨认病变范围可在内镜下行黏膜切除术,非局灶性病变可行射频消融术;如选择继续监测则每 6 个月进行一次内镜检查;c. 对于高级别不典型增生尤其是局灶性病变者,首选内镜下治疗,之后行射频消融术以预防潜在异型病变进展;手术可作为备选治疗方案。

2014 年中国胃食管反流病专家共识也对 GERD 的临床症状、诊断和治疗进行了更新。

1. 临床症状 典型症状包括胃灼热和反流,也是最常见症状;不典型症状包括胸痛、上腹痛、上腹烧灼感、嗳气、胸痛等;伴随食管外症状包括:咳嗽、咽喉症状、哮喘和牙蚀症。仍然强调,胸痛患者在进行反流评估前需先排除心脏的因素。

2. 诊断方面 常用的 GERD 诊断手段包括:质子泵抑制剂(proton pump inhibitors,PPI)试验、食管反流监测及内镜检查等。我国的共识意见对内镜检查的推荐比其他国家更为积极,建议具有反流症状的患者在初诊时即行内镜检查。

3. 治疗方面 首先强调生活方式的改变,如减肥、抬高床头、戒烟等;药物治疗首选 PPI 且疗程至少 8 周,新指南特别指出对于合并食管裂孔疝或有重度食管炎的患者,PPI 剂量起始需要加倍;对于 PPI 治疗有效但需长期服药的患者,抗反流手术是另一种治疗选择。

(丁彦青 张庆玲)

第二章

胃食管反流病

胃食管反流病(gastroesophageal reflux disease,GERD)是胃、十二指肠内容物反流入食管引起的胃灼热、反酸、疼痛等不适症状和 / 或并发症的统称。近 20 年全球 GERD 的发病率呈上升趋势,西方国家的发病率较高。在欧美国家,胃灼热、反酸发生率高达 20%~45%,而亚洲地区发病率低,北京和上海地区人群调查结果发现患病率为 5.77%。GERD 可发生于任何年龄的人群,成人发病率随年龄增长而升高,中老年人、肥胖者、吸烟者、饮酒者及精神压力大者是 GERD 高发人群。

第一节　概　　述

根据内镜下表现,GERD 可以分为非糜烂性反流病(non-erosive reflux disease,NERD)、糜烂性食管炎(erosive esophagitis,EE)或反流性食管炎(reflux esophagitis,RE)、Barrett 食管(Barrett esophagus,BE)三种类型。NERD 是存在反流相关的不适症状,但内镜下缺乏食管黏膜破损及 Barrett 食管表现;EE 指内镜下存在食管远端为主的黏膜破损;Barrett 食管表现为食管远端的复层鳞状上皮被单层柱状上皮所取代,可伴有 / 不伴有肠化生,伴有肠上皮化生的 Barrett 食管属于食管腺癌的癌前病变,但我国报道 Barrett 食管的癌变率要明显低于西方国家。

一、临床症状和体征

(一) 临床症状

1. **典型症状**　主要指反流和胃灼热,其诊断敏感性为 30%~76%,特异性为 62%~76%,对于 GERD 的诊断和鉴别诊断有重要意义。

2. **不典型症状**　反流性食物刺激食管可引起食管痉挛,造成胸骨后疼痛,酷似心绞痛。反流性胃内容物刺激以及 EE 患者食管下段溃疡均可导致吞咽不适、吞咽困难以及吞咽疼痛。另外,有报道 GERD 患者中 21%~63% 合并功能性消化不良,可以同时有上腹痛、上腹烧灼感、餐后饱胀和早饱等症状,临床需要仔细甄别。

3. **食管外症状**　反流物高位反流超过食管入口到达食管外,也会引起相应症状,包括咳嗽、哮喘、声音嘶哑、咽部不适以及异物感、牙蚀症等。

(二) 体征

GERD 患者一般无明显特征性体征,体检可以发现上腹不适,上腹压痛等。

二、病因和发病机制

(一) 病因

GERD 是由多种因素造成的以食管下段括约肌(LES)功能障碍为主的胃食管动力性疾病。主要发病机制包括食管抗反流屏障破坏、病理性反流增加和食管酸清除能力下降等。造成直接损伤因素为反流的胃内容物,主要为胃酸、胆汁和胃蛋白酶。国内外研究结果提示 GERD 发病的危险因素包括:年龄、性别、吸烟、体重指数增加、过度饮酒、阿司匹林、非甾体消炎药、抗胆碱药物、体力劳动、社会因素、心身疾病、家族史等。

Barrett 食管的病因和发病机制至今尚不完全清楚。目前存在两种学说，即先天性学说和获得性学说。先天性学说认为，Barrett 食管是由于人体胚胎发育过程中柱状上皮没有被鳞状上皮完全替代所致，因此食管下段残留了胚胎时期的柱状上皮；获得性学说则认为 Barrett 食管是一种获得性疾病，与食管下段长期暴露于酸性溶液、胃蛋白酶和胆汁中有关，长期反流物尤其胃酸的刺激造成食管黏膜的炎症和破坏，最终由耐酸的柱状上皮替代鳞状上皮。

(二) 发病机制

1. 食管、胃连接处解剖和生理抗反流屏障被破坏 LES 是食管、胃连接处抗反流屏障最为重要的结构，此处的静息压构成了一个防止胃内容物反流的压力屏障。LES 功能障碍导致抗反流屏障破坏，胃食管反流增加。

2. 食管酸清除能力下降 食管对酸的清除能力包括推进性蠕动、唾液的中和和食团重力等，以推进性蠕动最重要。正常的食管酸清除能力能缩短食管黏膜被胃酸刺激的时间，而无论是食管排空功能障碍还是唾液分泌障碍都会导致食管酸清除能力下降，增加 GERD 发生概率。

3. 胃十二指肠功能障碍

(1) 胃排空异常：有报道 EE 患者中胃排空延迟的发生率在 40% 以上，但两者的因果关系尚有争论。

(2) 十二指肠胃反流：当幽门括约肌张力和 LES 压同时低下时，十二指肠液反流进入胃内，导致胃内液体量 / 压力增加，加重胃食管反流。而胃液中的盐酸和胃蛋白酶，十二指肠液中的胆酸、胰液和溶血性卵磷脂等均可同时反流入食管，侵蚀食管上皮细胞的角化层，引起食管炎症发生。

4. Barrett 食管的病因和发病机制至今尚不完全清楚。尽管 Barrett 食管与胃食管反流之间的关系已被大多数学者接受，但只有 10% 的 GERD 患者会发展为 Barrett 食管，而 90% 的患者并不会发生变化，Barrett 食管患者中也有近 25% 没有 GERD 症状及胃食管反流证据。

三、临床诊断和鉴别诊断

(一) 临床诊断

GERD 缺乏特异的体征及实验室常规和生化检查指标，临床主要依据患者的典型症状（症状评分问卷）、PPI 治疗试验、明确反流的检查、内镜检查及活检病理检查结果综合判断，并获得最终诊断。

1. 临床症状及病史采集 尤其需要关注典型症状（反流、胃灼热）、有重要鉴别意义的非典型症状（胸痛）和报警症状（黑便、消瘦等）。在此基础上，对患者进行全面体格检查，重点关注有无上消化道肿瘤相关体征（腹痛、腹部肿块、浅表淋巴结、肝脾肿大等）。反流性疾病诊断问卷（RDQ）是临床常用的基于症状表现为主的诊断手段，根据过去 4 周内胃灼热、反流、非心源性胸痛和反酸的症状发生频率和程度进行评分，满分为 40 分，12 分为诊断 GERD 的临界值，RDQ 评分与内镜损害及 pH 监测异常程度呈正相关。另外还有 GerdQ 评分量表，以过去 7 天内胃灼热、反流这两个典型症状的发生频率和对生活质量的影响以及阴性症状上腹痛、恶心的发生频率分别计分，最高 18 分，8 分以上考虑存在 GERD，更加简单、方便。

2. PPI 治疗试验 予以双倍剂量 PPI 治疗 1 周，观察治疗前后反流、反酸、胃灼热、胸骨后痛症状改善情况，称为 PPI 治疗试验，症状评分下降超过 50% 为阳性。

3. 明确反流的检查

(1) 食管反流监测：是诊断 GERD 的有效方法和"金标准"，包括 24h 食管 pH 监测、24h 食管阻抗-pH 监测和 24h 无线胶囊监测。未使用 PPI 患者可选择单纯的食管 pH 监测，如果正在使用 PPI 或者怀疑存在非酸反流需要增加阻抗监测。

(2) 食管吞钡 X 线检查：结合了胃食管黏膜影像和动力检查，对于 GERD 有一定的诊断价值。

(3) 食管压力监测：可以帮助了解食管动力状况，明确是否存在 LES 压力低下及食管蠕动障碍等动力异常。另一方面,食管测压能够定位 LES,对于食管反流监测导管的放置有指导意义。在抗反流手术之前进行食管压力监测有助于排除其他食管动力障碍性疾病。

4. 内镜检查　GERD 患者内镜检查有近 2/3 表现正常(NERD),约 1/3 为 EE,部分患者会有 Barrett 食管表现,内镜检查可以很好鉴别三者,并且可以及时诊断上皮内瘤变等癌前病变,排除消化道肿瘤。内镜检查还能够对 EE 进行分级,以明确治疗方案或判定治疗效果。内镜下活检时获得最终病理诊断的主要手段。

5. 病理组织学检查　食管鳞状上皮基底细胞增生增厚,上皮内可见嗜酸性粒细胞、中性粒细胞和淋巴细胞浸润;固有膜乳头变长。鳞状上皮可出现柱状上皮化生,形成 Barrett 食管。严重的反流可以造成黏膜溃疡。

(二) 诊断流程

根据 2014 年中国胃食管反流病专家共识意见,目前推荐的 GERD 诊断流程如图 2-1 所示。

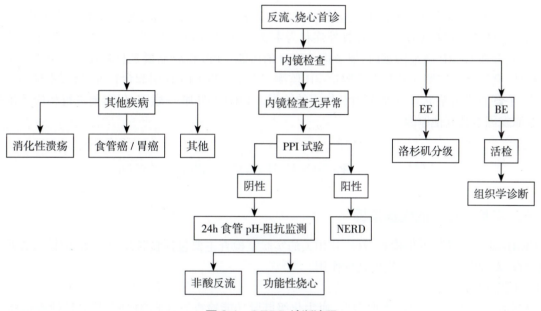

图 2-1　GERD 诊断流程

(三) 鉴别诊断

1. 食管癌　我国为食管癌高发国家,EE 和 Barrett 食管都是食管癌的高危因素,因而 GERD 需要与食管癌鉴别。早期食管癌症状常不明显,可以有吞咽粗硬食物时不同程度的不适感,进展期患者除了吞咽不适外,可以有吞咽困难、梗阻及黑便、消瘦等表现。有吞咽不适的患者食管钡餐 X 线片可见食管黏膜破坏、管壁不光滑、管腔狭窄等表现,内镜检查早期病变可见到食管黏膜微细结构及微血管构造改变,后期可以有黏膜破坏、溃疡、菜花状新生物等,针对病变部位活检组织病理学检查可帮助鉴别。

2. 其他原因引起的食管炎症及溃疡　如嗜酸性食管炎、白塞病、克罗恩病、系统性血管炎、结核等都可以累及食管,出现炎症或溃疡改变,但各种疾病除食管受累之外,会有全身其他脏器受累症状及原发病表现,EE 与胃食管反流有关。内镜下表现为从胃食管结合部开始上延的糜烂/溃疡,可以融合,与其他原因的糜烂/溃疡部位、形态不同,病理活检能够进一步帮助鉴别。

3. 消化性溃疡　可以出现上腹不适、上腹痛,常有上腹饱胀、早饱等消化不良症状,部分患者合并上消化道动力障碍,也会有反流、胃灼热症状,但消化性溃疡发作具有慢性、节律性、季节性与周期性特点,内镜检查在胃或十二指肠球部发现溃疡特征性表现有助于鉴别。

4. 功能性消化不良　部分 GERD 患者可以合并有功能性消化不良的症状,也需要进行甄别,食管反流监测可以帮助鉴别诊断。

5. 癔球症　患者主诉喉部有异物感及堵塞感,影响吞咽,临床检查不能发现器质性病变。有学者认为是胃食管高位反流对食管上段黏膜刺激所致,也有人认为与食管动力、患者对疼痛的感受能力变化以及心理状态有关,食管反流监测尤其联合阻抗检测对其鉴别诊断有帮助。

6. 功能性胃灼热　患者突出表现为胃灼热症状,需要与 GERD 进行鉴别,但功能性胃灼热患者胃镜检查正常,食管阻抗-pH 监测不存在胃食管反流。

7. 心源性胸痛　以胸痛为主要表现的 GERD 患者在进行胃食管反流相关检查之前,一定要先除外心源性胸痛。心绞痛和 GERD 的胸痛可单独存在,但有时会伴行,两者均表现为胸痛,含服硝酸甘油都可以缓解,从症状进行鉴别有时很困难。对胸痛患者应进行心肌酶检测、常规心电图检查,必要时可行超声心动图、运动试验、冠脉 CT 检查甚至冠脉造影有助于明确心绞痛的诊断。

8. 主动脉夹层动脉瘤　患者也可以表现为胸骨后疼痛,常常较为剧烈,撕裂样疼痛,血管 MRI 或增强 CT 有助于诊断。

9. 食管外症状的鉴别　GERD 的食管外症状可以表现为咳嗽、哮喘、慢行咽喉炎、牙蚀症等,部分患者 GERD 的典型症状不明显,以食管外症状为主要表现,需要进行鉴别。对于长期表现上述症状的患者,尤其存在 GERD 高危因素时,要考虑 GERD 的可能。PPI 试验需要延长治疗时间至 2~3 个月以判定疗效,食管反流监测尤其是食管阻抗-pH 监测有助于发现 GERD 引起食管外症状,指导治疗。另一方面,上述食管外症状往往是多因素作用的结果,GERD 并非唯一病因,仍需要进行相应系统检查以排查原发因素及其他原因。

第二节　实验室及其他检查指标与评估

一、实验室及其他检查指标

GERD 缺乏特异的生化检查指标,其相关的实验室检查主要包括食管反流监测、内镜检查及活检病理检查,影像学检查也有一定的辅助作用。

(一) 临床检验指标

包括血、尿、便三大常规,大便潜血,血生化级肝肾功能检查等;GERD 缺乏特异性检查指标。EE患者可以有大便潜血阳性,大便潜血持续阳性患者需要进行内镜检查以明确病因,并除外消化道肿瘤的可能。

(二) 食管功能监测检查

1. 食管 pH 监测　将食管反流监测导管经鼻插入食管远端,固定 LES 上方 5cm 后监测 24h 食管pH 值,能反映 24h 内昼夜酸反流规律、酸反流和进食及症状的关系等,远端食管 pH<4 的时间百分比>4%,DeMester 评分 >14.72 视为存在病理性酸反流。是确诊酸反流的"金标准"。

2. 食管阻抗-pH 监测　在 pH 监测之外增加阻抗监测以记录反流物阻抗变化,可以区分液体(低阻抗)、气体(高阻抗)还是混合反流,因而能够发现包括弱酸和弱碱反流在内的非酸反流,而且能够鉴别功能性胃灼热。

3. 无线 pH 胶囊监测　内镜下将无线的 Bravo 胶囊固定于远端食管,以监测食管 pH 值的变化,不需要经鼻插管,因而将在更接近生理条件下记录酸反流情况,并且可以延长监测时间提高诊断的敏感性。

4. 食管胆汁反流监测　通过特制光纤探头连续动态检测食管下段胆红素浓度的变化,同步监测食管 pH,能够确定是否存在胆汁反流,对于抑酸治疗无效患者,通过这项检查可以明确是否存在十二指肠 - 胃 - 食管反流。

5. 食管压力监测　将食管测压导管经鼻插入食管远端,固定后监测 24h 食管响应部位的压力变化，了解食管动力状况，明确是否存在动力异常。

（三）影像及内镜检查

1. X 线吞钡检查　又称为食管钡餐检查，吞服的钡剂覆盖在食管、胃和肠的黏膜面上，X 线下能即时显示有无钡剂反流进入食管，还可以勾勒出由于炎症、肿瘤破坏等造成的黏膜异常。

2. 核素胃食管反流检测　口服核素标记液体 300ml 后取平卧位，行核素扫描，10min 后食管出现放射性，提示食管反流，可以即时诊断食管反流，但方法目前尚未普及，其特异性和敏感性尚存在争议。

3. 上消化道内镜检查　包括普通白光胃镜、图像增强内镜以及新型的共聚焦内镜等，可以直接观察食管、胃肠道黏膜，同时对病变区域进行活检，区分 NERD、糜烂性食管炎和 Barrett 食管，对 EE 进行分级，并除外早期上消化道肿瘤的存在。

（1）普通白光胃镜：目前内镜下对反流性食管炎分类超过 30 余种，国内多采用 Los Angeles（洛杉矶）分类法，共分为 A～D 四级（图 2-2），A 级：黏膜破损局限于食管黏膜皱襞，长径 <0.5cm；B 级：黏膜破损局限于食管黏膜皱襞，相互不融合，但长径 >0.5cm；C 级：破损病灶在黏膜顶部有融合，但范围小于食管环周的 3/4；D 级：破损融合，且范围不小于食管环周 3/4。

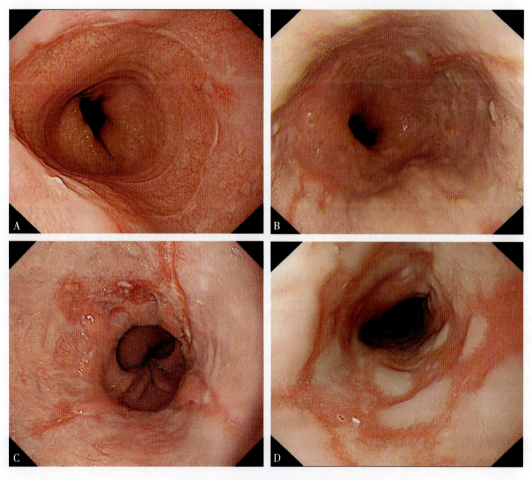

图 2-2　反流性食管炎内镜下改变

A、B、C、D 依次为反流性食管炎洛杉矶分级 A、B、C、D 级

内镜检查结合活检病理对于 Barrett 食管的诊断有重要意义，可以直接观察到齿状线（squamoucolumnar junction，SCJ，或称 Z 线）上移或胃食管交界处（gastroesophageal junction，GEJ）末端灰白色鳞状上皮黏膜中出现橘红色柱状上皮。内镜下 Barrett 食管按形态分为三型（图 2-3）：①全周

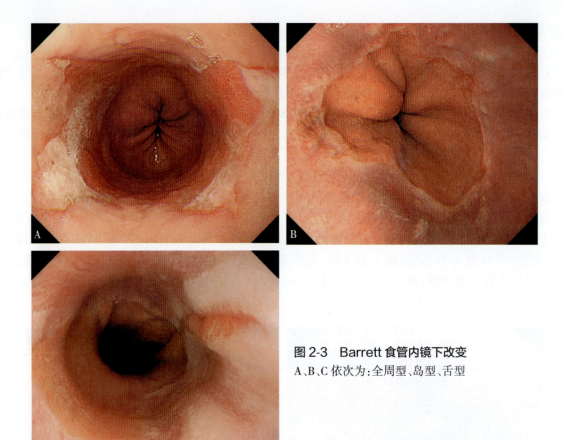

图 2-3　Barrett 食管内镜下改变
A、B、C 依次为：全周型、岛型、舌型

型：Z线上移至 GEJ 上方，形态可多样；②岛型：GEJ 末端出现突起斑片状红色黏膜，与Z线不连接，可以单发或多发；③舌型：齿状线局限性舌形向上突出伸向食管口侧，与Z线相连。按长度分类，以 3cm 为界，可分为：①长段 Barrett 食管：柱状上皮上移累及食管全周且长度≥3cm；②短段 Barrett 食管：柱状上皮上移未累及食管全周或虽累及全周，但长度 <3cm；③超短段 Barrett 食管：内镜下无法确定柱状上皮上移至胃食管交界以上，但病理学检查有柱状细胞存在。目前推荐用 Prague CM 分类法进行记录 Barrett 食管内镜表现，C（circumferential metaplasia）代表全周型化生黏膜长度，M（maximal proximal extent of the metaplasia）代表化生黏膜上移最大长度。对于全周型病变建议纵向每间隔 2cm 的四壁分别活检 1 块，舌形病变每 2cm 最少活检 1 块。

　　目前国际上诊断 Barrett 食管有两种观点，一种认为食管远端的鳞状上皮被柱状上皮取代就可以诊断 Barrett 食管，另一种认为只有食管远端化生柱状上皮存在肠上皮化生时才能诊断。我国采用前一种诊断标准，但要求除内镜诊断外，要补充病理诊断，即有无肠上皮化生，是否有异型增生及癌变，此外仍需要补充内镜观察到的并发症情况（糜烂、溃疡、出血、狭窄）。

　　（2）图像增强内镜（image enhancement endoscopy，IEE）检查：在普通白光内镜基础上通过某些技术手段对内镜图像进行改善，以强调病变特点，包括色素染色内镜，电子染色内镜及放大内镜等。色素染色内镜即在内镜检查的过程中，对检查部位人工喷洒染色剂，使病变部位和正常部位形成对比，以强化病变特点，进行靶向活检提高诊断准确性。临床上常用卢戈氏碘液进行食管染色，柱状上皮及异常的鳞状上皮显示为碘染色不着色区域，亚甲蓝、靛胭脂等可用于胃黏膜染色，能够强调病变轮廓及特点，醋酸染色能够使蛋白变性，强调胃黏膜表面结构的变化。电子染色内镜包括窄带成像（narrow band imaging，NBI）、蓝激光成像（blue laser imaging，BLI）、可扩展电子分光色彩强调（flexile spectral imaging color enhancement，FICE）、智能电子染色内镜（iScan）等内镜技术，应用光学／电子技术对内镜获得图像进行处理,以强调黏膜表面微细结构和微血管构造,多和放大内镜(magnifying endoscopy, ME)结合,对于 Barrett 食管可能存在的肠上皮化生、异型增生乃至早期腺癌具有高达 90% 的诊断准确性。上述图像增强内镜有助于发现并鉴别不同类型病变,同时精准定位实现"靶向活检",对于 EE、Barrett 食管及可能存在的肠上皮化生、异型增生乃至早期腺癌具有很高的诊断价值。

(3) 共聚焦激光显微内镜技术(confocal laser endoscopy,CLE):在内镜检查的同时可以实现对黏膜图像高至 1 000 倍放大观察,识别黏膜层细胞及结构变化和黏膜下层血管图像,从而判断病变性质,具有即时"光活检"作用,即在内镜检查的同时可达到组织学的诊断,对 Barrett 食管合并肠上皮化生、异型增生、早期腺癌诊断有独特的应用价值。

(四) 临床病理检测

1. 反流性食管炎　显微镜下病理特征:①鳞状上皮层内有炎性细胞浸润,可见嗜酸性粒细胞、中性粒细胞及淋巴细胞;②基底细胞增生,可占上皮总厚度的 15% 以上;③固有层乳头延长,可延长至上皮层的上 1/3(图 2-4)。固有层毛细血管充血。早期上皮层可见嗜酸性粒细胞及中性粒细胞浸润,有时可伴有上皮局灶坏死;进展为浅表溃疡,炎症扩散到食管壁可发生环状纤维化伴狭窄;偶尔反流性食管炎的炎症相当严重,以至于呈假淋巴瘤样改变。长期慢性病例可形成 Barrett 食管。

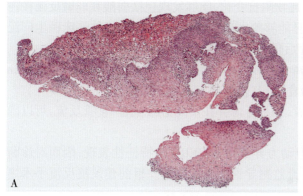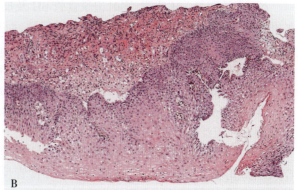

图 2-4　反流性食管炎
A 为低倍观察,B 为高倍观察,可见食管鳞状上皮层内有炎性细胞浸润、基底细胞增生、固有层乳头延长

2. 糜烂性食管炎　镜下可见食管黏膜上皮坏死、炎性细胞浸润、黏膜糜烂及溃疡形成。食管黏膜溃疡表面为中性粒细胞和嗜酸性粒细胞为主的炎性渗出物及坏死组织,溃疡基底部为肉芽组织,可见淋巴细胞以及浆细胞浸润,溃疡边缘可见鳞状上皮再生。

3. Barrett 食管　显微镜下可见食管鳞状上皮被类似于胃黏膜或小肠黏膜的上皮细胞和腺体所取代,化生的上皮有三种组织学类型:胃底型,贲门型和肠化型。腺体排列紊乱,常有腺体扩张、萎缩和程度不同的纤维化及炎性细胞浸润。柱状上皮见肠杯状细胞是具有诊断意义的特征

Barrett 食管常伴有异型增生,且几乎总是发生在不完全肠化生的部位,其类型分为:①腺瘤样异型增生(adenomatous dysplasia):增生细胞形成腺管或绒毛状结构,被覆高柱状细胞,细胞核深染,腺腔缘锐利,可见杯状细胞和 Panth 细胞。免疫组化染色具有肠型上皮的特点,MUC2、CDX2 及 Villin 均阳性。②小凹型异型增生(foveolar dysplasia):腺体比腺瘤样异型增生小,排列紧密,腺腔缘不清楚,无杯状细胞和 Panth 细胞,细胞呈立方或柱状,胞质透明或嗜酸性,部分可见核仁。免疫组化染色MUC5AC 阳性,而 MUC2、CDX2 及 Villin 均阴性。根据异型增生的严重程度分为:①没有异型增生:病变组织结构在正常范围之内,细胞核位于基底部,大小和形态无明显变化,核浆比不大,核仁无明显增大;②异型增生不明确(indefinite for dysplasia):上皮组织结构见中度紊乱,细胞核的异型不如异型增生明显;③低级别异型增生(low-grade dysplasia)和高级别异型增生(high-grade dysplasia):包括柱状

上皮组织结构及细胞学的异常。可见腺体出芽、分支、密集排列或形成不规则形腺体、黏膜表面呈绒毛状。细胞核的异常见大小及形态不一，核大深染，核仁明显，核浆比增大，异常核分裂增多；④黏膜内癌：癌细胞已穿透腺体基底膜进入固有层，但尚未侵入黏膜肌层进入黏膜下层。

二、临床检查指标的评估

对 GERD 具有重要诊断意义的实验室检查包括食管反流监测、内镜检查及活检病理检查，影像学检查有一定的辅助作用。对临床检查指标的合理评估将有助于合理临床应用，提高诊断效率。

(一) 临床检验指标评估

尽管 GERD 缺乏特异性常规及生化检查指标，上述检查简便易行，显著临床检验指标异常，如持续大便潜血阳性、贫血等常提示 GERD 存在严重合并症或消化道肿瘤的存在，需要进一步内镜检查。

(二) 其他检查指标评估

1. 食管功能监测

(1) 食管 pH 监测：是目前确诊胃食管酸反流的重要手段和"金标准"，对于临床症状不典型的患者诊断更有价值，但阴性结果不能完全排除 GERD 的诊断，其诊断 EE 阳性率超过 80%，但对于 NERD 阳性率相对较低，在 50%~75% 之间。

(2) 食管阻抗-pH 监测：同时记录食管 pH 及反流物阻抗变化，能够发现包括弱酸和弱碱反流在内的非酸反流，进一步提高诊断 GERD 的敏感性，而且能够鉴别功能性烧心，目前已经被临床医生广泛接受，有望成为广泛应用的新诊断措施，对 PPI 治疗后仍存在症状患者的病情评估有特别价值。

(3) 无线 pH 胶囊监测：不需要经鼻插管，根据需要可以将监测时间由传统的 24h 延长至 48h、72h 乃至 96h，从而进一步提高诊断的敏感性，可能成为食管 pH 监测的未来趋势。

(4) 食管胆汁反流监测：对于抑酸治疗无效患者，如果考虑存在十二指肠 - 胃 - 食管反流，可以确定是否存在胆汁反流。

(5) 食管压力监测：能够确定食管动力异常，但动力异常并非 GERD 的特征性表现，因而对诊断 GERD 价值有限。能够定位 LES，可以指导食管反流监测导管的放置位置。目前建议抗反流手术之前进行评估，以排除其他食管动力障碍性疾病。

2. 影像学及核素检查

(1) 食管吞钡 X 线检查：结合了胃食管黏膜影像和动力检查，对于 GERD 有一定的诊断价值，但它对 GERD 诊断敏感性较低，仅为 30.3%，2014 年中国胃食管反流病专家共识意见已经不推荐其作为 GERD 的诊断方法，仅建议用于存在吞咽困难或者怀疑食管裂孔疝患者。

(2) 核素胃食管反流检测：能够即时诊断胃食管反流，但目前这种方法尚未普及，实施标准未能统一，其特异性和敏感性尚存在争议，可以作为 GERD 诊断方法的一个研究方向。

3. 上消化道内镜并活检

(1) 普通白光胃镜：美国胃肠病学会建议 GERD 患者先进行 PPI 试验，在有便血、消瘦等报警症状或者 PPI 疗效不佳时再进行胃镜检查。由于我国属于食管癌和胃癌高发地区，而早期食管癌和胃癌缺乏特异临床表现，普通内镜检查在我国已经广泛普及，2014 年中国胃食管反流病专家共识意见推荐对于具有反流症状的初诊患者均应先进行胃镜检查，明确 GERD 类型，对 EE 进行分级，Barrett 食管患者同时进行活检，并除外上消化道肿瘤。

(2) 图像增强内镜：用卢戈氏碘液对进行食管染色简便易行，而 NBI、BLI、FICE、iScan 等电子染色技术和放大内镜结合，在普通白光内镜基础上对内镜图像进行改善，强调病变特点，帮助识别不同类型病变，精准定位实现"靶向活检"，有助于诊断 BE 及是否合并肠上皮化生、异型增生和癌变，在一定程度上可以取代传统的每间隔 2cm 四壁随机活检，但需要额外的设备和技术培训，也相应增加了内镜检查时间，也给患者带来一定痛苦。

(3) 共聚焦激光显微内镜技术：内镜检查的同时可获得组织学的诊断，简单快捷，对 Barrett 食管合并肠上皮化生、异型增生、早期腺癌诊断有独特的应用价值,但设备昂贵,操作人员需要经过一定的病理知识培训,目前大多停留在临床研究阶段。

(三) 病理检测指标的评估

内镜结合镜下活检的病理检查是诊断 GERD,尤其是 Barrett 食管的关键。目前我国采用 Barrett 食管诊断标准为食管远端的鳞状上皮被柱状上皮取代,由于是否合并肠上皮化生及异型增生对于随后的治疗和随访策略有重要意义,因而诊断 Barrett 食管的患者均应在内镜下活检以取得病理诊断。病理诊断应包括是否合并肠上皮化生,肠上皮化生的程度,是否合并异型增生,异型增生的程度等。

第三节　实验室及其他检查指标的临床应用

一、检查指标的筛选原则

(一) 首要 / 必须检查项目

GERD 的诊断首先应进行实验室常规及生化检查,除外其他可能危及生命的疾病,再进行上消化道内镜检查,怀疑 Barrett 食管患者同时进行活检送病理检查,明确组织学诊断,以及是否伴有肠上皮化生、异性增生乃至腺癌。有条件的单位可以进行 IEE 检查,能够进一步提高内镜检查的诊断准确性及实现"靶向活检"。

(二) 第二步检查项目

内镜检查阴性患者如果具备典型症状,可以进行 PPI 治疗试验,阳性患者诊断为 NERD,并进入后续 PPI 治疗。症状不典型以及 PPI 试验阴性患者,应进行食管功能监测,首选 24h 食管 pH-阻抗监测,以明确弱酸反流以及非酸反流,并鉴别功能性胃灼热患者。不具备条件单位可以进行单纯食管 pH 监测。临床考虑存在食管动力障碍以及准备接受手术治疗患者可以进行食管压力监测。

(三) 次要检查项目

存在吞咽困难症状或者怀疑存在食管裂孔疝患者,应进行食管吞钡 X 线检查,以明确是否存在黏膜病变及食管解剖、动力异常。

二、检查指标的临床应用

(一) 在 GERD 病诊断中的应用

如前所述,上消化道内镜检查是怀疑 GERD 的初诊患者首选检查,可以除外消化性溃疡、上消化道肿瘤及其他疾病,对 GERD 进行分型,糜烂性食管炎分级并对 Barrett 食管患者进行活检,获得组织学诊断。食管反流监测可以明确是否存在反流,是 GERD 诊断的"金标准",对于内镜检查阴性而 GERD 症状不典型,以及内镜检查阴性并且 PPI 试验阴性患者尤其重要,考虑存在弱酸反流以及非酸反流,需要鉴别功能性胃灼热患者应该进行 24h 食管 pH-阻抗监测。怀疑存在食管动力障碍以及准备接受手术治疗患者需要进行食管压力监测,以排除其他食管动力疾病的存在。食管吞钡 X 线检查有助于明确吞咽困难的原因及诊断食管裂孔疝。

(二) 在 GERD 分型及预后中的应用

GERD 预后良好,不影响患者的自然寿命,但长期的反流症状会影响患者的生活质量,EE 如长期控制不好有继发食管狭窄、食管癌的可能,BE 是食管腺癌的高危因素。上消化道内镜结合活检病理检查对于 GERD 分型有重要意义。

(三) 在 GERD 患者随访中的应用

一旦诊断 GERD,应对患者进行包括饮食生活教育、PPI 和 / 或促动力药物的治疗,治疗后应定期随访,随访目的是判断疗效,随时调整治疗方案,及时发现包括早期食管癌在内的并发症。随访中主要关注 GERD 相关症状变化,同时结合上消化道内镜及食管监测检查。

1. 上消化道内镜　发现严重的 EE 患者应在正规 PPI 治疗 2~3 个月以后复查内镜,了解溃疡愈合情况,指导下一步治疗,必要重复活检以除外恶性疾病的可能。Barrett 食管不存在肠上皮化生及异型增生的患者,在 GERD 治疗之外,内镜复查的周期和非 BE 患者一样,每 3~5 年复查一次并再次取活检。如果合并肠上皮化生及异型增生,应根据情况应缩短内镜检查间隔,每次内镜检查应同时活检取得组织学诊断,或者结合 IEE 检查,以及时发现早期食管腺癌及癌前病变。

2. 食管监测　一般不用于 GERD 的随诊,但对于治疗无效患者,或者开始有效,后期效果不佳的患者应该进行食管监测,以帮助鉴别诊断,指导治疗,此时首选 24h 食管 pH- 阻抗监测。长期药物治疗效果不佳或者不耐受,准备接受手术治疗患者还应在术前进行食管压力监测,除外其他食管动力疾病。

案例 2-1

【病史摘要】　男,55 岁,间断胸骨后不适、胃灼热 4 年。空腹及餐后均有不适,无反酸及吞咽困难,食欲好,大便正常,体重下降不明显。高血压 11 年,药物控制血压满意,糖尿病 3 年,口服降糖药,血糖控制不佳。抽烟 30 年,20 支 /d;饮酒 30 年,酒精摄入 40g/d。父亲有结肠癌病史。体格检查:一般状况好,体型肥胖(BMI 30kg/m^2)。无苍白、黄疸,浅表淋巴结未及肿大。心肺查体无阳性体征,腹部软,上腹轻度压痛,无反跳痛,未及包块。双下肢无水肿。

【临床检验】　血常规、尿常规和大便常规检查无明显异常;空腹血糖 7.2mmol/L,其余肝肾功能和电解质正常。症状出现时心电图检查:左室高电压,其余未见明显异常。

【内镜检查】　上消化道内镜检查:食管黏膜未见明显异常,慢性非萎缩性胃炎。RDQ 评分 8 分。

【食管功能检测】　24h 食管 pH 监测,结果提示存在病理性酸反流(远端食管 pH<4 的时间百分比 7%,DeMester 评分 18.52 分)。按照 GERD 埃索美拉唑 20mg,每日两次口服治疗,初始两周症状有所减轻,之后胃灼热再次出现并加重,遂进行 24h 食管 pH- 阻抗监测,结果提示存在非酸反流,给予促动力药和铝碳酸镁治疗,同时调整生活习惯,戒烟戒酒,减轻体重,饮食调整,控制血糖,症状明显缓解。

【诊断】　胃食管反流病,非糜烂性反流病,高血压,2 型糖尿病。

【案例分析】　对于缺乏 GERD 的典型症状患者,如果存在冠心病的高危因素,首先应除外心源性疾病。之后的上消化道内镜检查,对于排除上消化道肿瘤、诊断 EE/BE 非常重要。内镜检查结果阴性,需要明确有没有反流存在以及反流物的性质,首选食管 24h pH- 阻抗监测,但 GERD 以酸反流更为多见,条件限制可以先进行 24h 食管 pH 监测,抑酸治疗过程中定期随诊患者,出现症状反复时需考虑:症状是否与反流有关(是否存在反流),反流物的性质。此时食管 24h pH- 阻抗监测对于鉴别诊断非常重要。GERD 的治疗应为综合治疗,除抑酸药物之外,去除危险因素,饮食生活调整也非常重要。

-------------------------------------- 小　　　结 --------------------------------------

随着我国人民生活水平提高,GERD 的患病率逐年增加,患者的生活质量受到很大影响。尽管 GERD 患者大部分存在典型症状,临床检查及病理检查对其诊断治仍然非常重要。初诊患者需要进行上消化道内镜检查,除外消化道早期肿瘤、消化性溃疡等其他疾病的存在,同时可以诊断 EE/BE,怀疑 BE 患者需要同时活检取得病理诊断,以确定不同的治疗和随诊策略。内镜检查阴性的患者可以进行 PPI 试验,阳性者诊断为 NERD,阴性者需要进行食管反流的监测,监测异常患者仍考虑为 NERD。对于已经确诊 GERD 患者,EE 需要在治疗后胃镜复查,BE 患者也需要定期内镜检查以早期发现癌变。GERD 如果 PPI 治疗效果不好,应进行 24h 食管 pH- 阻抗监测,指导后续治疗。为除外其他食管动力障碍性疾病,在手术治疗前应进行食管压力监测。

(姚　方　牛会林　谢小兵)

第三章

食 管 癌

食管癌（esophageal carcinoma）是食管黏膜上皮或腺体发生的一种常见的上消化道恶性肿瘤。在全球范围内，其发病率居第 9 位，死亡率居第 8 位。我国是世界上食管癌高发地区之一，2015 年食管癌发病人数约 477 900 人，死亡人数约 375 000 人，男女发病比例约 1.3~2.7：1，发病年龄多在 40 岁以上，以 60~74 岁年龄组发病率最高；我国食管癌发病及死亡人数均超过世界一半以上，对人民健康危害严重。

第一节 概 述

一、临床症状和体征

（一）临床症状

1. 吞咽哽噎或吞咽困难 是食管癌的最主要和突出的表现。早期食管癌患者临床症状不明显，吞咽粗硬食物时食物通过缓慢，并有停滞感或异物感。中晚期食管癌的典型症状为进行性吞咽困难，先是难咽干燥的食物，继而半流质，最后水和唾液也不能咽下。

2. 咽下疼痛 早期食管癌患者进食时偶有不适，如胸骨后烧灼样、针刺样或牵拉摩擦样疼痛，摄入刺激性食物（过热、酸性、辛辣）加重；晚期当癌组织侵犯食管外组织，可有发射痛，即持续性、穿透性胸骨部疼痛。

3. 反流与呕吐 常出现于食管阻塞，可为食物、唾液、黏液的混合物，偶有血迹、糜烂组织。

4. 消瘦、乏力 往往是进行性加重，逐渐出现乏力、贫血、营养不良的表现，晚期出现恶病质。

5. 其他 肿瘤侵犯喉返神经可出现声音嘶哑，压迫颈交感神经节可产生 Horner 综合征，即表现为瞳孔缩小、眼睑下垂及眼裂狭小、眼球内陷、患侧额部无汗。侵入气管、支气管，可形成食管 - 气管 / 支气管瘘，出现吞咽水或食物时剧烈呛咳，并发呼吸系统感染。

（二）体征

大多数食管癌患者无明显相关阳性体征。体格检查时应特别注意锁骨上有无增大淋巴结、肝有无包块和有无腹腔积液、胸腔积液等远处转移体征。

二、病因和发病机制

（一）病因

食管癌确切病因目前尚不清楚，现有资料表明，食管癌的发生可能是多种因素综合作用的结果，与下述因素有关：

1. 吸烟与重度饮酒 被证明是食管癌发生的重要原因。香烟烟雾和煤焦油中苯并芘、多环芳烃、亚硝基化合物等，能直接作用于基因和 / 或蛋白，造成细胞损伤，引起癌变。饮酒本身无致癌性，但可作为致癌物的溶剂，可能通过促进致癌物的吸收、代谢及影响机体的营养平衡而参与致癌过程。

2. 不良饮食习惯 食物过硬、过热、进食过快可刺激和损伤食管黏膜。70℃以上的烫食对食管黏膜上皮细胞的生长周期产生严重影响,并为细胞在有害代谢产物作用下发生癌变创造有利条件。

3. 化学病因　亚硝胺类化合物及其前体分布很广,致癌性强。亚硝酸盐可与食物中的二级胺合成亚硝胺,或者可产生多种烷基 DNA 衍生物,导致 DNA 突变。

4. 生物性病因　真菌毒素是食管癌发生的危险因素之一。某些真菌具有直接致癌作用。有些真菌能促使亚硝胺及其前体的形成,促进肿瘤的发生。

5. 微量元素及维生素　粮食、蔬菜、饮水中钼、锰、铁、锌、氟、硒等含量偏低,缺乏维生素 A、维生素 B_2、维生素 C 以及动物蛋白摄入不足,是食管癌高发区的一个共同特点,这些物质缺乏可促使致癌物更容易损伤食管黏膜。

6. 遗传易感性　食管癌具有明显的家族聚集性,食管鳞状细胞癌高发区肿瘤家族史阳性比例明显高于低发区组。

(二) 发病机制

食管癌的发生发展是一个涉及多因素、多阶段、多途径、多基因变异累积的复杂过程,上述遗传因素与环境因素相互作用导致原癌基因激活、抑癌基因失活,涉及细胞周期调控、信号转导、细胞分化、损伤修复及凋亡等相关基因发生改变,是食管癌发生发展不可或缺的因素。

1. 癌基因的激活　在食管癌癌变过程中常被激活的癌基因有细胞周期蛋白(cyclin)、ras、myc 和表皮生长因子受体(epithelial growth factor receptor,EGFR)等,这些癌基因激活的方式包括:点突变、扩增、重排和过表达。

2. 抑癌基因的功能丧失　肿瘤抑癌基因本身是在细胞生长与增殖的调控过程中起重要作用的基因,当它们发生点突变、缺失、启动子甲基化、表达下调和单倍剂量不足时,其功能丧失,可导致细胞发生转化。

3. 凋亡相关基因　肿瘤的生长取决于细胞增殖与细胞死亡的比例。除了原癌基因和细胞抑制基因的作用,调节细胞凋亡的基因在食管癌的发生上也起着重要作用。

4. DNA 修复基因　外源性因素,如亚硝酸盐可引起 DNA 损伤;除此之外,DNA 还可以因为复制过程中出现的错误以及碱基的自发改变而出现异常。正常细胞内 DNA 的轻微损伤,可通过 DNA 修复机制予以修复。当 DNA 修复机制有异常时,不能对损伤的 DNA 予以修复,这些 DNA 损伤保留下来,在肿瘤发生中起作用。

三、临床诊断和鉴别诊断

(一) 临床诊断

早期食管癌症状不明显,易被忽略。进行性吞咽困难是进展期食管癌患者典型的临床症状和体征。根据患者的临床症状和体征,结合食管镜检查及组织病理学、影像学检查等进行食管癌的诊断,主要依赖是食管镜活检组织学病理诊断。

1. 内镜检查　是诊断食管癌最直接的方法,对可疑病灶多点活检可提高诊断率。早期食管癌镜下所见包括:①局限性黏膜糜烂;②黏膜粗糙呈小颗粒感;③边界不清的局部黏膜充血;④小结节;⑤小溃疡或小斑块。中晚期食管癌的内镜下所见比较明确易辨认,主要表现为结节状或菜花样肿物,黏膜充血水肿、糜烂及溃疡形成,触之易出血。超声内镜可以判断病变浸润深度、周围器官受累及局部淋巴结转移情况。

2. 钡餐造影　是可疑食管癌患者影像诊断的首选,早期食管癌 X 线征象可见食管黏膜皱襞紊乱、粗糙或有中断现象、局限性管壁僵硬,蠕动中断以及小的充盈缺损或小龛影。中晚期出现明显的不规则狭窄伴充盈缺损、管壁僵硬、溃疡龛影,病变段食管周围软组织块影以及病变段以上食管扩张等。进一步仍需细胞学或组织病理学确诊。

3. CT　颈、胸、腹部增强 CT 应作为食管癌术前的常规检查,主要用于食管癌临床分期、手术可行性评估、手术路径的选择和术后随访。

4. 超声检查　可用于发现腹部重要器官及腹腔淋巴结是否有转移,必要时可结合超声引导下定位淋巴结穿刺获取组织进行病理检查。

5. MRI　表现为食管横径的增大,管壁不规则增厚,管腔狭窄或闭塞,伴或不伴病变上方食管管腔扩张。

6. PET-CT　食管癌的原发灶与转移灶均表现为 ^{18}F-FDG 的高摄取,病变处呈较高的放射性浓聚灶,通常已最大标准摄取值(SUVmax)>2.5 作为判断恶性病变的阈值。

7. 病理学诊断　食管癌的最终确诊依赖于食管镜活检组织的病理改变。日本和中国使用早期食管癌一词,用来命名病变局限于黏膜层和黏膜下层者,而无论淋巴结是否有肿瘤转移。早期食管癌包括原位癌和浅表浸润性癌。进展期食管癌于组织黏膜下层及以下可见不同分化程度的异型鳞状细胞团和异型腺体浸润性生长,也可出现混合性生长方式,形成腺鳞癌。可伴有淋巴管浸润及淋巴结转移。

(二) 诊断流程

食管癌的诊断流程见图 3-1。

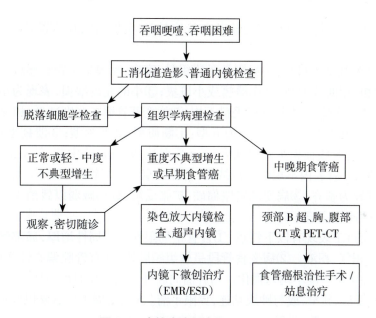

图 3-1　食管癌诊断流程

(三) 鉴别诊断

1. 食管良性肿瘤　食管良性肿瘤较大者可不同程度地堵塞食管腔,出现吞咽困难、呕吐和消瘦等症状,临床症状与食管癌易混淆,需进行鉴别诊断。食管良性肿瘤常见为食管平滑肌瘤和食管间质瘤,因发生于肌层,故黏膜完整,肿瘤呈椭圆形、分叶状和螺旋状,界限清楚,故食管 X 线吞钡检查可出现"半月形"压迹,食管镜检查可见肿瘤表面黏膜光滑、正常。

2. 贲门失弛缓症　贲门失弛缓症(achalasia of cardia)的患者贲门括约肌松弛不良,临床表现为间断性吞咽困难、胸骨后沉重感或阻塞感等,临床症状与食管癌相似。食管钡餐检查特征为食管体部蠕动消失,食管下端及贲门部呈鸟嘴状,边缘整齐光滑,上端食管明显扩张,可有液平面。食管腔内压力检测可确诊,食管镜活检及组织学检查可助于与食管癌鉴别。

3. 食管良性狭窄　食管化学性烧伤、反流性食管炎或其他炎症性病变可引起食管瘢痕狭窄。化学性烧伤以儿童及年轻人较多,一般有明确的误服或口服强酸、强碱的病史。反流性食管炎等原因引起的食管狭窄一般多位于食管下段,常伴有食管裂孔疝或先天性短食管。食管镜及组织学检查可有助于与食管癌鉴别。

第二节　实验室及其他检查指标与评估

一、实验室及其他检查指标

（一）临床检验指标

1. 血液生化检查　目前还无针对食管癌的特异性血液生化检查。如若出现肝转移,患者可出现碱性磷酸酶、谷草转氨酶、乳酸脱氢酶、胆红素等升高;如出现骨转移,患者可出现血液碱性磷酸酶或血钙升高的表现。

2. 肿瘤标志物检查　目前尚无针对食管癌的相对特异的肿瘤标志物。血清癌胚抗原(carcinoembryonic antigen,CEA)、鳞状细胞癌相关抗原(squamous cell carcinoma related antigen,SCC)、细胞角蛋白19可溶性片段21-1(cytokeratin fragment 21-1,CYFRA21-1)等可用于食管癌的辅助诊断,但尚不能用于食管癌的早期诊断。

（二）影像及内镜检查

1. 钡餐造影　食管钡餐造影检查是诊断食管癌最常用的方法,病变部位的黏膜改变是观察的重点。

(1) 早期食管癌X线征象可见:①局限性黏膜粗糙、糜烂,黏膜呈小颗粒感或不规则网格状,黏膜相可见黏膜皱襞增粗、迂曲或中断;②小溃疡或小斑块;③小的充盈缺损,表现为小息肉样、小结节样充盈缺损;④病变局部管壁轻微不规则或毛糙不均;⑤病变部管壁扩张度减低,稍显僵硬,蠕动减弱。

(2) 中晚期食管癌按其生长方式可分为五型:①髓质型;②蕈伞型;③溃疡型;④缩窄型;⑤腔内型。典型中晚期食管癌X线征象主要表现为:①正常黏膜皱襞破坏、中断,甚至消失,腔内可见锥形、半月形或不规则龛影;②管腔内不规则充盈缺损,管腔狭窄。狭窄管腔不对称,边缘呈虫蚀状,有时呈环形狭窄,边缘也可较为整齐;③病变区管壁僵硬,扩张受限,蠕动减弱以致消失;④癌向腔外生长明显时,纵隔内可见软组织块影等。

2. CT　食管癌的CT表现有以下特点:①食管壁局限性或全周性增厚,局部管腔不规则狭窄,病变段上方食管扩张、积气、积液。②病变食管段呈软组织肿块,并有管腔偏心性变形、狭窄或闭塞;增强扫描可见软组织肿块呈中度不均匀强化。当肿瘤向腔外生长明显时可挤压、推挤或侵犯邻近器官,引起相应器官移位、变形、狭窄,或与肿块粘连,界限不清。③病变周围区域淋巴结或远处淋巴结肿大。④其他脏器转移征象,如肝、肺、骨等。

3. MRI　在判断肿瘤浸润深度方面有一定价值。MRI主要依据肿瘤侵犯食管壁深度对肿瘤进行T分期,临床上大多将T_2WI上肿瘤周围肌层的线状等低信号尚未中断时评价为$T_{1\sim2}$期,病灶周围肌层线状低信号中断或消失评价为T_3期,肿瘤与邻近结构之间脂肪间隙消失并伴有邻近结构受侵征象时评价为T_4期。MRI也能够直观地观察是否有肿大淋巴结,但判断是否有淋巴结转移仍较为困难,目前通常以10mm作为淋巴结受侵的标准,但其敏感性、特异性及诊断符合率仍不理想。

4. PET-CT　PET-CT检查除帮助诊断食管癌原发疾病外,还可判断是否有远处转移,评估食管癌的分期,指导临床治疗方案的选择和进行治疗后的疗效评估。

5. 内镜检查结合组织活检是诊断食管癌最直接的方法

(1) 普通内镜:通过内窥镜的光学系统与摄影显像技术直接观察食管黏膜,从而对食管癌组织或癌前病变以及正常组织进行鉴别,对可疑病灶活检以及治疗。

(2) 色素内镜:仍然是目前使用较为广泛的诊断技术,利用特殊的染料对消化道黏膜进行染色,通过颜色的差异对病变组织和正常组织进行区分,或借助色素的作用使病变组织和周围组织对比加强和界线鲜明,色素内镜能识别普通内镜难以区分的病变组织,在内镜下用肉眼能直接观察和诊断。常用的染色剂包括碘液、亚甲蓝、靛胭脂、甲苯胺蓝等,其中最简单有效的为Lugol碘染色技术。

　　碘染色技术应用于早期食管鳞癌的诊断,其基本原理主要通过正常食管鳞状上皮、不典型增生细胞以及癌细胞内的糖原依次减少出现不同程度着色从而对病变组织进行评估。将 3% Lugol 碘溶液喷布于食管黏膜上,正常食管鳞状上皮由于上皮细胞内糖原与碘的反应被染成棕黑色,且呈现均匀一致的横行、规则的草席纹样表现;而不典型增生和癌细胞内的糖原显著减少或消耗殆尽,故表现为不同程度的浅染或仍呈碘本身的棕色。由于病变部位与正常食管鳞状上皮着色不同,染色可形成鲜明的界线并可对不同着色的组织进行精确的定位活检。

　　亚甲蓝是一种吸收性染料,不能被正常黏膜组织吸收,可被肠上皮化生细胞吸收而染成蓝紫色,同时当黏膜上皮出现癌变、渗出物或坏死物时也可被染成蓝紫色,且着色的深浅与坏死物的多少成正比,分化程度越低,着色越深。可对食管腺癌进行诊断。

　　靛胭脂是一种非吸收性染料,可沉积于凹陷区,呈现出立体感从而清晰显示病灶轮廓,便于发现内镜下难以发现的微小凹陷病变。

　　甲苯胺蓝是一种细胞核染料,肿瘤细胞内的染色体常为多倍体,其 DNA 含量显著高于正常细胞核,使肿瘤细胞和正常鳞状上皮细胞染色差异显著并形成清晰的界线。

　　(3) 染色放大内镜:是在物镜与导光束或物镜与微型摄像机间装有不同倍数的放大镜头,可将常规内镜下图像放大 60~170 倍,得到高分辨率图像,从而判断病变性质。染色放大内镜是将放大内镜与色素内镜结合起来的一种方法,可重点观察隐窝、腺管开口形态或黏膜下血管形态,对食管早期黏膜病变的诊断效果明显。

　　(4) 荧光内镜:是利用激光激发组织产生自体荧光或应用外源性荧光基团在病变部位聚集而发出特异性光谱,从而对组织性质进行判断的内镜技术。利用病变组织荧光光谱的改变可与正常组织做出鉴别。组织中的自体荧光主要来源是胶原,在恶性肿瘤组织中,由于黏膜层增厚或黏膜下层被肿瘤细胞所代替而使肿瘤组织对光的吸收和散射,使胶原的自体荧光减弱,但炎性病变也会有相似表现。

　　(5) 超声内镜:通过内镜观察食管腔内形态,又通过探头直接接触病变区进行实时超声扫描,以获得管道层次的组织学特征及周围邻近脏器的超声图像的内镜技术,对判断肿瘤的浸润深度及分期有较高的准确度。早期食管癌在超声内镜下的典型表现为局限于黏膜层不超过黏膜下层的低回声结节,边界不清,内部回声不均匀。超声内镜还可以清晰显示食管周围淋巴结情况,因此可为食管癌进行精确的 T、N 分期,为术前分期和治疗方法的选择提供可靠依据。

　　(6) 胶囊内镜:胶囊内镜由摄像头、无线电发射机、图像传感器、天线、精密电池等装置构成。被检者吞服后,借助消化道的蠕动,能生理性地、无痛苦地、无交叉感染地实现对消化道情况的拍摄,从而对病情做出诊断。食管胶囊内镜通过无线摄像头对食管下段的管壁进行较好的观察和记录。尤其是对于系线式胶囊内径,通过控制内镜在食管的通过时间,能更好地观察到食管与贲门交界处的黏膜组织。

　　(三) 临床病理检测

　　1. 食管拉网细胞学诊断　　可作为高发区大面积普查检测的首选方法,阳性病例仍需采用纤维食管镜检查进一步定性。食管的低级别病变以高分化的表层和中间层鳞状细胞伴核明显增大和染色质增多为特征,某些病例中可见到角化细胞。这些细胞异型与宫颈鳞状细胞的核异型有相似性。高级别病变的鳞状细胞是副基底层细胞的变异,核的异型性明显,可见核增大,染色质增多,胞质稀少,导致核/浆比增大,细胞常成群分布。高分化鳞状细胞癌可形成明显角化的异型鳞状细胞,单个和成簇,或伴浓缩的、染色质增多的核,或核影朦胧。这些细胞中有时可见到挖空样细胞,伴有大的、染色质增多的核,核周有透亮带或空晕。低分化鳞状细胞癌的特点是癌细胞较小、胞质稀少嗜碱性,常成群分布,尤其见于刷片中。来源于腺癌的癌细胞常为分化好的柱状细胞,单个和小簇状分布,可伴有坏死极向。癌细胞显著核异型,可见大的单个和多个核仁。在低分化腺癌中可见到小的、球形的癌细胞。

　　2. 组织学诊断

　　(1) 食管癌前病变

1）鳞状上皮内瘤变：食管鳞状细胞癌的发生发展是多步骤、多阶段的过程，需经过正常的鳞状上皮发展到上皮内瘤变（异型增生），最后发展为浸润性癌的过程。上皮内瘤变分为低级别上皮内瘤变和高级别上皮内瘤变，二者的诊断标准不同。组织学上，鳞状上皮内瘤变具有组织结构异型性和细胞学异型性。组织结构异型性包括细胞排列紊乱，极向消失及上皮向下生长。细胞异型性包括核增大、深染、细胞核与细胞质比例增大，核分裂象增多。低级别上皮内瘤变，其异型性局限于上皮的下 1/2，发展为浸润性癌的风险低。高级别上皮内瘤变其异型性更明显，通常累及上皮的上 1/2，且细胞的异型性较低级别上皮内瘤变更明显，发展为浸润性的风险高（图 3-2）。以前的分类标准也有三级分类法，描述为轻、中、重度异型增生，即按病变累及上皮下 1/3、2/3 和全层的标准进行划分。由于观察者之间区分三级分类的一致性通常较差，故多数人目前支持应用上述两级分类法。部分专著中"鳞状细胞原位癌"和"非浸润性癌"被包含于高级别上皮内瘤变范畴内（图 3-2、图 3-3）。

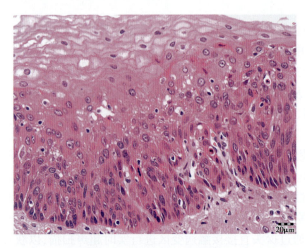

图 3-2　食管鳞状上皮低级别上皮内瘤变，HE，×400

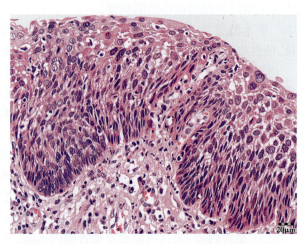

图 3-3　食管鳞状上皮高级别上皮内瘤变，HE，×400

2）Barrett 食管：食管下段括约肌水平之上的远端食管出现特化的柱状上皮衬覆称之为 Barrett 食管，需要内镜以及组织学的标准都符合才可以诊断。所谓特化的柱状上皮目前认为是不完全性肠化的一种形式，表现为绒毛状的上皮和隐窝，具有混合性的柱状上皮细胞、杯状细胞、Panth 细胞核内分泌细胞成分，在这些变化中，出现杯状细胞对于诊断最有意义。

（2）食管癌的组织学改变

1）鳞状细胞癌：大体类型食管鳞状细胞癌根据其浸润深度的差异分为浅表型和进展型。浅表型指肿瘤浸润深度局限于黏膜层或黏膜下层，大体类型包括：浅表隆起型、浅表平坦型和浅表凹陷型。进展型指肿瘤浸润至或超过肌层，大体类型包括：蕈伞型、溃疡型和浸润型。

组织学类型显微镜下食管鳞状细胞癌表现鳞状细胞的分化，出现鲜亮的嗜酸性不透明的胞质和 / 或角化、细胞间桥。固有层浸润始发于肿瘤性鳞状上皮呈网状向下突出，并具有推挤式的边缘。肿瘤可在水平和垂直方向扩散，浸润食管壁，并侵犯壁内淋巴管和静脉。

根据镜下核分裂象活性、细胞核异型性及鳞状上皮的分化程度，可分为 4 级：1 级高分化鳞状细胞癌：超过半数以上的癌巢有角化，细胞片状排列，核分裂较中分化和低分化癌少见。2 级中分化鳞状细胞癌：最常见，组织学表现多样，从角化不全到少量角化，通常无角化株。3 级低分化鳞状细胞癌：主要由基底样细胞构成大小不等的癌巢，常伴中心坏死，偶见有少量角化不全或角化细胞。4 级未分化癌：缺少明确鳞状上皮分化的镜下特点，癌细胞呈巢状和片状排列，表达鳞状上皮标志物（图 3-4~图 3-6）。

2）腺癌：食管腺癌呈典型的乳头状和 / 或管状腺癌，与胃腺癌形态基本一致。最常见的分型标准有 WHO 和 Lauren 分型两种。近年来的临床研究显示，Lauren 分型在流行病学研究和评估肿瘤预后

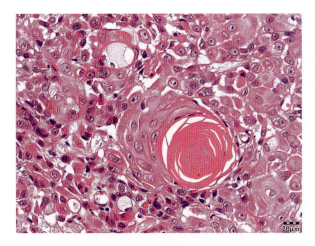

图 3-4 食管高分化鳞状细胞癌，HE，×400

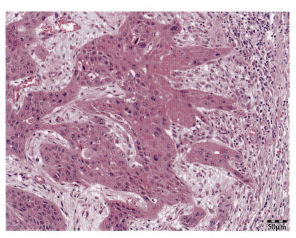

图 3-5 食管中分化鳞状细胞癌，HE，×400

方面有一定的优势。

WHO 分类将腺癌分为乳头状腺癌、管状腺癌、黏液腺癌、低黏附性癌和混合型腺癌 5 个主要类型：①乳头状腺癌：属于分化好的腺癌，以外生性为主，由表面被覆柱状或立方形细胞、纤维血管结缔组织为轴心的长指状突起构成。②管状腺癌：由不同直径或裂隙样和分支的小管组成，也可出现腺泡结构，肿瘤细胞呈柱状、立方状或被腔内黏液压成扁平状。根据细胞核的异型性和管状腺体结构的多少可分为高、中、低分化 3 个级别。③黏液腺癌：由恶性上皮成分和细胞外黏液湖构成，肿瘤中的黏液成分超过 50%，可含有少量印戒细胞。④低黏附性癌：肿瘤细胞呈孤立的和小

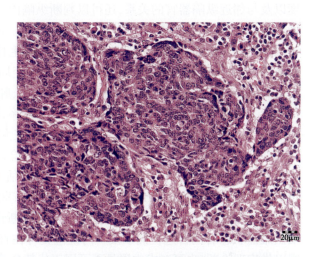

图 3-6 食管低分化鳞状细胞癌，HE，×400

簇状排列，可包括印戒细胞型、组织细胞型、淋巴细胞型、奇异形细胞型，可以上述几种类型细胞混合存在。⑤混合性癌：形态学上由以上几种类型腺癌成分组成的混合体。

Lauren 分型将腺癌分为肠型、弥漫型和混合型 3 个主要类型：①肠型：形成各种不同分化程度的腺体，以高分化和中分化腺癌为主，有时在其浸润前沿可见低分化腺体成分。常发生于肠化生的背景上。②弥漫型：由黏附性差的肿瘤细胞组成，散在于胃壁内，无或只有少量腺体存在。有时可伴有明显间质纤维结缔组织增生。③混合型：由接近等量的肠型和弥漫型腺癌构成。

（3）腺鳞癌：由不同分化程度的腺癌和鳞状细胞癌成分混合而成，肿瘤内能够明确辨别出这两种成分。黏液染色可帮助识别腺体的组织学表型。

（4）黏液表皮样癌：发生于食管的经典型黏液表皮样癌（mucoepidermoid carcinoma）极为少见。癌组织由表皮样细胞、产黏液细胞以及中间型细胞混合而成。不同类型的细胞构成比例和所形成的结构在肿瘤内和肿瘤间均有不同。肿瘤通常为多囊性伴实性成分，有时以实性成分为主。囊性腔隙一般衬覆黏液细胞并含有中间细胞，以及不多见的表皮样细胞。黏液细胞体积大，胞质浅淡、苍白，核位于细胞周边；中间细胞通常基底样或立方状的；表皮样细胞多呈多边形，胞质红染，但角化罕见。

（5）腺样囊性癌：发生于食管的腺样囊性癌（adenoid cystic carcinoma）也不常见，被认为起源于食管腺体。形态类似于唾液腺的同类肿瘤，肿瘤由上皮细胞和肌上皮细胞两种细胞构成，形成不同的形态学结构类型，包括管状、筛状和实性。筛状型最常见，以圆柱型微囊腔隙的肿瘤细胞巢为特点，囊内

充满透明或嗜碱性黏液样物质。管状型中导管形成完好,由内层的上皮细胞和外层的肌上皮细胞构成,中央为管腔。实体型缺乏管状或微囊结构,有时可见不等量、不明显的小的真性导管出现。食管的腺样囊性癌一般预后好。腺样囊性癌形态上有时需与基底细胞样鳞状细胞癌相鉴别,但后者更具有侵袭性,存在原位鳞状细胞癌的组织改变是诊断基底细胞样鳞状细胞癌的一个有力证据。腺样囊性癌中 C-KIT 过表达也有助于与其他肿瘤相鉴别。

二、临床检查指标的评估

(一) 临床检验指标的评估

目前应用于食管癌的肿瘤诊断标志物有 SCC、CYFRA21-1 和 CA242,然而这些肿瘤标志物属于广谱肿瘤标志物,不具备组织器官特异性,在肺癌、膀胱癌、鼻咽癌等肿瘤中也会显著升高。目前尚未发现食管癌特异性的肿瘤标志物。

(二) 其他检查指标的评估

1. CT/ 磁共振　主要用于进展期食管癌,可客观、准确显示食管癌病灶的大小、肿瘤外侵范围、程度以及与邻近纵隔器官的关系,还可以判断纵隔内有无淋巴结重大以及远处器官有无转移,可对肿瘤做出分期评估,帮助临床医生选择正确治疗方案。薄层 CT 扫描对食管癌与平滑肌瘤、食管静脉曲张等病变的鉴别诊断有帮助。CT 在评价肿瘤局部生长情况、显示肿瘤外侵范围及其与邻近结构的关系和纵隔、腹腔淋巴结转移上具有优势,但对于病变局限的早期食管癌诊断价值不高。MRI 同 CT 扫描类似,MRI 可以较准确地显示食管癌病灶的大小、肿瘤与邻近器官的关系,帮助确定肿瘤的分期及制订治疗方案。由于 MRI 具有良好的软组织分辨率,能够更好地评价肿瘤与周围组织的关系,故在 T_3 和 T_4 期病变的准确率要高于 T_1、T_2 期。由于心脏大血管搏动和呼吸运动容易产生伪影而影响对食管的观察,MRI 一般不作为食管病变的首选或常规检查。

2. PET-CT　在食管癌的诊断、分期、疗效评估等方面,尤其是鉴别肿瘤复发与瘢痕,进行放疗定位上具有较强的优势,但 PET-CT 检查价格较为昂贵,同时存在一定的假阳性和假阴性。

3. 内镜检查　内镜检查结合组织活检是诊断食管癌和癌前病变的金标准。已逐渐成为具有吞咽困难症状患者的首选检测手段。内镜检查可在直视下观察食管腔内肿瘤大小、解剖定位并获取组织以供病理诊断,也可对术中胃是否可用于代替食管的可行性进行评估。因此,对于食管癌早期诊断、治疗和随访建议首选内镜检查。普通内镜对中、晚期食管癌的诊断相对容易,其特异性和灵敏度均较高,但对早期癌和微小癌诊断较困难,容易出现漏诊或误诊,因此对食管癌的诊断上仍有一定的局限性。另外由于内镜检查价格昂贵、存在交叉感染风险,对医务技术人员要求高等原因,不适宜大批量人群的筛查。

色素内镜仍然是目前使用较为广泛的诊断技术。由于碘液会引起过敏反应,在食管癌发病率较低的地区碘染技术的应用存在争议。但碘染法具有灵敏度高、特异性强、漏诊率和误诊率低等优点,在我国食管癌高发地区,碘染技术仍是目前食管癌筛查的最佳方案。亚甲蓝染色安全无毒且价格低,适用于大样本筛查,但由于其结果不稳定,且对伴不典型增生的 Barrett 食管和早期食管腺癌的诊断敏感度较低,因此亚甲蓝染色内镜筛查未被广泛采用。靛胭脂染色内镜可发现内镜下难以发现的微小凹陷病变,适用于诊断伴肠上皮化生的 Barrett 食管,是一种精密度较高的内镜筛查。甲苯胺蓝染色能发现呈多倍体改变的鳞癌细胞,但对于被正常上皮覆盖的病变部位,常不能被染色,容易漏诊。甲苯胺蓝可与碘液染色结合称为双重染色,正常鳞状上皮和良性病变被染为棕黑色,而不典型增生、癌组织被染成蓝色,两者对比鲜明,更易对病变作出诊断。

自体荧光内镜由于炎性病变也会有相似于肿瘤的表现,使其敏感性降低。诱发荧光内镜需要使用大剂量外源性光敏剂,且光敏剂在组织中的分布特异性尚不理想,患者用药后需要避光等,因此较少使用。荧光技术对癌前病变、原位癌、黏膜下癌及多发病变的诊断具有很高的价值,但其敏感度不如色素内镜,在溃疡和炎性病变的诊断容易出现假阳性,且其分辨率较低,限制了其临床应用。

超声内镜被认为是目前诊断早期食管癌最准确的方法之一。能清楚地显示病灶浸润深度,准确区分黏膜内癌和黏膜下癌,对早期食管癌和微小癌的发现有很大意义。还可以清晰显示大部分纵隔淋巴结、胃周围淋巴结、腹腔干淋巴结以及肝左叶,因此可为食管癌进行精确的 T、N 分期,为术前分期和治疗方法的选择提供可靠依据。

胶囊内镜微小的体积对畏惧内镜检查的受检者是较好的选择,能最大限度地减少并发症的发生。虽然胶囊内径具有操作简单、无创、耐受性好以及无交叉污染等优点,但不能进行组织学采样是其最大的缺点。此外,由于不能对胶囊内镜进行干预与控制,可能存在胶囊滞留、排除延迟或障碍等并发症;且明确或怀疑消化道梗阻、狭窄以及存在瘘管仍是胶囊检查禁忌,因此胶囊内镜还不能作为食管癌筛查的主要技术手段。

4. 食管钡餐造影 食管钡餐造影在临床上已开展数十年,目前仍是最常用和简单的方法,尤其对早期食管癌黏膜改变的显示比较明显,但对食管癌浸润深度及对周围器官侵犯的评估,以及淋巴结和远处脏器的转移情况则难以显示,因而对食管癌的分期没有帮助,同时由于不能做出病理诊断,目前临床应用有所减弱,被内镜检查取代。

(三)病理检测指标的评估

1. 脱落细胞学筛查 我国科学家于 1960 年发明了"食管拉网"细胞学检查,该技术在食管 X 线造影阴性及食管黏膜无明显异常的人群中能检测出癌细胞,该技术的创立在食管癌诊治的发展中具有里程碑的意义。在 20 世纪 60 年代至 80 年代末,食管拉网细胞学检查一直作为我国农村食管癌高发区域的筛查手法。拉网法对食管癌和癌前病变的诊断特异性相当高,但敏感度不尽如人意。与液基技术相结合,可有效提高食管癌和癌前病变的检出率,并能长期保存脱落细胞。但是,食管癌出血或有出血倾向,或伴有食管静脉曲张者应禁忌该项目检查;食管癌溃疡较深、放射治疗后、全身状况衰弱、严重高血压和心脏病以及晚期妊娠者也应谨慎选择该项目检查。由于该项目敏感性较内镜筛查低,且患者的依从性较差,因此近年来该方法已逐渐被弃用,改用内镜筛查高危人群。

2. 组织病理学检查 是诊断食管癌的"金标准"。食管镜下肉眼观察结合病理学分析可以对癌前病变、早期食管癌及进展期食管癌作出准确判断。病理类型、分化程度、肿瘤切除的彻底性和脉管内瘤栓形成情况等是判断食管癌预后的主要病理因素。

第三节　实验室及其他检查指标的临床应用

一、检查指标的筛选原则

1. 首要 / 必需检测项目 根据临床症状和体征,疑似病例首选食管内镜检查及组织活检。对于不适合做内镜检查的患者,如哮喘、呼吸衰竭不能平卧者、严重心功能不全、脊柱严重畸形者或不配合内镜检查等,食管钡餐造影检查应是首选。

2. 第二步检测项目 CT 和 / 或 MRI 检查用于食管癌临床分期、可切除性评估、手术路径的选择和术后随访。

3. 次要检测项目 PET-CT 检查可发现食管癌远处转移病灶,用于评估食管癌的分期,指导临床治疗方案的选择和进行治疗后的效果评价。

二、检查指标的临床应用

(一)在食管癌诊断中的应用

1. 食管内镜检查 已逐渐成为具有吞咽困难症状患者的首选检测手段。内镜检查可明确肿瘤大小、解剖定位并获取组织供必要的病理诊断。必要时可酌情选用色素内镜或放大内镜。

2. 上消化道造影检查 可作为食管癌诊断首选常规检查,对早期食管癌黏膜改变的显示比较明显。

3. 超声检查　简单易行、价格便宜,可作为食管癌患者的常规检查,主要用于发现腹部重要器官及腹腔淋巴结有无转移,也可用于颈深部淋巴结的检查,必要时可结合超声定位下淋巴结穿刺获取活检。

4. CT 和 MRI 检查　可较准确显示食管癌病灶的大小、肿瘤外侵范围、程度以及与邻近器官的关系,可作为食管癌术前的常规检查,帮助确立肿瘤的分期及制订治疗方案等。

5. PET-CT　在食管癌的诊断、分期和疗效评估等方面,尤其在鉴别肿瘤复发与瘢痕,进行放疗模拟定位上具有较强的优势。

(二) 在食管癌预后和随访中的应用

由于存在一定的复发率,所有食管癌患者术后均应接受系统性的随访,以期了解患者的术后恢复情况,有无术后并发症。术后第一次随访,一般安排在术后 1 个月。无症状的手术和 / 或放化疗患者随访时间:前 2 年内为每 3~6 个月 1 次,第 3~5 年为每 6~12 个月 1 次;5 年后可 1 年复查 1 次。只做了内镜下黏膜切除术的 T_{is} 和 T_{1a} 期患者随访时间:第 1 年内为每 3 个月 1 次,之后每年 1 次。

1. 食管钡餐造影可观察患者食管黏膜光滑及食管狭窄情况,以及是否存在食管 - 气管瘘或食管 - 纵隔瘘等情况。

2. 超声检查主要检查颈部、肝、脾、肾和腹腔淋巴结是否有转移。

3. 骨扫描如患者有骨痛,尤其是进行性加剧或伴有压痛,可先做骨扫描,了解全身骨情况,以判断是否有骨转移可能。再选择重要部位进行 CT 或 MRI 检查,以进一步证实。

4. 增强 CT 检测能较早发现是否存在颈部、纵隔及腹部淋巴结是否有转移,能够观察术后吻合口以及其他部位食管管腔及管壁情况,以明确肿瘤局部复发或第二原发癌的可能。

5. 内镜检查、食管钡餐造影及胸部 CT 复查考虑有局部复发可能的应给予内镜检查并病理活检。

案例 3-1

【病史摘要】　女,74 岁,咽下哽噎感 2 个月余。患者于 2 个月前无明显诱因出现咽下哽噎感、咽下疼痛、吞咽时胸骨后烧灼不适,以咽下粗糙、硬性食物时为显著,目前只可半流食饮食。无乏力、消瘦、声嘶,无腹痛腹泻、发热、恶心呕吐、呕血,为明确诊治入院。既往无肝炎病史。

【临床检验】　血常规、尿常规和大便常规检查,无明显异常;肝肾功能和电解质正常。

【内镜检查】　食管内镜检查:距离门齿 25~32cm 食管环周黏膜增生隆起,质硬脆,触之易出血。

【影像检查】　食管钡餐造影:钡流至胸段(第 7~8 胸椎处)见一长约 2.0cm 狭窄段,黏膜粗糙见增粗、紊乱、中断,管壁僵硬,舒缩功能消失;对比剂缓慢通过,狭窄段以上食管稍扩张。

【病理检查】　(食管活检)中分化鳞状细胞癌。

【诊断】　中分化鳞状细胞癌。

【案例分析】　患者为老年女性,临床表现为咽下哽噎感,咽下疼痛、吞咽时胸骨后烧灼不适,以咽下粗糙、硬性食物时为显著,偶有夜间痛,只可半流食饮食。病程 2 个月。诊断依据:①食管内镜检查:距离门齿 25~32cm 食管环周黏膜增生隆起,质硬脆,触之易出血;②食管钡餐造影:钡流至胸段(第 7~8 胸椎处)见一长约 2.0cm 狭窄段,黏膜粗糙见增粗、紊乱、中断,管壁僵硬,舒缩功能消失;对比剂缓慢通过,狭窄段以上食管稍扩张。③病理活检:(食管活检)中分化鳞状细胞癌。

------------------------- 小　　　结 -------------------------

食管癌是消化道常见的恶性肿瘤之一,其发病率和肿瘤相关死亡率在国内外均位于前列。食管癌确切病因目前尚不清楚,它的发生发展是多种因素综合作用,经过多步骤长期发展的过程。早期食管癌症状不明显,易被患者忽略。进行性吞咽困难是进展期食管癌患者典型的临床症状和体征。目前尚无食管癌特异性血液生化检查和相对特异的肿瘤标志物,实验室生化检查只可用于食管癌的辅

助诊断。对可疑食管癌患者首选钡餐造影检查,内镜检查结合病理活检是诊断食管癌最直接的方法。食管癌病理学分为早期食管癌和进展期食管癌。进展期食管癌最常见病理类型为鳞状细胞癌,表现为组织黏膜下层及以下可见不同分化程度的异型鳞状细胞团。超声、CT、MRI 及 PET-CT 等影像学检查主要用于食管癌临床分期、手术可行性评估、手术路径的选择和术后随访等。

(王 爽 关 明 祝 荫)

第四章

急、慢性胃炎

胃炎（gastritis）是各种原因引起的胃黏膜炎症，为常见的消化系统疾病之一。按临床发病的缓急，一般可分为急性胃炎和慢性胃炎两大类型。不同病因引起的胃炎其病理改变亦不同，通常包括三个过程，即上皮损伤、黏膜炎症反应和上皮再生。急性单纯性胃炎的诊断主要依赖于对病史的采集、症状和体征，除此之外，其他大部分类型胃炎的诊断和鉴别诊断主要依据胃镜检查以及标本的活检病理结果。

第一节　急性胃炎概述

急性胃炎（acute gastritis）是由多种病因引起的急性胃黏膜炎症。临床常急性发病，可有明显上消化道症状。急性胃炎可分为急性单纯性胃炎（acutesimplegastritis）、急性糜烂出血性胃炎（acute erosive gastritis）、急性腐蚀性胃炎（acute corrosive gastritis）以及急性化脓性胃炎（acute purulent gastritis），后两种较特殊与少见。

一、临床症状和体征

（一）临床症状

1. 腹痛　急性胃炎主要症状为上腹疼痛、饱胀不适、恶心、呕吐、食欲缺乏。
2. 呕血、黑便　合并糜烂出血时可以突然呕血和 / 或黑便为首发症状。
3. 腹泻　沙门氏菌、嗜盐菌或葡萄球菌毒素污染食物引起者常伴有腹泻。
4. 急性腐蚀性胃炎和急性化脓性胃炎患者，上腹痛剧烈，可有脱水、酸中毒及休克等表现。

（二）体征

常见体征为上腹部压痛，有时上腹胀气明显。

二、病因和发病机制

（一）病因

1. 物理因素　过冷、过热、过于粗糙的食物，胃内异物或胃石，胃区放射或冷冻治疗，留置胃管，均可刺激胃黏膜，破坏黏膜屏障。食管裂孔疝可机械性损伤胃黏膜。

2. 化学因素　口服某些药物如水杨酸盐类、吲哚美辛、布洛芬、保泰松、碘制剂、利血平及肾上腺皮质激素等，以及大量饮用烈性酒、浓茶、咖啡或大量食用刺激性食物等，均可刺激损伤胃黏膜，引起胃黏膜充血、水肿，甚至出血、糜烂，而致急性胃炎的发生。

3. 生物因素　最常见的是由于不洁饮食所致的急性胃炎，常见的感染为葡萄球菌外毒素、肉毒杆菌毒素、沙门菌属内毒素及嗜酸杆菌。幽门螺杆菌在急性感染期也出现急性胃炎，若未能消除可能转化为慢性活动性胃炎。近年因病毒感染而引起本病者也不在少数，病毒感染因素常见的有流感病毒、肠道病毒、麻疹病毒、EB 病毒等。

4. 精神及神经因素　精神、神经功能失调，情绪波动，以及机体的变态反应均可引起胃黏膜的急性炎症损害。

5. 其他　各种急重症的危急状态、应激状态及体内各种因素引起的变态反应可作为内源性刺激而致病。某些全身性疾病,如弥漫性肝病、门静脉高压、尿毒症、慢性肺源性心脏病、呼吸衰竭、维生素缺乏病、小肠吸收不良及晚期肿瘤等均可引起急性胃炎。

（二）发病机制

主要是由于有害因素直接或间接地削弱了胃黏膜防御机制的某些成分,即损伤因子与防御因子间的平衡遭破坏。例如口服某些药物直接损伤胃黏膜上皮层或通过抑制环氧合酶而抑制生理性前列腺素的产生,而生理性前列腺素在维护黏膜屏障完整方面起重要作用;严重创伤、大手术、大面积烧伤、颅内病变或多器官功能衰竭等引起胃黏膜屏障受损;乙醇等直接引起黏膜屏障破坏;十二指肠液反流至胃腔,胆汁和胰液中的胆盐、磷脂酶 A 和其他胰酶参与胃黏膜屏障的破坏;急性感染引起急性感染性胃炎。

三、临床诊断和鉴别诊断

（一）临床诊断

1. 有相关病史　如有酗酒、严重创伤等。
2. 临床症状和体征　起病急,有上腹部疼痛不适、恶心、呕吐、食欲缺乏等消化不良症状。
3. 急诊胃镜　胃黏膜可表现为局限性或弥散性充血、水肿、糜烂、表面附有黏液和炎性渗出物。
4. 病理形态学特征　急性胃炎病理组织学特征表现为中性粒细胞浸润,胃腺体无影响。

（二）诊断流程

急性胃炎的临床诊断流程如图 4-1 所示。

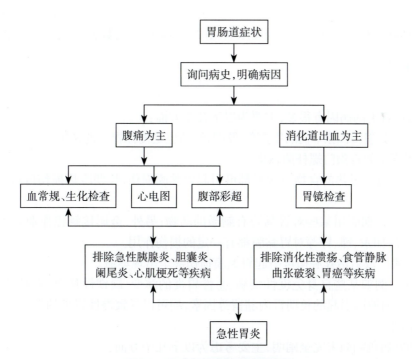

图 4-1　急性胃炎的临床诊断流程

（三）鉴别诊断

以腹痛为主要症状者应与急性胰腺炎、胆囊炎和阑尾炎鉴别;高龄伴有高血压、糖尿病,应注意与急性心肌梗死鉴别。结合病史和行腹部 B 超、心电图、血生化检查可以鉴别。

以消化道出血为主要表现者应与消化性溃疡、食管静脉曲张破裂、胃癌等疾病鉴别,此时可行胃镜检查以明确诊断。但急性腐蚀性或化脓性胃炎应慎重行胃镜检查。胃镜见胃黏膜广泛充血、水肿、糜烂和浅溃疡可确诊。

第二节 慢性胃炎概述

慢性胃炎(chronic gastritis)是由各种原因导致的胃黏膜慢性炎症的总称,幽门螺杆菌感染是慢性胃炎的主要病因。多数以胃窦为主的全胃炎,胃黏膜层以淋巴细胞和浆细胞浸润为主,部分患者后期可出现胃黏膜固有腺体萎缩与肠化生。慢性胃炎发病率随年龄增大而升高。按照组织学变化,慢性胃炎可分成非萎缩性胃炎(chronic non-atrophic gastritis)、萎缩性胃炎(chronic atrophic gastritis)、肥厚性胃炎(chronic hypertrophic gastritis),萎缩性胃炎又分成多灶萎缩性胃炎(chronic multifocal atrophic gastritis)和自身免疫性萎缩性胃炎(chronic autoimmune atrophic gastritis)。

一、临床症状和体征

(一) 临床症状

慢性胃炎缺乏特异性症状,症状的轻重与胃黏膜的病变程度并非一致。大多数患者常无症状或有程度不同的消化不良症状,如上腹隐痛、食欲缺乏、餐后饱胀、反酸等。萎缩性胃炎患者可有贫血、消瘦、舌炎、腹泻等,个别患者伴黏膜糜烂者上腹痛较明显,并可有出血;症状常反复发作,无规律性腹痛、疼痛经常出现于进食过程中或餐后,多数位于上腹部、脐周,部分患儿部位不固定,轻者间歇性隐痛或钝痛、严重者为剧烈绞痛;常伴有食欲缺乏、恶心、呕吐、腹胀,继而影响营养状况及生长发育。胃黏膜糜烂出血者伴呕血、黑便。

(二) 体征

大多无明显体征,有时可有上腹部轻度压痛或按之不适感。少数患者伴有舌炎、消瘦和贫血。

二、病因和发病机制

(一) 病因

能够诱发慢性胃炎的病因有很多,主要为以下几个方面:

1. 一般因素　如遗传因素、年龄因素等,吸烟、饮酒也是慢性胃炎的诱因。

2. 感染性因素　如胃幽门螺杆菌感染。

3. 物理因素　过冷过热的食物或饮料都可引起胃黏膜损伤,长期冷热损伤可造成胃黏膜的慢性炎症。

4. 化学因素　长期服用某些对胃黏膜有刺激的药物;另外,金属接触铅作业者萎缩性胃炎发病率增高,很多重金属如汞、锑、锌等对胃黏膜都有一定的损伤作用。

5. 放射性因素　放射治疗肿瘤可引起胃黏膜损伤甚至出现萎缩。

6. 其他疾病　例如某些自身免疫性疾病、急性胃炎的演变、缺铁性贫血、胃黏膜氧化状态、十二指肠液反流以及任何原因引起的长期胃内潴留等因素,均可以导致慢性胃炎的发生。

(二) 发病机制

慢性胃炎的发病机制尚未完全阐明,主要考虑为以下几个方面:

1. 急性胃炎迁延不愈　急性胃炎导致胃黏膜病变持久不愈或反复发作,均可形成慢性胃炎。

2. 刺激性食物和药物　长期服用对胃黏膜有强烈刺激的饮食及药物,如浓茶、烈酒、辛辣或水杨酸盐类药物,或进食时不充分咀嚼,粗糙食物反复损伤胃黏膜或过度吸烟,与草酸直接作用于胃黏膜所致。

3. 十二指肠液的反流　研究发现慢性胃炎患者因幽门括约肌功能失调,常引起胆汁反流,可能是一个重要的致病因素。胰液中的磷脂与胆汁和胰腺消化酶一起,能溶解黏液,并破坏胃黏膜屏障,促使 H^+ 及胃蛋白酶反弥散入黏膜,进一步引起损伤。由此引起的慢性胃炎主要在胃窦部。胃 - 空肠吻合术患者因胆汁返流而致胃炎者十分常见。消化性溃疡患者几乎均伴有慢性胃窦炎,可能与幽门括约肌功能失调有关。烟草中的尼古丁能使幽门括约肌松弛,故长期吸烟者可助长胆汁反流而造成胃窦炎。

4. 免疫因素　免疫功能的改变在慢性胃炎的发病上已普遍受到重视,萎缩性胃炎,特别是胃体胃炎患者的血液、胃液或在萎缩黏膜内可找到壁细胞抗体;胃萎缩伴恶性贫血患者血液中发现有内因子抗体,说明自身免疫反应可能是某些慢性胃炎的有关病因。但胃炎的发病过程中是否有免疫因素参与,尚无定论。此外,萎缩性胃炎的胃黏膜有弥漫的淋巴细胞浸润,体外淋巴母细胞转化试验和白细胞移动抑制试验异常,提示细胞免疫反应在萎缩性胃炎的发生上可能有重要意义。某些自身免疫性疾病如慢性甲状腺炎、甲状腺功能减退或亢进、胰岛素依赖性糖尿病、慢性肾上腺皮质功能减退等均可伴有慢性胃炎,提示本病可能与免疫反应有关。

5. 感染因素　1983 年 Warren 和 Marshall 发现慢性胃炎患者在胃窦黏液层接近上皮细胞表面有大量幽门螺杆菌存在,其阳性率高达 50%~80%。电镜也见与细菌相连的上皮细胞表面微突数减少或变钝。患者血中和胃黏膜中也可找到抗螺旋杆菌抗体。用抗生素治疗后,症状和组织学变化可改善甚或消失,因此目前认定幽门螺杆菌感染与慢性胃炎、消化性溃疡有明确的关系。

三、临床诊断和鉴别诊断

(一) 临床诊断

1. 消化道症状和体征

(1) 慢性胃炎无特异临床表现。有无消化道不良反应症状及其严重程度与慢性胃炎的分类、内镜下表现、胃黏膜组织病理学分级均无明显相关性。

(2) 自身免疫胃炎可长时间缺乏典型临床症状。胃体萎缩后首诊症状以贫血和维生素 B_{12} 缺乏引起的神经系统症状为主。

(3) 其他感染性、嗜酸性粒细胞性、淋巴细胞性、肉芽肿性胃炎和肥厚性胃炎症状表现多样。

2. 胃镜检查

(1) 浅表性胃炎可见红斑(点状、片状和条状)、黏膜粗糙不平、出血点(斑)黏膜水肿、出血等基本表现。

(2) 萎缩性胃炎可见黏膜红白相间,以白为主,皱襞变平甚至消失,黏膜血管显露;黏膜颗粒或结节状等基本表现,后者系伴增生性病变所致。

(3) 取材活检根据病变情况和需要,建议取 2~5 块活检组织。

3. 病理组织学检查

(1) 慢性胃炎病理活检示固有腺体萎缩,即可诊断为萎缩性胃炎,而不必考虑活检标本的萎缩块数和程度。

(2) 慢性胃炎有 5 种组织学变化应分级,即 Hp 感染、慢性炎症、活动性、萎缩和肠化,分成无症状、轻度、中度和重度 4 级。

(3) 异型增生(上皮内瘤变)为重要的胃癌癌前病变,可分为轻度和重度(或低级别和高级别)两级。异型增生(dysplasia)和上皮内瘤变(intraepithelial neoplasia)是同义词。高级别上皮内瘤变包括早期胃癌和重度异型增生。

(二) 诊断流程

慢性胃炎的临床诊断流程如图 4-2 所示。

(三) 鉴别诊断

1. 胃癌　慢性胃炎之症状如食欲缺乏、上腹不适、贫血等少数胃窦胃炎的 X 线征与胃癌颇相似,需特别注意鉴别。绝大多数患者纤维胃镜检查及活检有助于鉴别。

2. 消化性溃疡　消化性溃疡与慢性胃炎均有慢性上腹痛,但消化性溃疡以上腹部规律性、周期性疼痛为主,而慢性胃炎疼痛很少有规律性并以消化不良为主。鉴别依靠 X 线钡餐透视及胃镜检查。

3. 慢性胆管疾病　如慢性胆囊炎、胆石症常有慢性右上腹腹胀、嗳气等消化不良的症状,易误诊为慢性胃炎。但该病胃肠检查无异常发现,胆囊造影及 B 超异常可最后确诊。

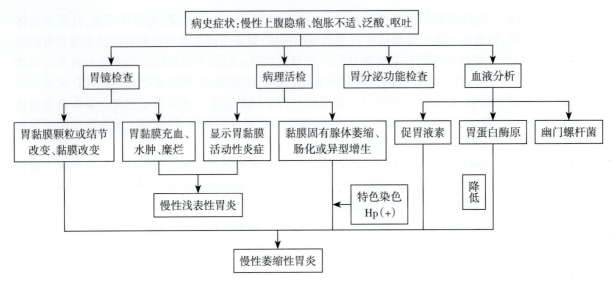

图 4-2　慢性胃炎的临床诊断流程

4. 其他如肝炎、肝癌及胰腺疾病　亦可因出现食欲缺乏、消化不良等症状而延误诊治,全面详细的查体及有关检查可防止误诊。

第三节　实验室及其他检查指标与评估

一、实验室及其他检查指标

(一) 临床检验指标

1. 幽门螺杆菌检查

(1) ^{14}C 尿素呼气试验:由于 ^{14}C 非常稳定,因此经常作为标记物出现。在幽门螺杆菌 ^{14}C 尿素呼气试验中,如果胃中有幽门螺杆菌,其产生的尿素酶能迅速将尿素分解为二氧化碳和氨气,二氧化碳经血液进入肺而排出体外,将排出的 $^{14}CO_2$ 气体(带有标记物)收集后,在仪器上测量,即可判断胃内有无幽门螺杆菌。参考范围: ^{14}C 正常值小于 100 (dpm/mmol CO_2) 为阴性;大于 100 为阳性。

(2) ^{13}C 尿素呼气试验:因为幽门螺杆菌内有尿素酶,当它在胃内遇到吞下的 ^{13}C 尿素胶囊,就会把它分解成 $^{13}CO_2$, $^{13}CO_2$ 经胃肠道吸收经血液循环到达肺后随呼气排出,只要收集呼出的气体,测定其中的 ^{13}C 标记的 $^{13}CO_2$,就可准确地证明有没有幽门螺杆菌感染。参考范围:幽门螺杆菌诊断阴性为 DOB<3.6;幽门螺杆菌诊断阳性为 DOB>4.4。

(3) 幽门螺杆菌抗原检测检测时,当样品中含有幽门螺杆菌分泌性蛋白时,先和包被的胶体金标记物结合,产生反应。由于层析作用,反应复合物会沿着硝酸纤维膜向前移动。同时在包被膜上包被一条质控对照线,所以当两条线同时出现时可判断为阳性。只有一条对照线出现时则判断为阴性。

(4) 幽门螺杆菌抗体检测:标本选用被检测者的血清,采用免疫印迹法。

判读方法:Hp Ⅰ型:免疫印记技术显示 CagA 和 / 或 VacA 抗体阳性;Hp Ⅱ型:免疫印记技术仅显示尿素酶抗体阳性,CagA 和 VacA 抗体阴性;阴性:尿素酶抗体阳性、CagA 和 VacA 抗体均阴性。

2. 胃液分泌功能检查　胃液分析是一种诊断胃病最古老而又最常用方法。其主要包括三项内容,即一般性状检查、化学检查和显微镜检查。浅表性胃炎时,胃酸分泌正常或轻度降低,有时也可增高;萎缩性胃炎病变局限时,胃酸正常或低酸;胃萎缩时,由于壁细胞几乎全部消失,无胃酸分泌,胃液分泌量也极少,甚至在给予刺激剂后,亦不见胃液和胃酸分泌。正常人基础胃酸分泌量 (3.9 ± 1.98) mmol/h,很少超过 5mmol/h。

3. 胃蛋白酶原测定　胃蛋白酶原直接反映胃黏膜腺体和细胞数量,不仅反映不同部位胃黏膜的分泌功能,也间接反映胃黏膜的萎缩程度,是胃癌前兆的亚临床指标。浅表性胃炎时胃蛋白酶原分泌量正常;萎缩性胃炎胃蛋白酶原分泌量常减少。胃蛋白酶原根据生化结构和免疫活性分为胃蛋白酶原Ⅰ和胃蛋白酶原Ⅱ两个亚群,分子量均为42kDa的单链多肽链。血清胃蛋白酶原Ⅰ和胃蛋白酶原Ⅱ的比率在中、重度胃体萎缩性胃炎、胃癌时常降低,可作为胃底黏膜病变及胃癌早期筛查的血清标志物。由于幽门螺杆菌感染与血清胃蛋白酶原水平存在相关性,故该指标可用于评估幽门螺杆菌根除治疗效果。

4. 血清胃泌素测定　胃泌素是由胃窦部及十二指肠近端黏膜中G细胞分泌的一种胃肠激素,又称为胃泌素。在某些疾病中胃泌素的分泌可出现异常,如胃泌素瘤、恶性贫血、胃酸缺乏和一些消化性溃疡病等。胃窦黏膜有严重萎缩时,空腹血清胃泌素正常或降低;萎缩性胃体炎时因无胃酸,G细胞分泌胃泌素增多,故血清胃泌素升高;伴恶性贫血的胃萎缩患者空腹血清胃泌素明显升高,可达1 000ng/L或以上,甚至 >5 000ng/L。

5. 自身抗体　胃体萎缩性胃炎时可检测到抗胃壁细胞抗体。但如果胃液中检测到抗胃内因子抗体,对诊断恶性贫血帮助大。

6. 血清维生素 B_{12} 浓度和维生素 B_{12} 吸收试验　维生素 B_{12} 吸收有赖于内因子,胃体萎缩性胃炎时因内因子生成减少或缺如,维生素 B_{12} 吸收障碍而致血清维生素 B_{12} 含量降低。以放射免疫法检测,正常人空腹血清维生素 B_{12} 浓度为 300~900ng/L,<200ng/L 提示维生素 B_{12} 吸收不良。

(二) 内镜检查及病理检查

1. 急性胃炎内镜下表现及病理特征

(1) 内镜下表现:在急性胃炎的诊断中,胃镜检查具有诊断价值。由于急性胃炎的类型不同,所以其内镜所见也同中有异:①急性单纯性胃炎的内镜所见主要为胃黏膜充血、水肿、黏液增多,表面覆盖白色或黄色渗出物,可伴有点状出血和不同程度的糜烂;②急性糜烂性胃炎的病理改变可见胃黏膜糜烂,呈局灶性或弥漫性分布,以泌酸区的黏膜病变较重,糜烂病灶可分批出现,呈针头或数毫米大小,常伴有轻微出血(图4-3);③急性腐蚀性胃炎轻者表现为黏膜充血、水肿及黏液增多,严重者为糜烂、

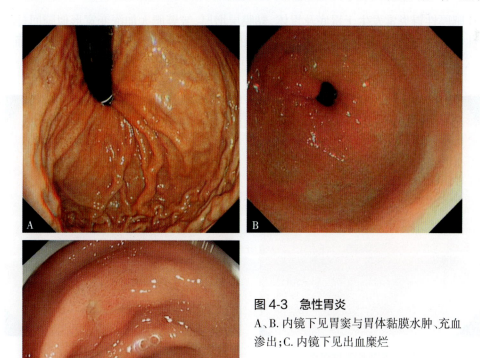

图 4-3　急性胃炎
A、B. 内镜下见胃窦与胃体黏膜水肿、充血
渗出;C. 内镜下见出血糜烂

溃疡、坏死、甚至穿孔;④急性化脓性胃炎则呈现出胃壁全层化脓性病变。应激引起的病变部位多在胃底、胃体部,胃窦多不被侵犯。上述病变一般会很快消失,因为胃黏膜有很强的修复能力。急性胃炎时如果需要内镜检查就要尽早。

(2)病理诊断:胃黏膜活检可见胃小凹增生、充血、水肿,局灶性出血,以及表面及小凹细胞的局灶性坏死。胃小凹与腺腔内可见中性粒细胞的浸润,但临床意义不大。

2. 慢性胃炎内镜表现及病理特征

(1)内镜下表现

1)慢性浅表性胃炎病变多灶性或弥漫性,胃镜可见黏膜充血、水肿,黏膜深红色,表面有灰白色或灰黄色的分泌物,有时伴点状出血或糜烂(图4-4)。

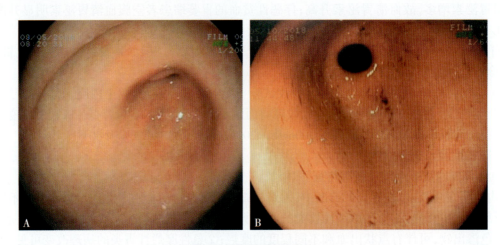

图4-4　慢性浅表性胃炎
A、B. 内镜下见胃窦黏膜水肿,充血,可见点状出血及糜烂

2)慢性肥厚性胃炎常发生于胃底及胃体,黏膜层增厚,皱襞肥大加深变宽形似脑回(图4-5)。

3)慢性萎缩性胃炎病变多见于胃窦部,黏膜由正常的橘红色变为灰色或灰绿色,薄而平滑,皱襞变平或消失,表面呈细颗粒状。黏膜下小血管清晰可见,与周围黏膜界限明显(图4-6)。

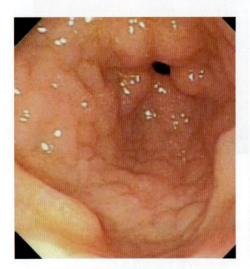 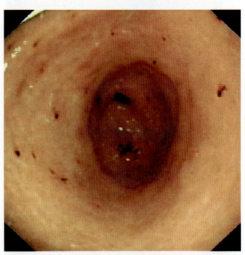

图4-5　慢性肥厚性胃炎
内镜下见黏膜层增厚,皱襞肥大加深变宽形似脑回

图4-6　慢性萎缩性胃炎
内镜下见黏膜呈灰色或灰绿色薄而平滑,皱襞变平或消失,表面呈细颗粒状,黏膜下小血管清晰可见,与周围黏膜界限明显

4) 疣状胃炎胃镜下病变多见胃窦部，突起可为圆形或卵圆形或不规则，直径约0.5~1.0cm，高约0.2cm，中心每有凹陷，行如痘疹（图4-7）。

(2) 病理检查：慢性胃炎的主要特征，胃黏膜固有层淋巴细胞、浆细胞浸润（偶尔有淋巴滤泡形成），也可出现嗜酸性粒细胞和中性粒细胞。胃黏膜固有腺体萎缩以及化生性改变。

1) 慢性浅表性胃炎：炎细胞浸润局限于胃小凹部位且不伴有腺体萎缩。一般炎症累及黏膜浅层的固有膜，严重者可达深层。根据炎症细胞的浸润程度可分三级：轻度者仅累及黏膜层1/3层，中度者为1/3~2/3，重度者超过2/3（图4-8、图4-9）。

2) 慢性萎缩性胃炎：炎症较为广泛，累及黏膜全层，常有淋巴滤泡形成；固有腺体萎缩，壁细胞和主细

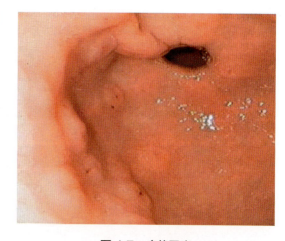

图4-7　疣状胃炎
内镜下见病变突起可为圆形或卵圆形或不规则，中心凹陷，行如痘疹

胞明显减少，甚至消失。根据腺体萎缩程度，可分为轻、中、重度三级。轻度指固有腺体1/3萎缩，如2/3以上腺体萎缩则为重度，介于两者之间者为中度。腺体萎缩也表现为单个腺体之间距离增大和黏膜固有层内网织纤维聚集，如果黏膜变薄但缺乏炎症改变，则称为胃萎缩（图4-10）。

慢性胃炎时可以发生两种类型的化生性改变，即胃底黏膜的幽门腺化生和肠化生，二者常合并存在。幽门腺化生是一个渐进性过程，是指分泌黏液的腺体从胃底-幽门交界处的前沿开始，逐渐向贲门部将胃底型腺体所取代。肠化生是指胃黏膜逐渐被肠上皮所取代，这些肠上皮具有小肠或大肠上皮的光镜和电镜特征，包括杯状细胞、吸收细胞、Panth细胞和各种内分泌细胞，还可见到纤毛细胞。肠化生可进一步分为完全型（Ⅰ型）和不完全型（Ⅱ型）两种类型。在完全型肠化生中，胃黏膜变为几乎与小肠上皮一样的形态，在最晚期的病例可出现绒毛和隐窝。不完全型肠化生缺乏吸收细胞，而保留了具有胃小凹形态的柱状细胞。组织化学染色显示，完全型肠化生出现的黏蛋白主要为黏蛋白，伴有少量硫黏蛋白和/或中性黏蛋白；而不完全型肠化生或有明显的中性黏蛋白（ⅡA型）或有明显的硫黏蛋白（ⅡB型）。免疫组化显示，Ⅰ型肠化生的特征为MUC2肠型黏蛋白，而MUC1、MUC5AC、MUC6的表达却相应减少或匮乏。Ⅱ型肠化生同时表达MUC2和正常情况下存在于胃的黏蛋白。

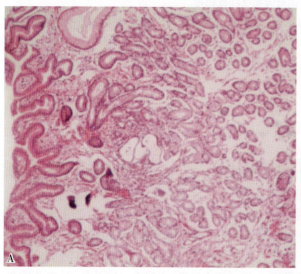
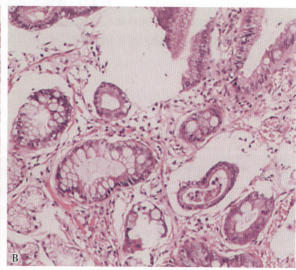

图4-8　轻度慢性浅表性胃炎
A. 镜下见胃窦黏膜表面上皮完整，腺体排列整齐，未见萎缩，固有层少量淋巴细胞浸润，HE染色，×40；B. 局部见肠上皮细胞化生，HE染色，×100

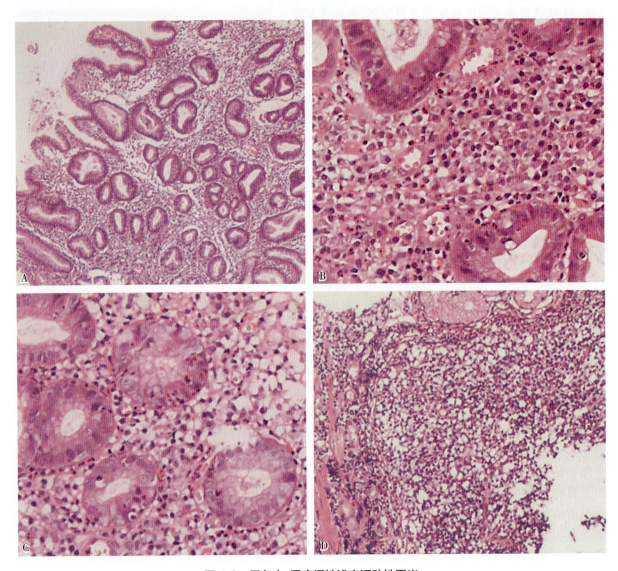

图 4-9 胃角中、重度慢性浅表活动性胃炎

A. 镜下见黏膜表面上皮完整,腺体未见萎缩,HE 染色,×40;B、C. 固有层内见大量淋巴细胞、浆细胞及中性粒细胞浸润,HE 染色,×200;D. 淋巴滤泡形成,HE 染色,×200

二、临床检查指标的评估

(一) 临床检验指标的评估

1. 幽门螺杆菌检查

(1) ^{13}C、^{14}C 尿素呼气试验是目前公认的诊断幽门螺杆菌感染及评估其治疗效果的良好手段,而幽门螺杆菌已被明确认为是引起消化性溃疡、胃癌、慢性胃炎、消化不良等常见病的致病因子。^{13}C 是天然存在的稳定性放射性核素,而 ^{14}C 则具有微弱的放射性,故 ^{13}C 尿素呼气试验尤其适用于儿童、孕妇、年老体弱等人群。^{14}C 尿素呼气试验也投入临床应用十余年,其安全性也是非常高的,对患者和操作人员的辐射危险可忽略不计。而就诊断效果而言,^{13}C、^{14}C 尿素呼气试验这两者几乎没有区别。其优势在于,^{13}C、^{14}C 尿素呼气试验对患者和操作人员都是安全的;结果准确,无痛苦,无创伤,无交叉感染的风险;操作便捷;适用于临床、体检。在检测时需确认近一个月内未服用抗生素、铋制剂、质子泵抑制剂等幽门螺杆菌敏感药物,否则会造成检测结果假阴性。

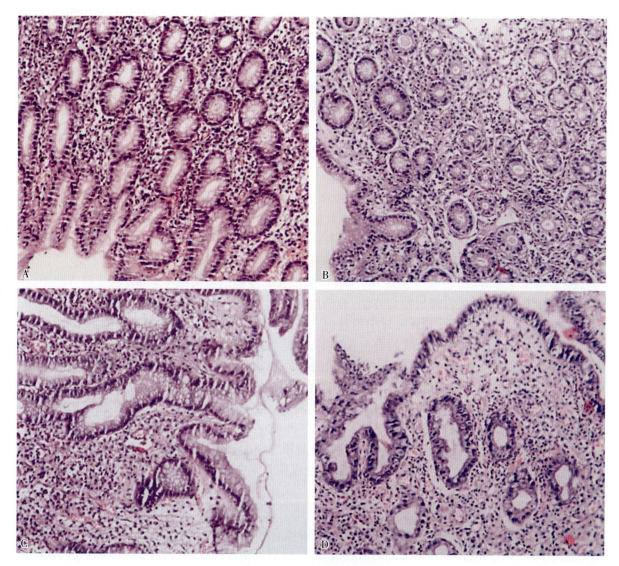

图 4-10　轻度慢性萎缩性胃炎

A. 镜下见胃窦黏膜表面上皮完整,HE 染色, × 100;B、C、D. 腺体萎缩,固有层增宽,可见较多淋巴细胞、浆细胞浸润,HE 染色, × 100

　　(2) 幽门螺杆菌抗原检测:幽门螺杆菌粪便抗原酶联免疫法具有高度的特异性和准确性,操作方便无创伤,诊断幽门螺杆菌感染准确率高,检测方法不受年龄控制,留取粪便标本可长期保存于-20℃冰箱中,因此尤其适用于儿童幽门螺杆菌感染的诊断。

　　(3) 幽门螺杆菌抗体检测与已在临床使用多年的 ^{13}C 尿素呼气试验相比,应用免疫印迹法检测幽门螺杆菌抗体及其分型,其一致率可达 94.2%,敏感性、阳性预测值、阴性预测值均可达 94% 以上,特异度为 86.8%。此法仅需采末梢血,标本方便易得。而采用胶体金法进行检测,准确性亦很高,两法相比较,免疫印迹法敏感度更高,胶体金法特异度相对较高。

　　2. 胃液分泌功能检查　对胃液盐酸测定,因需要测定基础酸与最大酸分泌,所以要给予刺激物,曾用过的刺激物有各种试验餐及组胺等,前者虽符合生理状况,但因食物影响,不易测定胃分泌功能,且不能引起最大酸分泌;后者虽能引起最大酸分泌,但易产生过敏等不良反应,故二者均被淘汰,已由五肽胃泌素所取代。

　　3. 胃蛋白酶原测定　胃蛋白酶原检测建议使用血清,胃蛋白酶原Ⅰ/Ⅱ没有日内变化与季节变化,不受饮食影响,个体有较稳定的值;胃蛋白酶原I/II受质子泵抑制剂、H_2受体拮抗剂影响,故检测胃蛋白酶原时需确认未服用上述药物。胃蛋白酶原I/II检测试剂盒稳定、精密度好,基本不受脂血、溶血、黄疸、维生素C及类风湿因子等物质的干扰,有简便、快速的优势,避免了X射线对人体的侵害和胃镜的不便。

4. **血清胃泌素测定**   血清胃泌素诊断慢性萎缩性胃炎具有简便易行、适用范围广、费用较低等特点,适用于慢性萎缩性胃炎的普查。多数检测药盒使用G17定标,因为G34难以获得纯品;溶血样本会影响实验结果;由于实验特异性某些试剂(盒)可能与胆囊收缩素有交叉反应;胃泌素不很稳定,4℃ 48h活性失去50%,故不适合使用测活性的方法;抗酸剂、抗副交感神经药和H_2受体拮抗剂在采样前24h停止使用。

5. **自身抗体检测**   胃壁细胞自身抗体检测采用免疫酶标法。恶性贫血合并萎缩性胃炎患者80%~100%抗胃壁细胞抗体阳性,不并发恶性贫血的萎缩性胃炎患者有40%~60%的阳性率。另外,恶性贫血患者有50%~75%可见抗胃内因子抗体I型抗体,II型抗体则有30%~50%呈阳性。该检测安全,无特殊不适用人群,检测前需避免服用影响抗胃壁细胞抗体的药物。

6. **血清维生素B_{12}浓度和维生素B_{12}吸收试验**   在临床检测血清维生素B_{12}的几种方法中,血清维生素B_{12}的测定是最直接的鉴定方法,血清维生素正常值为180~914pg/ml,浓度低于180pg/ml即可诊断为维生素B_{12}缺乏。另外,尿中甲基丙二酸的测定是间接的方法,维生素B_{12}缺乏时,由于特殊的代谢障碍,尿中甲基丙二酸的排出量增多,但是叶酸缺乏时并不增加,故可用来区分维生素B_{12}缺乏和叶酸缺乏。此外,以放射性钴为标记的维生素B_{12} 2.0μg给受试者口服,同时肌内注射维生素B_{12} 1 000μg,然后测定48h内尿中钴的放射性,称为维生素B_{12}吸收试验。维生素B_{12}吸收正常者,48h能排出口服放射性钴的5%~40%;维生素B_{12}吸收有缺陷者(如恶性贫血、胃切除后、热带营养性巨幼细胞性贫血时)则只有5%以下。但如果在不具备开展上述各种检查的条件时,可采用治疗性试验,此法是临床工作中最早采用、最简单方便的一种诊断手段。用维生素B_{12}治疗后网组织红细胞上升,同时,骨髓中巨幼红细胞转变成正常形态的红系细胞,即可判断为维生素B_{12}缺乏。

(二) 内镜及病理检查的评估

在明确急、慢性胃炎诊断及分型上,仍然是目前最直观有效的方法。通过内镜检查可以明确判断病变的具体位置并大体判断病情的进展程度,而结合病理切片检查则可进一步明确病变的程度及分型。尽管常规的胃镜与黏膜活检会在一定程度上给患者带来痛苦,但随着新技术的发展,比如无痛胃镜技术及胶囊胃镜的使用,极大程度上解除了这种痛苦,因此这种方法仍然是诊断慢性胃炎的最佳方案。

但需注意的是,70岁及以上的患者,心肺功能不全的患者,消化道出血患者,血压波动较大或不稳定的患者,严重高血压或血压偏高患者,有严重出血倾向、血红蛋白低于50g/L或PT延长超过1.5s以上的患者,高度脊柱畸形的患者,有消化道巨大憩室的患者需要慎重选择该方法。而有严重心肺疾病无法耐受内镜检查的患者、怀疑有休克或消化道穿孔等危重病情的患者、患有精神疾病不能配合内镜检查者、伴消化道急性炎症尤其是腐蚀性炎症的患者、明显的胸腹主动脉瘤的患者及脑卒中患者是绝对不能做这类检查的。

第四节   实验室及其他检查指标的临床应用

针对胃炎的临床检验方法有多种,作为辅助检查方法,配合患者的病史、症状、体征及胃镜加胃黏膜组织活检来明确诊断。而这些检验方法,由于各有其优点及不足,故需要根据病情以及患者个人的具体情况来选择。

一、检查指标的筛选原则

胃炎属于临床上较常见的疾病,发病率较高,发患者群总数较大,因此实验室检查指标的选择应秉承"简、便、验、廉"的原则,选用无创或创伤小、便于取材的检查和实验方法,同时该方法应为通过实践证明,并确实是诊断该病的金标准或者是诊断依据之一。

(一) 首要 / 必需检测项目

1. 胃镜检查虽然会给患者带来一定的痛苦,但是操作者可通过内镜肉眼直接检查胃内病灶并且可以钳取活体组织进行病理检查,从而明确诊断该病,可作为确诊手段之一。

2. Hp 检查 ^{14}C 呼气试验法仅需在检查前服用一粒 ^{14}C 胶囊即可,但该法仅用于检查幽门螺杆菌感染引起的胃炎。

3. 病理活检可明确急、慢性胃炎的诊断,并排除恶性病变。

(二) 第二步检测项目

包括胃蛋白酶原测定,血清胃泌素测定,自身抗体检查,血清维生素 B_{12} 浓度和维生素 B_{12} 吸收试验等。

(三) 次要检测项目

为了解机体情况进行浸润临床常规检查,如血常规、尿常规、大便常规检查,以及肝肾功能检查。与肿瘤相鉴别则需进行影像学检查。

二、检查指标的临床应用

(一) 在急、慢性胃炎诊断中的应用

^{13}C、^{14}C 尿素呼气试验检测幽门螺杆菌感染的方法具有简便、快捷、安全、卫生、无交叉感染等优点,是幽门螺杆菌感染诊断和随访的重要手段。内镜检查可明确病变范围及程度,同时黏膜活检病理检查可明确急慢性胃炎的诊断。血清胃泌素的分泌可反映胃黏膜病变的情况,胃黏膜病变程度越重,体内血清胃泌素的含量与增加量越少,因此胃泌素的增加量可作为一个敏感的诊断标志物用于慢性萎缩性胃炎的血清学诊断,具有较好的临床价值。血清胃泌素的增加量,结合幽门螺杆菌 IgG 抗体检测,对慢性萎缩性胃炎的初筛很有价值,是胃镜与黏膜组织活检的有效补充。

(二) 在分期和判断预后中的应用

胃蛋白酶原检测可评估胃黏膜的萎缩程度,胃蛋白酶原的水平越低,说明胃黏膜的萎缩越严重。而且胃蛋白酶原检测方便、无痛。胃黏膜的萎缩程度与胃液抗胃壁细胞抗体呈正相关,胃黏膜萎缩越明显,抗胃壁细胞抗体检出率越高,自身抗体的检测有助于临床诊断、疾病分型,也为病情观察、临床治疗提供了可靠依据。血清及胃黏膜维生素 B_{12} 的含量随胃腺体萎缩与肠化生程度的加重而减少,而维生素 B_{12} 的缺乏又不利于胃黏膜的生长与病变的修复。研究显示,对于胃大部切除 5 年以上及胃腺体萎缩伴血清维生素 B_{12} 水平下降的患者,给予一定量的维生素 B_{12},对预防贫血、胃腺体萎缩与癌变的防治均可能有一定的临床意义。

(三) 在复诊随访中的应用

胃镜及胃黏膜活检是慢性胃炎最主要的随访方式。

案例 4-1

【病史摘要】 吴某,37 岁,女性,农民。患者于 12h 前无明显诱因出现上腹部疼痛,开始程度不剧烈,伴恶心、呕吐,呕吐物为胃内容物,咖啡色及胆汁样物,无发热、腹泻,有排气、排便,在家给予针灸治疗,症状无明显改善,并有持续加重的情况。神志清楚,急性病容,饮食差,睡眠尚可,大小便正常,体重无明显减轻。否认高血压、糖尿病及冠心病病史,无肝炎、结核等传染病病史,无外伤、输血病史,无药物及其他过敏史。体格检查:T 36℃、P 106 次 /min、R 20 次 /min、BP 113/86mmHg。查体合作,口

唇无发绀,颈软,甲状腺不大。两肺呼吸音清,未闻及干湿性啰音。无心脏肥大,心率106次/min,律齐,心音低钝,各瓣膜听诊未及器质性杂音。腹软,上腹部及脐周压痛明显,无腹壁肌紧张及反跳痛,腹部叩诊正常,移动性浊音阴性,听诊肠鸣音正常,墨菲征阴性。双肾区无叩痛,双下肢无凹陷性水肿。

【临床检验】　血常规、尿常规和大便常规检查无明显异常;肝肾功能和电解质正常。

【影像检查】　腹部彩超:未见异常。

【诊断】　急性胃炎。

【案例分析】　本例患者经药物治疗后腹痛消失,无发热,经患者回忆腹痛前因进食凉性食物后出现腹痛,考虑急性胃炎所致。

案例 4-2

【病史摘要】　张某,男性,59岁,工人,主因"反复腹胀、胃灼热10年,加重1周"入院。近1周来自感腹胀、胃灼热明显,大便稀薄,无胸痛、恶心、无发热、畏寒、咳嗽、咳痰,无呕血、咯血,无黑便、脓血便。既往高血压、冠心病数年,发现血糖偏高半年,目前自服复方利血平、雷贝拉唑、血塞通、麝香保心丸、丹参滴丸等,曾在当地医院查电子胃镜示慢性浅表性胃炎;个人、家族史无特殊。查体:腹平软,无包块,胃脘部下腹轻压痛,无反跳痛,肝脾未触及,肠鸣音正常,移动性浊音阴性。脊柱四肢无畸形,四肢肌张力正常,肌力5级,生理反射存在,病理反射未引出,双下肢不肿。

【临床检验】　血常规、尿常规和大便常规检查无明显异常;肝肾功能和电解质正常。Hp:+(>135dpm)。

【影像检查】

1. 电子胃镜　慢性浅表性胃炎伴糜烂,食管炎;

2. 心电图　窦性心律,ST改变;

3. 颅脑+胸部CT　脑实质未见明显异常,双肺纹理增多、增粗;

【诊断】　1. 慢性胃炎;2. 高血压;3. 冠心病。

【案例分析】　该患者因"反复腹胀、胃灼热10年,加重1周"入院,患者10年来无明显诱因反复感腹胀、胃灼热,进食后明显,时有食欲缺乏,无呕吐、腹泻,无腹痛、肠鸣,自服药物(具体不详)控制。入院完善血常规、生化、心电图、彩超、腹部CT等辅助检查;电子胃镜:慢性浅表性胃炎伴糜烂,食管炎,Hp:+(>135dpm)。根据实验室检查、Hp及电子胃镜检查后排除其他疾病导致的反复腹胀、胃灼热等症状,因此,该案例确诊为慢性胃炎。

-------------------------------------- 小　结 --------------------------------------

急、慢性胃肠炎在临床上是十分常见的疾病。各型急性胃炎的诊断通常依赖于病史、症状与体征相结合进行判断,必要时进行胃镜与黏膜组织的活检。而各型慢性胃炎的诊断除了病史、症状与体征外,还依赖于各种检验与检查,而选用这些检验与检查的原则除了无创或创伤小、便于取材外,该方法应通过实践证明确实是诊断该病的"金标准"或者是主要诊断依据,而且检验与检查费用要相对低廉,同时还要兼顾患者的具体病情与患者个人的具体情况。

(谢小兵　姚　方　牛会林)

第五章

胃　溃　疡

胃溃疡(gastric ulcer,GU)是指位于贲门至幽门之间的胃黏膜的慢性溃疡,主要是指胃酸和胃蛋白酶自身消化胃黏膜而造成的超过黏膜肌层的组织损伤,是我国人群中常见病、多发病之一。作为消化性溃疡中的常见类型,胃溃疡好发于中老年人,男性发病率显著高于女性。其典型表现为慢性、周期性、节律性中上腹或剑突下隐痛,严重时可伴有黑便与呕血。

第一节　概　　述

一、临床症状和体征

(一)临床症状

典型者有三个临床特点:①慢性病程,就诊时常有数年或数十年病史;②周期性发作,腹痛发作与缓解相互交替,或季节性发作,常于秋冬或冬春之交时发作,发作期可为数周或数月,缓解期亦长短不一,短者数周、长者数年;③腹痛呈节律性,多发生于进餐后 1h,持续 1~2h 后逐渐缓解,直至下餐进食后再复出现上述节律,亦称餐后痛,其规律为进餐→腹痛→排空→缓解。部位多位于中上腹或剑突下及偏左,但溃疡位置不同,疼痛部位也略有差异。胃体部、胃小弯、贲门部或者胃底部溃疡多在前胸左下部疼痛;位于胃后壁或者穿透胃壁甚至胰腺时,疼痛可达背部。

部分患者无明显的上述特点,可表现为上腹痛、腹胀、嗳气及恶心呕吐等消化不良的症状。约有 10% 的患者既往无腹痛史,而以并发症(如上消化道出血、穿孔、幽门梗阻)为首发症状。并发出血时,可出现黑便甚至呕血。少部分胃溃疡者,特别是高位胃溃疡者,疼痛可位于胸骨后或心前区,易误诊为冠心病心绞痛或胸、肺部疾病。

(二)体征

溃疡活动期上腹部可有局限性轻压痛,缓解期无明显体征。胃溃疡患者的压痛点常位于前正中线肚脐上方,或位于背部 11~12 胸椎旁。

二、病因和发病机制

(一)病因

胃黏膜具有完善而有效的防御和修复机制,从而可抵抗胃酸和胃蛋白酶的腐蚀。当某些因素损害了这一机制才导致胃酸和胃蛋白酶侵蚀黏膜引起溃疡形成。目前研究证实,幽门螺杆菌(Helicobacter pylori,Hp)和非甾体抗炎药是损害胃黏膜屏障而导致胃溃疡发病的最常见病因,95% 以上患者的消化性溃疡发生与这两者有关。其他少见的特殊情况,如过度胃酸分泌远远超过黏膜的防御和修复作用也可能导致胃溃疡发生。具体如下:

1. Hp 感染　1983 年澳大利亚科学家 Marshall 和 Warren 教授首次从慢性胃炎患者胃黏膜组织中成功分离及培养出 Hp。既往大量研究报道 Hp 与慢性胃炎、消化性溃疡、胃 MALT 淋巴瘤以及胃癌密切相关。100% 的 Hp 感染患者的胃黏膜存在慢性炎症,10%~15% 的患者将发展为消化性溃疡,10% 的患者发展为异型增生,1%~3% 的患者最终发展为胃癌。根除 Hp 可显著改善胃内炎症、促进消化性溃疡的愈合及减少其复发及并发症发生率、阻止胃癌前病变的进一步进展并可降低胃癌的发生率。早在 1994 年,美国国立卫生研究院便明确提出 Hp 阳性的消化性溃疡患者应接受 Hp 根除治疗。此外,我国第四、五次全国幽门螺杆菌感染处理共识报告均强烈推荐 Hp 阳性的消化性溃疡患者应接受 Hp 根除治疗。

2. 长期药物服用 非甾体抗炎药、糖皮质激素、氯吡格雷、化疗药物、双磷酸盐、西罗莫司等药物的患者可以发生溃疡。其中非甾体抗炎药是引起消化性溃疡的另一个常见病因,大约有 10%~25% 的患者发生溃疡,以胃溃疡多见。溃疡形成及其并发症发生的危险性除与非甾体抗炎药种类、剂量、疗程有关外,还与高龄、同时服用抗凝血药、糖皮质激素等因素有关。

3. 胃排空障碍 胃排空障碍可使十二指肠液反流入胃,其中胆汁和各种胰酶参与胃黏膜屏障的破坏。此外,食糜停留可持续刺激胃窦 G 细胞,使之不断分泌胃泌素,促进胃酸的分泌。

4. 其他因素 包括应激、吸烟、长期精神紧张、进食无规律、遗传、激素等。

(二) 发病机制

胃溃疡的形成是由于胃黏膜的自身防御 - 修复(保护)因素和侵袭(损害)因素平衡失调所致。胃黏膜的保护因素包括黏液 / 碳酸氢盐屏障、黏膜屏障、前列腺素、表皮生长因子等,而损害因素主要为胃酸、胃蛋白酶分泌增多、Hp 感染、服用非甾体抗炎药以及酒精、吸烟、应激等。

1. Hp 感染 致胃溃疡的发病机制主要为以下两种:①胃酸分泌的改变:以胃窦部感染为主的患者中,Hp 通过抑制 D 细胞活性,从而导致高胃泌素血症,引起胃酸分泌增加。Hp 也直接作用于肠嗜铬样细胞,释放组胺引起壁细胞分泌增加;②黏膜屏障功能的改变:Hp 使得黏液层变薄甚至不完整,破坏了黏液层的疏水性,从而削弱了黏膜屏障功能。另有研究表明,Hp 感染后胃黏膜血流量减少,胃黏液细胞分泌黏液减少,进而影响了黏液层的补充和更新,这也进一步削弱了黏膜屏障。

2. 药物 非甾体抗炎药是引起消化性溃疡的另一个常见病因。非甾体抗炎药的作用机制主要有两方面:一是非甾体抗炎药在低 pH 环境下引起黏膜局部损害;二是非甾体抗炎药能抑制环氧合酶的合成。

3. 胃酸及胃蛋白酶 胃酸与胃蛋白酶是引起消化性溃疡的重要损害因素。胃蛋白酶激活依赖胃酸的分泌,抑制胃酸分泌可促进溃疡愈合,因此胃酸的存在是溃疡发生的决定性因素。

4. 其他因素 吸烟影响溃疡形成和愈合的确切机制未明,可能与吸烟增加胃酸分泌、减少十二指肠及胰腺碳酸氢盐分泌、影响胃十二指肠协调运动、黏膜损害性氧自由基增加等因素有关。

三、临床诊断和鉴别诊断

(一) 临床诊断

胃溃疡基本诊断需满足以下三个方面才能诊断:①中上腹隐痛、灼痛或钝痛,以餐后痛为主,慢性病程,呈周期性、节律性发作;②胃镜检查可见胃部圆或椭圆、底部平整、边缘整齐的溃疡或者 X 线钡餐检查可见龛影及黏膜皱襞集中等直接征象或间接征象;③可见炎性渗出、肉芽肿及瘢痕形成。

(二) 诊断流程

胃溃疡诊断流程如图 5-1 所示。

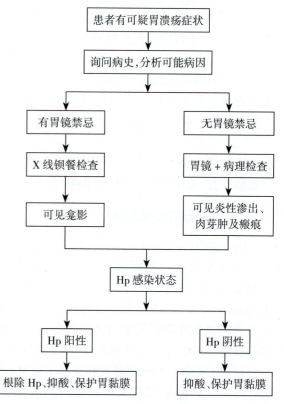

图 5-1 胃溃疡诊断流程

(三) 鉴别诊断

原则上凡引起上腹部疼痛或不适的疾病都需加以鉴别。十二指肠溃疡、慢性胃炎及功能性消化不良主要根据胃镜检查或钡餐检查来鉴别;胆石症、慢性胰腺炎及心肺疾病等依据其各自的相应的特征来鉴别。应注意与恶性溃疡、胃泌素瘤鉴别:

1. 慢性胃炎　疼痛无节律性及周期性,以消化不良症状为主,与进食无关,餐后常有饱胀不适和烧灼感,少数患者伴有反酸、嗳气等。疼痛多为隐痛,时隐时现,长期存在,胃镜检查可明确诊断,常与胃溃疡同时存在。

2. 十二指肠球部溃疡　主要以空腹及餐前的饥饿痛为主,进食后缓解。十二指肠溃疡可发生夜间疼痛,多在午夜出现。胃溃疡夜间疼痛症状少见。胃镜检查可明确诊断。

3. 恶性溃疡　指胃溃疡恶变及溃疡型胃癌。部分溃疡型胃癌在早期其临床表现及镜下改变可与良性胃溃疡相同,治疗后溃疡也可暂时愈合,故成为胃溃疡鉴别诊断中的主要内容。鉴别要点:①有胃溃疡病史;②近期溃疡症状加重、节律性改变,抗酸药物治疗无效;③溃疡较大,形态不规则,底部凹凸不平,污秽苔,岛屿状残存,边缘不整呈结节状隆起、皱襞中断,胃壁蠕动减弱或者消失;④粪便潜血持续阳性。进展期溃疡型胃癌内镜下不难与胃溃疡鉴别。

4. 功能性消化不良　有上腹痛、上腹灼热感、餐后饱胀和早饱症状之一种和多种,呈持续或反复发作的慢性过程(罗马Ⅲ标准规定病程超过半年,近3个月来症状持续);上述症状排便后不能缓解;诊断需排除可解释的器质性疾病。胃镜等可鉴别。

5. 胃泌素瘤　临床少见,是由胰腺非β细胞瘤分泌大量胃泌素,致高胃酸分泌,导致难治性消化性溃疡。对有多发性溃疡、非典型部位溃疡、手术后早期复发溃疡伴腹泻者,要警惕本病,多伴有腹泻和明显消瘦,血清胃泌素水平增高,胃液和胃酸分泌显著增多。

6. 胆石症　包括胆管结石及胆囊结石。常见症状为剑突下闷痛不适,进食后多见。可伴有恶心呕吐。胆管梗阻时,可伴有黄疸。胆管感染时,可伴有寒战高热。黄疸时血生化胆红素可升高,腹部肝胆系超声、MRI可鉴别。

7. 慢性胰腺炎　患者腹痛为最突出的症状,90%以上患者有不同程度的腹痛。病程常超过数年,初为间歇性,后转为持续性腹痛,可为隐痛、钝痛、钻痛甚至剧痛,多位于中上腹可偏左或偏右,可放射至后背、两肋部。患者取坐位,膝屈曲位时疼痛可有所缓解;平卧或进食时疼痛加剧。此外,典型病例可出现脂肪泻、糖尿病、胰腺钙化、胰腺假性囊肿等。明确诊断需依靠腹部B超、CT或磁共振胰胆管成像、超声内镜等检查。

第二节　实验室及其他检查指标与评估

对疑似胃溃疡患者,接诊首先要详细询问患者病史及服用药物史,明确的病因是诊断胃溃疡的重要证据。全面体格检查同样必要,如患者神情是否痛苦,是否有明显的腹胀;触诊检查,如腹部触诊,判断是否有压痛,腹肌是否紧张等;腹部的听诊判断肠鸣音是否亢进等。本节主要讨论胃溃疡的实验室检查指标及其评估。

一、实验室及其他检查指标

慢性、周期性、节律性上腹部疼痛是胃溃疡的典型临床表现,但仍有较多胃溃疡的症状不典型。多数胃溃疡患者还伴有反酸、嗳气、上腹胀、恶心、呕吐、食欲减退等相关症状,这些症状并不特异,需与功能性消化不良、胃恶性肿瘤等疾病鉴别。临床上还常常出现"有溃疡而无症状(10%~40%)"或"有症状而无溃疡(30%~60%)"的情况。因而单纯依靠病史和体格检查难以对消化性溃疡做出可靠诊断,需辅以相关特殊检查。

（一）临床检验指标

1. 血液检查　血常规、血液生化、血清肿瘤标志物等检查。胃溃疡患者血液检查多无明显异常，异常多出现在伴有并发症或为恶性溃疡时。胃溃疡伴出血时，血液检查可呈小细胞低色素性贫血，血沉增快，如血细胞比容、血红蛋白、红细胞下降，血红蛋白总数低，白/球倒置等。胃溃疡伴癌变时可出现血清癌胚抗原呈阳性。胃溃疡伴穿孔时，多有白细胞升高，水电解质紊乱，酸碱平衡失调等化验异常。血清胃泌素升高，但诊断意义不大，不作为常规检查。当怀疑溃疡由胃泌素瘤引起或是溃疡病伴有内分泌肿瘤时，可选择行此项检查。血清胃蛋白酶原（PG）水平反映了不同部位胃黏膜的形态和功能：PG I 是检测胃泌酸腺细胞功能的指标，胃酸分泌增多 PG II 升高，分泌减少或胃黏膜腺体萎缩 PG I 降低；PG II 与胃底黏膜病变的相关性较大（相对于胃窦黏膜），其升高与胃底腺管萎缩、胃上皮化生或假幽门腺化生、异型增值有关；PG I/II 比值进行性降低与胃黏膜萎缩进展相关。

2. 粪便潜血试验　活动性溃疡患者粪便可短暂呈现潜血阳性，经 1~2 周治疗可转阴。如果持续阳性，则应怀疑溃疡恶变可能。

3. 胃液分析　主要是胃酸分泌功能的试验，溃疡病患者胃酸排出量个体间差异大，且与正常人之间有明显重叠。故胃液分析对于胃溃疡诊断意义不大，在鉴别胃泌素瘤或其他病因性胃酸分泌亢进性疾病时可行此项检查。

4. Hp 检测　胃溃疡患者均应行 Hp 检测，对于阳性结果者应给予根除治疗。因 Hp 感染状态决定治疗方案，故应列为胃溃疡诊断的常规检查项目。包括侵入性和非侵入性两类。侵入性方法依赖胃镜活检，包括快速尿素酶试验（RUT）、胃黏膜直接涂片染色镜检、胃黏膜组织切片染色（如 HE 染色、Warthin Starry 银染、改良 Giemsa 染色、甲苯胺蓝染色、吖啶橙染色、免疫组化染色等）镜检、细菌培养、基因检测方法（如 PCR、寡核苷酸探针杂交、基因芯片检测等）。非侵入性检测方法不依赖胃镜检查，包括 ^{13}C-UBT 或 ^{14}C-UBT、HpSA 检测（根据检测抗体分为单克隆和多克隆抗体检测两类）、粪便 Hp 抗原检测、血清 Hp 抗体检测等。

（二）影像及内镜检查

1. 胃镜检查　可对胃溃疡做出最直观的诊断，并可取活体组织做病理检查和 Hp 检测。内镜诊断应包括溃疡的部位、大小、数目及溃疡的分期及并发出血时的 Forrest 分级。对于胃溃疡，应常规取活体组织做病理检查。根据溃疡发展过程及胃镜下表现，将消化性溃疡分为活动期（active stage，A 期）、愈合期（healing stage，H 期）和瘢痕期（scarring stage，S 期）三期（图 5-2），每期又可分为两个阶段。

活动期（A 期）：溃疡基底部有白色或灰白色厚苔，边缘整齐，周围黏膜充血、水肿，有时易出血；水肿消退，呈黏膜向溃疡集中。周边黏膜充血、水肿（A1），或溃疡缩小，底部所覆盖的苔变薄，周边黏膜充血、水肿开始消退，四周出现再生上皮所形成的红晕（A2）。

愈合期（H 期）：溃疡变浅，周围黏膜充血水肿消退，基底出现薄苔。四周再生上皮所形成的红晕向溃疡围拢，黏膜皱襞向溃疡集中（H1），或溃疡面几乎为再生上皮所覆盖，黏膜皱襞更加向溃疡集中（H2）。

瘢痕期（S 期）：溃疡基底部的白苔消失，中央充血呈红色瘢痕（S1），最后红色完全消失转变为白色瘢痕（S2）。对伴出血的消化性溃疡病可根据 Forrest 分级（I a 级：喷射样出血；I b 级：活动性渗血；II a 级：血管显露；II b 级：附着血凝块；II c 级：黑色基底；III 级：仅有溃疡，基底洁净）评估其再出血的风险，溃疡面上所见的 Forrest 分级 I 级和 II 级病变即近期出血征象（图 5-3）。

2. 影像检查　在电子胃镜普及之前，X 线钡餐检查是临床诊断消化性溃疡的主要手段。目前，对部分因禁忌证不能耐受或不愿接受胃镜检查的患者，X 线钡餐检查仍能为消化性溃疡的诊断提供重要依据。目前多采用钡剂和空气双重对比造影技术。由钡剂充填溃疡凹陷而显示出来的龛影是诊断溃疡的直接征象。正面观龛影呈圆形或椭圆形，边缘整齐，溃疡周围可见因黏膜水肿而形成的环形透亮区。切面观龛影凸出于胃壁轮廓之外，有时可见一宽约 1~2mm 的透光细线（Hampton 线）。

（三）临床病理检测

内镜下胃溃疡，必须进行活检组织病理学检查，通常通过胃镜检查患者的病灶并将其周围以及中

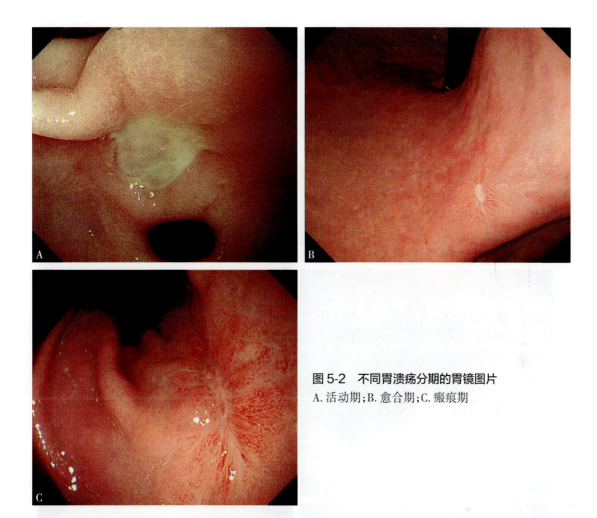

图5-2　不同胃溃疡分期的胃镜图片
A. 活动期；B. 愈合期；C. 瘢痕期

央黏膜皱襞的组织及时提取。胃溃疡的病理组织学表现：在溃疡活动期，病变依次分为四层：①第一层急性炎性渗出物，由纤维素渗出物和坏死的细胞碎片和组成；②第二层为以坏死组织及中性粒细胞为主的非特异性细胞浸润；③第三层为肉芽组织层，大量新生毛细血管及间质大量炎症细胞浸润；④最底层为纤维化瘢痕组织层，病变可深及肌层，甚至达浆膜层（图5-4A）；当胃溃疡发生穿孔时，穿孔区病变达胃壁全层。由于活检取材常常只能达黏膜或黏膜下，故常不能观察到典型的溃疡的四层结构，在活检组织上主要表现为黏膜炎症，固有膜内有以淋巴细胞和中性粒细胞为主的炎症反应或肉芽组织形成。而愈合期病变可出现无上皮覆盖的肉芽组织或纤维结缔组织增生（图5-4B）。

　　由于部分胃溃疡有恶变可能，组织学观察时应了解是否有黏膜腺体萎缩、肠上皮化生、不典型增生及其病变程度，以确定临床治疗或随访方案。对于有慢性溃疡病史，胃镜发现巨大溃疡（直径大于2.5cm），特别是溃疡边缘有环堤状隆起或呈不规则锯齿状、结节状，凹陷中心部黏膜呈不规则颗粒状或结节状，组织较脆，局部胃扩张性差，易出血等应高度怀疑恶变的可能，此时在溃疡凹陷的周边黏膜进行多点取材，这有助于诊断。对于病理结果阴性患者，如高度怀疑恶性或适当治疗后病情未缓解，可进行染色放大内镜及超声内镜检查并再次活检。

二、临床检查指标的评估

（一）临床检验指标的评估

　　1. 血常规、血液生化、血清肿瘤标志物、粪便潜血试验、胃液检测　胃溃疡患者胃酸排出量则正常或低于正常；伴出血、穿孔、癌变等并发症时，可出现相关实验室检查指标异常，但无特异性。

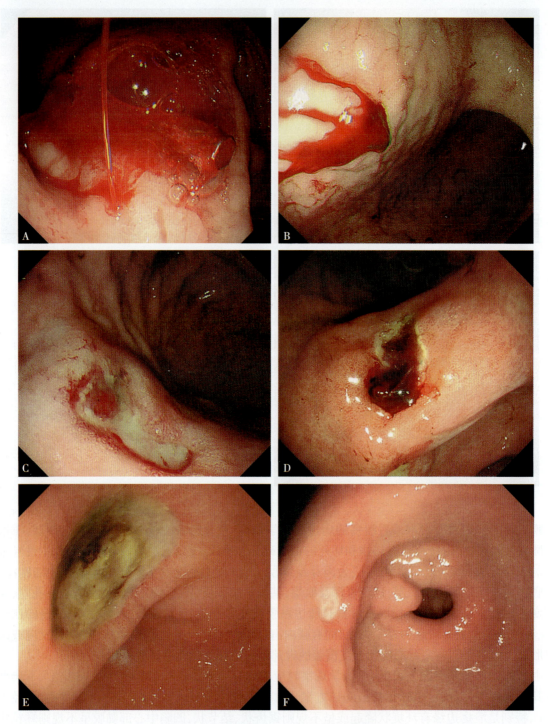

图 5-3 不同 Forrest 分级的胃镜图片

A.Ⅰa 级;B.Ⅰb 级;C.Ⅱa 级;D.Ⅱb 级;E.Ⅱc 级;F.Ⅲ级

　　2. Hp 检测　　Hp 是引起消化性溃疡的重要致病因子,同时有无 Hp 感染决定着消化性溃疡治疗方案的选择,因此 Hp 检测应列为消化性溃疡的常规检查项目。Hp 检测方法及优缺点如下:①RUT:检测结果受试剂 pH 值、取材部位、组织大小、细菌量、观察时间、环境温度等因素影响。同时取 2 块组织进行检测(胃窦和胃体各 1 块),可提高检测敏感性。本方法检测快速、方便;如应用良好的试剂进行检测,则准确性高。患者接受胃镜检查时,建议常规行 RUT。②组织学检测:检测 Hp 的同时,可

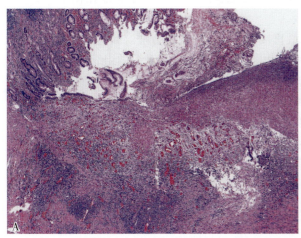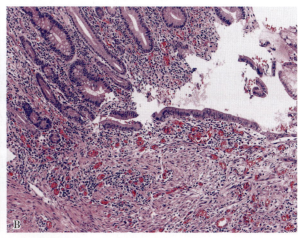

图 5-4　胃溃疡的病理特征

A. 溃疡活动期,HE,×200;B. 溃疡愈合期,HE,×200

对胃黏膜病变进行诊断。不同染色方法的检测结果存在一定差异。免疫组化染色特异性高,但费用亦较高;HE 染色可同时作病理诊断;荧光原位杂交(FISH)检测 Hp 感染具有较高的敏感性,亦可用于 Hp 对克拉霉素耐药的检测。③细菌培养:复杂、耗时,需一定实验室条件,标本转送培养需专门的转送液并保持低温。本方法特异性高,可进行药敏试验和细菌学研究。④UBT:检测准确性高,易于操作;可反映全胃 Hp 感染状况,克服因细菌呈"灶性"分布而造成的 RUT 假阴性。但 UBT 检测值处于临界值附近时,结果不可靠,可间断一段时间后再次检测或改用其他方法检测。⑤幽门螺杆菌粪便抗原(HpSA)检测:经验证的单克隆抗体法检测具有较高的敏感性和特异性;可用于 Hp 治疗前诊断和治疗后复查;操作安全、简便;不需口服任何试剂,适用于所有年龄和类型的患者。国际共识认为该方法的准确性可与 UBT 媲美。⑥血清 Hp 抗体检测:检测的抗体是 IgG,反映一段时间内的 Hp 感染状况,部分试剂盒可同时检测 CagA 和 VacA 抗体。不同试剂盒检测的准确性差异较大;与其他细菌抗原有一定交叉反应。Hp 根除后,血清抗体尤其是 CagA 抗体可维持很久(数月至数年),因此不能用于治疗后复查。本方法主要适用于流行病学调查,对于消化性溃疡出血或胃 MALT 淋巴瘤等可作为现症感染的诊断手段。⑦分子生物学检测:可用于检测粪便或胃黏膜组织等标本。适用于标本中 Hp 含量过少或因含大量其他细菌而干扰 Hp 检测的情况,还可用于 Hp 分型和耐药基因突变的检测。目前国际上已有用于检测 Hp 克拉霉素和喹诺酮类耐药基因突变的商品化试剂盒,国内研究和开发了可检测耐药基因突变的基因芯片,目前已开始在临床试用。

　　Hp 感染的诊断:符合下述三项之一者可判断为 Hp 现症感染:①胃黏膜组织 RUT、组织切片染色或细菌培养三项中任一项阳性;②^{13}C-UBT 或 ^{14}C-UBT 阳性;③HpSA 检测(经临床验证的单克隆抗体法)阳性。血清 Hp 抗体检测(经临床验证、准确性高的试剂)阳性不一定是现症感染。

　　实施中需注意的问题:①不同检测试剂的准确性存在差异,应用的试剂和方法需经过验证。②检测结果的准确性受操作人员和操作方法差异的影响。③避免某些药物对检测的影响。应用抗菌药物、铋剂和某些有抗菌作用的中药者,应在至少停药 4 周后进行检测;应用抑酸剂者应在至少停药 2 周后进行检测。④不同疾病状态对检测结果会产生影响,消化性溃疡活动性出血、严重萎缩性胃炎、胃恶性肿瘤可能会导致尿素酶依赖性试验呈假阴性。不同时间、采用多种方法或采用非尿素酶依赖性试验方法可取得更可靠的结果。⑤残胃者采用 UBT 检测 Hp 结果不可靠,推荐采用 RUT、组织切片染色或 HpSA 检测。⑥胃黏膜肠化生组织中 Hp 检出率低。存在活动性炎症时高度提示有 Hp 感染;活动性消化性溃疡患者排除 NSAIDSs 或阿司匹林因素后,Hp 感染的可能性 >95%。因此,在上述情况下,如 Hp 检测阴性,应高度怀疑假阴性。不同时间或采用多种方法检测可取得更可靠的结果。

(二)影像及内镜检查的评估

1. 胃镜检查　是目前诊断消化性溃疡最常用、最直接和最可靠的检查方法。其优点主要有:①可以直接观察胃黏膜及其病变,并且可以保留图像资料;②可在直视下取病变组织做组织形态学检查及 Hp 检测,可用于良恶性溃疡的鉴别;③可发现 X 线钡餐检查难以发现的小而浅的溃疡,敏感性及特异性均较 X 线钡餐高;④可以在发现溃疡的同时治疗溃疡相关的并发症,如内镜下溃疡出血的治疗。胃镜操作之前应注意评估有无严重心、肺功能不全、有无休克、神志不清或不能配合检查等胃镜检查禁忌证。

2. 影像学检查　患者存在胃镜检查禁忌时选择 X 线钡餐检查。钡餐造影把作为阳性造影剂的钡剂和作为阴性造影剂的气体共同引入胃内,利用黏膜表面附着的薄层钡剂与气体所产生的良好对比,可以清晰地显示胃内微细的隆起或凹陷,主要征象是壁龛或龛影。胃溃疡的龛影多出现于胃小弯,且常在溃疡对侧见到痉挛性胃切迹。

(三)病理检查的评估

胃溃疡的诊治中,病理检查是与胃镜检查同时进行,并以“确定病变性质,特别是排除恶性病变、确定黏膜炎症程度及是否存在 Hp 感染”为目的。

第三节　实验室及其他检查指标的临床应用

一、检查指标的筛选原则

1. 首要 / 必需检测项目　根据病史和体检,疑似病例首选胃镜检查及病理组织学检查。常规行 Hp 检测。

2. 第二步检测项目　完善临床常规检查,血常规、大便潜血试验、肿瘤标志物检查。对有胃镜检查禁忌的患者,如严重心、肺功能不全或不配合胃镜检查等,可选择 X 线钡餐检查。

3. 次要检测项目　胃液检查。

二、检查指标的临床应用

(一)在胃溃疡诊断中的应用

1. 胃镜检查　是目前诊断消化性溃疡最常用、最好的检查方法。它可肉眼直观黏膜病变,同时还可取活检做组织病理学检查,同时进行 Hp 感染检查。如有胃内出血的情况发生时,还可通过胃镜行相应内镜下止血。

2. X 线检查　曾作为胃溃疡的首选检查方法,目前被胃镜所代替,但仍作为因禁忌证不可耐受或不接受胃镜检查患者的选择。目前多采用钡剂和空气双重对比造影技术。

3. Hp 检测　目前证实 Hp 是包括胃溃疡在内的诸多消化系统疾病致病因素,Hp 感染阳性与否直接决定治疗方案,故作为常规检查。Hp 感染检查方法众多,其中,最常用的非侵入性检查方法为 ^{13}C 或 ^{14}C 尿素呼气试验,认为是除细菌培养之外诊断 Hp 感染的“金标准”,应用于筛选阶段及不耐受或不接受胃镜检查患者的诊断。侵入性检查方法应用于需做胃镜检查患者,常用方法为快速尿素酶试验,其具有快速、简便和准确性相对较高的优点,但其不推荐用于根除治疗后 Hp 状态的评估。

4. 血常规、大便潜血实验、肿瘤标志物检查　对胃溃疡诊断有一定提示作用,仅仅作为辅助检查手段。

(1)血常规:胃溃疡合并出血时可出现贫血,显示血红蛋白下降;胃溃疡合并穿孔可出现炎症反应,表现白细胞及中性粒细胞升高。

(2)大便潜血试验:大便潜血阳性对胃溃疡伴出血有参考价值,持续性大便潜血阳性,对恶性溃疡诊断有参考价值。

(3) 肿瘤标志物：主要有癌胚抗原（CEA）和糖类抗原 CA19-9 等，对恶性溃疡的诊断缺乏足够敏感性和特异性，常在诊疗中作为辅助检查指标。

（二）在胃溃疡分期及预后中的应用

内镜诊断应包括溃疡的部位、大小、数目及溃疡的分期及 Forrest 分级，对于胃溃疡类型、疾病程度、治疗预后均有指导作用。

一项最新研究表明，和特发性溃疡及非甾体抗炎药导致的溃疡患者相比，Hp 感染导致的溃疡患者有较良性的临床过程和较好的预后。另一方面，Hp 阴性的溃疡患者，无论是否使用非甾体抗炎药，其预后都相对较差。故 Hp 检测对判断胃溃疡预后有一定帮助。

胃液检查对胃溃疡的诊断意义不大，但对胃溃疡形成的环境有明确作用，进而对胃溃疡治疗预后及复发的判断提供帮助。

（三）在胃溃疡随访中的应用

对胃溃疡发病高危人群、有明确病因且无法去除病因患者、胃溃疡癌变高危人群、Hp 感染阳性患者，均应当通过症状、体征和实验室检查进行定期随访。随访的目的是检测疾病复发或治疗相关不良反应、评估改善营养状况等。对于 Hp 感染患者根除治疗后的复查应在根除治疗结束至少 4 周后进行，并且检查前停用 PPI 或铋剂 2 周，否则会出现假阳性。可采用非侵入性的 ^{13}C 或 ^{14}C 尿素呼气试验，也可通过胃镜在检查胃溃疡是否愈合或复发的同时进行组织学检查 Hp。

案例 5-1

【病史摘要】 患者，男性，55 岁。上腹部疼痛 3 年，黑便 7 天，呕血 2 天。3 年来常有上腹部疼痛，为烧灼样痛，无放射，多于餐后出现，偶有夜间痛醒，有反酸、嗳气，未系统诊治。7 天前排黑便，呈间断性，不成形，每次量少，2 天前无明显诱因出现呕吐，呕吐物为咖啡色渣样物，混有胃内容物，量约 200ml，无头晕、心悸；今日再次出现呕咖啡色液体，量约 100ml，无头晕、乏力、心悸。腹软，剑突下有压痛，无反跳痛及肌紧张，未触及包块，肝脾肋下未触及，无移动性浊音，肠鸣音 3 次/min，双下肢无水肿。

【临床检验】 入院后血常规及生化检查：血常规：Hb 100g/L；血钾 3.6mmol/L；随机血糖 6.6mmol/L；粪便潜血试验阳性。

【诊断】 胃溃疡合并上消化道出血。

【案例分析】 患者为中年男性，上腹部烧灼样疼痛，于餐后出现，多于秋冬交季发作，每次持续 1~2 周，偶有夜间痛；间断性呕咖啡色液体、黑便。病程长，反复发作。自行服用法莫替丁后疼痛缓解，呕血前疼痛加剧，出血后减轻。无 NSAIDs 类药物服用史。辅助检查结果：肝肾功能正常；HBsAg 阴性；胃镜示胃窦部可见一椭圆形溃疡，大小约 1.0cm×1.5cm，边缘光整，黑色基底，无活动性出血，周围黏膜红肿；Hp 检测阳性。腹部超声：肝胆脾胰未见异常。本病需与肝硬化、食管胃底静脉曲张破裂出血；急性胃黏膜病变；溃疡型胃癌等鉴别，胃镜检查结合胃黏膜活检病理检查可明确诊断。治疗本例为胃溃疡合并上消化道出血、Hp 感染阳性，先给予质子泵抑制剂止血促进溃疡愈合，待病情稳定出血停止后给予根除 Hp 治疗（铋剂四联 10 天疗法），之后质子泵抑制剂维持治疗 4~6 周。

-------------------------------- 小　　结 --------------------------------

胃溃疡是常见消化道疾病之一，可发生于任何年龄段，多见于中老年人，典型表现为慢性、周期性、节律性中上腹或剑突下隐痛。病因及机制包括 Hp 感染和 NSAIDs 药物的使用等。内镜检查是确诊胃溃疡的主要方法并可确定溃疡的部位、大小、形态与数目，通过活组织病理检查判断良/恶性溃疡、溃疡的分期及 Hp 感染状态。当存在内镜禁忌证时可行 X 线钡餐检查，龛影是诊断溃疡的直接征象。胃溃疡治疗目的为缓解临床症状，促进溃疡愈合，防止溃疡复发，减少并发症。主要治疗措施包括抑酸及保护胃黏膜，Hp 感染阳性胃溃疡患者给予 Hp 根除治疗。

（祝 荫　王 爽　关 明）

第六章

胃瘤样病变

胃瘤样病变(gastric tumor-like lesion)是指隆起于胃黏膜表面、外观类似胃肿瘤,而组织学上不足以诊断为胃肿瘤的一大类良性病变,包括胃腺瘤、增生性息肉、胃底腺息肉、孤立性错构瘤性息肉、炎性纤维性息肉、胃黄斑瘤、胃异位胰腺,黏膜下腺体异位等。胃瘤样病变总体发病率高,且易误诊为胃癌、胃黏膜下肿瘤等,而导致过度治疗,因此正确认识胃瘤样病变,具有重要意义。

第一节 概 述

胃瘤样病变常无明显的临床症状和体征,主要依靠胃镜检查发现。目前病因尚不清楚。临床诊断主要依靠胃镜、超声内镜以及病理等综合判定。

一、临床症状和体征

1. 临床症状 胃瘤样病变通常没有特异性症状,大多数为进行胃镜检查时,偶然发现。部分病变可以表现出报警症状,包括消化道出血、呕吐、上腹部不适等,但这些症状对疾病的预测作用不明确,不能因为无特异性症状而排除胃镜筛查。

2. 体征 胃瘤样病变通常没有特异性阳性体征。

二、病因和发病机制

(一)病因

胃瘤样病变的病因较复杂,可能与下述因素有关:

1. 幽门螺杆菌(Helicobacter pylori,Hp)感染 Hp在我国感染率约50%,与胃内活动性炎症,萎缩肠化等密切相关。Hp与胃瘤样病变的关系依据瘤变类型而异。胃腺瘤虽然经常在萎缩肠化的胃黏膜背景中出现,但Hp感染与腺瘤的关系并不明确。Hp感染与胃底腺息肉发生呈负相关,内镜下将检出胃底腺息肉,作为判断Hp阴性的一个征象。Hp感染与增生性息肉的发生密切相关,内镜下检出增生性息肉,多伴发Hp感染;文献报道80%左右的增生性息肉患者,在根除Hp后,息肉出现一定程度的消退。Hp感染的与炎性纤维性息肉关系尚无定论,目前只有少数个案提示根除Hp可使炎性纤维性息肉形态及大小发生改变。Hp与其他瘤样病变的关系尚不明确。

2. 质子泵抑制剂(PPI) PPI是引起胃底腺息肉的病因之一。长期服用PPI患者发生胃底腺息肉的概率是一般人群的2~3倍,而且发生率与PPI服用时间呈正相关。但PPI与其他胃瘤样病变的关系尚不明确。

3. 遗传因素 遗传因素可导致一些胃瘤样病变的易感性增加。如APC基因突变相关的家族性腺瘤性息肉病、STK11基因突变相关的Peutze-Jeghers综合征等也与胃错构瘤发生相关。其他胃瘤样病变同样表现出基因易感性,比如散发性胃底腺息肉与β-catenin基因突变相关,而多发性胃底腺息肉可能也与家族性腺瘤性息肉病相关。

(二)发病机制

胃瘤样病变发病机制不一,可由先天发育异常、炎症刺激或基因突变等多种原因引起。先天发育异常与遗传、胚胎发育相关,但总体机制不清楚。炎症刺激比如 NF-κβ,Hedgehog,STAT3 等一些重要的炎症因子和通路与胃瘤样病变可能存在关系。Hp 产生的 BabA、OipA、CagA、PicB 等黏附素及毒素因子等,可能在胃瘤样病变的发病中发挥作用。基因突变与胃息肉的发生相关。

三、临床诊断和鉴别诊断

(一)临床诊断

胃瘤样病变的诊断主要通过内镜下表现以及影像学特点进行评估,然后结合内镜活检获取组织样本,进一步病理形态学观察最后确诊。

1. 胃镜检查　是胃瘤样病变筛查和初步诊断的重要手段。

胃瘤样病变在胃镜下的呈现为隆起性病变,通过大体形态及放大胃镜观察微观血管及结构,同样可有助于对病变的性质做出初步的判断:①胃腺瘤,胃镜下大体观察显示,黏膜隆起性肿物,表面黏膜可以呈微结构以绒毛样或管样为主,伴有微血管增生,可形成上皮内条索状或网状血管结构(图6-1)。②胃增生性息肉是常见的胃部息肉之一,可单发或多发。胃镜下大体观察为光滑的无蒂的隆起性病变,一般较小,直径常不超过 2cm,颜色偏红,放大胃镜下微结构常呈绒毛样改变,微血管呈密集血管改变(图6-2)。③胃底腺息肉,常多发,可见于 0.8%~24% 的胃镜检查中,好发于胃底及胃体,颜色常与周围黏膜相同,微结构常呈规则排列的小凹形态,微血管表现为蜂窝样血管网(图6-3)。④胃错构瘤性息肉可单发或多发,包括幼年性息肉,Peutze-Jeghers 综合征,Cowden 综合征等相关,胃镜下形态不一,可带蒂或不带蒂。⑤胃黄色瘤可单发或多发,常表现为卵圆形或圆形的黄白色病变。⑥胃黏膜下病变中异位胰腺可呈脐样改变。⑦炎性纤维性息肉起源与黏膜下层,发病率较少,约占所有胃息肉的 3%,多位于胃窦部,且呈无蒂息肉样改变,表面光滑,也可出现糜烂及溃疡(图6-4)。

2. 病理学诊断　病理学诊断是诊断胃瘤样病变的"金标准"。胃镜下活检病理学检查,根据形态学区分各种胃瘤样病变。

(二)诊断流程

胃瘤样病变诊断流程如图 6-5 所示。

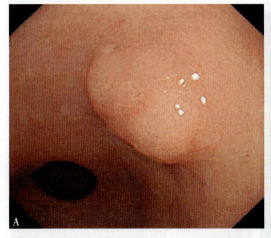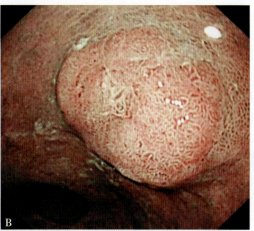

图6-1　胃腺瘤

A. 胃窦部可见一直径约 1.5cm 浅白色广基息肉;B. NBI 下呈棕色调,表面结构呈管状

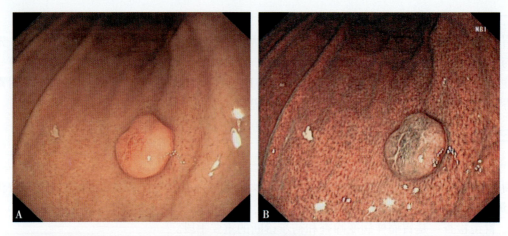

图6-2　胃增生性息肉

A.胃体部可见一直径约1cm亚蒂息肉,表面光滑,顶端稍发红;B.NBI下色调与周围黏膜相似,顶端呈绿色调改变

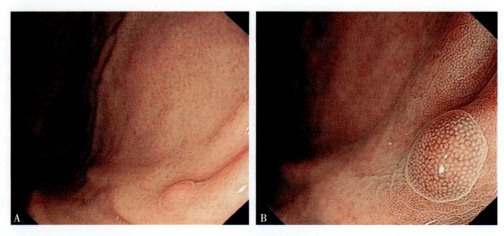

图6-3　胃底腺息肉

A.胃底可见一直径约0.4cm广基息肉,表面光滑;B.NBI下微结构常呈规则排列的小凹形态,微血管表现为蜂窝样血管网

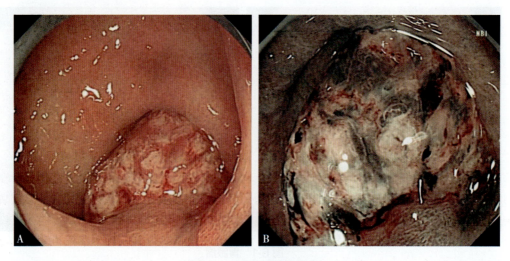

图6-4　炎性纤维性息肉

A.胃窦可见一直径约2cm亚蒂息肉,表面充血,可见白苔附着;B.NBI下微结构扩张,呈斑块样改变,微血管呈密集型增生改变

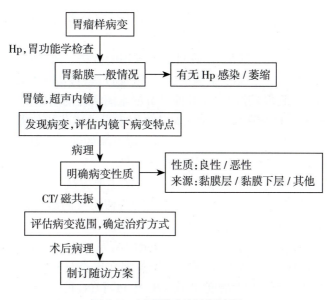

图 6-5　胃瘤样病变诊断流程

(三) 鉴别诊断

1. 胃炎　镜下多表现为充血红斑及糜烂,使用放大镜观察可见病变没有明确的边界,内部微结构及微血管排列规则,结合病理可明确诊断。

2. 胃溃疡　症状上可出现反复发作,具有明显周期性及节律性腹痛。内镜下表现根据炎症及愈合的情况,可分为活动期、愈合期以及瘢痕期。放大胃镜结合微结构及微血管理论可提高良、恶性鉴别的准确性,但仍应常规在溃疡边缘活检,同时在抑酸治疗后 6~8 周复查胃镜,动态观察溃疡变化。

3. 胃癌　早期胃癌可没有任何症状,进展期胃癌可出现腹痛,消化道出血,梗阻等多种症状。放大胃镜是鉴别早期胃癌与胃瘤样病变有效的方法,通过评估放大镜下微结构和微血管,可鉴别良、恶性病变。进展期胃癌可通过内镜下表现、超声内镜及 CT/MRI 等,与胃瘤样病变鉴别。

4. 胃恶性淋巴瘤　是除胃癌外常见的胃部恶性肿瘤,内镜下表现多样,常为多发性病变,缺乏特异性,可为隆起性、凹陷性或弥漫浸润性病变等。部分病变与胃未分化癌鉴别困难。放大胃镜下可见球形上皮以及树枝样血管等较特征性的改变。

第二节　实验室及其他检查指标与评估

胃瘤样病变是内镜下一大类病变,正确区分具有恶性转化可能的胃瘤样病变,是为患者提供恰当治疗方案的前提。实验室检查是对胃镜检查一个有效的补充,评估胃黏膜一般情况,较好地识别高危患者,提高检查效率及质量。病理检查是鉴别胃瘤样病变的金标准。

一、实验室及其他检查指标

(一) 临床检验指标

1. 血常规及生化检查　简单无创,属于常规检查。凝血常规及肝肾功检查,主要用于判定患者是否贫血,肝肾功能状况等一般情况,可以为胃瘤样病变的诊断及治疗决策提供基础资料。

2. Hp 检查　Hp 是胃瘤样病变一个重要的检测目标,越来越受到国内外专家的关注。中国是幽门螺杆菌感染的重灾区,正确认识幽门螺杆菌具有重要的社会经济价值。幽门螺杆菌的检测方法包括非侵入性检测试验,即尿素呼气试验、粪便抗原试验和血清学试验。尿素呼气试验,包括 ^{13}C 尿素呼

气试验和 ^{14}C 尿素呼气试验常作为临床检测幽门螺杆菌的"金标准"。Hp 有创性检查主要是胃镜活检行快速尿素酶试验。

1）尿素呼气试验：是目前幽门螺杆菌筛查目前最常用的方法。尿素呼气试验的敏感性和特异性均在 90% 以上。该试验的假阴性主要见于细菌量少，胃蠕动过快，胃切除术后，近期服用抗生素，铋剂，PPI 等；假阳性主要见于口咽部或胃腔内存在其他具有尿素酶活性的病原菌。其中发生假阳性的情况较罕见，因为口咽部产尿素酶的细菌本身较少，而且将尿素设计成药片包裹，可以避免尿素与口咽部细菌直接接触，从而避免了假阳性的情况。胃内其他产尿素酶的细菌主要见于胃酸减少，胃内细菌过生长的情况，但由此引起幽门螺杆菌检测假阳性的情况罕见。

2）胃镜活检行快速尿素酶试验：是 Hp 有创性检查的主要方法。Hp 快速尿素酶试验具有快速、简便的优点，但受到 Hp 在胃内呈灶性分布，从而造成检查假阴性的影响，特别是 Hp 根除治疗后，不推荐行快速尿素酶试验。

3. 血清胃蛋白酶原（PG）及胃泌素 -17   血清胃蛋白酶原（PG）及胃泌素 -17 可用于反映胃黏膜功能情况。PGI 浓度和 / 或 PGⅠ/PGⅡ 比值下降对于萎缩性胃炎具有提示作用，而萎缩性胃炎是发生胃腺瘤的危险因素。通常使用 PGⅠ 浓度 ≤70μg/L 且 PGⅠ/PGⅡ ≤3 作为诊断萎缩性胃炎的临界值。血清胃泌素 -17 检测可以反映胃窦部黏膜萎缩情况。血清胃泌素 -17 水平取决于胃内酸度及胃窦部 G 细胞数量。检测 PG 和胃泌素 -17 测定有助于判断萎缩的范围，胃体萎缩者 PGⅠ、PGR 降低，血清胃泌素 -17 水平升高；胃窦萎缩者血清胃泌素 -17 水平降低，PGⅠ、PGR 可正常。全胃萎缩胃泌素及胃蛋白酶原均下降。PG 和胃泌素 -17 有利于判定胃黏膜的一般情况，对高危人群进行风险分层。

4. 肿瘤标记物   目前胃瘤样病变尚缺乏特异性标志物。传统的肿瘤标志物如 CEA、CA19-9、CA72-4、CA125、CA242 等敏感性及特异性均有待提高，在这类疾病诊断、预后以及复发等方面的提示作用有限。

5. 病理检查   病理是诊断的"金标准"。黏膜层的病变，比如胃腺瘤、增生性息肉、胃底腺息肉、孤立性错构瘤性息肉、黄斑瘤等常可以通过胃镜活检获得组织标本，再经病理组织学观察明确病变的性质。但需要注意的是，活检标本因为取材部位和组织大小等问题，有时可能不能反映病变的真实情况，特别是腺瘤等具有较大的恶变倾向的一些病变。而对于胃异位胰腺、脂肪瘤、黏膜下腺体异位等病变，因为病变主体位于黏膜下，常规活检大部分情况并不能取到病变组织。因此胃瘤样病变的病理解读需要病理与内镜结合，才能更好地评估病变的真实情况。

（二）影像及内镜检查

1. CT 及 MRI   主要用于整体判断胃瘤样病变的病变范围，有利于病变的诊断与治疗，并且有助于判断胃瘤样病变腔外生长的情况，有无局部或远处浸润以及淋巴结转移。但 CT、MRI 对小于 1cm 的肿瘤判断较为困难，因此对于早期或较小的胃瘤样病变的作用有限。

2. 超声内镜   是针对胃瘤样病变常规开展的一个检查项目。超声内镜用于判断病变起源的层次，是黏膜层，还是黏膜下层等；同时观察病变的回声，用于判断病变的性质。从而为病变的诊断与治疗提供新的线索。比如胃腺瘤、增生性息肉、胃底腺息肉、孤立性错构瘤性息肉、胃黄斑瘤等起源于黏膜层，多数呈中、低回声，也可呈中、高回声，根据病变内部的组织结构相关。炎性纤维性息肉、胃异位黏膜下腺体、异位胰腺等多起源于黏膜下层；炎性纤维性息肉回声及胃异位黏膜下腺体回声性质不确定，异位胰腺多呈中或高回声，部分病例内部可见导管样结构。

3. 胃镜内镜检查技术   包括普通白光内镜、化学染色内镜、电子染色内镜（窄带成像技术，智能电子分光技术等）、放大内镜、激光共聚焦显微镜、荧光内镜等，可对病变的位置、大小、病变性质、边界、深度等多个指标进行初步诊断，同时通过内镜下病变组织标本活检，进行下一步的病理组织学观察。

胃镜是诊断与治疗胃瘤样病变最有利的手段。提高胃镜下胃瘤样病变的诊断准确性、降低漏诊率是目前重点关注的一个问题。胃镜检查前,胃腔清洁不充分,气泡过多,充气不足,以及一些隐蔽区域关注不够,都可能会导致漏诊。因此目前中国及日本专家都提倡标准化胃镜检查,规范化拍图,常规胃镜拍照 40 张,以此来减少漏诊。

(三) 临床病理检测

1. 胃腺瘤　组织学上分为管状腺瘤,绒毛状腺瘤,管状 - 绒毛状腺瘤以及锯齿状腺瘤。显微镜下胃腺瘤具有一定的结构及细胞异型性,可出现分支状,出芽或乳头状腺管,出现锯齿状或囊性扩张现象,腺体拥挤、密集。细胞形态上细胞核较一致,多为杆状、拥挤、深染、无明显核仁,呈单层或假复层,位于腺管的近基底部,细胞核的极向存在。核分裂象可增多,但无病理性核分裂象。而从大体形态上讲,西方国家把腺瘤定义为隆起性病变,而在日本,腺瘤可以表现为隆起,平坦以及凹陷等多种形态(图 6-6)。

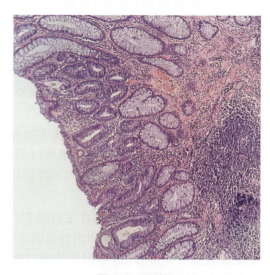

图 6-6　胃腺瘤

2. 增生性息肉　是最常见的胃息肉,可无蒂或有蒂,直径常 <2cm,患者常有幽门螺杆菌感染,多发生于胃窦或胃窦胃体交界处。表现为胃表面小凹细胞增生,胃小凹延长和扭曲,延伸至上皮深处,形成大型腺管样结构,增生的腺体可延伸至固有层,部分深部腺体常呈囊状扩张;中心部腺体为增生的幽门腺或胃底腺(主细胞和壁细胞);腺体间夹杂数量不等的血管、纤维和平滑肌组织(图 6-7)。

3. 胃底腺息肉　多形成广基息肉状隆起,直径一般 <5mm,与幽门螺杆菌感染无关。息肉被覆隐窝上皮,内由胃底腺和黏液颈细胞增生构成,可伴有不同程度的囊性扩张(图 6-8)。

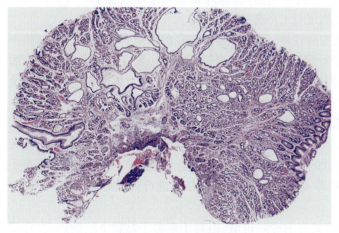

图 6-7　胃增生性息肉

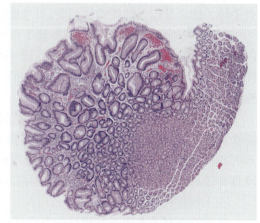

图 6-8　胃底腺息肉

4. 错构瘤　可见腺体增生,囊性扩张,同时可见平滑肌肌纤维束。

5. 炎性纤维性息肉　组织学上可见血管以及炎性细胞,炎性细胞以嗜酸性细胞为主,偶可见多核巨细胞(图 6-9)。

6. 胃黄斑瘤　在组织学上表现为黏膜固有层间质内大量胞质富含脂质的组织细胞聚集,而黏膜内腺上皮无异型。

7. 胃黏膜下异位腺体及异位胰腺　组织学上表现为黏膜固有层或黏膜下层见相应的异位腺体聚集,细胞无异型。

二、临床检查指标的评估

（一）临床检验指标的评估

血常规,凝血常规,肝肾功等用于判定患者的一般健康情况。检测幽门螺杆菌,PG,PGR,胃泌素 -17,有助于评估胃黏膜情况。行内镜检查,对于早期识别胃瘤样病变具有积极作用。

1. 实验室检测　血常规及凝血常规和肝肾功能等实验室检查为常规检查,简单易行,可初步评估患者身体的一般情况,为检查及治疗提供初步的信息。

2. 幽门螺杆菌　幽门螺杆菌检测有利于评估胃内黏膜的一般情况,目前国内外指南推荐,无论有无症状或并发症,均需考虑根除幽门螺杆菌治疗。但幽门螺杆菌的检测及根除对于检测及治疗胃瘤样病变的作用,尚需要进一步研究。

3. 胃蛋白酶原及胃泌素　胃蛋白酶及胃泌素有助于判断有无萎缩及萎缩的范围。萎缩性胃炎

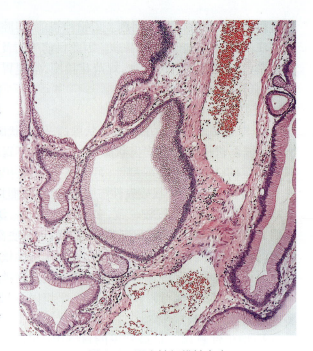

图 6-9　胃炎性纤维性息肉

是包括一些胃瘤样病变的高危因素,因此判断有无萎缩对胃瘤样病变的诊断有一定的参考价值。

4. 肿瘤标志物　肿瘤标志物在胃瘤样病变中的作用有限,因此一般不推荐肿瘤标志物用于胃瘤样病变的筛查、预后判断或随访等。

（二）其他检查指标的评估

1. CT/ 磁共振　可以提供胃瘤样病变腔外及转移的情况,因此是疾病诊疗过程中不可替代的检查手段。特别是较大的胃瘤样病变,可考虑常规进行 CT 或 MRI 检查。

2. 超声内镜　主要用于判断黏膜下层病变的性质,对于胃瘤样病变的诊断有一定的帮助。超声内镜是胃镜发现胃瘤样病变的基础上,进一步对病变的性质,深度进行判断。对于位于黏膜层的胃瘤样病变,因为主要通过病理来诊断,因此超声内镜的作用有限,而对于位于黏膜下层的病变,超声内镜检查具有较高的诊断价值。

3. 内镜筛查　胃镜是发现胃瘤样病变最直接和准确的方法。因为早期胃瘤样病变可没有任何症状及体征,而实验室检查往往只能起到提示作用,因此胃镜检查对于胃瘤样病变的诊断与治疗具有不可替代的作用。结合我国胃镜检查费用较低的优势,开展以胃镜检查为基础的胃瘤样病变筛查手段具有较高的费用 - 效果比。目前我国指南推荐 40 岁及以上人群为常规进行胃镜筛查。

（三）病理检测指标的评估

病理检查对于来源于黏膜层的胃瘤样病变具有的诊断价值,但对于来源于黏膜下层的病变,常规活检常不能取到病变组织,需要超声内镜穿刺来评估或手术后行病理学评估。

第三节　实验室及其他检查指标的临床应用

一、检查指标的筛选原则

（一）首要 / 必需检测项目

1. 胃镜对于有高危因素、年龄超过 40 岁的人群,应该进行胃镜的筛查。

2. 幽门螺杆菌检查。

3. 胃泌素及胃蛋白酶原检查主要用于判断胃瘤样病的一些高危人群。

(二) 第二步检测项目

超声内镜,CT,MRI 及病理检查,应在胃镜发现病变的基础上,再进一步用于明确病变的性质和范围。

(三) 次要检测项目

血常规、凝血常规及肝肾功为常规检查,用于判定患者的一般情况。

二、检查指标的临床应用

1. 诊断中的作用　胃瘤样病变的诊断,主要依靠实验室检查,利用 Hp 感染、胃泌素、胃蛋白酶原等指标评估胃的一般情况,然后通过胃镜检查发现病变,通过内镜下微观结构及微血管形态,结合超声内镜、影像学检查以及病理学检查做出定性判定,并据此制订治疗方案。

2. 判定预后中的作用　胃瘤样病变预后的判定,主要依靠超声内镜,CT/ 磁共振等评估病变累及范围,同时结合术后病理,明确病变分期,从而作出预后判定。

3. 随访中的作用　胃瘤样病变的随访主要依靠定期消化道内镜、超声内镜和 CT/ 磁共振的检查,用于检测病变有无复发,转移等情况。

案例 6-1

【病史摘要】 患者,男性,62 岁。主诉:发现"胃息肉样隆起"1 周。

【实验室检查】 患者 1 周前体检行幽门螺杆菌检查提示幽门杆菌阳性,胃泌素及胃蛋白酶原检查提示胃泌素 -17 5.36pmol/L,PG I 32.33μg/L↓,PG II 7.9μg/L,PGR 4.07↓,提示萎缩性胃炎可能,因此进一步行胃镜检查。

【影像学及胃镜检查】 胸腹部 CT 未见转移等。胃镜提示胃窦大小约 2cm 粗蒂息肉样隆起。

【病理检查】 病理结果提示炎症。

【诊断】 结合各项检查初步考虑为炎性纤维性息肉。

【案例分析】 患者为老年男性,既往从未进行胃镜检查,有必要进行胃镜检查。同时幽门螺杆菌、胃泌素及胃蛋白酶原等检查提示患者是萎缩性胃炎合并幽门螺杆菌感染,这种胃黏膜背景要重点关注有没有胃腺瘤、胃癌前病变、分化型胃癌等病变的可能。胃镜提示胃窦息肉样病变,术前病理活检提示炎症,结合胃镜下形态、超声内镜,要考虑炎性纤维性息肉或活检未取到病变部位可能。同时结合 CT 等评估病变累及的范围,为明确病变的性质,制订合适的治疗方案。最后根据术后病理的结果,制订随访方案。

------------------------------ 小　　结 ------------------------------

胃瘤样病变是形态学类似胃肿瘤的一类病变的统称,病因、来源及内镜下表现多样,因此准确诊断困难。胃瘤样病变早期没有任何症状和体征,因此推荐对高危人群进行胃镜体检。术前检查比如幽门螺杆菌检查、胃功能学检查等,有利于区分高危人群,但部分胃瘤样病变患者术前检查阴性,因此术前检查不能替代胃镜筛查的作用。胃瘤样病变的诊断主要依靠胃镜发现病变,然后结合进一步检查明确病变的性质。其中明确诊断最主要的是判定病变有没有恶变的可能,对于良性病变,可以建议患者随访,而对于具有恶变潜能的病变,应及时处理。

(胡　兵　张庆玲　刘春芳)

第七章

胃　癌

胃癌（gastric carcinoma）是胃黏膜上皮起源的一种恶性上皮性肿瘤。胃癌在我国其发病率居各类肿瘤的前列，是我国最常见的恶性肿瘤之一，每年约有 17 万人死于胃癌，几乎接近全部恶性肿瘤死亡人数的 1/4。胃癌可发生于任何年龄，但以 40~60 岁多见，男女比例约为 2：1。胃癌可发生于胃的任何部位，但多见于胃窦部尤其是胃小弯侧，根据癌组织浸润深度分为早期胃癌和进展期胃癌。由于胃癌在我国极为常见，所以了解有关胃癌的基本知识对胃癌防治具有十分重要的意义。

第一节　概　　述

胃癌是起源于胃黏膜上皮的恶性肿瘤，绝大多数胃癌属于腺癌，胃癌大多发病隐匿，早期无明显症状，因而往往被忽视而未做进一步检查，随着病情的进展，胃部症状逐渐明显，后期常有癌肿转移，出现腹部肿块、左锁骨上淋巴结肿大、黑便、腹水及严重营养不良等。大部分胃癌患者在确诊时已属中晚期，有明显症状，出现局部浸润，甚至存在转移，难以做到手术根治。

一、临床症状和体征

（一）临床症状

胃癌早期超过 80% 无明显临床症状，靠临床筛查发现。随着病情进展，患者可逐渐出现以下上消化道症状，但是这些症状大多不是胃癌的特异性症状：

1. 胃灼热和反酸　即胸骨下部出现烧灼感。

2. 上腹部不适、疼痛　上腹部不适是胃癌患者中最常见的初发症状，约 80% 患者有此表现，主要表现为进食后饱胀感或烧灼感。胃癌早期的上腹部疼痛仅有胃部不适、重压感或钝痛，常常会被诊断为胃炎或胃溃疡；重者有烧灼样疼痛。若胃癌侵及胰腺或横结肠系膜时，可呈持续性剧痛，并向腰背放射。

3. 食欲缺乏　食欲缺乏和消瘦是胃癌次常见症状，约 50% 的患者有明显的食欲缺乏的症状，部分患者因进食过多会引起腹胀或腹痛而自行限制进食。

4. 恶心呕吐　早期即可发生。胃窦部癌也可出现幽门梗阻的症状，呕吐物量多，有酸腐臭味，部分呕吐物中含有血液，呈咖啡样。

5. 呕血和黑便　以少量持续出血为特点，多数胃癌患者呕吐咖啡样内容物、呕血，贲门癌患者易呕吐鲜血；大便潜血阳性，部分可出现间断性黑便。

6. 腹泻　大便可呈糊状甚而可有五更泻。晚期胃癌累及结肠时常可引起腹泻、鲜血便等。

7. 消瘦　消瘦往往呈进行性加重，逐渐出现乏力、贫血、营养不良等表现，晚期出现恶病质。

（二）体征

1. 腹部肿块　在上腹部或全腹部触及肿块，质地坚硬，大多呈结节样。当肿瘤向邻近脏器或组织浸润时，肿块常被固定而不能推动。

2. 淋巴结肿大　发生淋巴结转移时，可在左锁骨上触及肿大淋巴结，质硬，有粘连或融合成块状,有时在腋下或右锁骨上触及肿大淋巴结。

3. 腹水和胸腔积液　晚期胃癌患者因腹膜和肝脏转移或门静脉被癌肿阻塞而引起腹水,出现移动性浊音阳性;若有胃癌细胞在胸腔内种植转移,可引起胸腔积液。腹水和胸腔积液多为血性,有时可从中找到癌细胞。

4. 上腹压痛　中晚期胃癌患者多数上腹压痛明显。

二、病因和发病机制

胃癌的病因和发病机制较复杂,胃黏膜经历了一系列病理变化,一般认为是外界的致癌物作用于某些有缺陷的机体的结果。可能与感染、环境、遗传等因素有关。

(一)病因

1. 生活与环境因素

(1)生活与饮食因素:生活和饮食习惯是胃癌发生的最主要原因。生活不规律、长期酗酒及吸烟的人群胃癌发病风险较高。长期食用熏烤、盐腌食品的人群中胃癌发病率高,此类食品中亚硝酸盐、真菌毒素、多环芳烃化合物等致癌物或前致癌物含量高。

(2)环境因素:环境因素与胃癌的发生有密切关系。一般认为寒冷潮湿地区、泥炭土壤及石棉矿地区的居民发病率高;某些化学元素及微量元素比例失调与胃癌发生有关,胃癌高发区水土中含硒、镍、钴、铜较高。

(3)亚硝胺类化合物:已经证明亚硝胺与胃癌发病的关系密切相关。

2. 感染因素

(1)幽门螺杆菌:近年普遍认为幽门螺杆菌(Helicobacter pylori,Hp)感染与胃癌发病有关。幽门螺杆菌能引起胃黏膜炎症、萎缩、肠上皮化生和异型增生,从而诱发胃癌发生。Hp 本身的代谢可以产生一些毒性物质,如尿素、磷脂酶等,这些物质可以降低局部环境的酸性并导致上皮细胞损伤,产生慢性萎缩性胃炎;另外 Hp 感染造成胃黏膜炎性细胞浸润,使氧自由基增多及多种细胞因子释放,导致DNA 损伤及细胞凋亡。细胞凋亡刺激上皮细胞增殖或导致胃黏膜萎缩是胃癌发生的主要环节。

(2)霉菌毒素:流行病学调查结果显示,我国胃癌高发区粮食及食品的真菌污染相当严重。高发区慢性胃病患者空腹胃液真菌的检出率也明显高于胃癌低发区。在胃内检出的优势产毒真菌中杂色曲霉占第一位,并与胃内亚硝酸盐含量及慢性胃部病变的严重程度呈正相关。

(3)EB 病毒感染:EBV 感染与胃癌发生有关,胃癌患者的 EBV 阳性率明显高于正常患者。

3. 遗传因素　遗传方面早期主要是明确胃癌的家族性聚集倾向,家族中有胃癌史者,胃癌组明显高于对照组,且在多因素分析中其作用占首位。胃癌患者有血缘关系亲属的胃癌发病率较对照组高 2~4 倍。表明遗传与胃癌有密切关系。

(二)发病机制

胃癌的发病机制不明。癌前病变包括胃息肉、慢性萎缩性胃炎及胃部分切除后的残胃,这些病变伴有不同程度的慢性炎症过程、胃黏膜肠上皮化生或异型增生,有可能转变为癌。

三、临床诊断和鉴别诊断

胃癌的诊断需要根据患者的症状和体征、结合生化检验、内镜及影像学检查等辅助手段进行初步诊断;最后利用内镜活检获取组织样本,进行病理学观察确诊。

(一)临床诊断

1. 临床表现　食欲缺乏、胃酸缺乏、贫血以及上腹部肿块等。

2. 实验室检查

(1)血液检查血细胞比容、血红蛋白、红细胞下降,血红蛋白总数低,血沉大多增快。

(2)胃液减少,胃酸度降低,胃液中可能查到癌细胞。胃液可混有血液或呈咖啡色样沉渣,乳酸、乳酸脱氢酶、β葡萄糖醛酸酶增高。

(3) 血清胃泌素水平显著升高,癌胚抗原(CEA)往往阳性。

3. 胃镜检查　胃镜检查是目前胃癌最重要的检查手段。

(1) 早期胃癌仅侵犯黏膜、黏膜下层而未侵及固有肌层。隆起型多发生于幽门前区、贲门附近及胃体上部的后壁部分。黏膜呈息肉状隆起,表面凹凸不平、发红或有糜烂,与周围正常胃黏膜无明显的分界;平坦型病变略突起或低于周围黏膜,其主要特点是周围黏膜色泽的变化及粗糙不整的颗粒感,病变部位有黏膜可呈局限性或较广泛的发红、变色或褪色;凹陷型好发于幽门前区、胃窦大弯侧及贲门部,凹陷区与周围正常黏膜有明显的分界,病变部黏膜皱襞不规则,失去正常黏膜的光泽,而有异常发红变化,且有渗出物或出血点,向凹陷区聚集的黏膜可骤然变细或不规则增粗甚至突然中断,其边缘黏膜常有结节状不整齐的颗粒。

(2) 中晚期胃癌已超过黏膜下层。息肉样癌呈息肉样突入胃腔,直径常大于2cm,与周围正常黏膜分界清楚,表面高低不平,呈菜花状或结节状,常有明显颜色改变,发红或发灰。常有瘀斑、出血、糜烂或浅表溃疡,周围黏膜常有萎缩性变化;溃疡型癌在溃疡边缘不整,基底有污秽、出血、高低不平,周堤隆起较峻峭,高低不平呈结节状,颜色发灰,僵硬,常有出血、糜烂;溃疡浸润型四周的环堤全部或至少有一部分无突然高起的特征而渐向外倾斜,与周围黏膜分界不清,向溃疡中心集中,黏膜皱襞或突然中断,或突然变细,或呈杵状,或相互融合;弥漫浸润型癌肿在胃壁内浸润,黏膜表面高低不平或呈大小不等的结节状,可伴多个深浅不等的溃疡,亦可由于浸润而形成巨皱襞,病变处胃壁增厚、僵硬,局部蠕动消失,充气不张致胃腔狭小。

4. 影像学检查

(1) CT:局部胃壁增厚 >5mm,并伴有多层结构的消失或异常强化。早期胃癌主要表现为胃壁局限增厚,表面可不光滑,增强早期和增强晚期均可有强化,前者强化程度高于后者。进展期胃癌主要表现为胃壁局限或弥漫性增厚,增厚的胃壁内缘多凹凸不平,可形成向腔内或腔外突出的软组织肿块,并可伴有肿块表面的溃疡,增强早期多数呈明显不均匀强化,增强晚期呈均匀强化,强化程度低于早期。

(2) MRI:胃癌的 MRI 表现除胃壁增厚外,可发现病变部位的信号强度异常,在 T_1WI 呈等或稍低信号,T_2WI 上呈高或稍高信号,可见向腔内或腔外生长的软组织肿块,肿块的信号强度与增厚的胃壁相同。

(3) X 线检查:一般用于内镜检查禁忌者。按肿瘤形态分为 3 型:肿块型、溃疡型、浸润型。肿块型主要表现为突向胃腔的不规则充盈缺损;溃疡型主要表现为溃疡位于肿瘤内并且不扩展到胃壁边界以外,边缘不整齐,周围黏膜常有中断现象;浸润型主要表现为僵硬、黏膜皱襞蠕动消失,胃腔缩窄不光滑,整胃受累呈"革囊状"。

5. 病理诊断　根据 WHO 分型组织病理学观察分为乳头状、管状、黏液性和印戒细胞癌。乳头状癌是高分化伴有指状突起的外生性肿瘤,被覆圆柱形或立方形细胞,肿瘤与边缘界限清楚;管状腺癌含有扩张的或分支的腺管,可有腺泡结构,单个肿瘤细胞可以是柱状、立方形,可出现透明细胞;黏液癌的 50% 以上含有细胞外黏液,表现为腺体内衬分泌黏液的上皮细胞,周围聚集有细胞外黏液,或不规则的细胞巢漂浮于黏液中,有时肿瘤由无细胞成分的大黏液湖构成;印戒细胞癌的肿瘤成分 50%以上由含有黏液的细胞构成,黏液将细胞核推挤到细胞壁的周边,通常表现为浸润性生长和纤维组织增生。

(二) 诊断流程

胃癌的诊断流程如图 7-1 所示。

(三) 鉴别诊断

1. 胃炎　慢性胃炎疼痛无节律性及周期性,以消化不良症状为主,与进食无关,餐后常有饱胀不适和烧灼感,少数患者伴有反酸、嗳气等。疼痛多为隐痛,时隐时现,长期存在,胃镜检查大多可明确

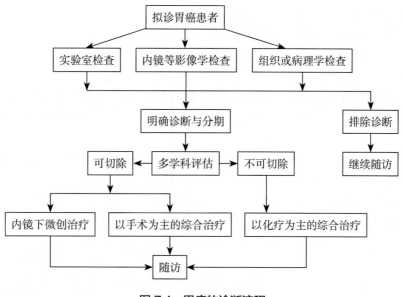

图 7-1 胃癌的诊断流程

诊断,病理活检显示慢性炎症,黏膜内可见不同程度的淋巴细胞、浆细胞及组织细胞浸润。

2. **胃溃疡** 最重要的特征是反复发作,具有明显周期性及节律性,上部溃疡呈餐后痛,幽门溃疡为空腹痛,夜间痛常见。胃溃疡的某些典型 X 线,如龛影形胃壁缺损,直径一般在直径 2cm 以内,溃疡边缘光滑整齐,周围黏膜呈辐射状,胃壁柔软可扩张等;而进展期溃疡型癌的龛影较大,一般直径超过 2cm,溃疡边缘不规则,常伴有指压痕及裂隙样破坏,局部胃壁僵硬,胃腔扩张性差等。病理形态学上从表浅到深部呈典型的溃疡三层结构:坏死组织层、肉芽组织层和瘢痕组织层;无胃癌相关恶性迹象。

3. **胃恶性淋巴瘤** 是除胃癌外最常见的胃部恶性肿瘤之一,多发于胃窦及幽门前区,肿瘤的平均体积一般比胃癌大,幽门梗阻和贫血现象都比较少见;特征性的改变为弥漫性胃黏膜皱襞不规则增厚,有多发性不规则地图形溃疡,溃疡边缘黏膜隆起增厚形成大皱襞;单发或多发的圆形充盈缺损,呈"鹅卵石样"改变。病理形态学上与胃癌完全不同,为弥漫的异型淋巴细胞浸润。

4. **胃肠道间质瘤** 肿瘤呈球形或半球形,好发于胃底及胃体部。X 线钡剂检查可见黏膜下胃平滑肌肉瘤,呈半透明状,周围黏膜出现皱襞,与胃癌容易鉴别。

第二节 实验室及其他检查指标与评估

临床上强调对胃癌患者早发现、早诊断、早治疗,确保患者病情尽早得到控制,提高临床治疗效果。对疑似胃癌患者,医生首先要对患者进行全面体格检查,然后进行临床实验室检验和影像学检查,并通过病理检查确诊。本节主要讨论胃癌的实验室检查指标及其评估。

一、实验室及其他检查指标

(一)临床检验指标

1. 临床常规检查

(1)血常规:根据胃癌发生部位和进展时期不同,血常规可以出现一些改变。血液检查呈小细胞低色素性贫血,血沉增快,如红细胞比容、红血蛋白、红细胞下降,血红蛋白总数低,白/球倒置等。

(2)血清胃泌素升高,血清癌胚抗原(CEA)呈阳性。水电解质紊乱,酸碱平衡失调等化验异常。

(3)大便常规可以检测到大便潜血。

2. 胃液检查　胃癌患者每 100ml 胃液中游离盐酸 0~10U,总酸度 10~50U,胃癌患者胃酸多较低或无酸。乳酸、乳酸脱氢酶、β- 葡萄糖醛酸酶增高。胃癌患者胃液锌离子含量较高,癌组织内含锌量高于正常组织的 2 倍以上。

3. 血生化及肝肾功能检查

(1) 血清胃蛋白酶原(PG):PG 水平反映了不同部位胃黏膜的形态和功能:PGI(血清胃蛋白酶原 I)是检测胃泌酸腺细胞功能的指针,胃酸分泌增多 PGⅠ升高,分泌减少或胃黏膜腺体萎缩 PGⅠ降低;PGⅡ与胃底黏膜病变的相关性较大(相对于胃窦黏膜),其升高与胃底腺管萎缩、胃上皮化生或假幽门腺化生、异型增值有关;PGⅠ/Ⅱ比值进行性降低与胃黏膜萎缩进展相关。因此,联合测定 PGⅠ和 PGⅡ比值可起到胃底腺黏膜"血清学活检"的作用。

(2) 血碱性磷酸酶:碱性磷酸酶及同工酶、唾液酸转移酶等指标升高。

(3) 肝功能检查大多无异常,如出现肝脏转移会有不同程度的肝功能异常。

(4) 肾功能检查大多无异常,随着病情进展,后期才可能出现肾功能异常。

4. 免疫学检查

(1) 胃癌具有肿瘤相关性抗原,应用单抗可以检测这些相关抗原。胃癌相关糖类抗原 CA50、CA19-9、CA742 阳性表达均在 70% 以上(CA199>27U/ml,CA125>35U/ml,CA742>6.9U/ml)。CA-125 增高常代表浆膜或腹膜已受累。

(2) 胃癌抗原(GCA)检测阳性。癌胚抗原(CEA)在 40%~50% 的病例中升高,CEA>3.4ng/ml。

(3) 在 30% 的胃癌患者中检测到甲胎蛋白(AFP),AFP>20ng/ml。

(二) 影像及内镜检查

1. X 线检查　早期胃癌 X 线征较难发现,可表现为细微的黏膜表面结构破坏,局部黏膜僵直或呈毛刷状,可表现为小的不规则充盈缺损,胃小弯与胃小凹影消失,代之以多个不规则的密度较低的小点状钡斑影聚拢区;进展期胃癌其 X 线征有:胃壁强直,皱襞中断,蠕动波消失,充盈缺损,胃腔缩小及不整形的癌性溃疡龛影等。

2. CT/ 磁共振检查　CT 表现为胃壁增厚基础上的胃腔狭窄,狭窄的胃腔边缘较为僵硬且不规则,多呈非对称性向心性狭窄,伴环周非对称性胃壁增厚。黏膜皱襞在 CT 横断面图像上,表现为类似小山脊状的黏膜面隆起,连续层面显示嵴状隆起间距和形态出现变化,间距的逐渐变窄、融合、消失标志着黏膜皱襞的集中、中断和破坏等改变,胃癌的黏膜皱襞增粗肥大,增强后多有较明显的强化,常伴有局部胃壁增厚。MRI 检查胃癌在 T_1WI 上呈同于正常胃黏膜的等信号或低信号,T_2WI 上呈高信号、稍高或低信号,癌灶 T_1WI、T_2WI 呈低信号,与局部纤维结缔组织含量多有关,黏液成分多的肿瘤在 T_2WI 为高信号。在弥漫浸润型胃癌,T_1WI、T_2WI 信号都减弱。

3. PET-CT 检查　PET-CT 能够检测组织生理代谢功能,同时应用 CT 技术对核素分布情况进行解剖定位,被广泛应用于胃癌术后复发的监测。

4. 腹部超声　在胃癌诊断中,基本声像图改变为胃壁异常增厚、隆起,通常呈不均质低回声,形态不规则,胃壁结构破坏。

5. 超声内镜检查　早期胃癌平坦型癌黏膜粗厚,呈低回声区,凹陷型黏膜层有部分缺损,可侵及黏膜下层;进展期胃癌可循 5 层回声带的不同改变判断胃癌浸润深度,甚至可发现胃腔外呈强回声团块的转移淋巴结。

(三) 病理诊断

病理诊断是胃癌确诊依据,活检要求取准可疑病变,最好深达黏膜肌层,7~10 块左右。病理报告包括病变位置、大体形态、病变面积、组织学类型、浸润深度、病变周围黏膜情况、有无脉管癌栓、侧切缘(水平切缘)及基底切缘(垂直切缘)情况、肿瘤病理分期等。

(1) 大体检查:早期胃癌局限于黏膜和黏膜下层,分为隆起型、表浅型、凹陷型。Ⅰ型隆起型,胃黏膜呈息肉状隆起,表面不平,边缘不清,可有糜烂出血。Ⅱ型表浅型有以下三种亚型:Ⅱa 表浅隆起型病变稍突出于黏膜面,高度多不达 5mm,面积小,表面平整;Ⅱb 表浅平坦型,病变不突出或下陷,最难发现,仔细观察可见胃小区大小和形状不均匀,黏膜粗糙,钡餐检查时可有钡剂粘着;Ⅱc 表浅凹陷型,最多见,有表浅凹陷,基底不平整,可见聚合黏膜,但聚合线可被打乱。Ⅲ型溃疡型,凹陷比Ⅱc 深,有溃烂,周围可有癌浸润,溃疡可与良性溃疡相似。

中晚期胃癌浸润至黏膜下层以下,分为三型:息肉型或覃伞型癌组织向黏膜表面生长,呈息肉状或覃状,突入胃腔内;溃疡型部分癌组织坏死脱落,形成溃疡,多呈皿状,有的边缘隆起,如火山口状;浸润型癌组织向胃壁内呈局限或弥漫浸润,与周围正常组织无明显边界,弥漫浸润时致胃壁增厚、变硬、胃腔缩小,黏膜皱襞大部分消失。典型的弥漫浸润型胃癌状似皮革袋,称为革囊胃。

(2) 组织学类型:按照肿瘤细胞组织结构分型:管状腺癌、乳头状腺癌、印戒细胞癌、黏液腺癌。①管状腺癌中肿瘤细胞构成大小不等、分支状或者裂隙状管腔结构,瘤细胞柱状或立方状,也可由于管腔内黏液挤压而成扁平状。瘤细胞具有不同程度的异型性。高分化腺癌,癌细胞呈柱状排列成大小较一致的腺管状,腺管背靠背或共壁明显(图 7-2);中分化腺癌,癌细胞排列成腺管状,但腺管大小不等,部分癌细胞呈实性排列;低分化腺癌腺样结构不明显,瘤细胞以条索状在胃壁内浸润,或浸润的癌细胞围成不规则或不完整的小管腔结构(图 7-3)。②乳头状腺癌通常是界限清楚的外生性生长肿瘤,为高分化的外生性癌,可见柱状或立方形上皮覆盖乳头状、指状突起,突起中心有纤维血管性轴心,见微乳头形式存在。③印戒细胞癌主要成分是胞质内充满黏液的印戒细胞,印戒细胞若在胃癌早期则散在于固有膜内,使得胃小凹或腺体之间的距离加宽。(图 7-4)。④黏液腺癌肿瘤成分有 50% 以上是细胞外黏液湖,癌细胞呈两种主要生长方式:由条索状或簇状排列的瘤细胞漂浮于黏液湖内,或者分泌黏液的柱状上皮排列成腺样结构。

少见类型包括:腺鳞癌、鳞癌、类癌、未分化癌、溃疡型癌等。腺鳞癌由腺癌和鳞状细胞癌混合构成,两者之间存在移行。鳞癌与其他鳞状细胞癌类似,可能来自胚胎残留的鳞形细胞或腺上皮鳞化。未分化癌除了存在上皮表型以外,缺乏任何分化特征,癌细胞中等大小,细胞质少,核深染,多呈片状或巢状分布。溃疡型癌表面癌细胞变性坏死脱落,癌细胞可呈不同形态及分化程度,浸润深度不等。

按照肿瘤浸润深度分型:①黏膜内癌:癌组织局限于黏膜固有层,没超过黏膜肌层。②进展期胃癌:癌组织突破黏膜下层,浸润肌层,伴有或不伴有淋巴结和远处器官转移。

(3) 免疫组化和分子诊断:胃腺癌角蛋白(CK)、EMA 和 CEA 通常阳性;胃癌 CK7/CK20 的表达有很大差异。一些病例同时表达角蛋白和波形蛋白;肠型胃癌、弥漫型胃癌和胃黏液腺癌表达 MUC1、MUC5AC、MUC2;90% 的胃癌表达 CDX2;80% 表达 HepPar-1、细胞增殖指数 Ki-67<40%。一些特殊

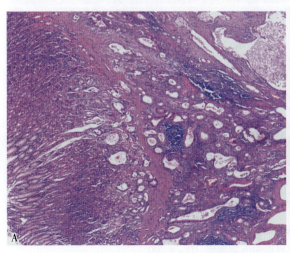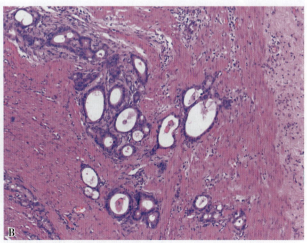

图 7-2　胃高分化腺癌

A. 胃壁全层组织浸润,HE,×100;B. 胃壁全层组织浸润,HE,×200

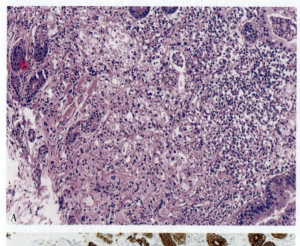
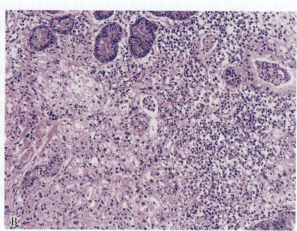
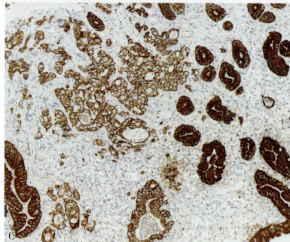

图 7-3　胃低分化腺癌

A. 胃角低分化腺癌,HE,×100;B. 胃角低分化腺癌,HE,×200;C. 免疫组化 CK 弥漫强阳性

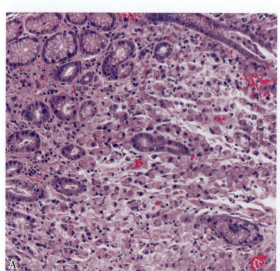
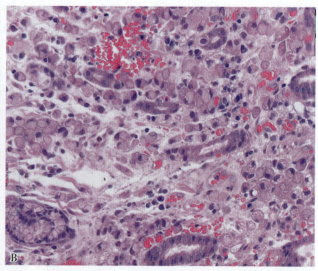

图 7-4　胃印戒细胞癌

A. 胃窦印戒细胞癌,HE,×100;B. 胃窦印戒细胞癌,HE,×200

类型的胃癌,常需要免疫组化标记协助诊断,如低分化神经内分泌癌,形态特征与肺低分化神经内分泌癌相似,核分裂象 >20 个 /10HPF,CKpan、Syn、CgA、CD56 等免疫组化指标阳性。胃肝样腺癌检测 HepPar-1、AFP、CK19、CDX-2 呈不同程度的阳性表达。遗传学弥漫性胃癌需进行 E-cadherin 免疫组化检测,甚至进行编码该蛋白的 CDH1 基因突变检测。具有绒毛膜癌形态特征的胃癌可标记 β-HCG 和 hPL 等进行确诊。

在胃癌病例中,应常规进行错配修复基因 MLH1、MSH2、PMS2、MSH6 蛋白表达免疫组化检查。在正常组织中 MLH1、MSH2、PMS2、MSH6 蛋白在细胞核中均有表达,染色呈棕褐色;错配修复基因 MLH1、MSH2、PMS2、MSH6 表达的减少或不表达提示肿瘤呈微卫星不稳定(MSI)状态,应该进行 PCR 扩增,做 MSI 分析。

在胃癌病例中,还应常规进行 Her-2 检测。Her-2 在胃癌组织中呈现明显的异质性,正确检测和评价 Her-2 蛋白表达对胃癌诊断具有重要意义。IHC 方法为检测胃癌 Her-2 的首选方法,IHC 3+ 的病例直接判定为 Her-2 阳性,IHC 1+ 和 IHC 0 的病例直接判定为 Her-2 阴性,IHC 2+ 的病例需进一步行原位杂交检测,原位杂交如检测到扩增,则判定为 Her-2 阳性,如无扩增则判定为 Her-2 阴性。在一张切片上放置同一胃癌病例两个蜡块的组织同时进行检测,能够提高 Her-2 阳性病例的检出率,无论采用手工还是全自动 IHC 方法染色,都应该在每张切片上设立阳性对照,阳性对照采用已被证实为 IHC3+ 的胃癌组织。研究显示,Her-2 基因和第 17 号染色体着丝粒 CEP17 的比值有助于预测曲妥株单抗治疗的敏感性,Her-2/CEP17=4 是判断曲妥株单抗治疗的敏感和不敏感的最佳界值,因此,在原位杂交检测中,除了明确 Her-2 基因是否扩增外,应注明 Her-2/CEP17 值以协助临床预测疗效。

二、临床检查指标的评估

(一)临床检验指标的评估

1. 血常规以及胃肠道肿瘤标志物检查　血液出现白蛋白下降,血红蛋白减少,肿瘤标志物 CEA、CA199、CA125 明显升高对于晚期胃癌患者临床诊断有帮助,CA125 增高常代表浆膜或腹膜已受累,在化疗有效时其检出值可下降,故可用于化疗疗效的判断。

2. 肝肾功能检查　肝功能异常提示有不同程度的肝脏转移,肾功能异常多为胃癌晚期。

3. 血液生化检查　血清胃蛋白酶原及其亚群能有效识别癌前疾病并对胃癌的风险进行评估,从而提高胃癌的早期诊断率。

(二)其他检查指标的评估

1. X 线检查　X 线检查是胃癌的基本诊断方法之一。对于胃癌的病变范围的判断,特别是近端胃癌,观察食管下端受侵的范围,确定手术方式有重要作用。目前最为常用的双对比法,把作为阳性造影剂的钡剂和作为阴性造影剂的气体共同引入胃内,利用黏膜表面附着的薄层钡剂与气体所产生的良好对比,可以清晰地显示胃内微细的隆起或凹陷。

2. CT/ 磁共振检查　CT/ 磁共振检查在评价胃癌病变范围、局部淋巴结转移和远处转移状况等方面具有重要价值,已经常规应用于胃癌患者的术前分期。然而,CT 扫描不能有效的确定肿瘤的浸润深度,并且对直径小于 5mm 的孤立性肝或肺转移不能检测。MRI 检查对软组织分辨率高,有利于对胃癌定位和定性诊断,为术前分期和疗效评价提供信息,有助于判断覆膜转移状态。

3. B 超　B 超是了解周围实质性脏器有无转移的方法。在胃癌诊断中,腹部超声主要用于观察胃的邻近脏器(特别是肝、胰)受浸润及淋巴结转移的情况。对评价胃癌局部淋巴结转移情况及浅表部位的转移有一定价值,可作为术前分期的初步检查方法。

4. 胃镜检查　胃镜是胃癌患者检查的首选方法。胃镜能直接看到胃黏膜病变部位和范围,是诊断胃癌最直接准确有效的方法。一般认为,胃镜对进展期胃癌的肉眼诊断率高达 90% 以上。对早期胃癌,内镜检查与细胞学检查、病理检查联合应用,可大大提高诊断阳性率。由于胃镜的普及,在胃癌筛查方面已取代钡餐成为首选。

(三) 病理检查指标

胃镜下结合肉眼观察与病理学分析可以对早期胃癌、癌前病变做出准确判断,是诊断胃癌的"金标准"。病理形态学及 IHC 检测是胃癌诊断的关键步骤。IHC 是继病理组织学以外的一个不可或缺的诊断方法,主要用于活检小标本或分化差的胃癌,分化良好的胃癌可以凭借病理组织形态学观察直接诊断。IHC 对疑难类型的确诊是非常重要的检测方法。

第三节　实验室及其他检查指标的临床应用

一、检查指标的筛选原则

(一) 首要 / 必需检测项目

胃镜可直视胃黏膜病变部位和范围,是诊断胃癌的有效方法。对早期胃癌,胃镜检查并活检,结合病理组织及细胞学检查可明确诊断。

(二) 第二步检测项目

CT 和磁共振检查适用于中晚期胃癌患者,可明确定位、浸润程度和病变范围。肿瘤标志物检查包括胃癌相关糖类抗原 CA50、CA19-9、CA742 等。

(三) 次要检测项目

包括临床常规检查,血生化及肝肾功能检查等。

二、检查指标的临床应用

(一) 在胃癌诊断中的应用

血常规和血清学检测对胃癌诊断有一定提示作用,对胃癌的诊断缺乏足够敏感性和特异性,仅仅作为辅助检查手段。胃癌的诊断非常依赖消化道内镜和病理形态学及必要的 IHC 检查,是明确诊断必须经历的检测项目。肿瘤的治疗方案要严格依据淋巴瘤的组织类型,因此病理形态学及 IHC 检测在明确肿瘤类型,指导临床治疗中发挥重要作用;CT 如用于诊断晚期胃癌分期,对了解胃癌是否存在转移,或是寻找癌症向周围转移的淋巴结有很大帮助。腹部超声主要用于观察胃的邻近脏器(特别是肝、胰)受浸润及淋巴结转移的情况。经腹部超声检查可了解患者腹腔、盆腔有无转移,特别是超声有助于鉴别病变性质。肿瘤标志物主要有癌胚抗原(CEA)和 CA199 等,对胃癌的诊断缺乏足够敏感性和特异性,但这在疾病早期筛查或动态监测疾病进展等过程中起重要作用,是常用的辅助检查指标。

(二) 在分期和判断预后中的应用

CT/ 磁共振、超声和 PET-CT 均可以分析侵犯范围胃癌,用于胃癌患者的分期。明确分型和分期,又有利于指导手术和准确判断预后。

(三) 在复诊随访中的应用

随访对发现肿瘤的进展、即时确立治疗方案有重要的意义。胃癌患者应当通过检测症状、体征和实验室检查进行定期随访。定期的肿瘤标志物检测、CT/ 磁共振、超声和消化道内镜检查,是随访过程中,监测病变进展情况的主要方法。其中肿瘤标志物检测、CT/ 磁共振和超声因为方法简便、患者依从性高,在定期复诊随访过程中,可以作为常规方案,定期检测。消化道内镜检查及活检组织学观察,则在病变可疑复发和进展的情况下才使用。

随访工作的开展最容易、最经济、最广泛的应当是实验室项目检查。包括体格检查,分别在手术后半年每月 1 次,之后半年每 2 个月 1 次,第二、第三年每 3 个月检查一次;血常规、大便潜血、肿瘤标志物、肝功能及 B 超,必要时进行上消化道钡餐、胃镜等。

案例 7-1

【病史摘要】 男性,52岁,上腹部隐痛2个月。

现病史:2个月前开始出现上腹部隐痛,进食后明显,伴饱胀感,食欲逐渐下降,无明显恶心、呕吐及呕血,当地医院按"胃炎"进行治疗,稍好转。近半月自觉乏力,体重较2个月前下降3kg。近日大便色黑。来院就诊,查2次大便潜血(+),查血Hb96g/L,为进一步诊治收入院。

既往史家族史:吸烟20年,10支/d,其兄死于"消化道肿瘤"。

体格检查:一般状况尚可,浅表淋巴结未及肿大,皮肤无黄染,结膜甲床苍白,心肺未见异常,腹平坦,未见胃肠型及蠕动波,腹软,肝脾未及,腹部未及包块,剑突下区域深压痛,无肌紧张,移动性浊音(−),肠鸣音正常,直肠指检未及异常。

【临床检验】 辅助检查上消化道造影示:胃窦小弯侧见一个2cm大小龛影,位于胃轮廓内,周围黏膜僵硬粗糙,腹部B超检查未见肝异常,胃肠部检查无明显异常。

【胃镜检测】 胃小弯处溃疡性病变,考虑早期胃癌。

【病理检查】 肿瘤位于胃窦小弯侧,直径1.5cm,中央浅溃疡,周围黏膜与正常黏膜分界明显,考虑为早期胃癌Ⅱ型。镜下病变位于黏膜层,小灶性区域浸润达黏膜下层,周围黏膜呈慢性萎缩性胃炎伴肠上皮化生。淋巴结未见转移癌。

【诊断】 早期胃癌Ⅱ型。

【案例分析】 该患者2个月前开始出现上腹部隐痛不适,进食后明显,伴饱胀感,食欲逐渐下降,无明显恶心、呕吐及呕血,当地医院按"胃炎"进行治疗,稍好转。近日大便色黑,查2次大便潜血(+)。上消化道造影:胃窦小弯侧见约2cm大小龛影,位于胃轮廓内,周围黏膜僵硬粗糙。综合检查结果,怀疑胃癌,胃镜局部黏膜隆起,突向胃腔,有蒂,表面粗糙,有的呈乳头状或结节状,CT显示胃壁出现异常强化,经过手术标本的病理形态学观察和IHC检测证实病变为胃癌。

-- 小 结 --

胃癌是起源于胃黏膜上皮的恶性肿瘤,在我国各种恶性肿瘤中发病率居前列。胃癌早期无明显症状,临床表现主要为食欲减退、贫血以及上腹部肿块等,常与胃炎、胃溃疡等胃慢性疾病症状相似,易被忽略,早期诊断率仍较低。实验室检查无特异性指标。胃镜是胃癌患者检查的首选方法。胃癌的确诊依赖病理学检查,绝大多数胃癌属于腺癌。胃癌的预后与胃癌的病理分期、部位、组织类型、生物学行为以及治疗措施有关。

(付 云 胡 兵 刘春芳)

第八章

胃肠道间质瘤

胃肠道间质瘤（gastrointestinal stromal tumor, GIST）是一类起源于胃肠道间叶组织的肿瘤，由 Mazur 等在 1983 年首次提出，是胃肠道最常见的间叶源性肿瘤。

第一节 概　述

GIST 的发病率较低，约为 (0.66~1.96)/10 万。14 岁以下儿童 GIST 的发病率约为 0.02/100 万。好发于 40~80 岁的成人，中位年龄为 60 岁。男性多于女性，男女发病比例 1.2∶1。GIST 主要发生于胃（约 60%），也可见于小肠（约 30%）、结直肠（5%）、食管（1%）及阑尾（<1%），还可以见于胃肠道外（1%），包括大网膜、肠系膜、盆腔或腹膜后，也称为胃肠道外间质瘤（extra-gastrointestinal stromal tumor, E-GIST）。

一、临床症状和体征

（一）临床症状

70% 的病例临床缺乏特异性，可表现为消化道出血及腹部肿块；20% 的患者因手术、内镜检查或影像学等检查发现，10% 则为尸检发现。不足 3% 的 GIST 患者伴有 Carney 三联征（包括胃 GIST、肺软骨瘤和肾上腺外副神经节瘤）。

（二）体征

常见于 20 岁以下的女性，多发生于胃，肿瘤呈多灶性，瘤细胞呈上皮样，易出现淋巴结转移。约 5% 的 I 型神经纤维瘤病的年轻患者易发生 GIST，无 C-KIT 突变；肿瘤常见于小肠，常为多发性，生长较为缓慢。家族性 GIST 多发生在携带胚系 KIT 活化或 PDGFRA 突变的患者。目前文献已报道 21 例家族性 GIST。晚期 GIST 可见淋巴结转移或肝、肺、骨及软组织的远处转移，常见于肿瘤切后术后 5 年。

二、病因和发病机制

（一）病因

多数学者认为该肿瘤起源于消化道管壁的 Cajal 间质细胞。该细胞存在于肠壁肌层神经丛内及其周围，表达 CD117，同时具有肌源性和神经源性分化。GIST 这一诊断名称由 Mazur 和 Clark 于 1983 年首次提出。在此之前，曾被称为平滑肌瘤、平滑肌母细胞瘤以及胃肠道自主神经瘤。1998 年，Hirota 等发现 GIST 的 C-KIT 基因存在功能获得性突变。2003 年，Heinrich 等发现，部分无 C-KIT 基因突变的 GIST 有血小板衍生生长因子受体 α（platelet derived growth factor receptor alpha, PDGFRA）基因的激活突变，并且与 C-KIT 基因突变不重叠，提示本瘤是由于特异的酪氨酸激酶受体 C-KIT 或 PDGFRA 突变而引起。此外，约 15% 成人和 >90% 的儿童胃肠道间质瘤属于野生型（无 C-KIT 或 PDGFRA 突变），其中约 42% 的野生型 GIST 表现为琥珀酸脱氢酶亚单位（succinate dehydrogenase subunit, SDH）基因缺失突变，免疫表型呈 SDHB 表达缺失。

（二）发病机制

研究显示至少 80% 的 GIST 病例有结构性激活的 KIT 突变。KIT 基因编码于细胞因子的跨膜酪氨酸激酶受体。干细胞因子受体结合引起受体二聚体形成和磷酸化,诱导细胞增殖和抑制调节。活化突变发生的频率依次递减,分别为外显子11(67%)、外显子9(10%)、外显子13和17。KIT突变的类型一定程度上与肿瘤发生的部位和形态相关。梭形细胞为主型GIST大多为外显子11的突变,而外显子9缺失多见于小肠,其他新种系突变见于家族性GIST和肥大细胞增生症。在一个肿瘤中通常仅有一种类型的KIT突变,但是极少数肿瘤含有两种不同的体细胞突变,复发的肿瘤可与原发肿瘤有不同的分子表型。

小于10%的GIST携带PDGFRA的活化性突变。PDGFRA基因位于KIT位点附近,其结构和组成提示这两个基因来自一个共同的祖基因。PDGFRA基因突变发生在第18、12和14外显子,以外显子18的突变最常见。常发生于胃,形态学表现为上皮样,临床侵袭性较低。

约有15%成人的GIST缺乏KIT或PDGFRA基因突变,称为野生型GIST。在伴有I型神经纤维瘤病和Carney三联征的GIST中表现为SDH基因缺失突变。

三、临床诊断和鉴别诊断

(一)临床诊断

1. 临床表现为消化道出血及腹部肿块,或因手术、内镜检查或影像学等检查发现。

2. 内镜检查及影像学检查发现胃肠道肿块。

3. GIST的诊断主要依赖于病理组织学、免疫组化和分子病理检测,并对病理确诊的GIST进行危险度分级。

(1) GIST的危险度评估适用于原发完全切除的GIST,目前仍根据肿瘤大小、核分裂象计数(50HPF)、肿瘤原发部位和肿瘤是否破裂四种参数进行评估。以下几种情形不作危险度评估:①各类活检标本,包括细针穿刺活检、空芯针穿刺活检和内镜活检等;②已发生复发和/或转移的GIST;③经过靶向治疗的GIST;④SDH缺陷型GIST:与普通型GIST有所不同,危险度评估不适用于SDH缺陷型GIST。

原发可切除GIST术后复发风险评估系统包括NIH(2008年改良版)、WHO(2013年版)、AFIP,见表8-1、表8-2、表8-3。鉴于便捷性与操作简单性,中国临床肿瘤学会(CSCO)胃肠间质瘤专家委员会推荐沿用NIH2008改良版,可能更适合亚洲人种。在2013版中国共识对NIH2008版中的错误进行修订的基础上,2017年版中国共识将NIH2008分级中的中危标准"直径<5cm,核分裂象(6~10)/50HPF,任意部位"进一步修改为"直径≤2cm,核分裂象(6~10)/50HPF,任何部位",如此可基本涵盖全部GIST病例,但发生于胃的这部分病例数较少,尚缺乏循证学证据。

表8-1 原发GIST切除术后危险度分级(对NIH 2008年改良版中国共识的2017修改版)

危险度分级	肿瘤大小(cm)	核分裂象(/50HPF)	肿瘤原发部位
极低	≤2	≤5	任何
低	>2,≤5	≤5	任何
中等	≤2	>5,≤10	任何*
	>2,≤5	>5,≤10	胃
	>5,≤10	≤5	胃
高	任何	任何	肿瘤破裂
	>10	任何	任何
	任何	>10	任何
	>5	>5	任何
	>2,≤5	>5	非胃原发
	>5,≤10	≤5	非胃原发

*针对原分级不足,专家委员会进行修正。

表 8-2　原发 GIST 切除术后危险度分级

危险度分级	肿瘤大小(cm)	核分裂象(/50HPF)	肿瘤原发部位
极低	<2	≤5	任何部位
低	>2,≤5	≤5	任何部位
中等	≤2	>5	非胃原发
	>2,≤5	>5	胃
	>5,≤10	≤5	胃
高	任何	任何	肿瘤破裂
	>10	任何	任何部位
	任何	>10	任何部位
	>5	>5	任何部位
	>2,≤5	>5	非胃原发
	>5,≤10	≤5	非胃原发

表 8-3　基于长期随访的 GIST 患者预后

预后分组	肿瘤参数		随访期间肿瘤进展(% 患者)	
	大小	核分裂象(/50HPF)	胃 GISTs	小肠 GISTs
1	≤2	≤5	0	0
2	>2,≤5	≤5	1.9	4.3
3a	>5,≤10	≤5	3.6	24
3b	>10	≤5	12	52
4	≤2	>5	0	50
5	>2,≤5	>5	16	73
6a	>5,≤10	>5	55	85
6b	>10	>5	86	90

注:这是 AFIP 随访 1 784 名患者的结果。发生在整个肠道的 GIST,预后都和发生在小肠的相似。另外,预后分组 4 的病例数很少。

关于核分裂象计数,现有评估系统均采用 50HPF,CAP 和 WHO 最初定义 50HPF 相当于 5mm^2,各单位使用的显微镜目镜有所不同,可作相应换算。此外,对 GIST 的危险度评估临床和病理可有不一致的情形,从事 GIST 靶向治疗的临床医生应综合临床、影像和病理等各方面的资料进行分析和研判。

而 2013 年 WHO 软组织肿瘤分类中,根据 AFIP 1 784 例 GIST 患者的随访资料,将 GIST 的生物学行为分为良性(生物学行为 0,预后分组为 1、2、3a)、恶性潜能未定(生物学行为 1,预后分组为 4)和恶性(生物学行为 3,预后分组为 3b、5、6a、6b)3 大类(表 8-3)。

(2) 野生型 GIST 指的是镜下形态符合 GIST,免疫组化标记 CD117 和 / 或 DOG1 阳性,但分子检测无 KIT/PDGFRA 基因突变者。约 85% 的儿童 GIST 和 10%~15% 的成人 GIST 为野生型 GIST。根据是否有 SDHB 表达缺失大致可分为两大类:①SDH 缺陷型 GIST:占 GIST 的 5%~7.5%,包括 SDHA 突变型、散发性 GIST、Carney 三联征相关性和 Carney-Stratakis 综合征相关性。②非 SDH 缺陷型 GIST:比较少见,包括 BRAF 激活性突变、NF1 相关性、RAS 突变、四重野生型。

(3) 免疫表型:大于 95% 病例瘤细胞表达 CD117,表现为胞膜和 / 或胞质弥漫阳性,约半数可呈胞质点状阳性;约 5% 的 GIST 不表达 CD117,主要是发生于胃和大网膜者,形态学上常为上皮样型或上皮 - 梭形细胞混合型。但 CD117 阴性的病例不能排除 GIST 的诊断,需要应用分子生物学手段检测 C-KIT 和 PDGFRA 基因的突变情况来辅助诊断。70%~80% 的 GIST 表达 CD34,其阳性率从小肠

GIST 的 47% 到直肠和食管的 96%~100% 不等。30%~40% 的病例可灶性或弥漫性表达 SMA、calponin 和 h-caldesmon。小于 5% 的病例表达 desmin 或 S-100 蛋白。近年来,研究显示 GIST 还可表达 DOG-1,尤其是具有 PDGFRA 基因突变而不具有 C-KIT 突变者,且总体敏感性与 CD117 几乎相同,具有高度特异性;DOG-1 在平滑肌肿瘤以及滑膜肉瘤中偶见表达,与 CD117 联合用于 GIST 的诊断具有较好的互补性。PDGFRA 的表达与 CD117 相似,除少数韧带样瘤外,其他的间叶性肿瘤 PDGFRA 均为阴性。部分野生型 GIST 呈 SDHB 表达缺失。检测 Ki-67 阳性表达指数对预测 GIST 的预后有一定帮助。野生型 GIST 的免疫表型如下(表 8-4)。

表 8-4 野生型 GIST 的免疫表型

	KIT 突变	PDGFRA 突变	BRAF 突变	NF1 突变	SDHB/C/D 突变	SDHA 突变
CD117	+	可为 - 或弱 +	+	+	+	+
DOG1	+	+	+	+	+	+
SDHB	+	+	+	+	+	+
SDHA	+	+	+	+	+	-
BRAF	-		+	-	-	

(二) 诊断流程

GIST 病理诊断需熟悉 GIST 的各种形态,并联合应用一组免疫组化指标和分子检测。

1. 对于组织学形态上符合 GIST 且 CD117 和 DOG1 弥漫阳性的病例,可以做出 GIST 的诊断。

2. 形态上呈上皮样但 CD117 阴性、DOG1 阳性或 CD117 弱阳性、DOG1 阳性的病例,需要加做分子检测,以确定是否存在 PDGFRA 基因突变(特别是 D842V 突变)。

3. CD117 阳性、DOG1 阴性的病例首先需要排除其他 CD117 阳性的肿瘤,必要时加做分子检测帮助鉴别诊断。

4. 组织学形态和免疫组化标记均符合 GIST 但分子检测显示无 KIT 或 PDFRA 基因突变的病例,需考虑是否有野生型 GIST 的可能性,应加做 SDHB 标记,表达缺失者要考虑 SDH 缺陷型 GIST,表达无缺失者要考虑其他野生型 GIST 的可能性。有条件者加做相应免疫组化(如 BRAF)和分子检测。

5. CD117 和 DOG1 均不表达的病例大多为非 GIST,在排除其他类型肿瘤后仍然要考虑 GIST 时,需加做分子检测,如有 KIT/PDGFRA 基因突变,则符合 GIST,但胃肠道炎性纤维性息肉除外,瘤细胞不表达 CD117 和 DOG1 但表达 CD34 和 PDGFRA,分子检测可有 PDGFRA 基因突变。GIST 的病理诊断流程图(图 8-1)。

6. 野生型 GIST 的诊断流程图(图 8-2)。

(三) 鉴别诊断

GIST 应依据组织学类型不同与相似的肿瘤相鉴别。

1. 梭形细胞为主型 GIST 主要与其他梭形细胞间叶源性肿瘤进行鉴别 包括平滑肌瘤、平滑肌肉瘤、神经鞘瘤、炎性肌纤维母细胞肿瘤、韧带样纤维瘤病和孤立性纤维性肿瘤。

(1) 平滑肌瘤和平滑肌肉瘤最易与 GIST 混淆:形态学上具有"腊肠样"细胞核、嗜酸性胞质以及清楚的细胞边界;但 GIST 的细胞核更趋向卵圆形,且易呈现合体细胞样。三种肿瘤都可以表达 SMA 和 h-caldesmon,但平滑肌肿瘤还可以表达 desmin,而不表达 CD117 和 DOG-1。

(2) 韧带样纤维瘤病:由成纤维母细胞构成,间质胶原化明显,可表达 SMA,偶可表达 CD117,但大部分瘤组织呈 β-catenin 细胞核着色,且不表达 DOG-1。

(3) 神经鞘瘤由交叉条束状排列的梭形细胞构成,形成 Antoni A 区和 Antoni B 区;细胞之间可见多少不等的胶原纤维;细胞核排列成波浪状和栅栏状结构。免疫组化瘤细胞呈 S-100 蛋白弥漫强阳性表达;部分病例可表达 CD34,但不表达 CD117 和 DOG-1。

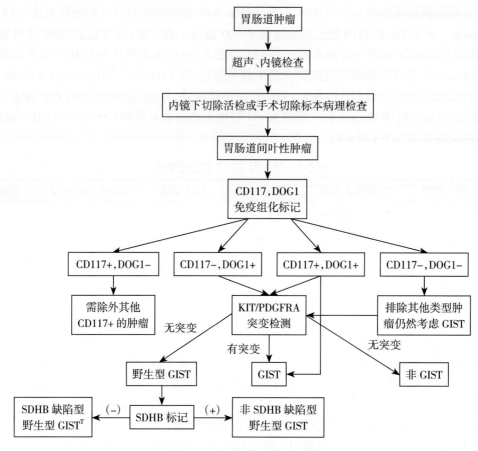

图 8-1　GIST 的病理诊断流程

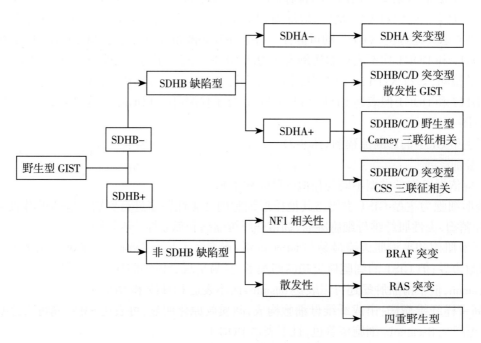

图 8-2　野生型 GIST 的病理诊断流程

（4）孤立性纤维性肿瘤：可见典型的血管外皮瘤样的"鹿角样"血管，梭形肿瘤细胞呈束状排列，间质见丰富的胶原纤维。免疫组化瘤细胞表达 CD34，最近发现该肿瘤细胞核强阳性表达 LSD1，但不表达 CD117 和 DOG-1。

2. 上皮样细胞为主型 GIST 主要与癌（如神经内分泌癌）和胃肠道透明细胞肉瘤鉴别　神经内分泌癌可表达 CK，同时表达神经内分泌标记，如 Syn、CgA 和 CD56。胃肠道透明细胞肉瘤可表达 S-100 蛋白，也表达 HMB-45、MiTF 和 Melan-A，并表现为 EWSR1-ATF1 或 EWSR1-CREB1 基因融合等与 GIST 不同。

第二节　实验室及其他检查指标与评估

一、实验室及其他检查指标

实验室检查指标包括临床检验指标和临床病理检测指标两部分。临床检验指标主要有临床常规检验和生化检测等；但这些指标在 GIST 诊断中缺乏特异性，大多数患者在临床检验指标中可能只有轻度改变或无明显改变。临床病理检测指标主要有病理形态学、免疫组化和分子病理检测，这些是 GIST 确诊的主要指标。其他检查指标包括胃镜、肠镜、超声和其他影像学等检查在病变的定位、大小及其病变与周围脏器的关系方面可提供重要的信息，并有助于 GIST 的诊断。

（一）临床检验指标

临床上 GIST 患者的临床常规检查和生化检测指标常常无明显改变或只有轻度异常。这些临床常规检验和生化检测对 GIST 的诊断缺乏特异性。

（二）其他检查指标

1. 气钡双重对比造影　显示黏膜下肿瘤，黏膜完整连续，受下方肿瘤推挤突向腔内，形成特征性的桥样皱襞。

2. CT 和 MRI　除能直观显示肿瘤所在的部位、形态、大小、生长方式以及周围组织或脏器的受累情况。MRI 能更好地反映肿瘤内部液化、坏死和囊性变等变化。根据肿瘤与消化道壁的关系，可将 GIST 分为壁内型、腔内型、腔外型和腔内腔外双向型（哑铃状）四种类型。肝转移性 GIST 常表现为低密度结节，周边环状强化，典型者可呈"牛眼征"。靶向治疗后 GIST 的影像学改变包括：肿瘤数目增多或减少、体积增大或缩小、肿瘤内部密度或信号增强或降低、肿瘤内出血、液化、坏死和囊性变等。

3. PET-CT　能够早期评价 GIST 靶向治疗的疗效，经格列卫治疗后的 GIST 其 SUV 值下降明显。

4. 内镜检查　内镜检查通常表现为黏膜下的圆形或椭圆形肿块，呈半球形突向腔内，病变处黏膜隆起，表面光滑、完整，色泽与周围黏膜相似，可见桥形皱襞。部分病例黏膜表面可见溃疡形成（图 8-3）。超声内镜检查显示肿瘤位于黏膜下或胃肠壁固有肌层内，边界清楚，内部回声均匀。肿瘤若伴有钙化或囊性变可出现高回声或低回声信号（图 8-4）。

（三）病理检测指标

包括病理组织形态检查、免疫组化检查和分子病理检查。GIST 的病理组织学检查的标本部分取自于术前活检。术前活检的适应证：①需要联合多脏器切除或术后可能明显影响相关脏器功能者，如位于胃食管结合部、十二指肠和直肠的病变；②无法切除或估计难以获得 R0 切除者；③疑似 GIST 者（如需排除淋巴瘤）；④疑似复发转移的 GIST。活检方式包括：①空芯针穿刺（core needle biopsy，CNB）活检：在超声或 CT 引导下行 CNB；②内镜活检：内镜下活检常难以获取肿瘤组织明确病理诊断，且偶可导致严重出血，仅适用于病变累及黏膜者；③内镜超声引导下细针穿刺活检；④经直肠穿刺活检：适用于盆腔和直肠的病变；⑤经皮穿刺活检：主要适用于复发和转移性 GIST。活检前应充分估计风险性，需要慎行。因活检组织较少，如临床怀疑为 GIST，病理医生也考虑为 GIST 时，宜先直接采用 CD117 和 DOG1 标记，如为阳性则还可有剩余的组织用于尝试分子检测。不宜采用过多的免疫组化标记用

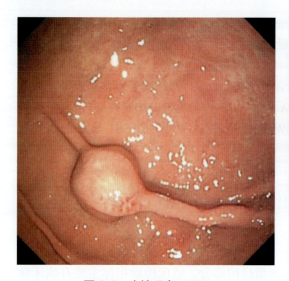

图 8-3　内镜观察 GIST

内镜下,可见胃黏膜下有一个 1.5cm×1.2cm 境界清楚的肿物,肿物隆起性生长,凸向胃腔

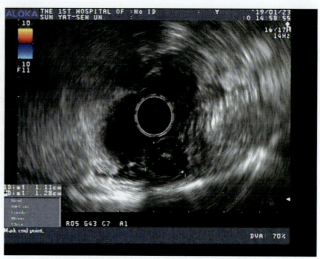

图 8-4　GIST 的超声内镜影像

超声内镜显示肿物位于黏膜下,边界清楚,最大直径 1.5cm,内部伴高回声信号提示钙化

于鉴别诊断,以尽可能减少组织的损耗,以备后续分子检测所需。需要注意的是,穿刺活检所获得的组织有限,通常 <50 个高倍视野,故对原发性肿瘤进行穿刺活检,常难以对危险度作出评估,但可客观计数高倍视野以及总的核分裂数目,供临床决策时参考。此外,若显微镜下观察到肿瘤细胞显著异型、黏膜浸润、肿瘤性坏死等形态学特征,可在病理报告中加以描述,对提示肿瘤的生物学行为有一定帮助。

1. 大体表现　肿瘤可位于黏膜下、肌层内、浆膜下或腹盆腔。肿物边界相对清楚,近黏膜者可见溃疡形成。发生于腹盆腔者可有纤维性假包膜。外观呈结节状,边界相对清楚,肿物直径大小悬殊,直径 0.3~44cm,中位直径 6.0cm(图 8-5)。切面灰白或灰红,质地嫩,细腻,可见出血、坏死及囊性变等继发性改变。靶向治疗后的 GIST 可呈胶冻样或胶原化等改变。中国胃肠道间质瘤诊断治疗专家共识(2013 年版):将直径≤2cm 定义为小GIST,直径≤1cm 定义为微小 GIST。

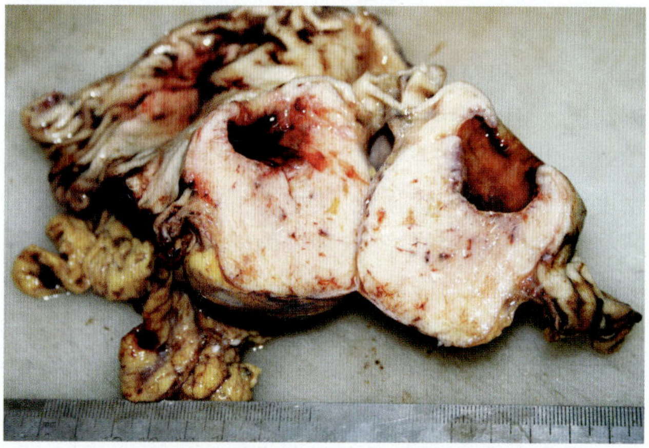

2. 组织学表现　GIST 依据细胞形态,组织学主要分为 3 个类型:梭形细胞为主型(70%),上皮样细胞为主型(10%)和混合细胞型(20%)。

图 8-5　胃 GIST 标本的大体图

肿瘤表面被覆胃黏膜,肿瘤可见溃疡形成

(1)梭形细胞为主型:GIST 瘤细胞呈短梭形或梭形;多呈条束状、漩涡状或鱼骨样方式排列,偶可见栅栏状结构,类似于神经鞘瘤;常见核端空泡,这种特征曾被认为是平滑肌肉瘤的诊断性形态特征。部分病例瘤细胞丰富,排列密集,且核分裂易见,细胞核异型性变化不一,少部分病例可见瘤巨细胞或多核细胞(图 8-6)。

(2)上皮样细胞为主型:GIST 多发生于胃和大网膜,瘤细胞呈巢状、片状或假腺样分布;胞质透亮、空泡状或嗜酸性,偶见胞核偏位,瘤细胞似浆细胞样。肿瘤的间质中含有纤细的胶原纤维,部分病例可伴有玻璃样变性,甚至硬化;约 10%~20% 的病例可见到丝团样、嗜酸性及 PAS 阳性的纤维小结,多见于小肠;极少数病例间质可见出血、钙化及坏死。野生型 GIST 主要发生于儿童的胃,瘤细胞呈上皮样,多结节或丛状分布,肿瘤易侵犯淋巴管和血管。

(3) 混合细胞型:GIST 肿瘤细胞部分呈梭形,部分呈上皮样。经酪氨酸激酶抑制剂(伊马替尼)治疗后,GIST 可以表现为肿瘤细胞密度降低,出现假乳头样结构甚至横纹肌肉瘤样分化,伴间质透明变性或黏液变性。

3. GIST 免疫组化检查指标　多采用套餐形式,常包括 CD117(图 8-7)、DOG1(图 8-8)、CD34、SMA、Desmin、S-100、Nestin、PDGFRA、SDHB 等一组抗体,以便对 GIST 进行病理诊断和鉴别诊断。

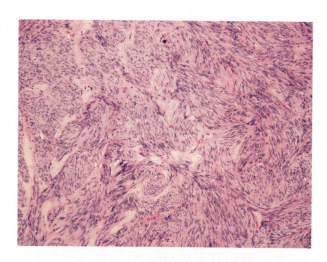

图 8-6　GIST 的病理组织学图像
镜下主要由梭形瘤细胞构成,编织状排列,HE,×100

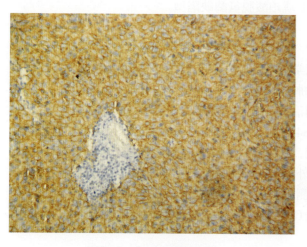

图 8-7　GIST 免疫组化
瘤细胞 CD117 弥漫阳性表达,IHC,×200

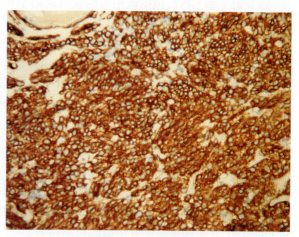

图 8-8　GIST 免疫组化
瘤细胞 DOG1 弥漫阳性表达,IHC,×200

(1) CD117:是胃肠道间质瘤诊断性标志物,在超过 90% 的肿瘤中表达,具有良好的敏感性和特异性。CD117 常为弥漫性表达,主要表现为细胞质和 / 或细胞膜阳性,少数呈现核周点状(高尔基体样)阳性。少数病例仅部分细胞表达或不表达,特别是上皮样型。

(2) DOG1:几乎所有的 GIST 均表达 DOG1,且多为弥漫性表达,也是 GISTs 敏感且特异的诊断标志物,常与 CD117 联合使用。

(3) CD34:大约 50%~70% 的 GIST 表达 CD34,不同部位的肿瘤表达率不同,以小肠 GIST 表达率最低。但是 CD34 在其他间叶源性肿瘤(如孤立性纤维性肿瘤、血管肿瘤、平滑肌肿瘤等)有不同程度的表达,因此需结合 CD117 和 DOG1 标记。

(4) 巢蛋白 Nestin 和蛋白激酶 C-θ(PKC θ):绝大多数 GIST 表达巢蛋白和 PKC θ,而其他间叶肿瘤很少表达,也有较好的特异性。

(5) 血小板源性生长因子受体 A(PDGFRA):因其他间叶源性肿瘤(如炎性纤维性息肉)也可表达 PDGFRA,因此在 GIST 中的辅助诊断价值有限,不建议使用。但 PDGFRA 可用于标记炎性纤维性息肉。

(6) 其他标记:包括 h-caldesmon、SMA 和 calponin 等,在 GIST 中可有程度不等的表达,非 GIST 标记物,不建议使用。少数 GIST 还可表达细胞角蛋白。

(7) 琥珀酸脱氢酶 B(succinate dehydrogenase subunit B,SDHB):可用于识别 SDH 缺陷型 GIST。

(8) BRAF:对 BRAF 突变的野生型 GIST 有一定的辅助诊断价值。

(9) desmin:部分 GIST 在经过靶向药物治疗后可发生横纹肌肉瘤分化,此时可表达 desmin 和 myogenin 等标记。

(10) Ki-67:Ki-67 是细胞增殖相关标志物,Ki-67 指数在 20% 以上者常提示肿瘤具有侵袭性。

4. GIST 的分子检测指标 主要检测 *KIT/PDGFRA* 基因突变情况。85%~90% 的 GIST 显示 *KIT* 基因突变。*KIT* 基因突变率主要涉及 11、9 号外显子,少数发生于 13、17、14、18 号外显子。突变类型包括缺失、插入、缺失 - 插入、点突变、重复和倒置。11 号外显子突变约占 66.9%(53.3%~81%),最常见的突变类型为缺失 / 缺失 - 插入突变。9 号外显子突变率约为 5%~15%,几乎均为编码 Ala502-Tyr503 的 6 个核苷酸的重复(1525-1530dupGCCTAT),主要发生于小肠,生物学上具较高的侵袭性。13 号和 17 号外显子突变比较少见,突变率均 <2.5%。

<5% 的 GIST 显示 *PDGFRA* 突变,主要发生于 12、14 和 18 号外显子。18 号外显子突变最常见,约占 *PDGFRA* 突变的 90%,其中 70% 为错义点突变(D842V),导致 Asp842Val,主要发生于胃上皮样 GIST,临床上常呈惰性。约 10% 的 GIST 虽表达 CD117 和 DOG1,但分子检测无 KIT/PDGFRA 基因突变,称为野生型 GIST,包括琥珀酸脱氢酶缺陷型和非琥珀酸脱氢酶缺陷型。

二、临床检查指标的评估

GIST 的诊断和鉴别诊断主要依赖于病理组织学检查和免疫组化染色,而对明确诊断的 GIST,由于需要临床靶向药物如格列卫治疗,因此分子检测肿瘤细胞 *KIT/PDGFRA* 基因突变情况则必不可少。研究表明,GIST 不同的基因突变,其临床靶向药物治疗的方案选择和剂量也不同。如 KIT 外显子 11 突变对 imatinib 敏感。*PDGFRA* 的外显子 18 的 D842V 突变对 imatinib 抵抗(同时对大多数酪氨酸激酶抑制剂抵抗)。KIT 外显子 9 的 dup502_503 突变,对高剂量 imatinib 有反应。KIT 外显子 13 的继发突变对 imatinib 抵抗,但对 sunitinib 有反应。KIT 外显子 17 的继发突变对 imatinib 和 sunitinib 抵抗,但对 regorafenib 有反应。合理和规范的实验室检测是患者临床靶向治疗获益的先决条件。另外,经治疗后,定期的内镜、超声或 MRI 检测可准确预测 GIST 的疗效和监测肿瘤复发、转移等情况,为临床进一步治疗方案调整提供有价值的检测指标。

第三节　实验室及其他检查指标的临床应用

一、检查指标的筛选原则

检查指标的筛选应该秉承快速、准确、实用和可行的原则。依据自身单位的实验条件和患者经济状况,选择最合适的检测套餐。对 GIST 的检测项目的选择,应该分首要检测项目、第二步检测项目和次要检测项目。

1. 首要 / 必需检测项目 包括消化道内镜、活检及组织学分析。

2. 第二步检测项目 根据组织学和免疫组化结果,如果能够明确诊断,则不需要进一步检测。但如果组织观察和免疫组化结果仍不能明确诊断,则需要进一步做第二步检测项目,如分子病理检测。

3. 次要检测项目 包括临床检验、气钡双重对比造影、超声、CT、MRI 和 PET-CT 等检测。根据患者个人情况和病变严重程度进行选择。

二、检查指标的临床应用

(一) 在胃肠间质瘤诊断中的应用

胃肠间质瘤的诊断非常依赖实验室检查,尤其消化道内镜和组织学及免疫组化检查,是明确诊断必须的检测项目。胃肠间质瘤治疗方案的制订与分子检测 *KIT*、*PDGFRA* 的基因是否存在突变及其突变类型密切相关,因此组织学、免疫组化检测和分子病理检测对于明确胃肠间质瘤的病理组织学类型和指导临床治疗至关重要。而血常规和血清学检测对胃肠间质瘤的诊断价值有限。

(二)在分期和判断预后中的应用

CT/ 磁共振、超声、PET-CT 结合组织学活检及免疫组化可以明确胃肠间质瘤的侵犯范围。明确胃肠间质瘤的分期,有利于准确判断患者的预后。

(三)在复诊随访中的应用

定期的 CT/ 磁共振、超声和消化内镜检查,是胃肠间质瘤患者随访过程中监测病变进展情况的主要方法。其中 CT/ 磁共振和超声因为方法简便、患者适应度高,在定期复诊随访过程中,可以作为常规检查方案,定期检测。消化内镜检查及活检组织学观察,则在病变可疑复发、转移和进展的情况下才使用。

案例 8-1

【病史摘要】　患者,女,55 岁。右上腹隐痛四年余。

【临床检验】　实验室检查 CEA 阴性。

【影像 / 内镜检查】　B 超检查发现,胃壁一 9cm×8cm 略强回声光团,边界清楚;CT 检查显示胃壁巨大肿瘤。

【病理检查】　手术切除胃壁肿瘤。大体检查,肿瘤呈灰红色,大小为 10cm×9cm×5cm,质软,切面出血、坏死;镜下见肿瘤由梭形细胞构成,胞质淡红染,核仁不明显,编织状排列。核分裂象 6/50HPF。免疫标记显示肿瘤细胞表达 CD117,CD34 和 DOG1。

【诊断】　胃壁胃肠道间质瘤,高度危险度。

案例 8-2

【病史摘要】　患者,男性,50 岁。胃镜体检发现胃壁肿物。

【临床检验】　无特殊。

【影像 / 内镜检查】　内镜检查发现,胃壁一 2cm×2cm 肿物,黏膜尚可,边界清楚。

【病理检查】　内镜下切除胃壁肿瘤。大体检查,肿瘤呈灰红色,大小为 2cm×1cm,质韧;镜下见肿瘤由梭形细胞构成,核仁不明显,编织状排列。未见核分裂象。免疫标记显示肿瘤细胞表达 CD117,CD34 和 DOG1。

【诊断】　胃壁胃肠道间质瘤,低度危险度。

-------------------------------------- 小　　结 --------------------------------------

胃肠道间质瘤的诊断主要依靠病理检查及影像学检查。影像学显示胃肠道壁占位性病变,可以提供诊断和鉴别诊断,只有肿块活检才能提供明确诊断。对活检组织的病理诊断,需要结合病理组织学形态、免疫组化染色结果,并结合肿瘤大小、核分裂数等以明确胃肠间质瘤的危险度分级。掌握胃肠道间质瘤的常见病理特征及临床特征,并根据需要开展相应的免疫组化进行辅助诊断及鉴别诊断,必要时在分子病理水平证实其特异的分子标志。

(韩安家　季峰　李世宝)

第九章

十二指肠溃疡

消化性溃疡（peptic ulcer，PU）是指在各种致病因子的作用下，消化道黏膜发生炎性反应、坏死、脱落，继而形成溃疡，病变可深达黏膜肌层。PU 可发生于食管、胃或十二指肠，也可发生于胃 - 空肠吻合口附近或含有胃黏膜的 Meckel 憩室内，其中以胃、十二指肠溃疡最常见。临床上十二指肠溃疡（duodenal ulcer，DU）多于胃溃疡（gastric ulcer，GU），两者之比约为（2~3）∶1。DU 与 GU 均好发于男性，DU 男女发病率之比为（4.4~6.8）∶1。幽门螺杆菌（Helicobacter pylori，Hp）感染、非甾体抗炎药（non-steroid anti-inflammatory drugs，NSAIDs）的广泛应用是 DU 的两大主要病因。

第一节　概　　述

一、临床症状和体征

（一）临床症状

典型的十二指肠溃疡多表现为规律性上腹部疼痛。但近年来由于抗酸剂和抑酸剂等的广泛使用，症状不典型的 DU 患者日益增多。由于非甾体抗炎药（NSAIDs）有较强的镇痛作用，临床上 NSAID-溃疡以无症状者居多，或仅表现为恶心、腹胀、厌食、食欲减退等消化道非特异性症状，部分以上消化道出血为首发症状。

1. 上腹部疼痛　规律性上腹痛是 DU 的典型症状，常常表现为节律性（rhythmicity）和周期性（periodicity），并可被进食或服用抗酸剂缓解。

（1）疼痛部位：多位于上腹正中或偏右，范围多较局限，但由于内脏痛的体表定位不明确，疼痛部位常与内镜下显示的溃疡位置不一致。十二指肠后壁的溃疡，特别是穿透性的溃疡可放射至背部。

（2）疼痛性质：表现不一，可为隐痛、钝痛、胀痛、烧灼样痛、饥饿样痛等，可能与胃酸刺激溃疡壁的神经末梢有关。

（3）节律性：是 DU 疼痛的两大特征之一，常发生在空腹时，进食或服用抗酸剂可缓解。约 60% 的 DU 患者主诉有夜间上腹部疼痛，多发生在午夜到凌晨三时。而 GU 的疼痛常在餐后 0.5~1h，夜间疼痛少见。腹痛发生与进餐时间的关系是鉴别胃与十二指肠溃疡的重要临床依据。如果溃疡疼痛变为持续性，不再为食物或抗酸药所缓解，则提示溃疡可能发生穿透。

（4）周期性：是 DU 的另一特征，典型的上腹痛呈慢性过程、反复发作，病程可达几年甚至十几年，多在秋冬和冬春之交发病，可持续数周或数月，缓解期长短不一。

2. 消化不良症状　DU 患者常有反酸、嗳气、胃灼热、上腹饱胀、恶心、呕吐、食欲减退等消化道非特异性症状，部分症状可能与伴随的慢性胃炎有关。

3. 并发症　DU 的并发症主要包括上消化道出血、穿孔和幽门梗阻等。随着 Hp 根除治疗的开展，其并发症发生率显著下降。

（1）上消化道出血：溃疡出血的临床表现取决于出血速度和量的大小。轻度可仅表现为黑便，严重者可出现呕血或循环衰竭的表现，甚至可发生休克。患者在出血前可出现上腹部疼痛加重，但一旦出血后,上腹疼痛多随之缓解。部分患者尤其是老年患者,在并发出血前可无症状(图9-1)。

（2）穿孔：可表现为突发全腹剧烈弥漫性疼痛。当后壁溃疡穿透时,疼痛可放射至背部。穿孔多见于老年患者,考虑可能与老年患者临床症状较隐匿,以及 NSAIDs 应用率较高等因素有关。

（3）幽门梗阻：目前已较少见,表现为上腹部饱胀不适和呕吐。餐后上腹饱胀加重,呕吐后可减轻,呕吐物为发酵宿食。患者可因反复呕吐,无法进食而出现脱水、营养不良等。

(二) 体征

上腹部局限性轻压痛是最常见的体征,在溃疡活动期十二指肠溃疡压痛点常偏右上腹,但缺乏特异性。反复慢性失血的患者可呈贫血貌,部分患者

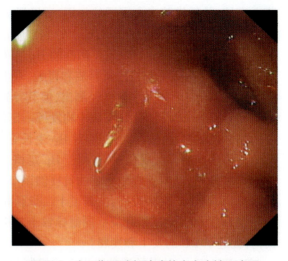

图9-1 十二指肠球部溃疡伴出血内镜下表现

可因营养不良而消瘦。体格检查对溃疡并发症的发现有重要意义,心动过速和直立性眩晕提示继发于呕吐或活动性消化道出血后的脱水、血容量不足,全腹肌强直、压痛及反跳痛提示穿孔,胃部振水音和胃蠕动波提示幽门梗阻的可能。

二、病因和发病机制

与胃溃疡类似,十二指肠溃疡的发病机制主要与黏膜的损伤因素和自身防御—修复因素之间平衡失调有关,但 DU 的发病主要是由于损伤因素增强所致,Hp 感染、NSAIDs 的广泛应用是引起 DU 的最常见的损伤因素,以前者为主。在西方国家,Hp 感染在消化性溃疡中的重要性已逐渐被 NSAIDs 替代。

(一) 病因

1. 幽门螺杆菌感染 Hp 感染不仅是 90% 以上十二指肠溃疡的主要病因,而且与胃黏膜相关淋巴组织(mucosa-associated lymphoid tissue,MALT)淋巴瘤和胃腺癌的发生发展也密切相关。

2. NSAIDs 流行病学调查显示,在服用 NSAIDs 和阿司匹林的人群中,15%~30% 会患消化性溃疡。长期摄入 NSAIDs 可诱发消化性溃疡、妨碍溃疡愈合、增加溃疡复发率和出血、穿孔等并发症的发生率。溃疡的发生除与服用的 NSAIDs 种类、剂量大小和疗程长短相关外,还与患者年龄(>60 岁)、既往溃疡病史和并发症史、Hp 感染、吸烟、同时应用抗凝药物或肾上腺糖皮质激素等因素有关。

3. 胃酸/胃蛋白酶 自身消化胃蛋白酶由从主细胞分泌的胃蛋白酶原经盐酸激活而成,它能降解蛋白质分子,对黏膜有侵袭作用。胃蛋白酶的生物活性取决于胃液 pH,胃蛋白酶活性在 pH<4 时才能维持。鉴于胃蛋白酶活性受胃液 pH 的制约,因而主要考虑胃酸的作用。

高酸环境在十二指肠溃疡的发病机制中占据重要地位。DU 患者的平均基础胃酸分泌量(basic acid output,BAO)和最大胃酸分泌量(maximum acid output,MAO)高于正常人,MAO 低于 10mmol/h 者很少发生 DU。但 DU 的 MAO 变异范围较广,且与正常人有较大重叠,仅 20%~50% 患者高于正常,因此诊断价值不高。DU 患者胃酸分泌增多主要与壁细胞总数增多、壁细胞对刺激物敏感性增强、胃酸分泌的正常反馈机制发生缺陷及迷走神经张力增高有关。

4. 其他危险因素 吸烟、饮食、精神因素、遗传因素、胃十二指肠运动异常、应激、病毒感染等在消化性溃疡的发生中也起一定作用。除 NSAIDs 外的其他药物,如糖皮质激素、抗血小板药物、抗凝药、部分抗肿瘤药物的广泛使用也可诱发十二指肠溃疡,亦是上消化道出血不可忽视的原因之一。

(二) 发病机制

1. Hp 的作用 正常十二指肠没有 Hp。Hp 通过两方面的协作作用造成了十二指肠黏膜损害和溃疡形成。一方面,Hp 借其黏附因子与黏膜表面的黏附因子受体结合,在胃黏膜化生的十二指肠黏

膜上定植,并凭借其毒力因子的作用,诱发局部炎症和免疫反应,损害局部黏膜的防御修复功能。空泡毒素 A(vacuolating cytotoxin,Vac A)和细胞毒相关基因 A(cytotoxin-associated gene A,Cag A)是 Hp的主要毒力标志,VacA 和 CagA 阳性的 Hp 感染比 VacA 和 CagA 阴性者更容易导致消化性溃疡。另一方面,Hp 感染可增加胃泌素释放和胃酸、胃蛋白酶原分泌,增强了侵袭因素。

虽然 Hp 的全基因序列已经测出,但其导致十二指肠溃疡的具体机制尚不明确。目前认为,Hp、宿主和环境三个因素在 DU 发病中均发挥一定作用。十二指肠酸负荷增加是 DU 发病的重要环节,一方面,酸可使结合胆酸沉淀,胆酸对 Hp 生长有强烈的抑制作用;另一方面,十二指肠酸负荷增加引起十二指肠球部的胃上皮化生,有利于 Hp 定植。Hp 感染引起的慢性胃窦炎直接或间接作用于胃窦 D细胞和 G 细胞,削弱了胃酸分泌的负反馈调节作用,从而导致餐后胃酸分泌增加;定植在十二指肠球部的 Hp 引起十二指肠炎症,削弱了十二指肠黏膜的防御和修复功能,在胃酸和胃蛋白酶的侵蚀下最终导致 DU 发生;十二指肠炎症同时导致十二指肠黏膜分泌碳酸氢盐减少,进一步增加了十二指肠酸负荷,促进了 DU 的发生和发展。

2. NSAIDs　对胃肠道黏膜损伤的机制包括局部和系统两方面作用。系统作用是导致 DU 的主要机制,NSAIDs 通过抑制环氧化酶 -1(COX-1),减少前列腺素(prostaglandin,PGs)的合成,削弱胃黏膜的保护屏障,进而引起胃黏膜血供减少,上皮细胞屏障功能减弱,氢离子反向弥散增多,进一步损伤黏膜上皮,导致糜烂、溃疡形成。局部作用为 NSAIDs 透过胃肠道黏膜上皮细胞膜进入胞体,电离出的大量氢离子造成线粒体损伤,对胃肠道黏膜产生毒性,使黏膜细胞间连接的完整性被破坏,上皮细胞膜通透性增加,从而激活中性粒细胞介导的炎性反应,促使上皮糜烂、溃疡形成。

三、临床诊断和鉴别诊断

(一) 临床诊断

1. 十二指肠溃疡的一般诊断　慢性、节律性、周期性上腹部疼痛伴消化不良症状是诊断 DU 的重要线索,对于典型症状和体征的患者,不难疑诊 DU,确诊需上消化道 X 线钡剂和胃镜检查。但应注意的是,某些特殊类型的 DU 往往不典型,因而单纯依靠病史难以做出诊断。明确溃疡诊断后,应注意寻找溃疡的病因。

十二指肠溃疡的确诊可分为形态学诊断、病因学诊断和并发症诊断三个方面。形态学诊断方法包括胃镜检查、上消化道钡剂 X 线检查、腹部平扫和 / 或增强 CT、腹部 MRI 及超声内镜(endoscopic ultrasonography,EUS)等。病因学诊断方法包括幽门螺杆菌检测、胃液分析、血清胃泌素测定、血小板黏附试验等。并发症诊断方法包括立位腹部 X 线平片、胃液及粪便潜血检查、放射性核素 ^{99m}Tc 标记红细胞(^{99m}Tc-RBC)显像等。

2. 特殊类型溃疡的诊断

(1) 球后溃疡(postbulbar ulcer):指发生在十二指肠降段、水平段的溃疡,多发生于十二指肠乳头的近端。溃疡多位于后内侧壁,背部放射痛多见,对药物治疗的反应较差,较易并发出血。

(2) 复合溃疡:指胃和十二指肠均存在活动性溃疡。复合溃疡中的胃溃疡较单独胃溃疡癌变率低。

(3) 难治性溃疡:指经正规治疗 8 周后,经内镜检查确定未愈的溃疡和 / 或愈合缓慢、复发频繁的溃疡,需考虑特殊病因如卓 - 艾综合征等。

(4) 老年人溃疡:老年人消化性溃疡者中无症状或症状不明显者的比例较高,疼痛多无规律,食欲缺乏、体重减轻、贫血、恶心、呕吐等症状较为突出,较易以溃疡出血或穿孔等并发症为首发症状。

(5) 巨大溃疡(giant ulcer):指直径 >2cm 的溃疡。巨大 DU 常位于后壁,常伴背部放射痛,并较易发生穿孔。

(6) 无症状性溃疡:无典型上腹痛和 / 或消化不良表现,多在因其他疾病做内镜或 X 线钡剂检查时被发现,或当发生出血、穿孔等并发症时被发现,甚至于尸体解剖时被发现,多见于 NSAID- 溃疡和老年人。无症状性溃疡在 NSAID- 溃疡中占 30%~40%。

(二) 诊断流程

十二指肠溃疡诊断流程如图 9-2 所示。

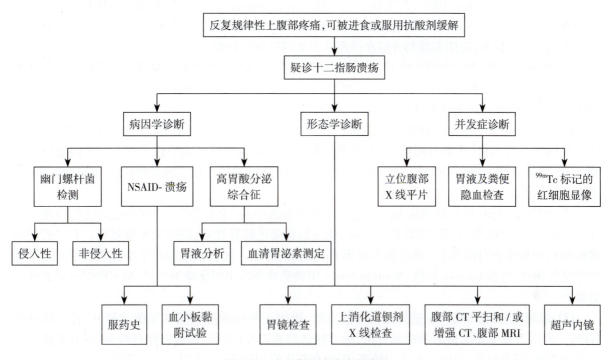

图 9-2　十二指肠溃疡诊断流程

(三) 鉴别诊断

1. 胃溃疡　症状上主要通过疼痛的节律性进行判断，GU 的疼痛常出现在餐后，夜间疼痛少见，而 DU 的疼痛常发生在空腹时，进食或服用抗酸剂可缓解，并可有夜间疼痛表现。可以通过胃镜检查及必要的活检病理形态学观察明确诊断。

2. 非溃疡性消化不良 (non-ulcer dyspepsia, NUD)　NUD 也被称为功能性消化不良 (functional dyspepsia, FD)，表现为上腹疼痛或不适，上腹饱胀、嗳气、反酸、恶心和食欲减退，而实验室及内镜等检查无明显异常 (可有慢性胃炎)，可通过胃镜与 DU 鉴别。

3. 胃泌素瘤 (gastrinoma)　也称卓 - 艾综合征 (Zollinger-Ellison syndrome, ZES)，该综合征临床以高胃酸分泌，血清胃泌素水平升高，多发、顽固及不典型部位溃疡及腹泻为特征。所有 DU 患者中约 0.1% 患有 ZES，多数患者在 20~50 岁被诊断出来。胃液分析 (BAO>15mmol/h，PAO>30mmol/h，BAO/PAO>0.6) 有助于胃泌素瘤的定性诊断，而超声检查 (包括超声内镜检查)、CT、MRI 等有助于胃泌素瘤的定位诊断。有部分胃泌素瘤患者的胃酸分泌仅表现为轻度增加，难以与普通十二指肠溃疡鉴别。

4. 胆囊炎或胆石症　典型病例表现为胆绞痛，多发生于饱餐、进食油腻食物后，不难与 DU 鉴别。不典型的病例可表现为上腹隐痛，易误诊为"胃病"，可通过 B 超、磁共振胰胆管造影检查 (MRCP) 等鉴别。

第二节　实验室及其他检查指标与评估

一、实验室及其他检查指标

(一) 临床检验指标

1. Hp 检测　自 1983 年首次从慢性活动性胃炎患者的胃黏膜活检组织中成功分离 Hp 以来，Hp

的检测方法有了很大进展。目前,Hp 检测分为侵入性试验和非侵入性试验两大类。侵入性试验包括快速尿素酶试验(rapid urease test,RUT)、组织学检测、细菌培养等;非侵入性试验包括 ^{13}C 或 ^{14}C 尿素呼气试验(urea breath test,UBT)、粪便 Hp 抗原(Hp stool antigen,HpSA)检测和血清抗体检测等。各种检测方法的特点如下所述,值得注意的是,应用抗菌药物、铋剂和某些有抗菌作用的中药者,应在停药至少 4 周后进行检测;应用抑酸剂者应在停药至少 2 周后进行检测。

(1) 快速尿素酶试验(RUT):由于 Hp 是胃内唯一能产生尿素酶的细菌,尿素酶能分解尿素生成氨和二氧化碳,氨可使胃黏膜组织 pH 升高呈碱性,加入 pH 指示剂即能判断 Hp 是否存在。目前已有多种尿素酶试剂盒或试纸条供临床使用。

RUT 既快速又方便,且费用低,但检测结果受取材部位、试剂 pH 值、环境温度等因素的影响。溃疡活动性出血、严重萎缩性胃炎、胃恶性肿瘤亦可能会导致结果呈假阴性。RUT 的敏感性为 80%~95%,特异性为 95%~100%。不同时间,采用多种方法或采用非尿素酶依赖试验的方法检测可取得更可靠结果。

(2) 组织学检测:可直接观察 Hp,是侵入性检测方法中的“金标准”。不同染色方法的检测结果存在一定差异。HE 染色可同时作病理诊断,免疫组化染色特异性高,同时成本也较高。有经验的病理医师行常规染色(HE 染色)即可做出有无 Hp 感染的诊断。如行常规组织学染色未发现 Hp,可行特殊染色检查,包括 Giemsa 染色、Warthin-Starry 银染色或免疫组织化学染色等,也可酌情行尿素呼气试验。

(3) 细菌培养:是诊断 Hp 感染最可靠的方法,可用于药物敏感试验和细菌学研究,特异性可达 100%。但其为技术要求最高的检测方法,标本转送培养需专门的转送液或保持低温,且对实验室条件要求严格,需要经费、时间和人力均较多,因此在临床应用较少,主要用于科学研究。

(4) 尿素呼气试验:患者口服 ^{13}C 或 ^{14}C 标记的尿素后,经 Hp 产生的尿素酶分解后,生成 $^{13}CO_2$ 或 $^{14}CO_2$ 可通过呼气试验的液体闪烁计速器或气体核素质谱仪检测。准确性高,易于操作,可反映全胃 Hp 感染情况,患者无创无痛苦,可作为根除治疗后复查的首选方法,其敏感性为 95%,特异性可达到 95%~100%。但当检测值临近临界值时,结果不可靠。Maastricht-5 共识提出,^{13}C 尿素呼气试验是 Hp 感染最好的方法,具有高敏感性和特异性;^{14}C 尿素呼气试验因为廉价也被建议,但有放射性,不能用于儿童和孕妇。胃部分切除术后患者用该方法检测 Hp 准确性显著下降,可采用 RUT 和 / 或组织学方法检测。

(5) 粪便抗原检测:目前采用酶联免疫分析双抗体夹心法测定 HpSA,其敏感性和特异性与尿素呼气试验相似。该方法简便、省事、不需要昂贵仪器,在尿素呼气试验配合欠佳人员(如儿童等)的检测中具有优势,但其临床应用不如尿素呼气试验广泛,原因可能是推广不够。

(6) 血清抗体检测:目前常用酶联免疫吸附法定性或定量测定血清 Hp 抗体 IgG,由于感染数周后才出现特异性抗体,Hp 根除治疗后 6~8 个月甚至几年可持续存在阳性水平,其阳性不一定是现症感染,不能用于根除治疗后复查,因此临床应用有限,主要适用于流行病性调查等。此方法的敏感性为 80%~100%,特异性为 75%~100%。消化性溃疡出血、胃 MALT 淋巴瘤和胃黏膜严重萎缩等疾病患者存在 Hp 检测干扰因素或胃黏膜 Hp 菌量少,此时用其他方法检测可能会导致假阴性,而血清学试验则不受这些因素影响,阳性可视为现症感染。

2. 胃液分析　胃液分析主要是胃酸分泌功能的试验,胃液中的胃酸分为游离酸和与蛋白质结合的盐酸蛋白盐两种形式。其主要测定基础胃酸分泌量、最大胃酸分泌量和高峰酸排出量(peak acid output,PAO),其他成分的实际意义不大。具体方法为:禁食 12h 后,抽取 1h 胃液测定胃液总量及胃酸浓度(mmol/L),两者的乘积即为 BAO,一次皮下注射五肽胃泌素 $6\mu g/kg$ 后每 15min 收集一份胃液标本,连续 4 次,供测定 MAO 和 PAO,4 份胃液标本的胃液总量和胃酸浓度的乘积之和即为 MAO,而 4 份标本中胃酸分泌量最大者即为 PAO。BAO 的参考范围为 2~5mmol/h,MAO 的参考范围为 15~20mmol/h,PAO 的参考范围为 11~29mmol/h。值得注意的是,BAO 仅代表基础状态下胃酸分泌情况,并不能真实反映胃酸分泌能力,一般应同时进行 BAO 和 MAO 的检查。进行胃酸分泌功能试验前 1 天应停用影响胃酸分泌的药物如 PPI、抗胆碱酯类及碱性药物。目前临床上多采用 pH 计测定胃液标本量和氢离子浓度,其观察具有一定的主观性,存在一定的分析误差。

胃酸分泌增多见于胃泌素瘤、消化道溃疡、幽门梗阻、慢性胆囊炎等,很多 DU 患者均存在 BAO、MAO 增高的情况,BAO>5mmol/h 有诊断意义,如 PAO>40mmol/h,提示出血、穿孔可能性大。此外,胃酸分泌还受患者的性别、年龄、精神状态、神经反射、烟酒嗜好、便秘及胃液采集方法等的影响,因此,在进行 DU 诊断时,应综合分析测定结果。

3. 血清胃泌素测定　胃泌素(gastrin)是由 G 细胞分泌一种重要的胃肠激素,它可以促进胃肠道的分泌功能,促进胃窦、胃体收缩,增加胃肠道的运动,同时促进幽门括约肌收缩。测定胃泌素需采集清晨空腹血液,分离制备血清。抗酸剂、抗副交感药物、H_2 受体拮抗剂对胃泌素分泌有影响,应在采集标本前 24h 停用;苯二氮䓬类药物也应停用 5~7d。目前多采用放射免疫测定法检测血清胃泌素,该法集放射的灵敏度与免疫的特异度于一体,简便、准确、灵敏与可靠。正常人血清胃泌素参考区间为:15~100pg/ml。

DU 患者空腹血清胃泌素水平较正常人稍高,不具有诊断价值;但餐后血清胃泌素水平可显著升高,这可能与 DU 患者的反馈机制发生障碍有关。血清胃泌素水平一般与胃酸分泌成反比,但胃泌素瘤患者的胃酸分泌和血清胃泌素水平同时升高。血清胃泌素 >1 000ng/L 应高度怀疑胃泌素瘤。当血清胃泌素 100~500ng/L 时,需做激发试验以释放胃泌素。静脉注射促胰液素后,胃泌素瘤患者的血清胃泌素水平通常迅速升高 >200ng/L。此外,恶性贫血、胃窦 G 细胞增生、肾衰竭、甲状腺功能亢进、萎缩性胃炎、残存胃窦及 H_2 受体阻断剂与酸泵抑制剂治疗也可导致胃泌素升高,应注意鉴别诊断。

4. 胃液及粪便潜血测定　潜血是指消化道少量出血时,粪便外观无异常改变,肉眼及显微镜均不能证实,需采用化学法或免疫学方法检测出血。目前潜血试验(occult blood test,OBT)通常采用化学法,其中邻联甲苯胺法、邻甲苯胺法及还原酚酞法最灵敏,可检出 0.2~1mg/L 的血红蛋白,只要消化道 5~10ml 出血即可检出。化学法简单易行,成本较低,但敏感度低,特异性也较差,含亚铁离子的食物和药物对结果有干扰,假阳性率为 30%。潜血检查前,应避免服用铁剂、动物血、肝类、瘦肉及大量绿叶蔬菜 3d,以免出现假阳性结果。血液在肠道停留过久,血红蛋白被细菌降解、大剂量服用维生素 C 及其他还原性物质会产生假阴性。免疫学方法具有较高的敏感性和特异性,一般血红蛋白为 0.2mg/L 或 0.03mg/g 粪便就可获得阳性结果,且不受饮食限制。消化性溃疡的 OBT 阳性率约为 40%~70%,且呈间歇阳性。粪便潜血试验要求标本为新鲜粪便,胃液潜血测定同粪便,连续多次检查为阳性者有临床意义。

5. 血小板黏附试验　血小板黏附试验(platelet adhesiveness test,PAdT)反映血小板黏附于异物表面的能力。几乎所有 NSAIDs 药物都可抑制血小板凝集,降低血小板黏附力。因此血小板黏附力降低对诊断 NSAID- 溃疡有一定帮助,但诊断 NSAID- 溃疡主要依靠 NSAIDs 药物服用史。

(二) 影像及内镜检查

1. 上消化道钡剂 X 线检查　上消化道气钡双重对比造影及十二指肠低张造影术是诊断 DU 的重要方法,其对 DU 的发现率高于 90%,但对小溃疡(直径 <0.5cm)的敏感性不高,同时受钡剂及产气粉质量、体位和时机、是否服用有效祛泡剂、检查者操作水平、读片能力等因素的影响。活动性上消化道出血是钡餐检查的禁忌证。

十二指肠溃疡的典型钡餐造影表现为良性龛影、球部变形和其他间接征象。良性龛影是诊断十二指肠溃疡的直接 X 线征象。龛影的形态可呈锥形、乳头形或半圆形,充盈加压象可见龛影周围的一圈光滑透亮带,或见放射状黏膜聚集。球部变形是诊断球部溃疡常见又重要的征象,以大弯侧多见,表现为山字形、三叶草状、花瓣状、葫芦形或假性憩室形成,恒定存在,是由于瘢痕收缩、黏膜水肿、痉挛收缩引起的。间接征象包括激惹征、十二指肠球部的固定压痛等。

2. 腹部平扫和 / 或增强 CT、腹部 MRI　在 CT/MRI 图像上,十二指肠全段与周围结构的解剖关系能得到充分地显示,十二指肠的各分部也较清楚。CT/MRI 可以对恶性溃疡病变范围、浸润周围组织的程度、局部淋巴结转移以及远处转移情况进行准确评估。DU 几乎无癌变可能性,因此 CT/MRI 检查较少应用。

3. 超声内镜   是将内镜和超声相结合的消化道检查技术,将微型高频超声探头安置在内镜顶端,可以获得胃肠道的层次结构的组织学特征及周围邻近脏器的超声图像,对疑似恶性病变的溃疡有较高诊断价值。

4. 立位腹部 X 线平片   为诊断胃肠道穿孔的首选检查方法,表现为膈下游离气体即膈下线条状或新月状透光影,边界清楚,其上缘为光滑整齐的双侧膈肌,下缘分别为肝、脾上缘。大量气腹时使双膈位置升高,内脏下移,有时衬托出肝、脾、胃等脏器的外形轮廓。

5. 放射性核素 ^{99m}Tc 标记   红细胞显像方便、快捷、无创、覆盖面积大,敏感性高,适用于消化道出血的初筛,可检测到 0.05~0.01ml/min 的间歇性出血,但在上消化道出血的患者中,已逐渐被胃镜取代。

6. 胃镜检查并活检   胃镜检查是确诊 DU 的首选方法。胃镜检查不但可以直接观察十二指肠溃疡的形态特征,还可以发现胃和十二指肠的其他病变如十二指肠炎、慢性胃炎等。胃镜检查过程中应注意溃疡的部位、形态、大小、深度、病期,以及溃疡周围黏膜的情况。典型的十二指肠溃疡一般不做活体组织学检查,但可常规取胃窦组织进行幽门螺杆菌检测。对不典型或难以愈合的溃疡,必要时应做进一步相关检查如胃肠 X 线钡餐造影、超声内镜、共聚焦内镜等明确诊断。

内镜下活动性溃疡多呈圆形或卵圆形,直径 <10mm,边缘光整,底部由肉芽组织构成,覆以灰黄色渗出物,周围黏膜常有炎症水肿。消化性溃疡内镜下分为三期:在活动期(A 期),以厚苔为主要特征,伴周边黏膜肿胀;在愈合期(H 期),以薄苔为主要特征,溃疡四周出现较明显的红晕及黏膜皱襞集中;瘢痕期(S 期)则白苔消失。

消化性溃疡(良性)的内镜诊断(畸田隆夫分期法):

1. 活动期(A 期)

(1) 活动 I 期(A1 期):溃疡底部有较厚白苔,也可有血凝块,周围黏膜肿胀但无黏膜皱襞集中,尚无新生上皮。合并活动性出血的溃疡一般应列为 A1 期溃疡。

(2) 活动 II 期(A2 期):溃疡底部白苔已经平坦清洁,周边反应性炎症性水肿减轻,周围黏膜皱襞开始集中,开始出现红色点状新生上皮。

2. 愈合过程期(H 期)

(1) 愈合 I 期(H1 期):溃疡底部白苔变薄,面积明显缩小,并有黏膜皱襞向溃疡集中,四周有上皮再生形成的红晕。

(2) 愈合 II 期(H2 期):溃疡底部仅有少量白苔,周边黏膜皱襞集中像明显,再生上皮进一步加宽。

H1 期与 H2 期的区别在于后者溃疡已接近完全愈合,但仍有少许薄白苔残留。

3. 瘢痕期(S 期)

(1) 红色瘢痕期(S1 期):溃疡白苔基本消失,缺损黏膜已完全被再生上皮覆盖,再生上皮发红,呈星栅状放射样排列,中心可见白色纤维素生成的瘢痕。

(2) 白色瘢痕期(S2 期):黏膜基本修复愈合平坦,或虽有黏膜皱襞集中但已不充血,可见线状或星状白色纤维素生成的瘢痕(图 9-3)。

对于溃疡合并出血的患者,应在出血后 12~48h 内行急诊内镜检查(emergency endoscopy)明确出血部位,并同时行内镜下止血治疗。胃镜下出血病灶的 Forrest 分级有助于评估出血病灶的再出血率。

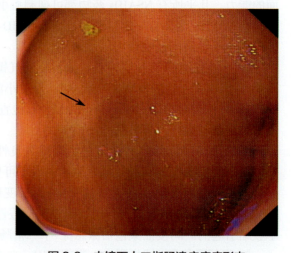

图 9-3   内镜下十二指肠溃疡瘢痕形态

Ⅰ级:活动性出血病灶,再出血率约为90%。

Ⅱ级:近期出血性病灶。Ⅱa:裸露血管伴明显渗血,再出血率50%;Ⅱb:附着血凝块,再出血率约25%~30%。

Ⅲ级:基底洁净。无近期出血迹象。Ⅲa:少量渗血,再出血率约10%;Ⅲb:仅有溃疡,无血迹,再出血率为3%。

内镜下大体观察:

(1)部位:DU约95%发生在球部,约90%距离幽门小于3cm。前壁比后壁多见。偶尔溃疡位于球部以下,称为球后溃疡。对吻溃疡(kissing ulcers)为十二指肠球部或胃的前后壁同时发生的溃疡。

(2)数目:多为单发,在胃和十二指肠中有2个或2个以上溃疡并存者,称为多发性溃疡(multiple ulcers)。

(3)大小:DU的直径一般<1cm,有些DU直径可达3~6cm,称为巨大溃疡,需与恶性溃疡相鉴别,但位于十二指肠的恶性溃疡非常少见。

(4)形态:典型的溃疡呈圆形或椭圆形,但亦有呈不规则形或线形者。

(5)深度:DU肠壁缺损超过黏膜肌层,有别于糜烂,严重者可达固有肌层或更深(图9-4)。

(三)临床病理检测

DU组织学改变,溃疡的深度可达到或超过黏膜肌层,底部肌层可完全破坏被瘢痕组织替代。溃疡底由四层构成,由浅及深为炎性渗出物、炎性坏死组织、肉芽组织和瘢痕组织。①炎性渗出物:由中性粒细胞、纤维蛋白等炎性渗出物所组成;②坏死层:为红染

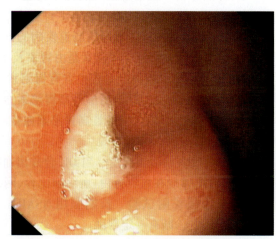

图9-4 十二指肠球部溃疡内镜下表现

无结构的坏死物;③肉芽组织:内含丰富的新生毛细血管和间质大量中性粒细胞及数量不等的淋巴细胞;④纤维结缔组织增生形成瘢痕组织。

瘢痕底部的中、小动脉因受炎症刺激,表现为血栓闭锁性动脉内膜炎,动脉管壁增厚,管腔狭窄或有血栓形成,因而可造成局部供血不足,妨碍组织再生使溃疡不易愈合,同时这种变化也是机体的一种防御机制以防止溃疡出血。DU出血时通常发现溃疡口有受侵蚀的小动脉,受累动脉平均直径0.7mm。溃疡底部的神经节细胞及神经纤维常发生变性和断裂及小球状增生,这种变化可能是患者产生痛觉的原因之一。溃疡下方的浆膜常出现纤维化、脂肪坏死,继而使胃壁增厚,发生粘连(图9-5A、B)。

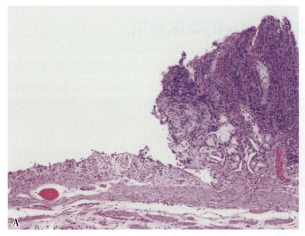
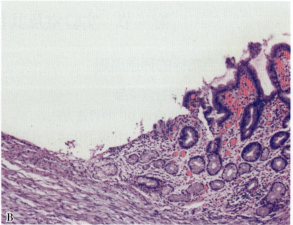

图9-5 十二指肠溃疡光镜下的病理表现

溃疡边缘处可见黏膜肌层和肌层融合。溃疡愈合时通过上皮从溃疡边缘迁移并覆盖溃疡基底富于血管的肉芽组织开始愈合,黏膜被溃疡边缘向内迁移而来的单层上皮取代,增生的黏膜向下生长并延伸覆盖溃疡表面。这种单层细胞可以延伸并覆盖整个小的溃疡(<2cm)的表面。

二、临床检查指标的评估

(一)临床检验指标的评估

1. Hp 检测　Hp 感染是 DU 的重要病因,Hp 在 DU 的检出率约为 95%~100%,同时根除 Hp 能促进溃疡愈合,显著降低溃疡复发率。由于是否合并 Hp 感染决定着治疗方案的选择,因此对 DU 患者应常规检测 Hp。

2. 胃液分析　正常空腹胃液为无色透明液体,黏液多时可呈稍浑浊的灰白色,其主要成分包括水、游离盐酸、结合酸、胃蛋白酶等。胃和十二指肠的病变,可引起胃液质和量的改变。因此,胃及十二指肠引流液的检查为诊断胃肠道疾病的方法之一。

3. 血清胃泌素测定　胃泌素是由胃窦及十二指肠和空肠上段黏膜 G 细胞分泌的一种胃肠激素,颊黏膜、舌、食管、中枢神经系统也含有胃泌素。胃泌素可强烈促进壁细胞分泌胃酸和增加胃肠道运动。血清胃泌素增高包括高胃酸性高胃泌素血症和低胃酸性高胃泌素血症两类。高胃酸性高胃泌素血症可见于胃泌素瘤;低胃酸性高胃泌素血症可见于胃溃疡、A 型萎缩性胃炎;胃泌素反应性增高可见于十二指肠溃疡。

4. 胃液及粪便潜血测定　当 DU 合并出血时,胃液血红素测定及粪便潜血试验可呈阳性。同时,大量的出血可体现在血红蛋白、血细胞比容、网织红细胞计数等实验室指标上。

5. 血小板黏附试验　长期服用 NSAIDs 会导致血小板黏附力降低,血小板黏附试验对诊断 NSAID- 溃疡的诊断有一定帮助。

(二)其他检查指标的评估

1. 影像学检查　上消化道钡剂 X 线检查对 DU 有初步诊断作用。CT、MRI 和超声内镜有助于对恶性溃疡进行评估。立位腹部 X 线平片和放射性核素 ^{99m}Tc 标记红细胞显像对 DU 的并发症穿孔和出血有诊断价值。

2. 胃镜检查　胃镜检查为十二指肠溃疡的首选确诊方法。胃镜检查不但可以直接观察十二指肠溃疡的形态特征,还可以发现胃和十二指肠的其他病变如十二指肠炎、慢性胃炎等。

(三)病理检测指标的评估

十二指肠溃疡底由浅及深为炎性渗出物、嗜酸性坏死组织、肉芽组织和瘢痕组织四层所组成。由于十二指肠溃疡几乎无癌变倾向,因此胃镜下一般不取组织活检,但可在胃镜下直接观察溃疡的大体形态。

第三节　实验室及其他检查指标的临床应用

一、检查指标的筛选原则

(一)首要 / 必需检测项目

1. 胃镜检查　为确诊 DU 的首选方法。
2. 立位腹部 X 线平片　怀疑消化道穿孔的患者应首选立位腹部 X 线平片。

(二)第二步检测项目

1. Hp 检测　Hp 检测为 DU 患者的常规检测项目。
2. 胃液及粪便潜血测定　胃液及粪便潜血测定多作为 DU 伴出血的辅助诊断检查。

(三)次要检测项目

1. 影像学检查　腹部 CT 平扫和 / 或增强、腹部 MRI 及超声内镜等检查应用较少。

2. 胃液分析　胃液分析对 DU 的诊断价值不大,目前临床上已较少用。

3. 放射性核素 ^{99m}Tc 标记红细胞显像　多作为消化道出血的初筛,但在上消化道出血的患者中,已逐渐被胃镜取代。

4. 血小板黏附试验　此试验在国内较少开展。

二、检查指标的临床应用

(一) 在十二指肠溃疡诊断中的应用

胃镜检查为确诊 DU 的首选方法。胃镜检查不仅可以直接观察黏膜病变,还可在直视下取活检。对于并发出血的患者,可在内镜下采用止血夹钛夹、注射或喷洒止血药物、激光、微波等方法止血。对于有胃镜检查禁忌证如活动性上消化道出血或不愿做胃镜的患者,可行上消化道钡剂 X 线检查,其敏感性和特异性稍低于胃镜检查。突发全腹剧烈弥漫性疼痛怀疑溃疡穿孔的患者,首选立位腹部 X 线平片,膈下游离气体常提示消化道穿孔。

幽门螺杆菌检测为 DU 患者的常规检测项目。RUT 是侵入性试验中诊断 Hp 感染的首选方法,患者接受胃镜检查时,若无活组织检查禁忌,建议常规行 RUT,最好从胃窦和胃体各取一块活检。尿素呼气试验可作为根除治疗后复查的首选方法。粪便抗原检测在尿素呼气试验配合欠佳人员(如儿童等)的检测中具有优势。血清抗体检测其阳性不一定是现症感染,不能用于根除治疗后复查,因此临床应用有限,主要适用于流行病性调查等,消化性溃疡出血、胃 MALT 淋巴瘤和胃黏膜严重萎缩等疾病患者存在 Hp 检测干扰因素或胃黏膜 Hp 菌量少,此时用其他方法检测可能会导致假阴性,而血清学试验则不受这些因素影响,阳性可视为现症感染。Hp 培养在临床应用较少,主要用于科学研究。

怀疑合并出血的患者还应进行胃液及粪便潜血测定,但 OBT 特异性低,且无法与胃癌、结肠癌等疾病鉴别,多作为 DU 伴出血的辅助诊断检查。放射性核素 ^{99m}Tc 标记红细胞显像多作为消化道出血的初筛,但在上消化道出血的患者中,已逐渐被胃镜取代。

DU 的 BAO、MAO 及 PAO 与正常人有较大重叠,因此胃液分析对 DU 的诊断价值不大,目前临床上已较少用。胃液分析对 DU 和胃泌素瘤的鉴别诊断有一定价值。同样,DU 患者的血清胃泌素水平较正常人稍高,但不具有诊断价值。

十二指肠溃疡几乎无癌变可能,因此腹部 CT 平扫和 / 或增强、腹部 MRI 及超声内镜的应用较少。对有 NSAIDs 和阿司匹林服药史怀疑 NSAID- 溃疡的患者可进行血小板黏附试验,但此试验在国内较少开展。

(二) 在分期和预后判断中的应用

胃镜检查可以根据胃镜下溃疡的大体形态对溃疡进行分型。胃液分析可评估迷走神经切断术的手术情况,术前、术后胃酸测定可判断迷走神经切断的完整性,成功的迷走神经切断后 MAO 下降 70%。

(三) 在复诊随访中的应用

Hp 根除治疗后,多数患者不需复查胃镜,评估根除治疗结果的最佳方法是尿素呼气试验,评估应在根除治疗结束后 4~8 周进行。胃液分析可用来评估迷走神经切断术术后复发情况,胃部分切除术后复发溃疡胃酸测定 BAO≥2mmol/h,若 >4mmol/h,几乎可肯定为复发溃疡。

案例 9-1

【病史摘要】　患者,女性,31 岁,反复腹痛 4 个月,加重 3 天。现病史:反复腹痛,上腹部及脐周为主,为阵发性,餐前及空腹时明显,进食后缓解,曾有夜间痛,无腹泻,无体重减轻等,未予治疗。3 天前劳累后感腹部疼痛加重,性质同前,伴腹胀,无腹泻,无发热,无黑便等。既往史:无长期服用药物史,无手术史,无药物过敏史。个人史、婚育史、家族史均无殊。体格检查:除上腹部轻压痛外,无其他阳性体征。

【临床检验】　粪便潜血试验:阴性。幽门螺杆菌检测(组织学检测):阴性。

【胃镜检查】 十二指肠球部溃疡（A1 期）。

【CT 检查】 十二指肠球降部管壁增厚，周围多发渗出及小淋巴结。

【诊断】 十二指肠溃疡。

【案例分析】 根据患者反复阵发性上腹部疼痛，餐前及空腹时明显，进食后缓解，具有节律性，并曾有夜间痛，体格检查提示上腹部轻压痛，怀疑十二指肠溃疡的诊断，进一步辅助检查以明确诊断。通过胃镜检查可直接明确十二指肠溃疡的诊断。病因学诊断方面，幽门螺杆菌检测结果阴性大致排除了幽门螺杆菌所致溃疡的可能性，而患者无长期服用药物史，排除 NSAID- 溃疡。并发症诊断方面，患者无并发症相关症状体征，且粪便潜血试验阴性，因此暂不考虑溃疡合并出血、穿孔或幽门梗阻。

-- 小　　结 --

十二指肠溃疡是消化系统的常见疾病。胃镜检查在此病的诊疗中具有重要作用，在胃镜下不仅可以直接观察溃疡特征，还可以对并发症进行治疗。Hp 检测、胃液分析、血清胃泌素测定和血小板黏附试验可帮助我们明确溃疡的病因。怀疑溃疡合并出血或穿孔时，潜血试验、立位腹部平片可辅助诊断。胃镜或上消化道钡剂造影、幽门螺杆菌检测、粪便潜血是十二指肠溃疡患者的常规检查项目，根据患者具体病情我们还可选择腹部 CT 平扫和 / 或增强、腹部 MRI、胃液分析、血清胃泌素测定、超声内镜等其他检查项目。

（李　峰　李世宝　韩安家）

第十章

小 肠 肿 瘤

　　小肠肿瘤（small intestinal tumor）是指从十二指肠起到回盲瓣止的小肠肠管所发生的肿瘤。原发性小肠肿瘤相当少见，占所有原发性胃肠道肿瘤不到 3%，包括各种类型的良性和恶性上皮性肿瘤、神经内分泌肿瘤、间叶性肿瘤、淋巴瘤和继发性肿瘤。约 75% 小肠肿瘤为恶性，常见的小肠恶性肿瘤包括腺癌、神经内分泌肿瘤、间质瘤和淋巴瘤。良性肿瘤包括各种类型腺瘤和各种类型良性间叶性肿瘤。鉴于小肠良性肿瘤罕见，小肠神经内分泌肿瘤、间质瘤和淋巴瘤一并在其他章节中介绍。故本章小肠肿瘤重点阐述小肠癌。

第一节　概　　述

　　小肠癌（carcinoma of the small intestine）是发生于小肠的恶性上皮性肿瘤，包括十二指肠及其壶腹周围区、空肠和回肠部位的上皮恶性肿瘤。好发于 50~70 岁的中老年人，也可发生于儿童，男性略多于女性。发生部位最常见于十二指肠壶腹部及其周围，其次为空肠和回肠。预后较差，5 年生存率不到 50%。影响预后的因素有肿瘤分期、患者年龄、发病部位、组织学分级等。年龄小于 75 岁、发生于空肠或回肠、组织学为中高分化的小肠癌预后较好。

一、临床症状和体征

　　小肠癌早期常无临床症状，随着肿瘤增大，可出现一系列临床表现。

（一）临床症状

　　1. 腹痛　表现为隐痛、胀痛。如发生肠套叠，出现不完全性肠梗阻，则出现阵发性腹痛加剧；如并发完全性肠梗阻，可出现剧烈绞痛。

　　2. 恶心、呕吐、腹胀　呕吐物为胃内容物，如为空肠和回肠梗阻者，后期呕吐物为肠内腐败呈粪样肠内容物，如血运障碍，呕吐物呈棕褐色或血性。

　　3. 肠道出血　表现为间歇性排柏油样便或血便，也可表现为大出血。长期慢性小量出血而未被发现，可有慢性贫血相关临床表现：如面色苍白，头晕，无力等。

　　4. 小肠穿孔　肿瘤细胞浸润肠壁全层伴坏死时，可出现肠穿孔，表现为突然出现腹痛加剧。

　　5. 十二指肠癌相关症状　壶腹部肿瘤阻塞胰腺导管引起胰腺炎相关症状，如左上腹剧痛，呈束带状向腰背部放射；阻塞胆总管可致黄疸，表现为皮肤、黏膜黄染，尿颜色加深，大便颜色变浅，管腔完全阻塞可出现陶土样大便。

（二）体征

　　1. 腹部肿块　肿瘤较大时，可触及腹部活动性肿块。

　　2. 腹膜炎体征　当肿瘤致肠穿孔时，出现腹膜炎体征，如腹壁僵硬、腹部压痛、反跳痛、肠鸣音消失等。

　　3. 其他体征　晚期患者可出现恶病质。

二、病因和发病机制

(一)病因

小肠癌的病因尚不清楚。目前研究认为小肠癌发病可能与下列因素有关。

1. 饮食与肥胖   研究认为高糖、高脂、精加工碳水化合物饮食和常吃烟熏或腌制食物会增加小肠癌患病风险;肥胖会增加小肠癌风险。而饮用咖啡,食用鱼、新鲜蔬菜和水果则降低小肠癌发生。

2. 遗传因素   家族性腺瘤性息肉病(FAP)是一种常染色体显性遗传病,未接受治疗的 FAP 患者一生中患结直肠癌的概率近 100%;几乎所有 FAP 患者均伴十二指肠腺瘤,约 5%~10% 患者癌变为腺癌。微卫星不稳定导致 DNA 错配修复功能异常可能参与小肠癌的发生,约 10%~15% 小肠腺癌伴微卫星不稳定,大部分胚系突变位于 *MLH1* 和 *MSH2* 基因。

3. 免疫系统损伤   肠道正常菌群对肠道黏膜相关淋巴组织的形成和维持肠道免疫功能至关重要。但肠道菌群也能促进潜在致癌物质的合成。免疫系统损伤至肠道菌群失调,从而导致潜在致癌物质如去氧胆酸的堆积,增加了小肠癌发生的风险。

4. 体细胞基因突变   体细胞基因突变在癌症发生中具有重要作用。部分小肠癌组织中存在癌基因 *β-catenin*、*E-cadherin*、*k-ras* 和抑癌基因 *P53* 突变。

5. 克罗恩病、乳糜泻等腹腔慢性疾病   研究发现克罗恩病是一种病因不明的胃肠道慢性炎症,常累及小肠远端,也可累及结直肠、肛门及肛周组织、消化道外器官组织等。受累黏膜损伤与修复交替出现,新生黏膜上皮细胞易受致癌因素的影响,加上肠道菌群失调、炎症因子的累积等,导致小肠癌的发生。研究发现克罗恩病患者患小肠癌的危险度是正常人的 18 倍左右。乳糜泻相关性小肠腺癌约占小肠癌的 10%。

(二)发病机制

小肠癌的发病机制尚不清楚。目前研究认为小肠癌发病机制可能与结直肠癌的相似,可能通过"小肠腺瘤—上皮异型增生—癌"途径和"小肠黏膜炎症—上皮异型增生—癌"途径等。

三、临床诊断和鉴别诊断

小肠癌的临床、影像学、实验室检查等常无特征性表现,确诊需做病理学检查。

(一)临床诊断

1. 临床表现   可有腹痛、腹胀、恶心、呕吐、血便、腹部肿块等,随着肿瘤进展,症状呈进行性加重。

2. 实验室检查

(1) 血、尿、便常规检查:血常规各项指标可在正常范围、部分患者可有白细胞升高、红细胞减少、血红蛋白降低等。尿常规常无阳性发现。便常规检查部分患者可出现潜血试验阳性。

(2) 血浆肿瘤标志物检查:患者血浆消化道肿瘤相关标志物如癌胚抗原(carcino-embryonic antigen,CEA)、糖链抗原 50(carbohydrate antigen 50,CA50)、CA242、CA19-9 和嗜铬素(chromogranin A,CgA)等浓度可升高。

3. 影像学检查   早期小肠癌影像学检查常无异常发现。中晚期小肠癌影像学检查可表现为受累肠管不规则软组织肿块影,或表现为受累肠管狭窄、肠壁环形或不规则增厚、肠管变形等。

4. 内镜检查   早期可表现为局限性黏膜粗糙、糜烂、点灶状出血等;进展期及晚期表现为局部肠壁增厚、僵硬、肠腔狭窄、息肉样或溃疡状肿物,与周围黏膜分界不清楚(图 10-1)。

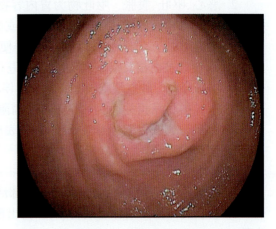

图 10-1   小肠癌内镜表现
空肠上段见一环周生长肿物,表面结节状,局部见溃疡形成,阻塞肠腔

5. 病理检查　病理形态表现为受累小肠上皮异型增生,呈不规则腺样、乳头状、巢状或弥漫片状排列,浸润性生长;伴有癌细胞不同程度的异型性;间质往往伴不同程度的促结缔组织增生现象。免疫表型特点:小肠腺癌通常表达 CK20、CEA、CDX2、富含 AT 序列特异性结合蛋白 2(special AT-rich sequence-binding protein 2,SATB2)、绒毛蛋白(villin)等,约 50% 小肠腺癌表达细胞角蛋白 7(cytokeratin 7,CK7);小肠神经内分泌肿瘤表达突触素(synaptophysin,SY)、CgA 和 CD56 等。

（二）诊断流程

小肠肿瘤诊断需临床、实验室检查、影像学检查、内镜检查和病理检查相结合,诊断流程如图 10-2 所示。

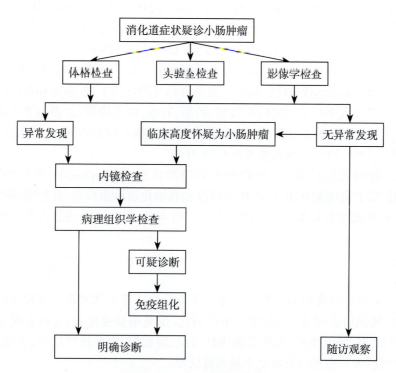

图 10-2　小肠肿瘤诊断流程

（三）鉴别诊断

小肠癌需与消化道良性病变和转移性肿瘤相鉴别。

1. 慢性胃炎　临床表现为慢性上腹疼痛、上腹不适、体重减轻等,与十二指肠癌症状相似。但慢性胃炎腹痛常无进行性加重,体检及影像学检查上腹部无肿块,胃镜检查表现为胃黏膜充血、糜烂,等,十二指肠黏膜完好。

2. 胆囊结石和慢性胆囊炎　临床表现与十二指肠癌相似,可有慢性上腹疼痛、黄疸等症状。但 B 超检查胆囊可见结石影或慢性胆囊炎声像,保守治疗有效。

3. 克罗恩病　临床表现为慢性腹痛、腹胀、体重减轻等,影像学检查显示回肠末段狭窄、管壁僵硬,与小肠癌相似。但克罗恩病病程较长,症状发作和缓解交替出现。

4. 肠结核病　临床表现为反复腹痛、腹泻与便秘交替,伴低热、消瘦、盗汗等,腹部可触及肿块,影像学检查可表现为肠腔狭窄、肠管僵硬等,与小肠癌相似。但肠结核好发于中青年,病程为慢性过程,常伴低热、盗汗等症,抗结核治疗有效。

5. 转移性肿瘤　转移性小肠癌与原发性小肠癌腹部临床表现相似,但转移性癌尚有原发肿瘤临床表现及影像学检查所见。

6. 其他　需要鉴别的疾病有粘连性肠梗阻、胰腺病变等。

第二节 实验室及其他检查指标与评估

一、实验室及其他检查指标

(一) 临床检验指标

1. 临床常规检查 血常规各项指标常在正常范围内,部分可有红细胞减少及血红蛋白降低,肿瘤晚期患者可出现贫血改变;粪常规可出现潜血阳性;尿常规检查一般无异常发现。

2. 血浆肿瘤标志物 消化道肿瘤相关标志物已被广泛用于消化道肿瘤的筛查、治疗过程的监测和预后判断。由于小肠肿瘤罕见,关于肿瘤标志物在小肠癌诊治过程中的应用研究报道甚少,结果不尽相同。主要用于小肠癌筛查和术后监测的标志物有 CEA 和 CA19-9。

(1) CEA:是一种与细胞黏附相关的细胞表面糖蛋白,分子量为 200kDa。Gold 和 Freedman 于 1965 年首次报道其为消化系统特异性癌抗原。主要由胎儿消化道上皮、胰腺和肝脏产生,正常人血清中有极微量表达,在多种人类癌症(如肺癌、胃癌、肠癌、肝癌、卵巢癌等)患者血浆中表达量显著升高。成人血 CEA 正常值范围随检测方法及实验室条件和所用试剂不同而不同,故其临界值需参照其所检测实验室设定的值。18%~83% 小肠癌患者血 CEA 升高。

(2) CA19-9:又称唾液酸抗原,是肿瘤相关的糖类抗原,由 Koprowski 等于 1979 年首先发现。CA19-9 由胰腺和胆管上皮细胞分泌,广泛用于胰腺癌和消化道肿瘤筛查,在胰腺癌诊断价值较高,是较好的胰腺癌筛查、预测术后复发和预后的标志物。约 40%~50% 小肠癌患者术前血清 CA19-9 水平升高。

(3) 其他消化道肿瘤标志物:如 CA50 和 CA242 等应用于小肠肿瘤诊断相关报道甚少。

(二) 影像及内镜检查

1. CT 检查 CT 检查中晚期小肠癌患者可表现为受累肠管不规则软组织肿块影,肿块影密度不均匀,边界不清楚;增强后表现为不规则轻 - 中度强化,少见明显强化者;也可表现为受累肠管狭窄,肠壁环形或不规则增厚,肠管变形;如累及肠周软组织、腹膜腔、腹腔淋巴结时,表现为累及部位不规则肿块影;伴远处转移者可在相应脏器见不规则肿块影。

2. 内镜检查 用于小肠肿瘤诊断的内镜种类有:胃镜、胶囊内镜和小肠镜。根据病变部位选择合适的内镜检查。

(1) 胃镜:是食管、胃、十二指肠疾病的常用检查方法之一。

(2) 胶囊内镜:由胶囊、信号接收系统及工作站构成。检查时,患者吞下一个含有微型照相装置的胶囊,随胃肠蠕动,以 2 帧/s 的速度不间断拍摄,所获取的消化道腔内图像信息被同时传给信号接收系统,然后在工作站上读片。

(3) 小肠镜:推进式小肠镜因具有吸引及注气的功能,对病变的观察更清晰,发现病变后可取活检及内镜下治疗。小肠癌内镜表现根据肿瘤大小及生长方式不同而不同,早期可表现为局限性黏膜粗糙、糜烂、点灶状出血等;进展期及晚期表现为局部肠壁增厚、僵硬、肠腔狭窄、息肉样或溃疡状肿物,与周围黏膜分界不清楚。

3. 超声内镜 将微型高频超声探头安置在内镜顶端,在内镜检查过程中进行超声扫描,获取胃肠道组织层次结构及其邻近器官及组织的超声图像。超声内镜检查可准确判断肿瘤浸润范围及局部转移情况。

(三) 临床病理检测

1. 大体检查 视肿瘤大小、发生部位和生长方式不同而不同。十二指肠癌由于症状出现早,且可通过上消化道内镜检查得以早期发现,大体早期可见黏膜糜烂、粗糙、颗粒状。进展期病变常呈息肉样肿物,切面灰白、质脆,与周围组织分界不清,可有出血和坏死,肿块最大径常小于 2~3cm;也可呈溃疡型、缩窄型或弥漫浸润型生长方式。由于空肠和回肠癌早期难以发现,绝大部分空肠和回肠癌常为晚期病变,肉眼表现为隆起型、缩窄型、溃疡型、弥漫浸润型等生长方式,肿瘤最大径从1.2~15cm不等,切面灰白,质脆,与周围组织分界不清,可伴出血和坏死。

2. 病理学诊断 由于十二指肠壶腹部既有十二指肠上皮,又与胆管、胰管有关。因此,发生于壶腹部的癌组织病理学特点不同于壶腹部外的癌。故对发生于壶腹部的癌与发生于壶腹部外的小肠癌组织病理学特点分别描述。

(1) 壶腹部癌:有以下4种组织学类型。

1) 小肠型腺癌:最常见,起源于十二指肠乳头黏膜,与壶腹部外的小肠腺癌相似。细胞呈柱状,核呈卵圆形或杆状,异型明显,核分裂象多少不一,可见病理性核分裂象;细胞复层,核远离基底膜,核分裂象上移达腺腔或乳头表面,上皮极性消失;排列呈腺样、乳头状、筛状、实性巢状、条索状,浸润性生长(图10-3);可伴其他肿瘤细胞成分,如Panth细胞、内分泌细胞、良性或恶性鳞状上皮细胞和残留的腺瘤性上皮成分等。间质不同程度纤维母细胞及毛细血管增生;细胞外黏液可有或无。

2) 胰胆管型腺癌:起源于胆管或胰腺导管上皮,癌细胞呈立方或矮柱状,核圆形或不规则形,异型明显,核分裂象多少不等,通常无细胞内黏液,无Panth细胞和内分泌细胞;大多数病例癌细胞排列呈细乳头状结构。

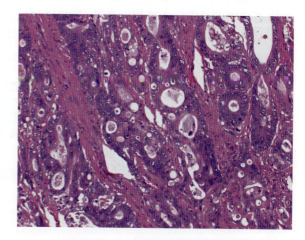

图10-3 小肠腺癌病理形态学图片

癌细胞呈矮柱状,异型性明显;呈不规则腺样或筛状排列,浸润肠壁组织,HE,×200

3) 混合型腺癌:由小肠型腺癌和胰胆管型腺癌两种成分组成。

4) 未分化癌:肿瘤细胞重度异型,无腺癌(胞质内黏液或分泌颗粒)或鳞状细胞癌(细胞内角化或细胞间桥)分化的特征,呈巢状或弥漫性排列,无腺样结构和角化珠形成。

(2) 壶腹外小肠腺癌:壶腹部外的小肠腺癌组织病理学特点与壶腹部的小肠型腺癌和大肠腺癌相似。

小肠腺癌根据腺管形成所占比例又分为高分化、中分化、低分化和未分化,分级标准如表10-1所示。

表10-1 小肠腺癌组织学分级(G)标准

G 定义	G(组织学分级)
无法分级	GX
高分化(腺管结构 >95%)	G1
中分化(腺管结构 50%~95%)	G2
低分化(腺管结构 <50%)	G3
未分化(无腺管形成)	G4

(3) 少见组织学类型小肠癌:小肠癌除常见类型腺癌外,尚有以下几种少见组织学类型的癌。

1) 腺鳞癌:由恶性腺上皮及恶性鳞状上皮两种成分组成的癌。

2) 鳞状细胞癌:由单一的恶性鳞状上皮组成,常发生于先天性异常或溃疡性结肠炎患者。

3) 黏液腺癌和印戒细胞癌:癌细胞分泌大量黏液。①黏液腺癌:以癌细胞产生大量细胞外黏液为特征,黏液量占肿瘤的比例≥50%,间质结缔组织中可有黏液池形成。②印戒细胞癌:黏液聚集在细胞内,细胞呈印戒状,弥漫性浸润性生长。

4）伴有肝样分化的癌：癌组织由肝细胞癌样区域及经典型腺癌区两种结构组成。肝细胞癌样结构区域内癌细胞产生甲胎蛋白（alpha fetoprotein，AFP），细胞内可有嗜伊红玻璃样小体，也可见胆汁；经典型腺癌区域内可见分泌黏液的癌组织。

5）原发性小肠绒毛膜癌：肿瘤由绒毛膜癌和腺癌两种成分组成，两种成分的癌互相混杂。绒毛膜癌组织由合体滋养细胞样癌细胞和细胞滋养细胞样癌细胞组成。合体滋养细胞样癌细胞的胞质嗜酸性，核呈嗜碱性空泡状，异型性明显；细胞滋养细胞样癌细胞胞体小，大小形态较一致，呈巢状排列；通常细胞巢内部为细胞滋养细胞样癌细胞，外部为合体滋养细胞样癌细胞，两种细胞也可混杂分布，常伴明显出血、坏死，血管侵犯常见；腺癌区域的组织病理学特点与经典型小肠腺癌相似。

6）肉瘤样癌：肿瘤细胞异型明显，由梭形癌细胞和经典型腺癌成分组成。

（4）免疫组织化学检查：常用于小肠癌诊断和鉴别诊断的免疫标记物，见表10-2。

表10-2　小肠癌病理诊断和鉴别诊断常用的免疫组化标志物

名称	阳性表达组织	在小肠癌病理诊断中的作用
CK7	呼吸道和上消化道腺上皮、泌尿道上皮、乳腺、间皮、卵巢上皮及其来源肿瘤	联合应用CDX2等标志物鉴别原发性小肠癌和小肠转移性癌，约有50%小肠腺癌表达CK7
CK20	肠黏膜上皮、尿路上皮伞细胞及其来源的肿瘤，Merkel细胞及其来源的肿瘤	同CK7
CEA	消化道腺癌、肺腺癌、甲状腺髓样癌和宫颈腺癌	联合应用CDX2等标志物鉴别原发性小肠癌和小肠转移性癌
CD56	神经外胚层来源的细胞及其来源的肿瘤，NK细胞	辅助诊断神经内分泌肿瘤
SY	神经元、神经节细胞、神经内分泌细胞及其来源肿瘤	同CD56
CgA	神经元、神经内分泌细胞及其来源肿瘤	同CD56
CDX2	消化道上皮及其来源肿瘤	鉴别原发性小肠癌和小肠转移性癌
SATB2	骨母细胞及其来源肿瘤，肠道上皮及其来源肿瘤	同CDX2
villin	肠上皮和肾近曲小管上皮及其来源肿瘤	鉴别原发性小肠癌和小肠转移性腺癌

注：单一免疫组化标志物对小肠癌诊断和鉴别诊断特异度低，故需根据形态学特点联合应用相应免疫标志物。

3. 分子遗传学检测　鉴于小肠癌发病率低，对其分子遗传学特征尚不清楚。是否与结直肠癌的相似尚待大数据研究。研究发现在小肠癌中异常表达的基因有 $P53$，$cyclin\ D1$，$\beta\text{-}catenin$ 等，部分病例有 $k\text{-}ras$、APC 基因突变，高水平微卫星不稳定性见于 10%~25% 的小肠癌患者。$P53$ 基因为抑癌基因，对染色体稳定性的维系至关重要。多种人类恶性肿瘤伴 $P53$ 基因突变或过表达。40%~59% 小肠癌 $P53$ 基因突变或过表达。$cyclin\ D1$ 为细胞周期调控基因，促进细胞周期进程。71.7% 壶腹癌高表达 $cyclin\ D1$。$\beta\text{-}catenin$ 为黏附分子，正常表达于上皮细胞膜。$\beta\text{-}catenin$ 异常导致 Wnt 信号通路异常，促进肿瘤发生。$\beta\text{-}catenin$ 异常表达见于 20%~48% 小肠癌。$k\text{-}ras$ 基因编码 GTP 酶，涉及几条酪氨酸激酶受体信号通路，14%~57% 小肠癌出现 $k\text{-}ras$ 基因突变。APC 基因胚系突变与家族性腺瘤型息肉病发生有关。APC 蛋白失活导致 $\beta\text{-}catenin$ 核聚集，促进上皮细胞的增殖，导致肿瘤的发生。约 20% 小肠癌伴 APC 基因突变。DNA 错配修复基因失活（微卫星不稳定）与小肠癌的发生有关，这些基因的体细胞突变导致蛋白表达缺失，也可以出现胚系突变导致 Lynch 综合征。Aparicio 等研究发现，23% 小肠癌出现微卫星不稳定性，其中 64% 患者伴 Lynch 综合征，伴微卫星不稳定者预后较好。

二、临床检查指标的评估

（一）临床检验指标的评估

消化道肿瘤相关标志物 CEA 和 CA19-9 在小肠癌患者术前血清中浓度可明显升高，这些标志物在手术后约 4~6 周可降至正常范围。故动态监测患者血上述标志物的浓度,可评估疗效及协助判断有无肿瘤复发可能。

1. CEA 部分小肠癌患者术前血清 CEA 水平升高,可用作无癌前病变人群小肠癌筛查。CEA 为广谱肿瘤标志物,多种人类恶性上皮性肿瘤患者血清 CEA 升高,并且部分非肿瘤性病变如非特异性结肠炎、胶原性疾病、心血管疾病、自身免疫性疾病患者血清 CEA 也可升高。故 CEA 对诊断小肠癌敏感度和特异度均很低。但因其检测方法简单、经济、创伤性小,且可重复检查等优点,目前主要用于小肠肿瘤的筛查、治疗后复发的监测和评估预后等。有限的研究表明:小肠癌患者术前血清 CEA 水平升高者总生存率较低,是影响小肠癌预后的独立因子。

2. CA19-9 其在小肠癌诊断、预后等方面的应用价值与 CEA 相似。由于 CA19-9 为广谱肿瘤标志物,在其他类型人类恶性肿瘤患者血清中可升高,在胆管梗阻、胆囊炎等良性病变患者血清中也可升高,并且大约 7%~10% 人群不产生 CA19-9,故 CA19-9 临床应用价值有限。目前主要用于小肠癌疗效监测和判断预后。血清 CA19-9 水平升高者预后较差。约 50% 壶腹部癌患者术前血清 CA19-9 水平升高,高水平者总生存率低,是影响壶腹周围癌预后的独立因子。

(二) 其他检查指标的评估

1. 影像学检查 影像学检查可评估肿瘤大小、浸润情况及与毗邻器官和组织的关系等。CT 扫描诊断小肠肿瘤准确率在 47% 左右。多排螺旋 CT 小肠造影诊断小肠肿瘤的敏感度可达 85%~95%,特异度可达 90%~96%。磁共振注气小肠灌肠检查诊断小肠肿瘤的敏感性约为 86%,特异性约为 98%。选择性肠系膜动脉造影对诊断小肠肿瘤合并活动性出血患者有用。超声检查对肠道肿瘤诊断帮助不大,但对肝、脾、肾转移性病灶的诊断有帮助。

2. 内镜检查 上消化道内镜检查是诊断十二指肠腺癌最主要手段,但对十二指肠降部以下的小肠癌难以发现。胶囊内镜检查可以观察整个小肠肠管情况,是诊断空肠和回肠癌的重要检查手段,在小肠肿瘤诊断有较高的价值,其敏感度和特异度分别为 89%~95% 和 75%~95%。小肠镜可广泛观察小肠肠管的病变状况,对胶囊内镜检查有可疑病变者进行小肠镜检查,对病变区行病理活检确诊。

(三) 病理检测指标的评估

1. 组织病理学检查 是目前小肠肿瘤诊断和分型的必需检查项目,小肠癌确诊有赖于病理检查。小肠癌病理诊断报告应包括以下内容:肿瘤原发部位及大小、肿瘤组织学类型及分级、淋巴结数目及淋巴结转移情况,淋巴管侵犯及神经侵犯情况,微卫星不稳定情况,癌旁小肠组织伴随疾病(如克罗恩病等)和手术切缘情况等。

2. 免疫组化检查 有助于小肠肿瘤诊断和分型。对组织病理学检查不能明确诊断和分型者,选择合适的免疫标志物检查。结合形态学及免疫表型特点以明确诊断。

3. 分子遗传学检查 由于小肠癌罕见,对其分子遗传学改变相关研究不多,分子病理特点临床意义尚不清楚,且费用较高,不是必需检查项目,可根据实际情况选择相关检测项目。

第三节　实验室及其他检查指标的临床应用

一、检查指标的筛选原则

(一) 首要／必需检测项目

1. 肿瘤标志物 对慢性进行性腹痛、体重减轻患者,除血、尿和粪常规检查外,检测患者血浆 CEA 和 CA19-9 情况,如上述标志物升高,应做进一步检查排除肿瘤。

2. 影像学检查 是小肠肿瘤主要检查方法,是临床分期和决定手术方式必需检查项目。对临床及实验室检查怀疑小肠肿瘤患者,作 CT/MRI 检查了解小肠有无病变以及病变范围及其与腹部其他器官的关系。

3. 病理学检查　小肠癌确诊需依赖病理学检查。对临床和影像学等检查疑诊肿瘤者,及时作内镜检查,并取活检行病理组织学检查确诊。对形态学不能分型者,选择合适的免疫标志物检查确定类型。

(二) 第二步检测项目

内镜检查属有创检查,操作技术要求高,耗时较长。根据病情需要选择该项检查。临床疑诊为十二指肠病变者,胃镜检查是诊断的主要检查方法。临床、实验室及影像学检查疑为空肠、回肠病变者,可选择胶囊内镜初筛,对胶囊内镜检查有可疑肿瘤者,进行小肠镜检查,并对病变部位取活检作病理检查确诊。

(三) 次要检测项目

有条件的小肠癌患者可作 k-ras、APC 及 DNA 错配修复基因状态检测。

二、检查指标的临床应用

(一) 在小肠肿瘤诊断中的应用

1. 内镜检查是诊断小肠肿瘤的重要方法,内镜下直接观察病变大体形态特点,对可疑部位取活检确诊。

2. 病理学检查是确诊小肠肿瘤的必须检查方法。癌组织免疫标志物 CDX2、SATB2 和 villin 表达模式有助于肠道原发癌与其他脏器腺癌伴小肠转移鉴别,肠道原发癌 CDX2、SATB2 和 villin 阳性,而胰腺、肝胆管、肺、卵巢和其他非肠道部位的腺癌常阴性。

(二) 在分期和判断预后中的应用

1. 肿瘤标志物 CEA　目前主要用于小肠肿瘤治疗后复发的监测和评估预后等。小肠癌患者术前血浆 CEA 水平升高者总生存率较低,是影响小肠癌预后的独立因子。CA19-9 主要用于小肠癌疗效监测和判断预后。血浆 CA19-9 水平升高者预后较差。约 50% 壶腹部癌患者术前血浆 CA19-9 水平升高,高水平者总生存率低,是影响壶腹周围癌独立预后因子。

2. 影像学检查　CT/MRI 检查可观察肿瘤累及范围、腹腔脏器有无转移等,对恶性肿瘤临床分期意义重大。

3. 病理学检查　肿瘤病变部位、病理组织学类型、淋巴结转移等与小肠癌预后密切相关。CYCLIN D1 是判断壶腹癌预后的独立因子,癌组织 CYCLIN D1 高表达者预后较差。小肠癌出现微卫星不稳定者生存期较无微卫星不稳定者长。

(三) 在复诊随访中的应用

1. 肿瘤标志物 CEA　CEA 可用于小肠肿瘤治疗后复发的监测。如小肠肿瘤患者术后出现 CEA 升高,提示肿瘤复发可能,需作进一步检查。

2. 影像学检查　对术后可疑复发患者,CT/MRI 是确诊的重要检查方法之一。

3. 内镜检查　术后临床怀疑复发患者,内镜检查是确诊的重要方法。

4. 病理学检查　病理学检查是小肠肿瘤术后复发确诊的必须检查方法。

案例 10-1

【病史摘要】　患者,女性,54 岁,反复腹痛 5 个月余,餐后饱胀伴呕吐 23 天。腹痛位于剑突下及右侧腹部,呕吐物为胃内容物。抗炎治疗无效。有长期便秘史。体格检查:剑突下轻压痛,无反跳痛,腹部未触及包块。临床诊断:消化不良查因。

【临床检验】　血常规:各项指标在正常范围内。大便常规:潜血弱阳性。血 CEA 5.67μg/L(正常参考值 0~5μg/L),CA19-9 56.90U/ml(正常参考值 0~37U/ml)。

【影像学检查】　腹部 CT 检查发现空肠近段管壁呈环形增厚,相应管腔狭窄,腔内见结节状致密影。诊断:空肠近段管壁环形增厚并管腔狭窄,肿瘤性病变?

【内镜检查】 双气囊小肠镜检查:空肠上段见一环周生长肿物,与周围组织分界不清,局部溃疡形成。诊断空肠肿物性质待查(癌? 淋巴瘤?)。小肠镜下取病变组织活检。

【病理学检查】

1. 大体检查 灰白组织6点,大小共0.3cm×0.3cm×0.3cm。

2. 光镜检查 小肠黏膜组织,固有层见肿瘤细胞增生,细胞呈柱状,核呈卵圆形或杆状,异型明显,核分裂象多少不一,可见病理性核分裂象;细胞复层,核远离基底膜,核分裂象上移达腺腔或乳头表面,上皮极性消失;排列呈腺样、乳头状、筛状,腺管状结构约占肿瘤的70%,浸润黏膜固有层及黏膜肌层,间质纤维母细胞及毛细血管增生,少量淋巴细胞及浆细胞浸润。

【诊断】 小肠中分化腺癌。

【案例分析】 该患者临床表现为慢性腹痛,近期伴呕吐,抗炎治疗无效,疑为小肠肿瘤。予血、尿、便常规检查、血肿瘤标志物和腹部CT检查,发现大便潜血试验阳性,血CEA和CA19-9轻度升高,空肠近段管壁呈环形增厚,相应管腔狭窄,腔内见结节状致密影,高度疑为小肠肿瘤。为明确诊断,予小肠镜检查,疑为癌或淋巴瘤? 小肠镜下取病变组织活检。病理组织学检查明确诊断为小肠中分化腺癌。

-- 小 结 --

小肠肿瘤十分少见,其中以小肠癌较为常见。小肠癌的发生可能与遗传因素、高脂饮食及慢性消化道炎性病变等有关。临床常表现为腹痛、腹胀、恶心、呕吐、贫血、体重减轻等,晚期可有恶病质。体检腹部可触及活动性肿块。血肿瘤标志物CEA、CA19-9可升高。CT是诊断小肠肿瘤的重要检查手段之一,可在小肠区检测到不规则肿块影,同时可全面观察肿瘤与周围器官和组织关系,有助于肿瘤分期。内镜检查可直视肿瘤大体形态、生长方式等,并直接取病变区组织作病理检查确诊。目前小肠癌确诊有赖于病理检查。小肠癌常见组织学类型有小肠型、胰胆管型、混合型腺癌,根据肿瘤组织内腺管结构所占比例分高分化、中分化、低分化腺癌。部分小肠癌可出现 *P53* 和 *cyclin D1* 高表达;*β-catenin* 异常表达等;*k-ras*、*APC* 基因突变和微卫星不稳定见于部分小肠癌。

(莫祥兰 陈 星 盛尚春)

第十一章

阑 尾 炎

急性阑尾炎（acute appendicitis）是阑尾发生的急性炎症性病变，是外科急腹症中常见的一种疾病。临床表现多以转移性右下腹痛，麦氏点压痛、反跳痛为主，并伴随恶心呕吐。血常规以白细胞和嗜中性粒细胞计数增高为主。因阑尾的解剖位置变异较多，因此有的临床表现并不典型，容易误诊。阑尾位于盲肠顶（末）端，距回盲瓣约 2.5cm，形似细小盲管，近端与盲肠相通。成人阑尾长度一般为 2~20cm 不等，一般为 6~8cm，外径 0.5~0.7cm，内径 0.3~0.4cm。阑尾系膜短呈三角形，内有阑尾终末动脉。外科手术是治疗阑尾炎的主要方式。目前，由于外科诊断技术、麻醉、抗生素应用等方面的进步，绝大多数患者能够早期就医、早期确诊、早期手术，得到良好的治疗效果。

慢性阑尾炎（chronic appendicitis）是阑尾发生的慢性炎症性病变，大多数由急性阑尾炎转变而来，少数一开始即呈慢性过程。主要病变为阑尾壁不同程度的纤维化及慢性炎性细胞浸润。临床表现多有急性阑尾炎发作病史，也有部分患者症状不典型。常伴右下腹疼痛，部分患者仅有隐痛或不适，剧烈活动或饮食不洁可诱发急性发作。慢性阑尾炎的主要体征是麦氏点的局限性压痛，这种压痛经常存在，位置也较固定。查体时患者以左侧卧位可于右下腹触及索条状肿块为肿大阑尾。X 线钡剂灌肠检查时，可见阑尾不充盈或充盈不全，阑尾腔不规则，72h 后透视复查阑尾腔内仍有钡剂残留，即可诊断慢性阑尾炎。诊断明确后应尽早手术治疗，并行病理检查。

急性阑尾炎为外科常见急腹症，因其起病急，症状重，需与多种腹部疾病鉴别，因此本章着重讲解急性阑尾炎。

第一节　概　　述

一、临床症状和体征

（一）临床症状

1. 腹痛　典型的腹痛发作始于上腹部，逐渐转移向脐部，数小时（6~8h）后转移并局限在右下腹。此过程的时间长短取决于病变发展的程度和阑尾位置。约 70%~80% 的患者具有这种典型的转移性右下腹痛的特点。部分病例发病开始即出现右下腹痛。不同类型的阑尾炎其腹痛也有差异，如单纯性阑尾炎表现为轻度隐痛；化脓性阑尾炎呈阵发性胀痛和剧痛；坏疽性阑尾炎呈持续性剧烈腹痛；并发穿孔时因阑尾腔压力骤减，腹痛可暂时减轻，但出现腹膜炎后，腹痛又会持续加剧并且范围扩大。

不同位置的阑尾炎，其腹痛部位也有区别，如盲肠后位阑尾炎疼痛在右侧腰部，盆位阑尾炎疼痛在耻骨上区，肝下区阑尾炎可引起右上腹痛，极少数左下腹部阑尾炎呈左下腹痛。

2. 胃肠道症状　发病早期可能有厌食，恶心、呕吐也可发生，但程度较轻。有的病例可能发生腹泻。盆腔位阑尾炎，炎症刺激直肠和膀胱，引起排便、里急后重症状。弥漫性腹膜炎时可致麻痹性肠梗阻，腹胀、排气、排便减少。

3. 全身症状　早期乏力，炎症重时可出现中毒症状，心率增快，发热，达 38℃左右。阑尾穿孔时体温会更高，达 39~40℃。如发生门静脉炎时可出现寒战、高热和轻度黄疸。当阑尾化脓坏疽穿孔且腹腔广泛感染时,并发弥漫性腹膜炎,可同时出现血容量不足及败血症表现,甚至合并其他脏器功能障碍。

(二) 体征

1. 转移性右下腹压痛　是急性阑尾炎最常见的重要体征。压痛点通常位于麦氏点(Mc Burney 点),可随阑尾位置的变异而改变,但压痛点始终在一个固定的位置上。发病早期腹痛尚未转移至右下腹时,右下腹可出现固定压痛。压痛的程度与病变的程度相关。老年人对压痛的反应较轻。当炎症加重时,压痛的范围也随之扩大。当阑尾穿孔时,疼痛和压痛的范围可波及全腹。但此时,仍以阑尾所在位置的压痛最明显。可用叩诊来检查,更为准确。也可嘱患者左侧卧位,体检效果会更好。

2. 腹膜刺激征象　反跳痛(Blumberg 征),腹肌紧张,肠鸣音减弱或消失等。这是壁腹膜受炎症刺激出现的防卫性反应。提示阑尾炎症加重,出现化脓、坏疽或穿孔等病理改变。腹膜炎范围扩大,说明局部腹腔内有渗出或阑尾穿孔。但是,在小儿、老人、孕妇、肥胖、虚弱者或盲肠后位阑尾炎时,腹膜刺激征象可不明显。

3. 右下腹肿块　如体检发现右下腹饱满,扪及一压痛性肿块,边界不清,固定,应考虑阑尾周围脓肿的诊断。

4. 可作为辅助诊断的其他体征

(1) 结肠充气试验(Rovsing 征):患者仰卧位,用右手压迫左下腹,再用左手挤压近侧结肠,结肠内气体可传至盲肠和阑尾,引起右下腹疼痛者为阳性。

(2) 腰大肌试验(psoas 征):患者左侧卧位,使右大腿后伸,引起右下腹疼痛者为阳性。说明阑尾位于腰大肌前方,盲肠后位或腹膜后位。

(3) 闭孔内肌试验(obturator 征):患者仰卧位,使右髋和右大腿屈曲,然后被动向内旋转,引起右下腹疼痛者为阳性。提示阑尾靠近闭孔内肌。

(4) 经肛门直肠指检:引起炎症阑尾所在位置压痛。压痛常在直肠右前方。当阑尾穿孔时直肠前壁压痛广泛。当形成阑尾周围脓肿时,有时可触及痛性肿块。

二、病因和发病机制

(一) 病因

阑尾易发生炎症是由其自身解剖结构决定的,其解剖结构为一细长盲管,管腔内含有多种微生物,肠壁内有丰富的淋巴组织,容易发生感染。一般认为阑尾炎的发生常由以下因素综合导致。

1. 阑尾管腔阻塞　是急性阑尾炎最常见的病因。阑尾管腔阻塞的最常见原因是淋巴滤泡的明显增生,约占 60%,多见于年轻人。粪石也是阻塞的原因之一,约占 35%。异物、炎性狭窄、蛔虫、肿瘤等是较少见的病因。由于阑尾管腔细,开口狭小,系膜短使阑尾蜷曲,这些都是造成阑尾管腔易于阻塞的因素。阑尾管腔阻塞后阑尾黏膜仍继续分泌黏液,腔内压力上升,血运发生障碍,使阑尾炎症加剧。

2. 细菌入侵　由于阑尾管腔阻塞,细菌繁殖,分泌内毒素和外毒素,损伤黏膜上皮并使黏膜形成溃疡,细菌穿过溃疡的黏膜进入阑尾肌层。阑尾壁间质压力升高,防碍动脉血流,造成阑尾缺血,最终造成梗死和坏疽。致病菌多为肠道内的各种革兰氏阴性杆菌和厌氧菌。

3. 其他阑尾先天畸形　如阑尾过长、过度扭曲、管腔细小、血运不佳等都是急性炎症的病因,胃肠道功能障碍引起内脏神经反射,导致肠管肌肉和血管痉挛,黏膜受损,细菌入侵而致急性炎症。

(二) 发病机制

任何原因引起的阑尾血液循环障碍使阑尾缺血就能导致阑尾黏膜损伤,这时如继发细菌感染就可造成阑尾炎,引起阑尾血液循环障碍的因素有:

(1) 由各种原因的胃和肠道功能紊乱或蠕动障碍或血管神经失调引起的阑尾肌层痉挛或阑尾动脉的痉挛性收缩。

(2) 肠腔被粪石、寄生虫(如蛲虫)、细菌、异物、肿瘤、肠外纤维带压迫或儿童或青少年的黏膜增生淋巴组织所堵塞。继发感染的细菌可来自粪便、血液,或邻近脏器的炎性病灶。致病菌有大肠杆菌、链球菌和魏氏产气荚膜杆菌(ciostridium Weichii)等。

(3) 阑尾壁上有丰富的淋巴组织,病菌可经血液循环进入阑尾引起急性炎症,发生红、肿、疼痛。

(4) 饮食生冷和不洁食物、便秘、急速奔走、精神紧张,导致肠功能紊乱,防碍阑尾的血循环和排空,为细菌感染创造了条件。常见的致病菌有大肠杆菌、厌氧菌、肠球菌及脆弱类杆菌等。

(5) 阑尾的管腔狭小而细长,远端又封闭呈一盲端,管腔发生阻塞是诱发急性阑尾炎的基础。

三、临床诊断和鉴别诊断

(一) 临床诊断

1. 腹痛转移性右下腹疼痛   典型患者腹痛多自中上腹部或脐周围开始,数小时(6~8h)后转移至右下腹,为持续性腹痛,有阵发性加剧。伴右下腹麦氏点局限性不同程度压痛,部分患者可有反跳痛和肌紧张。压痛程度与病变的程度相关。同时结合辅助诊断的其他体征:结肠充气试验、腰大肌试验、闭孔内肌试验、经肛门直肠指检。

2. 全身症状   胃肠道症状,发病早期可能有厌食、恶心、呕吐,但症状较轻。炎症重时出现中毒症状,心率增快,发热达 38℃左右。阑尾穿孔时体温会更高,达 39~40℃。当阑尾化脓坏疽穿孔并腹腔广泛感染时,并发弥漫性腹膜炎,可同时出现血容量不足及败血症表现,甚至合并其他脏器功能障碍。

3. 结合右下腹压痛、腹膜刺激征、右下腹肿块及辅助诊断的其他阳性体征。

4. 实验室检查及影像学检查   血常规中白细胞增加,中性白细胞比例增高。腹部 CT 及阑尾彩超可见肿大的阑尾。

(二) 诊断流程

阑尾炎的临床诊断流程如图 11-1 所示。

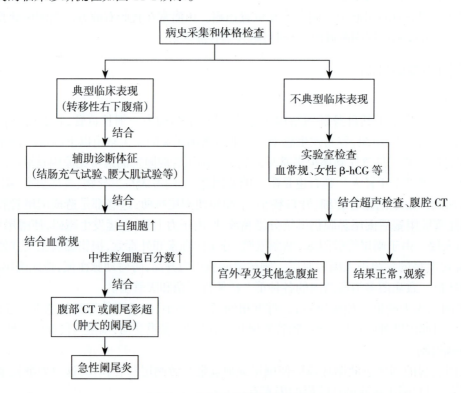

图 11-1   阑尾炎的临床诊断流程

(三) 鉴别诊断

有许多急腹症的症状与急性阑尾炎很相似,并且 20% 阑尾炎表现不典型,需与其鉴别。急性阑尾炎诊断不但要防止延误,也要避免误诊。尤其当阑尾穿孔发生弥漫性腹膜炎时鉴别诊断则更难。有时须在腹腔镜下探查或剖腹探查术中才能鉴别清楚。需要与急性阑尾炎鉴别的包括其他脏器病变引起的急性腹痛,以及一些非外科急腹症。

1. 胃十二指肠溃疡穿孔　穿孔溢出的胃内容物可延伸结肠旁沟流至右下腹,容易误认为是急性阑尾炎的转移性腹痛。患者多有溃疡病史,表现为突然发作的剧烈腹痛。体征除右下腹压痛外,上腹还伴有压痛和反跳痛,腹壁板状强直等腹膜刺激征也较明显。胸腹部 X 线检查如发现隔下有游离气体,则有助于鉴别诊断。

2. 右侧输尿管结石　多呈突然发生的右下腹阵发性剧烈绞痛,疼痛向会阴部、外生殖器放射,右下腹无明显压痛,或仅有沿右侧输尿管径路的轻度深压痛。尿中查到大量红细胞。超声检查或 X 线平片在输尿管走行部位可呈现结石阴影。

3. 妇产科疾病　在育龄妇女中要注意。异位妊娠破裂表现为突然下腹痛,常有急性失血症状和腹腔内出血的体征,有停经史及有阴道不规则出血史;检查时宫颈剧痛,附件肿块,阴道后穹窿穿刺有血等。卵巢滤泡或黄体囊肿破裂的临床表现与异位妊娠相似,但病情较轻,多发病于排卵期或月经中期以后。急性输卵管炎和急性盆腔炎,下腹痛逐渐发生,可伴有腰痛;腹部压痛点较低,直肠指诊盆腔有对称性压痛;伴发热及白细胞计数升高,常有脓性白带,阴道后穹窿穿刺可获脓液,涂片检查可获阳性。卵巢囊肿蒂扭转有明显而剧烈腹痛,腹部或盆腔检查中扪及压痛性的肿块。超声检查均有助于诊断和鉴别诊断。

4. 急性肠系膜淋巴结炎　多见于儿童。往往先有上呼吸道感染史,腹部压痛位偏内侧,范围不太固定且较广,并可随体位变更。超声检查腹腔淋巴结有助于鉴别诊断。

5. 其他急性胃肠炎　恶心、呕吐和腹泻等消化道症状较重,无右下腹固定和腹膜刺激体征。胆管系统感染性疾病,易与高位阑尾炎相混合,但有明显绞痛,高热甚至出现黄疸,常有反复右上腹痛史。右侧肺炎,胸膜炎时可出现反射性右下腹疼痛,但有呼吸系统的症状和体征。此外,回盲部肿瘤、克罗恩病、Meckel 憩室炎或穿孔、小儿肠套叠等,亦须进行临床鉴别。

上述疾病各有其特点,需仔细鉴别。如患者有持续性右下腹痛,不能用其他诊断解释以排除急性阑尾炎时,应密切观察或根据病情及时行手术剖腹探查。

第二节　实验室及其他检查指标与评估

一、实验室及其他检查指标

对于疑似阑尾炎患者,医生首先要对患者进行全面体格检查,患者是否有转移性右下腹痛及伴麦氏点局限性不同程度压痛,结合腰大肌试验、闭孔内肌试验有助于区别盲肠后位、盆腔位阑尾炎的诊断。没有特异性临床检验指标,需结合临床表现综合判断。本节主要讨论阑尾炎的实验室检查指标及其评估。

(一)临床检验指标

1. 临床常规检查

(1) 血常规:多数患者血常规白细胞升高,中性粒细胞比例也有不同程度的升高。白细胞计数常在$(10\sim15)\times10^9$/L之间,当出现阑尾穿孔合并腹膜炎或门静脉炎时,白细胞计数可高达20×10^9/L以上,可发生核左移。部分患者白细胞可无明显升高,多见于单纯性阑尾炎或老年患者。

(2) 尿常规:尿常规检查一般无阳性发现,如尿中出现少量红细胞与白细胞,说明炎性阑尾与输尿管或膀胱相靠近刺激输尿管及膀胱。有血尿时,应与泌尿系疾病相鉴别。在生育期有闭经史的患者应检查 β-hCG,除外产科情况。

2. 肝肾功能　一般肝功及肾功能无异常。

3. 其他检查指标

(1) 血清 C 反应蛋白(CRP):患各种急性炎性疾病时,体内 CRP 值会显著升高。但急性炎性疾病较多,通过 CRP 来检测,特异性较差,不能够得到较高的诊断率,仅可作为一种辅助诊断方法,提高综合诊断准确率。传统观点认为 CRP 是一种非特异的炎症标志物,正常值采用何种检测法,取决于各实验室条件和对灵敏度、特异性的要求。免疫扩散、放射免疫、浊度法以及酶标免疫测定方法均有实用价值。正常值:800~8 000μg/L(免疫扩散或浊度法)。升高:急性炎症或组织坏死,如严重创伤、手术、急性感染等,CRP 常在几小时内急剧显著升高,且在血沉增快之前即升高,恢复期 CRP 亦先于血沉之前恢复正常;手术者术后 7~10d CRP 浓度下降,否则提示感染或并发血栓等。

(2) 降钙素原(procalcitonin,PCT):PCT 反映了全身炎症反应的活跃程度。通过 PCT 对具有感染危险的重症患者进行监护。由于 PCT 只在全身细菌性感染或脓毒症时合成,而不在局部炎症和轻微感染时合成,所以 PCT 在监控严重感染时是比 CRP、白介素 -6、体温、白细胞计数、红细胞沉降率更好的工具。PCT 在充分刺激下,于 2h 内产生。影响 PCT 水平的因素包括被感染器官的大小和类型、细菌的种类、炎症的程度和免疫反应的状况。另外,PCT 只是在少数患者的大型外科术后 1~4d 可以测到。参考范围 <0.5μg/L。临床意义如下:①PCT 是严重细菌性炎症和真菌感染的特异性指标,而且也是脓毒症和炎症活动有关的多脏器衰竭的可靠指标。如果给予足够的刺激,免疫抑制的患者将产生 PCT。PCT 不仅是用于鉴别诊断的急性指标,而且是监控炎症活动的参数。PCT 的检测应是一系列连续进行的,即每日检测和特别病例中的短间隔检测,如每 8~12h 检测一次。即使因急性鉴别诊断而做的单个检测也应该继续做随后的监控。②细菌性炎性疾病的鉴别诊断:在不明原因的炎性疾病中,PCT 可表明由细菌引起的可能。在非细菌性疾病中,相对于临床的严重程度,PCT 浓度是低的。在疾病的进一步发展中 PCT 浓度的升高可能是由于细菌重复感染或脓毒血症。

(二) 影像及内镜检查

1. X 线及 CT 检查   腹部平片可见盲肠扩张和液气平面,偶尔可见钙化的肠石和异物影帮助诊断。有时可发现肿大的阑尾或脓肿。CT 扫描尤其有助于阑尾周围脓肿的诊断。CT 下可直接显示阑尾及周围软组织和炎症,表现为周壁对称性增厚、管腔完全闭塞或充满水样密度的脓液,而扩张的盲肠周围脂肪模糊,密度增大。但是必须强调,这些特殊检查在急性阑尾炎的诊断中不是必需的,当诊断不肯定时可选择应用。

2. 超声检查   患者取仰卧位或左侧卧位,患者需要配合呼吸与体位变化,通过高低探头配合扫查阑尾,右侧腹自上而下纵横切升结肠、盲肠寻找阑尾,显示出阑尾图像后并记录长度、位置及基本情况。进一步扫查阑尾周围有无液体渗出或脓肿及肿大情况,注意同时检查腹部其他脏器官与盆腔内脏器,帮助鉴别。

3. 腹腔镜检查   腹腔镜可以直观观察阑尾情况,也能分辨与阑尾炎有相似症状的其他脏器疾病,对明确诊断具有决定性作用。诊断的同时也可作阑尾切除术治疗。对于难以鉴别诊断的阑尾炎,采用腹腔镜诊断并可以同时治疗具有明显的优势。

(三) 临床病理检测

根据阑尾炎的临床过程和病理解剖学变化,可分为急性阑尾炎和慢性阑尾炎;急性阑尾炎又分为急性单纯性阑尾炎,急性化脓性阑尾炎,急性坏疽性阑尾炎和阑尾周围脓肿四种病理类型。

1. 大体检查所见   急性阑尾炎大体表现随炎症轻重程度不同而不同,通常表现为阑尾浆膜面充血,有纤维素性或脓性渗出物覆盖;阑尾腔内可见炎性渗出物或积脓,部分患者阑尾腔内可见粪石。

(1) 急性单纯性阑尾炎:表现为阑尾轻度肿胀,浆膜充血并失去正常光泽,表面有少量纤维素性渗出物。

(2) 急性化脓性阑尾炎:亦称急性蜂窝织炎性阑尾炎,常由单纯性阑尾炎发展而来。阑尾肿胀明显,浆膜高度充血,表面覆以纤维素性或脓性渗出物。黏膜面可见溃疡。

(3) 急性坏疽性阑尾炎:是一种重型的阑尾炎。阑尾管壁坏死或部分坏死,呈暗紫色或黑色。

（4）阑尾周围脓肿：急性阑尾炎化脓坏疽或穿孔，如果此过程进展较慢，大网膜可移至右下腹部，将阑尾包裹并形成粘连，形成炎性肿块或阑尾周围脓肿。

（5）慢性阑尾炎：由急性或亚急性阑尾炎发展而来，也可一开始就是慢性炎症。大体表现阑尾浆膜面充血，阑尾壁增厚，部分病例可出现阑尾管腔闭塞。

2. 组织病理学改变　阑尾腔内见炎性渗出物，阑尾壁各层充血、水肿，不同程度炎症细胞浸润，阑尾黏膜面糜烂或溃疡形成。不同亚型阑尾炎组织病理学改变如下。

（1）急性单纯性阑尾炎：阑尾壁各层均有充血、水肿，少量散布中性粒细胞浸润；黏膜表面有小溃疡和出血点，黏膜固有层散布或灶性中性粒细胞浸润，阑尾腔内见炎性渗出物或粪石（图 11-2）。

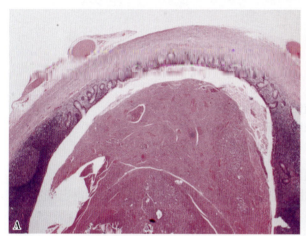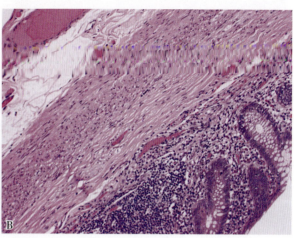

图 11-2　急性单纯性阑尾炎组织形态

A. 阑尾腔内见粪石和炎性渗出物，管壁各层间质充血、水肿，少量散布中性粒细胞浸润，HE，×40；B. 为 A 的放大，HE，×200

（2）急性化脓性阑尾炎：阑尾黏膜的溃疡面加大并深达肌层和浆膜层，管壁各层大量散布中性粒细胞浸润，有小脓肿形成，腔内亦有积脓。炎症波及阑尾系膜及其周围腹膜组织（图 11-3）。

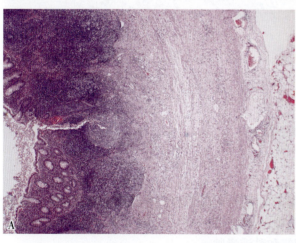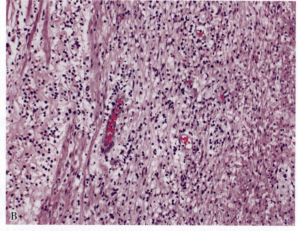

图 11-3　急性化脓性阑尾炎组织形态

A. 阑尾腔内见炎性渗出物，管壁各层间质充血、水肿，大量中性粒细胞浸润，微脓肿形成，HE，×40；B. 为 A 的放大，HE，×200

（3）急性坏疽性阑尾炎：是一种重型的阑尾炎。阑尾管壁坏死或部分坏死，大量中性粒细胞及脓细胞聚集。常并发阑尾穿孔，穿孔部位多在阑尾根部和尖端。穿孔如未被包裹，感染继续扩散，则可引起急性弥漫性腹膜炎(图11-4)。

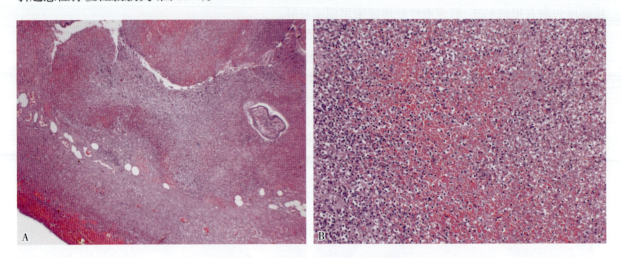

图 11-4　急性坏疽性阑尾炎组织形态
A.阑尾腔内积脓,阑尾壁全层坏死,大量脓细胞聚集,HE,×40;B.为 A 的放大,HE,×200

(4) 阑尾周围脓肿:脓肿壁由纤维及炎性肉芽组织构成,腔内容物为脓液。

(5) 慢性阑尾炎:阑尾壁各层不同程度充血、水肿,纤维组织增生,散布或灶性分布的淋巴细胞、浆细胞浸润(图11-5)。

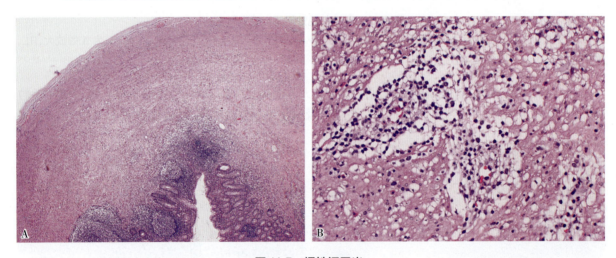

图 11-5　慢性阑尾炎
A.阑尾壁各层纤维组织增生,散布淋巴细胞、浆细胞浸润,HE,×40;B.为 A 的放大,HE,×200

急性阑尾炎可自然愈合或反复发作成慢性,最后阑尾管腔闭锁,管壁广泛纤维化使阑尾成一纤维条索。阑尾周围炎愈合时即可形成纤维带,使周围脏器粘连或引起肠梗阻。阑尾近端如发生堵塞,阑尾内容物不能排入盲肠,则可引起阑尾积脓,阑尾积气和黏液囊肿。

3. 急性阑尾炎的转归有以下几种

(1) 炎症消退:一部分单纯性阑尾炎经及时药物治疗后炎症消退。大部分将转为慢性阑尾炎,易复发。

(2) 炎症局限化:化脓、坏疽性阑尾炎被大网膜包裹粘连,炎症局限,形成阑尾周围脓肿。需用大量抗生素或中药治疗,治愈缓慢。

（3）炎症扩散：阑尾炎症重，发展快，未予及时手术切除，又未能被大网包裹局限，炎症扩散，发展为弥漫性腹膜炎、化脓性门静脉炎、感染性休克等。

二、临床检查指标的评估

（一）临床检验指标的评估

1. 血常规　急性阑尾炎患者白细胞计数增多约占90%，是临床诊断中重要依据，一般在$(10\sim15)\times10^9$/L，随着炎症加重白细胞数随之增加甚至可超过20×10^9/L。但年老体弱或免疫功能受抑制的患者白细胞数不一定增多。与白细胞数增多的同时，中性多形核细胞数也有增高（约80%），二者往往同时出现，但也有仅中性多形核细胞百分数明显增高（>80%）具有同样重要意义。当病情正在发展，症状恶化，已经增多的白细胞数突然降低往往是脓毒血症的表现，属于危象应予重视。

2. 尿常规　急性阑尾炎患者的尿液检查并无特殊。但为排除类似阑尾炎症状的泌尿系统疾病如输尿管结石，常规检查尿液仍属必要。偶有阑尾远端炎症并与输尿管或膀胱相粘连，尿中也可出现少量红白细胞，不应与结石相混淆。

3. 血清C反应蛋白（CRP）　患各种急性炎性疾病时，机体体内CRP值会显著升高。CRP是急性炎症指标，临床常用于急性重症的阑尾炎患者的病情评估。仅可作为一种辅助诊断方法。

4. 肝肾功能　术前检查，了解肝功及肾功能指标。肝炎系列、梅毒+HIV检测，术前排除各血液传播疾病，做好预防工作。这两项检查只用于手术前的准备检查，对疾病的诊断并没有帮助。

（二）其他检查指标的评估

1. 腹部X线平片　无并发症的急性阑尾炎其X线平片可能完全正常，无诊断意义，在并发有局限或弥漫性腹膜炎时则可发现有：

（1）右下腹盲肠和回肠末端部位肠腔积气和液气平面。

（2）腰椎侧弯和右腰大肌阴影模糊。

（3）有时可见阑尾粪石。

（4）右下腹软组织块影由周围充气肠曲衬托边缘可以比较清晰。

（5）穿孔所致气腹极为少见。

（6）横结肠扩张等有助于诊断与排除输尿管结石、肠梗阻等其他可能，但特异性很差。

2. CT检查　随着我国医疗设备的不断完善，CT已经被运用于对急性阑尾炎的诊断。临床上螺旋CT属于确诊急性阑尾炎的有效手段。炎症阑尾可显示阑尾周壁对称性增厚、管腔闭塞或充满脓液而扩张时可见盲肠周围脂肪模糊，密度增大，右腰大肌肿胀，特别容易发现阑尾周围脓肿，对有并发症者可见腹腔内多处脓肿。但CT发现率仅13%~60%。因此只有用于发现阑尾炎并发周围炎性肿块或脓肿时有意义。虽然其敏感性高达94%，特异性仅为79%，可作为必要时的辅助诊断和排除与阑尾炎相混淆的腹部病变，但不是诊断急性阑尾炎中必需的检查的项目。

3. 超声检查　早期诊断急性阑尾炎的唯一标准就是超声检查，随着我国超声设备的改进，临床上利用超声检测阑尾炎的检测率较高。而临床最重要的不仅仅是阑尾炎的诊断标准，而是区分检测阑尾炎是否正常，是否属于急性阑尾炎。超声检查因其简便、快捷、可重复性、无损伤等优点一度被作为诊断急性阑尾炎的重要影像检查方法。但不可否定，对于急性单纯性阑尾炎患者因其阑尾充血不太明显且阑尾正常结构改变相对轻微，相对难以作出判断。另外假如患者机体过度肥胖或肠腔气体显著增多状态时，声像图伪影也相对较多，病变部位显示也欠清晰，因而极易导致患者误诊、漏诊情况的发生，降低了腹部彩超诊断准确度，亟待采取合理的影像检查技术，以弥补完善此类缺点。

4. 腹腔镜检查　腹腔镜是急性阑尾炎诊断手段中能得到最肯定结果的一种方法，它通过下腹部插入腹腔镜可以直接观察阑尾有无炎症，也能分辨与阑尾炎有相似症状的邻近其他疾病。不但对确定诊断可起决定作用，并可同时进行治疗。此法有下列缺点：①必须具备腹腔镜；②在麻醉下在下腹部作小切口，虽然切口不大但也是手术；③无法在床旁进行；④不方便、有痛苦。因此只有非常必要时才采用此法。

(三) 病理检测指标的评估

病理检查可明确阑尾炎的诊断及类型,并与其他阑尾疾病鉴别。

第三节　实验室及其他检查指标的临床应用

一、检查指标的筛选原则

(一) 首要 / 必须检查项目

1. 血常规　发生急性阑尾炎时必然有血常规中白细胞及中性粒细胞的升高,所以诊断急性阑尾炎时必须查血常规。结合临床表现的同时,血常规是一重要参考指标。

2. 超声检查　临床上超声检查是一种非侵入性检查,具有方便、无痛苦、可重复性、可床边应用,属于较为准确的检查方法,较为安全、可靠、费用低廉,属于临床常见诊断方法。准确率高达90%~96%,敏感性和特异性也均在 90% 左右。

(二) 第二步检测项目

1. 血清 C 反应蛋白(CRP)　患各种急性炎性疾病时,机体体内 CRP 值会显著升高。但急性炎性疾病时,CRP 检测特异性较差、敏感性较高。不能得到较高的诊断率,仅可作为一种辅助诊断方法。

2. 尿常规　急性阑尾炎患者的尿液检查并无特殊意义,但为排除类似阑尾炎症状的泌尿系统疾病如输尿管结石,常规检查尿液仍属必要,偶有阑尾远端炎症并与输尿管或膀胱相粘连,尿中也可出现少量红白细胞,不应与结石相混淆。

3. 腹腔镜检查　临床近年来推崇腹腔镜检查方法,与传统剖腹探查术相比,其优点表现为创伤小,患者术后恢复快,安全性较高,术后并发症较低。与传统非侵入诊断相比,能够直视病变情况,效果较为肯定,能够达到诊断与治疗同时进行。与非侵入诊断方法相比,能够直接观察到病变,有效确诊阑尾炎,将诊断与治疗同时进行。但近年来临床中对育龄妇女的误诊率并没有改善,因此腹腔镜尽可能在没有其他侵入方法时采取。

(三) 次要检测项目

1. 肝肾功能、肝炎系列、梅毒 +HIV 检测　作为手术前的基础检测指标,术前排除各血液传播疾病,做好预防工作及了解肝肾功能的情况。这两项检查只用于手术前的准备检查,对疾病的诊断并没有帮助。

2. CT 检查　通过 CT 诊断急性阑尾炎,不能作为常规检查;当诊断不肯定时可选择应用。如:阑尾周围脓肿的诊断,CT 下可直接显示阑尾及周围软组织和炎症,表现为周壁对称性增厚、管腔完全闭塞或充满水样密度的脓液,而扩张的盲肠周围脂肪模糊,密度增大。但是必须强调,CT 检查等这些特殊检查在急性阑尾炎的诊断中不是必需的。

二、检查指标的临床应用

(一) 在阑尾炎诊断中的应用

目前临床上诊断最常用的检测指标当属血、尿常规,育龄期女性患者还要检测人绒毛膜促性腺激素(HCG)水平,其次是 CRP、PCT 等。

(1) 血常规中白细胞计数本身并不能作为确诊急性阑尾炎的有效指标。需要结合临床症状和体征,必要时应用彩超及 CT 检查。同时要提示的是,白细胞总数的高低并非与急性阑尾炎的病情轻重成正比,还要结合患者年龄、营养状态、基础疾病、有无自行抗生素治疗以及是否合并核左移来综合判断。

(2) CRP 是急性炎症指标,临床常用于急性重症的阑尾炎患者的病情评估。

（3）对于育龄期女性来说，出现急腹症时 hCG 的检测对于异位妊娠的鉴别诊断实属必要。由于尿液检测的结果不如血液检测的方法敏感和准确。因此术前术后首选血液学检测方法。

（二）在分期和判断预后中的应用

阑尾手术切除，术后一般 24h，血常规中白细胞、体温常恢复正常。CRP 属非特异性物质，但可以作为急性阑尾炎动态观察指标。若 CRP 增高显著，提示病情重、炎症范围广。CRP 水平可作为阑尾穿孔的有效预测指标。

（三）在复诊随访中应用

CRP 若术后长时间维持较高水平，则有残余感染（切口、腹腔、盆腔）的可能。

综上所述，目前没有一项指标对于阑尾炎的确诊具有高度敏感性和特异性，多项指标的结合判断对于鉴别和诊断急性阑尾炎有着至关重要的作用。

案例 11-1

【病史摘要】 患者，女性，45 岁，脐周疼痛 12h，伴恶心、呕吐 6 次，呕吐物为胃内容物，量少；2h 前局限右下腹痛，月经正常，急诊来我院门诊。自发病以来，患者精神食欲差，体重无明显减轻。查体：急性病容，体温 38℃，心率 98 次/min，律齐，右下腹部压痛，反跳痛阳性，腹肌紧张，以右下腹疼痛显著，结肠充气试验（Rovsing 征）阳性。

【临床检验】 急查血常规提示：白细胞数 26×10^9/L。尿常规、便常规无明显异常。肝肾功能正常，电解质轻度异常。

【影像检查】 腹部 + 妇科彩超：阑尾壁模糊，有回声中断，阑尾形态不规则，其周围有液性暗区，阑尾壁上及周围组织无血流信号。附件及子宫未见异常。

【诊断】 急性阑尾炎。

【案例分析】 该患者有胃肠道症状及转移性右下腹痛，体温及心率略偏高，查体：右下腹部压痛，反跳痛阳性，腹肌紧张，以右下腹疼痛显著，结肠充气试验（Rovsing 征）阳性。结合实验室检查，血常规提示白细胞显著升高，腹部彩超等，属于一个阑尾肿大及坏死的表现，妇科彩超未见异常，排除宫外孕。因此，该案例最终确诊为：急性阑尾炎。

-- 小 结 --

急性阑尾炎临床表现常以转移性右下腹痛，麦氏点的持续压痛、反跳痛为典型特征，伴随恶心呕吐，血常规提示白细胞和嗜中性粒细胞计数增高。急性阑尾炎具有发生率高、起病急骤、病情进展迅速等特点，加之，部分患者临床症状、体征缺乏特异性，极易与盆腔炎等其他类型急腹症相混淆，临床具有较高的误诊率。急性阑尾炎没有特异性临床检验指标，需要仔细查体结合临床症状和体征（如：腰大肌试验、闭孔肌试验有助于区别盲肠后位、盆腔位阑尾炎的诊断）、实验室检查，必要时结合影像学检查，如 X 线、超声、腹部 CT 等综合做出诊断。

（陈 星 莫祥兰 盛尚春）

第十二章

阑 尾 肿 瘤

阑尾肿瘤（tumor of the appendix）是发生于阑尾的肿瘤，包括良性和恶性上皮性肿瘤、神经内分泌肿瘤、间叶性肿瘤、淋巴造血系统肿瘤等，其中以阑尾腺癌和神经内分泌肿瘤较常见，其他类型阑尾肿瘤十分罕见。

第一节　概　　述

阑尾肿瘤罕见，约占胃肠道肿瘤的0.4%。最常见的阑尾肿瘤为神经内分泌肿瘤，其次是腺癌。其他类型的上皮、间叶源性肿瘤及淋巴造血系统肿瘤均可发生于阑尾，但相当罕见。故本章重点讨论阑尾腺癌和阑尾神经内分泌肿瘤。

阑尾腺癌（adenocarcinoma of the appendix）是发生于阑尾的恶性上皮性肿瘤，肿瘤侵犯阑尾壁超出黏膜肌层。本病罕见，约占阑尾肿瘤的4%~6%。年发病率约2/100万。好发于中老年患者，中位年龄51~60岁。临床表现缺乏特异性，术前误诊率较高。

阑尾神经内分泌肿瘤（neuroendocrine neoplasm of the appendix）是起源于阑尾的具有神经内分泌分化，并可产生多肽激素的肿瘤。包括神经内分泌瘤（neuroendocrine tumor，NET）、神经内分泌癌（neuroendocrine carcinoma，NEC）及混合性腺神经内分泌癌（mixed adenoneuroendocrine carcinoma，MANEC）。NET占所有阑尾肿瘤的50%~77%，占胃肠道神经内分泌肿瘤的25%~30%。可发生于任何年龄，好发于30~50岁，女性发病率略多于男性。最常见的发病部位是阑尾盲端或其邻近，也可发生于阑尾中段和根部。早期无明显症状，常因阑尾炎等原因切除的阑尾中偶然发现。

一、临床症状和体征

阑尾肿瘤早期常无症状，随着肿瘤增大可出现一系列临床表现。

（一）临床症状

1. 转移性右下腹痛　阑尾肿瘤为急性阑尾炎手术切除后偶然发现者，症状表现为转移性右下腹痛。

2. 右侧腹部隐痛　发生于阑尾中部、根部的肿瘤易引起阑尾管腔梗阻，继而黏液潴留、管腔扩张，导致不完全或周期性右下腹部隐痛。

3. 类癌综合征　体积较大的阑尾神经内分泌肿瘤可有类癌综合征临床表现，表现为皮肤潮红、恶心、呕吐、腹泻、哮喘、阵发性心悸、出汗、低血压、心内膜纤维化和三尖瓣病变等。

4. 恶心、呕吐　大多由于反射性胃痉挛引起，程度常较轻。

5. 无痛性血便　当阑尾恶性肿瘤累及结肠，可出现无痛性血便。

（二）体征

1. 腹部肿块　阑尾肿瘤体积较大者，右下腹可触及肿块，肿块常呈结节状、质硬，当肿瘤向邻近脏器或组织浸润时，肿块常固定；癌转移至回结肠淋巴结或肠系膜上淋巴结，可导致淋巴结肿大。

2. 肝大、黄疸、腹水　阑尾恶性肿瘤发生肝转移时，可导致肝大并触及结节，甚至出现黄疸、腹水、恶病质等表现。

3. 腹膜炎体征　肿瘤合并阑尾炎累及腹膜或恶性肿瘤合并阑尾穿孔时,可出现腹壁僵硬、压痛及反跳痛等。

二、病因和发病机制

1. 病因　阑尾肿瘤的病因尚不清楚。阑尾腺癌可以发生在原有炎症性肠病的患者,约半数溃疡性全结肠炎患者的炎症累及阑尾。

2. 发病机制　可能与癌基因与抑癌基因突变,遗传不稳定性、炎症性肠病等因素有关。伴有家族性息肉病的患者可以在年轻的时候发生阑尾腺癌。少数阑尾黏液腺癌与微卫星不稳定性有关。

三、临床诊断和鉴别诊断

阑尾肿瘤无特征性临床表现及实验室和影像学检查结果,确诊需靠病理学检查。

(一)诊断标准

1. 临床表现　反复右下腹不适或右下腹疼痛,逐渐加重。

2. 实验室检查　阑尾肿瘤实验室检查常无特征性异常表现。以急性阑尾炎表现就诊者,可出现白细胞升高、血沉加快等。神经内分泌肿瘤患者可有血 CgA 水平升高。腺癌患者血 CEA、CA19-9 水平可升高。

3. 超声检查　阑尾肿瘤超声表现为右下腹囊性或囊实性或实性包块,失去正常三维形态。

4. CT 和 MRI　表现为阑尾壁局灶性或弥漫性增厚,或形成软组织肿块影。

5. 放射性核素显像　阑尾 NET 肿瘤可出现异常肿块影。

6. 病理学检查　是确诊阑尾肿瘤的必需检查项目。

(1) 阑尾癌镜下表现为阑尾黏膜异型上皮样细胞增生,呈腺样、囊状、乳头状或巢片状排列,浸润性生长。

(2) 阑尾 NET:镜下表现为阑尾黏膜深层形态较一致的异型细胞增生,常呈器官样排列,浸润性生长。

(3) 免疫组织化学检查:免疫组化标志物检测有助于阑尾肿瘤的诊断和分型。CK7/CK20 表达模式有助于阑尾癌诊断。CgA、SY、CD56 等有助于 NET 肿瘤诊断。

(4) 分子遗传学:部分阑尾黏液性肿瘤有 *k-ras* 基因突变,少数阑尾腺癌伴 5q22、6q、17p13 及 18q21 杂合性缺失和 *smad4/dpc4* 基因突变等。

(二)诊断流程

阑尾肿瘤诊断需结合临床、实验室检查及影像学检查结果综合分析,确诊需做病理检查。阑尾肿瘤诊断流程如图 12-1 所示。

(三)鉴别诊断

1. 各种类型的阑尾炎　早期阑尾肿瘤与炎症在临床表现和影像学上很难区分。但阑尾炎往往起病急,病程短,常伴高热等症,抗炎治疗有效。而阑尾肿瘤往往呈慢性经过,症状进行性加重,抗炎治疗无效。

2. 子宫内膜异位症　阑尾子宫内膜异位症临床上也可表现为右下腹慢性疼痛,病程长,但无进行性加重,常无腹部肿块等。影像学检查无明显软组织肿块影。

3. 转移性肿瘤　阑尾转移性肿瘤也表现为右下腹慢性疼痛等症,与阑尾原发性肿瘤相似。但阑尾转移性肿瘤有原发病灶的临床表现和实验室检查异常。因阑尾转移性肿瘤较原发肿瘤多见,在诊断阑尾原发性肿瘤时需除外转移瘤。

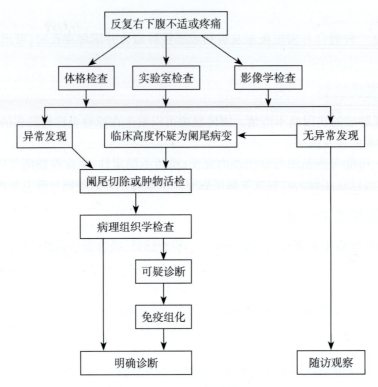

图 12-1　阑尾肿瘤诊断流程

第二节　实验室及其他检查指标与评估

一、实验室及其他检查指标

(一) 临床检验指标

1. 血、尿、便常规检查　血常规可有白细胞升高,粪常规可出现潜血试验阳性,尿常规检查一般无异常发现。

2. 血肿瘤标志物

(1) CEA 和 CA19-9(详见小肠癌一节):肿瘤标志物在阑尾肿瘤诊断中的应用相关研究甚少,有限研究表明,超过半数阑尾黏液性肿瘤患者血浆 CEA 和 CA19-9 升高。

(2) 嗜铬粒蛋白 A(chromogranin,CgA):CgA 是一种可溶性酸性蛋白,属神经肽类家族成员,来源于神经内分泌细胞,半衰期长,是诊断神经内分泌肿瘤的标志物。功能性神经内分泌肿瘤患者可出现血清 CgA 水平升高。血 CgA 水平和肿瘤负荷之间有明确的关系,肿瘤最大径小于 2cm,CgA 水平可在正常范围。当肿瘤越大,CgA 值通常越高。

(二) 影像及内镜检查

1. 超声检查　超声检查对阑尾肿瘤诊断应用最为广泛,表现为右下腹囊性或囊实性或实性包块,失去正常三维形态。

2. CT 和 MRI　CT 是阑尾肿瘤首选的影像学检查。表现为阑尾壁局灶性或弥漫性增厚,或形成软组织肿块影。

3. 放射性核素显像　生长抑素受体显像(somatostatin-receptor scintigraphy,SRS):生长抑素受体(somatostatin-receptor,SSTR)是 G 蛋白偶联受体,在神经内分泌肿瘤细胞中广泛表达。应用放射性核素标记的生长抑素类似物,与肿瘤细胞表面 SSTR 特异结合使肿瘤显像。[68] 镓标记生长抑素类似物及正电子发射计算机断层显像（^{68}Ga-PET-CT）对胃肠道 NET 的诊断特异性较高。可准确显示 NET 的部位、大小、淋巴结及远处转移情况，有助于准确判断肿瘤分期和生物学行为。

4. 结肠镜检查　结肠镜检查对于发现阑尾肿瘤作用不大。

（三）临床病理检测

1. 大体检查　阑尾肿瘤大体表现随肿瘤类型、大小、发生部位及生长方式不同而不同。阑尾癌可表现为息肉样、溃疡型、弥漫浸润型或囊实性生长肿块，与周围组织分界不清，切面灰白，实性或囊实性，可有出血、坏死，部分病例伴阑尾穿孔。阑尾神经内分泌肿瘤肿块常较小，超过 50% 肿瘤最大径小于 2cm，小部分肿瘤最大径在 1~2cm，2%~17% 肿瘤大于 2cm，切面灰白，实性，质地硬，界限清楚，无包膜。

2. 组织病理学　观察阑尾肿瘤组织学类型不同，形态特点也不一样。

(1) 阑尾癌前病变组织病理学特点：阑尾癌前病变包括阑尾腺瘤、异型增生和锯齿状病变等，其组织病理学特点各有不同。

1) 腺瘤（adenoma）：是黏膜上皮出现不同程度的细胞异型及结构异常，形成腺样、乳头状或叶状结构伴少量固有层间质，根据病变组织中乳头状或叶状结构所占比例（不同文献采用比例不一致），腺瘤进一步分为：管状腺瘤（乳头状结构 <25%）、绒毛管状腺瘤（乳头状结构 25%~75%）和绒毛状腺瘤（乳头状结构 >75%）。

2) 上皮异型增生/上皮内瘤变（epithelial dysplasia/intraepithelial neoplasia）：形态表现为核大、深染，不同程度的核多形，极性消失。异型增生根据核异型严重程度、核复层程度和结构复杂程度分为高级别和低级别异型增生。高级别异型增生组织学特点为：核明显多形，核仁明显，核分裂象多，极性消失，细胞核明显复层并朝向腔面，腺体出现背靠背和筛状。

3) 锯齿状病变（serrated lesion）：是一组具有锯齿状结构的异质性上皮病变，包括增生性息肉（hyperplastic polyp，HP）、无蒂锯齿状腺瘤/息肉（sessile serrated adenoma/polyp，SSA/P）和传统型锯齿状腺瘤（traditional serrated adenoma，TSA）。锯齿状病变共同组织学特点为黏膜表面上皮和隐窝出现锯齿状折叠。HP 同时伴隐窝拉长，无隐窝分支、异位隐窝及细胞异常等改变；SSA/P 常伴隐窝异常（L 型和 T 型隐窝、基底扩张、基底锯齿状）及异位隐窝，伴或不伴细胞异型及胞质嗜酸性、杯状细胞减少等特点。TSA 除隐窝异常、出现异常隐窝外，常伴上皮细胞假复层结构和细胞质嗜酸性等特点，具体表现为明显锯齿状结构伴乳头及表面细胞簇形成，隐窝基底部扩张，横向延伸，异位隐窝形成；上皮细胞核呈雪茄状，假复层，胞质嗜酸性，杯状细胞减少等，与 SSA 有重叠。

(2) 阑尾腺癌：包括黏液腺癌及非黏液腺癌。

1) 黏液腺癌：阑尾黏液性肿瘤包括低级别阑尾黏液性肿瘤（low-grade appendiceal mucinous neoplasm，LAMN）、高级别阑尾黏液性肿瘤（high-grade appendiceal mucinous neoplasm，HAMN）、黏液腺癌（mucinous adenocarcinoma）、印戒细胞癌（signet ring cell carcinoma）。国际腹膜表面肿瘤小组（Peritoneal Surface Oncology Group International，PSOGI）及美国癌症联合委员会（American Joint Committee on Cancer，AJCC）对不同亚型的阑尾黏液腺癌组织学诊断标准作了描述（表 12-1、表 12-2）。

表 12-1　基于 PSOGI 共识和第 8 版 AJCC 的阑尾黏液性肿瘤的组织学类型及组织学标准

组织学类型	组织学标准
LAMN	伴低级别细胞学的黏液性肿瘤和以下的任何一条：
	a. 固有层和黏膜肌层缺失
	b. 黏膜下层纤维化
	c. "推挤性"憩室样生长方式进入阑尾壁
	d. 无细胞的黏液切割入阑尾壁
	e. 黏液和/或肿瘤性上皮出现于阑尾壁外

组织学类型	组织学标准
HAMN	伴高级别细胞学(至少局灶存在)的黏液性肿瘤并缺乏浸润性生长
黏液性腺癌	黏液性肿瘤伴浸润性生长。浸润性生长方式包括: a. 浸润性腺体,不完整的腺体,或单个浸润性肿瘤细胞伴有细胞外黏液和促纤维性间质 b. "小的细胞性黏液池"模式,特征为小的分割性黏液池含有漂浮的肿瘤细胞巢、腺体或单个肿瘤细胞 分级根据 AJCC 标准(表 12-2)
黏液性腺癌伴印戒细胞	黏液性肿瘤伴印戒细胞成分,印戒细胞占肿瘤成分≤50%
黏液性印戒细胞癌	黏液性肿瘤伴印戒细胞成分,印戒细胞占肿瘤成分大于50%

注:AJCC:美国癌症联合委员会;HAMN:高级别阑尾黏液性肿瘤;LAMN:低级别阑尾黏液性肿瘤;PSOGI:国际腹膜表面肿瘤小组。

表 12-2　阑尾黏液性肿瘤第 8 版 AJCC 组织学分级

第 8 版 AJCC 分级	同义词	组织学特点
G1,高分化	低级别	低级别细胞学,无浸润
G2,中分化	高级别	高级别细胞学,无印戒细胞,常伴有浸润
G3,低分化	高级别	高级别细胞学,伴印戒细胞和浸润

注:AJCC:美国癌症联合委员会。

2) 非黏液腺癌:组织病理学特点与小肠和结直肠的相似(见小肠肿瘤相关章节)。

(3) 阑尾神经内分泌肿瘤

1) 经典型 NET 组织学特点:①肿瘤细胞形态:圆形、卵圆形,细胞大小较一致,胞质略嗜酸或嗜双色,细胞边界不清,核较小,居中,圆形或卵圆形,染色质细腻,核仁不明显,核分裂多少不等;②组织结构:肿瘤细胞排列多样,呈实性小巢状、器官样、结节状、岛屿状、梁状、条带状、小管状或菊形团样(图 12-2A,图 12-2B);③间质特点:间质富于小血管伴不同程度结缔组织反应。

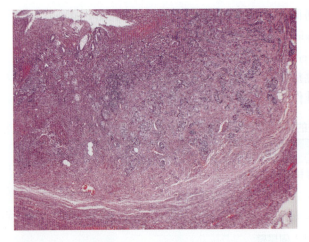

图 12-2A　阑尾 NET G1 合并急性蜂窝织炎性阑尾炎

阑尾黏膜固有层深层、黏膜下层及肌层内见形态较一致的卵圆形细胞增生,呈实性小巢状、器官样排列,浸润性生长,阑尾壁各层见大量弥漫分布的中性粒细胞浸润,HE,×40

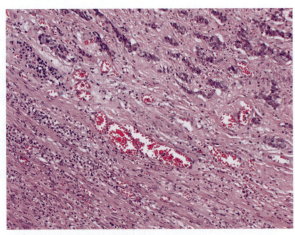

图 12-2B　图 12-2A 的放大

肿瘤细胞呈卵圆形,核圆形或卵圆形,染色质细颗粒状,核分裂象 <1/10HPF,胞质中等量,嗜双色,阑尾壁各层见大量弥漫分布的中性粒细胞浸润,HE,×200

2）经典型 NET 分级：根据肿瘤细胞的核分裂数、Ki-67 增殖指数和病理形态学特征，将阑尾 NET 分为三级：G1（类癌）、G2 及 G3（表 12-3）。

表 12-3　NET 组织学分级（G）

G	G 定义
GX	分级无法评估
G1	核分裂计数 <2 个 /10HPF 和 Ki-67 指数 <3%
G2	核分裂计数 2~20 个 /10HPF 或 Ki-67 指数 3%~20%
G3	核分裂计数 >20 个 /10HPF 或 Ki-67 指数 >20%

3）特殊类型 NET 组织病理学特点：①EC 细胞 NET：肿瘤边界清楚，无包膜，细胞排列成致密巢状或管状、腺泡状结构，占据黏膜层，并不同程度向阑尾壁延伸，可伴或不伴促纤维间质反应。腺泡结构内可含有 PAS 染色阳性物质。肿瘤细胞胞质含有丰富的嗜双色或嗜酸性颗粒，核圆形，核膜光滑，染色质呈粗胡椒盐状，核分裂罕见。②L 细胞 NET：肿瘤细胞排列成交织的小梁状或条索状结构。③管状 NET：管状 NET 可能属于 L 细胞 NET 的亚型。肿瘤多位于阑尾远端，常与黏膜层无关，由相互分离小管结构构成，常无实性巢状结构，一些管腔内有浓缩的黏液。肿瘤细胞形态温和，异型性小，核分裂象罕见。④杯状细胞类癌：起源于阑尾黏膜隐窝上皮底部的多潜能干细胞，由神经内分泌细胞及肠型杯状细胞组成。肿瘤细胞排列成巢状、簇状、小腺泡样结构，有时伴有细胞外黏液。肠型印戒细胞轻度异型，胞质内富含黏液，细胞核小，偏位，呈月牙状，位于基底部；伴少量胞质富含嗜伊红细胞颗粒的神经内分泌细胞，可伴 Panth 细胞样细胞和灶性 Brunner 腺样结构。肿瘤主要位于黏膜下层，呈同心圆样向肌层及浆膜层浸润性生长，极少累及黏膜层。⑤混合性腺神经内分泌癌：由腺癌和神经内分泌肿瘤两种成分组成，两种成分的任何一种均超过 30%。⑥阑尾 NEC：包括小细胞 NEC 和大细胞 NEC。小细胞癌的形态学特征与胃肠道其他部位及肺的小细胞癌相似，肿瘤细胞呈巢状或弥漫分布，细胞小到中等大小，胞质少，核分裂象多，核染色质粗，核仁不明显，常见肿瘤性坏死。大细胞型 NEC 呈器官样、巢状、梁状、菊形团或栅栏状排列，细胞质丰富，泡状核，核仁明显，常伴腺癌成分。

4）NET 组织学分级注意事项：①核分裂计数：$10HPF=2mm^2$，在核分裂密度最高的区域最少计数 50HPF（×40）；②Ki-67（MIB1）抗体：在核标记最高的区域计数 500~2 000 个肿瘤细胞的阳性 %；③当 Ki-67 和核分裂计数不一致时，以最高级别为最终分级；如核分裂计数为 1/10HPF，Ki-67 为 15%，该病例分级为 NET G2；④细胞多形性对 NET 的分级无帮助；⑤G3 NET 非常罕见。

3. 免疫组织化学检查　免疫组化检查有助于阑尾肿瘤的诊断和分型。不同类型阑尾肿瘤免疫表型见表 12-4。

表 12-4　阑尾肿瘤免疫表型特点

疾病名称	免疫表型特点
阑尾黏液腺癌	几乎 100% 病例表达 CK20、SATB2 和 CDX-2；约 30% 表达 MUC1、MUC5A
阑尾经典型 NET	几乎 100% 病例表达 CD56、SY、NSE、PGP9.5、CK8、CK19 和 CDX-2；约 16% 表达 CK20；CK7 和 TTF-1 阴性
杯状细胞类癌	弥漫表达 MUC2、CK18 和 CK20；局灶表达 CD56、CgA、SY；约 70% 病例表达 CK7
L 细胞 NET 和管状 NET	表达 CgB 和 CEA；CK7 和 CK20 局灶或弥漫性表达；CgA 阴性

注：NET（neuroendocrine tumors），神经内分泌肿瘤。

4. 分子遗传学关于阑尾肿瘤分子遗传学相关研究甚少。阑尾肿瘤分子遗传学改变见表 12-5。由于资料有限，分子病理改变的临床意义有待研究。有条件者主张对阑尾黏液腺癌检查 k-ras 突变和微卫星不稳定性，为后续研究打好基础。

表 12-5　阑尾肿瘤分子遗传学特点

疾病名称	分子遗传学改变
低级别阑尾黏液性肿瘤	约 50% 伴 k-ras 和 $gnas$ 基因突变
阑尾黏液腺癌	5q22、6q、17p13 及 18q21 杂合性缺失，k-ras 突变
阑尾增生性息肉和锯齿状腺瘤	MLH1 和 MGMT 表达低下，$braf$ 基因突变
阑尾腺瘤	k-ras 基因突变（大部分为 12 号外显子，少数为 13 号外显子），APC 肿瘤抑制基因的 5q 染色体杂合缺失
阑尾腺癌	染色体 18q21 和 18q22 杂合缺失，$amad4/dpc4$ 基因突变

二、临床检查指标的评估

（一）临床检验指标的评估

血浆肿瘤标志物检测方法简单、经济、价廉、无创，可用于阑尾肿瘤的筛查。

1. CEA 和 CA19-9　大部分阑尾黏液性肿瘤患者血浆 CEA、CA19-9 升高，但在其他脏器的肿瘤和非肿瘤性病变也可升高，故 CEA、CA19-9 对诊断阑尾肿瘤特异性低。目前主要用于肿瘤筛查和术后复发监测。

2. CgA　是较好的神经内分泌肿瘤标志物。功能性 NET 患者血 CgA 水平可升高，但相当一部分 NET 患者血 CgA 水平在正常范畴，尤其是肿瘤最大径 <2cm 者，而超过半数阑尾 NET 最大径 <2cm。部分心功能衰竭等非肿瘤患者也可出现血 CgA 浓度升高。目前 CgA 主要用于监测 NET 治疗反应和判断预后。

（二）其他检查指标的评估

1. 影像学检查　CT 扫描是术前诊断阑尾肿瘤的最主要方法，可确定肿瘤位置、大小、浸润范围等，是阑尾肿瘤诊断和分期主要检查方法。

2. 放射性核素显像　是 NET 诊断的主要检查方法。SRS 对诊断 NET（G1/G2）的灵敏度和特异度分别可达 90% 和 80%；但 SRS 对于最大径 <1cm 的肿瘤漏诊率可达 50%。^{68}Ga-PET-CT 对胃肠道 NET 诊断特异性高于 SRS，可用于 NET 分期。

3. 肠镜检查　由于阑尾管腔狭小，肠镜无法进入，故肠镜检查对阑尾肿瘤诊断价值不大。不是阑尾肿瘤必需检查项目。

（三）病理检测指标的评估

病理学检查是目前阑尾肿瘤诊断和分型必要检查项目。阑尾癌病理诊断报告应包括以下内容：外科手术类型，肿瘤部位和大小，组织学类型和组织学分级，浸润深度，阑尾系膜侵犯，淋巴结总数和累及数目，肠系膜肿块，肠系膜血管累及，腹膜侵犯，转移部位，淋巴管侵犯，手术切缘情况。对于 NET，除上述指标外，尚需报告 Ki-67 增殖指数和核分裂计数。

第三节　实验室及其他检查指标的临床应用

一、检查指标的筛选原则

（一）首要/必需检测项目

对临床可疑阑尾肿瘤患者首先做血、尿、便常规检查及血肿瘤标志物 CEA、CA19-9 和 CgA 检查，同时行腹部 B 超检查阑尾区有无异常。

阑尾肿瘤最终确诊需做病理检查。

（二）第二步检测项目

如临床及血液检查和 B 超检查发现异常，应进一步做 CT/MRI。对血 CgA 升高，影像学检查阑尾区发现异常肿块影者，可选择放射性核素检查。

（三）次要检测项目

对临床、实验室检查和影像学检查高度怀疑阑尾肿瘤者，有条件的医院可选择腹腔镜检查，并在腹腔镜下切除阑尾或取病变组织送病理检查。

二、检查指标的临床应用

（一）在诊断中的应用

1. 肿瘤标志物　CEA 和 CA19-9 主要用于阑尾黏液性肿瘤的筛查，CgA 有助于 NET 筛查。

2. 影像学检查　CT 检查是阑尾肿瘤诊断的主要方法。放射性核素显像检查是 NET 诊断的重要方法。

3. 病理学检查　阑尾肿瘤最终确诊需做病理检查。

（二）在分期和判断预后中的应用

1. 肿瘤标志物　CgA 有助于 NET 监测治疗反应和判断预后，NET 患者治疗前血 CgA 水平越高，提示预后越差；治疗后随访过程中出现 CgA 水平升高，提示可能肿瘤复发。

2. 影像学检查　CT 检查是阑尾肿瘤分期主要方法。放射性核素显像检查是 NET 分期重要方法。

3. 病理学检查　阑尾肿瘤病理组织学类型与预后密切相关，阑尾高级别腺癌预后差；阑尾 NET G1 为惰性肿瘤，生存期长。

（三）在复诊随访中的应用

1. 肿瘤标志物　NET 患者治疗后随访过程中出现 CgA 水平升高，提示可能肿瘤复发。

2. 影像学检查　CT 检查是治疗后复发诊断的主要方法。

案例 12-1

【病史摘要】　患者，男性，40 岁，因"转移性右下腹痛 1 天"入院，伴发热。体格检查：右下腹压痛，以麦氏点最明显，反跳痛阳性，未触及腹部肿物。临床诊断：急性阑尾炎。

【临床检验】　血常规：白细胞 $12 \times 10^9/L \uparrow$，中性粒细胞 80%。血 CgA 正常。

【影像学检查】　B 超检查：回盲部可见大小约 37mm × 7mm 低回声区，呈条索状，边界清。疑为阑尾炎。

【病理检查】

1. 大体检查　阑尾 1 条，长 7cm，周径 1.2cm，浆膜面见大量脓性渗出物，切开，阑尾管腔积脓，末端管壁见一灰黄色结节，最大径 0.8cm，无包膜，与周围组织分界尚清，切面灰黄，均质实性，质中等，无出血、坏死。

2. 光镜检查　阑尾管壁各层均见局灶性坏死，间质充血、水肿明显，灶性出血，大量散布中性粒细胞浸润。结节性病灶由形态温和的上皮样细胞组成，核大小形态一致，染色质细颗粒状，核仁不明显，核分裂象 1 个 /10HPF，排列呈岛状、条索样、缎带样和器官样，结节病变组织位于黏膜固有层深层，浸润黏膜下层及浅肌层。

3. 免疫组化检测　上皮样细胞 CK+、CK7+、CK20−、CD56+、SY+、CgA+，Ki-67 阳性率约 1%。

【诊断】　阑尾神经内分泌肿瘤（G1）伴急性蜂窝织炎性阑尾炎。

【案例分析】　该患者临床表现为急性阑尾炎症状。血常规白细胞及中性粒细胞均升高。右下腹 B 超检查疑为阑尾炎，临床诊断阑尾炎，予手术切除阑尾送病理检查，经病理组织学检查及免疫组化检查最终得以确诊。

-- 小　结 --

阑尾肿瘤少见,最常见类型为 NET,其次为腺癌。临床无特征性表现,常表现为右下腹痛,易误诊为阑尾炎。体检右下腹部可触及肿块。血肿瘤标志物 CEA、CA19-9 可升高(腺癌),NET 患者可有 CgA 升高。CT 是阑尾肿瘤临床分期的主要检查手段。放射性核素检查是 NET 诊断和分期的重要方法。目前病理组织学检查是阑尾肿瘤诊断和分型的必需检查手段。阑尾腺癌组织学类型包括低级别阑尾黏液性肿瘤、高级别阑尾黏液性肿瘤、黏液腺癌、印戒细胞癌和非黏液腺癌。神经内分泌肿瘤包括神经内分泌瘤、神经内分泌癌和混合性腺神经内分泌癌。

(莫祥兰　陈　星　盛尚春)

第十三章

肠 梗 阻

第一节 概 述

任何原因引起的肠内容物通过障碍,并有腹胀、腹痛等临床表现时,统称肠梗阻(intestinal obstruction),是常见的外科急腹症之一。肠梗阻的病因和类型很多,根据病因可分为机械性肠梗阻、动力性肠梗阻和血运性肠梗阻等。肠梗阻发病后,不但在肠管形态上和功能上发生改变,并可导致一系列全身性病理改变,严重时可危及患者的生命。

对肠梗阻患者的描述,可追溯到公元前4世纪至公元前3世纪。19世纪后期,消毒和无菌技术使手术更加安全和为人们所接受。对肠梗阻病理生理的深入了解以及等渗液体复苏、胃肠管减压和抗生素的使用,大大降低了机械性肠梗阻患者的死亡率。然而,肠梗阻患者仍然是外科医生较困难和棘手的问题,他们面临着正确的诊断、最佳的治疗时机和适当的治疗措施选择。对这些患者的最终的临床治疗方案需结合患者的病史及潜在并发症的考虑进行制订。

一、临床症状和体征

(一) 临床症状

各种不同原因引起肠梗阻的临床表现虽不同,但肠内容物不能顺利通过肠腔则是一致的,其共同的临床表现即腹痛、呕吐、腹胀和停止排气排便。但由于肠梗阻的类型、原因、病理性质、梗阻部位和程度的各不相同,临床表现上各有其特点。

1. 腹痛　机械性肠梗阻发生时,由于梗阻部位以上强烈肠蠕动,即发生腹痛。在发生蠕动之后,由于肠壁肌肉过度疲劳而呈暂时性弛缓状态,腹痛也随之消失,故机械性肠梗阻的腹痛性质是阵发性绞痛。在腹痛的同时伴有高亢的肠鸣音,当肠腔内有积气、积液时,肠鸣音呈气过水声或高调金属音。患者常自觉有气体在肠内窜行,并受阻于某一部位,有时能见到肠型和蠕动波。如果腹痛的间歇期不断缩短,以致成为剧烈的持续性腹痛,则应该警惕可能是绞窄性肠梗阻的表现。麻痹性肠梗阻的肠壁肌肉呈瘫痪状态,没有收缩蠕动,因此无阵发性腹痛,只有持续性胀痛或不适。听诊时肠鸣音减弱或消失。

2. 呕吐　是机械性肠梗阻的主要症状之一。高位梗阻的呕吐出现较早,在梗阻后发生,呕吐较频繁,吐出物主要为胃及十二指肠内容物。低位小肠梗阻的呕吐出现较晚,初为胃内容物,静止期较长,后期的呕吐物为积存在肠内并经发酵、腐败呈粪样的肠内容物。结肠梗阻的呕吐到晚期才出现。呕吐呈棕褐色或血性,是肠管血运障碍的表现。麻痹性肠梗阻时,呕吐多呈溢出性。

3. 腹胀　发生在腹痛之后,其程度与梗阻部位有关。高位肠梗阻腹胀不明显,但有时可见胃型。低位肠梗阻及麻痹性肠梗阻腹胀显著,遍及全腹。在腹壁较薄的患者,常可显示梗阻以上肠管膨胀,出现肠型。结肠梗阻时,如果回盲瓣关闭良好,梗阻以上肠襻可成为闭襻,则腹周会显著膨胀。腹部隆起不均匀对称,是肠扭转等闭襻性肠梗阻的特点。

4. 排气排便停止　完全性肠梗阻,肠内容物不能通过梗阻部位,梗阻以下的肠管处于空虚状态,临床表现为停止排气排便。但在梗阻的初期,尤其是高位,其下面积存的气体和粪便仍可排出,不能误诊为不是肠梗阻或是不完全性肠梗阻。某些绞窄性肠梗阻,如肠套叠、肠系膜血管栓塞或血栓形成,则可排出血性黏液样粪便。

(二)体征

1. 腹部视诊　机械性肠梗阻常可见肠型和蠕动波;肠扭转时腹胀多不对称;麻痹性肠梗阻则腹胀均匀。

2. 触诊　单纯性肠梗阻因肠管膨胀,可有轻度压痛,但无腹膜刺激征;绞窄性肠梗阻时,可有固定压痛和腹膜刺激征,压痛的包块常为有绞窄的肠襻。

3. 叩诊　绞窄性肠梗阻时,腹腔有渗液,移动性浊音可呈阳性。

4. 听诊　肠鸣音亢进,有气过水声或金属音,为机械性肠梗阻的表现;麻痹性肠梗阻时,则肠鸣音减弱或消失。

二、病因和发病机制

(一)病因

引起梗阻的外因(例如,粘连、疝、癌、肿瘤);肠壁内堵塞造成梗阻(例如,原发性肿瘤);肠腔内异物梗阻(例如,胆结石、粪石、异物、结石)。腹部手术引起的肠粘连是目前最常见的肠梗阻病因。在美国,粘连,特别是盆腔手术后(例如,妇科手术,阑尾切除术,结肠切除)的肠粘连,占到了病因的60%以上。恶性肿瘤占肠梗阻的大约20%。疝气是肠梗阻的第三病因,约占10%。克罗恩病是肠梗阻的第四病因,约占5%。不同类型的肠梗阻其病因也不同:

1. 机械性肠梗阻　系机械性因素引起肠腔狭小或不通,致使肠内容物不能通过,是临床上最多见的类型。常见的原因包括:①肠外因素,如粘连及束带压迫、肠嵌顿、肿瘤压迫等;②肠壁因素,如肠套叠、肠扭转、先天性畸形等;③肠腔内因素,如蛔虫梗阻、异物、粪块或胆石堵塞等。

2. 动力性肠梗阻　其又分为麻痹性与痉挛性两类,是由于神经抑制或毒素刺激以致肠壁肌运动紊乱,但无器质性肠腔狭小。麻痹性肠梗阻较为常见,多发生在腹腔手术后、腹部创伤或弥漫性腹膜炎患者,由于严重的神经、体液及代谢(如低钾血症)改变所致。痉挛性肠梗阻较为少见,可在急性肠炎、肠道功能紊乱或慢性铅中毒患者中发生。

3. 血运性肠梗阻　由于肠系膜血管栓塞或血栓形成,使肠管血运障碍,肠失去蠕动能力,肠腔虽无阻塞,但肠内容物停止运行,故亦可归纳入动力性肠梗阻之中。但是它可迅速继发肠坏死,在处理上与肠麻痹截然不同。

(二)发病机制

肠梗阻早期蠕动增加出现在梗阻点以上和梗阻点以下,造成部分性甚至完全性小肠梗阻患者早期出现腹泻症状。肠梗阻的晚期,肠管变得疲乏以及膨胀,收缩也变得不那么频繁和激烈。肠管扩张时,水和电解质积聚在肠壁以及肠腔内。这种大量的流体损失导致脱水和低血容量。流体损失的代谢影响大小取决于梗阻的位置与病程。在近端梗阻,脱水可能伴有低氯血症,低钾血症和代谢性碱中毒且呕吐频繁。远端小肠梗阻可能导致大量肠液进入小肠;然而,血清电解质水平紊乱通常不太明显。少尿,氮质血症和血液浓缩可以伴随着脱水。低血压和休克可以接踵而至。其他后续的肠梗阻指征包括腹内压增加、静脉回流减少、膈肌抬高影响呼吸,这些又可进一步加剧血容量降低。由于腔内压力增加,可发生肠黏膜血流量减少。这种改变在闭襻型梗阻(腔内压力更大)中尤为明显。闭襻型梗阻通常由肠扭转引起,它可造成动脉堵塞缺血,如果不及时治疗,可能会导致肠穿孔和腹膜炎。

三、临床诊断和鉴别诊断

(一)临床诊断

肠梗阻的基本症状包括腹部绞痛、恶心、呕吐、腹胀和停止排气排便。这些症状会随肠梗阻的病程有所变化。肠梗阻典型的腹部绞痛每隔 4~5min 阵发性发作一次,远端梗阻则没那么频繁。高位梗阻患者恶心和呕吐更为常见并可能是高位小肠梗阻的唯一症状。远端梗阻呕吐较轻,初期最典型的症状是腹部绞痛。随着梗阻病情的发展,将出现腹胀和近端肠管的逐步扩张。特别是在早期阶段的肠梗阻患者,可能会描述肠蠕动增强引起的腹泻病史。因此,不能基于曾经有肠管蠕动(腹泻)的描述而排除完全性肠梗阻的可能。采集病史中呕吐物的性质同样很重要。由于细菌过度增长,不完全性梗阻向完全性发展时,呕吐物变得更加恶臭,表明进入病程的晚期并已确立了肠梗阻。

1. 体格检查　肠梗阻患者可出现脉搏加快、血压下降、表现出严重脱水症状。发热表明有绞窄可能。腹部检查可发现膨胀的腹部,膨胀的程度某种程度上取决于梗阻的严重程度。应该注意有无既往手术瘢痕。肠梗阻病程的早期可观察到蠕动波,特别是较瘦的患者。腹部听诊可听到强烈蠕动形成的活跃的肠鸣音,梗阻病程的晚期肠鸣音减弱或消失。可出现局部压痛,有时可见腹部肿块。然而,局限性的压痛、反跳痛及肌卫提示腹膜炎及肠绞窄的可能。必须进行仔细检查以排除腹股沟嵌顿疝、股三角疝。应进行直肠肛门指诊检查,以评估里面有无肿块及大便有无潜血。

2. 实验室检查　单纯性肠梗阻早期变化不明显,随着病情发展,由于失水和血液浓缩,白细胞计数、血红蛋白和血细胞比容都可增高。尿比重也增高。大便潜血提示可能有恶性肿瘤、肠套叠或肠绞窄梗死。查血气分析和血清电解质钠、钾、氯、尿素氮、肌酐的变化,可了解酸碱失衡、电解质紊乱和肾功能的状况。如高位肠梗阻、呕吐频繁、大量胃液丢失可出现低钾血症、低氯血症与代谢性碱中毒;在低位肠梗阻时,则可有电解质普遍降低与代谢性酸中毒。当有绞窄性肠梗阻或腹膜炎时,血象和血生化测定指标等改变明显。呕吐物和粪便检查,有大量红细胞或潜血阳性,应考虑肠管有血运障碍。

3. X 线　一般在肠梗阻发生 4~6h,X 线检查即显示出肠腔内有气体;立位或侧卧位透视或摄片,可见气胀肠襻和液平面。由于肠梗阻的部位不同,X 线表现也各有其特点,空肠黏膜的环状皱襞在肠腔充气时呈鱼骨刺状;回肠扩张的肠襻多,可见阶梯状的液平面;结肠胀气位于腹部周边,显示结肠袋形。钡剂灌肠可用于疑似有结肠梗阻的患者,它可显示结肠梗阻的部位与性质。但在小肠梗阻时忌用胃肠造影的方法,以免加重病情。

4. 超声检查　腹内可形成软性包块,内可见肠腔声像蠕动,可见液体滞留。肠套叠可见同心圆肠腔声像,圆心强回声,纵面可见多层管壁结构。

5. CT 检查　对诊断不明确的复杂病例,CT 检查被证实是有用的。CT 尤其对完全性梗阻及高位小肠梗阻敏感,对确定梗阻位置和梗阻原因也很敏感。然而,CT 检查对部分性小肠梗阻是不够敏感的。另外,CT 有助于发现造成肠梗阻的外在原因(如:腹部肿瘤、炎性疾病、积液)。CT 同样对检查肠绞窄有用。但是,绞窄相关的 CT 征象往往是不可逆转的肠缺血和坏死。

6. 钡剂灌肠　钡剂灌肠是已判定为肠梗阻病例的一种辅助检查手段。特别是钡剂灌肠(经口插入一根管子到十二指肠以将空气和钡剂直接灌入小肠,然后通过荧光跟踪其流动)对梗阻程度的评估是有用的。钡剂灌肠是对临床上不能确定的、疑为低位的或间断性小肠梗阻的确定性诊断措施。此外,钡餐灌肠检查能够精确地显示梗阻的程度,对一些特定病例,还可精确显示梗阻的原因。

(二) 诊断流程

1. 是否有肠梗阻的存在　根据腹痛、呕吐、腹胀、停止排气排便四大症状和腹部可见肠型或蠕动波、肠鸣音亢进等,一般可作出诊断。但有时患者可不完全具有这些典型表现,特别是某些绞窄性肠梗阻的早期,可能与急性胃肠炎、急性胰腺炎、输尿管结石等混淆。除病史与详细的腹部检查外,实验室检查与 X 线检查可有助于诊断。

2. 是机械性肠梗阻还是动力性肠梗阻　机械性肠梗阻早期腹胀可不显著。麻痹性肠梗阻无阵发性绞痛等肠蠕动亢进的表现,相反是肠蠕动减弱或停止,腹胀显著,肠鸣音微弱或消失,而且多继发于腹腔感染、腹膜后出血、腹部手术、肠道炎症、脊髓损伤等。腹部 X 线平片对鉴别诊断有价值,麻痹性肠梗阻显示大肠、小肠全部充气扩张;而机械性肠梗阻的胀气扩张仅限于梗阻以上的部分肠管,即使晚期并发肠绞窄和肠麻痹,结肠也不会全部胀气。

3. 是单纯性肠梗阻还是绞窄性肠梗阻　有下列表现者,应考虑绞窄性肠梗阻的可能:①腹痛发作急骤,初始即为持续性剧烈疼痛,或在阵发性加重之间仍有持续性疼痛,有时出现腰背部痛;②病情发展迅速,早期出现休克,抗休克治疗后改善不明显;③有腹膜炎的体征,体温上升、脉率增快、白细胞计数增高;④腹胀不均匀,腹部有局部隆起或触及有压痛的肿块(孤立胀大的肠襻);⑤呕吐出现早而频繁,呕吐物、胃肠减压抽出液、肛门排出物为血性;腹腔穿刺抽出血性液体;⑥腹部 X 线检查见孤立扩大的肠襻;⑦经积极的非手术治疗症状、体征无明显改善。

4. 是高位小肠梗阻还是低位小肠梗阻　高位小肠梗阻的呕吐发生早而频繁,腹胀不明显;低位小肠梗阻的腹胀明显,呕吐出现晚而次数少,并可吐出粪样物;结肠梗阻与低位小肠梗阻的临床表现很相似,以腹胀为主要症状,腹痛、呕吐、肠鸣音亢进均不及小肠梗阻明显,体检时可发现腹部有不对称的膨隆。X 线检查有助于鉴别,低位小肠梗阻扩张的肠襻在腹中部,呈"阶梯状"排列,结肠梗阻时扩大的肠襻分布在腹部周围,可见结肠袋,胀气的结肠阴影在梗阻部位突然中断,盲肠胀气最显著。钡剂灌肠检查或结肠镜检查可进一步明确诊断。

肠梗阻的临床诊断流程如图 13-1 所示。

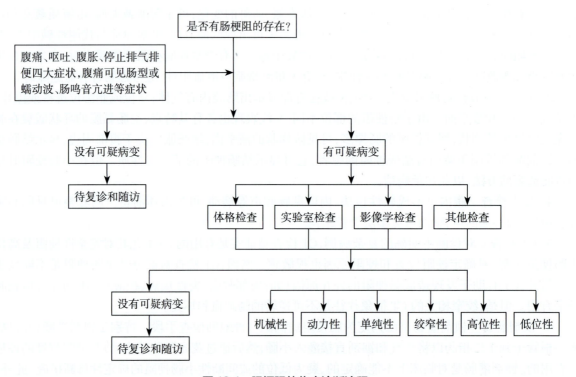

图 13-1　肠梗阻的临床诊断流程

(三) 鉴别诊断

1. 急性胰腺炎　多见于饮酒或暴饮暴食后发病,以上腹部疼痛为主,腹膜炎体征明显,血尿淀粉酶显著升高、影像学检查胰腺有改变。

2. 胃、十二指肠溃疡穿孔　多有溃疡病史,突发上腹剧痛。迅速蔓延全腹,有明显腹膜炎体征,腹肌高度紧张,可呈"板样腹",X 线腹平片可见膈下游离气体。

3. 急性阑尾炎　多数患者有较为典型的转移性右下腹疼痛和右下腹局限性压痛,如并发穿孔,会出现全腹痛和腹膜炎体征。

4. 胆石症、急性胆囊炎　疼痛多位于右上腹,以发作性绞痛为主,墨菲征阳性。B 超检查可发现胆囊结石、胆囊增大、胆囊壁水肿等。

第二节 实验室及其他检查指标与评估

一、实验室及其他检查指标

首先根据肠梗阻临床表现的共同特点,结合实验室检查及影像学检查等辅助手段确定是否为肠梗阻,进一步确定梗阻的类型和性质,最后明确梗阻的部位和原因。这是诊断肠梗阻不可缺少的步骤。本节主要讨论肠梗阻的实验室检查指标及其评估。

(一) 临床检验指标

实验室检查无助于肠梗阻患者的诊断,但对评估患者脱水程度极为重要。肠梗阻患者应常规进行血清钠、氯、钾、碳酸氢盐和肌酐水平等实验室测定。应持续测定血清电解质水平,以评估液体复苏治疗补液量是否足够。脱水可能导致血液浓缩,使血细胞比容升高。液体复苏会降低血细胞比容,因此需对此进行监测。一些患者(例如肠道恶性肿瘤患者)可能需要在手术前输血。此外,应评估白细胞计数。肠绞窄的患者可出现白细胞升高,但白细胞升高并不意味着就是肠绞窄。相反,没有白细胞升高的征象并不能排除肠绞窄的可能。

1. 临床常规检查

(1) 血常规检查:包括红细胞计数、血红蛋白、白细胞计数、白细胞分类计数及血小板计数等。通常可分为三大系统,即红细胞系统、白细胞系统和血小板系统。血常规中的许多项具体指标都是一些常用的敏感指标,对肠梗阻病理改变都有敏感反应,其中又以白细胞计数和血红蛋白最具有诊断参考价值。此外,血常规检查还是观察梗阻治疗、复发的指标。血红蛋白及白细胞计数,肠梗阻早期正常。梗阻时间较久,出现脱水征时,则可以发生血液浓缩与白细胞增高。白细胞增高并伴有左移时,表示肠绞窄存在。

(2) 尿常规检查:对于肠梗阻的诊断也有很重要的参考价值。通过尿比重和尿胆原检查可以判断相应的病征。肠梗阻是尿比重增高,尿胆原呈阳性。

(3) 大便常规和潜血检查:有大量红细胞或潜血阳性,应考虑肠管有血运障碍。

2. 血生化及肝肾功能检查

(1) 血清电解质检查:高位肠梗阻的患者,呕吐频繁,大量胃液丢失可出现低钾血症、低氯血症;在低位肠梗阻时,则可有电解质普遍降低。

(2) 血气分析和二氧化碳结合力检查:肠梗阻常常伴随代谢性酸中毒与代谢性碱中毒。用以判断脱水与电解质紊乱情况,同时可以指导液体的输入。

(3) 血生化检查:血清尿素氮、无机磷、肌酸激酶及同工酶的测定对诊断绞窄性肠梗阻有重要意义。当肠壁缺血、坏死时,血中无机磷及肌酸激酶升高。

(二) 影像及内镜检查

1. X 线检查 对肠梗阻的诊断十分重要。空肠与回肠气体充盈后,其 X 线的图像各有特点:空肠黏膜皱襞对系膜缘呈鱼骨状平行排列,其间隙规则犹如弹簧状;回肠黏膜皱襞消失,肠管的轮廓光滑;结肠胀气位于腹部周边,显示结肠袋形(图 13-2)。

小肠梗阻的 X 线表现:梗阻以上肠管积气、积液与肠管扩张。梗阻后在肠腔内很快出现液面(图 13-3)。梗阻时间越长,液面越多。低位梗阻液面更多。液面一般在梗阻 5~6h 后出现。立位检查可见到阶梯样长短不一的液平面。卧位检查时可见到胀气肠襻的分布情况,小肠居中央,结肠占据腹部外周。高位空肠梗阻时,胃内出现大量的气体和液体。低位小肠梗阻,则液平面较多。完全性梗阻时,结肠内无气体或仅有少量气体。

绞窄性肠梗阻的表现:在腹部有圆形或分叶状软组织肿块影像。还可见个别膨胀固定肠襻呈"8字形扩张"或"咖啡豆征"。

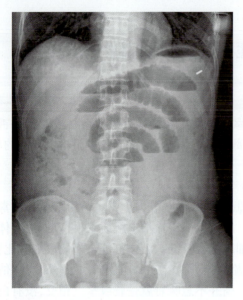

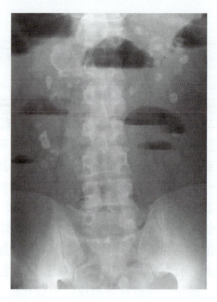

图 13-2　肠梗阻的 X 线改变,结肠胀气,可见结肠袋形

图 13-3　小肠梗阻 X 线改变,可见液面

　　麻痹性肠梗阻的表现:小肠与结肠都呈均匀的扩张,但肠管内的积气和液面较少。若系由腹膜炎引起的麻痹性肠梗阻,腹腔内有渗出性液体,肠管漂浮其中。肠管间距增宽,边缘模糊,空肠黏膜皱襞增粗。

　　2. 腹部超声检查　腹内可形成软性包块,内可见肠腔声像蠕动,可见液体滞留。肠套叠可见同心圆肠腔声像,圆心强回声,纵面可见多层管壁结构(图 13-4)。

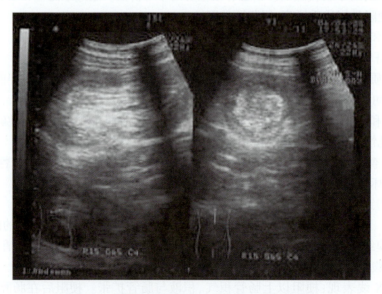

图 13-4　肠套叠的超声改变,可见同心圆肠腔声像

(三) 临床病理检测

　　1. 大体改变　急性肠梗阻时在梗阻小肠上段先是一过性蠕动增强,之后肠管麻痹并扩张。肠壁变薄,肠腔内含大量粪便。梗阻时间较长,肠管完全坏死,表面暗红,肠壁增厚,黏膜暗红粗糙,肠腔内含血性液。慢性不完全性肠梗阻的局部主要改变是梗阻近端肠壁肥厚和肠腔膨胀,远端肠管变细、肠

壁变薄。继发于肠管疾病的病理性肠梗阻,梗阻部位还具有原发疾病的改变,如梅克尔憩室、息肉、肿瘤等。

2. 组织学观察　肠壁坏死,黏膜脱落,纤维素渗出,可见中性粒细胞浸润及细菌菌团,黏膜下层水肿(图 13-5、图 13-6),血管扩张充血,出血明显,肌层梗死,浆膜纤维素渗出,可见炎性细胞浸润,部分可见穿孔而引起腹膜炎。

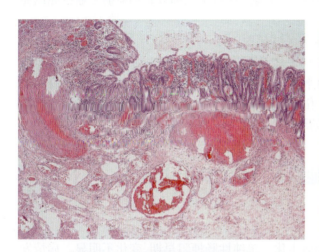

图 13-5　肠梗阻组织形态学改变
可见黏膜下层水肿,血管充血,HE,×40

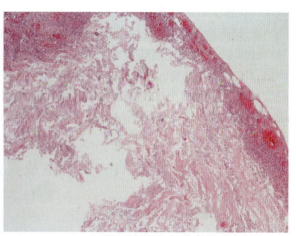

图 13-6　肠梗阻组织形态学改变
显示肠壁弥漫性坏死,HE,×40

二、临床检查指标的评估

(一)临床检验指标的评估

实验室检查除了可以辅助肠梗阻患者的诊断,对评估患者脱水程度极为重要。肠梗阻患者应常规进行血清钠、氯、钾、碳酸氢盐和肌酐水平等实验室测定。应持续测定血清电解质水平,以评估液体复苏治疗补液量是否足够。脱水可能导致血液浓缩,使红细胞比容升高。液体复苏会降低红细胞比容,因此需对此进行监测。一些患者(例如肠道恶性肿瘤患者)可能需要在手术前输血。此外,应评估白细胞计数。肠绞窄的患者可出现白细胞升高,但白细胞升高并不意味着就是肠绞窄。相反,没有白细胞升高的征象并不能排除肠绞窄的可能。

肠梗阻由单纯性发展到绞窄性以至于肠坏死,病理取材大体观察表现程度也是逐渐加重。大体观察要点主要如下:一看,即当发现表面暗红,往往提示有肠系膜血管栓塞,引起肠管血运障碍。有时会附着脓苔,这提示有长期腹膜炎。二剖,即打开管壁观察肠道有无寄生虫、粪块、胆石、异物等阻塞,周围有无腹部肿瘤压迫,这些往往提示机械性肠梗阻。三测量,即充分暴露肠内壁皱褶,分别测量病变范围大小、壁厚以及两端相对正常区域的大小。这三个要点便于整体评估肠梗阻的程度以及手术切除质量。

(二)影像学指标的评估

1. 通过详细的病史询问和体格检查往往可以立即作出肠梗阻的临床诊断。因此,X 线平片通常用以证实临床判断并可更准确地确定梗阻。腹部 X 线平片诊断小肠梗阻的准确性约为 60%。仰卧片中对小肠襻扩张的特异性发现是放大了的,没有证据显示结肠膨胀时也一样。立位片可发现多个阶梯状的气 - 液平面。平片同样可看出梗阻原因(如异物、胆石)。对不能确诊的病例或不能从完全性位置梗阻中鉴别出部分性梗阻时,可能需要作进一步的诊断检查。

2. 对诊断不明确的复杂病例　CT 检查被证实是有用的。CT 尤其对完全性梗阻及高位小肠梗阻敏感,对确定梗阻位置和梗阻原因也很敏感。然而,CT 检查对部分性小肠梗阻是不够敏感的。另外,CT 有助于发现造成肠梗阻的外在原因(如:腹部肿瘤、炎性疾病、积液)。CT 同样对检查肠绞窄有用。

3. 钡剂灌肠　是已判定为肠梗阻病例的一种辅助检查手段,特别是对梗阻程度的评估是有用的。钡剂灌肠是对临床上不能确定的疑为低位的或间断性的小肠梗阻的确定性诊断措施。此外,钡餐灌肠检查能够精确地显示梗阻的程度,对一些特定病例,还可精确显示梗阻的原因。钡剂灌肠的主要缺点是需要插管、对比剂充满小肠需要较长的时间,以及需要放射学医师具有相应的专业技能以完成该项操作。

4. 超声检查　对孕妇患者是有用的,这样可避免 X 线辐射。

60% 以上的肠梗阻病例通常可以通过腹部 X 线平片诊断,但有 20%~30% 的病例需作进一步的评估(CT 或钡剂造影)。CT 检查尤其对有腹部恶性肿瘤史的患者,有既往外科手术史患者以及有肠梗阻症状但没有腹部手术史的患者有用。对疑似复发性肠梗阻或低位机械性肠梗阻的患者,钡剂造影检查被推荐用于确定梗阻肠段以及准确判断梗阻的严重程度。

第三节　实验室及其他检查指标的临床应用

一、检查指标的筛选原则

肠梗阻实验室检查包括血尿常规、血气分析和血生化。单纯性肠梗阻早期,变化不明显。病情发展,可有血液浓缩,可出现血红蛋白值及血细胞比容升高;尿比重也增高;绞窄性肠梗阻时,白细胞计数及中性粒细胞可明显增加,白细胞计数和中性粒细胞比例增高;查血气分析和血清电解质、尿素氮、肌酐的变化,可了解酸碱、电解质及肾功能的情况。呕吐物和大便作潜血试验,阳性者考虑肠管有血运障碍。实验室检查具有简便、快捷和实用的特点,但缺乏敏感性及特异性。实验室检查指标的筛选使用应该秉承快速、准确、实用和可行的原则。依据自身单位的实验条件和患者经济状况,选择最合适的检测套餐。对肠梗阻的检测项目的选择,应该分首要 / 必需检测项目、第二步检测项目和次要检测项目。

1. 首要 / 必需检测项目　对于患者的症状、体征、血常规以及腹部 X 线平片可作出初步诊断。

2. 第二部检测项目　根据病史和体检,诊断肠梗阻往往不难,难点在于肠梗阻的类型判断与手术时机的选择。

3. 次要检测项目　对于梗阻的部位以及梗阻原因,CT 可提供可靠的诊断依据。

二、检查指标的临床应用

(一) 在肠梗阻诊断中应用

1. 血常规　白细胞计数增高一般在 10×10^9/L 以上,绞窄性肠梗阻常在 15×10^9/L 以上,中性粒细胞增加,中性粒细胞核左移,血液浓缩。

2. 呕吐物及大便潜血试验　持续性大便潜血阳性,对肠梗阻的诊断有参考价值。

3. 血清无机磷、肌酸激酶及同工酶的测定　对诊断绞窄性肠梗阻有重要意义,肠壁缺血、坏死时血中无机磷及肌酸激酶升高。

4. C 反应蛋白　除上述实验室检查指标外,C 反应蛋白对早期肠梗阻诊断也有帮助。

5. 腹部 X 线平片检查　一般在肠梗阻发生 4~6h 后,X 线平片检查即显示出肠腔内积气;立位或侧位透视或摄片,可见液平面及胀气肠襻,但无此征象时也不能排除肠梗阻的可能。梗阻部位不同,X 线表现也各有特点:空肠胀气可见“鱼肋骨刺”状的环形黏膜纹,回肠黏膜则无此征象;结肠胀气位于腹部周边,并显示结肠袋形;绞窄性肠梗阻时,可见孤立、突出胀大的肠襻,不因时间而改变位置。当怀疑肠套叠、乙状结肠扭转或结肠肿瘤时,可做钡剂灌肠检查,常能提供重要资料。

6. 超声检查　对孕妇患者是有用的,这样可避免 X 线辐射。梗阻患者中也使用 MRI,但效果并不比 CT 检查好。

7. CT 检查　已广泛应用于临床,不仅可以对肠梗阻是否发生绞窄提供可靠的依据,而且对肠梗阻的部位及梗阻的原因也有较高的诊断价值。

(二) 在分期和判断预后中应用

1. 血气二氧化碳结合力测定　当出现代谢性酸中毒时,二氧化碳结合力可以降低。

2. 血清电解质测定　可出现低钾、低氯和低钠血症。可出现代谢性酸中毒及水电解质平衡紊乱。

案例 13-1

【病史摘要】　男性,23 岁,因"阵发性全腹痛伴恶心、呕吐 2 天"入院。患者呈急性病容,于 24h 前突然感到全腹痛,以右下腹为甚,呈持续性、阵发性加剧,无放射性,伴有肠鸣。多次呕吐,开始为绿色物,以后呕吐物有粪臭味。起病后无发热、无大便及肛门排气,小便 1 次,量少而赤。曾行"阑尾切除术"。专科检查见腹膨隆,腹式呼吸减弱,无腹壁静脉怒张,未见肠型。与右下腹可见一直切口的手术瘢痕,愈合好,无外疝。全腹拒按,压痛及反跳痛,以右腹明显。因腹胀,肝脾触诊不满意,无腹部肿块。全腹呈鼓音,肝浊音界缩小。肾区无叩击痛,无移动性浊音。肠鸣音高亢,有气过水音。肛门无异常,直肠指诊无触痛,指套未见黏液或脓血粪。

【临床检查】　血常规:白细胞 $10.6 \times 10^9/L$、红细胞 $6.0 \times 10^{12}/L$、血红蛋白 160g/L、中性粒细胞 84%,核左移。尿常规及尿沉渣:阴性。血气电解质:氧分压 13.2kPa、二氧化碳分压 5.5kPa、二氧化碳结合力 18mmol/L、钠离子 132mmol/L、钾离子 3.7mmol/L、氯离子 95.0mmol/L。呕吐物潜血试验:阳性。C 反应蛋白:25.0mg/L。X 线腹部透视可见小肠扩张及有多个大小不等的、呈阶梯状的积液平段。腹部超声无异常。

【诊断】　急性肠梗阻(机械性、粘连性)。

【案例分析】　诊断依据:起病急骤,阵发性腹绞痛,呕吐频繁,腹胀及肛门停止排气,肠鸣音亢进,有腹膜刺激征。X 线腹部透视可见小肠扩张及有多个大小不等的、呈阶梯状的积液平段。这些征象均符合急性机械性肠梗阻。已有腹膜炎,全腹拒按、有压痛及反跳痛,白细胞明显增多、中性粒细胞核左移。同时患者有轻度失水征,皮肤弹性减弱,血红蛋白、红细胞总数增高。此外,肠扭转在短期内可有血清非蛋白氮含量升高及二氧化碳结合力下降,这与单纯性机械性肠梗阻不同。患者过去有腹部手术史,故本次发病仍需考虑有乙状结肠扭转的可能。

鉴别诊断:急性肠胃炎:有腹痛、呕吐,但无腹泻。泌尿系统结石:持续时间不会过长,尿常规阴性。消化道穿孔、胆囊炎:腹部 X 线平片与腹部超声检查未提示。

-------------------------------------- 小　　结 --------------------------------------

肠梗阻疾病在出现之后让患者承受很多的痛苦,甚至会引起休克,严重的患者还会导致死亡,其危害极大。由于每种类型的肠梗阻治疗手段及预后均不尽相同,故严格诊断非常重要。肠梗阻的诊断非常严格,必须完善很多问题。首先,要从临床表现判断是否存在梗阻。再根据影像学检查和其他实验室检查鉴别肠梗阻的种类。判断是低位还是高位梗阻,确定病因进行及时有效的治疗。

(关 明　王 爽　祝 荫)

第十四章

溃疡性结肠炎

炎症性肠病（inflammatory bowel disease，IBD）是一组病因尚未阐明的慢性非特异性肠道炎症性疾病。包括溃疡性结肠炎（ulcerative colitis，UC）和克罗恩病（Crohn disease，CD）。UC 是一种具有易复发性和慢性持续性特征的炎症性肠道疾病。其炎症类型为渗出性和出血性炎，病变呈连续性弥漫性分布，主要累及黏膜和黏膜下层，很少累及肌层和浆膜层，因此并发结肠穿孔、瘘管或腹腔脓肿少见，一般不形成肉芽肿和瘢痕，因此亦很少引起肠狭窄。UC 多自直肠发病，逆行向近端蔓延，可达脾曲，甚至可累及全结肠及末端回肠，主要临床表现为腹痛、腹泻以及黏液脓血便等。

UC 多发于欧美等发达国家，被认为与生活方式密切相关。改革开放以前我国 UC 少见，但近年来患病率明显增加，已经成为消化系统常见病，多见于青、中年，以轻、中度为主，但重症亦不少见。根据我国资料统计，发病高峰年龄为 20~49 岁，男女性别差异不明显（男：女约为 1~1.3∶1）。

第一节　概　　述

UC 一般起病缓慢，少数起病急骤，病程多在 4~6 周以上。病情轻重不一，有持续和反复发作的腹泻、黏液脓血便伴腹痛、里急后重和不同程度的全身症状。发作的诱因有精神刺激、过度疲劳、饮食失调、继发感染等。UC 缺乏诊断的金标准，主要结合临床、实验室检查、影像学检查、内镜和组织病理学表现进行综合分析，在排除感染性和其他非感染性结肠炎的基础上做出诊断。

一、临床症状和体征

（一）临床症状

1. 消化系统症状

（1）腹泻和黏液脓血便：本病活动期最重要的临床表现。大便次数及便血程度与病情轻重有关，轻者每日 2~4 次，便血轻或无，严重者可达 10~30 次，脓血显见，甚至大量便血。

（2）腹痛：轻或中等程度腹痛，多为局限性左下腹痛或下腹隐痛，亦可累及全腹。常有里急后重，便后暂时疼痛缓解。病情轻者亦可无腹痛或仅有腹部不适，合并中毒性巨结肠或炎症波及腹膜时可有持续性剧烈腹痛。

（3）其他症状：可有腹胀、恶心、呕吐、食欲缺乏等。

2. 全身反应

（1）发热：一般出现在中、重度患者的活动期，呈低至中度，高热多提示病情进展、严重感染或并发症存在。急性重症病例常伴有发热及全身中毒症状。

（2）营养不良：肠道吸收障碍和消耗过多，可引起患者衰弱、消瘦、贫血、低蛋白、水与电解质平衡紊乱等表现。年幼患病者常有生长发育迟缓表现。

3. 肠外表现　包括外周关节炎、结节性红斑、坏疽性脓皮病、巩膜外层炎、前葡萄膜炎、口腔复发性溃疡等。骶髂关节炎、强直性脊柱炎、原发性硬化性胆管炎及少见的淀粉样变性等，可与 UC 并存，但与 UC 本身的病情变化无关。

临床表现统计见表 14-1。

表 14-1 UC 临床表现及发生率

临床表现	发生率	临床表现	发生率
腹泻	70%~90%	便血	50%~90%
腹痛	30%~70%	儿童发育迟缓	5%
体重下降	35%~45%	肠外表现	2%~15%

(二) 体征

轻、中度患者仅有左下腹轻压痛,有时可触及痉挛的降结肠或乙状结肠。重症患者可有明显压痛。如出现腹肌紧张、反跳痛、肠鸣音减弱、腹部膨隆等体征,伴发热、脱水、心动过速与呕吐,应考虑中毒性巨结肠或肠穿孔等并发症。

(三) 临床分型

按其病程、程度、范围及病期进行综合分型:

1. 临床类型　①初发型:指无既往史的首次发作;②慢性复发型:临床上最多见,指缓解后再次出现症状,常表现为发作期与缓解期交替。

2. 疾病分期　分为活动期与缓解期。活动期按严重程度分为轻、中、重度。轻度指排便 <4 次 /d,便血轻或无,脉搏正常,无发热及贫血,血沉 <20mm/h。重度指腹泻 ≥6 次 /d,明显血便,体温 >37.8℃、脉搏 >90 次 /min,血红蛋白 <75% 正常值,血沉 >30mm/h。介于轻度与重度之间为中度。

3. 病变范围　分为直肠炎、左半结肠炎(病变范围在结肠脾曲以远)及广泛结肠炎(病变累及结肠脾曲以近或全结肠)。推荐采用蒙特利尔(Montreal)UC 病变范围分类(表 14-2)。

表 14-2 蒙特利尔 UC 病变范围分类及所占百分比

分类	分布	结肠镜下所见炎性病变累及的最大范围	百分比
E1	直肠	局限于直肠,未达乙状结肠	30%~60%
E2	左半结肠	累及左半结肠(脾曲以远)	16%~45%
E3	广泛结肠	广泛病变累及脾曲以近乃至全结肠	15%~35%

二、病因和发病机制

(一) 病因

研究显示环境、遗传、免疫、微生物、感染等因素参与了 UC 发病过程。

1. 环境因素　UC 多发于欧美等发达国家,以往我国少见,但近十多年明显增多,已经成为消化系统常见病,提示环境因素发挥了重要作用。

2. 遗传因素　UC 发病有遗传倾向,患者直系亲属的发病风险增高,青少年患者多有 IBD 家族史。目前研究发现 UC 的易感基因主要位于第 6、7、12、16、19 号等染色体上。

3. 感染因素　至今尚未发现直接特异性微生物感染与 UC 的确切关系。肠道感染可能是疾病的一种诱发因素,菌群的改变可能引起肠黏膜持续性炎症。某些患者应用抗感染药物治疗获得良好效果提示感染因素可能参与 UC 的发生发展。

4. 免疫因素　各种因素引起 Th1、Th2 及 Th17 炎症通路激活,炎症因子(如 IL1、IL6、IL8、TNF-α、IL4、IFN-γ 等)分泌增多,炎症因子及抗炎因子失衡,导致了肠道黏膜持续性炎症及黏膜屏障功能损伤。

5. 肠道微生态　基因组学研究发现大量的微生物基因能够有效地影响宿主基因的表达。在 UC

中,微生物抗原的高免疫反应性是一直以来被公认的。而在 UC 患者体内,拟杆菌和变形菌的数量增加,厚壁菌和菌类多样性减少,导致肠道菌群生态失衡。

(二) 发病机制

UC 发病机制尚未完全阐明,目前多认为是由于环境等因素作用于遗传易感者,在肠道微生物参与下引起肠道免疫失衡,损伤肠黏膜屏障,导致肠黏膜持续炎症损伤。

三、临床诊断和鉴别诊断

(一) 诊断标准

UC 缺乏诊断的"金标准",主要结合临床、实验室检查、影像学检查、内镜和组织病理学表现进行综合分析,在排除感染性和非感染性结肠炎的基础上作出诊断。若诊断存疑,应在一定时间(一般是6 个月)后进行内镜及病理组织学复查。诊断标准推荐使用由中华医学会消化病学分会炎症性肠病学组制定的共识意见或指南。目前使用《炎症性肠病诊断与治疗的共识意见(2018 年·北京)》。

1. 临床表现　持续或反复发作的腹泻、黏液脓血便,伴腹痛、里急后重;不同程度的贫血、发热及体重减轻等全身症状,病程多在 4~6 周以上;可有关节、皮肤、眼、黏膜及肝胆等肠外表现。黏液脓血便是最常见的症状。不超过 6 周病程的腹泻需要与多数感染性肠炎相鉴别。

2. 结肠镜检查　结肠镜检查并黏膜活组织检查(活检)是诊断 UC 的主要依据。如出现肠道狭窄,结肠镜检查时建议进行多部位活检以排除结直肠癌。如果不能获得活检标本或内镜不能通过狭窄段时,应完善 CT 结肠成像检查。结肠镜下 UC 特征表现见第二节详述。

病变范围:推荐采用蒙特利尔(Montreal)UC 病变范围分类(表 14-2)。该分型特别有助癌变危险度的估计及监测策略的制订,亦有助于治疗方案选择。

3. UC 活检标本的病理诊断　组织学上可见以下主要改变,活动期:①固有膜内有弥漫性、急性、慢性炎性细胞浸润,包括中性粒细胞、淋巴细胞、浆细胞、嗜酸性粒细胞等,尤其是上皮细胞间有中性粒细胞浸润(即隐窝炎),乃至形成隐窝脓肿;②隐窝结构改变,隐窝大小、形态不规则,分支、出芽,排列紊乱,杯状细胞减少等;③可见黏膜表面糜烂、浅溃疡形成和肉芽组织。缓解期:①黏膜糜烂或溃疡愈合;②固有膜内中性粒细胞浸润减少或消失,慢性炎性细胞浸润减少;③隐窝结构改变可保留,如隐窝分支、减少或萎缩,可见 Panth 细胞(Paneth cell)化生(结肠脾曲以远)。

活检病变分为活动期和缓解期两种,组织形态上符合任何一种,结合临床,可报告符合 UC 病理改变。宜注明为活动期或缓解期。如有隐窝上皮异型增生(上皮内瘤变)或癌变,应予注明。隐窝基底部浆细胞增多被认为是 UC 最早的光学显微镜下特征,且预测价值高。

组织学愈合不同于内镜下愈合。在内镜下缓解的病例,其组织学炎症可能持续存在,并且与不良结局相关,故临床中尚需关注组织学愈合。

4. 手术切除标本病理检查　手术标本可见病变局限于黏膜及黏膜下层,肌层及浆膜侧一般不受累。大体和组织学改变见第二节详述。

5. 其他检查　无条件行结肠镜检查的单位可行钡剂灌肠检查。检查主要改变为:①黏膜粗乱和/或颗粒样改变;②肠管边缘呈锯齿状或毛刺样,肠壁有多发性小充盈缺损;③肠管短缩,结肠袋消失呈铅管样。

肠腔狭窄结肠镜无法通过时,可应用钡剂灌肠检查、CT 结肠成像检查显示结肠镜未及部位。

诊断要点:在排除其他疾病(详见"鉴别诊断"部分)的基础上,可按下列要点诊断。①具有上述典型临床表现者为临床疑诊,安排进一步检查;②同时具备上述结肠镜和放射影像学特征者,可临床拟诊;③如再具备上述黏膜活检和/或手术切除标本组织病理学观察者,可以确诊;④初发病例如临床表现、结肠镜检查和活检组织学改变不典型者,暂不确诊,应予密切随访。

(二) 诊断流程

临床表现疑诊为 UC 时,推荐以下步骤:

1. 病史和体检　详细的病史询问应包括从首发症状开始的各项细节,特别注意腹泻和便血的病程;还要注意近期旅游史、用药史[特别是非甾类消炎药(NSAIDs)和抗菌药物]、阑尾手术切除史、吸烟、家族史;口、皮肤、关节、眼等肠外表现及肛周情况。体检特别注意一般状况及营养状态、细致的腹部检查、肛周和会阴检查及直肠指检。

2. 常规实验室检查　包括血液、粪便等检测。

(1) 粪便常规和培养:粪便常规检查和培养不少于 3 次,根据流行病学特点,为除外阿米巴肠病、血吸虫病等疾病应作相关检查。

(2) 血液检测:常规检查项目包括血常规、血清清蛋白、电解质、红细胞沉降率(ESR)、C 反应蛋白(CRP)等。

(3) 其他指标:有条件可作粪便钙卫蛋白和乳铁蛋白等检测。

3. 结肠镜检查(应进入末段回肠)并活检　是建立诊断的关键。结肠镜检查遇肠腔狭窄无法通过时可应用钡剂灌肠检查、CT 或肠道超声检查显示结肠镜未及部位。

4. 小肠检查　病变不累及直肠(未经药物治疗者)、倒灌性回肠炎(盲肠至回肠末段的连续性炎性反应)及其他难以与 CD 鉴别的情况。左半结肠炎伴阑尾开口炎性改变或盲肠红斑改变在 UC 常见,因此一般无须进一步行小肠检查。

5. 重度患者检查的特殊性常规腹部平片　了解结肠情况及有无穿孔。缓做全结肠检查,以策安全。但为诊断和鉴别诊断,可行不做常规肠道准备的直肠乙状结肠有限检查和活检,操作要轻柔,少注气。为了解有无合并难辨梭状芽孢杆菌和 / 或巨细胞病毒感染,行有关检查(详见鉴别诊断)。

UC 的诊断流程图如图 14-1 所示。

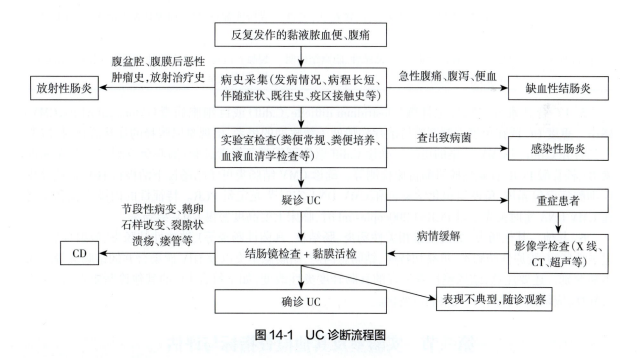

图 14-1　UC 诊断流程图

(三) 鉴别诊断

1. 急性感染性肠炎　各种细菌感染,如志贺菌、沙门菌、大肠埃希菌等。常有流行病学特点(如不洁饮食史或疫区接触史),急性起病常伴发热、腹痛,具有自限性(病程一般不超过 6 周),粪便检查可分离出致病菌,血常规检查可有白细胞升高,抗生素治疗有良好效果。

2. 阿米巴肠病　有流行病学特征,果酱样大便,病变主要侵犯右侧结肠,也可累及左侧结肠,结肠溃疡较深,边缘潜行,溃疡间的黏膜多属正常。确诊有赖于粪便或组织中找到病原体。非流行区患者血清抗阿米巴抗体阳性有助于诊断。高度疑诊病例抗阿米巴治疗有效。

3. 血吸虫病   有疫水接触史,常有肝脾大,粪便检查可发现血吸虫卵或孵化毛蚴阳性。结肠镜检查在急性期可见黏膜黄褐色颗粒,活检黏膜压片或组织病理检查发现血吸虫卵。免疫学检查亦有助鉴别。

4. 克罗恩病   CD 腹泻一般无肉眼血便,结肠镜及 X 线检查病变主要在回肠末段和邻近结肠且呈非连续性、非弥漫性分布并有其特征改变,与 UC 鉴别一般不难。但要注意,CD 可表现为病变单纯累及结肠,此时与 UC 鉴别诊断十分重要(表 14-3),并可参考自身抗体的检测(见实验室和其他检查)。少数情况下,临床上会遇到两病一时难于鉴别者,此时可诊断为结肠 IBD 类型待定(colonic IBD type unclassifled,IBDU),观察病情变化。

表 14-3   UC 及 CD 的鉴别

	UC	CD
起病	缓慢或突然	缓慢、隐匿
症状	脓血便多见	腹泻,脓血便少见
病变分布	病变连续	节段性分布
直肠受累	绝大多数受累	少见
末段回肠受累	少见	多见
肠腔狭窄	少见,中心性	多见,偏心性
瘘管形成	罕见	多见
内镜表现	溃疡浅,黏膜弥漫性充血水肿、颗粒状,脆性增加	纵行或匐行溃疡,周围黏膜正常或呈鹅卵石样改变
活检病理特征	固有层全层弥漫性炎症、隐窝脓肿、隐窝结构明显异常、杯状细胞减少	裂隙状溃疡、上皮肉芽肿、黏膜下层淋巴细胞聚集、局部炎症

5. UC 合并难辨梭状芽孢杆菌(clostridium difficile,C.diff)或巨细胞病毒(cytomegalovirus,CMV)感染   重度 UC 或在免疫抑制剂维持治疗病情处于缓解期的患者,出现难以解释的症状恶化时,应考虑到合并 C.diff 或 CMV 感染的可能。确诊 C.diff 感染可行粪便毒素试验(酶联免疫测定毒素 A 和毒素 B)、核苷酸 PCR、谷氨酸脱氢酶抗原检测等。确诊 CMV 结肠炎可予结肠镜下活检行 H-E 染色寻找巨细胞病毒包涵体、免疫组织化学染色和 CMV DNA 实时荧光定量 PCR。特征性的内镜表现和外周血 CMV DNA 实时荧光定量 PCR>1 200copies/ml 时,临床上要高度警惕 CMV 结肠炎。

6. 其他   其他肠炎(如抗生素相关性肠炎、肠结核、真菌性肠炎等)、缺血性结肠炎、放射性肠炎、过敏性紫癜、胶原性结肠炎、贝赫切特病、结肠息肉病、结肠憩室炎以及 HIV 感染合并的结肠炎等应和本病鉴别。还要注意,结肠镜检查发现的直肠轻度炎性改变,如不符合 UC 的其他诊断要点,常为非特异性,应认真寻找病因,观察病情变化。

第二节   实验室及其他检查指标与评估

临床工作中通常综合临床症状、实验室检查、内镜和组织学等检查的结果来诊断 UC、评价疾病活动及预后。近年来,随着 IBD 相关研究及检测技术的进展,一些新指标已经开始显现其在诊断、治疗及随访中的重要作用,这有助于鉴别 IBD 及其他疾病,方便临床监测疾病的活动以及观察治疗效果。

一、实验室及其他检查指标

UC 的检查项目或指标包括:临床检验检查、内镜及影像学检查、病理学检查等。

（一）临床检验指标

1. 血常规　血常规是临床最常用的实验室检测项目之一,其中多项指标与 UC 的活动程度有关（表 14-4）。

表 14-4　血常规检查指标特点及意义

指标		变化特点	意义
红细胞系	RBC 计数及 Hb	轻度 UC 多正常或轻微下降,中、重度 UC 可出现明显下降,多为小细胞低色素性贫血	活动期 UC 贫血可能与胃肠道急、慢性失血,铁摄入与丢失负平衡,维生素和叶酸缺乏,药物引起的骨髓抑制及溶血等因素相关
	红细胞体积分布宽度（RDW）	升高	RDW 是评价营养状态的重要指标,炎症活动期营养缺乏可导致红细胞形成障碍,红细胞大小不一,RDW 升高
白细胞系	WBC 计数	轻度患者正常或轻度升高,中、重度患者可明显升高	白细胞计数升高与炎症活动有关,如伴有感染可显著升高
	中性粒细胞	升高	活动期 UC 白细胞升高主要以中性粒细胞为主
血小板	血小板计数	升高,通常 >400×10⁹/L	与 UC 活动度相关,但不具有特异性
	平均血小板体积（MPV）	减少	同血小板增加、活化相关,在一定程度上反映血小板激活水平,与 UC 病情轻重及病变范围有明显关系,是 UC 活动性判断的有效指标
	血小板 α 颗粒膜蛋白（GMP-140）	升高	血小板活化时释放 GMP-140,是血小板活化的特异性标志,UC 活动期 GMP-140 显著高于缓解期,可判断病情严重程度

2. 红细胞沉降率（erythrocyte sedimentation rate,ESR）　红细胞沉降率又称为血沉,是一种经典的急性期反应标志。UC 活动时 ESR 可明显升高。ESR 升高是 UC 活动度的敏感指标,可反映疾病严重程度及活动性,但不具有特异性。

3. 血清学检查　C 反应蛋白及血清降钙素原在临床中均作为独立的血清生化检查项目,需要根据诊治需要选择是否化验。

（1）C 反应蛋白（C-reactive protein,CRP）:CRP 是机体受到微生物入侵或组织损伤等炎症性刺激时肝细胞合成的急性期反应蛋白,是炎症的客观指标,是公认的人体被细菌感染后或创伤后反应最有价值的一种急性时相蛋白。健康人血液中 CRP 含量甚微（<3~3.5mg/L）。在 UC 患者中,C 反应蛋白的范围为 5~200mg/L,受疾病严重程度和范围影响。严重或广泛结肠炎患者,CRP 可明显升高,但轻度或中度 UC 患者 CRP 无法可靠反应炎症及疾病活动程度。

（2）血清降钙素原（procalcitonin,PCT）:PCT 是甲状腺滤泡细胞分泌的糖蛋白,在炎性反应时水平显著升高,与炎性反应严重程度密切相关,是炎性反应诊断、鉴别诊断及病情和预后评估的血清标志物。UC 患者 PCT 水平可升高,PCT 水平变化有助于预测 UC 疾病活动,可作为 UC 活动监测指标。

4. 血生化检查

（1）肝肾功能:蛋白质代谢异常在一定程度上反映了 UC 活动性及严重程度。在重症 UC 患者,血清白蛋白水平下降明显,白蛋白/球蛋白（A/G）比值下降。持续较低的血清白蛋白水平是药物治疗无效、病情恶化的信号,患者可能需要手术治疗。活动期 UC 患者也常伴有肾功能异常,多表现为水肿和蛋白尿,可随 UC 缓解而缓解。

（2）电解质:轻度 UC 电解质常无明显改变,但严重 UC 患者由于腹泻、进食减少等影响可出现电解质紊乱,易出现低血钾、低血钠、低血氯。以低血钾最为突出,严重者可出现酸中毒。在重症 UC 患者中,低血钾、低血钠易导致结肠扩张,毒素吸收增加,病情加重,甚至引发中毒性巨结肠。

5. 粪便检查

(1) 粪便常规检查:粪便检查是 UC 排除性诊断的重要依据。肉眼观察多见黏液脓血,重症患者粪质极少,少数患者以血便为主,伴有少量黏液或无黏液,显微镜检见红细胞、白细胞及坏死组织等。急性发作期粪便涂片常见大量多核的巨噬细胞。

(2) 粪便病原学检查:粪便病原学检查的目的在于排除引起结肠炎症的感染性病因,是本病诊断的重要步骤,对于重症或者难治复发的 UC 患者,常推荐进行病原学检查。

1) 细菌培养:粪便标本应新鲜,避免污染。应反复多次检查,临床诊断需连续检查 3 次以上,如进行科学研究病例,应连续检查 6 次以上。常规培养可排除痢疾杆菌和沙门菌感染。有条件的应做特殊培养,如艰难梭菌毒素 A 和 B,弯曲菌属和大肠杆菌 O157:H7 等,以排除艰难梭菌、弯曲菌属、耶尔森菌、淋球菌或衣原体感染。

2) 溶组织阿米巴滋养体检查:取新鲜粪便,尤其是血性黏液便,应反复多次检查(同细菌培养)。镜检时应注意保温,否则阿米巴滋养体不活动,难以与巨噬细胞鉴别。

3) 粪便集卵:留取每次全部粪便,进行集卵和孵化,连续多次进行(同细菌培养),可排除慢性血吸虫及其他寄生虫感染。

4) 病毒学检查:本病急性发作时,应尽可能通过电镜或免疫电镜查找粪便中的病毒颗粒,或通过免疫学方法寻找病毒特异性抗原,以排除病毒机会性感染。值得注意的是,CMV 在 UC 患者中很常见,特别是存在免疫抑制的重症 UC 患者,但目前缺乏检测 CMV 的理想方法,血液 PCR 检测有一定指导价值。

6. 粪便蛋白检查

(1) 乳铁蛋白(lactoferrin):是一种在白细胞内表达的铁结合性糖蛋白,也是中性粒细胞的主要成分,主要分布表达于中性粒细胞、上皮细胞以及各种组织和体液中,具有促进铁吸收、抗菌、免疫调节、抗感染、抗氧化、抗病毒等多种生物学功能,在许多炎症情况下其含量增加。粪便乳铁蛋白作为一种肠道炎症的标志物,可用来鉴别炎症性(包括细菌感染性肠炎、活动性 IBD)和非炎症性肠道疾病。活动期和静止期 IBD 患者粪便乳铁蛋白浓度差异显著,对活动性的诊断具有较高的敏感性及特异性,敏感性和特异性可达 90% 及 80% 以上。因此,粪便乳铁蛋白可作为评价 IBD 病情活动的指标,是鉴别炎症性和非炎症性肠道疾病的有效方法。

(2) 钙卫蛋白(calprotectin):是中性粒细胞、单核细胞的主要蛋白质,约占细胞总蛋白的 5%,广泛分布在人体细胞、组织以及体液中,是中性粒细胞更新的标志物,在许多炎症情况下可升高。在 IBD 诊断指标中,粪便钙卫蛋白敏感性最高,是反映肠道炎症的非侵入性指标。研究表明,粪便钙卫蛋白的含量约是血浆中钙卫蛋白含量的 6 倍,且无差异性。室温下钙卫蛋白在大便中稳定存在 7 天左右,且不易被细菌和各种酶类破坏。

粪便钙卫蛋白在 UC 活动期显著增加,并能动态反映病情活动性变化,被认为是判断炎症活动的关键指标,可真实反映肠道炎症情况。粪便钙卫蛋白所反映 UC 病情变化与肠镜检查结果高度一致。在预测疾病复发方面,粪便钙卫蛋白的敏感性及特异性均高于粪便乳铁蛋白。粪便钙卫蛋白水平与内镜下黏膜愈合程度相关,可能会成为预测 UC 黏膜愈合的一项重要指标。值得注意的是,粪便钙卫蛋白对于区分炎症的类型缺乏特异性。

7. 免疫学检查

(1) 抗中性粒细胞胞质抗体(ANCA):ANCA 是一组以中性粒细胞和单核细胞胞质成分为抗原的自身抗体,可通过毛细血管中的中性粒细胞、单核细胞或肠上皮细胞引起溶菌酶释放,导致大面积血管和肠组织损害,亦可引发 T 淋巴细胞介导的细胞免疫造成组织损伤。ANCA 可分为胞质型(cANCA)和核周型(pANCA)。pANCA 与 IBD 发生相关,在 UC 患者中阳性率、特异性最高,而 CD 患者中阳性者多见于病变累及结肠者,20%~85% 的 UC 患者可检测到 pANCA,而在 CD 患者中可检测到 pANCA

者只有 2%~28%，因此对 UC 及 CD 的鉴别有一定意义。高效价的 pANCA 主要出现在 UC 活动期，因此目前认为 pANCA 是 UC 特异性血清抗体之一，已作为 UC 诊断的一项血清学指标。

（2）抗酿酒酵母甘露聚糖抗体（ASCA）：ASCA 是一种针对真菌菌属的抗体，在 CD 患者中表达较 UC 明显。国内研究显示 ASCA 诊断 CD 的敏感性及特异性分别为 53.8% 和 54.6%，而国外报道 ASCA 诊断 CD 特异性为 82%~89%，国内外研究结果存在差异，这可能与不同人群及样本数量有关。目前 ASCA 用作 CD 和 UC 的鉴别诊断，但 ASCA 并不能独立影响疾病进程。国外报道显示 ASCA 表达阳性率与 CD 病变发生的部位密切相关，且越接近近端者 ASCA 阳性率越高，阳性者其 CD 的疾病表现更为严重。

（二）影像及内镜检查

1. 结肠镜检查 结肠镜检查（应进入末段回肠）并活检是建立诊断的关键。对疑诊 UC 的患者需行结肠镜检查，同时进行包括直肠在内的分段、多点活检。如出现了肠道狭窄，结肠镜检查时建议进行多部位活检以排除结直肠癌。如果不能获得活检标本或内镜不能通过狭窄段时，应完善 CT 结肠成像检查。

（1）病变部位：UC 病变呈连续性弥漫性分布，多位于直肠和乙状结肠，也可上升累及近段结肠或全部结肠，少数可侵及末段回肠（倒灌性回肠炎），受累范围一般不超过回盲瓣 10cm 以内的回肠。病变深度主要限于结肠黏膜及黏膜下层，严重患者可累及结肠肌层或浆膜层。

（2）结肠镜下诊断特征

1）UC 活动期：活动期突出表现破溃性、渗出性和出血性炎症改变。早期弥漫性充血、水肿，血管纹理紊乱，肠腔内可见黏液或脓血分泌物。炎症加重后黏膜面粗糙呈砂纸样，接触易出血。进一步发展可见黏膜糜烂，伴散在分布的黄色小斑点，斑点覆盖下为小溃疡，病情进展后溃疡可扩大、融合，形成镜下典型特征，即溃疡小而表浅、形态不规则，如针尖样、线样、斑块状。周围黏膜明显充血、出血、糜烂，几乎无正常黏膜残存，类似于地图样。重症 UC 患者，还可见到有大量黏膜剥离形成的假膜。重度炎症导致黏膜上皮脱落时，可产生融合性的巨大溃疡。倒灌性回肠炎内镜下表现为末段回肠黏膜的弥漫性充血、水肿、脆性增加，溃疡少见，病变常位于末段回肠 2~3cm，亦可更广泛些。UC 内镜下严重程度分级见图 14-2，目前常用 Baron-Connell-Lennard-Jones 分级。

内镜下病变严重程度分级（Baron-Connell-Lennard-Jones 分级，图 14-2）

0 级：黏膜形态基本正常。

1 级：黏膜水肿、充血、血管网消失、颗粒状不平。

2 级：黏膜有接触性出血。

3 级：黏膜有自发性出血。

4 级：黏膜可见大小不等的溃疡。

其中 1、2 级称早期表现。

2）UC 缓解期：缓解期主要以黏膜萎缩和炎性假息肉为特点，①初发型：炎症程度较轻者，病变表浅不超过黏膜下层，病情缓解后溃疡缩小变浅至愈合，渗出物吸收，炎症消退后充血、水肿消失，可完全恢复，不留下任何痕迹，不形成纤维化和瘢痕。②慢性持续型或复发型：因溃疡反复形成及愈合，主要表现为多发性假息肉、黏膜桥及黏膜萎缩。假性息肉是由于上皮细胞和少量纤维组织增生形成；黏膜桥形成是由于溃疡向下掘进，边缘上皮增生，在溃疡面上相对愈合连接而成（图 14-3）；黏膜萎缩表现为色泽苍白，血管纹理紊乱，表面无光泽，干燥、质硬、无弹性。若假息肉较多、密集分布、黏膜皱襞消失，伴萎缩性改变者称为假息肉型（图 14-4）；以黏膜萎缩为主，假息肉较少者，称黏膜萎缩型；混合型为黏膜萎缩改变基础上有少量散在分布的假性息肉。无论哪一型，在假性息肉、黏膜桥、萎缩改变基础上，如同时出现活动期改变，都可视为本病的慢性复发型或持续型，亦有称之为慢性活动型。晚期尚可出现肠管缩短、肠壁僵直、结肠袋消失、肠腔狭窄，形成 X 线检查所见的"铅管样结肠"。

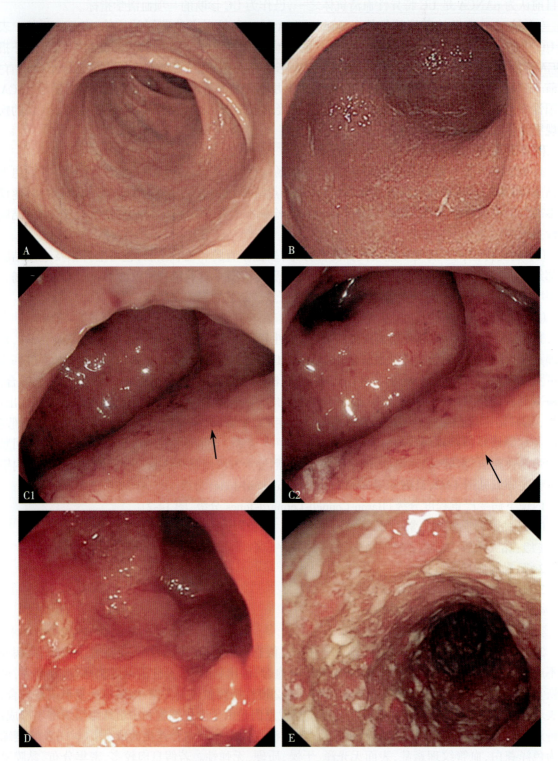

图14-2   内镜下病变严重程度分级

A. 黏膜形态基本正常；B. 黏膜水肿、充血、血管网消失、颗粒状不平，"砂纸样"改变；C. 接触性出血的黏膜（箭头所指为出血部位）；D. 自发性出血；E. 大小不等的溃疡

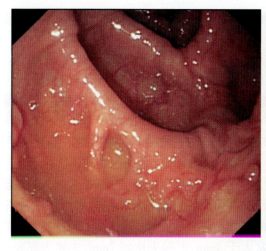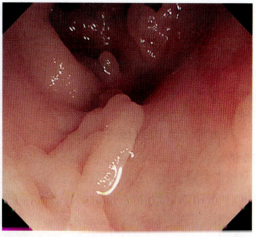

图 14-3　缓解期 UC

黏膜桥

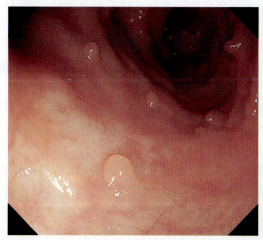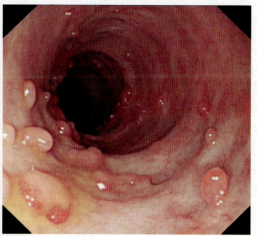

图 14-4　缓解期 UC

假性息肉

2. 染色及放大内镜检查　利用新型电子内镜的染色(包括化学染色和电子染色)和放大功能,可进一步在内镜下观察 UC 病变黏膜的微细病变及其形态特征。

正常腺管开口主要见于正常肠管黏膜。炎症活动期可见正常隐窝减少、隐窝变形。隐窝肿大和细颗粒样结构,是 UC 活动期病变进展过程中黏膜病变的典型形态。隐窝破坏、粗绒毛状结构,是 UC 黏膜病变的典型形态之一,具有特征性诊断意义。隐窝融合和筛网状结构形成,是 UC 炎症活动、黏膜明显破坏的特征性改变,发现典型筛网状结构即可内镜诊断 UC。隐窝广泛破坏融合后可形成不规则的表浅溃疡,溃疡较深常提示预后差。

3. 影像学检查　不能进行结肠镜检查的 UC 患者可考虑进行钡剂灌肠 X 线造影检查,但重症 UC 患者不宜进行钡剂灌肠检查,以免加重病情或诱发中毒性巨结肠,可进行 CT 或 MRI 检查。结肠镜检查遇肠腔狭窄无法通过时,要高度注意癌变,可应用钡剂灌肠检查或 CT 或 MRI 结肠显像显示结肠镜未及部位。

(1) 腹部 X 线平片检查:X 线平片可用来评估 UC 的严重性和炎症程度,主要从以下几个方面评价:①粪便残渣量和位置:残渣一般仅出现在炎性肠管的近端,如无残渣则为活动性结肠炎;②肠管边缘的形态:炎症显示为颗粒状、不清晰、不光滑,虫蚀样则提示溃疡的存在;③结肠袋壁的宽度增加是肠壁水肿的早期表现;④结肠内径超过正常,尤其是超过 6cm 时提示中毒巨结肠可能;⑤结直肠壁的厚度增加提示肉芽肿形成。

(2) 消化道造影检查

1) 钡餐造影检查:钡餐造影检查主要用于 UC 与 CD、肠结核等疾病的鉴别诊断。

2) 钡剂灌肠检查:结肠钡剂灌肠检查的方法有传统常规法和双对比造影法两种,一般都采用后者。钡剂灌肠检查表现详见第一节。

(3) CT:典型表现主要有结肠壁增厚、结肠黏膜改变、肠管形态改变、肠系膜改变、肠壁分层现象、肠外病变等。

(4) MRI:主要表现为在病变早期,肠壁均匀性增厚,T$_2$加权像为低信号,肠管变短、僵直,肠系膜异常聚集,系膜区淋巴结肿大,系膜血管增多;病变活动期可因肠壁出血水肿在 T$_2$ 加权像中呈高信号。

(5) 经腹肠道超声(transabdominal bowel US,TBUS):UC 超声检查特征包括,①肠壁各层结构显示清晰,肠壁明显增厚,可出现分层现象。肠壁厚度常大于 4mm,但很少达到 7mm,主要为黏膜层及黏膜下层增厚,肠壁层次常保持正常。②肠管僵直、蠕动减少、短缩,呈铅管样改变。③炎性假息肉,肠系膜淋巴结增大。④炎症活动期受累肠壁内血流信号异常增多,尤其是黏膜和黏膜下层内的血流信号增多;肠系膜下动脉的血流参数改变更能反映 UC 炎症病变的活动性。⑤UC 并发肠瘘、腹腔脓肿时,高分辨率超声检查可清晰显示病变。

(三) 组织病理学特点

1. 黏膜活检组织病理检查　　根据 2014 年《中国炎症性肠病组织病理诊断共识意见》,黏膜活检组织显微镜下改变详述如下。

(1) 活动期 UC:是以局限在黏膜内的结构扭曲和炎性浸润为特点的慢性过程。镜下改变特点大致可分为三类:隐窝结构扭曲,上皮(腺体或隐窝)的异常和炎性细胞浸润。结构扭曲包括隐窝分支、扭曲、萎缩和黏膜表面不规则等(图 14-5~ 图 14-9)。

UC 的显微镜下诊断基于以下改变:广泛的隐窝结构异常(弥漫性隐窝不规则),重度的隐窝密度减少或者萎缩,黏膜表面不规则,弥漫性伴有基底浆细胞增多的全黏膜层炎性浸润。这 4 个特点中,有 2 个或 2 个以上,同时缺乏肉芽肿,诊断准确率达 75%。在 UC 活动期可见广泛的隐窝炎和隐窝脓肿,以及黏液分泌减少。持续性 UC 的诊断基于广泛的隐窝结构扭曲和弥漫性的全黏膜的炎性细胞浸润。

(2) UC 的早期阶段:隐窝结构异常是重要的诊断指标,但在疾病的早期阶段(16d 内)可能缺乏。基底部浆细胞增多是诊断 UC 的具有高度预测价值的最早期的指标。隐窝结构的存在和全黏膜性的炎性细胞浸润的缺乏并不能排除早期 UC。因此,推荐在初次评估诊断后不迟于 6 周内做重复活检。

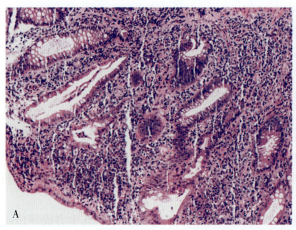
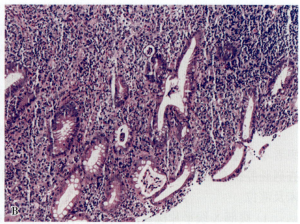

图 14-5　UC 黏膜活检的组织形态观察
A 和 B:可见隐窝结构扭曲和间质炎性细胞浸润

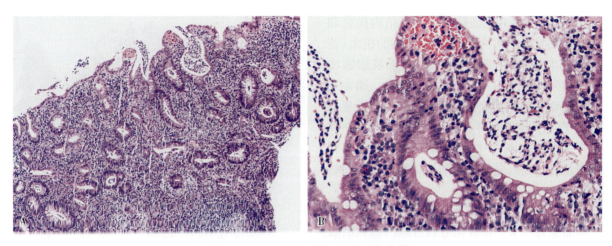

图 14-6　UC 黏膜活检的组织形态观察
A.低倍镜下可见间质大量炎性细胞浸润；B.高倍镜突出显示隐窝脓肿

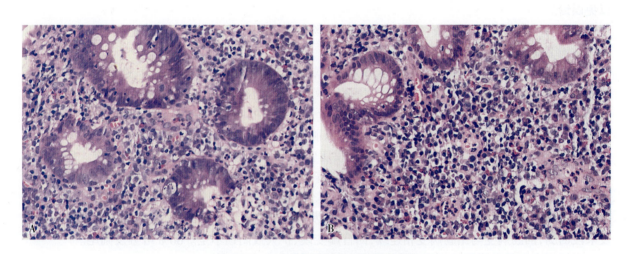

图 14-7　UC 黏膜活检的组织形态观察
A 和 B:高倍镜显示浸润的炎性细胞类型,包括淋巴细胞、浆细胞、中性粒细胞及嗜酸性粒细胞等

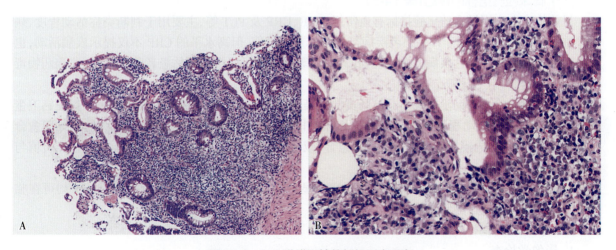

图 14-8　UC 黏膜活检的组织形态观察
A:有隐窝分支、隐窝扭曲、隐窝萎缩以及隐窝脓肿；B:高倍镜突出隐窝分支显示

（3）静止期 UC：黏膜可出现与结构损害和愈合相关的组织学特点，如隐窝结构的扭曲（萎缩和分支）以及上皮的再生，基底部浆细胞增多可消失和黏膜内炎性细胞数量减少。通常见不到活动性的炎症。静止期 UC 患者临床复发的组织学预测指标为基底部浆细胞增多，黏膜内炎性细胞增多，中性粒细胞和嗜酸性粒细胞增多，隐窝脓肿，黏液分泌的减少和表面上皮的损害。

（4）UC 治疗后的改变：在治疗后，隐窝和黏膜的萎缩可恢复。治疗可导致经典的越到结肠远端炎症越重的分布模式变化。可出现炎症分布的斑片状（patchiness）、直肠赦免和黏膜正常化。这些治疗后改变在评估活检时应加以注意，以免误诊。

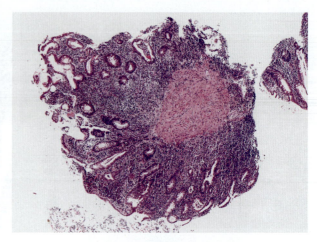

图 14-9　UC 黏膜活检的组织形态观察
低倍镜显示黏膜表面不规则

2. 手术切除标本病理检查　主要针对行肠切除手术 UC 患者的标本进行检查。包括大体标本以及显微镜下肠组织结构改变的观察、描述、诊断。

手术切除的肠管浆膜保持其光滑、光泽的外观，血管充血明显，结肠长度缩短，这是由于肌肉痉挛收缩所致而不是由于肠壁纤维化。肠管缩短以远端结肠和直肠最为显著，直肠缩短可造成骶骨 - 直肠间距离增宽，这是 UC 重要的影像学证据。肠管长度缩短的同时可伴有肠周径变小。剪开肠管有大量血性液涌出，黏膜呈颗粒状或天鹅绒状，质极脆，黏膜可大片剥脱而暴露肠壁肌层。溃疡一般表浅，呈线状沿结肠带分布或呈斑块状分布。黏膜病变为连续性，溃疡之间的黏膜亦有病变。病变先从直肠或直肠乙状结肠开始，病变总是远段重，近段轻，左半结肠重，右半结肠轻。随着炎症的发展，黏膜面可出现多发性炎性息肉。炎性息肉是由于黏膜全层溃疡后其周围黏膜潜行隆起并突入肠腔所致。这些息肉大小形态各异，并相互粘连成黏膜桥，多发性炎性息肉多见于结肠，直肠较少见。10% 可累及末段回肠，回肠病变与结肠病变相连续，回盲瓣变硬、扩大或闭锁不全。60% 可累及阑尾。

光镜下表现见黏膜活检组织学检查。

二、临床检查指标的评估

（一）临床检验指标的评估（表 14-5）

目前临床上应用最多的化验指标有血常规、ESR、CRP 及 PCT 等，主要用于判断炎症活动程度、病情严重程度，尤其 CRP 对于评估患者疾病复发具有重要价值，但高水平的 CRP 不仅提示疾病活动，也可出现于合并细菌感染性疾病。血常规、肝肾功能等检查还可以帮助评估患者营养状况、监测药物毒副作用等。

粪便病原学检查有助于排除引起结肠炎的感染性疾病或由寄生虫引起的肠道疾病。粪便钙卫蛋白在 UC 诊断、炎症活动程度评估及疾病复发判断中具有非常重要的意义，此外可作为监测黏膜愈合的指标，可部分代替内镜用于评估黏膜是否愈合，减少结肠镜检查次数。粪便乳铁蛋白的临床价值与粪便钙卫蛋白相似。

其他免疫学检查在 UC 的诊断和临床研究中显示出良好的潜力，其中 ANCA 及 ASCA 均可在临床应用，用于 UC 及 CD 的鉴别诊断。

（二）其他检查指标的评估（表 14-5）

1. 影像学检查

（1）腹部 X 线平片：腹部 X 线平片检查可以协助确定 UC 的病变范围、诊断和评价有无中毒性巨

表 14-5　临床检查指标应用评估

检查方法		临床应用与价值
检验指标	ESR	可反映 UC 病情严重程度,但不具有特异性
	CRP	评估病情、疾病活动,监测患者对治疗的反应
	PCT	可作为 UC 活动监测指标
	ANCA	辅助诊断 UC,但在评价病情活动性方面受限
	ASCA	用于 UC 及 CD 的鉴别诊断
	粪便病原学检查	排除寄生虫、细菌、病毒等引起的结肠炎
	粪便钙卫蛋白	辅助 UC 诊断、炎症活动程度评估及疾病复发判断,可部分代替内镜用于评估黏膜是否愈合
	粪便乳铁蛋白	可作为评价 UC 病情活动的指标,是鉴别炎症性和非炎症性肠道疾病的有效方法
内镜检查	结肠镜	诊断首选检查,还可进行病情评估、监测、随访、内镜下治疗等
影像学检查	腹部 X 线平片	安全性好,可评估 UC 的严重性和炎症程度
	钡剂灌肠 X 线	目前最佳的 X 线检查方法,可直观、全面显示肠道黏膜变化、病变范围,辅助诊断及病情评估
	超声	可评估 UC 病变的活动性、动态观察病情变化,对临床个体化治疗、判断疗效、确定治疗方案有指导作用。适用于小儿患者随访
	CT	可辅助 UC 的临床诊断、评价疾病累及范围及严重程度、判断是否存在并发症
	MRI	MRI 可作为青少年及儿童患者随访
病理学检查	病理组织学检查(黏膜活检及术后病理)	黏膜活检是 UC 诊断的主要依据之一,术后病理可有助于明确诊断及评估病情

结肠、肠梗阻和胃肠穿孔等并发症。腹部 X 线平片检查价格低廉,检查过程简单,但由于解剖结构重叠,X 线检查对肠外病变及并发症的诊断特异性并不高。

(2)钡剂灌肠检查:结肠气钡双对比造影检查由于安全性好、价格低廉,是目前最佳的 X 线检查方法,可直观、全面地显示 UC 的黏膜变化、病变范围,对疾病进行诊断及病情评估。

(3)CT:能够较好地评估 UC 的肠壁、黏膜及肠管周围改变,辅助诊断,判断疾病活动度并指导治疗,但难以显示肠壁黏膜轻度炎症及浅表溃疡等。

(4)MRI:具有安全、无辐射等优势,能提供良好的软组织对比度,可客观地显示病变,辅助诊断 UC,并定量评估病情活动性,为临床决策、观察疗效发挥重要作用,尤其适用于年轻及儿童患者的长期随访。

(5)TBUS:具有无辐射、无创伤、价格低廉、普及率高、易操作等特点,临床上可反复进行检查,在 UC 的诊断、活动性评估及长期随访中显示出了独特的优越性,尤其是小儿患者的首选检查。

2. 结肠镜检查　结肠镜为诊断 UC 首选检查。针对 UC 患者可发挥如下作用:确认病变部位、范围及疾病活动程度;活检及病理组织学检查以协助诊断和鉴别诊断;除外肿瘤性病变;诊治过程中随访及复查;癌变高危人群的筛查和监测;UC 并发出血、狭窄等病变的内镜下诊断及治疗;UC 继发癌前病变和早期癌变的内镜下诊断及治疗。

(三)病理检测指标的评估(表 14-5)

1. 黏膜活检组织学检查　黏膜活检组织学检查在 UC 的诊断、评价疾病活动程度、确认黏膜异型增生中有重要价值。目前国内大部分均是结合临床表现及内镜下表现对 UC 病情进行评估,而活动期 UC 的临床及内镜表现主要取决于结肠的病理变化,理论上认为病理组织学变化应更能反映出 UC

的本质,故在诊断和疗效的判断中不应仅依临床症状及内镜检查所见,还应结合病理组织学检查以更准确地评估病情。

2. 手术切除标本病理检查　UC 患者行外科治疗后所切除肠管应常规行病理学检查、诊断,明确病情、切缘情况、有无恶性变等情况,可为后续治疗提供详细的病理依据。

第三节　实验室及其他检查指标的临床应用

一、检查指标的筛选原则

(一) 首要 / 必需检测项目

结肠镜及黏膜活检组织学检查。结肠镜为 UC 首选检查,结肠镜结合病理检查最具诊断价值。凡出现肠道相关症状、疑诊为 UC 的患者以及在监测 UC 病情变化、治疗效果及预后随访中,均应进行结肠镜检查,同时应分段、多点取病理。行肠管切除的患者标本均应行术后病理检查、诊断。

(二) 第二步检测项目

1. 影像学检查　主要应用钡剂灌肠 X 线检查、腹部 CT 及腹部超声。

如无法进行结肠镜检查或没有条件进行结肠镜检查的 UC 患者,可行钡剂灌肠 X 线检查辅助诊断。对于急性腹痛的 UC 患者,腹部超声和 X 线平片是一线检查手段,怀疑穿孔或一线检查手段难以明确的患者,推荐行 CT 检查。X 线检查诊断特异性不高,可被 CT 取代。

2. 临床检验指标　疑诊 UC 患者的检验指标包括血常规、肝肾功能、电解质、尿常规、便常规、CRP、ESR、ANCA,主要用于协助诊断、评估病情。

粪便钙卫蛋白在评价 UC 复发及活动性方面均有着积极作用。虽然粪便乳铁蛋白的诊断效果不如粪便钙卫蛋白明显,但如联合检测对 UC 进行诊断与评估,对于指导临床也具有重要的意义。ANCA 对诊断 UC 具有一定的价值,但是其在评价病情的活动性方面有所受限。

(三) 次要检测项目

1. MRI、肠道超声结肠镜　不能评价肠壁及肠外情况,因此在需要评估 UC 患者肠壁及肠壁外情况下可行 CT 或 MRI 检查。MRI 尤其适用于年轻及儿童 UC 患者的长期随访。经腹肠道超声可用于UC 的辅助诊断、活动性评估及长期随访,尤其是小儿患者的首选检查。

2. ASCA　ASCA 主要用于 UC 及 CD 的鉴别诊断,因为其在诊断 UC 方面无明显优势。

二、检查指标的临床应用

(一) 在 UC 诊断中的应用

在 UC 诊断中,主要依赖结肠镜、黏膜活检组织学检查、影像学检查(常用钡剂灌肠 X 线)以及手术切除大体标本检查,结合病史特点进行诊断。对于不适合进行结肠镜、钡剂灌肠 X 线检查的患者,可选择行超声、CT 或 MRI 检查。在鉴别诊断中,ANCA 及 ASCA 可作为辅助手段。

(二) 在病情评估与治疗监测中的应用

确诊 UC 后,需进行病情评估,除临床表现、结肠镜及病理检查外,常规实验室检查应包括血常规、肝肾功能、电解质、尿常规、便常规、CRP、ESR。重症 UC 患者应定期检测上述指标。有条件的医疗机构可根据患者具体情况进行粪便钙卫蛋白、粪便乳铁蛋白检测。

在药物治疗过程中,尤其在应用具有骨髓抑制、肝肾损害等副作用的药物治疗过程中,需定期检测血常规、肝肾功。

(三) 在复诊及随访中的应用

结肠镜可观察 UC 治疗后病情有无缓解、缓解期随访、复发病情评估、难治 UC 患者病情评估、手术后复查、内镜下治疗等。结肠镜监测尽量在缓解期进行,而暂时无法获得缓解而需要复查肠镜时,也不能无原则推迟复查时间。

　　病程较长的患者可继发肠道癌变,结肠镜监测有助于及时发现癌前病变和早期癌症。起病 8~10 年的所有患者都应复查一次肠镜,确定当前病变程度(表 14-6)。

表 14-6　UC 患者结肠镜检查策略

UC 分型	结肠镜检查策略
E3 型(广泛结肠)	自第一次肠镜检查后隔年复查肠镜,达 20 年后每年复查肠镜
E2 型(左半结肠)	从起病 15 年开始隔年复查肠镜
E1 型(直肠)	无须肠镜监测
合并原发性硬化性胆管炎	从诊断时起开始每年复查肠镜

　　对于院外自行服药治疗的 UC 患者,应定期检查血常规、肝肾功能,监测是否出现肝肾损害及骨髓抑制等。在随诊过程中,检测 CRP、ESR、粪便钙卫蛋白、粪便乳铁蛋白等可有助于监测疾病是否活动、复发。

案例 14-1

　　【病史摘要】　患者,男性,34 岁,因“反复腹痛、腹泻、黏液脓血便 1 年,加重 1 周”于 2015 年 8 月 20 日入院。患者腹痛以脐周痛为主,腹痛后排便可缓解,伴有里急后重,大便每日约 3~4 次,间断呈现黏液脓血便,时有发热,体温最高达到 38℃。体格检查:生命体征正常,正力体型,面色略显苍白,口唇无发绀;浅表淋巴结未触及肿大。心脏、肺部未见明显异常。腹部平坦,未见胃肠型及蠕动波,肠鸣音约 4 次 /min,脐周及左下腹轻压痛,无反跳痛及肌紧张。

　　【临床检验】　①血常规:WBC 6.2×10^9/L,中性粒细胞比例(NEUT)65%,RBC 3.65×10^{12}/L,Hb 122g/L,PLT 245×10^9/L,ESR 8mm/h,CRP 3.35mg/L;②粪便检查:潜血试验阳性,粪便培养未见痢疾杆菌及沙门菌等。

　　【结肠镜检查】　直肠至降结肠近脾曲肠黏膜充血、水肿,其中降结肠、乙状结肠可见黏液及脓性分泌物,散在大小不一溃疡,黏膜质脆,触碰易出血,结肠袋变浅;直肠黏膜可见点片状糜烂及脓性分泌物。

　　【CT/影像检查】　腹部 CT 提示左半结肠肠壁不规则增厚,乙状结肠明显。

　　【病理检查】(降结肠)黏膜充血、水肿,纤体破坏,大量炎性细胞浸润黏膜全层,隐窝可见脓肿形成。

　　【诊断】　溃疡性结肠炎(初发型、轻度、E2)。

　　【案例分析】　UC 的诊断需要结合各项临床检查结果综合判断。在该案例中,患者具有典型的腹痛、腹泻、黏液脓血便表现,结合其病程,因此可以疑诊 UC。为进一步明确诊断,选择结肠镜、活检病理组织学以及腹部 CT 检查。结肠镜及病理学检查结果均符合 UC 表现,腹部 CT 从影像学角度验证了结肠镜的结果,因此该患者可以确诊为 UC。而其他化验结果如血常规、便常规等则明确了患者的病情,同时排除了感染因素。

　　从该案例中我们可以看到,由于没有诊断金标准,UC 的诊断是需要逐步递进的,需要全面考虑诊断各要素,选择合适的检查手段,同时还要注意鉴别诊断。

------------------------------------- 小　　结 -------------------------------------

　　UC 的诊断是基于临床表现、内镜、病理组织学、检验及影像学等指标的综合判断,迄今为止尚未有任何一项检查能够完全独立诊断。

　　在 UC 诊治过程中,结肠镜结合病理组织学检查最具价值。结肠镜检查具有典型特征,而结肠镜及其相关染色、放大内镜检查有诊断和鉴别诊断价值,病理组织学检查则有其相应的特征性改变。血常规、肝肾功能等检查可反映患者一般状况,辅助判断疾病严重程度以及监测治疗效果;CRP 有助于重症 UC 患者的病情监测;ANCA 及 ASCA 对于 UC 及 CD 的鉴别有意义。粪便检查可有助于排除感染性、放射性等结肠炎,粪便钙卫蛋白及粪便乳铁蛋白可辅助 UC 的诊断及病情监测,其中粪便钙卫蛋白对病情评估、监测有重要价值。影像学检查则有助于 UC 的诊断,能够诊断相关并发症如穿孔、中毒性巨结肠等,并且在不适宜结肠镜检查的重症 UC 患者中可首选进行影像学检查。

在 UC 治疗后的随访及病情监测过程中,结肠镜及病理组织学检查仍然作为首选,可监测治疗后病情有无缓解、缓解期随访、复发病情评估、难治 UC 患者病情评估、手术后复查、内镜下治疗等。血液检查则着重于观察患者一般状况,以及药物治疗副作用的监测。粪便钙卫蛋白及粪便乳铁蛋白检测在国内大型医疗中心陆续开展,粪便钙卫蛋白检测有助于监测 UC 病情变化。

随着高通量基因芯片技术的不断进步和成本的降低,已经可以在全基因组范围内筛查 UC 易感基因、研究其功能。相信在不远的将来,我们可以看到 UC 芯片的问世,对易感人群提前进行筛查、预防和个性化治疗。

(宫爱霞　张庆玲　刘双全)

第十五章

克 罗 恩 病

克罗恩病(Crohn's disease,CD)是一种胃肠道慢性肉芽肿性炎症,病变通常以末端回肠及其邻近结肠为主,但可累及胃肠道的各个部位,呈节段性或跳跃式分布,具有透壁性病变和反复发作的特点。CD发病率在不同种族和地域分布上存在显著的差异,随时间迁移有不同变化。在北美,CD发病率约为3.1/10万~20.2/10万,患病率约为201/10万。相比而言,亚洲国家CD的发病率较低,然而近年来,包括我国在内的一些发展中国家CD发病率有迅速上升趋势。

第一节 概 述

CD与溃疡性结肠炎(ulcerative colitis,UC)统称为炎症性肠病(inflammatory bowel disease,IBD),临床上主要表现为腹痛、腹泻、肠梗阻等肠内表现,可能伴有发热、营养障碍等肠外表现。病变表现复杂多样,后期常常出现并发症。临床诊断较为困难,需根据病史、体格检查、实验室检查、内镜以及病理检查综合考虑诊断。治疗方面目前尚无特效的根治方法,主要为糖皮质激素和免疫抑制剂,手术治疗后复发率高。复发率主要与病变范围、病程、年龄等因素有关。

一、临床症状和体征

起病隐匿,多呈慢性进展,病程迁延,常表现为长短不等的活动期与缓解期交替出现,极易复发。另有少数患者呈急性表现,症状与急性阑尾炎、急性肠梗阻等急腹症相似,往往难以鉴别。临床表现复杂多样,可因患者的起病方式、病变部位及病情进展阶段而不同,这些特征进一步增加了临床诊断的困难。

(一)临床症状

1. 腹痛 最常见。多为间歇性的痉挛样腹痛,常伴有腹鸣,以右下腹或脐周部位最常见。腹痛常在进餐后加重,排便或肛门排气后可缓解。有部分患者可出现部分或完全性肠梗阻,此时会表现为腹痛和明显压痛、腹肌紧张,甚至腹腔内脓肿、肠段急性穿孔等。

2. 腹泻 较常见。病程早期腹泻常呈间歇发作,晚期可呈持续性。腹泻粪便呈糊状,无脓血。若病变累及结肠末段和肛门直肠,可出现黏液血便及里急后重感。

3. 发热 是较常见的全身表现,由肠道炎症及继发感染引起。

4. 瘘管形成 瘘管形成是克罗恩病的典型临床表现,瘘分内瘘和外瘘,前者的外口位于肠段、肠系膜、膀胱、输尿管、阴道、腹膜后等处,后者则通向腹壁或肛周皮肤。

5. 肛周病变 可出现肛门直肠周围瘘管、脓肿形成及肛裂等病变。

6. 营养障碍 本病可有消瘦、贫血、低蛋白血症和维生素缺乏等临床表现。

(二)体征

1. 腹部包块 多位于右下腹与脐周。固定的腹部包块提示有粘连,多已有内瘘形成。

2. 肠道运动异常 表现当患者出现不完全性肠梗阻时也可见肠型及蠕动波、肠鸣音亢进等。

3. 肠外表现 本病常伴有一系列肠外表现,包括:杵状指(趾)、关节炎、结节性红斑、坏疽性脓皮病、口腔黏膜溃疡、虹膜睫状体炎、葡萄膜炎、小胆管周围炎、硬化性胆管炎、慢性活动性肝炎等,淀粉样变性或血栓栓塞性疾病少见。

4. 体重下降　也是本病常见的体征。

二、病因和发病机制

CD 的病因尚未完全明确,普遍的观点认为 CD 的发病是外界环境作为始动因素导致易感人群对肠腔内微生物产生过度的炎症反应。

(一) 病因

1. 微生物　许多病原体被认为是 CD 的致病原因。1913 年,Dalziel 发现人类特发性肉芽肿性肠炎(现称 CD)与约尼病(Johne disease)相像,而后者为发生在反刍动物的肉芽肿性肠病,多由副结核分枝杆菌所致。因此人们推测副结核分枝杆菌也可能为 CD 的致病菌,然而目前仍无定论。最新研究表明,黏膜侵袭性大肠埃希菌(adherent-invasive E. coli,AIEC)也可能是一个潜在的 CD 致病细菌。

近年来,许多研究提示正常存在的肠道菌群在 CD 发病中发挥着重要的作用。譬如许多 IBD 遗传易感的动物模型在无菌环境下不会发生肠道炎症或者延迟出现 IBD 表型,一旦恢复肠道菌群,则出现了肠道炎症。另一方面粪便移植可以治疗 CD 也是强有力的证据。基于第二代测序手段研究也发现,相比健康人,CD 患者出现肠道微生物多样性的减少以及失衡,厚壁菌减少,拟杆菌增加。

2. 免疫反应　极化的单层肠上皮细胞、杯状细胞分泌的黏液层以及上皮之间的紧密连接被认为是肠黏膜免疫系统的第一道防线。当一些致病因子使得肠壁通透性增加,肠腔内抗原就会进入肠黏膜内,进而被上皮内和固有层黏膜的多种先天性免疫细胞通过 Toll 样受体(Toll-like receptor,TLR)和 NOD 样受体(nucleotide binding domain like receptor,NLR)所识别,从而激活先天免疫反应。然而一些 CD 患者存在 NOD2 基因多态性,因此存在异常的先天性免疫,从而增加微生物侵入的机会。

肠腔内微生物进入固有层后激活 T 细胞,使之释放细胞因子如肿瘤坏死因子 α 和 β 干扰素等,使肠道产生炎症。一般认为适应性免疫系统的失衡在 CD 中的作用不是启动炎症,而是介导或维持肠道炎症,其表现为效应 T 细胞(如 Th1 和 Th 17 细胞)和天然 Treg 细胞与诱导性 Treg 细胞的失衡。总的来说,CD 是一种典型的 Th1 型反应。

3. 环境因素　IBD 的发病率逐年上升提示环境因素在 IBD 发病中起了重要的作用。流行病学研究报道了许多的保护因素和危险因素,其中值得一提的是吸烟人群的 UC 发病率较低,而 CD 的发病率更高,并且吸烟的 CD 患者病程中手术率和术后复发率更高。另外,母乳喂养被认为是 CD 的保护因素。

(二) 发病机制

早期的家族聚集性和双胞胎一致性研究均提示 CD 存在遗传易感性。2001 年人们发现了 CD 的第一个易感基因 NOD2(又称 CARD15 基因),其三个主要的多态性位点(Arg702Trp、Gly908Arg 和 Leu1007fsinsC)与欧美人群显著相关,而在亚洲人群中未得到证实。随后的研究还发现自噬基因 ATG16L1 和 IRGM 与 CD 的发病相关,而 IL23R 基因的突变则为 CD 的保护因素。近年来,全基因组关联研究(genome-wide association study,GWAS)成为了深入研究 CD 的有效手段。一项 GWAS 相关荟萃分析发现了与 CD 关联的 71 个遗传易感位点,譬如 NOD2、ATG16Ll、IRGM、NAL P3、lL-23R、IL-10、IL-27、PTPN2 和 FUT2 等,它们涉及细菌的识别、自噬、内质网应激、上皮功能障碍、T 细胞分化、氧化应激和黏膜免疫等。

三、临床诊断和鉴别诊断

(一) 诊断标准

CD 病变复杂多样,一直缺乏诊断的"金标准",故该病的确诊需要综合患者的临床表现、内镜、影像学和病理组织学等结果进行完整全面的整合分析并进行随访观察,同时排除一些症状相似的疾病后才能作出最终的有效诊断。有时鉴别诊断困难,需手术探查才能获得病理诊断。诊断标准可参考世界卫生组织(WHO)所提出的 6 个诊断要点(表 15-1)。

1. WHO 诊断标准

表 15-1　克罗恩病诊断要点

项目	临床	X 线	内镜	活检	切除标本
(1) 非连续或节段性病变		+	+		+
(2) 铺路石样表现或纵行溃疡		+	+		+
(3) 全壁性炎症病变	+(腹部包块)	+(狭窄)	+(狭窄)		+
(4) 非干酪样肉芽肿				+	+
(5) 裂沟、瘘管	+	+			+
(6) 肛周病变	+				

注:具有上述(1)、(2)、(3)者为疑诊,再加上(4)、(5)、(6)三项中任何一项者可作出临床诊断。有第(4)项者,加上(1)、(2)、(3)三项中的任意两项亦可作出临床诊断。

2. 病理诊断标准

(1) 大体:跳跃式不连续的匐行溃疡,病灶之间的肠黏膜正常;黏膜铺路石样改变;肠壁狭窄;肠壁浆膜纤维脂肪组织增生;肠系膜淋巴结肿大。

(2) 镜下特点:①病变呈节段性全壁炎症;裂隙状溃疡;黏膜下层明显增厚(水肿,淋巴管、血管扩张,纤维组织、淋巴组织增生等所致);淋巴细胞聚集;结节病样肉芽肿;肠道神经系统的异常(黏膜下神经纤维增生和神经节炎,肌间神经纤维增生);相对比较正常的上皮区域,因为杯状细胞通常正常,则保留黏液分泌功能。②肠壁和肠系膜淋巴结非干酪样坏死。

确诊:具备①和②项中任意四点。

可疑:基本具备病理诊断条件但无肠系膜淋巴结标本的病理检查结果。

病理诊断:CD 的病理学诊断通常要求观察到 3 种以上特征性表现(无肉芽肿时)或观察到非干酪样肉芽肿和另一种特征性光学显微镜下表现,同时需要排除肠结核等。相比内镜下活检标本,手术切除标本可观察到更多的病变,诊断价值更高(2018 年中国 IBD 共识)。

3. 临床类型　推荐按蒙特利尔 CD 表型分类法进行分型(2018 年中国 IBD 共识)(表 15-2)。

表 15-2　克罗恩病的蒙特利尔分型

项目	标准	备注
确诊年龄(A)		
A1	≤16 岁	—
A2	17~40 岁	—
A3	>40 岁	—
病变部位(L)		
L1	回肠末段	L1+L4[①]
L2	结肠	L2+L4[①]
L3	回结肠	L3+L4[①]
L4	上消化道	—
疾病行为(B)		
B1[②]	非狭窄非穿透	B1p[③]
B2	狭窄	B2p[③]
B3	穿透	B3p[③]

注:① L4 可与 L1、L2、L3 同时存在。
　　② 随着时间推移,B1 可发展为 B2 或 B3。
　　③ p 为肛周病变,可与 B1、B2、B3 同时存在。

(二) 诊断流程

克罗恩病的临床诊断流程如图 15-1 所示。

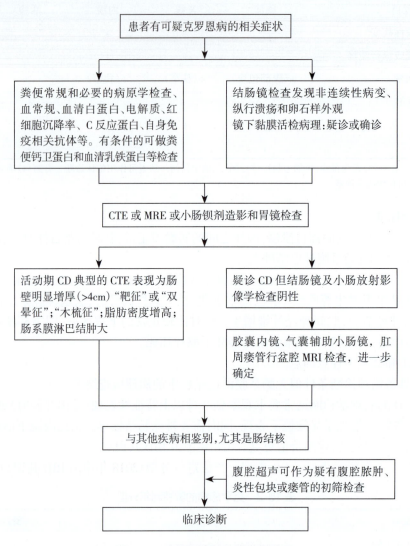

图 15-1 克罗恩病的临床诊断流程

(三) 鉴别诊断

CD 的诊断为排除性诊断,常见的鉴别诊断包括溃疡性结肠炎、肠结核、肠淋巴瘤、肠道白塞病、急性阑尾炎和其他肠道炎症等。

1. **溃疡性结肠炎** 溃疡性结肠炎病变从肛端直肠开始逆行向上扩展,病变呈连续性和弥漫性,极少数病例可见回肠末段数厘米内黏膜炎症改变但无溃疡形成。而克罗恩病病变部位主要位于回肠末段和邻近结肠,内镜下呈非连续性、非弥漫性分布并有其特征改变,以下几点有助于鉴别:如见直肠不受累的结肠病变、病变肠段间有正常黏膜的肠段(非连续性)、纵行溃疡间有正常周围黏膜(非弥漫性)者则为克罗恩病特征;广泛的肛周病变、瘘和腹腔脓肿仅见于克罗恩病;肠腔明显狭窄多见于克罗恩病;活检如见非干酪样肉芽肿支持克罗恩病诊断。然而,即使仔细鉴别,仍有少部分(据文献报道约 10%)结肠 IBD 无法肯定分类,此时称为未定型结肠炎(indeterminate colitis),可能要经过长期随访才能作出判断。

2. **肠结核** 肠结核患者常有结核病史,肠瘘、腹腔脓肿和肛周病变少见,内镜检查病变多为环行溃疡,浅表而不规则,无明显的节段性。组织病理学观察对鉴别诊断最有价值,肠壁和肠系膜淋巴结内大而致密、融合的干酪样肉芽肿和抗酸杆菌染色阳性是肠结核的特征。不能除外肠结核时应行抗结核治疗，同时做结核菌培养、血清抗体检测、采用结核特异性引物行 PCR 检测组织中结核分枝杆菌 DNA 或特异性 IFN-γ 等。

3. 肠道恶性淋巴瘤　小肠恶性淋巴瘤多见于回肠末端，进展相对较快。肠瘘、肛周病变及口、眼和骨关节病少见。无裂隙样溃疡和鹅卵石征，CT 可见腹腔淋巴结肿大。病理可见淋巴瘤样组织而无非干酪样肉芽肿。内镜活检及组织病理学检查是确诊的依据，反复、多块、深取活检至关重要。

4. 肠道白塞病　推荐白塞病国际研究组的诊断标准。反复发生口腔溃疡，过去 12 个月内发病不少于 3 次；反复发生生殖器溃疡；眼病；皮肤病变；皮肤针刺试验阳性（无菌穿刺针刺患者前臂，24~48h 后出现 >2mm 的无菌性红斑结节或脓疱）；血管病变。

5. 急性阑尾炎　腹泻少见，常表现为转移性右下腹痛，压痛限于麦氏点，常规白细胞计数明显升高，易于与 CD 鉴别，不典型病例需剖腹探查才能明确诊断。

第二节　实验室及其他检查指标与评估

一、实验室及其他检查指标

（一）临床检验指标

1. 临床常规检查

（1）血常规及 CBC 分类：可见贫血。合并感染时可见白细胞及中性粒细胞增多。

（2）大便常规：可见潜血试验阳性。

（3）红细胞沉降率（ESR）：可见血沉上升。

2. 其他检查指标：

（1）C 反应蛋白：可见炎症指标 C 反应蛋白（C-reactive protein，CRP）上升，CRP 水平与疾病活动程度相关。

（2）血清铁下降。

（3）电解质紊乱（腹泻引起）。

（4）白蛋白降低（炎症及营养物质吸收障碍引起）和维生素缺乏。

（5）粪便钙卫蛋白和乳铁蛋白可以用于判断肠道炎症。

（6）P-ANCA 和 ASCA（ASCA+/p-ANCA−）可以用于鉴别 CD 和 UC，但临床意义有限。

（7）Anti-OmpC 可用于辅助诊断。

（8）存在腹泻时，应该进行大便培养和寄生虫检测，必要时行难辨梭菌毒素检测。

（9）结核分枝杆菌的检测，包括 γ- 干扰素释放试验和结核分枝杆菌 -PCR。

（二）影像及内镜检查

1. CT/ 磁共振检查　根据胃肠道造影剂的引入方式的不同，将插管法称为肠道造影，口服法称为肠道显像。CTE 或 MRE 是迄今评估小肠炎性病变的标准影像学检查方法，该检查可反映病变部位和分布范围、肠壁的炎症改变、狭窄性质（炎症活动性或纤维性狭窄）、肠外并发症如瘘管形成、腹腔脓肿或蜂窝织炎等。活动期 CD 典型的影像学表现为肠黏膜强化、肠壁明显增厚、"木梳征"和"靶征"等。CD 慢性期或静息期，由于全肠壁纤维化及瘢痕形成则使受累肠壁不可逆增厚、肠壁轻度均一增强或不增强。

对评估小肠炎性病变的精确性与 CTE 相似，优势在于无放射线暴露。

2. 钡剂灌肠及小肠钡剂造影　钡剂灌肠和插管法小肠钡剂造影为既往检查 CD 的两种方法。近年来，钡剂灌肠已被肠镜检查所代替，小肠钡剂造影已被 CTE 或 MRE 代替。

3. 腹部超声　CD 的 B 超表现为肠壁的增厚和僵硬，蠕动减少、系膜纤维脂肪增生、淋巴结增大等,然而诊断的准确性较低。B超对发现瘘管、脓肿和炎性包块具有一定价值。

4. 胃镜和肠镜检查

(1) 胃镜检查:病变累及食管、胃和十二指肠者,推荐行胃镜检查,有上消化道症状的CD患者建议将胃镜检查列为常规检查。

(2) 肠镜检查并活检应列为CD诊断的常规首选检查,镜检应达末段回肠。特征性的内镜表现为非连续性病变、纵行溃疡和鹅卵石样外观(图15-2)。

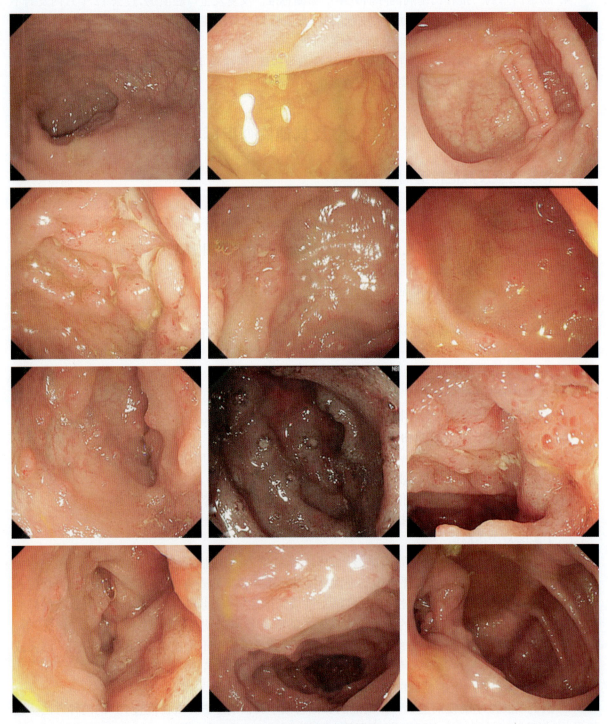

图15-2 克罗恩病的内镜下改变

呈多发、非连续性病灶,病变之间的黏膜光滑色泽红润

（3）胶囊内镜检查：主要适用于疑诊 CD 但肠镜及小肠放射影像学检查阴性者。对发现小肠黏膜异常的灵敏度较高，但诊断轻微病变的特异性较低，且易发生滞留。

（4）小肠镜检查：主要适用于小肠胶囊内镜或放射影像学发现小肠病变者，或上述检查阴性而临床高度怀疑小肠病变需进行确认及鉴别者；或已确诊 CD 需要气囊辅助小肠镜进行辅助检查或治疗者。小肠镜检查可直视病变、取活检及进行内镜下治疗，但属侵入性检查，有一定风险。小肠镜下所见 CD 病变与肠镜相同。

（三）临床病理检测

CD 好发于回肠末段和邻近结肠，回结肠同时受累者最多见，其次是单独小肠受累，主要位于末端回肠，结肠单独累及次之。上消化道单独累及少见，多伴有末端回肠或结肠病变。

大体形态有如下特点：病变呈节段性或跳跃性，病变浆膜侧可见充血或炎性渗出物，病程长者可发生粘连；肠壁增厚和肠腔狭窄；早期 CD 呈阿弗他样溃疡，逐渐进展为融合的线性溃疡；溃疡将周围水肿黏膜分隔成卵石样外观的小岛；小肠 CD 易在系膜对侧出现脂肪包绕。

组织学典型的镜下改变包括：慢性炎症细胞浸润，以淋巴细胞和浆细胞为主，固有膜底部和黏膜下层较为明显，常常可见淋巴滤泡；隐窝内腺体增生，个别隐窝脓肿黏液分泌变化不大，但可见异型增生（幽门腺化生或 Panth 细胞化生）；透壁性炎症呈节段性分布；活动期有明显的裂隙状溃疡，周围重度活动性炎；黏膜内、黏膜下、肌层甚至肠系膜淋巴结可见非干酪样坏死性肉芽肿；黏膜下层明显增厚，与黏膜下层水肿和淋巴管扩张相关，晚期或出现黏膜与肌层融合（图 15-3）。

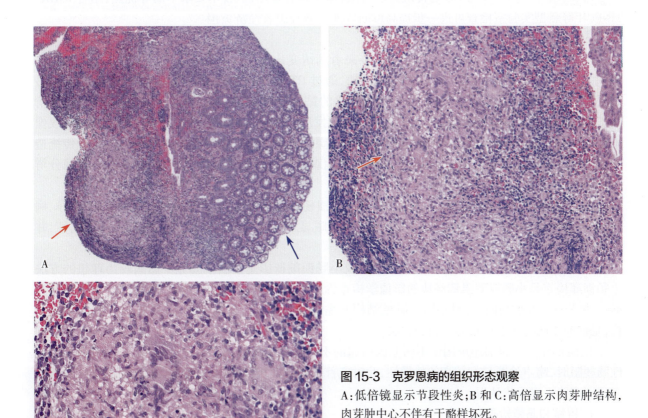

图 15-3　克罗恩病的组织形态观察
A：低倍镜显示节段性炎；B 和 C：高倍显示肉芽肿结构，肉芽肿中心不伴有干酪样坏死。
注：红色箭头示肉芽肿性炎，蓝色箭头示大致正常黏膜上皮

二、临床检查指标的评估

(一) 临床检验指标的评估

1. 粪便钙卫蛋白　对于 UC 和 CD 复发预测的诊断效能中等,对 IBD 复发预测、治疗评估及治疗方案的调整有一定的提示意义。

2. γ-干扰素释放试验(interferon gamma release assay,IGRA)　诊断肠道结核病(intestinal tuberculosis, ITB)的优点是抽静脉肝素抗凝全血,标本来源容易,检测的灵敏度及特异度均较高,尤其较高的阴性预测值可快速排除 ITB,而且其具有不受卡介苗及环境分枝杆菌的影响,结果客观,非侵入性及方便快捷等优点,对于 ITB 和 CD 的鉴别诊断意义重大。但该试验是针对机体内 T 淋巴细胞释放 γ-干扰素的能力进行检测,中国人口结核分枝杆菌接触人口多,造成这个试验阳性率较高,如何准确区分活动性结核病、潜伏性结核分枝杆菌感染以及少数其他分枝杆菌感染的人群是该试验要面对的问题。

3. 结核分枝杆菌(Mycobacterium tuberculosis,TB)-PCR　诊断 ITB 的敏感度及特异度均较高,临床诊断中有极好的应用价值及应用前景。已有的研究表明,控制主客观因素可减少 TB-PCR 的假阳性及假阴性结果,从而进一步提高 TB-PCR 敏感度。TB-PCR 具有出结果快、方便检测及非侵入性等优点,但是 TB-PCR 本身技术要求高,标本来源受限,对于诊断肠道病变,首先得有活检标本,还得取材正好含有病原菌,才能被检测出来。期待今后寻找到除 MTB 特异性 IS6110 序列以外的其他特异性序列以提高 TB-PCR 的敏感性。

另外,虽然鉴别 ITB 与 CD 的传统方法有限,但其具有费用低、技术要求不高等优点,结合 IGRA、TB-PCR 等新型实验室检查可进一步提高诊断效能并减轻患者经济负担。

(二) 其他检查指标的评估

1. CT/磁共振检查　CT 能准确判断 CD 患者病情变化情况,CD 患者肠壁厚度和黏膜的强化程度同病变活动度有密切关联。CD 急性进展期,通过 CT 增强扫描可发现肠壁增厚且存在分层,最里层即为黏膜层,中间环状低密度层为水肿变化的黏膜下层,最外一层为高密度的肌层。CD 病情迁徙过程中,肠壁分层情况会逐渐消失,呈纤维化发展,密度均匀,进入病变慢性期。小肠 CT 成像(CTE)检查结合多层螺旋 CT 与传统的钡剂小肠造影,是改进的新型造影检查方式。相较于传统造影检查,CTE 检查更具优势。CTE 检查能够清晰地观察到腔内和腔外的具体病变情况,且空间分辨力高。

多层螺旋 CT 虽不未能显示肠壁黏膜的裂隙状溃疡和鹅卵石征,但对黏膜异常强化、肠壁增厚、病变部位及肠管外蜂窝织炎、脓肿和瘘管等征象可清晰显示,该检查对于全面评价克罗恩病的病情、并发症及指导临床治疗具有重要意义。

2. 钡剂灌肠及小肠钡剂造影　钡剂灌肠及小肠钡剂造影是诊断小肠克罗恩病较为理想的方法小肠钡灌检查是小肠克罗恩病经典的影像学检查诊断方法,尤其是插管法小肠钡灌检查,通过将稀钡溶液快速的打入小肠内,可对小肠的肠壁结构和黏膜的状态进行细致观察,并能排除小肠蠕动的干扰,是诊断小肠克罗恩病较为理想的方法。

3. 腹部超声　腹部超声用于不明原因引起的不完全性肠梗阻,克罗恩病病程较长而引起不完全性肠梗阻时,超声诊断具有较高的特异性,此时应首选超声检查。而未引起肠梗阻的克罗恩病的超声表现还有待于进一步认识。

4. 胃镜和肠镜检查

(1) 肠镜检查和活检:为 CD 常规首选检查肠镜结合病理活检对结直肠病变的诊断具有非常重要的价值,是确诊的主要手段。肠镜下肠结核与 CD 的鉴别诊断较为困难,肠结核溃疡常呈环形,CD 则多为纵形溃疡、裂隙状溃疡和鹅卵石征。

(2) 胶囊内镜检查:有较高准确率。在临床中,胶囊内镜对小肠克罗恩病的诊断治疗有较高准确率,可降低临床小肠克罗恩病的误诊率,发挥重要诊断价值,值得在实际中推广应用。临床应用胶囊内镜诊断小肠克罗恩病,可以发现黏膜增厚水肿、糜烂、溃疡等典型病理改变,及病灶均呈节段性以及不对称性分布;可以在患者无痛情况下,获得患者小肠影像学资料,提高小肠克罗恩病以及可疑小肠克罗恩病的检出率,能够显著改善患者诊治方案,提升患者临床治疗效果,减轻患者痛苦,改善患者生活质量,提高诊断率,发挥实际价值。

(3)小肠镜检查:提高早期诊断率和准确性肠镜或胃镜检查可发现累及大肠或上消化道的病变。但当疾病仅局限于小肠时,常规内镜无法抵达病变部位,增加了诊断的困难。但双气囊小肠镜在临床应用不够普遍,成为目前小肠克罗恩病早期诊断率不高的主要原因。以双气囊小肠镜为例,经口或肛门进镜,利用两个气囊交替充气来撑住小肠,使内视镜可充分到达病变部位,对小肠克罗恩病特征性的跳跃式分布的纵行深裂性溃疡可以清晰地观察,同时可对病变取病理标本。经口腔和肛门结合进镜的方式极大地拓展了内镜在消化道的检查范围,消除了既往内镜检查的盲区,可以对全消化道进行检查,提高了诊断的准确率。

(4)胃镜:用于检出累及食管、胃和十二指肠的 CD 病变炎症性肠病患者发生幽门螺旋杆菌阴性胃炎和十二指肠球炎的百分比通常高于健康人群,而在克罗恩病以及年轻患者中的比例更高。

(三)病理检测指标的评估

克罗恩病缺乏诊断"金标准",内镜检查亦存在一定的局限性,但其结合病理活检可以为克罗恩病的诊断提供依据,特异度和灵敏度较高,值得临床推广。病理检测对于肠结核以及 CD 的鉴别诊断非常重要,研究表明抗 CD68 免疫组化染色可以更清楚地显示类上皮肉芽肿,减少类上皮肉芽肿的漏诊。与 CD 相比,肠结核患者的肉芽肿更常见,且肉芽肿直径更大,每张切片数目更多,更多融合,显微镜下见到干酪样坏死或找到抗酸杆菌是肠结核的确诊依据,但是如果结核病变以增殖为主,渗出、坏死相对较少的情况下,则也可形成非干酪样肉芽肿,故无干酪样坏死不能排除肠结核,发现非干酪样肉芽肿也并非是 CD 的特异性病理表现,应结合其他病理特征综合判断。此外,病理检测的确诊率可能会受到内镜下取材大小、部位、肠道黏膜肿胀等诸多因素的影响,因此要提高病理检测的确诊率,需要提高内镜下的取材质量。

第三节 实验室及其他检查指标的临床应用

一、检查指标的筛选原则

(一)首要/必要检测项目

克罗恩病常见症状有腹泻、腹痛、体重减轻,若出现这些症状,尤其是年轻患者,首选结肠镜检查(内镜到达末段回肠)并活检以明确诊断。

(二)第二步检测项目

无论结肠镜确诊 CD 或可疑 CD,都应明确小肠和上消化道是否受累。可通过 CT/磁共振肠道显像(CT/MR enterography,CTE/MRE)或小肠钡剂造影和胃镜检查,了解肠壁的炎症改变程度、病变分布范围、狭窄性质(炎症活动性或纤维性狭窄)、是否有肠腔外并发症如瘘管形成、腹腔脓肿或蜂窝织炎等。疑诊 CD 但结肠镜及小肠放射影像学检查阴性者,应行胶囊内镜检查。小肠病变疑为 CD 者应行双气囊辅助小肠镜检查。

(三)次要检测项目

1. 有肛周瘘管者应行盆腔 MR 检查(必要时结合超声内镜或经皮肛周超声检查)。

2. 疑有腹腔脓肿、炎性包块或瘘管者应行腹部超声检查进行初筛。

3. 进行粪常规和必要的病原学检查、血常规、血清白蛋白、电解质、红细胞沉降率、C 反应蛋白、自身免疫相关抗体等与其他疾病相鉴别。有条件的可作粪便钙卫蛋白和血清乳铁蛋白等辅助指标检查。行胸部 X 线片、结核菌素(PPD)试验,有条件行 γ-干扰素释放试验(如 T-SPOT.TB)以排除肠结核。

二、检查指标的临床应用

(一) 在克罗恩病诊断中的应用

1. 实验室检查指标　主要可用于 CD 的诊断、鉴别诊断、评估严重程度、预测对治疗的反应、治疗后随访等。血液检查中可见异常包括贫血、炎症指标 CRP 和血沉上升、血清铁下降、电解质紊乱(腹泻引起)、白蛋白降低(炎症及营养物质吸收障碍引起)和维生素缺乏。CRP 水平与疾病活动程度相关。粪便钙卫蛋白和乳铁蛋白也可以用于判断肠道炎症。P-ANCA 和 ASCA(ASCA+/P-ANCA−)可以用于鉴别 CD 和 UC,但临床意义有限。Anti-OmpC 可用于辅助诊断。如果患者存在腹泻时,应该进行大便培养和寄生虫检测,必要时行难辨梭菌毒素检测。

2. 内镜检查　内镜检查可早期发现肠道病变,明确病变部位及性质,包括病变累及的范围及深度。内镜检查结合病理活检是诊断克罗恩病的"金标准"。

3. CTE/MRE　CT 表现可鉴别炎症和肿瘤,CT 可清晰显示黏膜异常强化、肠壁增厚、病变部位及肠管外蜂窝织炎、脓肿和瘘管等并发症的征象,对正确诊断和全面评价克罗恩病病情、并发症及临床治疗具有重要的指导意义。MRE 对评估小肠炎性病变的精确性与 CTE 相似,优势在于无放射线暴露。

4. 超声检查　超声检查无创、安全,且价格低廉,二维超声、多普勒超声、CEUS 表现及定量分析均有助于对 CD 的分期诊断,可准确发现多种 CD 并发症。通过超声可准确对 CD 病灶进行定位、评价疾病活动性并监测并发症,有助于合理选择 CD 的治疗方案。

5. 消化道造影检查　钡剂灌肠和插管法小肠钡剂造影为既往检查 CD 的两种法。近年来,钡剂灌肠已被结肠镜检查所代替,小肠钡剂造影已被 CTE 或 MRE 代替。

(二) 在判断预后中的应用

相当部分的克罗恩病患者需要采取外科手术治疗,CD 肠切除术后复发率相当高。术后定期(术后 1 年内最为重要)内镜复查,有助于检测复发,以便进一步根据内镜结果制订最为合理的防治方案。通常用 Rutgeerts 评分标准来评估回结肠吻合口复发及其严重程度。

实验室检查指标可以预测对治疗的反应,用于治疗后的随访,相较于内镜等侵入性检查更简单易行,可评估 CD 活动性,在复查中有提示作用。

(三) 在复诊随访中的应用

研究表明,CD 患者发病年龄小,且具有易复发、药物治疗效果差、手术率高等特点。CD 患者应当通过监测症状、体征和辅助检查,定期随访。体格检查、血常规较易开展,但超声检查、CTE/MRE 在随访中较实验室检查具有更高的特异性。

案例 15-1

【病史摘要】 男性,28 岁。3 个月余前,无明显诱因出现肛门口包块伴疼痛,稀便,2 次 /d,当地医院考虑"肛周感染",先后给予"克拉霉素"口服、"马应龙痔疮膏"外用 10 余天无好转;给予"依替米星"静滴及"角菜酸酯栓"肛塞一周后,肛周疼痛略好转,大便如前。1 个月余前,行"高位肛瘘切开挂线术",肛瘘分泌物培养大肠埃希菌,经"奥硝唑、阿莫西林克拉维酸钾"抗感染 1 周,"角菜酸酯栓"肛塞,肛周肿痛好转,伤口未愈,大便同前。1 周前,患者出现脐周间断性钝痛,暗红色血便 5~6 次 /d,伴里急后重,发热,体温最高 38.5℃,乏力、盗汗,口腔溃疡,前胸及后背散在红色皮疹,膝关节、跖趾关节疼痛,遂来院门诊。查大便潜血阳性,建议住院。自患病以来,精神尚可,食欲差,睡眠欠佳,小便正常,体重下降约 8kg。自幼口腔溃疡发作约 3 次 / 年。既往无腹痛、腹泻、肛周病变。无肝炎病史;无结核病史,有结核病密切接触史。无吸烟、饮酒史。无吸毒史、冶游史。查体:身高 171cm,体重 60kg,BMI 20.5kg/m²。全身浅表淋巴结未及肿大;前胸及后背散在小红色丘疹,无脓疱;可见多发口腔溃疡。心肺查体未见明显异常。腹平软,未及包块,剑突下压痛,无反跳痛、肌紧张,肝脾未及,移动性浊音阴性,肠鸣音 5 次 /min。肛门查体:肘膝位,距肛门口 2cm 处 11 点方向瘢痕,未完全愈合,表面发红、少量白色分泌物,有触痛;肛周 9 点 5mm 硬结,无触痛;肛周 3 点 7mm 硬结,无触痛;退指未见出血。膝关节、跖趾关节肿胀,有压痛,浮髌试验阴性;无杵状指(趾),双下肢无水肿。

【临床检验】

1. 血常规 WBC $9.18 \times 10^9/L$,NE% 78.7%↑,LY% 11.6%↓,EO% 0.4%↓,HGB 124g/L,PLT $245 \times 10^9/L$;

2. 便常规潜血阳性,WBC 25 个/HPF,RBC 17 个/HPF;

3. 血沉 18mm/h↑,CRP 24.3mg/L↑,PCT 正常;

4. CMV DNA、EBV DNA、艰难梭菌毒素阴性;

5. PPD 试验、T-SPOT.TB、结核抗体阴性;

6. 感染四项包括 HBsAg、anti-HCV、HIV Ag/Ab、TP 阴性;

7. IgG、IgA、IgM、RF、补体 C3、补体 C4、ANCA、自身抗体谱(包括 ANA、抗 CCP 抗体、抗内皮细胞抗体、抗 AMA M2 抗体等)均阴性;

8. 肿瘤标志物 CEA、CA199、CA125、CA724、AFP 正常;

9. 尿常规、凝血、肝肾功能、电解质正常。

【影像学检查】

1. 胸腹部 CT 右肺中叶及双肺下叶基底段多发点片状及小结节状高密度影;肠系膜下可见多发小淋巴结影;余大致正常。

2. 盆腔 MRI 盆腔内小肠肿胀,肠壁增厚,肠系膜增厚,考虑炎症所致可能。

【内镜检查】

1. 肠镜回肠末段黏膜水肿,多发圆形隆起不平,顶部发红糜烂,见黏膜片状发红,及圆形、纵行及不规则状溃疡,覆少量白苔,溃疡长径在 0.2~0.8cm。回肠末段蠕动活跃,皱襞无法完全展平观察,进入回肠末段约 20cm 处病变较肛侧为轻。回盲瓣呈唇型,散在 2~3 片大小 0.2~0.3cm 小片状浅溃疡覆白苔。诊断:回肠末段多发溃疡,克罗恩病?

2. 胶囊内镜:空肠下段至回肠上段多发糜烂及浅溃疡,回肠末端黏膜水肿呈息肉样隆起,伴糜烂、溃疡。诊断:小肠多发糜烂、溃疡。

【病理检查】 肠镜活检标本:(回肠末段)活检标本:黏膜慢性炎;抗酸染色(−),回肠末段黏膜组织 TB-PCR 阴性。

【诊断】 克罗恩病(A2L1+L4B1p,中度活动期);肛瘘术后。

【案例分析】 青年男性,亚急性-慢性病程;以腹痛、便血为主要表现,伴发热、消瘦等全身症状,合并肛瘘,合并肠外表现;上消化道及小肠受累,内镜下表现为多发糜烂、溃疡,有阿弗他溃疡、纵行溃疡,且病变非连续;病理胃体肉芽肿性病变。因此,该案例最终确诊为克罗恩病(A2L1+L4B1p,中度活动期)。

-------------------------------------- 小 结 --------------------------------------

克罗恩病是一种自身免疫紊乱导致的慢性非特异性炎症性疾病,有反复发作倾向临床主要表现为腹痛、腹泻、腹部包块、便血,可有肛周病变、狭窄、穿孔、瘘管形成,有发热、营养不良等全身表现,部分患者合并肠外表现;回盲部受累多见,小肠、上消化道、结直肠也可受累,内镜下典型表现为阿弗他溃疡、纵行溃疡、非连续病变、卵石征;病理特征表现包括非干酪样肉芽肿、透壁性炎、聚集性炎症分布、黏膜下层增厚、裂隙状溃疡、肠道神经系统的异常,周围相对正常的黏膜上皮的仍保存黏液分泌功能等;克罗恩病的诊断较为复杂,需综合判断,排除肠结核、淋巴瘤、白塞病、感染性肠炎、缺血性结肠炎、放射性肠炎、药物性肠病等疾病,可参考 WHO 诊断标准和病理诊断标准;治疗需建立在正确的诊断和充分的疾病评估的基础上,对于合并高危因素的患者建议早期积极治疗。

(和水祥 冶亚平 李 萍)

第十六章

肠 结 核

结核病(tuberculosis)是由结核分枝杆菌(tubercle bacillus)引起的一种慢性肉芽肿性炎症。结核病曾经威胁整个世界,由于有效抗结核药物的发明和应用,由结核病引起的死亡一直呈下降趋势;20世纪 80 年代以来由于艾滋病的流行和耐药菌株的出现,其发病率逐渐呈上升趋势。结核病以肺结核最常见,但也可见于全身各器官,比如淋巴结结核由淋巴道播散所致、消化道结核可由咽下含菌的食物或痰液直接感染引起、皮肤结核可通过损伤的皮肤感染等。肠结核(intestinal tuberculosis,ITB)主要是由结核分枝杆菌感染肠道而引起的特异性的慢性传染性疾病,是肺外结核中较常见的一种。

第一节 概 述

肠结核可分原发性和继发性两型。原发性者很少见,常发生于小儿。一般由饮用带有结核分枝杆菌的牛奶或乳制品而感染。可形成与原发肺结核时原发综合征相似的肠原发综合征(肠的原发性结核性溃疡、结核性淋巴管炎和肠系膜淋巴结结核)。绝大多数肠结核继发于活动性空洞型肺结核病,因反复咽下含结核分枝杆菌的痰液所引起。肠结核大多(约 85%)发生于回盲部,临床表现多无特异性,患者主要有右下腹包块、腹泻、腹痛和便血症状,部分患者伴发热、盗汗、乏力等全身中毒症状。

一、临床症状和体征

(一) 临床症状

肠结核好发于回盲部,其次为回肠、空肠、横结肠、升结肠和降结肠,多部位结核较罕见;青壮年多见,女性略多于男性,常伴有肺结核。起病缓慢,早期缺乏特异性症状,随着疾病的进展出现下列症状:

起病多缓慢,病程潜伏,过去多有结核病史。主要的临床表现有:

1. 腹痛　是最常见的症状,80%~90% 的患者诉有慢性腹痛。疼痛部位大多在右下腹部,也可在脐周、上腹或全腹部,因病变所在的部位不同而异。腹痛是由于病变处肠管痉挛、膨胀和肠浆膜受激所致。疼痛的性质可有钝痛和痉挛痛,并发肠梗阻时呈阵发性绞痛。腹痛多在进食后诱发,这在回盲部病变时较多见,其原因是进食所致的胃回肠反射或胃结肠反射,使结肠蠕动增加,易诱发病变部位的肠痉挛而产生疼痛。排便后疼痛常可缓解。

2. 腹泻及便秘　腹泻常与腹痛相伴随。溃疡型肠结核由于病变肠道的炎症和溃疡使肠蠕动加速,小肠分泌增加而发生腹泻。每天排便 2~4 次或更多。粪便呈糊状或水样,不含黏液和脓血。但病变严重者可含黏液,但一般不含血液。小肠结核如果病变广泛,可引起吸收不良而发生脂肪泻。增生型肠结核常以便秘为主要表现。临床上也常见到便秘与腹泻交替发生,腹泻数日继而便秘,如此循环交替。这常被认为是肠结核的典型症状,其实仅是肠功能紊乱的一种表现。

3. 腹部肿块　主要见于增生型肠结核,多由肉芽肿纤维组织或肠袢与周围组织或肿大淋巴结粘连而成,常见于右下腹,可有轻压痛,治疗后可消散。

4. 全身症状　发热、盗汗、乏力、虚弱、消瘦、体温多在 38℃ 左右,以溃疡型肠结核多见。

（二）体征

单纯肠结核可表现为右下腹或脐周压痛及腹部肿块存在。当并发局限性腹膜炎时有腹壁柔韧感等结核性腹膜炎的体征。当并发肠梗阻时可见肠型及蠕动波,听诊时有肠鸣音亢进,音调增高。

二、病因和发病机制

（一）病因

肠结核由结核分枝杆菌所导致,主要包括人型和牛型,人型结核分枝杆菌感染的发病率最高,临床上所指的结核病多由上述两型引起。肠结核好发于回盲部,主要是因为回盲部肠壁有丰富淋巴组织及生理性滞留功能。正常情况下回盲部括约肌具有活瓣样作用,静息时处于关闭状态,回肠蠕动时开放,因此肠内容物在回肠末端停留时间较长。此外,结肠近端有逆蠕动,使肠内容物在盲肠的停留时间亦较长。由于结核分枝杆菌在回肠及盲肠的滞留时间较长,容易受感染结核菌的侵袭,故肠结核的好发部位为回盲部。

原发性肠结核很少见,常发生于小儿,一般由饮用带有牛型结核分枝杆菌的牛奶或乳制品而感染;继发性肠结核较为常见,常由血源性、结核性腹膜炎或盆腔结核直接蔓延导致。结核分枝杆菌侵犯肠道的途径有:

1. **胃肠道感染**　是结核分枝杆菌侵犯肠道的主要途径,开放性肺结核患者经常吞下含有结核分枝杆菌的痰液;使用结核分枝杆菌污染的食物及餐具;饮用未经消毒的带菌牛奶或乳制品使结核分枝杆菌进入胃内,因其是抗酸杆菌因此不被胃液杀灭,可顺利到达肠道而致病。

2. **血行播散**　粟粒型肺结核等经血行播散侵犯肠道或经肝脏再随胆汁排出感染肠道而致病。

3. **直接蔓延**　由腹腔或盆腔结核直接蔓延引起。

（二）发病机制

肠结核的发生取决于结核分枝杆菌的毒力和人体免疫功能这两个因素。只有当结核分枝杆菌入侵数量多、毒力大,同时人体免疫功能低下或肠功能紊乱,使局部抵抗力减弱时才会发病。

当结核分枝杆菌到达肠道中内容物停留较久的部位时,遂定居于黏膜腺体的深部,引起炎症反应,然后被巨噬细胞从表层带到黏膜下层,在集合淋巴结中形成特异性病变。因为发生动脉内膜炎,血液循环不佳,被覆黏膜肿胀,最后脱落而形成溃疡。溃疡边缘呈凿入状,底部由黏膜下层、肌层或浆膜组织构成。由于溃疡形成过程缓慢,常引起粘连,发生穿孔则形成局部脓肿,很少发生弥漫性腹膜炎。愈合过程中,大的溃疡由于瘢痕收缩,可引起肠腔狭窄和梗阻。病变也可通过淋巴管向深部进展,到达浆膜时则在浆膜面形成结节,也可以通过淋巴管进入肠系膜淋巴结,引起增生、干酪样坏死、钙化和淋巴梗阻,导致肠系膜增厚形成结核性肿块。

三、临床诊断和鉴别诊断

（一）临床诊断

在诊断肠结核时,应综合分析,结合患者的临床病史及表现,同时辅以 X 线和 CT 等影像学、纤维结肠镜、血液生化、PPD 试验及病理学检查等。

1. 患者临床上有结核病史或肺结核等肠外结核病灶。

2. 患者临床上有腹痛、腹泻与便秘、腹部包块。

3. 患者临床上有结核中毒症状。

4. 患者临床上可有轻度贫血、血沉增快、痰培养阳性,PPD 试验阳性对诊断有参考价值。

5. X 线钡餐造影或结肠双对比造影可显示肠管激惹征、充盈缺损、肠腔狭窄。

6. CT 多表现为肠壁环形增厚,少数见盲肠内侧偏心性增厚,回盲瓣增厚。

7. 纤维结肠镜下可见肠道炎症、溃疡和增生性病变。溃疡多不规则,呈椭圆形或类圆形,横形走向多见,与肠管长轴垂直,增生型特点为增生性结节,呈铺路石样改变,大的可形成不规则肿物样隆起。

8. 病理组织学检查见结核结节,抗酸染色发现结核分枝杆菌。

中华医学会消化病学分会制定的肠结核诊断标准:①肠壁或肠系膜找到干酪样坏死性肉芽肿;②病变组织病理检查找到结核分枝杆菌;③一般病例根据临床症状、体征及X线检查有典型结核改变,肠外找到结核灶和抗结核试验治疗6周病情有改善,便可作出临床诊断。由于肠结核所致黏膜损害深浅不一,且多位于黏膜下至肌层甚至浆膜层,故需多部位取材和肠壁深部取材活检以期获得较高阳性率。

(二) 诊断流程

临床实践过程中若患者表现疑似肠结核时,推荐以下诊断步骤:

1. 询问病史 详细询问患者是否有结核病患者接触病史,以及是否有肺结核及其他肺外结核感染病史;询问患者是否有低热、盗汗、乏力、食欲减退、体重下降等全身中毒症状以及腹痛、腹泻、便秘及便血等症状。

2. 体格检查 检查患者右下腹是否触及腹部包块,是否有肠鸣音亢进、腹部压痛及反跳痛等症状。

3. 常规实验室检查 检查患者是否有贫血,白细胞计数、血沉等是否异常;结核菌素试验及结核相关抗体是否阳性;患者痰液及粪便结核分枝杆菌培养是否阳性等。

4. 影像学检查 患者X线钡餐造影或结肠双对比造影是否有肠管激惹征、充盈缺损、肠腔狭窄等改变;CT是否有肠壁环形增厚,少数见盲肠内侧偏心性增厚,回盲瓣增厚等特点。

5. 内镜检查 结肠镜检患者是否有黏膜充血、水肿、溃疡形成及肠道狭窄等改变;结肠镜检查对回盲部、回肠末端结核有诊断价值。

6. 病理组织学检查 对结肠镜活检组织进行病理组织学检查,观察病变内是否有类上皮细胞、朗汉斯巨细胞及干酪坏死性等肉芽肿性改变,抗酸杆菌特殊染色观察是否发现结核分枝杆菌感染。

肠结核诊断流程图如下(图16-1)。

(三) 鉴别诊断

1. 克罗恩病 克罗恩病(Crohn's disease),又称局限性肠炎或节段性肠炎,以青壮年多见。临床有腹痛、腹泻、腹部肿块、肠穿孔、肠瘘形成和肠梗阻等相关症状,伴发热和营养障碍等肠外症状。病程迁延,反复发作,不易根治。克罗恩病好发部位为回肠末端,其次为结肠,或同时累及;病变常呈跳跃式、节段性分布。与相对正常肠段相互间隔,界限清楚,病变处肠壁增厚、变硬,肠腔狭窄;黏膜面高度水肿如鹅卵石样,其中可见纵行或横行的溃疡呈沟渠状,常位于肠系膜侧。如溃疡穿透肠壁累及相邻肠管则发生粘连、脓肿及瘘管形成。

2. 结肠肿瘤 大肠癌(carcinoma of the large intestine)又可称结、直肠癌(colorectal cancer),早期多无明显症状,随肿瘤增大和并发症而出现排便习惯与粪便形状的变化如便秘和腹泻交替,腹部疼痛,腹部肿块,后期出现贫血、消瘦、腹水及恶病质。各种症状中以便血最多见。右侧结肠癌可出现腹部肿块及贫血和中毒症状;左侧易出现狭窄和梗阻伴腹痛、腹胀、便秘和肠蠕动亢进。早期大肠癌限于黏膜下层,无肌层浸润,大肠癌好发部位为直肠和乙状结肠,其次为盲肠和升结肠,再次为降结肠和横结肠。侵犯肌层者称进展期大肠癌,肉眼可分隆起型、溃疡型、浸润型和胶样型。组织学可分为腺癌、黏液腺癌、印戒细胞癌、未分化癌、腺鳞癌、鳞癌等,以腺癌为最多见。

3. 溃疡性结肠炎 溃疡性结肠炎(ulcerative colitis)是一种原因不明的结肠慢性炎症。发病年龄以20~30岁最多见,男多于女。临床主要症状有腹痛、腹泻和脓血便等,轻重不一,反复发作;可伴发结节性红斑、游走性关节炎、硬化性胆管炎等肠外免疫性疾病。溃疡性结肠炎好发部位为直肠和乙状结肠,病变主要位于黏膜层,病灶呈均匀和连续分布。病变初期,黏膜水肿、充血伴点状出血,进而形成椭圆形表浅溃疡,融合后形成广泛而不规则的大片溃疡,腺腔内形成隐窝脓肿(crypt abscess)。随病变进展,黏膜出现广泛糜烂和溃疡,溃疡周围血管增生、出血及血栓形成,管壁纤维素样坏死。病程较

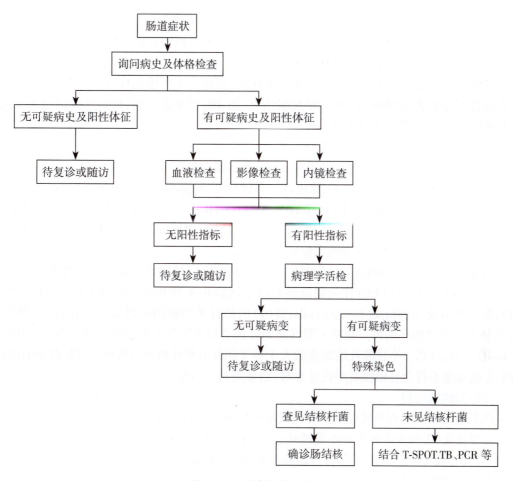

图 16-1 肠结核诊断流程

长则损伤和修复交替进行,黏膜多萎缩,肉芽组织增生、纤维化及瘢痕形成。

4. 阿米巴或血吸虫性肉芽肿 肠阿米巴病主要位于盲肠、升结肠,其次为乙状结直肠,严重者累及整个结肠及回肠下段。基本病变是以组织溶解坏死为主的变质性炎症。慢性期肠道病变较为复杂。溃疡边缘可见多量纤维组织增生,可延至黏膜下层或肌层,有时围绕溃疡的底部形成一个相对坚实的壁。肠壁组织因反复坏死及修复作用而引起肉芽组织增生和瘢痕形成,发生瘢痕性狭窄、肠息肉或肉芽肿等病变。肠壁普遍增厚时,可引起肠腔套、狭窄。偶尔因肉芽组织过度增生而形成局限性包块称为阿米巴肿(ameboma),多见于盲肠,可引起肠梗阻,并易误诊为肠癌。

第二节 实验室及其他检查指标与评估

一、实验室及其他检查指标

(一)临床检验指标

1. 血常规、痰液、粪便及腹水检查 血常规化验:可有轻至中度贫血,白细胞计数正常,分类淋巴细胞偏高,90%病例血沉增快,并与病情严重程度一致。痰液检查:通常伴有肺结核的患者痰液结核分枝杆菌可以阳性;大便浓缩法检查:结核分枝杆菌和大便结核菌培养阳性率都不高,1/3的患者可从粪便中分离出抗酸杆菌,但如同时存在开放性肺结核则对诊断无帮助,因为吞入含菌的痰液也可在粪便中检出。腹水呈草绿色,少数呈淡血性,偶见乳糜样。静置后可凝固,腹水性质为渗出液,腹水 ADA > 40U/L 时可诊断为结核性腹水。

3. 内镜检查　小肠镜检观察肠黏膜充血、水肿及溃疡形状及大小等改变。

（三）病理检测指标的评估

内镜活检取材后，组织病理学观察有无肉芽肿性结构及干酪样坏死等病变；同时行抗酸染色，观察是否有结核分枝杆菌感染。

第三节　实验室及其他检查指标的临床应用

一、检查指标的筛选原则

肠结核的诊断依据为肠道病变组织中发现结核分枝杆菌、典型的干酪样坏死以及粪便结核分枝杆菌培养阳性等，但是由于内镜下取材的局限性及患者合并免疫性疾病的原因，组织病理表现不典型，试验性抗结核治疗耗时较长，病原学及实验室检查易出现假阴性或假阳性等因素，因此，临床上肠结核的诊断仍依赖于多种检查手段和方法的应用。

1. 首要 / 必需检测项目　对伴有腹痛、腹泻、低热、盗汗等症状的可疑肠结核患者首先行血常规检查、血沉等检测，并行结核菌素试验检测，同时对其痰液、粪便等行结核细菌培养检测。

2. 第二步检测项目　利用 X 线钡餐和 CT 等影像技术观察肠道排空情况，以及肠壁厚度改变及扩张情况，并利用肠镜观察肠壁溃疡形成情况等，同时钳取部分病变组织，显微镜下观察肠壁病变。

3. 次要检测项目　如上述检测未发现典型肠结核症状及病变，可利用聚合酶链反应（PCR）技术和结核感染 T 细胞斑点试验等较为敏感的技术进一步检测结核分枝杆菌。对于不明原因的腹痛、腹水以及诊断困难的腹部包块可采用腹腔镜探查进行诊断，并且还可以进行诊断性抗结核治疗。

二、检查指标的临床应用

（一）在肠结核诊断中的应用

结核菌素试验出现强阳性反应时对诊断具有参考价值，一般成年人皆受过结核分枝杆菌感染，所以一般阳性对诊断帮助不大。采用酶联免疫吸附试验进行血清或体液结核抗体测定，方法简便、快捷，结核抗体阳性有助于结核感染的诊断。利用聚合酶链反应（PCR）技术和结核感染 T 细胞斑点试验可以检出极微量的结核分枝杆菌核酸，为结核菌的病原诊断提供了快速、敏感、特异的新技术。CT 及 X 线等影像学技术及小肠内镜可较直观地观察肠壁病变，对肠结核的诊断具有重要的临床指导意义。病理学检查是肠结核诊断的金标准，显微镜下观察到肉芽肿结构及干酪样坏死，再加上抗酸杆菌特殊染色结果阳性，可以确诊肠结核这一诊断。

（二）在分期和判断预后中的应用

CT 等影像学检查尽管受扫描方向、肠道活动、肠道准备等因素影响，不易判断十二指肠水平段及空回肠病灶及较小的肠结核变，但是对于较大的病变可以观察肠壁的厚度、肠腔狭窄的程度及肠周组织受累情况；此外，CT 亦可发现合并腹内肠外结核，特别是淋巴结结核，表现为环形或多环状强化的肿大淋巴结，少数见钙化性淋巴结。小肠内镜可以直观地观察肠壁病变受累的范围、溃疡形成的大小及浸润深度、肠壁狭窄的程度等。上述检查结果有助于肠结核的分期及预后判断。

（三）在复诊随访中的应用

临床上可以通过检测血常规、痰液及粪便中结核分枝杆菌的阳性情况动态监测患者的治疗效果，利用 CT 及 X 线等影像学技术及小肠内镜定期检查患者肠道病变的愈合情况，这些检测在肠结核患者复诊随访中具有重要的指导作用。

案例 16-1

【病史摘要】　患者，男性，45 岁，间歇腹胀、伴腹痛 2 个月，加重 5 天急诊入院。患者 2 个月来，无明显诱因间歇性发作腹胀、腹痛,停止排便,排气减少,每次持续发作 3~4 天。经沙星类抗生素和对症治疗后,开始出现腹泻,而腹胀、腹痛等症状缓解。20 天前起,再次发作,上述症状加重,服沙星类抗生素治疗无效,已无排气、排便 2 天,呕吐 1 次,呕吐为胃内容物,不能进食。发病以来,乏力、盗汗明显,伴低热。10 天前试予异烟肼 + 利福平 + 吡嗪酰胺试验性抗结核治疗,全身中毒症状及腹痛、腹泻等症状部分缓解。既往健康。其父曾患开放性肺结核,目前自愈。

查体:体温 37.8℃,脉搏 85 次 /min,呼吸频率 20 次 /min,血压 120/80mmHg。患者慢性病容,神志尚清,浅表淋巴结未触及,巩膜无黄染,心肺检查未见明显异常。右腹部膨隆,未见胃肠型,叩诊呈鼓音,肝脾未触及,全腹部轻度压痛,无肌紧张。右腹可触及包块,边界不清,实性感,包块轻度压痛。移动性浊音阴性,肠鸣音亢进。

【临床检验】
1. 血常规 WBC 5.3×10^9/L;N 78%;Hb 115g/L。
2. 结核菌素试验强阳性。
3. 痰液及粪便结核分枝杆菌培养阴性。

【影像及内镜检查】
1. 腹部 X 线平片 右中腹可见液气平面。
2. 内镜检查 小肠镜检可见黏膜充血、水肿、环状溃疡深浅大小不一,边缘呈鼠咬状,肠腔狭窄明显;回盲部病变可见回盲瓣变形。

【病理学检查】
1. 痰液细胞涂片未见结核分枝杆菌。
2. 结肠镜活检组织发现类上皮细胞、朗汉斯巨细胞及干酪坏死等肉芽肿性病变。
3. 特殊染色抗酸杆菌阳性。

【诊断】 回盲部肠结核。

【案例分析】 患者首先具有结核病接触病史,并且临床上表现为结核性全身中毒症状及腹痛、腹泻等肠道症状;再者患者结核菌素试验强阳性,X 线及内镜检查有典型结核改变;同时,病理学检查见肉芽肿结构及干酪坏死等病变,并且特殊染色抗酸杆菌阳性。因此,本例患者是一例典型的回盲部肠结核病变。

---------------------------------- 小　　结 ----------------------------------

由于肠结核缺乏临床及肠镜下特异性表现,而病变本身又可累及肠道多个部位,病灶无固定的病变特征,容易与克罗恩病、淋巴瘤、溃疡性结肠炎、肠道肿瘤等混淆,故临床实践过程中极易误诊。临床上肠结核的诊断需依赖于多种检查手段和方法的应用,其诊断标准:①肠壁或肠系膜找到干酪样坏死性肉芽肿;②病变组织病理检查找到结核分枝杆菌;③临床症状、体征及 X 线检查有典型结核改变,肠外找到结核灶和抗结核试验治疗 6 周病情有改善。随着各种新技术及影像学的发展,特别是随着小肠镜、胶囊内镜等新型内镜技术的发展,诊断手段在逐渐增多,阳性率也随之提高。而腹部超声联合 CT 检查若有阳性发现,再结合临床表现及镜下表现,对肠结核的诊断更有意义。

(冶亚平　缪　林　康海全)

第十七章

结核性腹膜炎

结核性腹膜炎（tuberculous peritonitis）是由结核分枝杆菌引起的一种慢性、弥漫性的腹膜感染，是较常见的肺外结核病之一，约占所有结核病发病总数的5%。主要由腹腔结核病灶直接蔓延或肺结核等其他原发结核感染灶内的结核菌随血行或淋巴播散而来。以儿童、青壮年多见，女性略多于男性，比例约为（1.2~2.0）：1，可能是由于盆腔结核逆行感染所致。

第一节 概 述

一、临床症状和体征

（一）临床症状

由于病理类型及原发病灶的不同，结核性腹膜炎起病缓急不一，临床表现错综复杂，机体反应差异较大。临床上约70%的慢性患者并无自觉症状，在腹部其他手术时才偶被发现，并且诊断手段方法有限，在临床上极易被忽视，从而导致误诊或漏诊、延误患者病情的确诊。

1. 全身表现 结核毒血症较常见。结核性腹膜炎患者常常出现发热与盗汗，热型以低热与中等热居多，约1/3患者呈弛张热，少数可出现稽留热，盗汗严重；高热伴有明显毒血症者，主要见于渗出型、干酪型，或见于伴粟粒型肺结核、干酪样肺炎等严重结核病的患者。

2. 腹痛 约有2/3的患者可出现不同程度的腹痛。疼痛多位于脐周、下腹、有时在全腹部，早期腹痛不明显，以后多为持续性隐痛或钝痛，也有少数患者无腹痛。若出现急腹症，应考虑肠系膜淋巴结结核或腹腔内其他结核的干酪性坏死病灶是否破溃或是否有肠结核急性穿孔。

3. 腹泻 少数患者可出现腹泻，一般每日不超过3~4次，粪便多呈糊样。

（二）体征

1. 腹胀与腹水 因结核病中毒症状或腹膜炎伴有的肠功能紊乱，可导致多数患者有腹胀感和腹部膨隆。约有1/3患者可出现腹水，少量至中量多见，在临床检查中少量腹水不易查出，需借助B超检查，腹水量超出1 000ml时可出现移动性浊音。

2. 腹壁柔韧感 由于腹膜受到轻度刺激或慢性炎症而使腹膜增厚、腹壁肌张力增高、腹壁与腹内脏器粘连引起的触诊感觉。可见于本病的各型，但一般认为是粘连型结核性腹膜炎的临床特征。

3. 腹部肿块 粘连型及干酪型患者的腹部常可触及肿块，多位于中下腹部。大网膜增厚、肠系膜淋巴结肿大、粘连成团的肠曲或干酪样坏死脓性物积聚而形成肿块，其大小不一，边缘不齐，表面不平，有时呈横形块状物或有结节感，多有轻微触痛，活动度较小。

二、病因和发病机制

（一）病因

结核分枝杆菌（mycobacterium tuberculosis）属放线菌目、分枝杆菌属，呈细长型略带弯曲、两端钝圆，无鞭毛、芽孢和荚膜，呈分散状、成堆或链状排列。该菌属主要分为人、牛、鸟、鼠等分型，在我国引起人类致病的主要有人型和牛型结核分枝杆菌。结核性腹膜炎多由结核分枝杆菌随腹腔病灶（肠结核、肠系膜结核、女性生殖器官结核等）直接蔓延或由肺结核等原发病灶随血行、淋巴播散而致病。结核性腹膜炎发病率仅次于肠结核和肺结核,大多数继发于其他器官的结核病变。根据腹膜的病理特点,可将结核性腹膜炎的基本病变类型分为渗出型、粘连型及干酪型三型。

（二）发病机制

1. 结核分枝杆菌的致病性与逃脱　巨噬细胞杀伤的能力及诱发机体产生迟发型变态反应有关,这主要与菌体和细胞壁的致病成分所决定,包括脂质、补体、荚膜等。

2. 初次感染引起的细胞免疫和超敏反应　与组织破坏和机体抵抗细菌并进行修复有关。

三、临床诊断和鉴别诊断

（一）临床诊断

1. 结核性腹膜炎典型病例的主要诊断依据：

(1) 青壮年患者有原因不明的发热,持续 2 周以上,伴有盗汗等结核中毒症状,有结核病史或近期接触过结核病患者,一般抗生素治疗无效者;

(2) 腹痛、腹胀、腹泻,腹壁柔韧感;

(3) 腹腔穿刺腹水检查为渗出液,腺苷脱氨酶活性增高,血清 - 腹水白蛋白比值（SAAG）<11g/L;腹水细菌培养结核分枝杆菌阳性,为结核性腹膜炎诊断的金标准;

(4) 腹部压痛、反跳痛,有腹水或可触及肿块者;

(5) 血沉加快,PPD 试验阳性,贫血;

(6) 腹腔穿刺可找到干酪性肉芽肿,腹腔镜检查发现腹膜弥漫性、散在的粟粒性黄白色小结;

(7) B 超检查发现腹水、腹部肿块;CT 检查发现肠系膜、网膜、肠系膜淋巴结与肠管粘连等征象。

对于典型病例可及时作出临床诊断,抗结核药物治疗 2 周以上有效。对于不典型病例,主要是有游离腹水的病例,行腹腔镜检查并作活检,符合结核改变可确诊;对于有广泛腹膜粘连者,腹腔镜检查属禁忌,需要结合 B 超、CT 等检查排除腹腔肿瘤;有手术指征者需剖腹探查。

（二）诊断流程

结核性腹膜炎的临床诊断流程如图 17-1 所示。

（三）鉴别诊断

由于结核性腹膜炎的临床表现常不典型,其临床诊断有一定的困难,国内报告的误诊率达 14%,约有 1/4 患者经剖腹探查、腹腔镜检查或尸检才确诊,因此鉴别诊断对于结核性腹膜炎的诊断尤为重要。

1. 与腹水相关疾病的疾病鉴别

(1) 肝硬化失代偿:肝硬化失代偿患者有肝功异常、门脉高压、脾功亢进、肝病面容及蜘蛛痣等表现,有贫血和出血倾向,腹水为漏出液。肝硬化腹水的患者有时可合并结核性腹膜炎,应注意鉴别诊断。

(2) 癌性腹水:癌性腹水多为血性腹水,反复腹水检查可找到瘤细胞。

(3) 缩窄性心包炎、肝静脉阻塞综合征、慢性胰源性腹水、癌肿腹腔转移等腹水:缩窄性心包炎、肝静脉阻塞综合征、慢性胰源性腹水、癌肿腹腔转移等腹水均有相应的心包和肝脏体征,且腹水顽固难消,可据此与结核性腹膜炎相鉴别。

2. 与以发热主要表现的疾病鉴别　结核性腹膜炎有稽留热时需与伤寒鉴别。伤寒起病大多缓慢,发热是最早出现的症状,常伴有全身不适,乏力,食欲减退,咽痛与咳嗽等;常有表情淡漠、相对缓脉、血培养阳性等诊断指标。同时还应注意与急性阑尾炎、化脓性腹膜炎、肝脓肿、败血症、产褥热等疾病相鉴别。

3. 与以腹痛为主要症状的疾病鉴别　应注意与克罗恩病、慢性胆囊炎、慢性阑尾炎、消化性溃

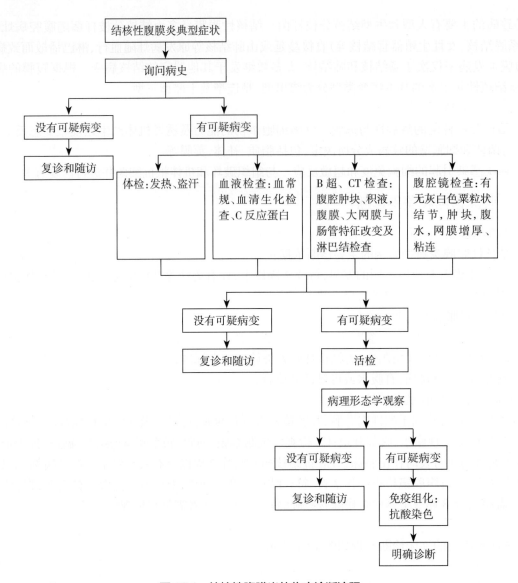

图 17-1　结核性腹膜炎的临床诊断流程

疡、异位妊娠等疾病鉴别。合并有肠梗阻、穿孔及腹膜炎时,应与其他原因引起的急腹症鉴别。

4. 与以腹部肿块为主要体征的疾病鉴别　因结核性腹膜炎的腹部肿块可出现在不同部位,且具有不同性状,故应与肝癌、胃癌、结肠癌、卵巢癌等相鉴别。应注意与克罗恩病、慢性胆囊炎、慢性阑尾炎、消化性溃疡、异位妊娠等疾病鉴别。

5. 与卵巢癌的鉴别　女性结核性腹膜炎患者由于其临床表现复杂,很容易误诊为卵巢癌。卵巢癌患者最重要的辅助检查血清肿瘤标志物 CA125 在结核性腹膜炎患者血清中也会升高,且升高程度不低于卵巢癌患者;其次卵巢癌患者会出现与结核性腹膜炎相似的临床表现:腹胀、腹水、盆腹部包块;另外,某些结核性腹膜炎患者结核中毒症状并不明显,而某些卵巢癌患者腹水中也不易发现癌细胞,这就会造成女性结核性腹膜炎患者的误诊。

第二节　实验室及其他检查指标与评估

一、实验室及其他检查指标

结核性腹膜炎临床表现多种多样,诊断和鉴别诊断较为困难,且有一定的误诊率,对于疑似结核性腹膜炎患者的确诊以及治疗方案的确定,早期诊断具有重要意义。因此,我们应选择诊断效率高、特异性强、敏感度高的实验室检查指标及时对疑似结核性腹膜炎的患者准确诊断,避免延误治疗。

(一) 临床检验指标

1. 临床常规检查　血常规、血沉:半数以上的患者有轻度到中度的贫血,重度贫血者比较少见。白细胞计数可正常,但在渗出型、干酪型或播散型结核中可明显增高。在活动期,结核性腹膜炎患者血沉可增快,其增快程度与结核性病变的活动程度相平行;病变趋于静止时,血沉逐渐趋于正常。

2. 肿瘤标志物及腹水检查

(1) 肿瘤标志物(CA-125):CA125 是一种来源于胚胎发育期体腔上皮的糖类相关肿瘤抗原的大分子糖蛋白。在结核性腹膜炎、盆腔结核和其他良性腹水患者中,CA125 也有高水平的表达,对结核性腹膜炎患者的诊断具有一定的辅助价值。

(2) 腹水一般性状检查:结核性腹膜炎患者的腹水常呈渗出性改变,大多为草黄色渗出液,少数腹水可呈血性或乳糜样,静置后易凝固;当合并有肝硬化腹水、严重低蛋白血症时,患者腹水常呈漏出液样改变,给临床造成诊断上的困难。

(3) 腹水生化检查:结核性腹膜炎患者的腹水比重大于 1.018,白细胞计数大于 $500 \times 10^6/L$,以淋巴细胞为主,患者出现肾功能不全时,腹水中的白细胞则以中性粒细胞为主;此外,患者腹水中的胆固醇酯(CHE)、溶菌酶活性均升高;患者腹水中的葡萄糖浓度可降低,如果腹水中葡萄糖 <3.4mmol/L、pH < 7.35,提示细菌感染。接近 100% 的患者腹水总蛋白超过 25g/L,如患者同时存在肝硬化,则腹水总蛋白则会降低。血清 - 腹水白蛋白比值(serum-ascites albumin gradient,SAAG)的检测比腹水总蛋白检测的意义更大,结核性腹膜炎患者 SAAG<11g/L,具有较高的诊断灵敏度但诊断特异性较低。测定腹水腺苷脱氨酶活性(adenosine deaminase activity,ADA),可作为结核性腹膜炎的辅助检查指标;ADA 活性在 T 淋巴细胞中较高,与 T 细胞的数量和分化程度有关,以未分化或未成熟 T 细胞较多;结核分枝杆菌抗原刺激 T 细胞时,腹水中 ADA 活性增加,有一定特异性;腹水 ADA 活性大于 30U/L 为界限值,结核性腹膜炎腹水平均为 101U/L,恶性肿瘤腹水为 19U/L,肝硬化腹水为 13U/L。结核性腹膜炎患者的腹水乳酸脱氢酶(LDH)>200U/L,腹水 / 血清 LDH>0.6,可作为渗出液的指标。

(4) 腹水的特殊检查:①对于腹水结核分枝杆菌培养阳性者,可以确诊为结核性腹水,是结核性腹膜炎诊断的"金标准"。②94% 的结核性腹水中溶菌酶含量超过 30mg/L,明显高于癌性腹水;漏出性腹水中通常为 0~5mg/L。溶菌酶(LZM)可采用平板法检测,其原理为溶菌酶与微球菌作用后可使该菌因细胞壁破坏而溶解,致使加样孔周围出现溶菌环,溶菌环直径与样品溶菌酶含量的对数呈线性关系。③基因诊断技术采用聚合酶链反应(polymerase chain reaction,PCR),通过核酸扩增的方式可检出纯化结核分枝杆菌核酸(DNA)。在抗酸染色涂片检查为阳性的结核性腹膜炎患者中,检测的敏感度可高达到 97%,对高度可疑的患者诊断有很大辅助作用,目前此项检查方法多用于肺外结核的快速诊断。但因操作过程被污染而出现假阳性的结果,部分地区可达 13%。④结核性腹水中以淋巴细胞增多为主,其中 T 细胞增加明显,T_4 为主(约占 55%~75%);且腹水中 T_3、T_4 的百分数及绝对数都高于自身外周血,此外 T_4 细胞的绝对数与腹水量呈负相关,可据此判断腹水多少,T 细胞亚群检测常用流式细胞分析技术进行检测。⑤结核性腹水中 γ- 干扰素(γ-interferons,γ-IFN)升高,平均值为 91U/ml,可作为结核性腹膜炎患者临床辅助检查指标。结核性腹膜炎腹水中肿瘤坏死因子(TNF)平均为 545ng/L (210~1 530ng/L),其自身血清 TNF 为 102ng/L(0~237ng/L),因此可对腹水中 TNF 的含量进行检测辅助结核性腹膜炎。

3. 结核菌素皮肤试验（PPD 试验）　选用结核菌素的纯化蛋白衍生物（pure protein derivative，PPD）作为抗原进行皮内试验，故又称 PPD 试验。PPD 试验是基于Ⅳ型变态反应原理，用于检测机体有无感染过结核分枝杆菌；试验结果呈强阳性，则提示体内有结核分枝杆菌感染。在结核性腹膜炎患者中，PPD 试验的阳性率约占 30%~100%。2000 年美国胸科医师协会建议，在结核病低危地区，结核菌素试验判断为阳性的界限为 15mm，而在结核病中危和高危地区，分别以 10mm 和 5mm 为阳性诊断的界限。但结核菌素试验的诊断敏感性较差，在临床上多用于结核性腹膜炎诊断的一个参考指标。

4. 近几年新开展的其他检测技术

（1）T 细胞免疫斑点试验（T-SPOT 技术）：结核分枝杆菌感染者外周血单个核细胞中存在结核特异性 T 细胞，利用这些淋巴细胞在受到结核分枝杆菌特异抗原刺激后分泌 γ 干扰素的原理而设计的 T 细胞免疫斑点试验。经酶联免疫显色后，通过 ELISPOT 分析系统对斑点进行计数，一个斑点代表一个细胞，根据斑点数可以推测体内是否存在对结核分枝杆菌反应的效应 T 细胞，从而实现对结核分枝杆菌感染进行辅助诊断。近期研究显示，检测外周单核细胞 ELISPOT 对于结核性腹膜炎的诊断率可达 86% 和 67%。

（2）流式细胞术：常用表面抗原标记法，即根据一个细胞可以结合多种不同标记荧光抗体的性质，对细胞表面多种抗原变化进行分析，进而诊断腹水病因。相关研究报道腹水淋巴细胞亚群中 CD3+，CD4+，CD4+/CD8+ 在结核性腹膜炎腹水、癌性腹水和肝硬化腹水中的水平依次为结核性腹膜炎腹水 > 癌性腹水 > 肝硬化腹水，CD8+ 水平依次为癌性腹水 > 结核性腹膜炎腹水 > 肝硬化腹水。

（二）其他检查指标

1. X 线平片　有时可见到钙化影，多系肠系膜淋巴结钙化；全腹密度增高、腹腔积液征、肠梗阻等征象。

2. 钡餐检查　钡餐检查如发现肠粘连、肠结核、肠瘘、肠腔外肿块等现象，对结核性腹膜炎患者的诊断有辅助价值。

3. 影像学检查　超声、CT 等影像学技术在临床上的应用越来越广泛，并且随着诊断技术提升以及仪器的革新，影像学技术在结核性腹膜炎的诊断率越来越高。

（1）超声检查：结核性腹膜炎患者可见腹水、网膜增厚、肠系膜可见多发钙化灶、腹腔淋巴结肿大、肠壁增厚部分与大网膜粘连。

（2）CT：65% 的结核性腹膜炎患者表现为血管堵塞，88% 的患者大网膜受到牵连、腹膜相互缠绕，76% 的患者腹膜出现光滑均匀增厚。

（三）病理检测指标

腹膜活检病理检测对于结核性腹膜炎的诊断有重要意义。由于机体的反应性、菌量和毒力不同，可见以渗出、增生及坏死为主三种类型的病理病变。炎症早期渗出表现为腹膜的浆液纤维素性炎；增生性改变则表现为结核性肉芽肿；坏死为主即表现为干酪样坏死。

1. 大体　腹膜表面可见纤维素样渗出物，灰红，质软，可引起肠管和网膜广泛粘连，局灶淡黄色粟粒状的小结节或斑块。

2. 镜下　脂肪组织内纤维组织增生，可见结核性肉芽肿散在分布，肉芽肿中央见干酪样坏死，周围可见类上皮细胞、淋巴细胞及朗汉斯巨细胞，纤维母细胞增生，小血管增生，血管扩张充血（图 17-2）。

3. 特殊染色抗酸染色显示抗酸杆菌阳性（图 17-3），即可确诊为结核性腹膜炎。

二、临床检查指标的评估

（一）临床检验指标的评估

1. 实验室检查　实验室检查是结核性腹膜炎的基本检查，结核性腹膜炎患者会出现血沉加快，白细胞升高，C 反应蛋白升高，PPD 试验阳性，腹水结核分枝杆菌培养阳性是诊断结核性腹膜炎的"金

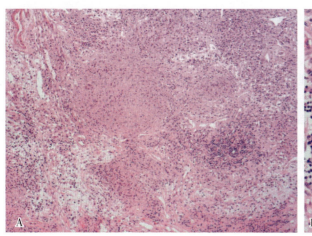
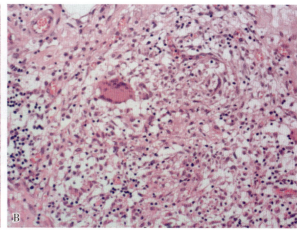

图 17-2　结核性腹膜炎组织病理
A. HE 染色（×100）；B. HE 染色（×200）

标准"，对疑似为结核性腹膜炎的患者进行初步诊断，可大大提高诊断效率，但腹水结核分枝杆菌培养阳性率低且培养时间长，对结核性腹膜患者的诊断及治疗方案的确定有一定的影响。

2. 腹水腺苷脱氨酶活性测定　腺苷脱氨酶广泛存在于全身组织中，但多种疾病均可出现 ADA 水平的升高，因此腹水腺苷脱氨酶活性不能作为结核性腹膜炎的特异性指标。实验表明，结核性腹膜炎患者腹水中腺苷脱氨酶界定值为 35U/L 时，腺苷脱氨酶对结核性腹膜炎的诊断特异性可达到 92.6%，阳性预测值达到 87.5%，阴性预测值达到 100%，因而腹水腺苷脱氨酶活性测定可作为诊断结核性腹膜炎的参考指标之一。此外，因为结核腹膜炎是一种变态反应性疾病，

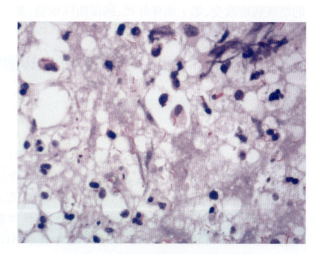

图 17-3　结核性腹膜炎抗酸杆菌染色
HE 染色（×400）

是由 T 淋巴细胞介导的细胞免疫，在 T 淋巴细胞的作用下，常常导致结核性腹膜炎患者腹水中 ADA 活性的增高，而在恶性腹水中由于恶性肿瘤对 T 淋巴细胞的抑制作用，因而使得腹水 ADA 活性水平下降。因此，腹水中 ADA 水平可作为结核性腹膜炎腹水与恶性腹水的鉴别诊断依据之一。

3. 肿瘤标志物（CA-125）　虽然 CA125 在结核性腹膜炎患者腹水中会升高，但其在恶性腹水中也会升高，限制了 CA125 在结核性腹膜炎中诊断的作用。同时结核性腹膜炎患者血清中 CA125 水平也会有不同程度的升高，与卵巢癌患者相比，卵巢癌患者血清 CA125 水平升高程度更大，但是经过抗结核治疗后腹膜炎结核病患者血清 CA125 水平会明显下降，而卵巢癌患者血清 CA125 水平无明显变化，因此血清 CA125 水平变化可作为结核性腹膜炎与卵巢癌的一个鉴别指标，动态监测结核性腹膜炎患者的病情，同时也可作为结核性腹膜炎治疗效果评价的一个指标。

（二）其他检查指标的评估

1. 超声检查　超声检查具备无创伤、简便、经济、可行性高、易被患者接受等优点，此外，超声检查能够发现腹腔积液的有无、多少以及纤维化及包裹位置的正确显示。其中高频超声的分辨率较高，对结核性腹膜炎的检查有较强的实用性，应用高频与三维超声对结核性腹膜炎进行检查时，发现高频超声检查腹膜和大网膜时所显示的回声信息明显优于低频超声，高频超声能够显示腹膜和大网膜的

内部微细结构；此外，低频与高频超声联合应用对结核性腹膜炎患者进行检查，能对其进行诊断和鉴别诊断，可作为结核性腹膜炎确诊的重要辅助检查方法。

2. CT检查　CT在观察结核的腹腔受累范围、分布区域上具有优势，还能通过密度差异及强化程度的不同，准确地显示病变及内部特征反映其病理特征。双排螺旋CT检查可对结核性腹膜炎、癌性腹膜炎及感染性腹膜炎进行鉴别诊断，结果显示腹水较严重的是癌性腹膜炎患者，而结核性腹膜炎及一般感染性腹膜炎引起的腹水均为中少量为主。同时，CT影像学特征在癌性腹膜炎及感染性腹膜炎也有较大差别：结核性腹膜炎患者以壁腹膜均匀增厚及肠系膜改变为主，癌性腹膜炎患者则以壁腹膜结节状或块样增厚为主，同时也伴有肠系膜增厚；感染性腹膜炎患者仅部分发生壁腹膜均匀增厚，无明显肠系膜增厚。此外，CT影像学特征也提示结核性腹膜炎、感染性腹膜炎出现淋巴结肿大的发生率明显低于癌性腹膜炎。

（三）病理检测指标的评估

经皮腹膜穿刺活检是确诊结核性腹膜炎最有临床实用价值的一种检查手段。经皮腹膜穿刺活检不易造成腹腔内器官的损伤和腹膜出血，安全可靠、使用限制小，诊断阳性率高，可对结核性腹膜炎进行确诊，活检病理可直接给出诊断金标准。结核性腹膜炎患者进行腹膜穿刺病理活检时可见到典型的结核病理改变，如干酪样坏死、朗汉斯巨细胞、类上皮细胞和大量纤维细胞增生等。

第三节　实验室及其他检查指标的临床应用

一、检查指标的筛选原则

（一）首要/必需检测项目

1. 腹水　检查腹水检查结核性腹膜炎患者多数会出现腹水。对腹水进行生化指标的检查，如腹水性状、凝固性、蛋白质含量、颜色、比重、葡萄糖含量、pH等指标的检测；腹水中ADA水平升高，对结核性腹膜炎患者腹水中的ADA水平进行检测，结核性腹膜炎的确诊起辅助作用；腹水结核分枝杆菌培养阳性，可确诊为结核性腹膜炎。此外，结核性腹膜炎患者腹水中CA125、CEA、SAAG均有一定程度发生改变，可联合ADA与CAl25、CEA及SAAG进行测定，对结核性腹膜炎的诊断有更大的临床价值。

2. 根据结核病史和发热、盗汗、腹痛，行血常规、血沉、C反应蛋白、结核菌素皮肤试验，对结核性腹膜炎进行初步诊断。

（二）第二步检测项目

1. 聚合酶链反应（PCR）　通过腹腔积液聚合酶链反应检测结核分枝杆菌DNA，从基因水平对结核性腹膜炎进行确诊。

2. 超声检查　结核性腹膜炎患者随着病情的发展逐渐出现腹水、腹腔淋巴结增加等表现之后可以通过超声进行检查。

3. CT检查　CT检查大量腹水、腹膜血管化且轻微增厚，肠系膜及大网膜形态改变伴淋巴结环状强化，进行CT检查有助于结核性腹膜炎的诊断。

（三）次要检测项目

部分结核性腹膜炎患者腹水原因不明，可通过腹膜穿刺活检可对腹水原因进行诊断。

二、检查指标的临床应用

（一）在结核性腹膜炎预后中的应用

实验室检查指标对于结核性腹膜炎的预后有一定的临床应用价值。B超检查提示腹腔积液明显减少或消失，血液检查红细胞沉降率、超敏C反应蛋白、全血或腹腔积液T-SPOT、结核分枝杆菌培养阴性,生化检查 CA125 水平逐渐下降,显示预示病情好转;腹腔积液消失,血液检查超敏 C 反应蛋白、红细胞沉降率、全血结核感染 T 淋巴细胞斑点试验检测等指标恢复正常,腹腔积液结核分枝杆菌培养转阴,生化检查 CA125 水平逐渐下降接近正常值,预示患者痊愈;腹腔积液无改善,超敏 C 反应蛋白、红细胞沉降率、全血或腹腔积液检测等指标无降低现象,腹腔积液或其他结核病变部位送检标本的结核分枝杆菌培养持续阳性,并发腹膜以外的其他部位结核,提示治疗失败。

(二) 在结核性腹膜炎随访中的应用

随访对于结核性腹膜炎患者病情的掌控、治疗效果的评价以及治疗方案的确立具有重要意义。随访的目的是监测疾病的进展,以便及时掌握患者的治疗情况,根据病情更改治疗方案。结核性腹膜炎患者可通过定期进行临床症状、体征、实验室辅助检查来监测病情。CA125 的检测对于结核性腹膜炎患者的随访有重要价值,随着结核性腹膜炎患者病情的逐渐好转,CA125 水平逐渐下降。

案例 17-1

【病史摘要】　患者,女性,25 岁,汉族,未婚,学生,系"发热,腹胀近 1 个月"入院。约 2 个月前患者无明显诱因出现高热,最高时可达到 40℃,伴有畏寒、盗汗,腹部进行性发胀,无咳嗽、咳痰、腹痛、腹泻、尿频、尿急、关节疼痛、皮疹,伴有食欲减退、乏力,使用退热药物后体温下降。曾到医院诊治,B 超发现腹腔大量腹水,先后三次抽水约 1 200ml,腹水呈黄色浑浊样液体。2 周前诊断性抗结核治疗(异烟肼 0.3g/d + 硫酸链霉素 0.75g/d + 吡嗪酰胺 0.3g/d + 利福喷丁),抗结核治疗后第三天患者体温降至正常,但持续两天后体温再次升高,约 38.5℃,腹水较前有所减少,此期间患者体重下降约 8kg,近一周出现咳嗽咳白痰。

患者神志清醒,精神状态一般,体温 37.8℃,轻度贫血貌,全身皮肤巩膜无黄染,浅表淋巴结未及肿大,左下肺呼吸音偏低,未闻及干湿啰音。HR 96 次 /min,律齐,无杂音及腹壁摩擦感,肝脾触诊不满意,脐上轻压痛,移动性浊音(–),双下肢不肿。

【临床检查】　常规检查,血常规:白细胞计数增高,WBC 5.79×10^9/L,Hb 97g/L,PLT 269×10^9/L,血沉 30mm/h。腹水常规:黄色浑浊有凝块,李凡他试验(+),有核细胞数 275×10^9/L,淋巴细胞百分率为 0.92%,CA125:390.7U/ml。全胸片:左侧胸腔积液。

【影像学检查】　CT 检查:未见明显异常。B 超检查:发现大量腹水,网膜增厚。

【诊断】　结核性腹膜炎(腹水型)。

【案例分析】　青年患者不明原因发热、盗汗,腹部进行性发胀,血常规检查白细胞升高,血沉加快;具有结核性腹膜炎的一般临床症状和体征;CA125 明显增高,须与卵巢癌进行鉴别,但卵巢癌患者会出现月经不调,偶见不规则子宫出血,在检查时会发现其局部有压痛,盆腹包块,该患者无上述体征出现,故可排除卵巢癌的可能性;B 超发现腹腔大量腹水,腹水常规检查李凡他试验阳性,网膜增厚;患者曾进行抗结核治疗且症状有所缓解,故诊断为结核性腹膜炎(腹水型)。

-- 小　　结 --

结核性腹膜炎是目前临床上常见的腹部结核病,近几年发病率有增加的趋势。结核性腹膜炎是由结核分枝杆菌引起的腹膜炎症,临床表现多种多样,诊断和鉴别诊断较为困难,且有一定的误诊率,早期诊断和及时治疗,能减轻患者痛苦、提高生活质量。对于结核性腹膜炎而言,实验室检查对其诊断有重要的辅助作用,常规检查可以了解患者的基本病情,影像学检查可对结核性腹膜炎患者进行进一步详细的诊断,并可进行鉴别诊断,降低误诊率;新开展的 T-SPOT 技术、流式细胞术为结核性腹膜炎患者的诊断提供了新的方法。

(徐文华　刘立新　牛会林)

第十八章

细菌性痢疾

细菌性痢疾(bacillary dysentery)简称菌痢,是由志贺菌属(痢疾杆菌)引起的肠道传染病,亦称为志贺菌病(shigellosis);是我国的常见病、多发病,流行于夏秋季,属于乙类传染病。以肠黏膜化脓性、溃疡性炎症为其基本病理变化。其临床表现主要有发热、腹痛、腹泻、里急后重、黏液脓血便,可伴有全身毒血症症状,严重者可引发感染性休克和/或中毒性脑病。本病急性期一般数日即愈,少数患者病情迁延不愈或成为慢性,可反复发作。

第一节 概 述

细菌性痢疾潜伏期一般为 1~3 天(数小时至 7 天),流行期为 6~11 月,发病高峰期在 8 月。根据病程分为急性菌痢、慢性菌痢,病程两个月以上者属慢性。

一、临床症状和体征

(一) 临床症状

1. 胃肠道症状 细菌性痢疾常引起的胃肠道症状主要为:痉挛性腹痛、腹泻、里急后重,有些伴恶心、呕吐。可先为稀水样便,后稀便转成黏液脓血便,每日排便数十次,多的可达 30 次。

2. 全身中毒症状 全身不适、乏力、头昏、头痛,高热、惊厥、意识障碍、循环衰竭、呼吸衰竭,全身多器官的微血管痉挛,严重者可有意识障碍、谵妄、脑膜刺激征、中毒性脑病、呼吸衰竭、外周循环衰竭及休克等表现。

(二) 体征

体征主要有:左下腹压痛、发热、肠鸣音亢进、可有脱水貌。

二、病因和发病机制

(一) 病因

志贺菌感染是细菌性痢疾的主要病因。

1. 传染源 痢疾患者(急性和慢性)及带菌者为主要传染源。

2. 传播途径和流行病学 主要为粪-口传播。志贺菌随患者或携带者的粪便排出,通过污染手、食品、水源或生活接触,或苍蝇、蟑螂等间接方式,经口入消化道导致感染。人群对志贺菌普遍易感,常年散发,夏秋多见,发病以儿童最高,中青年次之,死亡多见于儿童和老人。由志愿者测试显示:10~150 个志贺菌即可引起典型临床症状的感染。而受冻、过劳、暴食都利于痢疾的发病和流行。病愈后可获得一定免疫力,但持续时间短,不同菌群间以及不同血清型之间无交叉免疫,故易造成重复感染或再感染而反复多次发病。杜绝不良卫生习惯有利于本病的防治。

3. 志贺菌 志贺菌为末端钝圆,无荚膜、无鞭毛、无动力、不形成芽孢、有菌毛的革兰氏阴性短杆菌,兼性厌氧,最适宜于需氧生长。按抗原结构和生化反应不同将志贺菌分为 4 群(痢疾志贺菌、福氏志贺菌、鲍氏志贺菌、宋氏志贺菌)和 47 个血清型。产生内毒素和志贺毒素。

（二）发病机制

志贺菌进入机体后是否发病取决于三个因素：细菌数量、致病力、人体抵抗力。志贺菌侵袭和生长在结肠黏膜上皮，经基底膜进入固有层，并在其中繁殖、释放毒素；引起炎症和组织破坏、胃肠道功能紊乱，并通过毒素引起发热、休克或神经系统症状等。

1. 侵袭性损伤　志贺菌有菌毛，能黏附于回肠末端和结肠黏膜的上皮。继而传入肠道黏膜上皮细胞中繁殖，造成肠绒毛细胞的充血、水肿、变性、坏死、脱落、形成溃疡等。

2. 毒素

（1）内毒素：内毒素的主要致病性：①作用于肠壁，使肠壁通透性增加，进而促进内毒素的吸收，引起发热、全身毒血症症状、甚至引起感染性休克、神志障碍及中毒性脑病等一系列症状。②破坏肠黏膜，引起炎症反应和小血管循环衰竭，导致肠黏膜炎症、坏死及溃疡，临床上出现典型的黏液脓血便。③作用于肠壁自主神经系统，引起肠功能紊乱、肠蠕动失调及肠痉挛，以直肠括约肌痉挛明显，引起腹痛及里急后重。内毒素引起的发热和毒血症，并可通过释放各种血管活性物质，引起急性微循环衰竭，进而引起感染性休克、DIC 及重要脏器的功能衰竭，临床表现为中毒型菌痢。

（2）志贺毒素：志贺毒素是外毒素，具有：①神经毒作用，故又称之为神经毒素，作用于中枢神经系统小血管内皮细胞，引起局部出血及其他病变。②细胞毒作用：抑制感染细胞蛋白质合成而导致细胞死亡、脱落及形成溃疡。③肠毒素作用：与肠绒毛膜受体结合而使肠腔液体不能及时吸收。志贺毒素导致肠道上皮细胞损伤，可引起出血性结肠炎和溶血性尿毒综合征（hemolytic uremic syndrome，HUS）。

三、临床诊断和鉴别诊断

（一）临床诊断

1. 细菌性痢疾的诊断标准

（1）流行病学史：当地本病流行情况、发病季节，病前 1 周内有生冷不洁饮食或有细菌性痢疾患者或带菌者接触史，多发生于夏秋季，潜伏期数小时至 7d，多数 1~2d。注意患者发病后每次发作情况，有无典型痢疾症状，当时的治疗情况，以及每次发作有无诱发因素等。

（2）临床表现：起病急，有发热、腹痛、腹泻、里急后重、黏液便或脓血便，下腹部，尤其左下腹部常有压痛。肠鸣音亢进，慢性菌痢除注意患者一般情况外，全面而系统的体检，特别是腹部的检查，对诊断具有一定的意义。

（3）粪便检查：包括粪便常规及细菌培养，有条件地区应同时进行快速病原学诊断。有些非典型病例、慢性病例或长期应用抗生素无效者，常有水样便或黏液便，但粪便镜检白细胞不多，应多次反复地留取粪便进行细菌培养，细菌阳性是确定诊断的重要依据。

2. 急性菌痢　急性病变可累及整个结肠，尤其以乙状结肠与直肠为显著。其病理特征显示：大体检查呈充血、水肿、出血点。可见肠腔充满粘脓血性渗出液，黏膜坏死脱落形成表浅溃疡，黏膜下斑片状出血，重症病例可见溃疡修复过程中呈干涸的烂泥坑样改变。显微镜下为弥漫性纤维蛋白渗出性炎症。主要有全身中毒症状与消化道症状，可分成三型：

（1）普通型（典型）：发热、腹痛、腹泻、稀便，继而脓血便、里急后重、左下腹压痛。起病急，有中度毒血症表现，畏寒、发热达 39℃、乏力伴食欲减退、恶心、呕吐，每日排便数十次，量少，失水不显著。重者排血水便，脱水，电解质紊乱及酸中毒，甚至发生休克。一般病程 10~14d。

（2）轻型（非典型）：全身中毒症状、腹痛、里急后重、左下腹压痛均不明显，可有低热、糊状或水样便，混有少量黏液，无脓血，一般腹泻次数每日 10 次以下。粪便镜检红、白细胞，培养有志贺菌生长，可以此与其他急性肠炎相鉴别。一般病程 3~6d。

（3）中毒型：此型多见于 2~7 岁体质好的儿童。起病急剧、全身中毒症状明显、高热达 40℃以上；患者精神萎靡、面色青灰、四肢厥冷、呼吸微弱、皮肤花纹、反复惊厥、嗜睡，甚至昏迷，而肠道炎症反应极轻。按临床表现可分为休克型（以感染性休克为主要表现）、脑型（以中枢神经系统症状为主要表现）

和混合型(兼具以上两型的表现,最为凶险)。

3. 慢性菌痢　菌痢患者可反复发作或迁延不愈达 2 个月以上,主要病理变化为结肠溃疡性病变,溃疡边缘可有息肉形成,溃疡愈合后留有瘢痕,导致肠道狭窄。分型如下:

(1) 隐匿型:患者 1 年内有菌痢史,临床症状消失超过 2 个月,但大便培养志贺菌阳性或乙状结肠镜检查肠黏膜有病变者。

(2) 迁延型:患者有急性菌痢史,病程超过 2 个月,或多次发作。长期间歇排菌,为重要的传染源。

(3) 急性发作型:6 个月内患者有菌痢史,本次发作有急性菌痢症状,并能排除再感染。

(二)诊断流程

细菌性痢疾的临床诊断流程如图 18-1 所示。

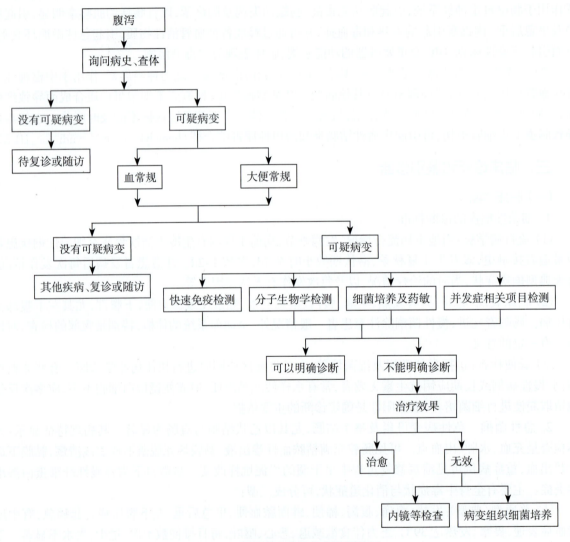

图 18-1　细菌性痢疾的临床诊断流程

(三)鉴别诊断

急性菌痢鉴别诊断

(1) 阿米巴痢疾:散发性,开始不发热,少有毒血症。腹痛轻,腹泻每天数次到十余次。里急后重轻或者无。粪暗红色果酱样,有特殊臭味,白细胞少,红细胞多,有夏科-莱登晶体及发现溶组织阿米巴滋养体或做阿米巴培养可发现阳性。乙状结肠镜检肠黏膜大多数正常,散在性溃疡,边缘深,周围红晕。从肠黏膜溃疡处取标本往往可找到溶组织阿米巴滋养体,取肠黏膜活组织作病理切片检查可助于慢性阿米巴痢疾的确诊。

(2)细菌性食物中毒:特征是突然暴发起病,潜伏期短,多集体同时发病,所有的发生都与食品之间有明显的关系,如停止食用引起食物中毒的食品,则发病迅速停止。临床表现为恶心、呕吐、腹痛、腹泻等,某些细菌所引起的食物中毒,可有发热。从本病初期患者的粪便、呕吐物及可疑食物采样做细菌培养,多可获得阳性。

(3)沙门菌肠炎:沙门菌多见于婴幼儿,病程较长,发热多持续2~4d;而急性菌痢1岁以内少见,病程长短不一,发热多不超过2d。沙门菌肠炎临床多表现为轻度腹泻,常有呕吐,里急后重不明显,大便每天3~10次不等,多呈水样,深黄色或草绿色,可带黏液,偶有脓血,具有恶臭。粪便培养可分离出沙门菌。

(4)慢性非溃疡性结肠炎:本病是一种原因不明,以直肠和结肠的浅表性、非特异性炎症病变为主的肠道疾病;需与慢性细菌性痢疾鉴别。临床表现为病程长,慢性腹泻、腹痛、黏液血便,呈慢性持续性或反复发作,伴有不同程度的全身症状。少数患者仅有便秘或不出现血便。本病经抗菌痢及抗阿米巴菌痢药物治疗无效,乙状结肠镜检可见肠黏膜出血点多,脆性强易出血,此与慢性菌痢肠黏膜肥厚者不同。钡餐灌肠X线检查正常肠黏膜皱襞消失。后期可见结肠袋消失,结肠变短,管腔变小,可见狭窄区,是其特征。

(5)其他:需与霍乱、空肠弯曲菌肠炎、副溶血弧菌肠炎、类志贺毗邻单胞菌腹泻、吸虫病、亲水单胞菌腹泻、溃疡性结核等相鉴别。

第二节　实验室及其他检查指标与评估

细菌性痢疾的实验室诊断常包括:大便常规、血常规、快速免疫检测、PCR实验、生化检测、细菌培养等方法鉴别出病原菌及药敏实验。对于呕吐、腹泻严重的患者,需要检测是否存在酸碱平衡失调和电解质紊乱。

一、实验室及其他检查指标

(一)临床检验指标

1. 临床常规检查

(1)血常规:白细胞总数和中性粒细胞大多增高,可见中毒颗粒,严重患者可有血小板降低,出凝血时间延长,凝血酶原时间延长。慢性期轻度贫血。

(2)大便常规:应取新鲜粪便的黏液脓血部分立即送检,不要混入尿液。肉眼观察为黏液便、黏液脓血便、脓样便、血水样便、脓血便等。慢性患者常用肛拭子或生理盐水灌肠取粪便镜检。细菌性痢疾常出现的有形成分:①白细胞:白细胞在正常粪便中不见或偶见。细菌性痢疾时,白细胞大量出现,可见成堆出现的脓细胞(破损或部分破损的白细胞)。而分泌性腹泻与毒素有关,白细胞检测常为阴性。若分不清红细胞还是白细胞,可在粪便涂片中滴加冰醋酸,滴加后红细胞破坏,白细胞胞质和胞核清楚可见。②红细胞:正常粪便中无红细胞。在细菌性痢疾时,红细胞常见,有时成堆出现。细菌性痢疾的粪便中红细胞少于白细胞,常分散存在,形态多正常。③巨噬细胞:巨噬细胞的胞体较中性粒细胞大,核形态多不规则,胞质常有伪足状突起,内常吞噬有颗粒或细胞碎片等异物。在正常粪便中难以见到,多见于急性细菌性痢疾,也可见于急性出血性肠炎或偶见于溃疡性结肠炎的粪便中。

2. 血生化及肝肾功能检查　对于严重呕吐、腹泻的患者,检查血液电解质和血气分析,以判断是否出现酸碱中毒和电解质紊乱。有并发症时,做其他脏器损伤的检查。如肝功能、肾功能检查。

3. 快速免疫诊断法

(1)免疫染色法:将粪便标本与志贺菌抗血清混匀,在光镜下观察有无凝集现象。

（2）免疫荧光球法：将标本接种于含有荧光素标记的志贺菌免疫血清液体培养基中，37℃孵育4~8h。若标本中存在相应型别的志贺菌，则生长繁殖后与荧光抗体凝集成小球，在荧光显微镜下易被检出。

（3）协同凝集试验：以志贺菌 IgG 抗体与 Cowan I 葡萄球菌结合成为试剂，用于检测患者粪便中志贺菌可溶性抗原。

（4）乳胶凝集试验：用志贺菌抗血清致敏乳胶，使其与粪便中的志贺菌抗原起凝集反应。也可用志贺菌抗原致敏乳胶来诊断粪便中有无志贺菌抗体。

4. 分子生物学检测　DNA 探针、聚合酶链反应（PCR）检测 140kDa 的大质粒等。

5. 大便细菌培养及药敏　对怀疑细菌性腹泻患者需送检大便细菌培养。细菌阳性是确定诊断的重要依据。最好是新鲜、急性期、药物治疗之前的大便标本，反复多次送检有利于提高志贺菌的检出率，慢性病患者肛拭子培养。取新鲜粪便黏液或脓血部分分别接种于 SS 培养基，或康凯培养基，或中国蓝培养基；然后依据生长能力、生长特性、菌落形态上表现出差异；再依据细菌染色、形态、生化、抗原、分子生物学、质谱特征等进一步鉴定志贺菌菌群和菌型。并进一步做药物敏感性测试。

（1）形态革兰氏染色后，显微镜下观察细菌形状、大小、排列、染色特性。

（2）细菌在分离培养基中的生长速度、需氧性或厌氧性，选择性培养或鉴别培养基上的生长情况，以及菌落形态，可作为快速鉴定或进一步鉴定的线索。

（3）菌落特征：包括①位置：位于培养基表面上、下或底部；②大小、形状、边缘；③表面：平滑、粗糙、皱褶、放射状等；④颜色、光学特性；⑤气味；⑥血平板上的溶血性；⑦硬度：以接种环触碰菌落；⑧形态：弥散性、扁平、脐窝状等；⑨在生理盐水中的状况：均质、悬浮、颗粒状。

（4）生化反应：通过观察细菌在特定培养基中生长以及所产生的特殊代谢产物进行鉴定；目前有商品化的半自动、自动鉴定或套组试剂用于志贺菌的生化特性鉴定。

（5）血清学鉴定是采用含有已知特异性抗体的免疫血清（诊断血清）与纯培养细菌抗原发生凝集反应，以确定病原菌的种或型。

（6）质谱鉴定基质辅助激光解吸电离——飞行时间质谱技术（MALDI-TOF）用于鉴定微生物中某些含量或结构具有种属特征的化学物质，如脂肪酸、蛋白质、核酸、糖类等，与数据库中的已知微生物的指纹图谱进行比对。本方法较常规志贺菌鉴定方法快速方便，专业的微生物鉴定质谱仪已经在一些大型医院中使用。

（7）药敏分析测试志贺菌对常规治疗药物的敏感性。

6. 其他炎症指标　其他炎症指标也可能在细菌性痢疾中升高，包括血液中的急性时相反应蛋白如 C 反应蛋白（CRP）、血清淀粉样蛋白（SAA）、降钙素原（PCT）和粪便中的乳铁蛋白和钙卫蛋白，SAA 是一项非常灵敏和早期的炎性指标，CRP 的升高提示细菌感染的存在，而 PCT 的显著升高则提示全身性细菌感染的发生。而粪便中的乳铁蛋白和钙卫蛋白对肠道炎症更具有诊断价值：乳铁蛋白是中性粒细胞颗粒中具有杀菌活性的糖蛋白，钙卫蛋白是中性粒细胞和巨噬细胞中的一种含钙蛋白，在肠道有炎症发生时，粪便中乳铁蛋白和钙卫蛋白含量升高，粪便中的乳铁蛋白和钙卫蛋白可用于肠道炎性病变与功能性肠病的鉴别诊断，其敏感性和特异性均优于潜血试验；这两个项目均可采用胶体金方法进行检测，使用非常方便。

（二）影像及内镜检查

1. 乙状结肠镜检查　一般宜于恢复期进行。在肠镜下可以观察到结肠的大体形态改变：急性期可见肠黏膜充血、水肿、点状或片状出血、溃疡等病变，慢性期黏膜除充血、水肿、溃疡外，黏膜呈颗粒状、息肉、瘢痕、肠壁增厚等。还可以在结肠取肠黏膜病变部位做病理分析和细菌培养，阳性率高于粪便培养。

2. 钡餐灌肠 X 线检查　能够观察全结肠病变，且简单易行、痛苦小，可弥补纤维镜检的不足。

（三）临床病理检测

病变初期呈急性卡他性炎，表现为黏液分泌亢进，黏膜充血、水肿、点状出血、中性粒细胞及巨噬细胞浸润,黏膜上皮坏死脱落后形成表浅糜烂。黏膜下层也可见炎性反应,但程度较轻。病变进一步发展成为本病特征性的假膜性炎,表现为黏膜表层坏死,同时在渗出物中出现大量纤维素,后者与坏死组织、中性粒细胞、红细胞和细菌一起形成假膜。假膜首先出现于黏膜皱襞的顶部,呈糠皮状,随着病变扩展可融合成片。假膜一般呈灰白色,如出血严重或被胆色素浸染时,则可分别呈暗红色或灰绿色。大约在发病后一周,在中性粒细胞破坏后释出的蛋白溶解酶作用下,纤维素和坏死组织发生溶解液化,而使假膜成片脱落,形成大小不等、形状不一的溃疡。溃疡多数浅表,甚少穿破黏膜肌层,但亦偶有深达肌层引起穿孔导致腹膜炎者。当病变趋向愈合时,肠黏膜的渗出物和坏死物逐渐被吸收、排出,组织的缺损经再生而修复。浅小的溃疡愈合后无明显瘢痕形成,深而较大的溃疡愈合后可形成浅表瘢痕,很少引起肠腔狭窄。

二、临床检查指标的评估

(一)临床检验指标的评估

1. **血常规** 分析与其他感染类似,细菌性痢疾一般有白细胞计数增多,另外对于因肠道感染可能导致肠道出血或溶血性贫血的患者,血红蛋白测定、红细胞计数可用于贫血的诊断和鉴别诊断。与粪便常规一样,也是细菌性痢疾实验室诊断的基本指标。

2. **生化指标** 对出现严重呕吐、腹泻的患者,应做血气分析和电解质检测,是快速、客观地评价患者是否出现代谢性酸中毒和电解质紊乱的重要方法。对重症病例,需要检测凝血功能、肝肾功能、尿常规等,便于及时发觉志贺菌引起的并发症。

3. **大便常规** 是最简单、经济、快速的菌痢筛查指标,是菌痢诊断不可或缺的指标,可以用于区分引起腹泻的大致原因。脓血便、镜下大量的白细胞(脓细胞)尤其是白细胞(脓细胞)多于红细胞是菌痢大便常规的典型特征;常用于初步诊断菌痢,也是区分其他类型细菌性肠炎的重要参考。

4. **快速免疫诊断法** 近年来,国内外先后采用免疫组化法、玻片固相抗体吸附免疫荧光法、荧光球菌法、粪便凝集验、增菌乳胶凝集法、对流免疫电泳法等免疫技术。具有快速、敏感、简单等优点,但缺点是其使用的检测抗体均为多克隆抗体,特异性较差,常与其他病原菌出现交叉反应,影响实验的特异性。

传统的粪便细菌培养因时间长,阳性率低,加之痢疾杆菌在粪便中存活是粪便细菌培养的先决条件,所以常规粪便细菌培养不能检出已自然死亡或抗生素杀死的志贺菌,远不能满足临床诊治和流行病学调查的需要。目前开始建立的单克隆抗体为检测试剂的快速诊断方法直接检测粪便中的志贺菌,其特异性、敏感性较高,除能检出粪便中活的志贺菌也可检出死的志贺菌。大大提高了临床实验室的检出率。有条件的地区建议作为常规检查项目。

5. **分子生物学检测** DNA 探针、PCR 具有快速、较高的特异性和敏感度;通常用于对疑似细菌性痢疾患者的诊断进行确认。优点:①简单、快速、灵敏、操作简单;②不受标本是否新鲜及是否已使用抗生素的限制,有助于早期诊断并提高检出率。缺点:①由于 PCR 扩增的放大效应,少许污染即可导致假阳性,对实验环境要求高;② PCR 阳性只能说明有病原体存在,但无法确定检出的病原体是否有活性,也无法判断是污染菌还是定植菌,也不能直接断定病原体与感染或疾病的关系,造成结果解释困难,故阳性分子生物学结果的临床意义需要实验室和临床配合共同评估。由于具有快速、敏感的优势,有条件的地区建议作为常规检查项目。

6. **细菌培养** 虽然大便细菌培养对标本的要求高,检测周期长。但仍然是目前用以区别为何种致病菌感染最简单、最经济、最可靠的方法,是志贺菌感染实验室诊断的金标准。而且在明确病原的同时可以得到对抗生素的敏感性,对指导用药具有不可替代的作用。

7. **其他炎症指标** 包括血液中的急性时相反应蛋白如 C 反应蛋白(CRP)、血清淀粉样蛋白(SAA)、降钙素原(PCT)和粪便中的乳铁蛋白和钙卫蛋白,这些指标具有简单、快速、灵敏度高,有利于鉴别是否存在炎症,但对细菌性痢疾的诊断缺乏特异性。

（二）其他检查指标的评估

1. 乙状结肠镜检查　结肠镜检查目前在国内比较普及,可发现比较轻微、范围小的病变,不仅对病变进行活检,而且可录像。用于高位病变的诊断及鉴别。可用于难以确诊的患者,并能在肠镜下取肠黏膜病变部位渗出物做细菌培养,阳性率高于粪便培养。但由于具有创伤性,不作为首要的诊断指标。

2. 钡餐灌肠 X 线检查　虽然直观,而且利于发现比较轻微、范围小的病变,但具有创伤性,一般用于无法确诊时的辅助工具,不用于首要的诊断指标。

（三）病理检测指标的评估

由于创伤性较大,一般不作为细菌性痢疾的首要检测手段。

第三节　实验室及其他检查指标的临床应用

一、检查指标的筛选原则

细菌性痢疾患者通常因腹痛、腹泻、里急后重或中毒症状就诊,在本病的诊疗、预后和随访等中,实验室检查旨在回答以下问题:判断志贺菌属感染是否存在、确定肠道感染的志贺菌属类型、抗菌药物的选择,评估感染引起的肠道损伤和并发的水电解质紊乱,评估、预测相关严重并发症如溶血性尿毒综合征,以及与其他类型细菌引起的感染性肠道疾病的鉴别诊断。

（一）首要 / 必需检测项目

1. 大便常规检查　对于疑似肠道感染的患者,应首先进行的检验项目是粪便常规和潜血的检查,通过观察粪便的外观形状,是否有脓血或黏液成分常常可以对感染是否存在和性质提供有效的提示信息,光学显微镜下大量红细胞、白细胞,尤其是大量脓细胞的出现有助于急性细菌性痢疾的确定。对于胃肠道症状轻,怀疑为细菌性痢疾的患者:可做肛拭子的大便常规,是怀疑细菌性痢疾的常规必需检测的项目。

2. 血常规检查　血常规检查对于肠道感染的实验室诊断也是很有价值的,细菌性痢疾时,外周血中白细胞通常增高、中性粒细胞常会有明显的增高,是怀疑细菌性痢疾的早期常规项目。

3. 细菌培养　依据大便常规,一般可以对是否是细菌性痢疾做初步判断,但有些病例不会出现典型的大便常规特征,而且各种不同类型细菌引起的肠道炎症在大便特征上会出现部分交叉重叠,单纯依靠大便常规结果作为判断依据,主观性太强。大便细菌培养依然是对怀疑为细菌性痢疾,目前最重要、最客观鉴定的方法。目前,一般检验科提供的大便常规培养包括检查沙门菌、志贺菌、弯曲菌等细菌的分离鉴定及药敏,可以满足这几种腹泻病原菌的确定。而且药敏结果,尤其是在耐药菌感染的时候,药敏结果可以指导临床治疗用药。怀疑为慢性细菌性痢疾的患者,可用多次大便培养、肛拭子及内镜下取材的病变结肠做细菌培养鉴定。细菌培养是怀疑细菌性痢疾常规必需检测的项目。

4. 快速免疫诊断法　近年来兴起的快速免疫诊断法,虽然目前其特异性还不是特别理想,但其快速、灵敏。结合大便常规的结果,可以大大提高检出的阳性率及诊断的正确率。由于本方法在实验室普及度还不够,对已开设本项目的医院可以优先选择,帮助患者早期诊断和及时治疗。有条件的地区建议开展为常规检测项目。

5. 分子生物学检测　DNA 探针、PCR 具有快速、较高的特异性和敏感度,结合大便常规结果,也具有早期诊断的优势。同样,目前本方法的普及度不够,对已开设本项目的医院可以优先选择,帮助患者早期诊断和及时治疗。有条件的地区建议开展为常规检测项目。

（二）第二步检测项目

用于严重并发症的诊断和评估的检验指标。

1. 水、电解质紊乱　肠道感染可发生腹泻与呕吐,引起体液的损失,从而导致水、电解质紊乱,如脱水和代谢性酸/碱中毒,红细胞比积的升高提示有脱水的发生,血气分析结果有助于代谢性酸碱中毒的诊断和评估,以便及时进行纠正。

2. 溶血性尿毒综合征(hemolytic uremic syndrome,HUS)　志贺痢疾杆菌Ⅰ型产生的螺旋细胞毒素(verocytotoxin)、可导致肾小球及血管内皮损伤,发生溶血性尿毒综合征(HUS),本综合征好发于小儿,临床表现为溶血性贫血、DIC、急性肾衰竭和出血倾向。血常规可见正细胞正色素贫血,红细胞、血红蛋白降低、网织红细胞增加,血小板的降低;尿常规检查可见肉眼和/或镜下的血尿、尿潜血阳性、少尿、无尿,并可有管型的出现;血肌酐和尿素氮升高;凝血功能异常,凝血时间延长,血纤维蛋白降解产物(FDP)升高;肾活检可见肾脏的微血管栓塞。伤寒沙门菌、空肠弯曲菌、假单胞菌属的一些菌株还有一些病毒感染如某些型别的柯萨奇病毒也能造成HUS,需通过细菌培养鉴定加以鉴别。

(三)次要检测项目

1. 乙状结肠镜检查、纤维结肠镜检查或钡餐灌肠X线检查　对于通过大便常规、大便细菌培养、快速免疫法、分子生物学方法等都不能明确诊断,且有临床症状的患者,可选用乙状结肠镜检查、纤维结肠镜检查或钡餐灌肠X线检查提供病理特征,以及获得病变结肠组织或分泌物进行细菌培养,提高病原菌的检出率和诊断效率。

2. 其他炎症指标　包括血液中的急性时相反应蛋白如C反应蛋白(CRP)、血清淀粉样蛋白(SAA)、降钙素原(PCT)和粪便中的乳铁蛋白和钙卫蛋白,这些指标在难以判断是否存在炎症时,可以辅助应用。

二、检查指标的临床应用

应根据感染的类型和临床信息采用不同的实验室检查指标。如:大便常规、血常规、病原微生物培养及鉴定、核酸检测、抗原抗体检测、其他检测等。

(一)在细菌性痢疾诊断中的应用

粪便培养鉴定出志贺菌是本病确诊的依据。大便常规检出黏液脓血,多数白细胞、脓细胞、红细胞,发现巨噬细胞将更有助于诊断。在有条件的实验室可以开展免疫检测和PCR快速检测志贺菌。对有并发症的患者,检测血气、电解质分析、肝肾功能检测、尿常规及其他可能涉及的生化免疫指标。对怀疑溶血性尿毒综合征患者做凝血相关项目,凝血功能异常,凝血时间延长,血纤维蛋白降解产物等。

(二)在分期和判断预后中的应用

慢性细菌性痢疾多有急性细菌性痢疾的病史,少数病理无明显症状和体征,多次大便细菌培养、肛拭子细菌培养、病变结肠组织细菌培养有助于提高志贺菌的检出率。在有条件的实验室可以开展免疫检测和PCR快速检测志贺菌DNA。乙状结肠镜检查、纤维结肠镜检查或钡餐灌肠X线检查可提高慢性细菌性痢疾的诊断效率。

(三)在细菌性痢疾复诊随访中的应用

监测大便常规是细菌性痢疾复诊随访的必要项目。

案例 18-1

【病史摘要】　患者,张某,男性,20岁。从早上至中午一直腹泻,数十次,性状为稀脓血便,伴剧烈腹痛、畏寒、发热、里急后重、乏力,无呕吐,未食用海产品,昨日吃路边烧烤。查体:肠鸣音亢进、左下腹压痛,精神欠佳、眼眶深陷有脱水貌。

【临床检验】　大便常规显示:黏液脓血便,红细胞(++),白细胞(++++),脓细胞(+++)。血常规显示:白细胞 15×10^9/L,白细胞增高。快速免疫法和PCR法检测提示志贺菌。细菌培养结果显示为痢疾志贺感染。5天后显示该菌的药敏结果。

【诊断】　志贺菌感染。

【案例分析】　患者腹泻频率高、有不洁饮食史、里急后重、剧烈腹痛、发热。左下腹压痛、肠鸣音亢进。实验室检查显示：白细胞中毒增高，大便常规显示脓血便。临床症状、体征及实验室检查结果符合细菌性痢疾的特征，初步诊断为细菌性痢疾。为在大便细菌培养结果出来之前，快速提高诊断的符合率，进一步使用快速免疫法和 PCR 法检测检查志贺菌。其结果与初步诊断一致，凭临床经验抗菌治疗。几天后，细菌培养结果显示痢疾志贺菌，与前期的诊断一致。药敏结果显示的抗生素敏感性和正在使用的抗生素一致。

-- 小　　结 --

细菌性痢疾是由志贺菌属引起的肠道传染病，发病急、进展快，以发热、剧烈腹痛、腹泻频繁、里急后重、黏液脓血便、左下腹压痛、肠鸣音为主，常有全身毒血症症状。重者排血水便，脱水，电解质紊乱及酸中毒，甚至发生休克。有些病例肠道症状并不明显，骤然出现全身中毒症状，严重者可引发感染性休克、中毒性脑病。该病流行于夏秋季，是我国的常见病、多发病，在儿童和抵抗力差的老人中有一定的病死率。慢性细菌性痢疾会长期间歇排菌。痢疾患者(急性和慢性)及带菌者为主要传染源，经粪-口传播。其致病机制主要为①侵袭性损伤：志贺菌侵袭造成具有肠绒毛细胞的充血、水肿、变性、坏死、脱落、形成溃疡等。②毒素：包括内毒素和志贺毒素。毒素引起黏液脓血便、全身毒血症症状，甚至感染性休克、DIC、神志障碍、中毒性脑病、溶血性尿毒综合征等一系列症状；临床表现为中毒型细菌性痢疾。主要依据流行病学史、临床表现、粪便常规及细菌培养进行诊断，有条件的地区应同时进行快速病原学诊断。细菌培养阳性是确定诊断的重要依据。对有并发症的患者要进行血气、电解质、肝肾功能、凝血功能等项目检测。

(刘春芳　胡兵　付云)

第十九章

腹 腔 感 染

　　腹腔是指骨盆和胸部之间的身体部分,容纳了腹段食管、胃、肠、阑尾、肝脏、胆囊、胰腺、脾脏、肾脏等内脏器官。腹腔感染(intra-abdominal infections)是指一系列腹腔感染性疾病,既包括腹腔内某一脏器的感染,也包括由此继发的或原发于腹膜的感染或脓肿形成。腹腔感染包括腹膜炎、腹腔脓肿、腹腔脏器感染,但肠道感染一般不归为腹腔感染。腹腔感染以腹膜炎最为常见,也是本章的关注点。腹腔感染多属内源性感染,常常是多种病原体引起的混合感染,抗菌药物治疗是主要的治疗方法之一,重症患者需要营养、免疫调节、器官功能支持等综合治疗,部分患者还可能需要做外科手术。

第一节　概　　述

　　腹腔感染可引起严重的并发症甚至危及生命,是临床实践中常见的难题。因此要求临床医生在最短的时间内完成病史采集、体格检查和必要的辅助检查,进而作出可靠诊断、评估腹腔感染的病情并确定合理的处理方案。

一、临床症状和体征

(一)临床症状

　　根据病因不同,腹腔感染的症状可以是急性发作,也可以是逐渐出现继而缓慢加重。如腹腔脏器损伤破裂或穿孔引起的腹膜炎发病较突然;而阑尾炎、胆囊炎等引起的多先有原发病症状,待炎症累及腹膜时才逐渐出现腹膜炎的表现。

　　1. 腹痛　急性腹痛是最主要、最常见的临床表现,多突发,并持续存在,迅速扩展。疼痛的程度与发病的原因、炎症的轻重、年龄、身体素质等有关。疼痛一般较剧烈,难以忍受。深呼吸、咳嗽、转动身体时疼痛加剧,患者多不愿改变体位。疼痛一般先从原发病变部位开始,随炎症扩散而延及全腹。如胃急性穿孔引起的弥漫性腹膜炎,最开始表现为穿孔部位疼痛不适,后由于腹膜受到消化液刺激,疼痛骤然而剧烈,呈全腹性。此外,胆管疾病,可引起右肩背部疼痛,胰腺炎还可引起左腰背部带状放射痛。

　　2. 恶心及呕吐　腹膜受到刺激时,可引起反射性恶心、呕吐,呕吐物为胃内容物,为发病早期症状;后期由于麻痹性肠梗阻,呕吐为持续性,吐出物可为棕黄色肠内容物,有恶臭。有频繁呃逆者,提示炎症可能已波及膈肌。

　　3. 体温及脉搏变化　与炎症的轻重有关,开始时正常,以后体温逐渐升高,脉搏逐渐加快。原有病变如为炎症性,如阑尾炎,发生腹膜炎之前则体温已升高,发生腹膜炎后更加增高。年老体弱的患者体温可不升高。脉搏多加快,如脉搏快体温反而下降,这是病情恶化的征象之一。

　　4. 感染中毒症状　患者可出现高热、脉速、呼吸浅快、大汗、口干等症状。病情进一步发展,可出现面色苍白、虚弱、眼窝凹陷、皮肤干燥、四肢发凉、呼吸急促、口唇发绀、舌干苔厚、脉细微弱,当体温骤升或下降、血压下降、神志恍惚或不清,表示已有重度缺水、代谢性酸中毒及休克。

(二)体征

　　患者多有痛苦表情。被迫采取仰卧位,两下肢屈曲,呼吸表浅频数。在毒血症后期,由于高热,不进食、失水、酸中毒等情况,使中枢神经系统和各重要器官处于抑制状态,患者呈现精神抑郁、全身厥冷、面色灰白、皮肤干燥、眼球及两颊内陷、鼻部尖削、额出冷汗等表现。

腹部检查可发现典型的腹膜炎三联征:腹部压痛(tenderness)、腹肌紧张(rigidity)和反跳痛(rebound tenderness)。在局限性腹膜炎,三者局限于腹部的一处;而在弥漫性腹膜炎,则遍及全腹,并可见到腹式呼吸变浅,腹壁反射消失,肠鸣音减少或消失。压痛和反跳痛几乎始终存在,而腹肌紧张程度则随患者全身情况不同而不一致。一般在消化性溃疡急性穿孔,腹壁肌肉呈木板样强直,而在极度衰弱例如肠伤寒穿孔或毒血症晚期病例,腹肌痉挛或强直征象可很轻微或缺如。腹腔内有多量渗出液时,可查出移动性浊音。胃肠穿破致气体游离于腹腔时,约55%~60%病例的肝浊音区缩小或消失。当炎症局限、形成局限性脓肿或炎性肿块且近腹壁时,可能扪及边界不清的肿块。

盆腔处于腹腔的最低位,腹腔内的炎性渗出物或脓液易积聚于此而形成脓肿。直肠指检可发现肛管括约肌松弛,在直肠前壁可触及向直肠腔内膨起、有触痛、有时有波动感的肿物。

二、病因和发病机制

(一) 病因

按腹腔感染累及的范围可分为单纯腹腔感染与复杂腹腔感染,按感染发病场所划分为社区获得性腹腔感染和医院获得性腹腔感染,按经典方法分为原发性、继发性和第三型腹膜炎。

1. 单纯腹腔感染　只累及一个器官,无解剖学破坏,外科切除可清除感染源,仅需要抗菌药物作为预防性治疗的腹腔感染为单纯腹腔感染,如化脓性阑尾炎。

2. 复杂腹腔感染　致病菌超越原发受累器官,累及不仅一个器官,在切除感染源后,仍需使用抗感染药物治疗残余感染。

3. 社区获得性腹腔感染　感染发生在社区,包括既往无手术干预或住院的胃与十二指肠穿孔,胆管炎、胆囊炎、阑尾炎、憩室炎伴或不伴穿孔、胰腺炎。

4. 医院获得性腹腔感染　感染进程在住院时不明显,但在住院48h后变得明显,包括吻合口瘘和穿孔,也包括手术并发的脓肿;医院获得性腹腔感染还包括既往12个月内,在医疗结构(包括护理院、透析中心或外科日托)治疗其他疾病时获得的感染。

5. 原发性腹膜炎(primary peritonitis)　又称为自发性腹膜炎,临床上较少见。正常情况下,肠腔内细菌是不能通过肠壁的,腹腔内无原发病灶,但在某些情况下,如肝硬化并发腹水、肾病、猩红热或营养不良等机体抵抗力低下时,病原菌经由血液循环、淋巴途径或女性生殖系统等通过肠壁进入腹膜腔,而感染腹腔引起腹膜炎。致病菌多为溶血性链球菌、肺炎双球菌或大肠杆菌。

6. 继发性腹膜炎(secondary peritonitis)　是最常见的腹膜炎。腹腔内空腔脏器穿孔、外伤引起的腹壁或内脏破裂,是急性继发性化脓性腹膜炎最常见的原因。腹腔内脏器炎症扩散也是急性继发性腹膜炎的常见原因,含有细菌的渗出液在腹腔内扩散引起腹膜炎。其他如腹部手术中的腹腔污染,胃肠道、胆管、胰腺吻合口渗漏;腹腔前、后壁的严重感染也可引起腹膜炎。

7. 第三型腹膜炎　指腹膜炎(主要是继发性腹膜炎)经规范治疗(包括手术和抗感染药物治疗)后腹腔感染持续存在,或缓解后又反复发作,形成临床上特别难处理的顽固性腹腔感染,通常表现为腹部范围不定的蜂窝织炎和多发脓肿。

(二) 发病机制

腹腔感染都有一些重要的共性点,如独特的微生物特点以及腹腔独特的防御机制。腹腔感染常伴有严重的血液动力学破坏并导致生理功能紊乱。

以腹膜炎为例,胃肠内容物和细菌进入腹腔后,机体立即发生反应,腹膜充血、水肿并失去光泽。接着产生大量清晰的浆液性渗出液,以稀释腹腔内的毒素,并出现大量的巨噬细胞、中性粒细胞,加以坏死组织、细菌和凝固的纤维蛋白,使渗出液变浑浊而成为脓液。实验研究表明需氧的革兰氏阴性菌是腹膜炎致死的主要原因,而厌氧菌在脓肿形成中扮演重要角色。腹膜炎的临床表现更多取决于机休对感染的应答能力,而不是感染菌群本身的毒力大小。炎症刺激下,在腹腔巨噬细胞表面表达的组织因子会激发凝集反应的局部活化,导致感染区域的纤维素沉积,并形成脓肿壁。

腹膜炎的结局取决于两方面,一方面是患者全身和腹膜局部的防御能力,另一方面是污染细菌的性质、数量和时间。细菌及其产物(内毒素)刺激患者的细胞防御机制,激活许多炎性介质,其中血肿瘤坏死因子 α(TNF-α)、白介素 -1(IL-1)、白介素 -6(IL-6)和弹性蛋白酶等可升高,其在腹腔渗出液中的浓度更高。这些细胞因子多来自巨噬细胞,另一些是直接通过肠屏障逸入腹腔,或由于损伤的腹膜组织所生成。腹膜渗出液中细胞因子的浓度更能反映腹膜炎的严重程度。在病程后期,腹腔内细胞因子具有损害器官的作用。除细菌因素以外,这些毒性介质不被清除,其终末介质一氧化氮(NO)将阻断三羧酸循环而导致细胞缺氧窒息,造成多器官衰竭和死亡。此外,腹内脏器浸泡在脓性液体中,腹膜严重充血、水肿并渗出大量液体,引起脱水和电解质紊乱,血浆蛋白减低和贫血,加之发热、呕吐,肠管麻痹,肠腔内大量积液使血容量明显减少。肠管因麻痹而扩张、胀气,可使膈肌抬高而影响心肺功能,使血液循环和气体交换受到影响,加重休克导致死亡。

年轻体壮、抗病能力强者,可使病菌毒力下降。病变损害轻的能与邻近的肠管和其他脏器及移过来的大网膜发生粘连,将病灶包围,使病变局限于腹腔内的一个部位成为局限性腹膜炎。渗出物逐渐被吸收,炎症消散,自行修复而痊愈。若局限部位化脓,积聚于膈下、髂窝、肠祥间、盆腔,则形成局限性脓肿。

腹膜炎治愈后,腹腔内多有不同程度的粘连,大多数粘连无不良后果。部分粘连可造成肠管扭曲或形成锐角,使肠管不通发生机械性肠梗阻,即粘连性肠梗阻。

三、临床诊断和鉴别诊断

(一) 临床诊断

1. 腹膜炎诊断标准　下列三项指标中符合两项者即可。

(1) 有腹膜炎的症状和体征,如腹痛、压痛及反跳痛,腹水浑浊,伴或不伴发热。

(2) 渗出液中白细胞数大于 $100 \times 10^6/L$ 及中性粒细胞分类大于 50%(表明存在炎症,高度考虑腹膜炎)。

(3) 透出液涂片、培养有菌。

2. 其他的腹腔内感染　根据病史、体格检查、实验室检查及影像学检查结果,特别是白细胞总数和中性粒细胞变化可以对大部分疑似的患者作出诊断。儿童在上呼吸道感染期间突然腹痛、呕吐,出现明显的腹部体征时,应仔细分析是原发性腹膜炎,还是肺部炎症刺激肋间神经所引起的。

(二) 诊断流程

腹腔感染的临床诊疗流程图如图 19-1 所示。

(三) 鉴别诊断

1. 内科疾病　不少内科疾病具有相似的临床表现,必须严加区别,以免错误治疗。肺炎、胸膜炎、心包炎、冠心病等都可引起反射性腹痛,疼痛也可因呼吸活动而加重。因此呼吸短促、脉搏变快,有时出现上腹部腹肌紧张而被误认为腹膜炎。但详细追问疼痛的情况,细致检查胸部,加以腹部缺乏明显和肯定的压痛及反跳痛,即可作出判断。急性胃肠炎、痢疾等也有急性腹痛、恶心、呕吐、高热、腹部压痛等,易误认为腹膜炎。但饮食不当的病史、腹部压痛不重、无腹肌紧张、听诊肠鸣音增强等,均有助于排除腹膜炎的存在。其他如急性肾盂肾炎、糖尿病酮中毒、尿毒症等也均可有不同程度的急性腹痛、恶心、呕吐等症状,而无腹膜炎的典型体征,只要加以分析,应能鉴别。

2. 急性肠梗阻　多数急性肠梗阻具有明显的阵发性腹部绞痛、肠鸣音亢进,腹胀,而无肯定压痛及腹肌紧张,易与腹膜炎鉴别。但如梗阻不解除,肠壁水肿淤血,肠蠕动由亢进转为麻痹,临床可出现鸣音减弱或消失,易与腹膜炎引起肠麻痹混淆。除细致分析症状及体征,并通过腹部 X 线平片和密切观察等予以区分外,必要时需作剖腹探查,才能明确。

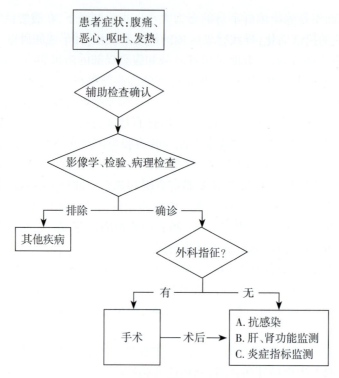

图 19-1　腹腔感染的临床诊疗流程

3. 急性胰腺炎　水肿型或出血坏死型胰腺炎均有轻重不等的腹膜刺激症状与体征,但并非腹膜感染;在鉴别时,血清或尿淀粉酶升高有重要意义,从腹腔穿刺液中测定淀粉酶值有时能确诊。

4. 腹腔内或腹膜后积血　各种病因引起腹内或腹膜后积血,可以出现腹痛、腹胀、肠鸣音减弱等临床现象,但缺乏压痛、反跳痛、腹肌紧张等体征。腹部 X 线摄片、腹腔穿刺和穿刺液实验室检查可以明确诊断。

第二节　实验室及其他检查指标与评估

腹腔内感染是外科医生在诊疗管理中可能遇到的一种常见疾病,患者病死率高,需引起临床重视,常发部位有肝上膈面、小网膜囊、脾脏内侧、肠间隙、盆腔等。临床医生的诊断依据除病史及典型体征外,实验室及影像学检查等辅助检查至关重要,它们不仅有助于作出诊断,而且有助于作出手术或非手术治疗的决定。本节主要讨论腹腔感染的实验室检查指标及其评估。

一、实验室及其他检查指标

(一) 临床检验指标

1. 临床常规检查

(1) 血常规:白细胞总数和中性粒细胞增高。严重弥漫性腹膜炎患者由于大量白细胞渗入腹腔,外周血白细胞可能不升高,但中性粒细胞比例增高,衰老或免疫功能低下者也有这种情况。

(2) 血生化及肝肾功能检查

肝功能障碍在腹腔感染患者中尤其明显和常见,肝功能障碍可延长患者的 ICU 时间和住院时间,且导致腹腔感染病死率增高。肝功能障碍诊断符合以下条件之一即可:血清总胆红素 >34.2μmol/L,丙氨酸氨基转移酶(ALT)、天冬氨酸氨基转移酶(AST)均 >100U/L。

急性肾功能损伤是重症腹腔感染患者的常见疾病或并发症,死亡率极高,重症腹腔感染患者发生感染性休克时,患者的重要器官灌注不足,易造成急性肾功能损伤。血肌酐值是反映肾功能的重要指标,早期监测患者肾功能,提前干预有助于改善患者的预后。

2. 其他检查指标

(1) 腹腔穿刺液检查:根据叩诊或 B 超检查进行定位,一般在两侧下腹部髂前上棘内下方进行诊断性腹腔穿刺抽液,腹腔内液体少于 100ml 时,可注入一定量生理盐水灌洗,之后再进行抽液检查,根据抽出液的性质来判断病因(表 19-1)。

表 19-1　腹腔穿刺液的鉴别诊断

疾病	肉眼外观、嗅味	显微镜检查
肠绞窄坏死	血性液,常有腥臭味	大量中性粒细胞及大量革兰氏阴性杆菌
胃、十二指肠溃疡穿孔	色黄,含胆汁,浑浊,碱性,不臭(淀粉酶含量可高)	大量中性粒细胞,革兰氏染色细菌很少
阑尾炎穿孔	脓性,色白或微黄,浑浊,稀,稍臭或无臭味	大量中性粒细胞,革兰氏染色阴性杆菌
穿刺误入血管	鲜血,放置 2~3min 即凝固	大量完整红细胞
穿刺误入肠道	黄色粪样,浑浊有臭味	无白细胞
肝脾破裂	鲜血,放置数分钟不易凝固	大量红细胞
小肠穿孔或破裂	色黄,稀粪样,浑浊,稍臭	有大量中性粒细胞,革兰氏染色有较多阴性杆菌
胆囊炎穿孔	色黄,含较多胆汁,浑浊,无臭味	中量中性粒细胞,革兰氏染色阴性杆菌
原发性腹膜炎	脓性,色白、黄或草绿,均可无臭味	有大量中性粒细胞,革兰氏染色阳性球菌
急性结核性腹膜炎	草黄色渗出液,易凝固,无臭味	粒细胞不多,多为淋巴或单核细胞染色无细菌,浓缩涂片偶可发现抗酸杆菌
出血坏死性胰腺炎	血性液,一般无臭味(淀粉酶含量很高)	大量中性粒细胞、无细菌

(2) 降钙素原(procalcitonin,PCT):PCT 是无激素活性的降钙素的前体物质,生理情况下,PCT 主要由甲状腺 C 细胞合成分泌。在细菌感染时,肝脏的巨噬细胞和单核细胞、肺及肠道组织的淋巴细胞及内分泌细胞,在内毒素、TNF-α 及 IL-6 等作用下合成分泌大量的 PCT,导致血清 PCT 水平显著升高。PCT 与严重细菌和败血症感染的发生及其过程有密切的关系,能准确反映引起腹腔感染病变的感染源是否得到根除。每天对 PCT 浓度的监测可对治疗结果做出可靠的评价。

(3) C 反应蛋白(C-reactive protein,CRP):CRP 是组织损伤的一种非特异性反应。进一步研究发现:病毒或细菌感染、梗死、免疫复合物沉积等因素都可导致组织损伤。在组织损伤的急性期,肝脏合成的一些血浆蛋白显著增加,这些蛋白质通称为急性时相蛋白,其中 CRP 是急性时相蛋白中变化最显著的一种。CRP 在正常人血清中含量极微;在组织受到损伤、炎症、感染或肿瘤破坏时 CRP 可以在数小时内急剧上升,可增高数倍或数百倍,2~3 天达峰值,待病情改善时逐渐下降,恢复正常。CRP 被广泛应用于临床疾病的早期诊断及鉴别诊断,CRP 是一种能在 Ca^{2+} 存在时与肺炎球菌细胞壁中的 C-多糖发生特异性沉淀反应的物质。CRP 作为急性时相反应的一个极灵敏的指标,血浆中 CRP 浓度在感染、炎症时迅速显著地增高,

(4) 白细胞介素 -6(IL-6):IL-6 是具有多种生物活性的细胞因子,由 212 个氨基酸组成的多功能糖蛋白。在感染和炎症时,上皮细胞可分泌细胞因子 IL-6 和 IL-8,是局部和系统免疫反应的重要因子。炎症时大量的 IL-6 作用于肝脏,合成 CRP。IL-6 通过促进巨噬细胞表达细胞黏附分子、组织因子,诱导肝细胞合成 CRP,使 CRP 浓度提高。

(5) 微生物病原学检测:革兰氏阴性杆菌是腹腔感染最常见的致病菌,以大肠埃希菌、克雷伯肺炎

杆菌和肠杆菌属为代表的肠杆菌科细菌为主。而其他非肠杆菌的革兰氏阴性杆菌主要是非发酵菌如铜绿假单胞菌和鲍曼不动杆菌。其他致病菌可见于革兰氏阳性球菌以及厌氧菌（表 19-2）。

表 19-2　常见腹腔感染类型的微生物学

常见感染类型	常见病原菌
阑尾炎	大肠杆菌、铜绿假单胞菌和厌氧菌（拟杆菌属）
近端小肠感染	大肠杆菌、克雷伯杆菌属、变形杆菌
胆囊炎	大肠杆菌、克雷伯杆菌、肠球菌
结肠来源导致腹腔感染	绝大多数为厌氧菌感染
脓肿	大肠杆菌、克雷伯杆菌属、肠球菌和脆弱拟杆菌
远端小肠穿孔所致的感染	大肠杆菌、克雷伯杆菌、脆弱类拟杆菌、梭菌属
医院获得性腹腔感染	铜绿假单胞菌、肠杆菌属等耐药菌株

微生物病原学检测方法包括：①腹水细菌涂片：将腹腔穿刺液涂片，革兰氏染色，镜检，可快速报告涂片上细菌的革兰氏染色情况、细菌的形态和数量，及时为临床经验性用药提供指导性方向。②细菌培养鉴定：一般是无菌操作，取腹腔引流液或穿刺液 5~10ml，放入血培养瓶中，增菌培养，阳性转羊血琼脂平板分离纯化，挑阳性菌落进行革兰氏染色，细菌生化及血清型鉴定，同时做药敏试验。③病原菌聚合酶链反应（polymerase chain reaction, PCR）检测：传统的细菌培养及生化鉴定的方法，步骤烦琐且需要数天才能得到结果，采用 PCR 方法检测腹膜炎患者腹腔引流液或穿刺液中的致病菌，具有敏感性高、特异性强、操作简便、快速的特点。④细菌质谱仪检测：单个微生物菌落经简单几分钟的样品前处理后，使用质谱仪进行测定。获得细菌蛋白指纹图谱，质谱图直接送到数据库进行检索、比对从而获得细菌鉴定结果，可以在几分钟内完成，操作简单、快速，通量高。这个简单而独特的工作流程可以满足绝大多数微生物的鉴定，而且不需要进行革兰氏染色、氧化酶试验或选择 PCR 引物。

（6）生化指标：腹腔感染患者，容易发生肝肾功能异常，发生多脏器功能障碍甚至衰竭。动态监测肝肾功能、电解质、酸碱平衡、血糖等指标，预防肝肾功能衰竭，及时有效调整治疗方案，从而达到满意治疗效果。除传统的生化项目外，也有些新的指标运用到腹腔感染的诊断上，现介绍如下。①D- 乳酸：肠道菌群中多种细菌如克雷伯菌、大肠杆菌、乳酸杆菌属和拟杆菌属等均可产生 D- 乳酸。D- 乳酸与 L- 乳酸（机体的代谢物）是同分异构体，差别仅在于 α 羟基位置的不同，其只有在 D- 乳酸脱氢酶的作用下才能被分解代谢，哺乳动物体只有 L- 乳酸脱氢酶，不能或仅能缓慢代谢 D- 乳酸，所以正常人体内 D- 乳酸量很少，因此可将 D- 乳酸视为肠道内细菌代谢产物，其浓度改变具有相对的特异性。在腹腔感染环境下，肠源性内毒素、细菌和缺氧的共同作用，使次级炎性介质如各种细胞因子和各种氧类释放而导致肠道黏膜通透性升高，肠道中细菌产生的大量 D- 乳酸通过受损黏膜入血，故监测血中 D- 乳酸水平可及时反映肠黏膜损害程度和通透性变化。如果动态检测其数值的变化，则可以反映肠道屏障功能的改变，并可排除一些干扰因素的影响，血中 D- 乳酸水平是目前临床上最有应用前景的肠屏障功能评测指标之一。②尿、血清溶菌酶（LZM）活性：LZM 分布在多种正常组织中，也分布在人的泪液、唾液、血清、尿等体液中。LZM 能直接水解革兰氏阳性细菌细胞壁的黏多肽，最后使细菌崩解。LZM 在分泌型 IgA、补体参与下，还能水解革兰氏阴性细菌。血清溶菌酶水平高低能反映机体感染的严重程度，可作为监测病情发展的可靠指标。尿溶菌酶的变化与血清溶菌酶不同，因为溶菌酶的相对分子质量较低，可以自由通过肾小球滤膜，但因近端肾小管对溶菌酶有强大的再吸收作用，所以即使血清溶菌酶轻度升高，尿中溶菌酶含量仍可正常（<2mg/L）；只有当机体发生严重感染，血清溶菌酶明显升高，超过近端肾小管再吸收能力时，尿溶菌酶含量才会出现异常。一旦尿溶菌酶出现阳性就提示机体已发生严重感染。③血浆二胺氧化酶（DAO）：DAO 是一种催化组胺、尸胺、腐胺等二胺化合物氧化的酶类，具有控制肠黏膜增殖的作用。正常状态下，它在肠黏膜、肾脏和胎盘组织中含量丰富，而在血浆中

含量较少。肠黏膜细胞受损、坏死后该酶释放入血,或随坏死脱落的肠黏膜细胞进入肠腔内,导致血浆和肠腔 DAO 活性增高。由于 DAO 在外周血中活性稳定,因而可通过分光光度法和放射性核素标记底物法测定其在外周血中变化,反映肠黏膜状态。④乳果糖与甘露醇比值(L/M):甘露醇是单糖,相对分子质量为 182,主要通过肠黏膜细胞膜上的水溶性微孔透过肠黏膜。乳果糖是双糖,相对分子质量为 342,主要通过肠黏膜细胞间的紧密连接透过肠黏膜,这也是细菌及其毒素通过肠黏膜的途径,因此乳果糖的通透性可反映肠黏膜的屏障功能。在疾病状态下,肠黏膜可能萎缩,吸收面积减少,甘露醇通过减少。同时,黏膜细胞间的紧密连接受到破坏,乳果糖通过增加,这样可使 L/M 比值增加。L/M 增加表示肠黏膜通透性增加,反映肠黏膜紧密连接部不完整。

(二)影像学检查

1. 腹部 X 线平片

(1)肠麻痹:小肠普遍胀气并有多个小液平面。

(2)胃肠穿孔:多可见膈下游离气体。

(3)膈下脓肿:显示胸膜反应、胸腔积液、肺下叶部分不张等,膈下可见占位阴影。左膈下脓肿,胃底可受压移位。约有 10%~25% 的脓肿腔内含有气体,可有液 - 气平面。

(4)肠间脓肿:可见肠壁间距增宽及局部肠管积气,也可见小肠液气平面。

2. CT 检查 可发现腹腔内实质性脏器病变(如急性胰腺炎,膈下、盆下脓肿等),可评估腹腔内液体量,在腹膜炎患者中一般可见肝脾周围弧形液性低密度灶,腹膜增厚,肠管积气聚积,结构紊乱;腹腔肠管穿孔者可表现为腹腔少量积气影。

3. B超检查 可显示肿大的腹腔内脏器、胆管扩张、胆管壁增厚、结石和蛔虫等,可发现膈下游离气体、液体和肝脓肿等病变,为判断并发症和鉴别诊断提供依据。患者可在 B 超引导下腹腔穿刺抽液或腹腔灌洗,根据抽出液(灌洗液)的理化性质来判断病因,帮助诊断。

(三)临床病理检测

腹膜炎性病理变化,包括充血、水肿和大量液体渗出。渗液内可见大量白细胞、吞噬细胞和脱落间皮细胞(来源于受损的腹膜及内脏浆膜面),有纤维蛋白的沉积和凝聚。

二、临床检查指标的评估

(一)临床检验指标

腹腔感染诊断中可用的实验室检查指标较多,其价格都不高,且在患者诊疗的不同疾病期有不同作用和指导意义。比如 PCT 在患者初诊阶段,它的主要目的是判断是否细菌感染,是否会发生脓毒血症,当 PCT 浓度升至 2~10μg/L 时,很可能为脓毒症、严重脓毒症或脓毒性休克,具有高度器官功能障碍的风险;当 PCT 浓度超过 10μg/L 时,高度提示为严重细菌性脓毒症或脓毒性休克,并常伴有器官功能衰竭,具有高度死亡风险。在治疗的过程中,PCT 还可用于指导抗生素的使用,当 PCT 水平低于 0.1μg/L 时可不使用抗生素。

(二)其他检查指标的评估

包括腹部 X 线检查、B 超检查、CT 检查等,从形态学直观定位病变部位,反映腹腔内实质性病变和积液情况。

1. X 线检查 腹部立(侧)位平片可用于腹膜炎检查。X 线诊断必须密切结合临床,X 线检查阴性不能排除病变的存在。

2. CT 检查 用于了解腹腔内脏器病变情况,有助于发现原发病灶,及毗邻脏器的相关变化,甚至肠壁的炎症水肿,膈上膈下的积液积气。胸部 CT 是明确有无腹腔感染并明确感染部位的首选诊断方法。

3. 腹部超声 是腹腔感染的常用检查手段,优点是便于检查,引导脓肿的穿刺引流,缺点检查结果易受腹腔内肠袢积气影响。

（三）病理检测指标的评估

腹腔感染较少进行病理学检查，当怀疑腹腔肿瘤引起的腹腔感染或结核性腹膜炎时做脱落细胞学检查，将腹水离心后作涂片，检查有否腹腔的原发或转移癌是腹水病理检查的主要目的。

第三节　实验室及其他检查指标的临床应用

一、检查指标的筛选原则

实验室检查指标的筛选应该秉承快速、准确、实用和可行的原则。依据自身单位的实验条件和患者经济状况，选择最合适的检测项目。

（一）首要/必需检测项目

1. 血常规　临床上最基础的检验检查，通过连续动态地观察各群细胞数量变化及形态分布，可判断感染程度，监测疾病进展。

2. 血生化指标

（1）肝功能：肝功能障碍在腹腔感染患者中尤其明显和常见，肝功能障碍可延长患者的 ICU 时间和住院时间，且导致腹腔感染病死率增高。肝功能障碍诊断符合以下条件之一即可：血清总胆红素 $>34.2\mu mol/L$，丙氨酸氨基转移酶（ALT）、天冬氨酸氨基转移酶（AST）均 $>100U/L$。

（2）肾功能：急性肾功能损伤是重症腹腔感染患者的常见疾病或并发症，死亡率极高，重症腹腔感染患者发生感染性休克时，患者的重要器官灌注不足，易造成急性肾功能损伤。血肌酐值是反映肾功能的重要指标，早期监测患者肾功能，提前干预有助于改善患者的预后。

除动态检查肝肾功能外，急性腹腔感染或复杂腹腔感染患者还应监测血糖，在部分患者中，存在着应激性高血糖，而高血糖是细菌生长的良好养分，只有控制好血糖，才能保证抗感染治疗有效。

3. 炎性标志物

（1）CRP 水平与感染范围和严重程度有一定关系，当 CRP 水平为 10~99mg/L 时多提示局灶性或浅表性感染，≥100mg/L 时多提示脓毒症或侵袭性感染。但其对重症感染及血流感染的预测价值不如降钙素原（PCT）。

（2）PCT 检测特异度、敏感度和精密度均较高，是目前临床常用且参考意义较大的重要细菌感染生物标志物，但成本相对更高。

（3）IL-6 是固有免疫系统对损伤和感染最初反应所表达的重要细胞因子，细菌感染后 IL-6 水平迅速升高，但用来鉴别感染与非感染的特异性不如 PCT 和 CRP。

（4）PCT、CRP 和 IL-6 在腹腔感染早期均升高，有显著性差异。三者相比，PCT 和 CRP 的特异性高于 IL-6，IL-6 的敏感性高于 PCT 和 CRP。PCT、CRP、IL-6 三者联合测定能够更早、准确、灵敏地诊断腹腔感染。

4. 微生物病原学检测　患者诊断或怀疑为腹腔内感染，应尽早开始抗菌药物的经验治疗，而不必等待影像学和细菌学检查证实。在给予抗菌药物治疗之前应尽可能留取相关标本送培养，获致病菌后进行药敏试验，作为后续治疗调整用药的依据。

（1）腹水细菌涂片：简单快速、初步判断病原菌种类，为临床经验性抗菌治疗提供指导方向，但对镜检人员技术能力要求较高，且不能明确病原体，不能提供明确药敏指导。

（2）聚合酶链反应（PCR）：PCR 是指体外酶促合成特异 DNA 片段的一种分子生物学实验方法，能够使标本内含有的某种 DNA 片段呈几何倍数扩增，从而提高检测敏感性。PCR 的检测敏感性明显高于涂片法和培养法，但它不能区分活菌与死亡菌，且一次只能检测一种目标菌，目前主要用于结核性腹膜炎腹水检测。

（3）多重 PCR（multiplex PCR）检测技术：其原理是在同一 PCR 反应管中同时加入多种病原微生

物的特异性引物,进行 PCR 扩增,可用于同时检测多种病原体或进行分型。多重 PCR 十分适合针对一个样本,同时检测与某种特殊感染性综合征(如脓毒症、腹腔感染等)最常相关的一组病原体,具有广泛的使用前景。

(4)细菌质谱仪:检测一个样品从获得单克隆开始,到样品处理、图谱采集和获得鉴定结果可以在几分钟内完成,操作简单、快速,通量高。其原理是每种微生物都有自身独特的蛋白质组成,因而拥有独特的蛋白质指纹图谱。通过质谱仪测得待测微生物的蛋白质指纹谱图,对这些指纹谱图进行处理并和数据库中各种已知微生物的标准指纹图谱进行比对,从而完成对微生物的鉴定。与现有传统的微生物鉴定技术相比,具有操作简单、快速、通量高、灵敏度高、准确度好、试剂耗品非常经济等优势。

(5)微生物鉴定与药敏:通过分离致病菌、菌株鉴定、药敏等步骤来完成,能检测出病原体;并根据不同的病原体找出临床可能治疗的药物,临床医生在获得培养和药敏结果后,进行目标性治疗,调整抗菌治疗方案,合理使用抗菌药物,减少抗菌药的数量或改用窄谱抗菌药。微生物鉴定与药敏是病原学检测的"金标准"之一,缺点是报告需要 3~5 天或更长的时间。

(二)次要检测项目

包括病理检查及磁共振等,当考虑腹腔感染的原发病灶为肿瘤或结核时,应穿刺取材,进行病理学相关检查。

二、检查指标的临床应用

(一)在腹腔感染诊断的应用

1. 活检穿刺 不明原因的腹腔积液,临床病史表现不典型、影像诊断困难的患者,通过穿刺活检获得组织标本,进行病理分析,可以判断感染病灶的性质、来源,明确诊断。主要用于肝硬化腹腔积液、结核性腹膜炎、腹膜转移癌、腹膜恶性肿瘤的诊断和鉴别诊断。

2. 腹水其他检查

(1)常规、生化检查:正常生理状态下,腹腔内有少量的液体,起润滑作用。但在病理情况下,腔内液体增多,产生积液,成为腹腔积液,简称腹水,积液一般可分为漏出液和渗出液两大类,腹腔感染患者的腹水一般为炎性、脓性的渗出液。通过常规分析可以判断腹水是炎性的渗出液或是非炎性的漏出液(表 19-3)。

表 19-3 渗出液、漏出液的区别

类别	漏出液	渗出液
病因	非炎症所致	炎性积液:炎症或肿瘤、化学或物理性刺激
外观	透明,淡黄色,不能自凝	呈透明或浑浊,脓性或血色,可自凝
比重	<1.018	>1.018
pH	>7.3	6.8~7.3
李凡他试验	阴性	阳性
细胞总数	<100 个 /mm^3	>500 个 /mm^3
细胞分类	以淋巴细胞为主,偶见间皮细胞,单个核细胞 >50%	炎症早期以中性粒细胞为主,慢性期以淋巴细胞为主,恶性积液以淋巴细胞为主
细菌	阴性	可培养出相应致病菌
葡萄糖	和血糖相近	低于血糖
蛋白总量	<25g/L	>30g/L
LDH	<200U/L	>200U/L,如 >500U/L 提示癌性
ADA	阴性	感染、结核 >45U/L,肿瘤 <40U/L

（2）肿瘤标志物：癌胚抗原（CEA）正常腹水 CEA 低于 2.5μg/L，良性肿瘤低于 5μg/L，癌性大于 5μg/L。甲胎蛋白（AFP）为肝细胞癌的标志物，可作为肝癌与肝硬化、肝炎腹水鉴别诊断的有效指标。

（3）微生物培养鉴定和药敏：患者怀疑为腹腔内感染时，可以腹水细菌涂片结果为指导，尽早开始抗菌药物的经验治疗，有条件的医院可以直接用细菌质谱仪检测，并将检测结果在厂家给的数据库内检索该致病菌的全球药敏结果，用于指导临床用药。待到 2~3 天后获得培养和药敏结果（金标准）后，再行调整抗菌治疗方案。

（二）在腹腔感染分期和判断预后中的应用

腹部脏器多，温度、湿度、酸碱度等有利于细菌生长，导致腹腔感染患者，病程进展迅速，且由于细菌毒素的侵袭，容易出现肝肾功能损害，直至多器官功能损害衰竭。因此，应根据患者临床表现，适时进行血液及生化相关检查，观察血常规、肝肾功能变化，注意纠正电解质和酸碱平衡，保证患者循环血容量和脏器功能良好，为抗菌治疗打下重要治疗基础。

案例 19-1

【病史摘要】　患者，男性，38 岁，体重 65kg，身高 170cm，汉族。右上腹疼痛 38h，呈持续性钝痛，无放射痛，伴恶心、呕吐胃内容物 1 次，当时自行口服胃药（具体不详），腹痛不缓解。今天上午腹痛转移至右下腹部，持续性疼痛，阵发性加重，无腹胀、腹泻，无腰痛、无血尿。既往患糖尿病 4 年，血糖控制不佳。否认有"伤寒、痢疾"等传染病病史。无手术、输血史，无过敏史。预防接种按当地进行，具体不详，否认心理疾病史。查体：急性病容，神清合作，言语清，被动蜷曲体位。皮肤巩膜无黄染，浅表淋巴结不肿大。颈部软，气管居中，甲状腺不肿大；双肺呼吸音清，无啰音，心脏各听诊区未闻及病理性杂音。腹平，未见胃肠型及蠕动波，肝脾肋下未及，全腹压痛（+），反跳痛（+），肌紧张（+），以右下腹为著，未扪及包块，双肾区无叩击痛，移动性浊音未叩出，肠音弱。神经系统无阳性体征。

【临床检验】　血常规：Hb 95g/L，WBC 18.58×10^9/L，分类：LY 9.8%，N 82.8%；PLT 242.0×10^9/L；尿常规潜血（+）。生化：总蛋白 46g/L，白蛋白 19.2g/L，葡萄糖 15.34mmol/L，钙 1.75mmol/L，磷 0.68mmol/L。淀粉酶 82IU/L。CRP 97.30mg/L，PCT 23.1ng/ml。腹水检查见黄色浑浊，比重 1.020，蛋白 45g/L，李凡他试验阳性，WBC 773×10^6/L，分类 N 80%，L 0.20%。细菌涂片见大量革兰氏阴性杆菌。

【影像学检查】　腹部 X 线平片检查示腹部见数个小气液平面。腹部超声见中等量积液。行腹腔穿刺，抽出黄色脓液。

【诊断】　腹腔感染（急性弥漫性腹膜炎）：急性阑尾炎穿孔，糖尿病，低蛋白血症。

【案例分析】　腹腔感染诊断依据：

1. 病史　转移性右下腹痛伴全腹痛病史。

2. 查体　全腹压痛（+），反跳痛（+），肌紧张（+），右下腹显著，未扪及包块，肠音弱。

3. 实验室检查　血常规 WBC 18.58×10^9/L、N 82.8%，CRP 97.30mg/L，PCT 23.1ng/ml。腹水检查结果为炎性渗出液，PCT、CRP 显著升高提示有细菌感染。

4. 影像学检查　有气液平面，积液。

-------------------------------------- 小　　结 --------------------------------------

各种原因引起的腹腔感染是临床常见病，本病进展迅速、凶险，临床表现常不典型，临床医生应该提高警惕，可借助影像学检查及实验室辅助检查等手段，实现早诊断，早治疗。抗菌药物的使用是仅次于手术的重要治疗措施，治疗腹腔感染，应在实验室检查结果的基础上，结合腹腔感染的致病菌、高危感染风险因素以及抗菌药物的抗菌谱及其抗菌活性、耐药现状、药动学 / 药效学特性、不良反应等特点，合理选择药物，制订用药方案。

（李志勇　胡永斌　关秀茹）

第二十章

功能性便秘

功能性便秘(functional constipation,FC)是指缺乏器质性病因、胃肠道无结构异常或代谢障碍,主要由胃肠道动力功能降低及直肠肛管不协调运动引起的慢性便秘。临床表现为粪便坚硬或干球便、排便次数减少、排便费力和排便不尽感等。多数患者病程在6个月或以上。

功能性便秘可发生于不同年龄段,随年龄增长,患病率逐渐增加,且存在性别差异,通常女性患病率高于男性。此外,功能性便秘患病率还受社会经济条件、精神心理压力、地理及生活习惯等因素的影响,运动量较少的人群患病率高。流行病学调查显示:西方人群患病率从1.9%到28%不等,我国慢性便秘的患病率为3.6%~12.9%。

第一节 概 述

一、临床症状和体征

功能性便秘患者主要的临床表现为排便次数减少(通常每周排便次数小于3次)、粪便干硬或呈球状、排便费力、排便不尽感、直肠肛门阻塞感和需要手法辅助排便等;因粪块在乙状结肠与直肠内过度停滞,部分患者左下腹有胀压感,常伴里急后重欲便不畅等症状;部分患者还表现出排便时间延长、排便量减少、便意缺乏、排黏液便等症状;长期便秘的患者也可出现轻度"毒血症"症状,如食欲缺乏、口苦、精神萎靡、头晕乏力、全身酸痛等;极少数患者因粪块压迫第三、四及五脊神经根前支,会有臀部、大腿后侧隐痛与憋胀感觉;此外,慢性便秘患者常伴睡眠障碍、紧张、沮丧、焦虑、惊恐、抑郁与强迫症等自主神经系统紊乱的症状。

二、病因和发病机制

(一)病因

功能性便秘的病因学并不十分明确,可能受多种因素的影响。研究表明功能性便秘老年人发病率高,与进食量、老年性胃肠道功能下降如肠管分泌消化液减少、肠管张力蠕动减弱以及参与排便肌肉张力低下有关。某些主诉功能性便秘的患者,可能有明显的食物因素,如低渣饮食。每天食物中增加30g植物纤维可明显增加肠蠕动,称为纤维素样效应。此外,精神心理因素也占重要地位,功能性便秘患者忧郁、焦虑明显增多,功能性便秘患者存在自主神经功能异常。功能性便秘患者中,可能伴有全胃肠的功能障碍,如胆囊和胃排空及小肠运转缓慢等。

1. 不良的饮食习惯 由于不良的饮食习惯使得食物中所含机械或化学的刺激不足(如蔬菜中的纤维素)或因摄水量过少,尤其是缺少遗留大量残渣的食物,从而使肠道所受刺激不足,反射性蠕动减弱造成便秘。

2. 不良的排便习惯 在结肠的推进式蠕动作用下,粪块进入直肠,从而引起排便反射。但当便意经常被忽视,排便场合和排便姿势不适当,以及经常服用强泻剂或洗肠等,均可造成直肠反射敏感性减弱,以致虽有粪块进入,而不足以引起有效的神经冲动,故排便反射中断,结果造成便秘。

3. 精神抑郁或过分激动　使条件反射发生障碍,神经中枢对副交感神经抑制加强,使分布在肠壁的胸腰支交感神经作用加强,因而产生便秘。相当一部分功能性便秘患者发病前曾有心理障碍。

4. 不良的生活习惯　睡眠不足,持续高度精神紧张状态等,亦可造成结肠的蠕动失常或痉挛性收缩,因而造成便秘。

(二) 发病机制

正常排便需要以下条件:①适量的水分和一定容量的粪便;②正常的消化道结构和功能;③运行至直肠远端粪便的刺激;④直肠对扩张的正常感觉;⑤肛门内括约肌对扩张的反射性松弛;⑥周围神经系统对扩张刺激的正常反应,并传递至中枢;⑦中枢神经对传入刺激的应答(主要指精神和心理上的排便准备);⑧排便时腹压增高,盆底肌肉群的协调运动。以上任一环节出现障碍均可导致便秘。

1. 结肠传输时间延长　结肠集团性蠕动是维持结肠动力最为重要的组成部分,集团性蠕动常见于餐后,由十二指肠 - 结肠反射引起。肠道内容物的移动由餐后结肠各部分压力梯度决定,集团蠕动是维持肠道正常功能所必需的。结肠集团性蠕动功能下降,特别是长距离推进性集团蠕动的数量减少和幅度降低,无力将大便推送至直肠,从而使粪便在结肠存留时间延长,水分吸收增加,造成大便干结。

2. 直肠动力减弱　正常排便时,当粪便进入直肠便产生便意,试图排便时肛门内括约肌松弛,对包绕其外的肛门外括约肌环形成扩张作用,直肠收缩使直肠腔内压力超过肛管压力,同时产生排便反射,肛门内括约肌松弛使粪便排出。直肠敏感性降低、肛门直肠神经反射减弱、直肠推进力不足或肛门括约肌松弛功能障碍等均可导致便秘。

3. 小肠动力异常　功能性便秘患者还存在小肠、胃动力与胆囊功能异常。在结肠传输延缓和结肠传输正常的患者,均存在小肠动力异常,包括空腹与餐后动力反应性异常,表现为缺乏移行性复合运动、动力参数的改变。大约 50% 患者消化间期移行性复合运动 Ⅲ 期收缩波形和传导异常,表现为离散、紊乱的收缩波幅减少。

4. 上消化道动力异常　部分功能性便秘患者不仅存在结直肠动力异常,还同时存在食管、胃等上消化道动力异常,表现为食管排空、胃排空及胆囊排空异常。

5. 肠壁肌层及肌间神经丛的病理改变　许多研究资料显示,便秘患者的结肠壁有肌纤维变性、肌肉萎缩、肠壁肌间神经丛变性、变形、数量减少等病理改变。

6. 胃肠壁内神经递质的变化　正常的结肠动力有赖于平滑肌、肠神经系统和脑 - 肠功能的正常。功能性便秘患者结直肠动力低下与平滑肌对肽能神经递质反应性下降、肌间神经丛抑制性神经递质一氧化氮的增加有关。

三、临床诊断和鉴别诊断

(一) 诊断标准

功能性便秘的诊断需依靠病史,并排除器质性疾病、药物因素及其他原因导致的便秘,且符合罗马Ⅳ诊断标准(表 20-1)方可作出诊断。

表 20-1　罗马Ⅳ功能性便秘的诊断标准

1. 必须符合以下 2 项或 2 项以上
(1) 至少 25% 的排便感到费力
(2) 至少 25% 的排便为块状便或硬便
(3) 至少 25% 的时间排便有不尽感
(4) 至少 25% 的排便有肛门直肠阻塞感或梗阻感
(5) 至少 25% 的排便需要手法帮助(如用手指助便、盆底支持)
(6) 便次 <3 次 / 周
2. 在不使用泻药时很少出现稀便
3. 不符合便秘型肠易激综合征的诊断标准

注:诊断前症状至少出现 6 个月,且近 3 个月症状符合以上诊断标准。

(二)诊断流程

慢性便秘患者完善病史、查体及大便常规、血生化、结肠镜等检查,排除器质性疾病后,且符合罗马Ⅳ诊断标准,并根据胃肠动力试验结果,如胃肠传输试验、肛门直肠测压、气囊排出试验、排粪造影、盆底肌电图等评估便秘的病理生理机制。

功能性便秘的临床诊断流程图如图 20-1 所示。

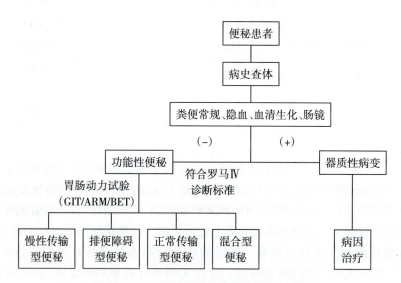

图 20-1　功能性便秘患者的临床诊断流程
GIT:胃肠传输试验;ARM:肛门直肠测压;BET:球囊排除试验

(三)功能性便秘的分型

为了便于临床治疗功能性便秘方案和药物的选择,根据结肠动力学和肛门直肠功能改变特点,罗马Ⅳ标准将功能性便秘分为慢性传输型便秘、排便障碍型便秘、正常传输型便秘和混合型便秘。

1. **慢性传输型便秘**　是最常见的类型,系指由于结肠动力障碍,使内容物滞留于结肠或结肠通过缓慢的便秘,结肠测压显示结肠动力降低,导致结肠内容物推进速度慢,排空迟缓。同时可能伴有其他自主神经功能异常所致的胃肠功能紊乱如胃排空迟缓或小肠运动障碍。患者主诉多为排便次数少、粪便质地坚硬、无便意。用闪烁照相术或不透 X 线标记物法检查提示结肠通过时间延缓可确立诊断。因此有人称之为结肠无力,它是功能性便秘最常见的类型,治疗上首选促肠动力剂。

2. **排便障碍型便秘**　具有正常的结肠传输功能,由于肛门、直肠的功能异常(非器质性病变)如排便反射缺如,盆底肌痉挛综合征或排便时肛门括约肌不协调所致。包括横纹肌功能不良,直肠平滑肌动力异常,直肠感觉功能损害,肛门括约肌失协调症以及盆底痉挛综合征等。患者主诉是排便困难,肛门直肠阻塞感,排便时需要用手协助。多发生于儿童、妇女和老年人。治疗上可选择生物反馈治疗。

3. **正常传输型便秘**　此类患者往往存在明显的腹痛,符合 IBS-C 的诊断标准,伴有明显排便焦虑等精神心理问题。

4. **混合型便秘**　具有结肠慢传输特点,也存在肛门、直肠功能异常,或二者均不典型,治疗上因人而异。该型可能是由于慢传输型便秘发展而来,也有人认为长期的出口梗阻影响了结肠排空继发结肠无力。

(四)功能性便秘的严重程度判断

根据相关症状及其对生活质量的影响,便秘可分为轻度、中度和重度。轻度患者便秘症状较轻,不影响日常工作和生活,通过调整及短时间用药即可恢复正常排便;重度患者便秘症状重且持续,严重影响日常生活,需要用药维持治疗,不能停药甚至药物治疗无效;中度患者便秘症状介于轻度患者与重度患者之间。

(五) 功能性便秘的鉴别诊断

许多疾病及药物均可引起便秘,对近期内出现便秘、便秘症状或伴随症状变化的患者,鉴别诊断尤为重要。特别要与慢性特发性便秘、慢性假性肠梗阻和先天性巨结肠、结直肠性肿瘤、炎症性肠病、系统性和代谢性疾病及药物引起的便秘加以区分。

1. 慢性特发性便秘　理论上特发性便秘和功能性便秘属于同义词。特发性便秘是特指慢性便秘中没有明确病因,以排干硬粪和排便次数减少为主要表现,相当于我们所说的"狭义"功能性便秘,只是这些患者是根据症状筛选的以慢传输型症状为主要表现的功能性便秘患者。它和功能性便秘只是表述上的区别,不需要鉴别诊断。

2. 便秘型肠易激综合征　二者同属功能性肠病,均表现为便秘;但和功能性便秘不同,便秘型肠易激综合征患者以腹痛或腹部不适为主要表现。尽管以往的诊断标准强调功能性便秘的诊断应在不符合肠易激综合征的诊断标准的前提下,也就是说当患者症状符合肠易激综合征的诊断时,不再考虑功能性便秘的诊断。但最新的罗马Ⅳ诊断标准已将功能性便秘和肠易激综合征便秘型等几种功能性肠道疾病归为一类具有相同病理生理机制的连续疾病谱,而不是独立的疾病。当慢性便秘患者的腹痛表现突出时,其诊断应考虑为便秘型肠易激综合征;而当腹痛轻微、便秘突出时,或随着便秘的改善腹痛可以缓解,则应诊断为功能性便秘。这种现象在临床上还可表现为两种疾病可随时间而相互转换。

3. 慢性假性肠梗阻和先天性巨结肠　慢性假性肠梗阻累及结肠时可表现为顽固性便秘、肠梗阻,患者腹胀明显,很少或不出现高调肠鸣音。腹部 X 线平片可显示肠道液气平,肠管高度扩张。由于肠道肌内和 / 或神经病变,常规通便治疗效果有限。在慢性假性肠梗阻患者中,有肿瘤引起伴癌综合征的报道。严重的慢性便秘患者合并粪块嵌塞,出现肠梗阻,当梗阻解除后肠管扩张很快恢复正常,对这样的患者不建议作出假性肠梗阻的诊断。

先天性巨结肠是一种常见的先天性消化道畸形,主要累及结肠和乙状结肠,受累肠壁肌间和黏膜下层神经节细胞缺失,神经丛内副交感神经纤维大量增生,乙酰胆碱增多,胆碱酯酶活性增强,使肠壁肌肉处于持续痉挛状态。成年患者常表现为严重便秘、腹胀和不完全肠梗阻,钡灌肠典型的表现有助于鉴别诊断。

4. 结直肠肿瘤　结直肠肿瘤特别是直肠癌患者可表现为便秘,部分患者可因为有慢性便秘的病史而忽略了对直肠癌症状的警觉性。排便习惯改变、粪便变形,便血以及出现其他警报征象提示结直肠肿瘤的可能性。常规肛直肠指诊十分重要,对指套染血、粪潜血阳性的患者应及时安排结肠镜检查,进行鉴别诊断。美国最近发表的一项包括 41 775 例结肠镜普查资料的回顾性分析表明,单一的便秘症状者在结肠镜检查时阳性率并不增加,便秘伴有便血、粪便潜血试验阳性、贫血和体重减轻者在常规结肠镜筛查检查中检出可疑肿瘤或直径 >9mm 息肉概率增加。因此,对慢性便秘患者,常规了解警报征象显得十分重要,这些警报征象包括便血、粪便潜血阳性、贫血、消瘦、明显腹痛、腹部包块、有结直肠息肉史和结直肠肿瘤家族史。需要注意的是,直肠下段的病灶在钡灌肠检查中容易漏诊。因此,对有警报征象的患者进一步做结直肠检查也要结合患者的具体情况选择,避免漏诊。

5. 炎症性肠病　包括溃疡性结肠炎和克罗恩病,多数患者表现为腹泻、脓血便,伴有腹痛、发热等,少数患者表现为便秘,容易误诊为功能性便秘。多次粪便检查、炎症指标、内镜和 X 线检查有助于鉴别诊断。

6. 系统性和代谢性疾病　糖尿病、甲状腺功能低下、系统性硬化等系统性疾病均可引起便秘。当原发病表现不明显时,易被忽略。

7. 药物因素　药物因素所引起的便秘不应列入功能性便秘范畴,能引起便秘的药物包括:阿片类药物、精神类药物、抗痉挛剂、抗胆碱能药物、多巴胺能药物、钙通道拮抗剂、胆汁酸结合树脂类药物、钙剂和铁剂等。

第二节　实验室及其他检查指标与评估

一、实验室及其他检查指标

功能性便秘的诊断指标包括实验室检查指标、肠镜检查指标以及影像学指标等。

(一) 临床检验指标

1. 临床常规检查

(1) 粪便常规：粪便常规主要包括理学检查和显微镜检查两部分。理学检查主要检查粪便颜色和粪便形状；显微镜检查主要检查粪便中是否含有红细胞、白细胞和虫卵等。功能性便秘患者粪便呈干球状，通常在显微镜下观察不到红白细胞和虫卵。

(2) 粪便潜血：指消化道有少量出血，但红细胞被破坏，粪便中无可见的血液(肉眼下粪便外观无显著变化)，显微镜下观察不到红细胞，需用化学法和免疫法才能证实出血，称为粪便潜血试验。功能性便秘患者粪便潜血试验通常为阴性。

2. 甲状腺功能检查　甲状腺作为人体最大的内分泌腺体，可分泌甲状腺激素调控机体代谢、生长和发育。甲状腺功能检查主要包括三碘甲状腺原氨酸测定(T_3)、甲状腺素测定(T_4)、游离三碘甲状腺原氨酸测定(fT_3)、游离甲状腺素测定(fT_4)、促甲状腺激素测定(TSH)、甲状腺球蛋白测定(TG)与甲状腺球蛋白抗体测定(TGAb)等。甲状腺功能减低患者会因为胃肠道蠕动功能减缓而出现便秘症状，但经治疗后便秘症状会消失。

3. 其他实验室检查

(1) 肠传输试验：主要用以检测患者的传输时间(colonic transit time, CTT)，即消化道内容物自回盲瓣进入结肠后，在结肠蠕推动下通过全结肠直至由肛门排出所需的时间。

(2) 直肠肛门测压：将压力测定装置置入直肠内，令肛门收缩与放松，检查内外括约肌、盆底、直肠功能与协调情况。

(3) 球囊排出试验：通过测定肛门直肠对球囊(水囊或气囊)的排出时间，可初步判断患者有无排便障碍。根据使用方法的不同，正常人排出 50ml 充水球囊的时间在 1~2min。

(4) 盆底肌电图检查：应用电生理技术，检查盆底肌、耻骨直肠肌、外括约肌等横纹肌的功能状态，及其支配神经的功能状态。

(二) 影像及内镜检查

1. 胃肠 X 线检查　即排粪造影，将钡剂注入直肠、结肠(有时还可口服钡剂以观察小肠)后，患者坐在易透 X 线的便器上，在患者排便的过程中，多次摄片或录像，以观察肛管、直肠的影像学改变。

2. 肠镜检查　肠镜检查是利用一条长约 140cm 可弯曲，末端装有一个光源带微型电子摄影机的纤维软管，由肛门慢慢进入大肠，以检查大肠部位的病变，肿瘤或溃疡，如有需要可取组织检验或行大肠息肉切除。肠镜检查是排除大肠息肉、大肠炎症性疾病(如溃疡性结肠炎与慢性结肠炎)及结肠癌等肠道器质性病变诱发便秘的首选方法。功能性便秘患者行肠镜检查时，通常观察不到结肠与直肠病变。

(三) 临床病理检测

取距肛门齿状线 3cm 以上直肠组织，病理检查发现有异常增生的神经纤维束，但无神经节细胞，可以据此鉴别诊断先天性巨结肠引起的便秘和功能性便秘。

二、临床检查指标的评估

(一) 临床检验指标的评估

怀疑功能性便秘时，应询问患者一次排出粪便的重量和物理性状，并行粪便常规及潜血检查。

1. 粪便常规 粪便性状改变是功能性便秘患者最主要的临床表现之一,患者排便为干球状便或硬便,且排便感到费力时,提示患者可能患有功能性便秘;粪便颜色是否发生变化及显微镜下是否有红白细胞可用来排除结直肠和肛门等下消化道部位的肿瘤和炎症反应等引起的器质性便秘;在显微镜下,粪便中观察到虫卵可用来诊断寄生虫感染类疾病。

目前国内大多数实验室粪便常规检查主要采用手工法(性状检查和显微镜检查)与粪便分析工作站。粪便分析工作站可代替传统的湿片显微镜法来检测粪便中的有形成分,其具有简便、快捷与安全等优势,适用于正常标本筛选,但对于异常成分的识别目前还未达到人工镜检的准确度。目前手工法仍是实验室粪便常规分析的"金标准"。

2. 粪便潜血 功能性便秘患者粪便潜血试验通常为阴性。若便秘患者粪便潜血阳性,提示可能患者存在消化道出血。目前检测粪便潜血试验主要有检测血红蛋白中的类过氧化氢活性的化学法和检测抗人血红蛋白的抗原 - 抗体免疫法,任何一种方法都会出现假性结果,粪便潜血试验结果只能作为临床诊断的筛选,不能只凭一次阳性或阴性结果进行诊断。对有疑问的标本,建议采用双法检测以弥补方法学不足。

3. 血清甲状腺功能 甲状腺激素重要的生理功能之一就是提高中枢神经系统的兴奋性,促进胃、肠、胆囊的收缩力等。当各种原因如甲状腺手术,营养不良、食物中的无机碘不足或吸收不良等导致甲状腺激素合成或分泌不足或甲状腺激素生理效应下降时,均可引起甲状腺功能减低症。甲减可导致胃、肠、胆囊的收缩力下降,肠蠕动无力,从而导致顽固性便秘,甚者出现麻痹性肠梗阻等。

目前血清甲状腺功能检测多采用抗原 - 抗体结合的化学发光法。若便秘患者各种胃肠理化检查未发现异常病变且药物治疗效果不显著时,应考虑进行血清甲状腺功能检测。

4. 结肠传输功能试验 该试验主要用来判断是否存在结肠传输延缓,也可初步了解是否存在排便障碍。

5. 肛门直肠测压 肛门失禁患者肛管静息压及收缩压显著下降,肛管高压区长度变短或消失;直肠肛管周围有刺激性病变,如肛裂、括约肌间脓肿等,可引起肛管静息压升高;先天性巨结肠患者直肠肛管抑制反射消失,直肠脱垂者该反射可缺乏或迟钝;巨直肠患者直肠感觉容量、最大容量及顺应性显著增加;直肠炎症性疾病、放疗后的组织纤维化均可引起直肠顺应性下降。

6. 球囊排出试验 该试验可用来判断直肠的感觉是否正常以及肛门括约肌的功能。如肛门括约肌受损无括约功能,而球囊可自行滑出肛门,或轻微地增加腹压后即可将球囊排出。

7. 盆底肌电图检查 由于该项技术对检查者的要求较高,检查结果亦较难判断,所以目前仅用于观察模拟排便时盆底的横纹肌有无反常放电的情况。使用探针电极者,因系创伤性检查,易诱发保护性放射而造成假阳性,尤在同时使用多根探针电极时,经验不足者常判断失误,应引起注意。

(二) 其他检查指标的评估

1. 影像学检查 排粪造影是功能性便秘分型的重要检查方法,特别对于出口梗阻型便秘的诊断。根据钡剂在胃肠道内的运行情况来了解胃肠运动功能状态,有助于发现便秘的原因。

2. 肠镜检查 肠镜是目前诊断肠道结构性病变的"金标准",具有方便、痛苦少、检查费用适中等特点。适用于不明原因的下消化道出血、慢性腹泻与低位肠梗阻,怀疑大肠或回肠末端肿瘤、大肠息肉、肿瘤出血等病变时可做肠镜下治疗,大肠癌筛查等。便秘患者可选择肠镜检查鉴别便秘类型:肠镜检查结果正常者为功能性便秘;肠镜检查发现结肠与直肠病变时,提示为器质性便秘。

(三) 病理检测指标的评估

功能性便秘排除先天性巨结肠时应进行直肠黏膜活检。过去常在齿线上方 2~3cm 取材,但有人认为取材以在齿线以上 1~1.5cm 为好,因过高部位的取材可能遗漏"超短段巨结肠"。

第三节　实验室及其他检查指标的临床应用

一、检查指标的筛选原则

1. 首要/必需检测项目　当患者出现排便频率减少（一周排便次数少于2~3次），便量减少，且干硬，并伴有排便困难等临床表现时，可怀疑功能性便秘。首要检测项目为粪便常规与粪便潜血检查及肠镜检查。

2. 第二步检测项目　包括胃肠X线检查；结肠传输功能试验、直肠肛门测压或球囊逼出试验；血清甲状腺功能检查。

3. 次要检测项目　有条件的话还可做盆底肌电图检查，以排除神经系统障碍引起的便秘，从而达到确诊功能性便秘目的。

二、检查指标的临床应用

功能性便秘的诊断、预后和随访中均首选粪便常规与粪便潜血检查，该检查可排除因炎症和消化道出血等疾病引起的器质性便秘。通过改善饮食、服用药物或体育锻炼治疗功能性便秘一段时间后，多数患者需重新进行体格检查和复查粪便常规与粪便潜血，以评估治疗效果。若患者经过一段时间治疗后，其便秘症状无明显改善，除复查粪便常规与粪便潜血外，还应行肠镜检查以排除患者出现肠道炎症或癌变等器质性病变。胃肠X线检查有助于发现功能性便秘的原因，还可据此对功能性便秘进行分型。对疑有系统性疾病如甲状腺疾病、糖尿病与结缔组织病等的便秘患者，还需进行甲状腺功能、血糖与胰岛素等相关的生化检测已明确病因。

> **案例 20-1**

【病史摘要】　患者，55岁，男性。便秘2年，加重3个月。患者2年前出现便秘，每2~3天一次，且大便干硬，无恶心、呕吐、呕血、腹痛与腹胀等明显不适，间断使用开塞露及硫酸镁等药物。近3个月便秘程度加重，每3~4天一次大便，且大便干硬呈球状，伴明显排便困难，需要手法辅助排便，患病过程中无明显体重变化。

【临床检验】　粪便常规示黄色硬球状软便，粪便潜血试验阴性。血清甲状腺功能未见异常。

【影像检查】　胃肠X线检查，发现该症患者正常排便时肛直角增大不明显，仍保持90°左右或更小；耻骨直肠肌长度无明显增加，且多出现耻骨直肠骨压迹，提示耻骨直肠肌失弛缓症，可诊断为出口梗阻型便秘。肠镜检查，未发现大肠息肉、大肠炎症性疾病（如溃疡性结肠炎与慢性结肠炎）及结肠癌等肠道器质性病变。

【诊断】　功能性便秘，出口梗阻型便秘。

【案例分析】　该患者无明显的腹部不适，但不经常排便，且大便干硬呈球状等典型的便秘症状。发病时间超过2年符合功能性便秘（症状至少出现6个月）的诊断标准，可初步诊断为功能性便秘。拟诊断为功能性便秘后，必须进行如下的实验室检查以排除其他器质性病变。粪便常规、粪便潜血与血清甲状腺功能检查结果显示除粪便性状异常外，其余项目全部正常，提示患者不存在炎症和消化道出血等疾病，只是单纯的便秘，需进一步行肠镜检查确诊。随后进行的肠镜检查未发现大肠息肉、大肠炎症性疾病（如溃疡性结肠炎与慢性结肠炎）及结肠癌等肠道器质性病变，可将该患者明确诊断为功能性便秘。随后进行胃肠X线检查明确了该患者功能便秘的原因为出口梗阻型便秘。

-- 小　　结 --

　　功能性便秘是常见的功能性消化道疾病之一,患者通常表现为粪便坚硬、排便困难、便不尽感和便次减少等。其病因复杂,与进食量、食物种类、运动量、睡眠及精神状态等多种因素有关。功能性便秘的诊断需依靠病史查体,并通过粪便常规、粪便潜血、血清甲状腺功能、结肠镜等检查指标排除器质性疾病和药物因素导致的便秘,且符合罗马Ⅳ诊断标准方可作出诊断。根据结肠动力学和肛门直肠功能改变特点可将功能性便秘分为慢性传输型便秘、排便障碍型便秘、正常传输型便秘和混合型便秘。

(李世宝　季峰　韩安家)

第二十一章

结直肠腺瘤及瘤样病变

结直肠腺瘤（colorectal adenoma）是起源于结直肠黏膜上皮的良性肿瘤，包括结肠腺瘤与直肠腺瘤，是常见肠道良性肿瘤。发生在结直肠的局部增生性病变，其外表似肿瘤，但不是真性肿瘤，称为瘤样病变。

第一节 概 述

结直肠腺瘤可发生于大肠各处，因与大肠癌的发生关系密切，结直肠腺瘤被认为属癌前病变，按组织学类型主要分为：管状腺瘤、绒毛状腺瘤、管状绒毛状腺瘤、锯齿状腺瘤。结直肠的瘤样病变主要包括息肉（polyp）和家族性腺瘤样息肉病（familial adenomatous polyposis）。结直肠息肉主要有以下几种：炎性息肉，增生性（化生性）息肉或增生性息肉病，幼年性息肉（juvenile polyps）或幼年性息肉病，Peutz-Jeghers 息肉病，良性淋巴样息肉。

一、临床症状和体征

（一）临床症状

结直肠腺瘤及息肉一般没有明显症状，往往存在多年后才出现症状，包括肠出血、腹痛、腹泻和黏液便、肠套叠等。家族性多发性腺瘤患者常在 10~20 岁即发生腺瘤，多于年满 30 岁时发生癌变，40 岁前几乎 100% 癌变，往往还伴有肠外的临床表现：表皮样囊肿、骨瘤、硬纤维瘤、胃底腺息肉。炎性息肉患者一般伴有溃疡性结肠炎、克罗恩病、肠结核等肠炎表现。幼年性息肉病患者常存在便血、黑便，可以表现为贫血，有时息肉可自行脱落随着粪便排出。Peutz-Jeghers 息肉病患者除了肠道的症状以外，可表现为皮肤黏膜下黑色素沉积，偶尔伴发肠外的肿瘤：卵巢、子宫、睾丸等。

（二）体征

直肠近肛门的腺瘤及息肉往往直肠指检阳性：如摸到肿瘤光滑、活动、圆形、质软、有弹性，多提示为管状腺瘤，若摸到的肿瘤不光滑、分叶、扁平或广基状、质地柔软，往往提示绒毛状腺瘤。如肿瘤质地不均、固定、局部有结节感、表面伴有溃疡，则提示有恶变可能。

二、病因和发病机制

结直肠腺瘤及瘤样病变从病因学角度可分为散发性和家族性两种，后者为遗传性疾病。家族性称为家族性腺瘤性息肉病（familial adenomatous polyposis，FAP），为家族遗传性疾病，是 APC 基因 5q21-22 突变引起的常染色体显性遗传病。散发性结直肠腺瘤常见于 40 岁以上中老年人，发生率随年龄增长而上升，男性多于女性。

炎性息肉由于肠黏膜在某些肠炎如溃疡性结肠炎、克罗恩病和肠结核等病变基础上发生的增生性病变。

增生性（化生性）息肉有时可自行消退，在大肠癌周围多见，但与癌的发生无关。散发性的增生性息肉一般不会增加癌的风险，但增生性息肉病与结肠和直肠肿瘤相关联，往往具有家族聚集性。病因尚不清楚,但可以检测到一些遗传学改变:1p 的染色体重排、*k-ras* 突变以及低水平的 DNA 微卫星不稳定性。

幼年性息肉,又名潴留性息肉,多发生于儿童和青少年,约 10% 可发生在成人。发生与饮食、过敏、遗传有关系。幼年性息肉病则是一种常染色体显性遗传病,一些病例存在 SMAD4 胚系突变。幼年性息肉病患者具有恶性潜能,发生结直肠癌的危险度大约为 30%~40%。一般认为幼年性息肉病可癌变,单个幼年性息肉不会癌变。

Peutz-Jeghers 息肉病是 Peutz-Jeghers 综合征(Peutz-Jeghers syndrome)。患者发生在胃肠道的错构瘤性息肉,以青少年多见,常有家族史,可癌变,是一种常染色体显性遗传病,几乎完全外显,存在 LKB1 基因突变。

良性淋巴样息肉很少见,结肠和直肠淋巴组织增生,形成息肉,男性为多,年龄高峰 20~40 岁。病因尚不清楚:儿童患者常与病毒感染或食物过敏相关;部分具有不同程度免疫缺陷的成人易发生此病。

三、临床诊断和鉴别诊断

(一) 诊断标准

1. 结直肠腺瘤诊断标准　　散发性腺瘤诊断标准需符合肠腺瘤的病理组织学特点。家族性腺瘤性息肉病在组织学上与散发性腺瘤相同,但必须满足以下标准才能诊断:①100 个或以上结直肠腺瘤,甚至多到难以计数;②*APC* 基因突变;③有家族性结肠腺瘤性息肉病史;④至少有下列表现之一:表皮样囊肿、骨瘤、硬纤维瘤。Gardner 综合征为家族性结肠腺瘤性息肉病的变型,表现为结肠腺瘤病合并表皮样囊肿、骨瘤、牙齿异常、硬纤维瘤。Turcot 综合征也是家族性结肠腺瘤性息肉病的变型,表现为结肠多发性腺瘤合并脑肿瘤(髓母细胞瘤)。

2. 结直肠炎性息肉诊断标准　　炎性息肉诊断标准需符合慢性炎症刺激引起的肠黏膜瘤样增生病理改变。

3. 结直肠增生性息肉诊断标准　　增生性息肉诊断标准需符合增生性息肉病理组织学特点。增生性息肉病诊断推荐使用如下任一标准:①至少有 5 个经组织学诊断的增生性息肉,位于乙状结肠以上,其中 2 个或更多息肉直径大于 1.0cm;②任何数量的增生性息肉,位于乙状结肠以上,患者直系亲属存在增生性息肉病;③任何大小的增生性息肉,数量大于 20 个,分布于整个结肠。

4. 结直肠幼年性息肉诊断标准　　幼年性息肉诊断标准需符合幼年性息肉病理组织学特点。幼年性息肉病的诊断满足如下任一标准:①结肠和直肠内存在 3~5 个以上的幼年性息肉;②整个胃肠道均存在幼年性息肉;③幼年性息肉数量不限,但具有家族史。应根据临床表现或病理活检来排除其他表现为错构瘤性胃肠道息肉的综合征。

5. 结直肠 Peutz-Jeghers 息肉病诊断标准　　Peutz-Jeghers 息肉病诊断需符合 Peutz-Jeghers 息肉(P-J 息肉)病理组织学特点,并满足如下任一标准:①组织学上证实存在 3 个或大于 3 个 Peutz-Jeghers 息肉;②不管 Peutz-Jeghers 息肉数量的多少,但有 Peutz-Jeghers 综合征家族史;③存在明显的皮肤黏膜色素沉着,并有 Peutz-Jeghers 综合征家族史;④任何数量的 Peutz-Jeghers 息肉并且存在显著的皮肤黏膜色素沉着。

6. 结直肠良性淋巴样息肉诊断标准　　良性淋巴样息肉诊断标准需符合淋巴样息肉病理组织学特点。

(二) 诊断流程

结直肠腺瘤及瘤样病变的临床诊断流程(图 21-1)。

(三) 鉴别诊断

结直肠腺瘤及瘤样病变的鉴别诊断主要包括:结直肠腺癌,结直肠神经内分泌肿瘤,结直肠间质瘤。

1. 肠腺癌　肠腺癌大体检查可表现为隆起、溃疡、凹陷等肿块，表面坏死、出血等继发改变常见；镜下组织学腺上皮明显异型增生，浸润生长，穿透黏膜肌层至黏膜下层，病理形态学观察可以确定诊断。少数肠 P-J 息肉由于黏膜被平滑肌分割呈岛状或息肉中良性黏液囊肿延伸生长而出现假浸润现象，类似于高分化腺癌，有价值的诊断特点包括无细胞异型性、存在各种细胞类型、黏液性囊腔以及含铁血黄素沉积。

2. 肠道神经内分泌肿瘤　肠道神经内分泌肿瘤大体检查也可表现为息肉状；镜下组织学肿瘤细胞免疫组化染色表达神经内分泌标志物（如 CgA、Syn），病理形态学观察结合免疫组化标记可以确定诊断。

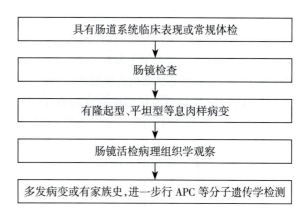

图 21-1　结直肠腺瘤及瘤样病变的临床诊断流程

3. 结直肠间质瘤　结直肠间质瘤较为罕见，大体检查可息肉状；镜下组织学与小肠基本相同，免疫组化标记表达 KIT、DOG1、CD34 等，病理形态学观察结合免疫组化标记可以确定诊断。

第二节　实验室及其他检查指标与评估

一、实验室及其他检查指标

实验室检查指标包括临床检验指标和临床病理检测指标两部分。临床检验指标主要有临床常规检验和生化及肝、肾功能检测等；大多数结直肠腺瘤和瘤样病变患者临床检验指标往往无明显改变或仅有轻度改变。临床病理检测指标主要有病理形态学和分子遗传学检测；结直肠腺瘤和瘤样病变确诊依赖于临床病理检测。其他检查指标，如肠镜、CT/ 磁共振等检查；在病变定位及范围方面，有助于诊断。

（一）临床检验指标

1. 大便常规　可以作为有症状者或无症状的高危人群的初筛检查。有结直肠肿瘤家族史或有大便习惯改变者应作大便潜血试验，若阳性应行肠镜检查，以除外结直肠腺瘤及瘤样病变。

2. 血液肿瘤标记物检测　癌胚抗原 CEA 对于判断腺瘤是否癌变，有一定参考价值。

（二）影像及内镜检查

1. X 线钡餐检查　口服钡剂造影常见的征象为：圆形或椭圆形充盈缺损，表面光滑，境界清晰，可有分叶，带蒂者可活动移位。若肿瘤表面有不规则钡斑或龛影时则应考虑恶变。

2. CT 及 MRI 检查　主要用于观察病变的部位和范围，表现为向肠腔内息肉状或团块状生长，表面一般光滑。

3. 肠镜检查　肠镜检查既可以直观的观察病变的大体形态，也可获得组织学标本进行病理检查，也是治疗结直肠腺瘤及瘤样病变有利的手段。结直肠腺瘤及瘤样病变在肠镜下表现为：单发或多发，息肉状、绒毛状、广基或带蒂等多种形态，表面一般光滑，1cm 以上的病变应警惕有恶变可能。

（三）临床病理检测

病理检测包括病理形态学、分子遗传学检测，是确诊的"金标准"。

1. 散发性腺瘤　大体形态特点：呈息肉表现，可为单发，也可多发，数目不等。可以分为三类：隆起型、扁平型和凹陷型。多隆起于黏膜表现，呈有蒂或无蒂息肉状（广基息肉），单发或多发，数目及大小不等，一般直径多小于 1cm（图 21-2）。

镜下组织学特点：腺上皮增生，形成密集的腺管或绒毛结构，腺体数目和细胞数目均增加，并伴有不同程度的异型性。根据组织学形态特点一般将腺瘤分为如下类型:①管状腺瘤:多呈半球形无蒂息肉状。镜下观察异型腺管状结构占腺瘤切面 80% 以上(图 21-3)。②绒毛状腺瘤(图 21-4):典型绒毛状腺瘤为无蒂息肉,表面呈毛发样外观。镜下可见肿瘤细胞排列为绒毛状结构,表现为叶状突起被覆异型增生的腺上皮,绒毛状结构占腺瘤切面 80% 以上。绒毛状腺瘤癌变概率高,可达 30%~70%。③管状绒毛状腺瘤:由管状和绒毛状结构混合而成,两者的比例在 4∶1 到 1∶4 之间。④锯齿状腺瘤(图 21-5):镜下观察锯齿状腺瘤结构类似于增生性息肉,腺上皮增生突入腺腔使腺体游离缘呈锯齿状,横切面呈星状;肿瘤细胞存在异型性,核圆形,泡状,核仁明显,细胞质嗜酸性,毗邻黏膜肌层的增生腺体横行排列;可含有管状腺瘤或绒毛状腺瘤的成分。

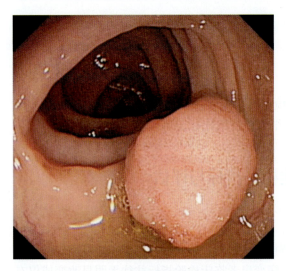

图 21-2   结直肠腺瘤大体形态

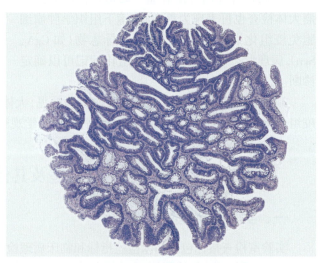

图 21-3   结直肠管状腺瘤组织形态

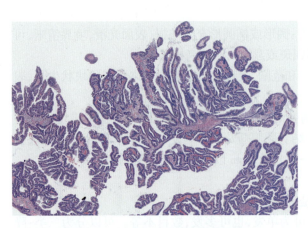

图 20-4   结直肠绒毛状腺瘤组织形态

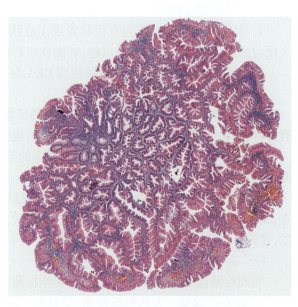

图 21-5   结直肠锯齿状腺瘤组织形态观察

2. 家族性腺瘤性息肉病

（1）病理形态学

大体特点：结直肠存在大量的息肉，数目可以成百上千。息肉典型的沿着整个大肠平均分布，但在超过 1/3 的病例，近端结肠的息肉分布密度最大。大部分息肉无蒂、球形或小叶状，通常小于 5mm。散在有蒂的大息肉非常少见。

镜下组织学特点：在组织学上同散发性腺瘤相同。大部分腺瘤是管状腺瘤，少见的是管状绒毛状或绒毛状，扁平型的大约占 5%。

（2）分子遗传学：FAP 是常染色体显性遗传病，由位于 5 号染色体长臂（5q21-22）的 *APC* 基因发生胚系突变引起。不足 95% 的 FAP 患者出现 *APC* 基因的胚系删除突变，其余患者发生 *MYH* 基因碱基缺失突变。95% *APC* 基因突变为无意突变或读码框改变，由此产生功能异常的蛋白。约 10% 的 *APC* 基因突变为累及整个基因的大段缺失。错义突变罕见。*APC* 基因可发生多于 700 个不同的缺失突变（基本上位于 5 不端），第 1 061 与 1 309 外显子突变约占 33%。

3. 炎性息肉　大体特点：突出黏膜表面的带蒂新生物，息肉状，可单发，也可多发。镜下组织学特点（图 21-6）：肠黏膜腺上皮增生，黏膜下纤维及血管增生，淋巴细胞、浆细胞等慢性炎细胞浸润。

4. 增生性（化生性）息肉和息肉病

（1）大体特点：是一种广基扁平的小息肉。多见于直肠和左半结肠。亦见于大肠的其他部位甚至阑尾，息肉随年龄增长而增多。增生性息肉直径自数毫米到 1cm，多数为 0.2~0.5cm。常常为多发，尤其是大肠癌周围多见。表面与周围黏膜的色泽相同。

（2）镜下组织学特点（图 21-7）：息肉由变长扩张的隐窝构成，杯状细胞减少，隐窝上皮增多呈现假复层排列并形成小乳头突入隐窝腔内，使隐窝腔面呈锯齿状。整个形态像分泌期子宫内膜，隐窝底部和中部核分裂多见，固有膜有淋巴细胞和浆细胞浸润，增生性息肉是隐窝上皮细胞过成熟，向表面移动慢以致许多细胞堆积在一起，形成假复层和小乳头。

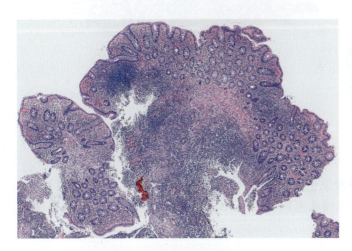

图 21-6　结直肠炎性息肉组织形态

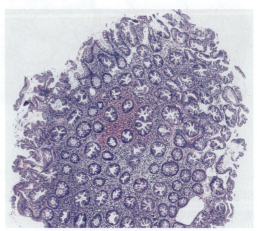

图 21-7　结直肠增生性息肉组织形态

5. 幼年性息肉和息肉病

（1）病理形态学

大体特点：为球形有蒂肿物，头部圆形，表面呈颗粒状，切面有多数囊性扩张区。一般发生于直肠、乙状结肠部位，乙状结肠近端也有发生，多发，但也可单发。幼年性息肉病患者往往存在 50~200 个息肉。

镜下组织学特点（图 21-8）：息肉内腺体呈不同程度囊性扩张，腺上皮分化成熟无增生或异型增生。

间质丰富,由大量肉芽组织构成,其中有大量炎细胞,特别是嗜酸性粒细胞浸润。息肉表面上皮常坏死脱落面形成溃疡面。幼年性息肉病患者与散发性息肉相比,具有叶状生长方式,间质稍少,更多扩张腺体和增生的小腺体。

(2)分子遗传学:50%~60% 的幼年性息肉病发生 SMAD4 或 BMPR1A 胚系突变。多数为点突变或小片段碱基对缺失;约 5%~15% 患者为 1 个、多个外显子、或整个 SMAD4 或 BMPR1A 基因缺失。

6. Peutz-Jeghers 息肉和息肉病

(1)病理形态学

大体特点:P-J 息肉无蒂或有短而宽的蒂,0.5~5cm 大小,由粗糙小叶组成,头部呈黑色,排列紧密似腺瘤。

镜下组织学特点(图 21-9):典型的 P-J 息肉具有诊断性的平滑肌轴心,呈树枝状分布。被覆固有的黏膜组织,堆积成绒毛状结构。偶尔含有幽门腺和小囊肿,息肉表面被覆黏液柱状上皮。如果存在继发性缺血坏死,诊断较为困难。

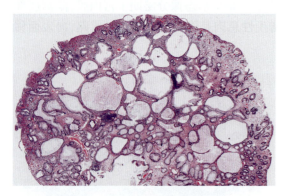

图 21-8   结直肠幼年性息肉组织形态

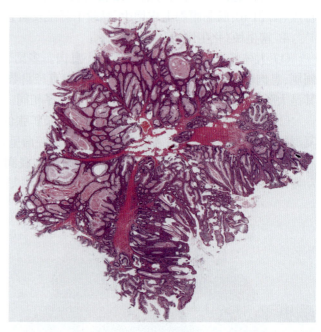

图 21-9   结直肠 P-J 息肉组织形态

(2)分子遗传学:Peutz-Jeghers 息肉病是常染色体显性遗传病,几乎完全外显。致病基因 LKB1/STK11 定位于 19p13.3,大多数 Peutz-Jeghers 息肉病家族与 LKB1/STK11 胚系突变相关。胚系突变常常为截短突变,也有错义突变。

7. 良性淋巴样息肉和息肉病

(1)大体特点:多见于直肠的下 1/3 的小圆形广基肿物。常为单个,有时亦可有 4~5 个。直径自数毫米至 3cm,表面很少破溃。

(2)镜下组织学特点:为增生的淋巴组织,有淋巴滤泡形成,其形态像正常淋巴结但无包膜和淋巴窦。表现黏膜随息肉的增大而呈不同程度萎缩。

二、临床检查指标的评估

临床检验、影像、内镜、临床病理等检测项目,在结直肠腺瘤及瘤样病变诊断中的价值各有不同,对这些检查指标进行合理评估,合理应用,有助于提高诊断效率。

(一) 临床检验指标的评估

实验室检查指标的血液及粪便检查,简便易行,属于无创性检测,可以作为常规检测,但对结直肠腺瘤及瘤样病变确诊帮助不大。

(二) 其他检查指标的评估

1. X 线钡餐检查　该检查方法安全、无创;在年龄较大,一般状态欠佳,不能耐受结肠镜检查的患者,不能忽视其诊断价值。可作为结肠镜未能完成者的补充。该检查方法的局限性,在于直径 1cm 以下的结直肠腺瘤或瘤样病变,漏诊率高,最易遗漏部位是乙状结肠和盲肠。钡餐灌肠对腺瘤及瘤样病变的大小、表面形态及其与结直肠黏膜的关系显示较差。

2. CT/MRI　CT/MRI 共振属于无创性检测,可以发现病变及累及范围。CT/MRI 对小于 1cm 的肿瘤判断较为困难,因此对于早期或较小的病变的作用有限。不能作为确诊的手段,但可发现可疑病变的部位、范围,为后续肠镜检查提供参考。

3. 肠镜检查　肠镜是检查结直肠腺瘤及瘤样病变最直接的手段,可直观检查整个结直肠,而且同时可以实现对小病变切除和大病变的活检;也是治疗肠腺瘤及瘤样病变有利的手段,应用广泛。此种检查法偶有出血或穿孔等并发症,但技术熟练者操作,非常安全。对肠黏膜隆起性病变的直视及钳取组织学检查,可使 1cm 以下的肿瘤得以检出。肠镜检查对操作者技术水平要求高、检测前患者需进行肠道准备。患者一般情况较差、衰弱则不适合做肠镜检查。

(三) 病理检测指标的评估

病理形态学及分子遗传学检测是确诊结直肠腺瘤及瘤样病变的主要手段。对于一些家族性的息肉样病变或数目较多的息肉样病变,需要完善分子遗传学检测,分子遗传学检测是性价比很高的重要检测手段。

第三节　实验室及其他检查指标的临床应用

一、检查指标的筛选原则

实验室检查指标的筛选应遵循规范、精准、快速、可行的原则。依据患者自身具体条件、单位实验室基本情况选择最优化的检测指标。对结直肠腺瘤及瘤样病变检测指标的选择,分为首选检测项目和次要检测项目。

(一) 首选检测指标

包括肠镜及病理活检、病理形态学分析、分子遗传学检测。只要患者身体条件能够耐受肠镜检查,肠镜是首选的检测项目,如发现有息肉样的病变,则进行病理活检及病理形态学分析确诊。如果患者有家族史或肠道内息肉样病变数目较多,需进行分子遗传学检测。

(二) 次要检测指标

包括临床检验、CT/ 磁共振、X 线钡餐检查等。根据患者具体情况和病变特点进行选择。

二、检查指标的临床应用

(一) 在结直肠腺瘤及瘤样病变诊断中的应用

肠镜、病理活检以及分子遗传学检测是确诊结直肠腺瘤及瘤样病变的主要检查指标。肠镜可以直观的观察整个肠道,观察病变所在的部位、大小、形状以及数目等。病理活检进行形态学分析,可以区分是腺瘤还是瘤样病变、区分腺瘤的类型以及是否有恶变。分子遗传学检测可以帮助确诊一些家族性的息肉样病变。对那些已证实存在 APC 突变的家族,进行特异性的 APC 突变分子遗传学检测,可以取代肠镜检查,分子遗传学检测可以检测出 50% 携带有 APC 基因突变的患者,阳性对于 FAP 具有诊断意义。临床检验、CT/ 磁共振、X 线钡餐检查等对于结直肠腺瘤及瘤样病变确诊价值有限。

（二）在判断预后和随访观察中的应用

根据病理形态学特点可以将结直肠腺瘤分为低风险腺瘤和高风险腺瘤。低风险腺瘤，被定义为：1~2 个直径 <10mm 的管状腺瘤。高风险腺瘤，被定义为 ≥3 个腺瘤或 ≥10mm，绒毛状改变或是高级别异型增生。美国结直肠癌多学会工作组（Multi-Society Task Force on Colorectal Cancer，MSTF）和欧洲胃肠道内窥镜学会（European Society of Gastrointestinal Endoscopy，ESGE）发布了结直肠腺瘤切除术后，结肠镜监测随访指南：如果发现低危腺瘤，对照结肠镜需要 10 年（ESGE）或 5 年后（MSTF）进行。如果发现高危腺瘤，对照结肠镜需在 3 年后进行（ESGE，MSTF），如果是分次切除的大病灶，对照结肠镜应当 1 年之内进行（MSTF）或是 6 个月时进行（ESGE）。对于 FAP 检测也需要肠镜检查，比如父母患有 FAP 的儿童，从 10~15 岁起，每次间隔 1~2 年，需做肠镜检查，如果期间未检测出腺瘤，要一直监测到 40 岁。

案例 21-1

【病史摘要】 男性，20 岁，间断腹痛半年。自行服药无缓解。于 2017 年 1 月 2 日来院消化内科就诊。行肠镜检查发现结直肠大量无蒂部息肉、数目多达上百个，最大的约 1.5cm 大小。取材三个较大的息肉进行病理活检。病理报告为：结肠绒毛管状腺瘤，伴有低级别异型增生。遂转胃肠外科手术治疗。患者一般情况可，体重无明显变化，患者父母亲均未做过肠镜检查。

【临床检验】 大便常规检查发现脓细胞，血常规、尿常规检查无异常；肝肾功能正常。

【病理检查】

1. 大体息肉样肿物 3 个，大小分别为 $(1.5 \times 1.2 \times 0.8)\,cm^3$、$(1.1 \times 0.8 \times 0.8)\,cm^3$、$(1.0 \times 1.0 \times 0.5)\,cm^3$，表面光滑，部分绒毛状。

2. 光镜腺上皮排列部分呈管状、部分排列成绒毛状，细胞层次增多、细胞核稍大、轻度异型，未见明显核分裂。

3. 分子遗传学二代测序（next-generation sequencing，NGS）技术提示 APC 基因 15 外显子 1 309 位存在杂合缺失。

【诊断】 结肠家族性腺瘤性息肉病。

【案例分析】 该患者出现间断腹痛症状时间较长、未有缓解，因此进行了肠镜检查。发现结肠内息肉数目较多、患者又年龄较轻，需要考虑家族性的腺瘤性的息肉病。选取较大的息肉进行病理活检，一是判断是否符合肠腺瘤形态学改变，二是观察是否有癌变，三是获得组织进行 APC 基因突变检测。经过病理形态学观察和分子遗传学检测，患者确诊为家族性腺瘤性息肉病。于是转外科进行结肠切除手术。

-------------------------------------- 小　　结 --------------------------------------

结直肠腺瘤及瘤样病变是消化道较为常见的疾病。一般没有明显的临床表现，在肠镜检查时发现，最终通过病理形态学分析确定诊断，必要时需要进行分子遗传学检测。结直肠腺瘤与结直肠癌关系密切，部分病例肠道腺瘤数目多、与 APC 基因突变有关，称为家族性腺瘤性息肉病，需要询问家族史，并通过分子遗传学检测最后确定诊断。结直肠的瘤样病变主要表现为息肉，包括：炎性息肉、增生性（化生性）息肉或增生性息肉病、幼年性息肉或幼年性息肉病、Peutz-Jeghers 息肉病、良性淋巴样息肉等，其中的息肉病往往伴有分子遗传学改变。

（胡永斌　关秀茹　李志勇）

第二十二章

结 直 肠 癌

结直肠癌（colorectal carcinoma，CRC）是起源于结肠或直肠黏膜上皮的恶性肿瘤的统称，其发病率在消化道癌中仅次于胃癌和食管癌，占我国恶性肿瘤的第四位；我国恶性肿瘤死亡中，结直肠癌患者在男性占第五位，女性占第六位。结直肠癌在西方发达国家发病率很高，是仅次于肺癌的第二位恶性肿瘤，同时结直肠癌为迄今为止最可能治愈的胃肠道恶性肿瘤，不同国家的发病率相差 60 倍。城市地区远高于农村。近二十年来我国结直肠癌的发病率逐渐增加，且发病年龄趋向老龄化，发病部位趋向近侧结肠。结直肠癌发病年龄多在 60~70 岁，50 岁以下不到 20%，男女发病比例约为 2∶1。

第一节 概 述

结直肠癌以直肠（50%）最为多见，其余依次见乙状结肠（20%）、盲肠及升结肠（16%）、横结肠（8%）和降结肠（6%）。结直肠癌早期症状不明显，当表现为直肠出血、大便习惯改变、慢性贫血以及腹部肿块或肠梗阻，多提示晚期癌。目前通过对 40 岁以上人群定期进行肠镜检查、大便潜血及血清癌胚抗原（CEA）的检测，大大提高了早期癌的检出率，亦明显降低了死亡率。

一、临床症状和体征

（一）临床症状

1. 便血或大便潜血　便血是直肠癌最先出现和最常见的症状。直肠癌发病初期 50% 的病例有血便症状；开始出血量少，呈粪便表面覆盖少量血丝；随着疾病进展，可出现便中带血或者黏液血便。左半结肠肠腔较窄、距离肛门口较近、溃疡型肿块多见等原因，左半结肠癌的血便则为以暗红色。右半结肠癌较少出现便血症状，以出血大便潜血阳性为主。

2. 排便习惯改变或大便性状改变　早期结肠癌可没有任何临床症状，仅以大便次数增多及大便性状改变为主。排便习惯改变包括便秘、腹泻、里急后重等；大便性状改变包括变细、血便、黏液便等。

3. 腹痛或腹部不适　左半结肠癌较右半结肠癌患者的腹痛或腹部不适症状更明显；根据梗阻程度不同，腹痛程度及发生频率有所不同，完全梗阻时可表现为腹部阵发性绞痛。直肠癌患者常有肛门坠胀感，患者常常误以为痔疮而延误病情。

4. 晚期表现　常侵犯周围组织器官结直肠癌侵犯膀胱和前列腺等邻近组织，引起尿频、尿急和排尿困难。慢性肠梗阻时，腹部膨胀，肠鸣音亢进和阵发性绞痛。

5. 全身症状　早期可出现贫血及消瘦，乏力，低热等；晚期全身恶病质，患者出现食欲减退、消瘦、乏力、贫血、黄疸、腹水等。

（二）体征

1. 腹部包块　30%~40% 患者可触及腹部包块，右腹多于左腹，多数直肠癌患者经指检可发现直肠肿块，质地坚硬，包块多质硬伴有压痛，形态不规则，指检可见血性黏液。

2. 左锁骨上淋巴结肿大、肝大、腹水、黄疸或盆腔内肿块多属晚期表现。

3. 肝、肺、骨的转移局部均有压痛。

二、病因和发病机制

(一) 病因

结直肠癌的发生是环境和遗传因素相互作用的结果。遗传性结直肠癌主要由遗传因素决定；散发性结直肠癌因环境和遗传饮食在不同地区、不同患者之间作用的比重会有差异。

1. 环境因素　多认为与饮食有关。高脂、高肉食、低纤维饮食与结直肠癌的发生有密切关系，高脂饮食不但可刺激胆汁分泌增加，而且可促进肠道内某些厌氧细菌的生长，胆醇和胆盐一经厌氧菌分解形成不饱和胆固醇，如脱氧胆酸和石胆酸在肠道内部都有增加，后两者都是致癌物质或辅癌物质，因此可导致结直肠癌的发生。另外吸烟、酗酒等因素也可导致癌变，这已为大量流行病学和动物实验所证实。

2. 遗传因素　在结直肠癌患者家族中，约有 1/4 有肿瘤的家族史，其中半数亦为消化道肿瘤。具有家族史的人群患本病的风险约为普通人群的 2~3 倍。

3. 息肉　结直肠癌的发病与息肉有密切关系　大部分结直肠息肉最终均发展为癌症，特别是家族性多发性腺瘤性息肉病，发生癌变的可能性极大，应积极治疗。

4. 慢性炎症刺激　慢性炎症刺激，可导致直肠癌的发生。炎性肠病(包括溃疡性结肠炎和克罗恩病)的患者患结直肠癌的风险是普通人的 2 倍。血吸虫病、阿米巴痢疾、慢性非特异性溃疡性结肠炎、慢性细菌性痢疾等，经过肉芽肿、炎性和假性息肉阶段而逐渐进展至癌变。

5. 放射性治疗　盆腔放射治疗是结直肠癌的一种罕见但又被公认的病因。

此外，结直肠癌的发生，还与精神因素、年龄、内分泌因素、环境应激能力、气候、免疫功能失调及病毒感染等因素有关。

(二) 发病机制

大肠主要功能是吸收食物残渣中的水分，使其逐渐成形，形成粪便并排出体外。食物残渣在行进的过程中水分被逐渐吸收，使粪便中的有害物质、致癌物质也高度浓缩并排出体外。若机体因为各种原因，导致不能将其及时排出体外，在肠中一些细菌(如厌氧菌)的作用下，久之会对此处的肠黏膜产生不良刺激，使肠黏膜发生充血、渗出、水肿等炎症反应而受到损伤。正常情况下，肠上皮细胞能修复这些损伤。但是有些基因缺陷，使黏膜不能完成正常的修复，导致肠上皮不典型增生、瘤样增生(微小腺瘤)、腺瘤。随着腺瘤的不典型增生程度的增加，癌变的几率也相应增大，最后发展为癌。上述增生到癌变的多阶段的演变模式，多数情况下是由 APC 基因的杂合性缺失(loss of heterogeneity，LOH)启动，再经过 k-ras、P53、DCC、MCC、DPC4 等重要癌基因和抑癌基因复合突变的累积而完成癌变(图 22-1)。

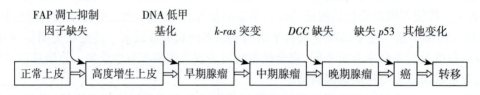

图 22-1　结直肠癌演进过程的分子事件

三、临床诊断和鉴别诊断

(一) 临床诊断

结直肠癌诊断的标准是肠镜检查及病理活检。对结直肠癌的早期诊断，必须根据临床表现，结合直肠指检、直肠镜或乙状结肠镜、实验室等检查方法，确诊需经病理组织学检查。结直肠癌早期症状多较轻或不明显，常被患者忽视，也漏诊。故对有下列临床表现时应提高警惕，考虑有无结直肠癌的可能：①近期内出现排便习惯改变(如便秘、腹泻或排便不畅)，持续腹部不适，隐痛或腹胀；②粪便变稀,或大便带血和黏液;③粪便潜血试验持续阳性;④原因不明的贫血、乏力或体重减轻等;⑤腹部可扪及肿块。如有上述可疑现象时,应进行下列系统检查,以明确诊断:肛管指诊和肠镜检查有无直肠息肉、直肠癌、内痔或其他病变;X 线病变征象最初可出现肠壁僵硬,皱襞破坏,随着病变进展可见恒定的充盈缺损、肠管狭窄、黏膜皱襞破坏等征象,从而显示癌肿部位和范围。镜检时不仅可以发现癌肿,还可观察其大小,位置以及局部浸润范围;通过肠镜可以完成组织活检,因此,肠镜检查可以大大提高诊断率。

(二) 诊断流程

结直肠癌诊断流程如图 22-2 所示。

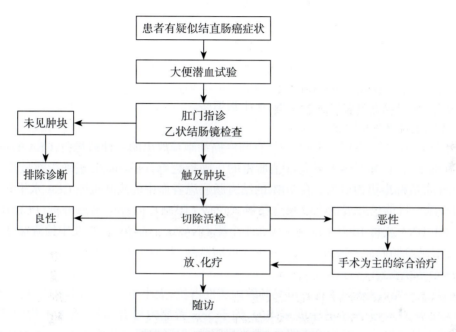

图22-2　结直肠癌的临床诊断流程

(三) 鉴别诊断

结直肠癌需要与溃疡性结肠炎、克罗恩病和肠结核等相鉴别。

1. 溃疡性结肠炎　主要临床表现是腹痛、腹泻、黏液脓血便,结合必要的活检和病理学观察,可将其与结直肠癌相鉴别。

2. 克罗恩病　主要症状是腹痛、腹泻、发热和腹部肿块。镜下主要表现为肠黏膜大而深的裂隙状溃疡、卵石征、肠道节段性的全壁炎,局灶可见非坏死性结核样肉芽肿形成。

3. 肠结核　主要表现为腹痛、大便稀软、腹部包块、低热、盗汗等结核全身中毒症状。也有便秘为主者,属增生性肠结核。肠结核患者多从肺结核而来,肠结核患者通过查血沉、结核菌素试验多呈阳性,和 X 线钡剂造影检查,不难与大肠癌鉴别。

4. 结肠息肉　凡从黏膜表面突出到肠腔的息肉状病变,在未确定病理性质前,大体形态上均称为息肉,直肠息肉的主要临床表现是无痛性便血。病理学检查可与结直肠癌鉴别。

5. 血吸虫病及其肉芽肿　具有江南生活史的患者要注意血吸虫病的鉴别。血吸虫病的肠道病变以左侧结肠为主,虫卵沉积于肠黏膜使局部充血、水肿、坏死,当坏死黏膜脱落后即形成浅表溃疡,腹痛、腹泻和便血为主要症状;结肠镜检可资鉴别,对其肉芽肿一定要取组织做活检。

6. 阿米巴痢疾　阿米巴是人体肠道寄生虫,它寄生在大肠壁内靠摄取肠黏膜碎片和红细胞为生,引起阿米巴痢疾。其症状与大肠癌相似,但大便腥臭,为果酱样,在其粪便中可以找到阿米巴滋养体或包囊,即可鉴别;结肠镜检查可取其肉芽肿做组织活检,也可鉴别。

7. 痔疮　便血是肠癌和痔疮的主要症状,尤其在二者的早期,可以是各自的唯一症状,故将肠癌误诊为痔疮的情况很多。痔出血色鲜红,血和粪便不相杂(即血是血、便是便);结直肠癌出血,色暗红,血和便混杂,呈柏油样便。通过指诊和结肠镜检查,则很容易将二者区别开来。

8. 慢性细菌性痢疾　慢性细菌性痢疾的主要症状是左下腹痛、腹泻、里急后重,黏液脓血便,与肠癌颇多相似,年龄在 40 岁以上者出现这些症状一定要注意,肛门指诊和大便细菌培养以资鉴别。便培养痢疾杆菌为阳性者为慢性细菌性痢疾,必要时进行组织活检以明确诊断。

第二节　实验室及其他检查指标与评估

一、实验室及其他检查指标

(一) 临床检验指标

1. 血常规　一般不会有改变,如果伴有感染则白细胞会升高。结肠癌伴出血,可出现贫血,血红蛋白低于 100g/L;部分患者可有白细胞计数、血小板增多。

2. 大便常规　大便潜血阳性。

3. 血清癌胚抗原(CEA)测定　CEA 为结直肠癌癌细胞释放出的一种糖蛋白,CEA 的正常值标准,根据不同标准的敏感度、特异度及其预测值所得的正确指数看,以 >5μg/L 正确指数最高。故以酶标法≤5μg/L 为正常值标准更为恰当。在 70% 的结直肠癌患者血中的癌胚抗原 CEA 水平升高。

4. 基因检测　目前已开展的有以聚合酶链式反应 - 限制片段长度多态分析(PCR-RFLP)方法,可检测到单分子 DNA 或每 10 万个细胞中仅含 1 个靶 DNA 分子的样品。粪便中检测突变 k-ras 基因,可用于高度可疑结直肠癌而一般方法未能发现人群的监测,对早期发现结直肠癌具有临床应用前景。

(二) 影像及内镜检查

1. CT/ 磁共振　结直肠癌 CT 检查可见肠腔内实性占位,大小不一,边缘不规则,可呈分叶状。肿块的密度与大小有关,小于 5cm 者密度多均匀,大于 5cm 者瘤内可有坏死,密度不均匀;肠壁局限性或环形增厚,早期结直肠癌肠壁增厚不明显,常为局限性,但肠壁厚往往大于 6cm;肠腔环形或不对称狭窄,形态不规则,狭窄程度轻重不一,严重者肠腔闭塞;肿瘤向肠壁周围浸润,肿瘤穿过肌层到达浆膜层和周围脂肪层时,表现为浆膜面模糊,肠周脂肪层密度升高,有时可见条索状软组织影,一般认为这是肠周浸润的直接征象,但不具特异性也可见于炎性病变;邻近组织和器官受侵,如直肠周围肌肉、前列腺、阴道、输尿管、盆腔等;淋巴结肿大征象;肝转移,直肠癌发生肝转移不如结肠癌常见,转移灶多为小而多发,孤立转移罕见,有时病灶内有钙化。

MRI 对判断直肠周围脂肪浸润比较有价值。因此,局部进展期直肠癌患者,需在新辅助治疗前、后分别行基线 MRI 检查,用于评价新辅助治疗的效果。

2. X 线　是结直肠病变的重要检查方法。早期结直肠癌 X 线表现为扁平、无蒂的类圆形隆起病灶,其基底可见回缩和结肠壁线缺损和不规则;进展期黏膜皱襞破坏,充盈缺损,环形狭窄,不规则龛影。腹部平片检查适用于伴发急性肠梗阻的病例,可见梗阻部位上方的肠腔有充气肿胀现象。钡剂空气双重对比造影更有助于诊断结肠内带蒂的肿瘤。

3. 核素　可用于结直肠癌诊断的核素包括:①血清学测定肿瘤相关标志物如 CEA、AFP、CA-50、CA19-9 等。②从某特定核素物质集聚状况在原发或转移肿瘤部位、大小等用作定位核素诊断。

4. 超声检查　由于结直肠癌主要环绕肠壁浸润,使肠壁不规则增厚,致肠腔不同程度狭窄,因而肠腔气体也就减少,从而增加了超声对肠腔检查的敏感度。结肠肿瘤分肠壁环形增厚型、肠壁局限性增厚型、蕈伞型和乳头型 4 种超声影像特征。超声所证实的肠壁增厚并非恶性病变的特异征象。因此必须结合临床表现鉴别炎性增生、肠壁水肿和肠套叠(显示靶形及双环状)。

5. 内镜检查　包括直肠镜和结肠镜检查,广义上均属于电子肠镜。电子肠镜检查能够直观的观察肠道病变范围、大小、形态,以及有无出血等情况,并在检查过程中进行活检和治疗。结直肠癌的肠镜分型中溃疡型最为常见,好发于左侧结肠和直肠。四周隆起,中间凹陷,犹如火山口,在溃疡面上可见出血和污秽的分泌物;其次为增生型多呈菜花样增生,肿物突入肠腔内,表面不光滑、质脆、触之出血,血色发暗,肿物表面可见糜烂和坏死;浸润型好发于左侧结肠,尤其在直肠与乙状结肠交界处和直肠。肿瘤组织沿肠壁浸润生长,伴结缔组织增生,导致病变部位狭窄,肠壁僵硬,失去柔软度和弹性,极易引起肠梗阻;严重者呈环形狭窄甚至闭塞。肿块型好发于右侧结肠和回盲部。肿块呈球形或半球形向肠腔内生长,表面有溃疡,易出血。

(三)临床病理检测

1. 病理形态学 大体检查多数结直肠癌为隆起型或溃疡浸润型,隆起型癌向肠腔内突出,呈结节状、息肉状或菜花状隆起,境界清楚,有蒂或为广基。肿瘤与周围组织境界常较清楚,浸润较为浅表局限,肠壁受累较少;癌肿增大时表面可产生溃疡。溃疡型癌主要向肠壁深层呈浸润性生长,与周围分界不清,肿瘤中央坏死形成较深的溃疡。溃疡口边缘为肠黏膜围绕,略呈斜坡状抬起。浸润型癌向肠壁各层弥漫浸润,导致局部肠壁增厚,但表面常无明显溃疡或隆起。肿瘤常累及肠管全周并伴纤维组织异常增生,导致肠管周径明显缩小,形成环状狭窄,病变处浆膜面常可见到因纤维组织牵引而形成缩窄环。胶样型肿瘤外观及切面均呈半透明胶冻状。

结直肠癌 90% 为腺癌,其余为腺鳞癌、梭形细胞癌、鳞状细胞癌及未分化癌等。结直肠腺癌的组织学呈大小不等的腺管状、筛网状或弥漫片状的异型上皮增生,浸润性生长;癌细胞胞体大,胞浆丰富,胞界不清,核大空泡状;核染色质团块状,核仁明显,核分裂象往往多见;常可见不等的坏死和凋亡现象。部分癌细胞分泌大量黏液,形成大的黏液湖。根据腺管大小及细胞异型性不同,可以将结直肠腺癌分化程度分成高、中、低分化腺癌三个等级(图 22-3、图 22-4)。结直肠癌的重要特征为肿瘤细胞浸润并突破黏膜肌层进入黏膜下层,甚至更深(图 22-5)。具有腺癌形态学特点若局限于黏膜内,但未突破黏膜肌层,则诊断黏膜内癌;此类癌可以通过完整切除而治愈。WHO 消化系统肿瘤分册结直肠癌病理分型如下(表 22-1),不同组织学类型具有其特异性的病理形态,部分与特定的分子特征有关。

(1)黏液腺癌:此型肿瘤组织中出现大量细胞外黏液为特征,黏液成分占全部癌组织的 50% 以上时,其中可见呈腺泡样结构的恶性上皮成分、多层肿瘤细胞或单个分布的印戒细胞。肿瘤组织中黏液成分小于 50% 则诊断为腺癌伴黏液成分。

(2)印戒细胞癌:此型定义为大于 50% 的肿瘤细胞内含有明显的细胞内黏液,典型印戒细胞癌特征性表现为肿瘤细胞胞质内大量黏液,推挤细胞核使之移位。

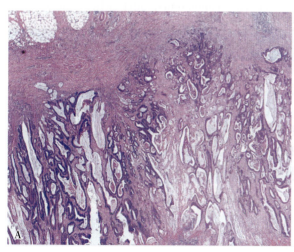
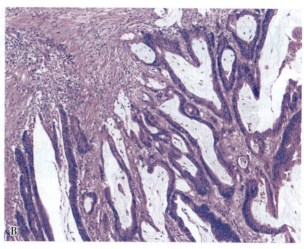

图 22-3　肠高分化癌

A. 横结肠高分化腺癌,浸润肠壁浆膜下层,HE 染色,×100;B. 高分化腺癌,HE 染色,×200

可作为大肠癌大规模普查的初筛方法。大便潜血试验还可提示胃溃疡、胃癌、大肠息肉等消化道疾病，特别是大肠腺瘤的癌变率可达 10% ~20%。

2. 血清 CEA   其临床意义归纳为两方面：①预测预后：术前 CEA 可预测预后，CEA 升高者复发率高，预后较正常 CEA 值者为差。术前增高者术后复发率为 50%，CEA 正常者为 25%。②术后随访预测复发或转移：术前 CEA 增高者，根治术应在 6 周内或 1~4 个月内恢复正常，仍持高不下者可能有肿瘤残留，有研究认为在表现复发症状前 10 周到 13 个月，CEA 已升高，故根治术后对 CEA 值增高者要严密检查与追踪随访，必要时有的主张作第 2 次手术探查。CEA 对肝与腹膜后转移者较敏感，而在淋巴结与肺转移者相对不敏感。CEA 主导的第 2 次剖腹探查术为当前最佳提高复发性结直肠癌生存率的方法。

（二）其他检查指标的评估

1. X 线   X 线检查简单、经济、直接地诊断结肠梗阻部位，能提供结直肠癌病变部位、大小、形态、类型；对于不完全梗阻原因的诊断具有较高的诊断价值。

2. CT/ 磁共振   作为常规检查方法之一，CT 有助于了解癌肿侵犯程度，可观察到肠壁的局限增厚、突出，向壁外蔓延的范围和远处转移的部位，能进一步提高淋巴结远处转移检出率，是进行结直肠癌分期最有价值的检查。优势在于显示邻近组织受累情况、淋巴结或远处脏器有无转移，对肝脏或转移结节检出率较有意义，有助于临床分期。MRI 检查适用于结直肠癌肝转移病灶的评价，怀疑腹膜以及肝被膜下病灶。

3. PET-CT   一般不推荐常规使用，但对于病情复杂、常规检查无法明确诊断的患者可作为有效的辅助检查。术前检查提示为Ⅲ期以上肿瘤，为了解有无远处转移，推荐使用。

4. 超声检查   是诊断腹部肿块性质最常用、最简单的检查手段，操作方便、出结果较快，且对患者刺激较小，具有方便快捷的优越性，比较适合肿块的初步检查，对实质脏器转移癌变诊断率较高。

5. 内镜检查   是诊断结直肠癌最有效、最可靠的方法。镜检可直接看到病灶，还可观察其大小、位置以及局部浸润范围。

（三）病理检测指标的评估

活体组织检查对结直肠癌，尤其是早期癌和息肉癌变的确诊以及对病变进行鉴别诊断有决定性意义，可明确肿瘤的性质、组织学类型及恶性程度、判断预后和指导临床治疗。

第三节   实验室及其他检查指标的临床应用

一、检查指标的筛选原则

实验室检查指标的筛选使用应该秉承快速、准确、实用和可行的原则。依据自身单位的实验条件和患者经济状况，选择最合适的检测套餐。对结直肠癌的检测项目的选择，应该分首要和辅助检测项目。

（一）首要 / 必需检测项目

1. 大便潜血试验   是一种简单易行的早期诊断的初筛方法，常警惕有结肠癌的可能性，尤其对右半结肠癌更为重要。

2. 血清 CEA   与恶性肿瘤有关，但对结直肠癌无特异性，可以作为诊断的辅助手段之一。由于癌肿切除后血清 CEA 逐渐下降，当有复发时会再次增高，因此可以用来判断本病的预后或有无复发。CEA 检测对早期病例的诊断价值不大，此项检查作为癌症的筛查和结直肠癌治疗后是否复发的监测却很有意义。

（二）第二步检测项目

1. B 超检查   无痛苦、无损伤、可重复，应当作为大肠癌诊断的首选方法。

2. CT/磁共振检查　可以帮助发现有无大肠癌腹外侵犯,淋巴结转移并有助于确定大肠癌的分期。

3. 内镜检查并活检　是结直肠癌的检测标准,准确率位于各项诊断之首位。

(三) 次要检测项目

包括免疫组化学检测,用于明确结直肠癌的组织学类型,也是结直肠癌诊断的必需检测项目。

二、检查指标的临床应用

(一) 在结直肠癌诊断中的作用

结直肠癌的诊断依赖消化内镜和病理形态学检查,是明确诊断的必需检测项目。结直肠癌的治疗方案的制订要严格依据结直肠癌的临床分型,因此病理形态学及免疫组化检测明确肿瘤类型,是诊断必须完成的项目,在指导临床治疗中发挥重要作用。联合检测肿瘤标记物可提高检测的敏感性和阴性预测值,较适用于筛选无特异性消化道症状的门诊患者。

(二) 在结直肠癌分期和判断预后中的应用

结直肠癌分期依赖于影像学评估及手术标本的病理检查。预后判断相关因素包括肿瘤大小、肿瘤浸润深度、是否淋巴结转移、组织形态学的评估等。

(三) 在结直肠癌复诊随访中的作用

结直肠癌术后应对患者常规随访,目前常用的检查方法有 CEA 监测、CT 扫描和内镜检查等。

1. CEA 的定期测定　方便、价廉,容易施行,较有价值。如果患者术前血中癌胚抗原较高,术后会降低。所以可对其进行随访观察;若术后患者血中癌胚抗原又升高,值提示癌肿复发;CEA 值的升高常在出现临床症状以前,有 60% 的患者要提早 4~5 个月,它不仅能监测局部复发,也能提示肝、肺等处的远处转移。CEA 术后监测,术后 3 年内每季度复查 1 次,3 年后 5 年内每半年复查 1 次,5 年后的每一年都应复查 1 次。

2. CT 检查　手术后 3 个月时可作盆腔 CT 检查,作为基础片,以便于随访时对照用。术后 2~3 年内应隔 6~8 个月做一次 CT 检查,或当 CEA 升高时复查 CT。在随访中应与术后 3 个月时所拍 CT 片相对照,若发现软组织增大,其凸面向前,软组织中央出现低密度区或弥漫性钙化,则提示复发。

3. 肠镜检查　有条件者每年复查 1 次肠镜并活检原病灶处组织,如发现腺瘤及时行内镜治疗,肠镜复查改为 6 个月 1 次。

案例 22-1

【病史摘要】　患者,女性,52 岁。大便习惯、形状改变 1 年,加重 3 个月。浅表淋巴结未及肿大。腹部软,无压痛,未触及包块。直肠检查未发现明显异常。

【临床检验】　血常规血红蛋白 117g/L;肿瘤标记物癌胚抗原 CEA 115μg/L,明显高于正常范围。

【CT/影像检查】　结肠镜检查提示横结肠中分化腺癌,侵犯肠壁半周,胸片检查未发现肺部转移,腹部 CT 检查发现横结肠脾曲结肠壁增厚,未见明显周围组织器官侵犯表现,未发现肝转移。

【病理检查】　结肠中分化管状腺癌,侵犯至深肌层,解剖 16 个淋巴结有 5 个淋巴结有癌转移,病理分期为 T2N2M0,属于 Ⅲ /Dukes C2 期。

【诊断】　结肠中分化管状腺癌。

【案例分析】　该患者大便异常并出现血便,肿瘤标记物明显升高。结肠镜提示横结肠中分化腺癌。综合检测结果,横结肠肿瘤明确,故普外科实施了横结肠、部分回肠和阑尾切除术,手术标本送病理检查进一步明确肿瘤类型。

------------------------------- 小　　结 -------------------------------

结直肠癌为结肠黏膜上皮来源的恶性肿瘤,全球结直肠癌每年新发病例数约 120 万,年病死人

数超过 60 万,发病率居第 3 位,病死率居第 4 位。结直肠癌发病年龄多在 60~70 岁,50 岁以下不到 20%。男女发病比例约为 2∶1。结直肠癌的发生是环境和遗传因素相互作用的结果,其中涉及多基因、多步骤的相互作用。临床常表现为黏液血便、贫血、消瘦、大便习惯及形状的改变、腹痛、腹部肿块或肠梗阻等。实验室检测血清 CEA 在结直肠癌筛查和治疗后复发监测具有一定的意义。内镜检查为诊断结直肠癌有效方法,确诊需经病理学诊断。结直肠癌病理诊断首先是常规的组织病理学诊断,包括病理类型及分级;其次需在对肿瘤组织进行 MSI 和 *k-ras* 基因、*BRAF* 基因突变检测,为判断预后和靶向治疗提供依据。

(丁彦青 和水祥 李 萍)

第二十三章

原发性胃肠道淋巴瘤

原发性胃肠道淋巴瘤（primary gastrointestinal lymphoma，PGIL）是起源于消化道淋巴组织的常见恶性肿瘤，属于结外淋巴瘤，占消化道恶性肿瘤的 1%~4%。按照组织学类型分类，约 90% 为 B 细胞淋巴瘤，T 细胞淋巴瘤非常少见，霍奇金淋巴瘤更加少见。消化道是结外非霍奇金淋巴瘤最常发生的部位，在欧美和亚洲约占非霍奇金淋巴瘤的 4%~20%，在中东地区约占 25%；占结外非霍奇金淋巴瘤的 30%~45%。原发性胃肠道淋巴瘤虽然可发生于消化道的任何部位，但是胃、小肠和回盲部是最常见的部位；其中胃则是三个部位中最易发病的部位，原发性胃淋巴瘤约占全部胃肠道淋巴瘤的 40%~50%。PGIL 一般沿黏膜下生长逐步向消化壁外浸润。确诊需要首先排除继发性淋巴瘤，即其他部位淋巴瘤累及消化道。内镜活检和消化道造影是术前诊断的主要手段，但因胃肠道淋巴瘤病变原发于黏膜深层，故内镜活检阳性率并不高。

第一节 概 述

PGIL 包括原发性弥漫性大 B 细胞淋巴瘤（diffuse large B cell lymphoma，DLBCL）、黏膜相关淋巴瘤（mucosa-associated lymphatic tissue lymphoma，MALT lymphoma）、套细胞淋巴瘤（mantle cell lymphoma，MCL）、小细胞淋巴瘤（small lymphocyte lymphoma，SLL）、滤泡性淋巴瘤（follicular lymphoma，FL）、Burkitt 淋巴瘤、肠病相关 T 细胞淋巴瘤（enteropathy-associated T-cell lymphoma，EATL，以前称肠病相关 T 细胞淋巴瘤 I 型）、单形性嗜上皮性肠道 T 细胞淋巴瘤（monomorphic epitheliotropic intestinal T-cell lymphoma，MEITL，以前称肠病相关 T 细胞淋巴瘤 II 型）、肠道 T 细胞淋巴瘤非特指（intestinal T-cell lymphoma not otherwise specified，intestinal T-cell lymphoma NOS）和胃肠道惰性 T 细胞淋巴组织增殖性疾病（indolent T-cell lymphoproliferative disorder of the gastrointestinal tract）等。

一、临床症状和体征

原发性胃肠道淋巴瘤初期常无症状，随着疾病的发展，逐渐出现一些消化系统症状和体征，但缺乏特异性的临床症状，与消化道的一般疾病或消化道癌症的表现难以区别。PGIL 症状大致分成消化系统症状和全身症状。

(一) 消化系统症状

1. 恶心、呕吐、食欲减退 是胃部淋巴瘤患者的早期症状，并呈加重趋势。

2. 腹痛 肿瘤直接侵犯到腹膜或腹膜后的神经可导致腹痛。根据病变部位不同，腹痛的部位不同，疼痛性质以及持续时间也有所不同。胃部淋巴瘤患者表现为不同程度上腹部痛，肠道淋巴瘤患者可出现游走性腹部隐痛。

3. 腹泻 肠道淋巴瘤的人肠道吸收不良，很容易出现腹泻。

4. 肠梗阻和排便习惯改变 肠梗阻根据肿瘤部位和进展情况，可以是不全梗阻也可以是完全梗阻。

5. 消化道出血 根据出血部位和出血量的不同，可以呈间歇性黑便，或者消化道大出血，后者较少见。

6. 穿孔 是最严重的症状之一，主要发生于疾病晚期，根据病变累及部位不同，可出现胃穿孔或肠穿孔。

(二) 全身症状

1. 全身症状　又称 B 症状,包括发热、盗汗、乏力、瘙痒、体重减轻等症状。消化淋巴瘤患者发热、盗汗、乏力、瘙痒较少见,体重减轻较多见。

2. 慢性贫血　长期消化道出血患者,可以出现贫血症状。

3. 营养不良　肠道淋巴瘤患者因为肠道对蛋白质、脂肪以及营养元素的吸收不良,同时伴随食欲减退和肿瘤的高消耗,导致腹泻、消瘦等营养不良等症状。

(三) 局部体征

主要体征是病变区域的压痛;腹部包块,早期无明显腹部包块,随着肿瘤体积增大,可出现腹部包块,甚至巨大包块。后期肿瘤在全身扩散,可出现肝、脾肿大和弥漫性淋巴结肿大。

二、病因和发病机制

消化淋巴瘤的病因不明,可能与感染、理化、遗传等因素有关。

(一) 病因

1. 感染与免疫因素

(1) 细菌感染:幽门螺杆菌(Hp)感染与胃淋巴瘤感染密切相关,90% 胃部 MALT 淋巴瘤的发生与 Hp 有关;35% 胃部 DLBCL 患者可见 Hp 感染,尤其是伴 MALT 淋巴瘤成分的 DLBCL 患者。长期 HP 感染导致黏膜内淋巴滤泡形成,CD4+T 细胞活化间接激活 B 细胞,B 细胞的持续活化。另外,空肠弯曲杆菌与小肠 MALT 淋巴瘤的发生密切相关。

(2) 病毒感染

1) 艾滋病病毒(HIV):大约 5%~10% 艾滋病病毒感染者可出现淋巴瘤,并且以小肠淋巴瘤多见。

2) 反转录病毒:人类 T 淋巴细胞病毒 I 型(human T-lymphotropie virus 1,HTLV-1)感染是多种淋巴瘤的病因,尤其是 T 细胞淋巴瘤。

3) EB 病毒感染:EBV 感染导致免疫功能抑制,癌基因被激活,与部分 B 淋巴细胞淋巴瘤发生有关,也是肠道 T 细胞淋巴瘤发病因素之一。

4) 慢性炎症:慢性胃炎胃溃疡、溃疡性肠炎可能分别与部分胃和结肠淋巴瘤发生有关。

5) 免疫抑制因素:淋巴瘤的发生与免疫抑制有关,包括先天性免疫缺陷病和获得性免疫缺陷病。免疫抑制药对淋巴瘤的发生也有影响。

2. 理化和环境因素

(1) 物理化学因素:杀虫剂、农药、药物、油漆、原子弹辐射、接受放射及化学治疗等因素均可导致淋巴瘤发病率增加。

(2) 地域环境因素:有些类型的淋巴瘤有明显的地域分布,如胃 MALT 淋巴瘤在意大利东北部区域高发。

(二) 发病机制

PGIL 发病机制不明,遗传学因素在胃部 MALT 淋巴瘤的发生中具有重要意义。常见细胞遗传学异常是 t(11;18)(q22;q22)、t(1;14)(q22;q23)、t(14;18)(q32;q22) 和 t(3;14)(q14.1;q32)染色体易位;分别导致产生嵌合体蛋白 BIRC3-MALT1 以及 BCL10、MALT1 和 FOXP1 的转录调控异常。其中大约 25%~50% 的 MALT 患者存在 t(11;18)易位。

三、临床诊断和鉴别诊断

(一) 诊断标准

1. 原发性胃肠道淋巴瘤基本诊断标准　原发性胃肠道淋巴瘤诊断标准是符合淋巴瘤病理诊断标准,并排除非消化道外淋巴瘤累及消化道。Dawson 等将原发性胃肠道淋巴瘤诊断标准归纳为以下五个方面,只有这五个方面均满足才能诊断:①发病时无外周淋巴结病变;②无纵隔淋巴结肿大的证据;③白细胞总数及分类计数正常;④腹部探查以肠道病变为主,淋巴结肿大仅见于肠道病变紧邻处;⑤病变未累及肝脏及脾脏。

2. 按部位分析原发性胃肠道淋巴瘤诊断思路

(1) 食管原发性淋巴瘤:食管原发性淋巴瘤非常罕见,大多为颈部或纵隔淋巴瘤累及食管。因此,诊断需排除颈部或纵隔淋巴瘤累及食管后,方做诊断。食管原发性淋巴瘤的类型主要为 MALT、MCL、Burkitt 及 T 细胞淋巴瘤。临床表现无特异性,可以出现吞咽困难、消化不良、甚至呕血等消化道症状,以及体重减轻、发热、盗汗等全身症状。诊断需要首先做内镜及影像学检查,进一步可以做 CT/ 磁共振检测。其中内镜检测呈食管炎或溃疡,严重者隆起型肿物及食管狭窄;钡餐检查可表现为节段性溃疡所致的不规则充填缺损、狭窄和黏膜隆起。CT/ 磁共振检查表现为食管壁增厚、管腔缩窄。同时,CT/ 磁共振检查可以明确病变累及范围。但以上检测方法发现食管病变,最后确诊需要病变活检并组织学观察结合免疫组化分析。

(2) 胃原发性淋巴瘤:胃是原发性胃肠道淋巴瘤最常受累的部位,约占全部原发性胃肠道淋巴瘤的 47%~54%。最常见的胃原发淋巴瘤是 MALT 淋巴瘤,其次是 DLBCL;套细胞淋巴瘤和 Burkitt 淋巴瘤也可偶发于胃;滤泡型淋巴瘤则多见于十二指肠,呈小息肉或溃疡性外观。

胃部 MALT 淋巴瘤多见于胃窦及胃体,临床表现和内镜形态无特异性,类似其他良性或恶性病变,常见症状有腹痛、恶心、呕吐、腹泻、消化道出血和体重减轻。胃部 MALT 淋巴瘤 90% 的患者存在幽门螺杆菌的感染,约 70% 对根除幽门螺杆菌治疗有效。Zullo 等将内镜下可将胃 MALT 淋巴瘤分为六种类型:①外生型:边界不清的单一肿物;②溃疡型;③肥厚型:黏膜皱襞呈结节状、增厚;④点状出血;⑤黏膜充血;⑥混合型。此外,高级别及低级别 MALT 淋巴瘤的内镜特点有所不同:高级别 MALT 淋巴瘤呈外生型肿物的概率更高。目前认为表浅生长的胃部 MALT 淋巴瘤预后要好于深层浸润者。放大内镜可用于观察黏膜及血管的显微结构,可用于检出早期癌;但由于胃淋巴瘤一般发生于胃壁深层,因此敏感性和特异性均较低。超声内镜可精确评估病变范围及深度,从而为 MALT 淋巴瘤的治疗提供更多信息;超声内镜用于随访,尚需更多研究。

胃部 DLBCL 临床症状多变,常见上腹部疼痛、消化不良、体重减轻、消化道出血甚至穿孔;多累及胃体或胃底,一般表现为单发或多发溃疡灶;伴 MYC 重排的 DLBCL 预后较差,该类病例可发生于消化道多处,内镜下一般表现为胃部盘状隆起、十二指肠扁平灶、小肠结节状肿物(图 23-1)。窄带成像内镜为蜂巢样表现而无微血管改变。超声内镜所见与组织学类型无关,也与长期及短期预后无关,因此不推荐将其作为随访手段。

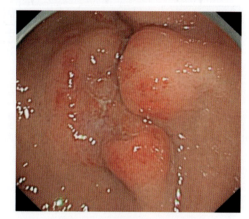

图 23-1 胃部 DLBCL 内镜
内镜下呈顶部盘状隆起型肿物,表面黏膜轻度糜烂

胃部淋巴瘤的影像学表现并无特异性,最常见表现有溃疡灶、息肉状肿物、淋巴结肿大、胃壁弥漫性或局灶性增厚,甚至胃部结构无改变。应注意与消化道溃疡、肥厚性胃炎、胃部恶性肿瘤鉴别。胃部淋巴瘤 FDG 吸收活性低,且不同亚型间 FDG 浓度不一,因此诊断胃部原发性淋巴瘤时 PET-CT 意义不大。

(3) 肠道原发淋巴瘤:肠道淋巴瘤多为其他部位病变累及;肠道原发淋巴瘤极为罕见,仅占所有肠道恶性病变的 0.2%,且大部分为 B 细胞源性。小肠也是原发性胃肠道淋巴瘤的第二常见发病部位,约占原发性胃肠道淋巴瘤的 20%~30%;回肠发生率又高于空肠。肠道淋巴瘤类型包括 MALT、DLBCL、MCL、FL、Burkitt、肠病相关 T 细胞淋巴瘤(EATL)等。

临床表现无特异性,主要有发热、腹痛、腹泻、血便、体重减轻。临床表现取决于淋巴瘤类型,惰性的淋巴瘤可无症状,或不同程度的腹痛、消瘦和肠梗阻;恶性程度高的淋巴瘤则表现为腹腔巨大肿块、腹泻、乳糜泻、恶病质等,甚至可出现急性穿孔及大量血便,需急诊手术。临床检查多用胶囊内镜及结肠镜,内镜下,最常见特点为局灶溃疡,也有肠病相关 T 细胞淋巴瘤(EATL)呈黏膜增厚、水肿伴溃疡,黏膜弥漫性增厚伴大量粗糙或细腻颗粒状突起时需高度可疑该病。结外 NK/T 细胞淋巴瘤(ENKTL)更多见为浸润性病变,这可能是穿孔更多见于 ENKTL 的原因。CT/ 磁共振中肠道淋巴瘤的典型表现有肠壁增厚、黏膜溃疡、动脉瘤样扩张甚至穿孔。尽管肠道淋巴瘤具有一定的特点,但内镜下表现可类似克罗恩病、肠道结核或腺癌(图 23-2);此外由于肠道淋巴瘤多位于黏膜下及肌层,因此有时活检难以取到从而造成无法确诊,需要重复活检。病理形态学上,肠道淋巴瘤呈相应类型的组织学特征。

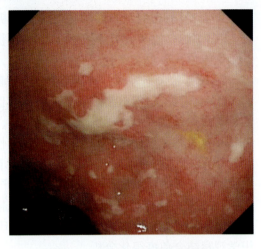

图 23-2　肠 MALT 的内镜表现
内镜下呈黏膜不规则溃疡,周围黏膜充血水肿

(二) 诊断流程

原发性胃肠道淋巴瘤的临床诊断流程图如图 23-3 所示。

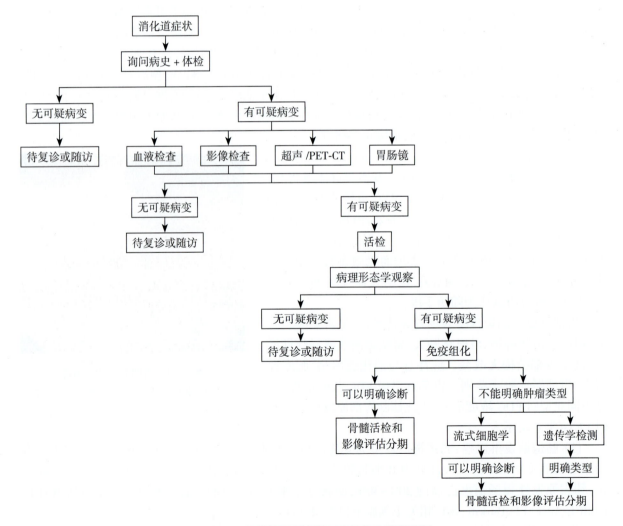

图 23-3　原发性胃肠道淋巴瘤的临床诊断流程

（三）鉴别诊断

PGIL 的鉴别诊断主要需要与炎症性病变、良性肿瘤、癌症、胃肠间质瘤相鉴别。

1. 炎症性病变　消化道炎症性病变包括胃及十二指肠溃疡、溃疡性结肠炎、克罗恩病、肠结核及其他感染性肠病。它们分别在实验室检查和影像方面有自身特点（具体特征参见本书相关章节），不会形成占位性病变，而且病理形态学观察基本上都可以区分开，特殊疑难病例，如感染性肠病也可以通过免疫组化检测加以证实。

2. 良性肿瘤　要鉴别的良性肿瘤包括胃肠息肉和腺瘤，胃肠息肉和腺瘤往往体积较小、突出于表面，无浸润，实验室检查无特殊改变，影像和内镜基本可以排除非 PGIL，病理形态学观察可以确定诊断。

3. 消化道癌　是消化道最常见的恶性肿瘤，体积可以较大，大体可以呈隆起型、平坦型和溃疡型，实验室检查大多无特殊改变，影像和内镜检查难以和 PGIL 相区别；不过病理形态学上，二者区别明显，基本可以明确诊断；少数低分化癌可能在组织病理学观察与 PGIL 区别比较困难，需要借助免疫组化检测进一步确诊。

4. 胃肠间质瘤　是胃肠道常见的软组织肿瘤，其大多位于黏膜下或肌层内，以结节或肿块形式存在，界限清晰，在影像上基本可以诊断，病理组织形态上二者区别明显，基本可以明确诊断，胃肠间质瘤还有特征性的免疫组化检测指标。

第二节　实验室及其他检查指标与评估

一、实验室及其他检查指标

实验室检查指标包括临床检验指标和临床病理检测指标两部分。临床检验指标主要有临床常规检验和生化及肝、肾功能检测等；但是在消化淋巴瘤诊断中缺乏特异性，大多数患者在临床检验指标中可能只有轻度改变或无明显改变。临床病理检测指标主要有病理形态学和免疫组化及分子遗传学检测；它们是淋巴瘤诊断确诊的最后步骤也是决定性的步骤。其他检查指标，如 CT/ 磁共振、氟 -18-脱氧葡萄糖 - 正电子发射型电子计算机断层、胃镜、肠镜、超声等检查；在病变定位、定性方面诊断准确率较高，有助于诊断。

（一）临床检验指标

1. 临床常规检查

（1）血常规及 CBC 分类：消化淋巴瘤病变部位和进展时期不同，血常规可以出现一些改变，也可能没有明显变化。比如胃肠道淋巴瘤伴溃疡的情况下，可能出现贫血；部分患者可有白细胞计数、血小板增多，个别患者可有类白血病反应，中性粒细胞明显增多。有些患者可有低蛋白血症、贫血。

（2）大便常规：对低位肠道淋巴瘤，可能可以检测到大便潜血。

（3）红细胞沉降率（ESR）：部分胃和肠淋巴瘤患者可以出现红细胞沉降率增快。

2. 血生化及肝肾功能检查

（1）乳酸脱氢酶：乳酸脱氢酶（lactate dehydrogenase, LDH）是一种糖酵解调控酶，广泛存在于人体各脏器内。当机体存在肿瘤或细胞坏死时，糖酵解作用增强，LDH 水平升高并释放入血。肿瘤患者的血清 LDH 水平增高，提示肿瘤负荷增大。

（2）免疫球蛋白检查：β-2 微球蛋白。部分患者尤其晚期患者表现为免疫功能异常，在 B 细胞淋巴瘤中，部分患者的血清中可以检测到多少不等的单克隆免疫球蛋白。

（3）血碱性磷酸酶：有些患者可有血碱性磷酸酶增多。

（4）肝功能检查：大多无异常，仅淋巴瘤累及肝脏或肝脏原发性淋巴瘤患者才可能有不同程度的肝功能异常。

（5）肾功能检查：大多无异常，随着病情进展，后期才可能出现肾功能异常。

（二）影像及内镜检查

1. CT/磁共振检查　原发性消化淋巴瘤 CT/磁共振表现多样，但有较明显的影像特征，尤其在病变定位和定性方面诊断准确率较高。

（1）胃淋巴瘤：根据病变累及的部位和大体类型不同，CT/磁共振征象有所不同。病变类型可以分成隆起型、浸润型和溃疡型。隆起型呈局限性肿块凸向胃腔内，病变密度均匀，表面光整，与周围组织分界清晰；增强后强化较均匀。浸润型病变，弥漫或局限性不均匀胃壁增厚。胃黏膜面可以光滑，也可不光滑伴浅的小凹陷，也可呈分叶状或波浪状。增强后呈轻至中度强化。浸润型病变呈弥漫性不均匀胃壁增厚，表面可见深浅不一的溃疡影，可浸润肌层和周围脂肪间隙；严重的可以伴有坏死和穿孔改变。

（2）肠道淋巴瘤：病变肠壁呈局限性或广泛性不均匀增厚，可伴有肠管狭窄，肠壁柔软，有或无明显梗阻征象；可伴有肠系膜血管周淋巴结肿大。增强后呈轻至中度强化。主要有结节样、浸润型、外生性三种改变形式。瘤组织沿肠系膜浸润，可造成系膜内脂肪密度增高，系膜增厚；腹膜后和肠细胞多发性淋巴结肿大，形成肿块包绕肠系膜血管及周围脂肪，可形成典型的"汉堡包征"或"三明治征"。

2. PET-CT 检查　PET-CT 显像能早期发现淋巴瘤病灶，敏感性和特异性较高；除消化道影像改变外，PET 还可以较清晰地观察到腹腔、腹膜后、盆腔和/或其他部位淋巴结和脏器累及浸润情况。

3. 超声检查　胃肠道淋巴瘤在超声中可表现为浸润型或肿块型。

（1）胃淋巴瘤的超声：超声表现分为浸润型、肿块型、单纯溃疡型三种。浸润型表现为胃壁弥漫性或节段性增厚，伴黏膜面多发或单发斑片状溃疡，呈强回声。肿块型呈息肉状或结节状低回声性肿块，凸向腔内，但是浆膜面多光整。单纯溃疡型超声表现为胃黏膜面单发或多发斑片状溃疡性强回声区，不伴有胃壁增厚或肿块，此型在超声中极易漏诊。

（2）肠道淋巴瘤超声：超声可呈浸润型或肿块型。浸润型表现为肠壁弥漫性或节段性增厚，呈环形低回声；伴溃疡时，管壁正常结构显示不清；肠道淋巴瘤侵犯肠壁神经，导致肠壁肌张力下降，引起肠腔扩张，管腔常呈动脉瘤样扩张。肿块型比较少见，表现为单发或多发的不均质低回声或极低回声结节和肿块；可伴有肠周淋巴结肿大。

4. 胃镜和肠镜　消化镜检查既可以直观的观察病变形式，又可以取病变活检，获得组织学标本。因此，在消化淋巴瘤诊断中发挥至关重要的作用。胃肠淋巴瘤在胃镜或肠镜下常为弥漫浸润型增厚，胃肠腔狭窄，皱襞粗大，病变组织质脆，易出血。对内镜下怀疑淋巴瘤的病灶，需要多点取活检，甚至取大块病理组织进行活检，以提高活检阳性率。

但是胃镜和肠镜下，难以将淋巴瘤与其他消化道肿瘤区分开，最终的确诊依靠活检标本的组织学和免疫组化及分子诊断来完成。

（三）临床病理检测

病理检测包括病理形态学和免疫组化及分子遗传学检测，是淋巴瘤诊断的最后步骤也是决定性步骤。

1. MALT 淋巴瘤

（1）病理形态学：MALT 淋巴瘤占原发于胃肠道淋巴瘤的 50%，是最常见类型，尤其是胃部。MALT 淋巴瘤是一种有形态各异的小 B 淋巴细胞增生形成的结外淋巴瘤；这些小 B 淋巴细胞包括边缘区细胞（中心细胞样细胞）、单核样细胞、小淋巴细胞以及散在的免疫母细胞和中心母细胞。部分病例伴有浆细胞样分化。早期瘤细胞浸润黏膜层，原发于消化道的 MALT 淋巴瘤患者，大多数存在腺上皮被互不相连的淋巴瘤细胞团侵蚀破坏，形成典型的瘤细胞浸润上皮现象，即淋巴上皮病变；随着病情加重，瘤细胞沿黏膜层逐渐向肌层浸润，可达消化壁全层。

组织学上 MALT 淋巴瘤细胞由大量小 B 细胞、散在免疫母细胞和中心母细胞样的大细胞组成。肿瘤性 B 细胞在滤泡周围浸润性生长，从外至套区形成边缘区分布，向外播散形成大的融合区域，最后部分或全部侵蚀滤泡。其中,边缘区 B 细胞核圆形不规则,小至中等大小,染色质稍稀疏,核仁不明显,胞质淡染;如果胞质更丰富淡染,胞膜清晰则称为单核样 B 细胞(图 23-4 A~C)。约 1/3 的胃 MALT 伴有浆细胞分化。对于淋巴上皮病变,需要认识到在 MALT 淋巴瘤中是高度特征性的改变,但是其在胃 MALT 淋巴瘤中不具有诊断特异性,而在小肠和大肠的 MALT 淋巴瘤中很难找到淋巴上皮病变。MALT 淋巴瘤可以向弥漫性大 B 细胞淋巴瘤转化,表现为成片/实性团块状免疫母细胞和中心母细胞。

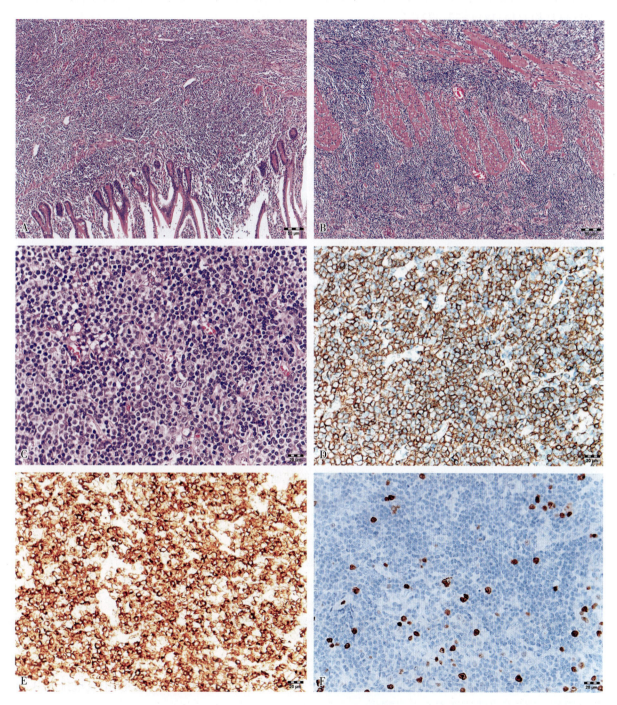

图 23-4　小肠 MALT 淋巴瘤

A. 小肠黏膜和黏膜下瘤组织浸润,HE 染色,×200;B. 小肠肌壁内瘤组织浸润,HE 染色,×200;C. 高倍显示瘤组织体积偏小,内有散在大细胞,HE 染色,×400;D. 免疫组化 CD20 弥漫强阳性,×400;E. 免疫组化 BCL-2 弥漫强阳性,×400;F. 免疫组化 Ki-67 显示低增殖活性,×400

此时,应诊断为弥漫性大 B 细胞淋巴瘤,可以注明有无 MALT 淋巴瘤同时存在,并注明相对比例。

(2) 免疫表型:肿瘤细胞通常 CD20 和 CD79a 阳性,CD3、CD5、CD10、CD23 和 BCL-6 阴性。极少数病例可出现 CD5 阳性,罕见病例可以呈 CD10 阳性和 BCL-6 阴性,大约 50% 的病例有 CD43 阳性。肿瘤细胞表达 IgM,不表达 IgD,并且呈 Ig 轻链限制(图 23-4 D~F)。

(3) 分子遗传学:方法包括核型分析、荧光原位杂交(FISH)和 PCR。MALT 淋巴瘤中可能存在多种遗传学异常,包括染色体 3、12 和 18 三体及特异性染色体易位,分别是 t(11;18)(q22;q22)、t(1;14)(p22;q32)和 t(14;18)(q32;q22)。

2. 弥漫性大 B 细胞淋巴瘤(diffuse large B cell lymphoma,DLBCL)

(1) 病理形态学:一种大的肿瘤性 B 细胞弥漫增殖性疾病,细胞核大于或等于增殖细胞核,或大于淋巴细胞和的 2 倍。原发于消化道的 DLBCL 属于结外淋巴瘤,弥漫成片的瘤细胞在病变部位形成肿块,同时浸润组织间隙,导致腺体间的间隔增宽,正常结构消失。

瘤细胞的形态为中心母细胞、免疫母细胞,或介于两者之间的形态。简单说中心母细胞有一个圆形或卵圆形泡状核,多个靠近核膜的小核仁,少量嗜双色性胞质;免疫母细胞圆形或卵圆形泡状核,单个居中的大核仁,大量嗜碱性胞质。瘤细胞可以表现出明显的异型性,比如不规则的核皱褶、染色质粗糙、巨核或奇异型核等。常常伴有低级别淋巴瘤,如由 MALT 淋巴瘤发展而来的,原有的 MALT 淋巴瘤病变也可能与 DLBCL 并存。肿瘤细胞间常有数量不等的反应性细胞,包括小淋巴细胞、浆细胞、组织细胞和多形性细胞。少数情况下可见融合成簇的上皮样组织细胞。类似淋巴上皮样 T 细胞淋巴瘤(图 23-5 A~C)。

(2) 免疫表型:DLBCL 表达 CD45 和多种全 B 细胞标记物,包括 CD20、CD22、CD79a 和 PAX5。大约 30%~50% 的 DLBCL 病例表达 CD10;约 60%~90% 病例为 BCL-6 阳性;50% 病例为 BCL-2 阳性,以结内肿瘤表达率高于淋巴结外的肿瘤;5%~10% 病例为 CD5 阳性;有浆样细胞分化的病例还有 CD38 和 MUM1/IRF4 阳性(图 23-5 D~F)。Hans 分类系统根据 CD10、BCL-6 和 MUM1/IRF4 表达情况,将 DLBCL 分成 GCB 和 non-GCB 两大类,其中 CD10、BCL-6 和 MUM1/IRF4 均要以 ≥30% 的肿瘤细胞阳性判读为阳性,具体分类方法见图 23-6。DLBCL 通常表现为高增殖指数,Ki-67 一般在超过 40%,有些病例可以超过 90%(图 23-5 F)。

(3) 分子遗传学:可以 Ig 基因克隆性重排,BCL-2、BCL-6 和 MYC 基因重排,和 BCL-6 基因突变。除免疫缺陷和 EBV 检测常为阴性,仅仅有少于 5%~15% 患者为 EBV 的 DLBCL。

3. 滤泡型淋巴瘤(FL)

(1) 病理形态学:FL 由生发中心的 B 细胞发生的肿瘤,形态学上表现为肿瘤部分保留滤泡性结构生长的模式,是一组包含滤泡中心细胞(小裂细胞)、滤泡中心母细胞(大无裂细胞)的恶性淋巴细胞增生性疾病。组织学上,FL 有时可以合并有弥漫性的生长方式。

FL 的 WHO/REAL 分级分成 3 级:1 级:光学显微镜每个高倍视野可见 0~5 个中心母细胞;2 级:光学显微镜每个高倍视野可见 6~15 个中心母细胞;3 级:光学显微镜每个高倍视野可见 >15 个中心母细胞,中心母细胞呈片状分布,其中 3A 级尚可见中心细胞,3B 级则缺乏中心细胞。

组织学形态,根据是滤泡性和弥漫性结构所占的比例不同,FL 分为:①滤泡型(滤泡比例 >75%);②滤泡和弥漫混合型(滤泡比例 25%~75%);③局灶滤泡型 / 弥漫为主型(滤泡比例 <25%)。全部呈弥漫型的结构则归到 DLBCL 中。

根据 2016 年 WHO 淋巴瘤分类,FL 病理类型包括:①原位滤泡性瘤变(原为原位滤泡性淋巴瘤);②十二指肠型滤泡性淋巴瘤;③儿童型滤泡性淋巴瘤(原为儿童滤泡淋巴瘤);④伴 IRF4 重排大 B 细胞淋巴瘤;⑤原发皮肤滤泡中心淋巴瘤。

十二指肠型滤泡性淋巴瘤是消化道原发性滤泡淋巴瘤,是 FL 的一个特殊类型,也是最常发生的结外病变部位之一;主要发生于小肠,常累及十二指肠。呈多发性小息肉样外观,无临床症状,常常是在内镜检查时偶然发现。组织学上表现为黏膜或黏膜下层散在肿瘤性滤泡。滤泡主要由一致性的中

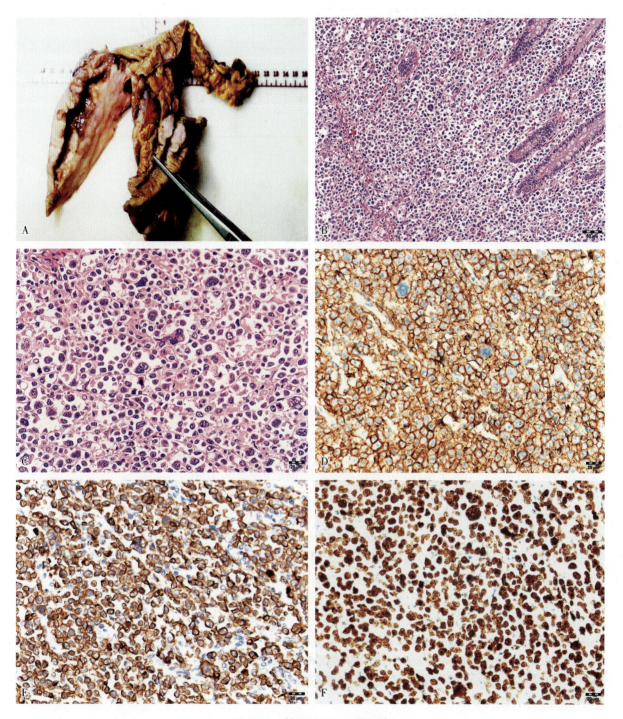

图 23-5 结肠 DLBCL 淋巴瘤

A.结肠大体标本;B.HE 染色,×200;C.HE 染色,×400;D.免疫组化 CD20 染色,×400;E.免疫组化 BCL-2 染色,×400;F.免疫组化 Ki-67 染色,×400

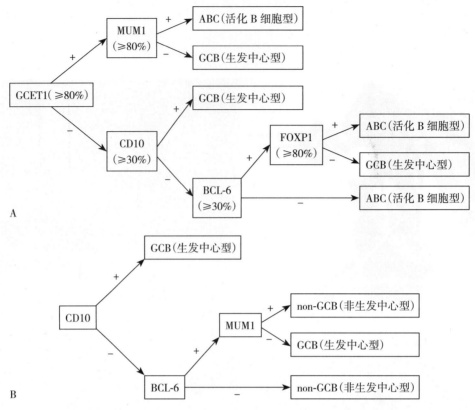

图 23-6 DLBCL 的 Hans 分类和 Choi 分类系统比较

A. Choi 分类系统；B. Hans 分类系统

心细胞，中心母细胞少见且呈散在分布。因此组织学上属 1~2 级的滤泡型淋巴瘤。肿瘤细胞也可以浸润到滤泡外（图 23-7 A~C）。

（2）免疫表型：肿瘤细胞呈 CD20、CD10、BCL-2 阳性，部分可有 BCL-6 阳性；CD22 一般仅限于滤泡周边部阳性；常表达 IgA 重链；Ki-67 显示增殖指数偏低；（图 23-7 D~H）。

（3）分子遗传学：肿瘤细胞有 t（14；18）（q32；q22）重排。与淋巴结 FL 相比，其他基因的分子遗传学改变要少见。

4. 套细胞淋巴瘤（mantle cell lymphoma，MCL） 是一种 B 细胞淋巴瘤亚类，占非霍奇金淋巴瘤（NHL）的 6%~8%，其他较常见的受累部位有消化道和韦氏环。细胞遗传学上存在 t（11；14）（q13；q32）异常，导致 Cyclin D1 核内高表达是其特征性标志。好发于中老年人，中位发病年龄约 60 岁。

（1）病理形态学：MCL 在消化道的常见形式是淋巴瘤样息肉病，表现为小肠和大肠多发性淋巴瘤样息肉，局部也可以形成大肿块或区域淋巴结肿大；有些病例则不形成肉眼可见的息肉，而表现为表浅溃疡、大肿块或黏膜弥漫性增厚。肿瘤由小到中等大小的形态单一的淋巴细胞构成，类似于中心细胞，核型不规则，细胞核染色质致密，核仁不明显，细胞质稀少。偶尔瘤细胞浸润腺体，可以形成类似淋巴上皮病变，这样情况下其很难与 MALT 鉴别。但是总体来说，MCL 较少出现淋巴上皮病变，而且细胞形态单一（图 23-8 A~C）。

MCL 按形态学变异区分，被分为经典型、母细胞样、多形性、小细胞性和边缘区样。不同类型的 MCL 的组织学特征相对稳定，但某些情况下还是可以观察到从结节型到弥漫型，或从经典型发展到母细胞性的过程。应与慢性淋巴细胞白血病（CLL）、边缘区淋巴瘤、B 细胞幼稚淋巴细胞白血病甚至大 B 细胞淋巴瘤等鉴别。

少数 MCL 可以与第二种淋巴瘤在相同部位并行发生。比如 MCL 并发滤泡淋巴瘤（FL）、慢性淋巴细胞白血病 / 小细胞淋巴瘤（CLL/SLL）、浆细胞瘤、多发性骨髓瘤（MM）或霍奇金淋巴瘤（HL）等。

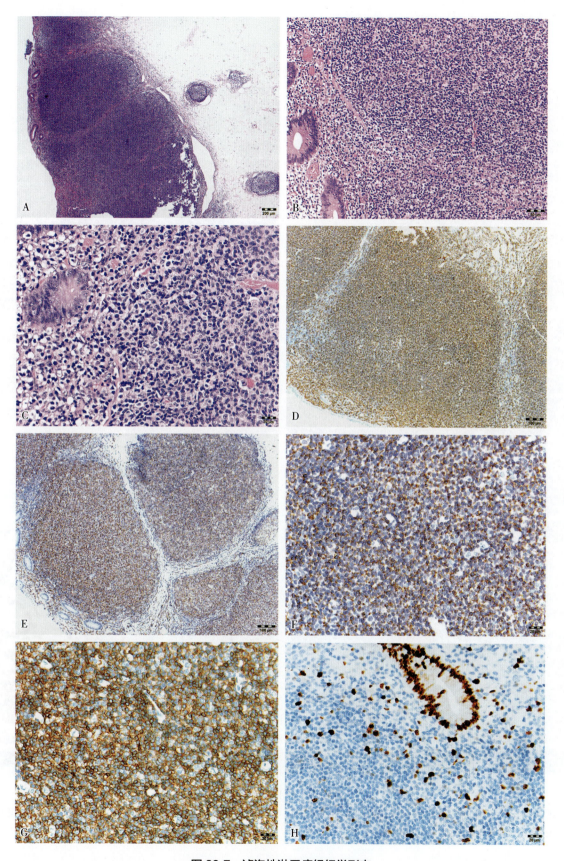

图 23-7 滤泡性淋巴瘤组织学形态

A.HE 染色,×40;B.HE 染色,×100;C.HE 染色,×400;D. 免疫组化 CD20 染色,×100;E. 免疫组化 BCL-2 染色,×100;F. 免疫组化 BCL-2 染色,×400;G. 免疫组化 CD10-400 倍;H. 免疫组化 Ki-67 染色 ×400

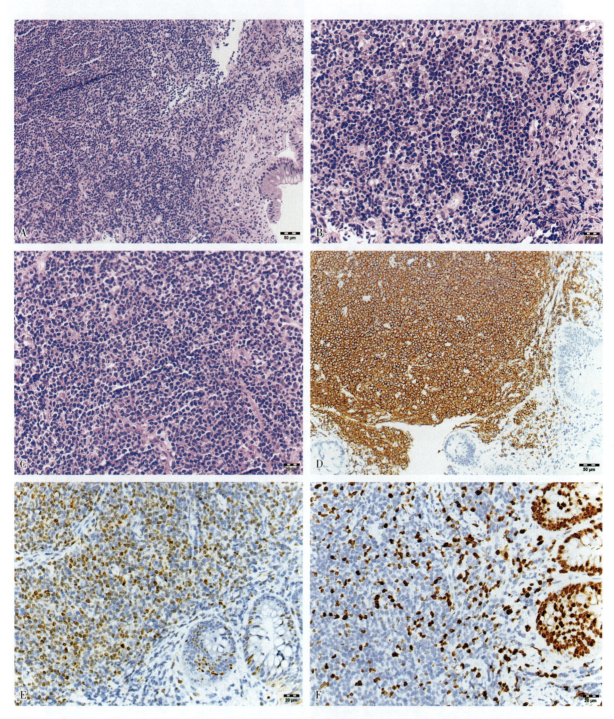

图 23-8　MCL 淋巴瘤

A. HE 染色,×200;B. HE 染色,×400;C. HE 染色,×400;D. 免疫组化 CD20 染色,×200;E. 免疫组化 Cyclin D1 染色,×400;F. 免疫组化 Ki-67 染色,×400

(2) 免疫表型:MCL 细胞表达成熟 B 细胞相关抗原,CD19、CD20、CD22、CD79a 阳性;多数 MCL 有 Cyclin D1 表达。少数 MCL 呈 Cyclin D1 阴性,但是 MCL 细胞核 SOX11 表达增加,有助于鉴别 Cyclin D1 阴性的 MCL;与 CLL/SLL 一样,MCL 常共同表达 T 细胞相关抗原 CD5 和 CD43。CD10 和 BCL-6 为阴性,CD23 多为阴性,部分 MCL(母细胞性)可 CD23 弱阳性。表面 Ig 通常中等至强阳性,常共同表达 IgM 和 IgD。而且通常呈 λ 轻链表达,而 κ 轻链表达少见。另外,CD200 和 CD148 可以作为 MCL 和 CLL 鉴别诊断的新型标志。Ki-67 增殖指数对评估 MCL 的类型和预后很有用,一般经典型 MCL 的 Ki-67 增殖指数低,而母细胞样 MCL 的 Ki-67 增殖指数高(图 23-8 D~F)。

(3) 分子遗传学:MCL 特征性的遗传学特性是 >95% 的 MCL 细胞有 t(11;14)易位导致 IGH 和 Cyclin D1 重排;几乎所有病例可以用 FISH 检测出这一遗传学改变。

5. Burkitt 淋巴瘤(BL) 来源于生发中心 B 淋巴细胞的恶性肿瘤,具有高度侵袭性;常发生在结外或以急性白血病形式,淋巴结受累少见,但淋巴结周围可被肿瘤包围,相邻器官受压和浸润。有地方性和散发性两种类型,地方性主要集中在非洲,散发性见于世界各地,主要发生于儿童和青年人,成年人少见。部分 BL 病例与疟疾或 EBV 感染有关,而免疫缺陷相关的 BL 患者常与 HIV 感染有关,而且约 1/3 的 HIV 相关性淋巴瘤为 BL。BL 发病机制是第 8 号染色体 MYC 基因的易位。消化道发生的 BL 通常位于回肠末端和盲肠。

(1) 病理形态学:肿瘤呈 B 细胞弥漫浸润并形成肿块;瘤组织呈鱼肉状、伴出血坏死。瘤细胞中等大小,形态单一,近乎一致,有时呈铺路石或镶嵌样排列;胞质深嗜碱、常伴有脂质空泡。核圆形、核中等大小,与病变中的组织细胞的核大小近似,居中,嗜碱性;染色质粗块状,副染色质相对清晰,有 2~5 个居中的嗜碱性小核仁;核分裂象多见,并且细胞自发性死亡率高,较多巨噬细胞散布于肿瘤细胞之间并吞噬凋亡的肿瘤细胞,低倍镜下形成典型的"星空"现象(图 23-9 A~C)。

(2) 免疫表型:瘤细胞表达 B 细胞相关抗原(如:CD19、CD20、CD22)、限制性轻链膜 IgM、CD10 和 BCL-6,几乎所有 BL 均有 MYC 蛋白高表达;但 CD5、CD23 和 TdT 呈阴性。不表达或弱表达 BCL-2 是其重要的一个免疫特征。表达 CD10 和 BCL-6 说明肿瘤细胞起源于生发中心。地方性 Burkitt 淋巴瘤表达 CD22,但散发性 Burkitt 淋巴瘤通常不表达。浆样分化的 Burkitt 淋巴瘤可出现单一型胞质内 Ig。核增殖指数非常高,近 100% 的细胞呈 Ki-67 阳性;与 DLBCL 相比,浸润的 T 细胞较少见(图 23-9 D~F)。

(3) 分子遗传学:BL 存在染色体易位,其中经典型 BL 中约有 75%~80% 病例有 t(8;14)(q24;q32)易位,另外有些病例呈变异型 t(8;22)(q24;q11)和 t(2;8)(p12;q24)易位,导致 MYC 重排。

6. T 细胞淋巴瘤

(1) 病理形态学:消化道的 T 细胞淋巴瘤是非霍奇金淋巴瘤的一种少见类型,仅占所有 NHL 的 1%,在北欧等肠病流行的地区发病率高。包括肠病相关 T 细胞淋巴瘤(enteropathy associated T-cell lymphoma,EATL)、单形性嗜上皮性肠道 T 细胞淋巴瘤(monomorphic epitheliotropic intestinal T-cell lymphoma,MEITL)、肠道 T 细胞淋巴瘤非特指(intestinal T-cell lymphoma,NOS)和胃肠道惰性 T 细胞淋巴组织增殖性疾病(indolent T-cell lymphoproliferative disorder of the gastrointestinal tract)。

1) EATL:EATL 是西方国家最常见的原发消化道 T 细胞淋巴瘤,约占消化道 T 细胞淋巴瘤的 2/3;而在亚洲国家少见。发病地域与乳糜泄发病地域一致。发病年龄多在 60~70 岁之间,男性发病率稍高于女性;约 90% 病变累及小肠,最常累及空肠或回肠,约 32%~54% 表现为多发性的;其他常见部位为胃和结肠,偶尔可能发现在消化道外的部位,如皮肤、淋巴结、脾和脑组织等。EATL 发生常与肠病、感染和肠道菌群相关。

大体检查,EATL 是多发性,以溃疡性肿块、斑块和狭窄等形式存在,未被累及区域可显示为黏膜变薄、黏膜皱襞消失;肠系膜淋巴结常常被累及。

组织病理学观察,瘤细胞体积中等至大、明显多形细胞,胞质丰富淡染,核呈圆形或多角形空泡状,核仁明显;超过 40% 的病例可见大而异型的细胞。肿瘤部位常有显著坏死和炎症细胞浸润。有

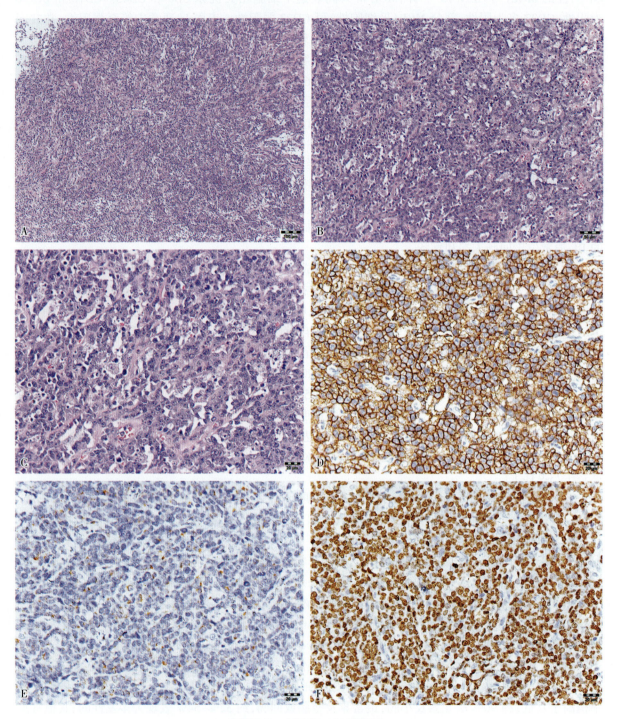

图 23-9　小肠 Burkitt 淋巴瘤

A. HE 染色，×100；B. HE 染色，×200；C. HE 染色，×400；D. 免疫组化 CD20 染色，×400；E. 免疫组化 BCL-2 染色，×400；
F. 免疫组化 Ki-67 染色，×400

些病例有大量炎细胞浸润,尤其的嗜酸性粒细胞浸润,几乎掩盖了肿瘤性 T 细胞。很多病例存在隐窝上皮的浸润。远离淋巴瘤的小肠黏膜表现为绒毛萎缩,隐窝增生以及固有层内淋巴细胞、浆细胞散在浸润和上皮内淋巴细胞增生。

免疫表现通常为 CD3+,CD5−,CD7+,CD4−,CD8−,CD103+,而且通常表达细胞毒相关蛋白(TIA1+,GZB+,Perforin+);而且几乎所有病例都表现为大细胞 CD30+。

2) MEITL:MEITL 是 Chott 等 1998 年首次描述,比较少见。最常发生于小肠,尤其是空肠比回肠更常见。肠系膜淋巴结肿大。表现为贫血、慢性腹痛、腹泻、便血、发热、盗汗、体重下降,半数患者可出现肠穿孔,不伴有全身淋巴结肿大和骨髓受累。男性多于女性,男女比 2∶1;临床侵袭性强,预后差,通常 1 年内死亡,肠穿孔和便血为主要死因。

组织学上表现为肿瘤细胞较单一,体积中等大,包膜清晰,胞质淡染;核圆而一致,染色质细腻,核仁不明显;即使不同病例之间细胞大小多样,但是均表现为一致性的核;瘤细胞间小血管增生明显。该病例有非常典型的亲表皮特征,表现为上皮内单形性、片状分布的小到中等大的淋巴细胞极度增生,几乎掩盖了上皮细胞。该类型的炎症反应轻,不伴有或仅伴有少量坏死。

3) 肠道 T 细胞淋巴瘤非特指:主要用于起源于肠道或消化道其他部位的 T 细胞淋巴瘤,不符合肠病相关 T 细胞淋巴瘤(EATL)或单形性嗜上皮肠道 T 细胞淋巴瘤(MEITL);或者是因为活检标本有限,不能判断黏膜浸润情况,以及免疫表型不特异的病例。所以,肠道 T 细胞淋巴瘤非特指并不是一个独立的疾病类型。

4) 消化道惰性 T 细胞淋巴组织增生性疾病:是一种结肠 T 细胞性淋巴细胞增生紊乱,本病可累及消化道的所有黏膜组织,但最常累及小肠和结肠。病变累及黏膜但一般不浸润上皮组织。临床进程是惰性的,但大多对传统化疗不敏感。有一部分病例会发展成为高级别淋巴瘤并向消化道外扩散。根据肿瘤细胞的免疫表型,可以分为消化道惰性 CD4+T-LPD(相对少)与消化道惰性 CD8+T-LPD。二者中位年龄相近(51.5 岁和 45.0 岁),男性患者均稍多于女性患者。大体检查可以呈黏膜增厚、小结节或多发性息肉病伴表面糜烂。

大体检查,消化道惰性 CD4+T-LPD 表现为肠道结节、息肉、肠瘘和浅表溃疡,少数黏膜可无异常;消化道惰性 CD8+T-LPD 常为多灶性累及,好发于小肠和结肠,可呈现颗粒状、皱襞增厚、结节或正常外观,常伴肠黏膜水肿、多量小息肉或糜烂等。组织学上,在黏膜固有层或其下方可见肿瘤细胞呈致密而膨胀的结节状增生,黏膜表面腺体可被肿瘤细胞挤压、变形、扭曲,但并无淋巴上皮病变;偶尔可见肿瘤细胞浸润至黏膜肌层和黏膜下层。膨胀结节内由小到中等大小、核型略不规则、成熟的淋巴细胞组成,核仁不明显,细胞质稀少;其间炎细胞很少,仅偶尔可见嗜酸性粒细胞混杂存在。个别病例可见局灶性肉芽肿样结构,类似克罗恩病。

(2) 免疫表型:①EATL 细胞表达 CD3、CD7、CD103,且至少表达一种细胞毒性分子(TIA-1、穿孔素和 Granzyme B,GZB)。一般不表达 CD5、CD4、CD8、CD22,也不表达 γδT 细胞受体(TCR)。但是其表现非常不一致,有些病例不表达 CD3,而表达 CD8;而那些含有大间变细胞的 EATL,通常是 CD30 阳性,类似间变大细胞淋巴瘤(ALCL);但是 EATL 不表达 ALK,因此可以和 ALCL 区分开来。②MEITL 细胞免疫表型多表达 CD8、CD56 和 MATK(巨核细胞相关酪氨酸激酶),也表达 CD3。MATK 可帮助与EATL 鉴别。③消化道惰性 T 细胞淋巴组织增生性疾病的两种亚型的肿瘤细胞的免疫表型均为 TCRαβ 型,CD3、CD2 和 CD5 阳性,CD7 表达多样;CD10、CD30、CD56 呈阴性;与消化道惰性 CD4+T-LPD不同的是,消化道惰性 CD8+ T-LPD 细胞毒性标记 TIA1 阳性,但是颗粒酶 B 阴性。所有病例均显示Ki-67 阳性指数约为 <10%,提示该病为惰性进展。

(3) 分子遗传学:①经典 EATL 的基因型显示是 TCRβ 和 γ 链基因的克隆性重排;几乎所有患者都有肠病特征性的基因型:HLA DQA1*0501 和 DQB1*0201;并且常显示染色体 1q 和 5q 重复。②MEITL 的分子遗传学与经典的 EAIL 不同,常有 9q31.3 染色体区域部分扩增,或者 22q12.1 缺失;仅有 30%~40% 患者具有 HLA DQA1*0501 和 DQB1*0201 基因型,与白种人的正常发病率一致;并且有超过 70% 的患者存在 8q24（MYC）基因重复，而不常有染色体 1q 和 5 重复。③消化道惰性 T 细胞淋巴组织增生性疾病分子基因学显示二者均有 TCR β 或 γ 基因重排，提示病变均来源于 T 细胞的单克隆增殖。

（四）骨髓细胞学及活检检查

对于胃肠道淋巴瘤的诊断不依赖骨髓活检及细胞学检查。但是在淋巴瘤患者临床分期，明确肿瘤累及范围时，需要进行骨髓细胞学及穿刺活检检查。

二、临床检查指标的评估

作为主要实验室指标的临床检验和病理指标，以及内镜和影像等其他检测项目，其在胃肠淋巴瘤诊断中的诊断价值各有不同，对这些检查指标进行合理评估，将有助于针对性的应用于临床诊断，提高诊断效率。

（一）临床检验指标的评估

实验室检查指标的血常规及生化试验，为常规检查，简便易行，且属于无创性检测，是首选的检测方法。但是该类指标，除 LDH 可以对胃肠道淋巴瘤治疗效果和疾病进程监测有所帮助以外；其余检查指标对消化淋巴瘤诊断帮助不大。

（二）其他检查指标的评估

1. CT/ 磁共振　　CT/ 磁共振在诊断原发性胃肠道淋巴瘤过程中，属于前期筛查、发现病变和累及范围评估的过程。虽然诊断特异不很强，但是其对发现可疑占位性病变，有重要价值。而且由于其无创性检测，检测方便，在临床被广泛应用。另外，该项检查在评估病变范围、判断淋巴瘤分期方面起发挥作用。

2. PET-CT　　PET-CT 在诊断原发性胃肠道淋巴瘤过程中作用与普通 CT 类似，但可以较好地评估病变范围和复发转移情况。

3. 超声检查　　超声检查也是定性和判断肿物范围，属于前期筛查、发现病变的过程。无创、操作简便，但在诊断原发性胃肠道淋巴瘤方面特异性不强。

4. 消化道内镜并活检　　消化道内镜是检测消化道病变最直接的检测方法，而且同时可以实现对小病变切除和大病变的活检；是原发性消化淋巴瘤确诊的重要手段。缺点是对操作者技术水平要求高、检测前患者的消化准备工作较麻烦，价格适中。如果怀疑消化道淋巴瘤，消化道内镜是必须要求患者检测的项目。

（三）病理检测指标的评估

病理形态学及免疫组化检测是消化淋巴瘤诊断的关键步骤。由于淋巴瘤类型的多样性，免疫组化已经是继病理组织学以外的另一个不可或缺的诊断方法。二者相互印证，缺一不可。组织学诊断价格低廉，但不能明确淋巴瘤具体类型；免疫组化作为确诊性检查，是属于性价比很高的检测技术；分子遗传学检测对疑难和不典型消化淋巴瘤的诊断可以实现最终诊断，也是性价比很高的重要检测手段。

第三节　实验室及其他检查指标的临床应用

如何合理应用各项检查指标是疾病临床诊断面临的首要问题。对各项检查指标的合理应用即可以提供诊断效率，又可以节约成本。

一、检查指标的筛选原则

实验室检查指标的筛选使用应该秉承快速、准确、实用和可行的原则。依据自身单位的实验条件和患者经济状况，选择最合适的检测套餐。对胃肠道淋巴瘤的检测项目的选择，应该分首要 / 必需检测项目、第二步检测项目和次要检测项目。

(一) 首要 / 必需检测项目

包括消化道内镜和活检及病理形态学分析。首要 / 必需检测项目若能排除淋巴瘤,则不需要进一步检测;若不能排除或考虑为淋巴瘤,则需要进入第二步检测项目。

(二) 第二步检测项目

包括免疫组化,甚至分子检测,用于明确淋巴瘤的组织学类型,也是淋巴瘤诊断的必需检测项目。

(三) 次要检测项目

包括临床检验、CT/ 磁共振、PET-CT、超声等检测、骨髓细胞学和活检。根据患者个人情况和病变严重程度进行选择。

二、检查指标的临床应用

(一) 在胃肠道淋巴瘤诊断中的应用

原发性胃肠道淋巴瘤的诊断非常依赖实验室检查,尤其消化道内镜和病理形态学及免疫组化检查,是明确诊断必须经历的检测项目。

淋巴瘤的治疗方案的制订要严格依据淋巴瘤的组织类型,因此病理形态学及免疫组化检测明确淋巴瘤类型,是淋巴瘤诊断必须完成的项目,在指导临床治疗中发挥重要作用;而血常规和血清学检测对消化淋巴瘤诊断价值有限。

(二) 在分期和判断预后中的应用

CT/ 磁共振、超声和 PET-CT 均可以分析淋巴瘤侵犯范围,用于淋巴瘤患者的分期。明确分型和分期,又有利于准确判断预后。

(三) 在复诊随访中的应用

定期的 CT/ 磁共振、超声和消化道内镜检查,是随访过程中,监测病变进展情况的主要方法。其中 CT/ 磁共振和超声因为方法简便、患者依从性高,在定期复诊随访过程中,可以作为常规方案,定期检测。消化道内镜检查及活检组织学观察,则在病变可疑复发和进展的情况下才使用。

案例 23-1

【病史摘要】　患者,男性,36 岁,转移性脐周腹胀不适,伴下腹部隐痛 1 个月,右下腹包块 7 天。自行药物治疗后上述症状稍缓解。但不久后出现大便变细,偶发便血、腹泻等不适。此后上述症状反复发作,7 天来大便进行性变细。遂到当地医院就诊,行肠镜检查及镜下取组织检查示:(升结肠)恶性肿瘤,考虑低分化腺癌。上级医院门诊以"乙状结肠癌"收住入院。自发病以来,患者精神状态、体力情况、食欲食量和睡眠良好,体重无明显变化。

【临床检验】　血常规、尿常规和大便常规检查,无明显异常;肝肾功能和电解质正常。

【CT 检查】　①胸部 CT 检查未见明显异常;②升结肠肠壁增厚肿块,考虑淋巴瘤与升结肠癌鉴别;③少量腹水。

【病理检查】

1. 大体回肠局部见一灰白色肿物,大小约 3cm×2cm×2cm,浆膜面光滑;升结肠见一溃疡型肿物,大小约 1.2cm×5.5cm×3.5cm,切面灰白,质中,侵及肠壁全层,浆膜面光滑;(阑尾)长约 6cm,周径约 2cm,表面充血。

2. 光镜右半结肠组织内见瘤组织呈弥漫分布,浸润性生长,累及肠壁全层。瘤细胞大小相对一致,胞体大,胞质少,核呈空泡状,可见核仁,核分裂象多见,可见多核细胞,异型性明显。阑尾全层及肠系膜淋巴结见肿瘤累及。

3. 免疫组化检测:CK(+)、CD3(−)、C-Myc(−)、CD20(+)、CD79a(+)、PAX-5(+)、CD22(局部 +)、CD23(+)、CD5(−)、CD10(−)、BCL-2(+)、BCL-6(−)、Mum-1(+)、Cyclin D1(−)、Ki-67(+,95%)。

4. 原位杂交 EBER (−)。

【诊断】 (右半结肠)弥漫性大 B 细胞淋巴瘤,non-GCB 型,累及肠壁全层;回肠局部、阑尾全层及肠系膜淋巴结见肿瘤累及。

【案例分析】 该患者在当地医院做肠镜并活检发现升结肠恶性肿瘤,初步诊断"考虑低分化腺癌"。经上级医院术前实验室和 CT 检查,进一步明确恶性肿瘤,但是影像检查提出淋巴瘤与升结肠癌鉴别。综合检测结果,升结肠恶性肿瘤明确,且肿瘤病变广泛伴腹水形成,具有手术指征,故普外科实施了升结肠、部分回肠和阑尾切除术,手术标本送病理检查进一步明确肿瘤类型。经过手术标本的病理形态学观察和免疫组化检测证实病变为弥漫性大 B 细胞淋巴瘤,non-GCB 型。进一步影像学检查全身其他部位,排除其他部位淋巴瘤累及。因此,该案例最终确诊为:原发于肠道的弥漫性大 B 细胞淋巴瘤,non-GCB 型。

------------------------------ 小　　结 ------------------------------

原发性胃肠道淋巴瘤是消化道疾病的重要类型之一,病变可以发生于食管到结直肠的任何部位,胃肠道淋巴瘤症状隐匿、类型繁多、实验室检查指标缺乏特异性。早期无明显临床症状,后期主要是非特异性消化道症状;全身症状少,而且多在疾病后期,累及范围广时才表现出来。其病因和机制不明,部分病例可能与 HP 或病毒感染有关。原发性胃肠道淋巴瘤的诊断标准要满足五个方面:①发病时无外周淋巴结病变;②无纵隔淋巴结肿大的证据;③白细胞总数及分类计数正常;④腹部探查以肠道病变为主,淋巴结肿大仅见于肠道病变紧邻处;⑤病变未累及肝脏及脾脏。诊断需要依赖影像和消化内镜检查发现病变,最终诊断则需要通过内镜活检或手术切除标本的病理形态学观察并结合免疫组化和必要的分子遗传学检测来实现。原发性胃肠道的 B 细胞淋巴瘤的常见类型是弥漫性大 B 细胞淋巴瘤和黏膜相关淋巴瘤,其次是套细胞淋巴瘤;原发性胃肠道的 T 细胞淋巴瘤相对少见,其主要类型是肠病相关 T 细胞淋巴瘤和单形性嗜上皮性肠道 T 细胞淋巴瘤。

(张庆玲　张　林　庄文芳)

第二十四章

肛门和肛管疾病

肛门是消化道的终末开口,发挥着贮存粪便和排气作用。通常把肛门及邻近结构作为一个整体称为肛管直肠,包括肛管、肛门括约肌及远端直肠,三者的解剖标志点为肛门缘、齿状线及肛管直肠环。肛管的远端缘即肛门缘,是肛管及肛周皮肤的移行部,肛管上皮与肛周皮肤不同,无毛囊、皮脂腺和大汗腺,对识别肛周皮肤汗腺炎和隐源性肛腺感染具有较大的意义。肛管的上缘是黏膜和上皮的移行部,齿状线是胚胎时期内胚层和外胚层在肛缘水平上交接的部分,长约 1.0~1.5cm。从里往外,直肠的柱状上皮逐渐移行为立方上皮和鳞状上皮。括约肌结构的上缘为肛管直肠环,直肠指诊时可触及,位于齿状线上 1.0~1.5cm。直肠黏膜在齿状线上形成 8~14 条纵行的黏膜增厚折叠,称为肛柱。齿状线上相邻肛柱之间的袋状小窝称为肛窦,有肛腺开口于肛窦底部,这些腺体一般位于内括约肌或内外括约肌之间,而不累及外括约肌。

通常解剖学家认为肛管为齿状线和肛缘的距离;而大多数外科医师认为肛管为肛管直肠环和肛缘的距离,亦称为外科肛管。本章前六节将肛门和肛管常见疾病划分为良性疾病(痔、肛裂、肛周脓肿和肛瘘)、恶性肿瘤(肛管癌及恶性黑色素瘤)和先天性疾病(先天性肛门直肠畸形),并逐一予以概述。

第一节 痔

痔(hemorrhoids)是指位于肛管上方 1~2cm 肛垫组织出现病理性肥大、异常移位以及直肠黏膜下和肛管皮肤下痔静脉丛淤血、扩张和屈曲形成的柔软静脉团,是最常见和多发的肛门良性疾病。按解剖部位不同,痔可分为内痔、外痔、混合痔三类,其中外痔又可分为结缔组织外痔、静脉曲张性外痔和血栓性外痔。内痔是肛管血管垫的支持结构、静脉丛及动静脉吻合支发生病理性改变和异常移位。外痔是直肠下静脉属支在齿状线远侧皮下静脉丛的病理性扩展或血栓形成。混合痔是内痔通过丰富的静脉丛吻合支和相应部位的外痔相互融合。

一、临床症状和体征

患病人群以中年人为多,40 岁左右最常见;儿童患痔者很少,老年人也相当常见。男女患病比例大致相等。有便秘、腹泻、肝硬化、直肠癌、盆腔肿瘤、怀孕以及经久站立和劳动过度者,常有痔形成。外痔的主要临床表现是肛门不适、潮湿不洁,如发生血栓形成及皮下血肿有剧痛。内痔的主要临床表现是出血和脱出,可伴发排便困难。可继发血栓、嵌顿。根据其严重程度分为 4 度:Ⅰ度:便时带血,滴血,便后出血可自行停止;Ⅱ度:常有便血,排便时有物脱出,便后可自行回纳;Ⅲ度:可有便血,排便或咳嗽及久站、劳累、负重时有痔脱出,需用手还纳;Ⅳ度:可有便血,痔持续脱出或还纳后易脱出。混合痔的主要临床表现是内痔和外痔的症状可同时存在,严重时变现为环状痔脱出。

二、病因和发病机制

痔的病因尚未能全面了解,但一般认为有其根本的内因,也有诱发的外因。痔的发生目前存在多种学说,目前学术界公认的为肛垫下移学说。肛垫是由血管、平滑肌(Treitz 肌)、弹性纤维及结缔组织构成,其中 Treitz 肌呈网状缠绕痔静脉丛,起到重要的支撑作用;各种致病因子(饮食不节、感染、便秘、久泻等)导致肛垫病理性肥大,组织缺氧和下移。从而发生坏死糜烂出血和脱出。肛垫失去了支持,位置下移,即可由解剖学痔发展为症状痔,即痔病。

三、临床诊断和鉴别诊断

依据病史和肛门检查、肛管直肠指检、结肠镜检及蹲位检查,参照痔的临床分度做出诊断。痔的诊断不难,但应与下列疾病鉴别。

1. 直肠癌　临床上常将直肠癌误诊为痔而延误治疗,主要原因是仅凭症状及大便化验而诊断,未进行直肠指诊和直肠镜检查。

2. 直肠息肉　低位带蒂息肉脱出肛门外易误诊为痔脱出。但息肉为圆形、实质性、有蒂、可活动,多见于儿童。

3. 直肠脱垂　易误诊为环形痔,但直肠脱垂黏膜呈环形,表面平滑,括约肌松弛;环形痔黏膜呈梅花瓣状,有放射状的纵沟将痔核分隔开,肛门指诊可发现肛管括约肌不松弛。

第二节　肛　　裂

肛裂(anal fissure)是肛管内齿状线以下深及全层的感染性溃疡,是肛肠科的常见病和多发病。在痔瘘专科门诊就医的患者中肛裂患者甚至占到14%,而且有逐年上升的趋势。

一、临床症状和体征

肛裂患者有典型的临床表现,即疼痛、便秘和出血。最突出的症状是不同程度的周期性疼痛。疼痛多因排便引起,为一种剧烈的烧灼样痛,于排便后仍持续数分钟至 2~3 小时不等。排便时的疼痛是因肛管扩张及粪便刺激创面的神经纤维所致,而排便后的疼痛则是肛管括约肌持续痉挛的结果,需待括约肌因疲乏而再度松弛后疼痛始渐消失。疼痛消失以后患者多无其他不适,但下次大便时疼痛又将发生。这种疼痛有时非常剧烈,不仅患者极为痛苦,对工作亦有影响。又因患者惧怕疼痛,常忍禁不敢随意排便,结果粪便滞积在结肠内时间过久变为干硬,致下次大便时疼痛更加剧烈,形成恶性循环。

二、病因和发病机制

1. 损伤学说　常见的致伤因素为硬结的粪便,其余如异物、手术、指检或窥镜检查等均可引起肛管皮肤损伤,女性在分娩后亦有将近 10% 发生肛裂。

2. 局部缺血学说　目前较流行的学说。局部解剖显示,肛管的血供是由两侧的肛门动脉提供,而肛管后侧多数缺乏肛门动脉分支(约占 85%),因而导致肛管后正中组织缺血脆弱而易产生肛裂。肛裂产生后可引起肛门括约肌痉挛,从而又进一步加重局部的缺血。

3. 表面的皮肤如自行溃破或受伤破裂,也可形成溃疡面。

4. 特异性感染　如结核、梅毒等病变亦可形成肛裂。

肛管皮肤因上述多种原因形成溃疡后,初时溃疡底浅而边软,其后因括约肌痉挛而致引流不畅,或因粪便的经常摩擦而致创面不能愈合,结果溃疡转为慢性,底部有较多的灰白色纤维坏死组织,边缘皮肤有潜行现象,溃疡的愈合便更困难。在溃疡的最下端。皮肤常因水肿而隆起,状似外痔,常称为"前哨痔",而肛裂之上端则常与肥大的乳头相接。肛裂、"前哨痔"、乳头肥大常同时存在,称为肛裂"三联征"。如肛裂经久不愈,则以后因感染延及肛门周围,亦有并发肛门周围脓肿和形成肛瘘的可能,或者因慢性炎症而致肛管周围组织纤维化导致肛管狭窄。

三、临床诊断和鉴别诊断

肛裂患者之周期性疼痛非常典型,故多数患者仅凭病史即能作出诊断,无此典型症状者即应怀疑不是肛裂或者至少不是一般的非特殊性肛裂。若裂口位于肛管的侧面,应注意排除肛管的结核性溃疡或克罗恩溃疡、溃疡性结肠炎、早期肛管上皮癌等罕见疾病,同时还需与肛门皲裂、擦伤、肛门部下疳、肛管上皮缺损、梅毒性溃疡等鉴别。

第三节　肛门直肠周围脓肿

肛门直肠周围脓肿,简称肛周脓肿(perianal abscess),是肛管直肠周围间隙发生急、慢性化脓性感染所形成。根据肛周脓肿的发病部位与肛提肌的关系,分为肛提肌下脓肿(肛周皮下间隙脓肿、括约肌间脓肿、坐骨直肠窝脓肿、肛管前后间隙脓肿)和肛提肌上脓肿(骨盆直肠间隙脓肿、直肠前后间隙脓肿、直肠黏膜下脓肿、直肠肌间脓肿等)。也存在同时波及肛提肌上下多个间隙的复合性脓肿。此外,依据感染病原菌的种类,分为特异性和非特异性的肛周脓肿;前者多系大肠埃希菌、链球菌、葡萄球菌等非特异性病菌,后者少见,如结核分枝杆菌、淋病双球菌、放线菌等特异性病菌。

一、临床症状和体征

肛门直肠周围脓肿因脓肿所在位置不一,其临床表现也有所不同。肛提肌下脓肿,又称低位脓肿,局部红肿热痛较明显,但发热、恶寒等全身反应较轻;局部检查多能扪及肿块,且压痛明显。肛提肌上脓肿,又称高位脓肿,发热、恶寒、白细胞升高等全身反应显著,但局部红肿热痛不明显;直肠指检可在肛门直肠周围间隙内扪及肿块或饱满感,伴有胀痛不适。

二、病因和发病机制

通常发生在健康人群,目前被广泛接受的发病机制是腺源感染学说,即肛门隐窝腺由于堵塞导致引流不畅而感染。其他直肠肛管壁的破损如肛裂、异物损伤、手术误伤以及在直肠肛管壁上或壁外注射药物等,也可以是感染的原因。血源性感染虽亦可能,但不多见。此外,直肠肛管周围脓肿也可以是结核、癌肿、盆腔炎症和尿路感染、尿外溢以及其他与肛管相关的疾病所引致。

三、临床诊断和鉴别诊断

根据病史、症状、体征、实验室及病理检查可作出诊断。但在诊断的过程中要注意以下几个问题:感染的途径,要考虑腺源和非腺源感染的鉴别;致病菌的鉴别,临床上以非特异性致病菌感染为常见,但也不能完全排除特异性致病菌感染;脓肿位置的判断,对于深部脓肿,指检和腔内超声检查显得尤为重要。另外还需与骶前囊肿或畸胎瘤的化脓性感染、化脓性毛囊炎或汗腺炎、直肠肿瘤及泌尿生殖系统的化脓性感染鉴别。

第四节　肛　瘘

肛瘘(anal fissure)是肛管或直肠下段与会阴部皮肤相通的感染性管道,其内口位于齿状线附近,外口位于肛门周围皮肤上,常年不愈,是肛管直肠疾病中的常见病。

一、临床症状和体征

主要症状是肛门周围外口不断有少量脓性分泌物排出,有时刺激皮肤引起瘙痒不适。外口堵塞时,瘘管内脓液不能排出,形成脓肿。此时患者可出现肛周肿痛、乏力、全身发热等。检查时可见肛门附近约 2~5cm 范围内有瘘外口,用手挤压瘘口周围组织即有少许脓液或浆液流出;有时瘘外口的位置稍远,可在会阴部,骶尾部甚或臀部。有时瘘外口已为一层上皮覆盖。实际上这种愈合仅是表面现象,用探针头略加刺探即易穿破,并可见有少量脓液流出。在瘘口至肛门方向的皮下常可摸到一条索状物,即为瘘管所在。

二、病因和发病机制

肛瘘多由隐窝腺感染引起(即肛窦肛腺感染学说),据文献报道约占 93%~97%,可称为"腺源性肛瘘"。而少数由手术、外伤、结核病、克罗恩病、结肠炎等引起的肛门部瘘管则应加限定词,如"外伤性肛瘘",以区别于肛腺感染形成的肛瘘。关于肛瘘的发病机制还包括胚胎学说、免疫学说、性激素学说、细菌学说及中央间隙感染学说。通常肛瘘的形成都有三个过程:①肛管内的隐窝炎;②感染扩散形成直肠肛管周围脓肿;③脓肿引流后形成肛瘘。目前较统一的认识为,肛窦肛腺和肛管直肠周围组织由于损伤、免疫缺陷或低下、性激素分泌失调、血源性感染而形成肛周脓肿,脓肿可沿联合纵肌纤维蔓延至肛管直肠周围各个间隙,未予以根治而形成肛瘘。

三、临床诊断和鉴别诊断

(一) 病史

详细询问病史,了解肛瘘的发病时间、起始部位、发展过程、诊治过程及有无结核等特殊感染病史。

(二) 局部查体

观察外口的数目及位置,并根据 Goodsall 定律初步判断内口的位置,即外口位于肛门前半侧距肛缘 <5cm,内口多位于对应的肛隐窝处;若外口距肛缘 >5cm 或位于肛门后半侧,则内口多位于后正中的肛隐窝处。指检时可扪及条索状硬节,或将示指插入肛门与拇指合诊肛周皮肤皮下组织而发现索状硬结。

(三) 肛门镜检查

注意肛窦有无充血、水肿、挤压时有无分泌物溢出;黏膜上有无增生突起、凹陷、充血及水肿等,可用探针检查,以判断是否为内口。

(四) X 线摄片

可鉴别有无骶尾部的感染或先天病灶,碘油造影能提示瘘管的走行方向及与邻近组织器官的关系,但由于有些瘘管细小或暂时封闭,此法检查瘘管约有 30% 的假阴性。

(五) 腔内超声

能较好地判断肛管直肠壁及周围组织与括约肌的状态,可在术前确定瘘管的位置、走行及内口所在,文献报道其准确率达 90% 以上,这为手术的一次成功奠定了基础。但由于超声检查对肛提肌上间隙和括约肌外瘘管的扫描很难准确判断,故对内括约肌以上的解剖定位效果较差。

(六) 临床病理检测

肛瘘的瘘管壁组织切除既可以用于明确诊断,又可以达到清除炎症病变、促进瘘管愈合,实现治疗效果。肛瘘的病理形态上显示是中央为炎性坏死组织构成的管腔样结构,管壁大量急慢性炎细胞浸润,并周围肉芽组织及纤维瘢痕形成。

由于肛管直肠周围还可能发生其他性质的瘘管和窦道,若诊断治疗不当,会影响疗效或造成不必要的损伤。因此,应通过病史、症状、体征及特殊检查,鉴别以下疾病:结核性肛瘘、炎症性肠病肛瘘、化脓性汗腺炎、肛周皮下囊肿感染、会阴部尿道瘘、骶尾部囊肿或畸胎瘤合并感染脓肿、藏毛窦感染、直肠子宫内膜异位症、巴氏腺囊肿感染等。另外,不常见的结核或放线菌等感染亦可表现为特异性肛瘘,临床详细的病史和相关检查有助于正确诊断。

第五节　肛　管　癌

肛管癌(anal canal cancer)在临床上比较少见,自 20 世纪 80 年代以来有所增加。其发病与人类乳头状病毒(human papilloma virus,HPV)感染有关,因此,有学者认为随着性传播疾病的流行,肛管癌的发病率有所增加。近年来联合放化疗技术应用已经使肛管鳞状上皮癌患者的 5 年生存率达 80%,且大多数患者的肛门括约肌得以保留。

一、临床症状和体征

肛管癌的临床表现与肛门的其他疾病相比并无特殊,出血、疼痛和肿物是最常见的症状,而这些症状与良性疾病没有差别,因此,易被延误诊断。其中有 1/3 患者在组织病理活检前被认为是良性的;27%~74% 的患者存在出血,这种出血比痔出血持续的时间长;21%~39% 的患者存在疼痛,但是其程度没有肛裂剧烈;约有 1/4 的患者合并存在会阴部的其他慢性疾病,如肛瘘、湿疹、瘙痒、肛周脓肿等。物理查体包括指诊、肛门镜检、腹股沟淋巴的触诊。在病变小的时候,肿物可能并不明显。肛管癌的最常见表现是基底凹陷、边缘隆起的溃疡型肿物。

二、病因和发病机制

肛管癌的发病因素并不清楚,其中人类乳头瘤病毒(HPV)的感染是肛管癌最重要的发病因素。其他的可能原因包括患者的免疫功能低下(免疫抑制)、局部刺激(同性恋男性)、慢性感染(慢性肛瘘等)等。肛管癌的发展过程包括局部浸润,进而转移至局部淋巴结,病程较晚时出现远处转移。病变的局部浸润可能累及阴道、直肠、前列腺、尿道和周围的软组织。首要的淋巴结转移途径是腹股沟淋巴结,侧方转移至盆壁淋巴结,向上方可以转移到直肠上血管周围和肠系膜下血管周围淋巴结。在肛管癌的远处转移中肝、肺是最常见的转移部位,其次是脑、骨骼。

三、临床诊断和鉴别诊断

在确定诊断时,活检是必须的,对于肛门周围的可疑病变均应活检。触及的腹股沟淋巴结也应活检,也可以应用细针穿刺活检明确诊断。组织病理学观察大多为鳞状细胞癌,偶尔为腺癌。其分化程度和浸润深度等判断与普通肠癌没有区别,具体形态学诊断请参考肠癌章节。影像学检查对于肿瘤的分期有很大的帮助,可了解肿瘤对于周围组织的侵犯情况、是否存在区域淋巴结的转移及远处转移。影像学检查范围包括胸部的 X 线检查、腹部的超声或者 CT 检查、盆腔的 CT 检查,有条件的单位可以进行肛管直肠内的超声检查,对于判断病变的侵犯深度有帮助。盆腔 CT 检查在判断肛管癌的侵犯深度和区域淋巴结的情况有很大帮助。病理结果是诊断和与肛门周围其他慢性良性疾病鉴别的金标准。

第六节　先天性肛门直肠畸形

先天性肛门直肠畸形(congenital anorectal malformation,ARM)是小儿肛肠外科中一种常见的疾病,占先天性消化道畸形的首位。发病率为每 1 500~5 000 新生成活儿中发生 1 例。表现为直肠与肛管发育异常(闭锁或狭窄),且常合并瘘管形成或伴有相关发育异常,如先天性心脏病、染色体异常、泌尿生殖系统异常。

一、临床症状和体征

除了肛门狭窄以外,其他类型的畸形在出生后的常规查体中即可发现,需警惕直肠闭锁不易早期发现,可导致严重腹胀、肠梗阻甚至肠穿孔。

二、病因和发病机制

在胚胎期,泄殖腔呈 U 形,是后肠、尾肠、尿囊及后来的中肾导管共同开口的结构。于妊娠 21 天左右形成。泌尿生殖窦和肛门直肠腔分别形成于前方和后方,妊娠第 7 周,泄殖腔膜开始破口而形成两个开口:泌尿系及生殖系开口。肌肉包围直肠发生在同一时间。到妊娠第 9 周,所有相关的结构初步成形,但男性或女性外生殖器尚未发生分化。泄殖腔膜及邻近的泄殖腔背侧发生缺陷被认为是导致 ARM 的最早原因。

ARM 的家族性发病表明其有遗传因素,呈现常染色体显性遗传模式。ARM 患儿中已发现多种染色体畸形,7q39 染色体是研究的重点。大多数遗传研究是基于候选基因的方法,尚未取得任何实质性的证据。候选基因主要集中在 Shh、Wnt 和 FGF 信号通路。来自双亲的危险因素包括辅助生殖、多胎妊娠、早产、低出生体重、吸烟、母亲肥胖或糖尿病。

三、临床诊断和鉴别诊断

先天性肛门直肠畸形的诊断需注意两个要点:①有无肛门、阴道和尿道开口位置、有无瘘管开口及其位置、肛门凹陷及臀沟形态。因为 ARM 位置越高,其会阴形态越平坦,而肛门凹陷及臀沟越不明显。男孩需要检查会阴中线与阴囊中缝有无瘘管开口,可能位于皮下或皮肤表面,内含胎便;尿液中含胎粪则表明直肠尿道瘘的存在。女孩关键是确定会阴处开口的数目及位置,有这种情况易发生误诊/漏诊:单独一个开口的一穴肛,前庭瘘误诊为阴道瘘或被漏诊。②影像学及其他检查对明确诊断非常重要。

(一) 倒立侧位(Wangensteen-Rice)X 线片

对于无瘘管的患儿,在出生后 12~24h 后行倒立侧位 X 线片,先俯卧抬高臀部 5~10min,使气体到达直肠末端,在肛门凹陷处固定一金属标记。于倒立或俯卧抬高臀部侧位摄片,在此 X 线片上有两个经典的标记线:P-C 线(骶-耻线)、I 线(坐骨线,即坐骨的最低点 P-C 线的平行线)。直肠盲端高于 P-C 线即高位,如位于 P-C 线与 I 线之间为中位,如低于 I 线则为低位。

(二) 瘘管/尿路造影

合并有瘘管的患儿,可用水溶性造影剂行瘘管造影以确定其位置形态。因 ARM 合并尿路畸形者多见,尿路造影可有助于判断有无膀胱输尿管反流,亦可在拔除尿管排尿过程中发现瘘管位置。

(三) 计算机断层扫描(CT)和磁共振成像(MRI)

在术前可用于分析判断骨盆及括约肌的发育、瘘管的位置,也可用于评估不同手术方式后的组织发育情况,比较不同术式的效果。与 CT 相比,MRI 扫描对软组织的显示更清晰、可多平面成像且无电离辐射。

(四) 合并其他畸形的诊断

约 50% 的 ARM 患儿合并其他畸形,直肠盲端位置越高,合并畸形率越高,有些甚至可危及生命。约 1/3 患儿合并有心血管畸形,最常见的病变是房间隔缺损和动脉导管未闭,其次为室间隔缺损、法洛四联症。ARM 合并畸形发生率高且可影响生存率,在出生后最初 24h 需全面查体及完善辅助检查以做出全面评估。

第七节　实验室及其他检查指标与评估

肛门和肛管常见疾病,按照良性疾病(痔、肛裂、肛周脓肿和肛瘘)、恶性肿瘤(肛管癌及恶性黑色素瘤)和先天性疾病(先天性肛门直肠畸形)分类,疾病的病因、发病机制、临床表现、诊断及鉴别诊断等综述在前六节已介绍。临床实践中由于肛门和肛管疾病的发病部位相对表浅,因而视诊、指检等临床检查在疾病的诊治过程中起到举足轻重的初筛作用。本节重点介绍肛门和肛管疾病的实验室及其他检查指标与评估。

一、实验室及其他检查指标

实验室检查指标包括临床检验指标和临床病理检测指标两部分。临床检验指标主要有临床常规检验和生化及肝、肾功能检测等；但在肛门和肛管常见疾病诊断中缺乏特异性，大多数患者此类指标只有轻度或无明显改变。临床病理检测指标主要有病理形态学和免疫组化及相关分子遗传学检测；它们是疾病最后确诊的决定性步骤。其他检查指标，如 CT/磁共振、PET-CT、超声内镜、肠镜、超声等检查；在病变定位、定性方面诊断准确率较高，有助于诊断。

(一) 临床检验指标

1. 血液检查　包括血常规、生化以及肝、肾功能检测。肛门和肛管常见疾病一般无贫血。可有贫血，多因慢性失血或营养不良所致。急性期有白细胞计数增加及红细胞沉降率加速。病情严重者呈凝血酶原时间延长、凝血因子Ⅷ活性增加、血清白蛋白及钠、钾、氯等降低。而在肛管癌的患者，其肿瘤标志物的动态监测对是否有肿瘤复发、远处转移、预后预测等具有重要的作用。

2. 尿液检查　肛门和肛管常见疾病尿液检查一般无异常。合并肾功能不全的患者，尿液检查可以出现异常表现。

3. 粪便检查　大多数痔发作时，可有无痛性便后出血，多为鲜血，粪便检查可提示潜血试验呈强阳性。肛裂多表现为便后疼痛，伴有肛门滴鲜血或便纸染鲜血，粪便检查可提示潜血试验呈强阳性。肛周脓肿合并破溃时，可有黏液脓血便表现，粪便检查可提示潜血试验呈强阳性，显微镜检可见红、白细胞与巨噬细胞。肛瘘急性期粪便检查可提示潜血试验呈阳性；慢性期粪便检查可以无异常表现。肛管癌多伴有黏液脓血便表现，粪便检查可提示潜血试验呈强阳性，显微镜检可见红、白细胞与巨噬细胞。先天性肛门直肠畸形一般粪便检查可以无异常表现。

4. 视诊　先检查肛门处有无血、脓、粪便、黏液、瘘管、疣状物、溃疡及肿块等，以便分析病变性质。内痔可有血，肛瘘可见瘘管外口，并有脓性分泌物；肛门失禁可有粪便，直肠脱垂可有黏液。肛门周围皮肤常受黏液或分泌物刺激可见有湿疹，疣状物或溃疡常为特殊感染或性病。血栓性外痔可见肛门旁有暗紫色半圆形隆起，肛门旁脓肿可见肛门一侧炎性肿块，甚至侵及对侧。然后检查者以两拇指轻按肛门两侧，轻轻向两侧分开，观察有无疼痛，肛门是否松弛及肛门内有无病变。肛裂及局部炎症病变均可因此出现剧烈疼痛，并使括约肌强力收缩，在后中部可见到明细裂口。分开肛门后，嘱患者用力屏气，有时可使内痔、息肉或脱垂的直肠从肛门脱出。

5. 直肠指检　简单而重要的检查方法，对及早发现肛管、直肠癌意义重大。检查时先注意肛管括约肌的松紧度，肛管齿状线是否完整存在，在示指逐渐插入的同时，感觉肠管、直肠壁及其周围有无触痛、肿块或波动感，肛管直肠有无狭窄及其程度与范围，直肠壁外肿块与盆腔壁或盆腔内器官的关系。必要时检查者可以用左手扪压下腹部，上下配合做双合诊，了解肿块情况。指检时，可以扪至直肠前壁外的前列腺或子宫颈，不应该误认为病理性肿块。

(二) 影像及内镜检查

1. 肛管和直肠的 X 线、CT、MRI、PET-CT 检查　倒立侧位片有助于明确先天性肛门闭锁的类型；先天性肛门畸形合并有瘘管的患儿，可用水溶性造影剂行瘘管造影以确定其位置形态；排粪造影是用来诊断功能性出口梗阻所致排粪困难的 X 线检查方法。CT、MRI 适用于所有的肛管、直肠癌患者。MRI 还适用于肛瘘患者。PET-CT 仅适用于晚期肛管癌患者，了解有无全身其他部位转移。

2. 肛管和直肠腔内超声检查　目前，一些医院已将肛管、直肠腔内超声作为检查直肠、肛管疾病的一种较常见的方法。肛管、直肠腔内超声检查不但可以了解肛管、直肠病变的大小及其与邻近脏器的关系，而且还可得知是实质性，还是囊性病变等，为肛管、直肠疾病的诊断、治疗提供一定的依据。

3. 肛门镜检查　肛管直肠癌应做肛镜检查，女性在月经期暂不宜检查。多选膝胸位或其他检查体位,先做肛门视诊和直肠指检,以确定是否可行肛镜检查。如有局部炎症,指检使患者感到极度疼痛时应延期做肛镜检查。肛镜检查前应嘱患者将粪便排净或进行灌肠排便。检查时先在带芯子的肛镜上涂上润滑剂,轻轻插入肛管。应避免突然插入而引起括约肌痉挛,可先用肛镜前部轻压肛门片刻再慢慢推入。肛镜全部进入后可拔出芯子,对好光源,由深至浅退出,边退边观察直肠、肛管内黏膜、齿状线、皮肤有无充血、溃疡、息肉、肿瘤等病变。齿状线上直肠腔空间较大,病变较易看清。齿状线下肛管内被括约肌包绕,紧贴肛镜不易看清。检查时注意齿状线上下有无痔块或肛瘘内口,并检查各个方向,发现有内痔时,轻轻将肛镜上推可看清痔块。

4. 肛管和直肠功能检查　　肛管、直肠的功能检查是通过肛肠测压仪等有关仪器进行检测的,如检测肛管与直肠的压力、直肠的顺应性、直肠的感觉、肛门括约肌的功能等,从而了解肛管、直肠的生理功能是否正常,对诊断治疗出口处梗阻等肛管、直肠疾病有重要意义。

(三) 临床病理检测

1. 痔的病理检查　　大体检查,外痔表现为单个或多个肛周痔核,合并血栓形成时呈现有暗紫色半圆形隆起。内痔表现为齿状线附近紫蓝色隆起。混合痔表现为窥肛镜下齿状线附近紫蓝色团块脱出肛周。光镜所见,黏膜表面被覆鳞状上皮(图 24-1)、柱状上皮(图 24-2)或二者兼具(混合痔);黏膜及黏膜下层纤维组织增生,血管明显扩张充血,形成大量形状不规则的扩张血管呈“血窦样”;间质水肿,数量不等的中性粒细胞、淋巴细胞、浆细胞及单核细胞浸润。痔核形成时,黏膜层较薄,柱状上皮脱落;杯状细胞萎缩,腺体萎缩;血管壁玻璃样变性,平滑肌缺失代之以变性的胶原;组织间可见出血,出血范围广泛时形成弥漫性出血,表现为固有层、黏膜下层、窦状血管周围大量红细胞聚集,特别是管壁不连续的窦状血管附近,形成局限血肿;厚壁的窦状血管明显增加;Trietz 肌排列疏松,出现扭曲、断裂。

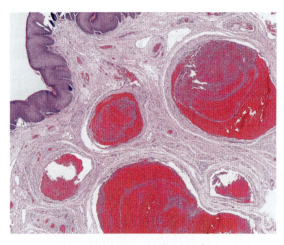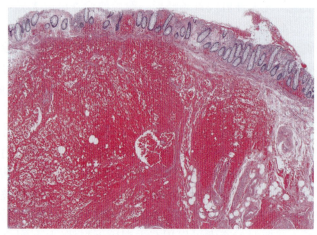

| 图 24-1　外痔光镜病理图 | 图 24-2　内痔光镜病理图 |
| HE 染色,×100 倍 | HE 染色,×100 倍 |

2. 肛裂的病理检查　　大体检查,肛裂可见到裂口、结缔组织外痔、肛窦炎、肛门梳硬结和瘘管几种病理改变。光镜所见,肛管皮下肛窦通道、上皮样囊肿、肛腺、腺管进入平滑肌,以及纤维化玻璃样变性;间质可见大量中性粒细胞、淋巴细胞、浆细胞及单核细胞浸润。

3. 肛周脓肿的病理检查　　大体检查,肛周脓肿表现为肛周浅部或深部可触及局部红、肿、热、痛性包块。可表现为硬结或有波动感。光镜所见,常为局灶性化脓性炎,中央为炎性坏死组织及大量中性粒细胞为主的炎细胞聚集,脓肿形成;周围肉芽组织增生,外周由厚薄不一的纤维组织包绕,形成脓肿壁(图 24-3)。

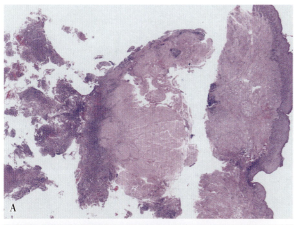
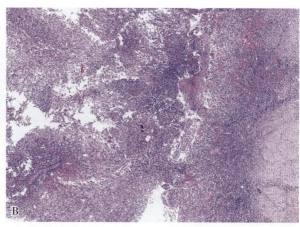
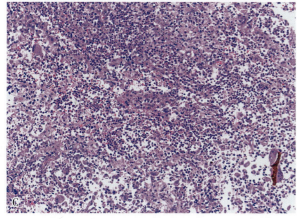

图 24-3　肛周脓肿光镜病理图

A. HE 染色,×100 倍;B. HE 染色,×200 倍;C. HE 染色, ×400 倍

4. 肛瘘的病理检查　大体检查,肛瘘表现有:①内口:多数在肛窦附近,其中 80% 的内口定位在肛管后正中线两侧的肛窦处,是肛门感染形成肛门周围脓肿的入口。②支管:主瘘管引流不畅,或反复感染,均可形成很多支管。探清支管对手术效果极为重要。③瘘管:连接内口与外口的管道,形状各异,可有一个,也可有多个分支。④外口:是肛门周围脓肿破溃或切开的口,在肛门周围的皮肤上,多数距肛缘约 2~3cm。其距肛门远近不定,数目不一,可凹陷,也可突起。呈红紫色,潜行性边缘,形状整齐,且外口较大者多为结核性瘘管。光镜所见,大量中性粒细胞和数量不等的淋巴细胞及浆细胞,伴有炎性坏死,形成沟通的腔隙样结构;管腔周围肉芽组织增生。

5. 肛管恶性肿瘤的病理检查　肛管恶性肿瘤最常见的病理类型是鳞状细胞癌和一穴肛原癌(cloacogenic carcinoma),少见的类型是腺癌和恶性黑色素瘤。

(1) 鳞状细胞癌:鳞状细胞癌是最常见的肛管癌,可以发生在齿状线以上,也可以出现在齿状线以下;占全部肛管癌的 70% 左右,大体检查可以形成隆起型或溃疡型肿物。组织学上均为典型的鳞状细胞癌的特征;根据分化程度,可以分为高、中和低分化鳞状细胞癌(图 24-4)。

(2) 一穴肛原癌又称泄殖腔原癌:在肛管癌中相对常见,占全部肛管癌的 20%~25%,是一种特殊起源的肿瘤,齿状线上方狭窄的环行区是内胚层泄殖腔与外胚层肛道的遗迹,在此区域内含有柱状上皮、鳞状上皮和移行上皮,由此部位发生的癌称为一穴肛原癌,在形态学上与鳞癌是不同的。分化良好的一穴肛原癌与基底细胞癌类似,分化差的与移行上皮癌相似,一些病例则呈现为腺癌的形态。

(3) 腺癌:起源于肛腺的腺癌罕见,大多数的腺癌是直肠癌向下方侵犯肛管,其治疗应该按照低位直肠癌的规范进行。①大体检查形成肿物,表面可伴有溃疡,形成隆起型或溃疡型肿物。②显微镜下,肛腺癌与肠腺癌类似,表现为不规则腺管呈筛网状、弥漫片状或大小不一的腺腔状结构,浸润性生长;根据分化程度可以分成、中和低分化腺状细胞癌(图 24-5)。目前对肛管癌的分期最为公认的是 AJCC/

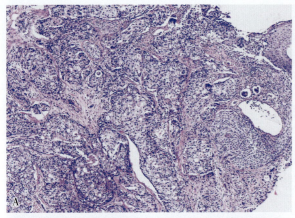
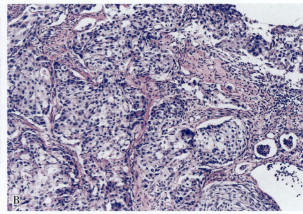
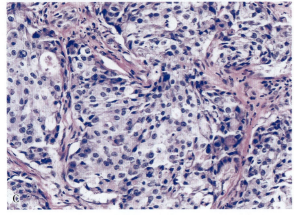

图 24-4　（肛门外）中分化鳞状细胞癌，局部可见脉管内癌栓形成

A. HE 染色，×100 倍；B. HE 染色，×200 倍；C. HE 染色，×400 倍

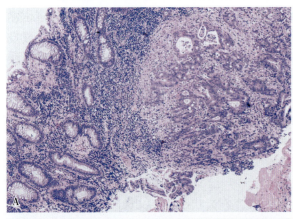
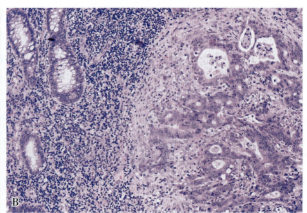
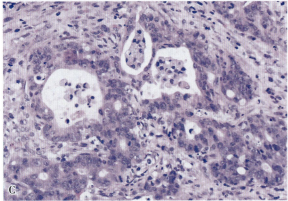

图 24-5　（肛管）中分化腺癌

A. HE 染色，×100 倍；B. HE 染色，×200 倍；C. HE 染色，×400 倍

UICC 的 TNM 分期系统，与肠道系统的其他 T 分期不同，肛管癌分期中 T 采用的是肿瘤的大小而非肿瘤的侵犯深度。③免疫组织化学染色：癌组织呈腺上皮标记阳性，CK、CK7 阳性。

（4）恶性黑色素瘤：恶性黑色素瘤属间叶源性恶性肿瘤，在肛管区相当少见，占全部肛管恶性肿瘤的 1%~3%，多数起源于肛管的移行区，女性略多于男性，平均的发病年龄为 60 岁左右，以出血为主要症状，查体可以发现肛管的肿物，有时凸出于肛门外。肿瘤的特点是恶性程度高，肿瘤进展快。有手术切除资料显示：20% 的患者存在腹股沟淋巴结转移，65% 的患者存在肠系膜淋巴结转移，29% 的患者在诊断时存在血行转移，远处转移最常见的部位是肺、肝、骨。主要鉴别包括：①大体检查形成肿物，与普通肛管癌类似。②显微镜下与肛管癌形态差异很大，瘤细胞在表皮内或表皮 - 真皮界处巢状增生，并向周围及肌层内浸润性生长。瘤细胞巢大小不一，并可互相融合。瘤细胞圆形、椭圆形或梭形，胞质丰富，部分细胞胞质内可见的色素颗粒；核异型性可以很大，也可以很小，形状存在着不同程度的变异，核分裂象易见。③免疫组织化学染色：是确诊恶性黑色素瘤的重要方法。肿瘤细胞 S100、HMB45、MelanA 和 SOX10 阳性。

二、临床检查指标的评估

（一）临床检验指标的评估

血、尿、大便检查作为直肠肛管疾病的常规检查。

（二）其他检查指标的评估

1. X 线检查　是肛门和肛管疾病的基本诊断方法之一。随着 CT 技术的普及，此方法的重要性有所降低。但是对于先天性肛门直肠畸形患儿，X 线检查有助于明确先天性肛门闭锁的类型；用水溶性造影剂行瘘管造影可帮助明确复杂性肛瘘的走形和分布范围；排粪造影检查可以帮助明确功能性出口梗阻的病因。且相对价格低廉，患者经济负担减少。

2. CT 检查的重要性　①肿瘤的分期判断：肛管癌 CT 检查的重要性在于评价肛管癌病变范围、局部淋巴结转移和远处转移状况，进行肿瘤的分期判断。这也是评价新辅助治疗疗效的重要手段。CT 对肛管、直肠疾病的诊断价值较大，如直肠癌术前分期的准确率有的报道可达 92%，另有报道为 46%~84%。②合并畸形的排除：对于先天性肛门直肠畸形患儿，全身 CT 检查可以帮助明确有无其他系统畸形合并存在的可能性。

3. MRI 检查的优越性　近年来直肠内线圈的应用，提高了 MRI 对肠壁层次显示的清晰度，对肠旁淋巴的显示也有了提高，可显示直径 2mm 的淋巴结；并对术后纤维化与肿瘤复发的鉴别，MRI 也优于 CT。MRI 对复杂肛瘘的诊断有其特殊作用，可明确瘘管的走行及内口位置；复杂性肛瘘术后如做 MRI 检查，可明确瘘管是否有残留。MRI 近年来在肛肠疾病的诊断中已逐渐显示出它的优越性，MRI 能清楚显示肛门括约肌的结构及溃疡性结肠炎引起的肠壁增厚等。已被 ESMO 指南以及国内结直肠癌诊治指南推荐为必查项目。

4. PET-CT 检查　是肛管癌的可选方法之一。PET-CT 的价值是检测其他部位的病灶而不是局部原发灶的情况。对于经济情况较好的肛管癌患者，可以考虑行 PET-CT 检查，以了解有无全身其他系统转移。

5. 超声内镜　是判断肛管癌浸润深度的重要方法。超声内镜有助于评价肛管癌浸润深度、判断局部淋巴结转移状况，在肛管癌的分期和新辅助治疗效果评判方面有重要意义。超声内镜评价肿瘤浸润深度和淋巴结情况的准确率为 80% 左右。此外，对肛管周围占位肿物的定位与定性也有作用。

6. 肛门镜检查指标　肛门镜是良性肛门和肛管疾病确诊的首选方法。当然乙状结肠镜以及电子结肠镜也可以作为肛管癌的患者必选的检查项目，因为要排除其余结直肠有无疾病同时发生的可能。有经验的临床医师，肛门镜对肛管癌的肉眼诊断率高达 90%以上。对早期肛管癌，肛门镜检查与细胞学检查、病理检查联合应用，可大大提高诊断阳性率。

7. 肛管、直肠功能检查指标　测定肛管直肠压力的临床意义是为一部分肛管直肠疾病的诊断、治疗提供依据。如先天性巨结肠,直肠肛管抑制反射消失。出口处梗阻患者中,如是肛门括约肌反常收缩所致,则排便时不出现正常的反射波,而出现异常的反射波;如是耻骨直肠肌肥厚所致,则括约肌的功能长度是增加的;正常直肠的感觉阈值(44ml±6.7ml)及最大耐受量(258ml±42ml)均为最高,而直肠炎患者直肠感觉阈值及最大耐受量均下降。球囊逼出试验是用来检查肛门内、外括约肌功能及正常感觉的一项试验。总之,肛管、直肠功能检查有其特殊的适应人群,应严格把握其适应证。

8. 直肠指检检查指标　就肛门和肛管疾病而言,有经验的肛肠科临床医师,单凭直肠指检就可以明确以下一些常见的病变情况:①痔:内痔多较柔软不易扪到,如有血栓形成已纤维化,就可扪到硬结,有时有触痛出血。②肛瘘:在肛门外可见瘘管开口,沿瘘管口向内延伸,常可扪到条索状物或瘘内口处有小硬结。③直肠息肉:可扪到质软可推动的圆形肿块,有蒂的息肉可触到蒂部,多发息肉可扪及大小不等的质软肿块,指套上常有新鲜血迹。④肛管直肠癌:肛管癌位于齿状线下,直肠癌位于齿状线上,可扪到高低不平的硬结,表面溃疡,呈菜花状;肠腔可有狭窄,手指无法通过,无法测知肿瘤的上缘,指套上常有脓血和黏液。但很多基层医院的临床医师却常常忽视了直肠指检,从而造成了一些早期的肛管、直肠肿瘤的漏诊。因而应倡导直肠指检的重要性。

9. 视诊检查指标　由于肛门和肛管疾病的发病部位相对表浅,因而视诊有非常重要的初诊鉴别作用。有经验的肛肠科医师,单凭视诊可以明确80%以上肛门和肛管疾病。结合直肠指检可以明确95%以上肛门和肛管疾病。

(三) 病理检测指标的评估

肛门镜下结合肉眼观察与病理学分析可以对肛管癌做出准确判断,是诊断肛管癌的"金标准"。对于合并有腹股沟淋巴结肿大的原发或继发的肛管癌患者,可取淋巴结活检,可明确是否为原发性或继发性的肛管癌转移。

第八节　实验室及其他检查指标的临床应用

如何合理应用各项检查指标是疾病临床诊断面临的首要问题。对各项检查指标的合理应用即可以提供诊断效率,又可以节约成本。肛门和肛管疾病的发病部位相对表浅,因而视诊、指检等临床检查在疾病的诊治过程中起到举足轻重的初筛作用,理应受到重视。本节以肛管癌为主要肛门和肛管疾病,详述实验室及其他检查指标的临床应用。

一、检查指标的筛选原则

(一) 首要 / 必需检测项目

1. 视诊检查　由于肛门和肛管疾病的发病部位相对表浅,因而视诊有非常重要的初诊鉴别作用。建议所有临床医师都要重视临床视诊。

2. 直肠指检检查　有经验的肛肠科临床医师,单凭直肠指检就可以明确肛门和肛管一些常见的病变情况。同时由于检查便捷、费用低廉、基本无痛,已被肛肠科临床医师选定为临床接诊必查项目。

3. 肛门镜检查　肛门镜是良性肛门和肛管疾病确诊的首选方法,同时也是肛管癌必选检查项目。

4. 病理检查　由于肛门和肛管疾病的发病部位相对表浅,临床采集病理检查标本相对便捷、可重复率高、痛苦小、患者易于接受。对于临床表现可疑为恶性肿瘤性疾病,诸如反复发作的慢性肛瘘、肛管占位等,病理检查应列为首选检查项目。对于肛管癌合并远处转移(腹股沟、肺、肝、颈部等),在可能的情况下,也应该将病理检查列为首选检查项目,利于明确判定是否为远处转移。就肛管癌而言,病理检查是决定后续治疗的"金标准"。若肛管癌病理为鳞状细胞癌,则不需要采用腹会阴联合切除术(abdominal perineal resection, APR),也就意味着患者能够保留肛门。

(二) 第二步检测项目

1. 血常规　对于急性感染性肛门和肛管疾病,血常规检查应该表现为白细胞计数增加,中性粒细胞比例增加。这也是临床血液检查的首要检查项目。对于病程较长的肛门和肛管疾病,临床血液检查,如生化以及肝、肾功能检测,可以帮助评估患者营养状态、术前营养状态以及预后等。而肿瘤标志物的动态监测,如癌胚抗原(CEA)和 CA199 等,虽然对肛管癌的诊断缺乏足够敏感性和特异性,但常在诊疗中作为辅助检查指标,有一定的参考价值。

2. 尿液检查　肛门和肛管常见疾病尿液检查一般无异常。

3. 粪便检查　持续性大便潜血阳性,对肛管癌的诊断有较大参考价值。

4. X 线检查　X 线检查有助于明确先天性肛门闭锁的类型,因而成为先天性肛门闭锁患儿首选的检查手段;用水溶性造影剂行瘘管造影可帮助明确复杂性肛瘘的走形和分布范围,虽然比较 MRI 检查结果,检查结果的准确性要差些。但对于一些基层医院来说,也不失为一种比较简单的检查方法;排粪造影检查可以帮助明确功能性出口梗阻的病因,但由于相对技术要求较高,在一些基层医院并没有广泛开展此检查项目。

5. CT/ 磁共振检查　①CT 平扫及增强扫描有助于肛管癌的分期判断以及新辅助治疗疗效的评价,因此是肛管癌的必查项目;②对于先天性肛门直肠畸形患儿,全身 CT 检查可以帮助排除有无其他系统畸形合并存在。因此是先天性肛门直肠畸形患儿的必查项目。

MRI 检查:①对于肛管癌以及直肠癌患者,MRI 检查有助于了解癌灶浸润肠壁以及肠壁外软组织以及局部淋巴结的程度;同时有助于对术后纤维化与肿瘤复发的鉴别;已被 ESMO 指南以及国内结直肠癌诊治指南推荐为必查项目。②术前 MRI 检查可明确复杂性肛瘘的瘘管走行及内口位置;术后 MRI 检查,可明确复杂性肛瘘的瘘管是否有残留。已被推荐为复杂性肛瘘术前、术后必查项目。已受到越来越多医院的重视和应用。③对于 CT 造影剂过敏的患者,MRI 检查更具有一定的优势。

6. 超声内镜　超声内镜有助于评价肛管癌浸润深度、判断局部淋巴结转移状况,在肛管癌的分期和新辅助治疗效果评判方面有重要意义。因而是肛管癌必查项目。此外,也有助于肛周深部脓肿的定位及定性诊断。

(三) 次要检测项目

1. 肛管、直肠功能检查　肛管、直肠功能检查有其特殊的适应人群,应严格把握其适应证。需要强调的是肛门直肠外伤行结肠造口术后,是否可行造口还纳,不但要看肛门直肠的外伤是否愈合,还应了解肛管直肠的压力是否正常,以防还纳后大便潴留或失禁。

2. PET-CT 检查　由于 PET-CT 的检查费用相对较高,因而可作为肛管癌术前、术后随访的备选检查。但对于经济情况较好的肛管癌患者,可以考虑首选行 PET-CT 检查,以了解有无全身其他系统转移。

二、检查指标的临床应用

以肛管癌为例,详述实验室及其他检查指标的实际临床应用。

(一) 在肛管癌诊断中的应用

1. 肛门镜检查　确诊肛管癌的首选必查项目,可确定肿瘤位置,获得组织标本以行病理检查。

2. 病理检查　病理检查是决定后续治疗的“金标准”。若肛管癌病理为鳞状细胞癌(鳞癌),则不需要采用 APR。

3. 胸部 X 线检查　须同时拍摄胸部正位和侧位片,目的是排除有无肺转移。对于胸片发现病灶而难以定性的,根据患者的经济条件可选胸部 CT 检查或 PET-CT 检查。

4. 超声内镜　超声内镜在肛管癌的分期和新辅助治疗效果评判方面有重要意义,是肛管癌必查项目。

5. CT 检查　CT 平扫及增强扫描有助于肛管癌的分期判断以及新辅助治疗疗效的评价,因此是肛管癌的必查项目。

6. MRI 检查　①MRI 检查有助于了解肛管癌癌灶浸润肠壁以及肠壁外软组织以及局部淋巴结的程度;同时有助于对术后纤维化与肿瘤复发的鉴别;已被 ESMO 指南以及国内结直肠癌诊治指南推荐为必查项目。②对于 CT 造影剂过敏的患者,MRI 检查则成为首选检查项目。

7. PET-CT 检查　由于 PET-CT 的检查费用相对较高,可作为肛管癌术前、术后随访的备选检查。但经济情况较好的肛管癌患者,可考虑首选 PET-CT 检查。

8. 实验室其他检查指标

(1) 大便潜血试验:持续性大便潜血阳性,对肛管癌的诊断有参考价值。

(2) 肿瘤标志物:主要有癌胚抗原(CEA)、甲胎蛋白(AFP)、CA199 等,对肛管癌的诊断缺乏足够敏感性和特异性,常在诊疗中作为辅助检查指标。早期肛管癌患者的血清肿瘤标记物不一定有明显变化。临床实践中经常可观察到,随着根治性手术的完成,血清肿瘤标志物多会出现迅速下降。

(二) 在肛管癌复诊随访中的应用

我国人群肛管癌的病理类型多为腺癌,临床诊治多参照直肠癌进行。肛管癌局部浸润可累及阴道、直肠、前列腺、尿道和周围的软组织。肛管的黏膜下层薄弱,使得肛管黏膜与括约肌结合紧密,因此肛管癌易侵及肛管括约肌,出现局部症状。淋巴转移是肛管癌的重要转移方式,转移途径一般最先发生于腹股沟淋巴结,侧方转移至盆壁淋巴结,向上可以转移至直肠上血管周围和肠系膜下血管周围淋巴结。远处常血行转移至肝、肺、骨等部位。

动态监测系列血清肿瘤标记物对于判断预后、评价治疗效果、及时发现复发和远处转移有很大帮助。研究发现术后随访期间血清肿瘤标记物的异常往往比影像学异常发现更早。动态监测 CEA、CA125、CA199 对肛管癌的预后判断、治疗效果评价、及时发现复发和远处转移有很大帮助;甲胎蛋白(AFP)有助于预测和发现肝脏转移。

术后随访的目的是检测疾病复发或治疗相关不良反应、评估改善营养状况等。随访工作的开展最容易、最经济、最广泛的应当是实验室项目检查,包括手术后半年每月 1 次,自后半年每 2 个月 1 次,第二、三年每 3 个月检查 1 次体格检查、血常规、大便潜血试验、肿瘤标志物、肝功能、肾功能,必要时进行相关影像学检查。如发现相关指标出现异常,应全面评估检查结果,及时开展 MDT,最后决定是否更换放、化疗方案,让患者最大化获益。

案例 24-1

【病史摘要】　患者,男性,72 岁,间断性大便带血一个月余。一直拟"痔疮"自行给予药物治疗后上述症状稍缓解。但不久后出现肛周瘙痒、大便变形,频发便血、腹泻等不适。遂到当地医院就诊,行肠镜检查及镜下取组织检查示:(直肠)腺癌。门诊以"肛管癌"收住入院。自发病以来,患者精神状态、体力活动、食欲食量和睡眠尚好,体重无明显变化。

【临床检验】　大便常规检查潜血试验阳性;血常规、尿常规无明显异常;肝肾功能和生化指标正常。CEA、CA199、CA50 均未见升高。

【CT 检查】　①胸部 CT 检查未见明显异常;②全腹部 CT 检查示直肠下端肠壁有局部增厚表现。

【病理检查】

1. 大体(距肛缘 3~6cm)直肠见一溃疡型肿物,大小约 5cm×4cm×1.5cm,切面灰白,质中,侵及肠壁肌层。

2. 光镜癌组织呈弥漫分布,浸润性生长,累及肠壁肌层。瘤细胞大小相对一致,胞体大,胞质少,核呈空泡状,可见核仁,核分裂象多见,可见多核细胞,异型性明显。神经束侵犯(-),脉管侵犯(-),吻合圈及上缘均未见癌;肠周淋巴结未见转移癌(0/20)。

3. 免疫组化检测　MSH2(+)、MSH6(+)、MLH1(+)、PMS2(+)、GST π(++)、TS(-)、ERCC1(+)、EGFR(+)。

【诊断】　(直肠肛管)溃疡型中分化腺癌,$pT_2M_0N_0$。

【案例分析】 该患者在当地医院做肠镜并活检发现肛管直肠肿瘤,初步诊断"(直肠)腺癌"。经上级医院术前实验室、肛门镜检查、CT检查,进一步明确恶性肿瘤"肛管癌"。综合检测结果,肿瘤标志物无升高,无肝脏、肺部等远处转移。具有限期手术指征,故普外科实施了Miles手术,手术标本送病理检查进一步明确肿瘤类型。经过手术标本的病理形态学观察和免疫组化检测最终确诊证实病变为(直肠肛管)溃疡型中分化腺癌,$pT_2M_0N_0$。

-- 小 结 --

肛门和肛管常见疾病可划分为良性疾病(痔、肛裂、肛周脓肿和肛瘘)、恶性疾病(肛管癌)和先天性疾病(先天性肛门直肠畸形)。临床实践中由于肛门和肛管疾病的发病部位相对表浅,因而视诊、肛门镜检查、指检等临床检查在疾病的诊治过程中起到举足轻重的初筛作用。而临床常规检验和生化及肝、肾功能检测等检测指标通常在肛门和肛管常见疾病诊断中缺乏特异性,大多数患者此类指标只有轻度或无明显改变。临床病理检测指标主要有病理形态学和免疫组化及相关分子遗传学检测;它们是疾病最后确诊的决定性步骤。其他检查指标,如CT/磁共振、PET-CT、超声内镜、肠镜、超声等检查,在病变定位、定性方面诊断准确率较高,有助于诊断。

(张 林 张庆玲 庄文芳)

第二十五章

肝代谢性疾病

肝脏是人体内一个重要器官,糖、蛋白质和脂肪三大代谢均在肝脏内完成,许多维生素及酶的合成、胆红素的合成与代谢亦与肝脏密切相关,其中无论哪一个环节出现异常,均可出现相应的症状、体征及检验项目的异常。临床可能会遇到很多患有代谢性疾病的患者,如儿科患者糖原累积病或里格勒-纳贾尔征。成年人的代谢性肝病包括肝豆状核变性、特发性血色病、α1-抗胰蛋白酶缺乏、囊性肝纤维化病和卟啉症等。本章重点介绍最常见的成年人代谢性肝病,主要是肝豆状核变性和特色性血色病。

第一节　肝豆状核变性概述

肝豆状核变性(hepatolenticular degeneration),又称肝脑变性,是一种第13号染色体隐性基因遗传的铜代谢障碍性全身性疾病,1912年由英国神经病学家 Kinnear Wilson 首先奠定其病理基础,故又称 Wilosn 病(Wilson disease,WD),1921年被正式命名为肝豆状核变性。本病以铜代谢障碍导致铜在肝和脑内过量聚集为特征的常染色体隐性遗传,其临床主要表现为肝硬化、锥体外系症状和角膜色素沉着环(kayser-fleischer ring,K-F 环),伴血浆铜蓝蛋白减少和氨基酸尿症。欧美流行病调查结果显示发病率为3/10万,中山大学的一组研究资料显示,本病在遗传病专科门诊中发病率达10.14%,居全部单基基因遗传病第2位,可见本病在我国较为多见,在一些近亲结婚率高的地区,发病率则更高。虽然肝豆状核变性致残率及致死率均较高,但却又是先天性遗传病中少数可治性疾病之一,如早期诊断、治疗可控制病情进展。

一、临床症状和体征

肝豆状核变性多以儿童和青少年期起病,少数可迟至成年期,偶有可至晚年发病。最常见以肝脏症状起病,平均年龄11岁;其次以神经症状起病,平均年龄19岁;少数以急性溶血性贫血、肾脏损伤、骨骼关节改变等为首发症状。但这些症状都不典型和不具有诊断意义。

(一) 临床症状

1. 肝脏症状　最早表现为无症状性肝大以及血清转氨酶水平升高,随着病情逐步进展可出现乏力、食欲减退、肝区不适、黄疸等非特异性慢性肝病的表现,晚期可出现肝硬化的严重并发症,如食管静脉曲张破裂出血及肝性脑病等。

2. 神经系统及精神表现　主要表现为锥体外系症状,如肢体舞蹈样及手足徐动样动作、肌张力异常、肌强直、动作迟缓、构音障碍、吞咽困难、屈曲姿态、紧张步态等。还可有广泛的神经损害,如进行性智力减退、思维迟钝以及情感、行为、性格异常,晚期可有器质性精神病,少数有癫痫发作。出现神经系统症状的肝豆状核变性患者常合并不同程度的精神障碍,一些无症状的患者也可能以此为首发症状。精神障碍可划分为四种:情感、行为、精神分裂症样和认知障碍。严重的可出现类似精神分裂症、癔症、躁狂性精神病和偏执狂等。

3. 肾脏症状　肾脏表现包括肾小管型蛋白尿、碳酸氢盐丢失、氨基酸尿、糖尿、尿酸盐尿、高磷酸盐尿、高钙尿、肾小管性酸中毒等,部分患者可出现肾结石。

4. 其他临床表现　患者可发生骨质疏松、骨质软化、关节间隙的减少和韧带的松弛。关节痛在未经治疗的患者中很常见,也可见于经青霉胺治疗的患者。其他还可出现胰腺炎、甲状旁腺功能低下、胆石症、糖尿病、心肌病、心律失常、闭经等少见表现。

(二) 体征

角膜 K-F 环是本病最重要的眼部体征,对早期诊断很重要,可见于 80% 以上有症状的患者,有神经系统症状者尤其常见。K-F 环多见于双眼,个别见于单眼,呈绿褐色或金褐色,用裂隙灯检查可发现,明显者肉眼可见。少数患者还可出现白内障、晶状体浑浊等。K-F 环也可见于其他原因导致的慢性胆汁淤积性肝病。

二、病因和发病机制

铜是人体内一种重要微量元素,分布于不同组织的蛋白质和血液中,以肝和脑含量最高。肝是铜代谢的中心器官,铜主要在近端小肠吸收,进入血液的铜离子先与血清白蛋白疏松地结合,90% 运送到肝脏后在肝内与球蛋白牢固结合,这种与铜结合的蛋白呈蓝色,所以称为铜蓝蛋白(caeruloplasmin)。体内各脏器和体液中所含的铜大多数以铜蓝蛋白形式存在,其余 10% 与血中白蛋白疏松结合的铜即为转运铜,进入各组织与红细胞,小部分从尿中排出。铜的主要排泄途径是从肝细胞溶酶体排至胆汁,再从大便排出,呈平衡状态。肝豆状核变性时 ATP7B 蛋白功能缺乏或减弱可引起胆汁铜排泄减少,这可能是肝豆状核变性时肝内铜聚集的主要机制,以致铜在肝细胞内聚集。

(一) 病因

1. 分子遗传学　1993 年研究发现肝豆状核变性的致病基因——*ATP7B* 基因,其定位于 13 号染色体长臂远端(13q14.3),该基因含有 22 个外显子和 21 个内含子,基因编码 1 411 个氨基酸。*ATP7B* 基因主要作用是促进肝细胞内铜的移动,将铜转运至毛细胆管内排泄,本身在细胞内循环,调节细胞内铜代谢的动态平衡。

ATP7B 基因突变主要包括错义突变、无义突变、剪接突变,调控序列突变,小缺失突变、小插入突变、大片段突变近 300 种。而且多为复合杂合子突变,只有少数为纯合子突变。不同人种和地域存在不同的突变谱,北欧人中约 40% 为 His1069Gln 突变(位于 14 号外显子)。2871dec、1708-5T→G、Arg27g1eu 突变在日本的分布具有规律性,2871delc 和 1708-5T→7 主要分布于日本的北部和南部,而 Arg778Len 则以散在分布为主。

2. 家族遗传　本病约半数病例有家族史,有显著的家族聚集性。本病在血缘通婚率较高的地区发病率较高,有学者研究发现宗表联姻后的本病发病率为常人的 60 倍。尤其在近血缘家属中发病率很高,患者的同胞常患病。本病为常染色体隐性遗传,子代中 1/4 为纯合子,1/4 正常,另外 1/2 为杂合子,因此对患者的同胞兄弟姐妹以及近血缘亲属进行检查,能及早发现无症状患者,对于本病的防治及疾病预后有积极意义。

(二) 发病机制

铜是人体内一种重要微量元素,正常人体内含铜量 50~150mg,分布于不同组织的蛋白质与血液中,以肝和脑含量最高,肝也是铜代谢的主要部位,其他贮存部位包括肌肉、肾脏、心脏等。正常人每天从食物中吸收铜 2~5mg,每日需要量为 1.3~1.7mg,铜经膳食进入人体后主要在十二指肠摄取,经门静脉血液进入肝细胞,与 α_2 球蛋白牢固结合成铜蓝蛋白,约 70% 铜蓝蛋白存在于血浆中。铜主要排泄途径是从肝细胞溶酶体排至胆汁,再从大便排出,尿液和汗液排铜量极少,成人每日排出量约 2~5mg,呈平衡状态。本病铜代谢的基本障碍是胆汁排泄铜明显减少,肝脏合成血浆铜蓝蛋白(ceruloplasmin)存在缺陷,伴有血清铜低下,尿排泄铜增多。另外,铜蓝蛋白合成减少,而血浆中非铜蓝蛋白结合铜增加,也可导致铜离子沉积于身体各部位,尿液中排泄铜增加。铜蓝蛋白是由肝脏合成的具有氧化酶作用的蛋白质,人的铜蓝蛋白由 1 046 个氨基酸组成,属多铜氧化酶家族,其基因定位于 8 号染色体,每个铜蓝蛋白含 6 个铜原子,其主要作用是参与体内铁代谢,可催化二价铁离子氧化为三价铁,与转铁蛋白相结合,间接转运铜离子,维持肝铜平衡并作为抗氧化剂清除体内过氧化物。肝豆状核变性的致病基因是 *ATP7B* 基因,当 *ATP7B* 基因突变或缺失造成铜离子的跨膜转运障碍,血浆铜蓝蛋白的肽链合成时不能及时地与铜结合,所以机体不能合成足量的血浆铜蓝蛋白,最终使胆汁排泄铜明显减少,导致过多的铜沉积于各个脏器内,尤其是肝和脑等组织,临床上出现神经和精神症状。

三、临床诊断和鉴别诊断

(一)临床诊断

对肝豆状核变性的诊断是根据多种临床症状和异常的实验室检查,单一的检测结果均不能用于确诊肝豆状核变性,本病大多呈慢性隐匿起病,患者一般只在出现肝损伤或神经系统表现后方才就诊,且常因对其认识不足而导致误诊、漏诊,但典型病例诊断并不困难,临床诊断主要根据以下标准。

1. 肝病临床表现和 / 或锥体外系症状;
2. 血清铜蓝蛋白水平显著降低和 / 或肝铜水平增高;
3. 角膜 K-F 环和血浆铜蓝蛋白水平降低是最为重要的依据。两者联合基本可确诊肝豆状核变性。但是如果缺乏角膜 K-F 环,就有必要进行肝活检行铜定量分析。
4. 肝脏病理　肝细胞内可见脂褐素、铜结合蛋白和铁沉积。免疫组化显示铜或铜结合蛋白阳性。

以下人群需考虑行实验室检查筛选:

1. 无法解释的肝脏疾病、肝脾肿大、肝功异常,应怀疑此病并做进一步检查;
2. 严重的、复发的和 / 或溶血有关的急性肝炎;
3. 进行性中枢神经系统异常,尤其是累及锥体外系;
4. 肝功异常　以肝损害为主要临床表现者生化指标依病情严重程度表现不同;
5. 年轻人新出现的精神错乱或合并神经症状;
6. 家族史　可能有兄、姊病史或父母有亲缘关系以及家族中有同样患者。

(二)诊断流程

肝豆状核变性临床诊断流程见图 25-1。

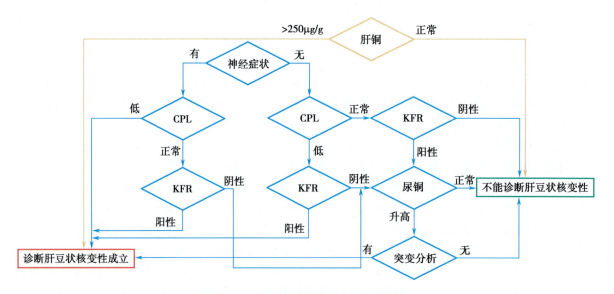

图 25-1　肝豆状核变性的临床诊断流程

(三) 鉴别诊断

本病临床表现复杂,患者以精神神经症状及肝脏损害为主要临床表现,故需与脑炎后帕金森综合征、多发性硬化症、慢性汞中毒和锰中毒、精神分裂症、癔症以及其他原因所致的肝硬化等疾病相鉴别。

1. 实验室检查指标　见表 25-1。

表 25-1　肝豆状核变性的实验室检查指标及诊断范围

实验室检查指标和诊断范围	鉴别诊断
血清铜蓝蛋白 <0.2g/L	降低见于蛋白质丢失性肠病,肾病综合征,恶性营养不良
24 小时尿铜排泄 >1μmol/24h	尿铜水平升高可见于自身免疫性肝炎,硬化性胆管炎,慢性活动性肝炎和肾病综合征
肝铜 >250μg/g 干重	急性胆汁淤积,阿拉吉耶(Allagille)综合征和硬化性胆管炎

2. Mekes 病及慢性肝病　由于蛋白严重缺乏,血清 CP 可下降,胆汁性肝硬化也可出现 K-F 环,须注意鉴别。

3. 本病出现帕金森病的某些体征时,可根据 CP、角膜 K-F 环、严重共济失调性震颤、血清铜蓝蛋白降低、腹部彩超、MRI 等相鉴别。

根据青少年起病、典型的锥体外系症状、肝病体征、角膜 K-F 环和阳性家族史等诊断不难。如果 CT 及 MRI 有双侧豆状核区对称性影像改变,血清铜蓝蛋白显著降低和尿铜排出量增高则更支持本病。对于诊断困难者,应肝脏穿刺做肝铜检测。

第二节　肝豆状核变性实验室及其他检查指标与评估

一、实验室及其他检查指标

肝豆状核变性实验室检查指标包括临床检验指标、影像及其他检查,影像学检查包括 B 超、CT 和 MRI,临床比较常用的实验室检查包括铜蓝蛋白、血清铜、血清游离铜和 24 小时尿铜及基因检测。

(一) 临床检验指标

1. 血浆铜蓝蛋白　血浆铜蓝蛋白降低是诊断本病的重要依据之一,正常值为 200~500mg/L,约 95% 肝豆状核变性患者血浆铜蓝蛋白水平低于 200mg/L,因此血浆铜蓝蛋白水平降低是诊断本病的重要依据之一。

2. 血清铜、血清游离铜及尿铜　血清铜正常值是 80~120μg/dl,90% 以上肝豆状核变性患者也明显降低。血清游离铜即指未与铜蓝蛋白结合的铜,通常是血清铜的 10% 左右(8~12μg/dl),有症状的肝豆状核变性患者接受治疗前,其血清游离铜水平常高于 25μg/dl,正常人 24 小时尿铜排泄小于 50μg,肝豆状核变性患者未治疗时常大于 100μg,甚至增加数十倍,服驱铜药后进一步增高,待体内蓄积的铜大量排出后尿铜又逐渐降低。对可疑患者,如青霉胺治疗前尿铜大于 100μg/24h,治疗后升高至 1 000μg/24h 以上,除外其他原因所致肝细胞坏死的疾病,即可诊断本病。

3. 肝铜　肝铜含量是诊断肝豆状核变性的重要指标,正常情况下肝铜浓度小于 50μg/g 肝组织,肝豆状核变性患者多数大于 250μg/g 肝组织。正常的肝中肝铜含量 <50μg/g 干重。肝铜含量 >250μg/g 干重,并伴随有低铜蓝蛋白时常常预示是肝豆状核变性。然而,肝铜值升高也可出现在其他肝病中。因为没有哪项检查是特异的,Ferenci 等提出一个流程来协助肝豆状核变性的诊断,随后评分方法被应用到临床:≥4 分,可诊断为肝豆状核变性,2~3 分须做进一步检查方可确诊,0~1 分可以排除肝豆状核变性。

4. **放射活性铜掺入铜蓝蛋白试验**　该试验主要用于有肝活检禁忌证患者的诊断,也有助于其他肝病导致 K-F 环出现、尿铜或肝铜含量升高而铜蓝蛋白正常者的鉴别诊断。患者一次性口服放射性铜并监测此后 48h 内血清内放射性铜浓度。本病患者开始 1~2h 出现高峰,正常人因放射性铜掺入铜蓝蛋白而出现第二次放射性铜浓度增高,肝豆状核变性患者则不再升高。

5. **基因检测**　由于存在 200 多种基因突变,以目前的技术直接行基因检测较为困难,仅限于肝豆状核变性患者家属成员的筛查,并需结合临床和生化检测。

6. **血尿常规**　肝豆状患者有肝硬化伴脾功能亢进时其血常规可出现血小板、白细胞和 / 或红细胞减少;尿常规镜下可见血尿、微量蛋白尿等。

7. **肝肾功能**　患者可有不同程度的肝功能改变,如血清总蛋白降低、球蛋白增高,晚期发生肝硬化。肝穿刺活检测定显示大量铜过剩,可能超过正常人的 5 倍以上。发生肾小管损害时,可表现氨基酸尿症,或有血尿素氮和肌酐增高及蛋白尿等。

(二)影像学检查

1. **肝脏 B 超检查**　以不同程度的肝实质异常声像、脾大和门脉高压声像为特点。肝实质异常声像主要表现为回声不同程度增粗、增多、增强,为弥漫性或多灶性,部分病例可见分布不均匀的点状或条状回声,出现所谓树枝光带或岩层征。严重病例表现为肝硬化声像如肝脏缩小、表面不平和弥漫性颗粒结节回声,还可出现脾大、门静脉或脾静脉扩张、腹水形成或侧支循环开放等门脉高压声像改变。腹部 CT 与 B 超结果基本一致,肝内铜沉积后密度增大,则具有较高的 CT 值。

2. **脑肝豆状核变性的脑 CT**　表现为基底节、脑白质、脑干及小脑内出现对称性低密度区,尤以基底节区明显,特别是壳核及苍白球,其次是尾状核头部及小脑齿状核。可有轻度或中度的脑萎缩,表现为脑室扩大及脑沟和脑池增宽。MRI 检出肝豆状核变性的脑部病变优于 CT,在 T_2 加权像主要表现为两种信号。长 T_2 高信号最多见且分布广泛,常见于壳核、丘脑及脑干等部位。其机制主要是铜沉积于组织中,造成反应性水肿,神经原及胶质细胞缺失、变性,进而引起囊性变,此时在 T_1 加权像出现低信号。但当脑组织仅出现细胞内水肿时,由于变化一般少于 30%,故 T_1 加权像、质子密度像和 T_2 加权像多无异常信号影。随着疾病进展,T_2 加权像低信号是本病较典型的表现,该信号出现与否以及出现后的大小分布与病程有密切联系。MRI 对肝豆状核变性患者的鉴别诊断很重要,也可用于监测治疗效果。PET 已用来探索肝豆状核变性神经解剖和神经生理的改变,未来可能是一种有效的检查手段。

(三)临床病理检测

肝脏是铜的主要贮存器官,最初的病理改变也出现于肝脏。根据疾病进展不同,肝脏病理改变可表现为急慢性肝炎或肝硬化。早期随着疾病加重,肝细胞内可见脂褐素、铜结合蛋白和铁沉积。免疫组化显示铜或铜结合蛋白阳性。

1. **早期**　肝脏早期铜沉积的证据很少,且多为非特异性。肝细胞线粒体基质内可见大颗粒或晶体沉着,肝细胞胞质中弥散的铜用免疫组化不一定能测出。这种铜沉积的早期,肝细胞可伴有大泡型、微泡型脂肪变性和糖原化核;肝脏表现为轻度急慢性肝炎。

2. **急性肝功能衰竭**　少数患者可发生急性肝功能衰竭,组织学上表现为急性重型肝炎、微泡型脂肪变性,显著的肝细胞气球样变、肝细胞凋亡、充满色素的巨大 Kupffer 细胞及合并小叶崩解的实质减少。

二、临床检查指标的评估

肝豆状核变性最常见的症状是肝病和 / 或神经症状,但这些症状都不典型和不具有诊断意义,作为主要实验室指标的临床检验及影像等其他检测项目,其在肝豆状核变性诊断中的价值各有不同,对这些检查指标进行合理评估,将有助于针对性的应用于临床诊断,提高诊断效率。

(一) 临床检验指标的评估

临床比较常用的实验室检查包括铜蓝蛋白、血清铜、血清游离铜和 24 小时尿铜。

1. 血清铜蓝蛋白、血清铜及尿铜指标　肝豆状核变性患者血浆铜蓝蛋白、血清铜均降低,其二者指标均不能反映病情、病程以及治疗效果。肝豆状核变性患者尿铜治疗前是升高的,在青霉胺诊断性治疗时,治疗后尿铜大于治疗前尿铜约 10 倍时则可诊断本病。

2. 肝铜肝穿刺　属于有创检查,国内普及度不高,且肝穿刺取材存在差异可能导致假阴性。此外,慢性胆汁淤积性疾病如 PBC 和 FSC 也可导致肝铜浓度升高。

3. 放射活性铜掺入铜蓝蛋白试验　该试验也有助于其他肝病导致的 K-F 环出现、尿铜或肝铜含量升高而铜蓝蛋白正常者的鉴别诊断。

4. 基因检测　目前基因检测仅限于肝豆状核变性患者家属成员的筛查。

注意此病首发临床表现多样化的特点,对不能解释的锥体外系表现、溶血性贫血、血尿、肾小管功能不全、代谢性骨病、学业退步、情绪异常、精神障碍等,均应想到肝豆状核变性。

(二) 其他检查指标的评估

影像学检查包括 B 超、CT 和 MRI。影像学出现慢性病及肝硬化的相应表现。此外,铜沉积后肝脏密度增大,具有较高的 CT 值。脑 CT 可见豆状核、尾状核的部位有低密度区,病情严重者有脑室扩大、弥漫性脑萎缩。MRI 检查较 CT 敏感,可见局限性病灶。MRI 检出肝豆状核变性部病变优于 CT,主要表现为长 T_2 高信号、T_1 加权像低信号,常见于壳核、丘脑脑干。随着疾病进展,T_1 加权像低信号是本病的典型表现,该信号出现与否以及出现后的大小分布与病程有密切联系,有助于鉴别诊断并可用于监测治疗效果。

第三节　肝豆状核变性实验室及其他检查指标的临床应用

如何合理应用各项检查指标是疾病临床诊断面临的首要问题。对各项检查指标的合理应用既可以提供诊断效率,又可以节约成本。

一、检查指标的筛选原则

实验室检查指标的筛选使用应该秉承快速、准确、实用和可行的原则。依据自身单位的实验条件和患者经济状况,选择最合适的检测套餐。本病临床表现多样,缺乏特异性,儿童起病隐匿,诊断需要综合各方面进行分析。本病的临床分型各家意见不一,从起病方式可分为急性与慢性型;从症状学可分为典型与不典型;从神经系统表现可分为进行性豆状核变性型、假性硬化型、共济失调型等。近来多数人主张将其分为潜伏型和临床型两型。

(一) 潜伏型检测项目

未出现肝脏或神经系统症状,仅经实验室检查如血清铜、血清铜蓝蛋白测定、尿铜、青霉胺排铜试验、放射性铜负荷等实验测定证实。

(二) 临床型检测项目

当出现肝损害(肝肿大、黄疸、腹水)和神经精神症状时,具备以下条件中的任何 2 条时,诊断即能成立:角膜 K-F 环、血清铜蓝蛋白缺乏,肝铜浓度升高(>2 500g/g 干重)和高尿铜尿症(>1 000g/d)。

二、检查指标的临床应用

(一) 在肝豆状核变性诊断中的应用

1. 一般大多数患者根据以下诊断标准可明确诊断,即具备下述 3 项中的 2 项或以上:角膜 K-F 色素环阳性、24 小时尿铜水平 >100μg、血清铜蓝蛋白 <50mg/L。

2. 放射活性铜掺入铜蓝蛋白试验主要用于有肝活检禁忌证的患者的诊断,也有助于其他肝病导致 K-F 环出现、尿铜或肝铜含量升高而铜蓝蛋白正常者的鉴别诊断。

3. 肝铜含量也是诊断肝豆状核变性的重要指标，由于肝穿刺属于有创检测，国内普及度不高。

4. 对于不典型的病例、症状前的诊断等均有赖于基因突变诊断，肝豆状核变性基因突变及基因诊断是当下研究领域的热点之一。对于疑似病例可进行基因检测，我国肝豆状核变性患者 *ATP7B* 基因有 3 个突变热点，为 R778L，P992L，T935M，其中 R778L 为高频突变位点。

(二) 在判断预后及随访中的应用

1. 尿铜检测具有随访作用，服驱铜药后进一步增高，待体内蓄积的铜大量排出后尿铜又逐渐降低。

2. MRI 检出肝豆状核变性部病变优于 CT，随着疾病进展，T_1 加权像低信号是本病的典型表现，该信号出现与否以及出现后的大小分布与病程有密切联系，有助于鉴别诊断并可用于监测治疗效果。

第四节　特发性血色病概述

特发性血色病(idiopathic hemochromatosis) 又称遗传性血色病(hereditary hemochromatosis, HH)，是先天性铁代谢障碍导致体内铁存积过多而引起肝硬化、心肌病、糖尿病、性腺功能减退、皮肤色素沉着、关节炎等多系统表现的遗传性疾病。继发性血色病是由于血液病患者长期大量输血、过量应用铁剂或慢性酒癖，尤其是酒精性肝硬化等因素引起体内铁含量过多，而造成的组织弥漫性纤维化。

一、临床症状和体征

血色病没有任何特异症状，铁在体内的沉积到发病是一个漫长的过程，所以本病起病隐匿，长期潜伏无症状，铁在其他器官的堆积会导致其他一系列症状，如糖尿病、心脏衰竭、关节炎、甲状腺功能减退和色素沉着增加，青少年发病较少见，发病高峰在 40 岁以后。

(一) 临床症状

1. 皮肤色素沉着　病理改变为表皮萎缩变薄，基底层内黑色素增加，真皮和汗腺内有很多含铁血黄素颗粒。皮肤色素沉着灰褐色或青铜色，全身分布，以暴露部位最明显，也可是口腔黏膜、眼结膜和眼睑缘色素沉着。

2. 肝硬化　临床表现为肝功能障碍和门脉高压的相关症状。病理观察，大体检查可见肝脏肿大，表面结节状；显微镜下可有肝细胞坏死结缔组织增生、假小叶形成，纤维间隔、肝细胞和胆管上皮内有大量含铁血黄素沉积，故又称色素性肝硬化。肝硬化患者后期肝癌发生率也显著增高。

3. 糖尿病　60%~80% 血色病患者有糖尿病，其病理改变为胰腺因铁质沉着面肿大、坚硬，有纤维组织增生，胰岛素减少和胰岛细胞内有大量含铁血黄素沉积。患者可并发肾病，神经病变、周围血管病变和视网膜病变。

4. 其他系统临床症状

(1) 心脏改变：约 20%~30% 患者心脏受累，为含铁血黄素沉积于心肌所致。心脏明显肥大，可达正常的 2~3 倍，部分可出现心力衰竭和各种类型心律失常。

(2) 内分泌腺异常：垂体前叶、甲状腺、肾上腺睾丸等均可有含铁血黄素沉积，伴有纤维组织增生，及性欲减退、阳痿、睾丸萎缩、阴毛、绒毛稀少和闭经等。

(3) 关节症状：见于 25%~50% 患者的滑膜细胞内有含铁血黄素，滑囊内纤维化，骨质可变性，表现为关节痛，软骨钙化关节面不规则，关节腔消失和急性滑膜炎等。

(二) 体征

典型的三联征为皮肤色素沉着、肝硬化、糖尿病等。

二、病因和发病机制

(一) 病因

健康成人每日从膳食中摄取 1~2mg 铁维持机体铁平衡。铁主要在十二指肠和近端空肠吸收，肝脏是肠道吸收铁的主要贮存场所，储存铁有两种形式，一种是铁蛋白，另一种是含铁血黄素。食物中的铁主要以二价铁的形式由十二指肠上皮细胞吸收，吸收的铁在细胞内由铁转运蛋白(ferroportin, FPN)输送至上皮细胞的基膜侧，在亚铁氧化酶的作用下氧化成三价铁释放入血液，三价铁与血液中的转铁蛋白结合后被输送至全身组织。特发性血色病的病理生理基础为胃铁蛋白缺乏和肠黏膜对铁的吸收控制机构有缺陷，于是小肠黏膜对食物内铁吸收增加，致体内长期铁负荷过重，超过正常的 5~10 倍以上，过量的铁沉积于全身组织脏器，导致各组织和器官产生结构和功能上的改变，从而出现相应的症状。

(二) 发病机制

依据基因变异的不同，特发性血色病可分为 5 种基因型，主要的基因突变类型包括 H63D 和 S65C 等。其中 C282Y 和 H63D 与 HH 显著相关。铁调节素(hepcidin)的表达受体内铁含量、造血功能、炎症等因素的影响。过量的铁、炎症等可诱导 *hepcidin* 基因(HAMP)高表达，减少铁的吸收。反之，缺铁、造血增加、缺氧等则抑制 hepcidin 表达，增加机体摄取铁。血色病蛋白编码基因(HFE)、血幼素(HV)、FPN 受体 2(TR2)等可能协助 hepcidin 感受体内铁状态，在调节机体铁代谢稳态中发挥作用。这些基因的突变是特发性血色病发病的基本机制。

三、临床诊断和鉴别诊断

(一) 临床诊断

1. 遗传病史　本病为常染色体隐性遗传。患者的第一代亲属，特别是同胞之间应作有关检查，并测定 HLA 抗原以发现纯合子和杂合子。对确定的纯合子即使无临床症状也应作进一步检查。

2. 临床表现　具有肝硬化、皮肤色素沉着、糖尿病、难治性心脏病者应考虑有本病的可能。

3. 实验室检查　①血清铁增高，常在 32~54bμmol/L 之间；②转铁蛋白饱和度增高，在 50%~100% 之间；③血清铁蛋白显著增高，一般在 90~6 000μg/L 之间，若铁蛋白 >1 000μg/L，转铁蛋白饱和度 >62%，诊断本病已无疑问。

4. 肝脏 CT/MRI 检查　根据肝内星影的密度可半定量测出铁贮量。因肝脏含铁量显著增多，CT 显示为弥漫性密度增高，CT 值达 80~120Hu MRI 检查时，肝组织的 T_1 加权时间和 T_2 加权时间缩短，信号强度降低。近年研究认为，肝铁含量与血清铁蛋白、MRI-T_2 加权时间有关，故认为 MRI 可作为估计肝铁含量的手段之一。

5. 病理检查　①胃肠黏膜、骨髓及皮肤活检组织内含铁血黄素增高。②肝穿刺活组织为最具特异性的检查，可见肝细胞内铁含量显著增多，沉积大量含铁血黄素。

6. 驱铁试验　去铁胺可与铁蛋白及含铁血黄素中的铁结合形成水溶性色素铁，呈红色，随尿排出。方法是缓慢静脉注入去铁胺 0.1g/kg 或肌注 0.5g 后，24 小时尿中铁铵排出量增加，正常人 <2mg，血色病者为 >10mg。

7. 实验室检查　腰穿脑脊液为黄色或铁锈色，红细胞计数和蛋白明显增高，红细胞计数可过万，蛋白可高达 500μg/L。脑脊液铁蛋白可用于早期诊断和驱铁治疗疗效的评估。

(二) 特发性血色病的临床诊断流程(图 25-2)

(三) 鉴别诊断

鉴别诊断主要与继发性铁负荷过多相鉴别。后者主要是铁利用障碍或伴有红细胞无效的贫血性疾病，诸如慢性再生障碍性贫血、铁幼粒细胞性贫血、纯红细胞再生障碍性贫血。此外，反复输血、迟发性血卟啉病、酒精性肝病、遗传性运铁蛋白缺乏症也能导致铁负荷过多。鉴别主要依据病史、家族史以及基因检测。

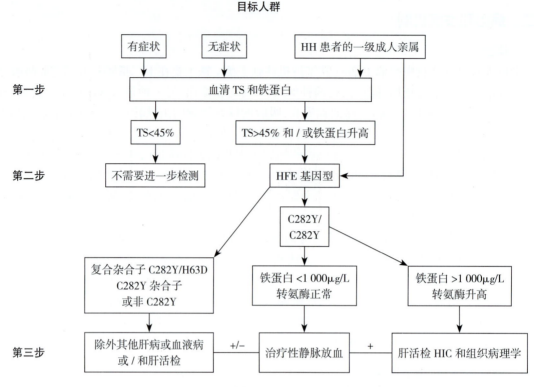

图 25-2   特发性血色病的临床诊断流程

第五节   特发性血色病实验室检查指标与评估

一、实验室及其他检查指标

实验室检查指标包括临床检验、肝活检、影像血检查及基因检测。同时具备基因突变及铁过量沉积方面证据可以诊断 HH,仅有基因突变而缺乏铁过量沉积者诊断 HH 基因变异携带者,确诊 HH 后还需评估靶器官损害程度,尤其是有无肝纤维化或肝硬化,以及有无并发肝癌或肝外恶性肿瘤。

(一) 临床检验指标

1. 空腹转铁蛋白饱和度(transferrin saturation,Ts) 适用人群   ①怀疑铁过量或年龄大于 20 岁、一级亲属中有确诊 HH 的患者;②用于筛选一般成人的铁过量状态。Ts 用于诊断 HH 的截断值:女性空腹 Ts>50%、男性空腹 Ts>60% 时,Ts 诊断 HH 的敏感性为 92%,特异性为 93%,阳性预测值为 86%。为避免漏诊,一般降低 Ts 的截断值至 45%,并根据情况进一步分析。

2. 血清铁蛋白   血清铁蛋白是非特异性指标,炎症、慢性病毒性肝炎酒精性肝病、肿瘤性疾病均可升高。血清铁蛋白与 Ts 合用,对 HH 的阴性预测值可达 97%,超过任何一项单独指标应用的准确性。在确诊的 HH 患者中,血清铁蛋白≥清铁蛋白一项单独是准确预测肝纤维化的指标。

3. 血清铁   单独应用缺乏特异性,用于诊断 HH 的阳性预测值和阴性预测值分别为 61% 和 87%。

4. 基因检测   基因检测适用范围:①空腹 Ts<45%,且血清铁蛋白正常的患者可直接排除诊断;②Ts>45%、血清铁蛋白升高者,需行 C282Y 及 H63D 基因型的检测;③一级亲属中有确诊特发性血色病的患者,无论 Ts 或血清转铁蛋白水平高低,均推荐进行基因变异分析。TS>45% 或血清铁蛋白升高的患者或一级亲属中有确诊 HH 的患者均需行基因变异分析。依据遗传学特征,HH 分为 4 型,1 型为血色病蛋白编码基因(HE)相关,最常见为 C282Y 突变纯合子或杂合子;2 型又称幼年型血色病,主要在青少年发病,主要是血幼素(HJV)基因和 *hepcidin*(HAMP)基因变异;3 型是转铁蛋白受体(TfR)2 基因突变,多以中年发病,男性居多;4 型是 *FPN* 基因变异。基因检测意义在于确定诊断和指导治疗为。40 岁以下、血清铁代谢指标异常而血清铁蛋白 <1 000μg/L、没有临床肝病证据(转氨酶升高,肝大等)的 C282Y 纯合子个体,可确诊并直接放血治疗而不必进行肝活检;40 岁以上,或伴有转氨酶升高、存在临床肝病证据、血清铁蛋白≥1 000μg/L 的 C282Y/H63DC282Y 纯合子,可确诊,但应进行肝活检以明确肝纤维化的存在与否及程度;C282Y/H63D 杂合子,或铁沉积指标阳性的非 HFE 变异的患者,存在肝病临床或实验室检查证据时,推荐进行肝活检,以鉴别肝病病因。

5. 驱铁试验 去铁胺可与铁蛋白及含铁血黄素中的铁结合形成水溶性红色素铁,随尿排出。缓慢慢静脉注入去铁胺 0.1g/kg 或肌注 0.5g 后,24 小时尿中铁铵排出量增加,正常人 <2mg,血色病者为 10~11mg。

6. 腰穿 脑脊液为黄色或铁锈色,红细胞计数和蛋白明显增高,红细胞计数可过万,蛋白可高达 500μg/L。镜下可见皱缩红细胞及吞噬细胞噬红现象。脑脊液铁蛋白可用于早期诊断和驱铁治疗疗效的评估,正常脑脊液中铁蛋白含量小于 12ng/ml,特发性血色病患者脑脊液中铁蛋白的含量一般在 75ng/ml 左右,甚至在临床前期铁蛋白的指标就已经升高,对于肿瘤、血管畸形、外伤的患者,检测铁蛋白动态变化或可在出现临床症状之前发现特发性血色病的存在。

(二)影像学检查

肝脏 CT、MRI 检查根据肝内显影的密度可半定量测出铁贮量。因肝脏含铁量显著增多,CT 显示为弥漫性密度增高,CT 值达 80~120Hu。MRI 检查时,肝组织的 T_1 加权时间和 T_2 加权时间缩短,信号强度降低。近年研究认为,肝铁含量与血清铁蛋白及 MRI-T_2 加权时间有关,故认为 MRI 可作为估计肝铁含量的手段之一。

(三)临床病理检测

肝活检的特征如下:

1. 肝铁含量(hepatic iron concentration,HIC) 正常人 HIC<1 800μg/g;有研究报道 HIC<14 000μg/g 时几乎不可能发生肝纤维化。

2. 肝铁指数(hepatic iron index,HII=HIC/年龄) 当 HII 超过 1.9 时是 C282Y 纯合子的有力证据。

3. 纤维化发生的年龄与 HIC 密切相关。Bacon 等报道,40 岁以前、不伴酗酒的特发性血色病患者几乎不会发生肝纤维化。

4. 发现肝硬化对特发性血色病患者的预后判断具有重要意义,肝硬化的主要并发症之一是肝细胞癌(hepatocellular carcinoma,HCC),约占特发性血色病相关死亡的 30%,因此,对肝硬化患者应密切监测 HCC,尽早发现肝硬化对特发性血色病患者的预后判断。

二、临床检查指标的评估

血色病是一种由于蛛网膜下隙慢性出血引起的迟发性神经系统变性病,根据典型的临床表现、腰穿结果和影像学表现逐渐被人们认知到,主要依赖血清铁、铁饱和度等实验室指标,尤其是基因检测,影像学检查可发现中度至重度的铁过量,但影像学检查缺乏敏感性,因此限制了它在早期发现疾病方面的应用。

(一)临床检验指标的评估

1. 血清铁增高 常在 32~54μmol/L 之间。

2. 转铁蛋白饱和度增高 在 50%~100% 之间。

血清铁蛋白显著增高,一般在 900~6 000g/L 之间,若铁蛋白 >1 000g/L,转铁蛋白饱和度 >62%,诊断本病已无疑问。

3. 基因检测 本病为常染色体隐性遗传。患者的第一代亲属,特别是同胞之间应作有关基因检查,并测定 HLA 抗原以发现纯合子和杂合子,对确定的纯合子即使无临床症状也应做进一步检查。

（二）其他检查指标的评估

影像学检查腹部 CT 和 MRI 影像学扫描可发现中度至重度的铁过量，但这些影像学检查缺乏敏感性，因而限制了它们在早期发现疾病的方面的应用。

（三）病理检测指标的评估

肝活检以往认为肝活检是诊断 HH 的金标准，随着基因检测的问世，肝活检的主要作用由诊断疾病转向对已确诊患者病情及预后评估。检测内容包括 HE 以及 Masson 染色、铁的定量检测、铁含量（hepatic iron concentration，HIC）检测和肝铁指数（hepatic iron index，HII=HIC/ 年龄）。其中 HIC 是评价肝铁沉积的首选指标，HII 反映铁沉积速度。

第六节　特发性血色病实验室及其他检查指标的临床应用

如何合理应用各项检查指标是疾病临床诊断面临的首要问题。对各项检查指标的合理应用既可以提供诊断效率，又可以节约成本。

一、检查指标的筛选原则

实验室检查指标的筛选使用应该秉承快速、准确、实用和可行的原则。依据自身单位的实验条件和患者经济状况，选择最合适的检测套餐。筛查推荐两个目标人群：患者原因不明的肝脏疾病或糖尿病伴有肝大；患者无症状，但其一级亲属患特发性血色病，且伴有原因不明的肝功能异常。有人主张，患者的所有一级亲属都应进行——筛查。

对特发性血色病的检测项目的选择，应该分首要 / 必需检测项目和第二步检测项目。

（一）首要 / 必需检测项目

转铁蛋白具有较高的诊断价值，血清铁蛋白是非特异性指标，但血清铁蛋白与 Ts 联合检测，对 HH 的阴性预测值可达 97%，超过任何一项单独指标应用的准确性。若首要 / 必需检测项目若能排除特发性血色病，则不需要进一步检测；若不能排除或考虑为特发性血色病，则需要进入第二步检测项目。

（二）第二步检测项目

目前基因检测是 HH 诊断金标准，腹部 CT 和 MRI 影像学扫描可发现中度至重度的铁过量，但这些影像学检查缺乏敏感性，肝活检主要用于评估病情及预后。

二、检查指标的临床应用

（一）在特发性血色病诊断中的应用

1. 最早期生化指标　转铁蛋白饱和度若 >80% 高度怀疑是血色病。

2. 基因检测　典型 *C282Y* 突变。

3. 铁含量超过所需血浆铁蛋白水平　轻度：<500μg/L，中度：500μg/L~1 000μg/L，重度：>1 000μg/L（此时将伴随着严重的临床并发症）。

特发性血色病，其诊断依赖于血清铁及血清铁蛋白的增高，肝穿刺活组织检查，标准肝功能检验在血色病初步诊断中用途有限，因为这些指标只是轻度升高，不能显示出潜在的状况。如果血色病在肝功能试验中未发现异常升高，将会与肝硬化的进展有关系。

（二）在分期和判断预后中的应用

特发性血色病表现分级：

0 级：没有生化改变或临床症状；

1 级：转铁蛋白增加，铁蛋白正常，没有任何临床症状；

2 级：转铁蛋白增加，铁蛋白增加，没有任何临床症状；

3 级:转铁蛋白增加,铁蛋白增加,出现临床症状;

4 级:转铁蛋白增加,铁蛋白增加,临床症状明显,造成器官损害,即肝硬化,发现肝硬化对特发性血色病患者的预后判断具有重要意义。

案例 25-1

【病史摘要】　患者,男性,26 岁。因发现皮肤巩膜黄染及右上腹部肿块 3 天入院。病前有上呼吸道感染表现,继而出现上述症状,并伴有右上腹隐痛,皮肤瘙痒。家族中无类似疾病患者。入院查体:T 36.9℃,P 80 次 /min,R 16 次 /min,BP 17/12kPa,全身皮肤巩膜中度黄染,无出血点,无肝掌、蜘蛛痣,肺部无异常,心尖部可及吹风样收缩期杂音 3/6 度,向腋下传导,其他心脏体检未见异常,腹平软,腹壁静脉未显露,肝肋下 10cm 可触及,界清,质硬,表面不平,轻度压痛,脾肋下 5cm,质硬,肝上界正常,肝区无叩击痛,移动性浊音阴性,扑翼震颤阴性,神经系统检查无异常。血 GLB38.2G/L,GPT155U/L,GOT150U/L,AKP427U/L,GGT497U/L,SB61.1,SB'42L,TBA58.4,AFu217.2IU/L,AFP 正常。

【临床检验】　血 PLT 97×10⁹/L,GLB 38.2g/L,GPT 155U/L,GOT 150U/L,AKP 427U/L,GGT 497U/L,TBIL 61.1μmol/L,DBIL 42.1μmol/L,TBA 58.4μmol/L,AFU 217.2IU/L,AFP 正常、肾功能、血糖、凝血功能正常,肝炎病毒、EB 病毒、血吸虫卵沉淀试验阴性,柯萨奇病毒 IgM 阳性,免疫球蛋白、IL、TNF 正常,ANF、ENA 抗体、抗 dsDNA 阴性,γ 球蛋白 21.2%。骨髓涂片考虑脾亢引起血小板降低。

【CT/影像检查】　CT 示肝脏异常不匀称性肿大,伴肝硬化,脾大。MRI 示下腔静脉中上段略狭窄。肝、下腔静脉血管造影未见狭窄。胃镜见食管静脉曲张。

【诊断】　诊断为肝豆状核变性。

【案例分析】　肝豆状核变性大多于儿童及青少年时发病,偶有中年发病。不同年龄者其表现亦不同,儿童患者以肝脏受累为主,青少年患者神经精神症状多见。据报道,肝病症状往往较神经症状早出现 0.5~4 年,平均 2.4 年。且病程较长,数年至数十年不等,早期肝铜储量尚未超过临界水平,临床上无症状;随着肝内铜沉积量的增加,开始重新分布,进入第二期,一般尚无 K-F 环;第三期,超过肝外组织贮量,出现肝外病变。日本青木等将肝豆状核变性分为:肝型、肝神经型、神经型、暴发肝炎型、伴溶血型及发病前型 6 个型。其中肝型又分为:肝硬化,慢性活动性肝炎,急性或亚急性肝炎和暴发型肝炎 4 种类型。实验室检查可以测定血浆铜蓝蛋白、血、尿铜、肝铜、放射性核素铜掺入试验、脑部扫描来诊断,其中以肝铜最具诊断价值。

肝豆状核变性治疗原则是减少铜的摄入和增加铜的排出。低铜饮食,每日食物中含铜量不应超过 1.5mg,避免进食动物肝脏、海产品、坚果、蘑菇、巧克力等。目前最佳的排铜药物是青霉胺(β- 二甲基半胱氨酸),需长期服用,起效较慢,在神经症状出现前使用,疗效好。不良反应常见的有过敏、血细胞减少、蛋白尿、视神经炎、红斑狼疮样综合征等,需每日补充维生素 B₆,并定期监测血象、肝肾功能。对青霉胺不耐受者,可用曲恩汀(trientine)。抑制铜吸收的药物有锌制剂,不作为一线用药。对有明显肝硬化或肝衰竭的患者予肝移植。本病预后取决于诊断及治疗是否及时,出现明显神经系统症状多预后不佳。死亡原因多见于合并并发症。本案例已出现肝硬化失代偿期,故予肝移植治疗,预后较好。

-------------------------------------- 小　　结 --------------------------------------

本章简要介绍了可以导致复杂并发症和肝病表现的较为常见的代谢性疾病——肝豆状核变性和特发性血色病的临床症状和体征、病因和发病机制、临床诊断和鉴别诊断、实验室及其他检查指标与评估以及实验室检查指标的临床应用。分子生物学技术的进步确定了基因缺陷会导致一些病情的发生,从而更多地了解到疾病的发病机制,而实验室检测与评估,是以协助临床提高对疾病的效疗和预后的判断为目标的。

（庄文芳　张 林　张庆玲）

第二十六章

肝　炎

肝炎（hepatitis）是肝脏炎症的统称，通常是指由包括病毒、细菌、寄生虫、化学毒物、药物、酒精、自身免疫因素等在内的多种致病因素所致的肝细胞的炎性损伤和坏死病变，从而导致肝脏功能受损，引起肝功能指标的异常及身体一系列不适症状。由于引发肝炎的病因不同，虽然有类似的临床表现，但在病原学、血清学、损伤机制、临床经过及预后、肝外损害、诊断及治疗等方面往往有明显的不同。

本章节将主要阐述病毒性肝炎、中毒性肝炎以及自身免疫性肝炎的相关内容，涉及肝寄生虫、细菌性肝炎部分，将在肝脏寄生虫病、肝脓肿章节另行阐述。

第一节　概　　述

一、临床症状和体征

（一）临床症状

不同病因的肝炎临床表现各异，其常见临床症状包括：食欲减退、腹胀、厌油腻食物、恶心、呕吐及易疲倦等。其他临床症状，部分患者巩膜或皮肤黄染，发热，肝区隐痛、肝大、触痛，部分患者伴有肝掌、蜘蛛痣，重型肝炎患者可见腹水、少尿、出血倾向和意识障碍、昏迷等。

1. 病毒性肝炎　病毒性肝炎由嗜肝病毒感染所致，目前临床上根据病毒的种类将的病毒性肝炎分为甲、乙、丙、丁、戊五种类型。病毒性肝炎临床症状具有很大程度的相似性，但因病程不同，其表现亦有差异。病程在6个月内为急性肝炎，超过6个月为慢性肝炎，甲型、戊型病毒性肝炎只表现为急性肝炎，乙型、丙型、丁型病毒性肝炎可以呈急性肝炎或慢性肝炎的表现，并有发展为肝硬化及肝癌的可能。

（1）急性肝炎：急性黄疸型肝炎起病较急，有畏寒、发热、乏力、厌食、厌油、恶心、呕吐等症状，约1周后尿色深黄，继而巩膜及皮肤出现黄疸，肝脾均可肿大，肝区触叩痛明显，约经2~3周后黄疸逐渐消退，精神、食欲好转，肝大逐渐消退，病程约1~2个月。急性无黄疸型肝炎起病稍缓，一般症状较轻，大多不发热，整个病程中始终无黄疸出现，其他症状和体征与急性黄疸型肝炎相似。

（2）慢性肝炎：慢性迁延性肝炎由急性肝炎迁延而至，病程达半年以上而病情未明显好转，仍有食欲减退、肋痛、乏力、肝大、肝区痛等。慢性活动性肝炎病程超过1年，症状和体征及肝功能检查均有明显异常，主要症状为乏力、食欲减退、腹胀、肝区痛等，且有肝病面容、肝掌、蜘蛛痣、黄疸、肝质较硬、脾大等体征，治疗后有的患者可恢复或稳定，有的则不断恶化，发展为坏死性肝硬化。

（3）重症肝炎：急性重症肝炎骤起高热，来势凶险，黄疸出现后迅速加深，肝脏缩小，伴有明显肝臭，肝功能显著减退，常有出血或出血倾向、腹水、下肢水肿、蛋白尿、管型尿等，并可出现烦躁不安、谵妄、狂躁等精神症状，随后进入肝昏迷状态，抢救不及时可导致死亡。亚急性重症肝炎发病初期类似肝炎，经2~3周后病情不见减轻，反而逐渐加重，常有乏力、厌食、严重的腹胀、尿少、重度黄疸、明显的出血倾向和腹水，晚期可出现中枢神经系统症状，亦可发生昏迷，多于发病后2~12周死亡，一部分患者可发展为坏死后肝硬化。

(4) 淤胆型肝炎：起病类似急性黄疸型肝炎，但自觉症状常较轻，有明显肝大、皮肤瘙痒，大便色浅，黄疸明显。较轻的临床症状和深度黄疸不相平行为其特点。

2. 中毒性肝炎　中毒性肝炎是指因摄入或接触可导致肝脏细胞受损的物质后，引起肝细胞损伤，出现相应的炎症反应，从而导致肝的功能受损。根据毒性物质种类不同分为药物中毒、生物性中毒以及化学毒物中毒等。

(1) 药物性肝炎：其临床症状与中毒物及剂量相关，症状轻重不一，轻者可无症状。一般表现为发热、食欲减退、乏力、黄疸和血清转氨酶升高、淋巴结肿大、上腹痛、皮肤瘙痒等。晚期发展为肝硬化，可有腹水、肝性脑病。

(2) 生物或化学中毒性肝炎：其临床症状与急慢性相关

1) 急性中毒性肝炎：①急性轻度中毒性肝病，常在较短期内吸收较高浓度肝脏毒物后，出现乏力、食欲缺乏、恶心、肝区疼痛或肝脏肿大、质软、压痛，可伴有轻度黄疸等症状，常规肝功能试验异常；②急性中度中毒性肝病，出现明显乏力、精神萎靡、厌食、厌油、恶心、腹胀、肝区疼痛等，肝脏肿大，压痛明显，急性中毒性肝病常规肝功能试验异常，且伴有中度黄疸和／或脾脏肿大等；③急性重度中毒性肝病，起病急且严重除了有上述表现外，常伴有肝性脑病、明显黄疸、腹水、肝肾综合征等症状；凝血酶原时间延长在正常值的一倍以上，伴有出血倾向。

2) 慢性中毒性肝炎：①慢性轻度中毒性肝病常出现乏力、食欲减退、恶心、上腹饱胀或肝区疼痛等症状；肝脏肿大、质软或柔韧、有压痛，慢性中毒性肝病初筛肝功能试验或复筛肝功能试验异常；②慢性中度中毒性肝病除了上述慢性中毒性肝病的症状，还伴有肝脏有逐渐缓慢性肿大或质地变硬趋向，伴有明显压痛；乏力及胃肠道症状较明显，脾脏肿大等临床表现；血清转氨酶活性、γ- 谷氨酰转肽酶或 γ- 球蛋白等反复异常或持续升高；③慢性重度中毒性肝病除出现慢性中毒中毒性肝病的症状与体征外，常伴有肝硬化、较明显的肾脏损害，肝功能检测血清白蛋白持续降低。

3. 自身免疫性肝炎　自身免疫性肝炎（autoimmune hepatitis，AIH）是一种病因不明的肝脏慢性炎症，以高免疫性蛋白血症、循环自身抗体和组织学上合并有界面性肝炎及汇管区浆细胞浸润为特征，其临床症状轻重不一，轻者可无症状。一般表现为疲劳、全身不适、瘙痒、食欲缺乏等；体检可发现肝脾增大，可伴腹水、黄疸、蜘蛛痣等体征；少部分患者可伴发热症状。肝外表现可有持续性发热伴急性、复发性、游走性大关节炎；女性患者通常有闭经；可有牙龈出血、鼻出血；满月面容、痤疮、多毛体、皮肤紫纹；还可以有甲状腺炎和肾小球肾炎等表现。合并肝外表现时，多提示疾病处于活动期。

(二) 体征

1. 肝脏轻度肿大，可触及质地较软或中等硬度的肝脏，或有压痛、叩击痛。有些病例可无任何体征。

2. 部分病例可出现肝病面容，表现为面色黧黑、黄褐无华、粗糙、唇色暗紫等；还可引起颜面毛细血管扩张、蜘蛛痣及肝掌，部分病例可有脾大。

3. 巩膜或皮肤黄染，该体征常较消化道症状出现晚。

二、病因和发病机制

(一) 病因

肝炎病因包括嗜肝病毒、细菌、寄生虫等感染，药物、生物性毒素、化学性毒物中毒、自身免疫性因素等。

(二) 发病机制

肝炎发病机制部分已明确，如病毒、细菌及寄生虫感染，药物、有机物、化学物质导致的中毒性肝炎和酒精性脂肪性肝炎等；部分发病机制尚未完全明确，如非酒精性脂肪性肝炎、自身免疫性肝炎等。

1. **感染因素**　病毒感染肝脏细胞被包括甲型、乙型、丙型、丁型、戊型等嗜肝病毒以及巨细胞病毒等感染所致。目前已知的嗜肝病毒中，除了感染人群最多的乙肝病毒核酸物质为 DNA 外，其余均为 RNA。甲型肝炎病毒（HAV）、戊型肝炎病毒（HEV）感染途径为消化道传播；乙型肝炎病毒（HBV）、丙型肝炎病毒（HCV）、丁型肝炎病毒（HDV）感染途径为血液、母婴、性接触传播。本小节将以乙肝病毒为例进行病毒结构及感染机制介绍。

细菌感染常继发于机体其他部位感染，常见的病原菌包括金黄色葡萄球菌、大肠埃希菌等。

寄生虫感染最为常见的是阿米巴感染所致肝脓肿，常继发于肠道阿米巴感染，其相关内容将在肝脓肿章节介绍。

2. **毒物因素**　药物所致肝炎指使用一种或多种药物后，由药物或其代谢产物引起的肝损伤。主要有解热镇痛类药物，如对乙酰氨基酚等；麻醉药物，如氟烷等；抗心律失常药物，如奎尼丁等；抗高血压药物，如甲多巴等；抗甲状腺药物，如他巴唑等；抗肿瘤药物，如氨甲蝶呤等；抗生素，如四环素等；抗结核药物，如利福平等；抗惊厥药物，如苯妥英钠等；以及激素类药物，如甲睾酮等。

生物性毒素所致肝炎是指接触或误食相应的生物物质所致的肝损伤。常见有动物毒物，如蛇毒、斑蝥等；植物毒素，如苍耳子、毒蕈等。

化学毒物所致肝炎是指接触或误食相应的化学物质所致的肝损伤，中毒性肝损害常取决于两方面的因素，即毒物本身对肝脏的损害和机体对药物或毒物的特异质反应。毒物本身对肝脏的损害主要为毒物及其代谢产物通过自身毒性直接作用于肝细胞器，破坏细胞膜结构、干扰细胞代谢、介导肝细胞凋亡或坏死，此类毒性呈剂量依赖性。毒物的特异质反应则主要为免疫介导性反应（过敏特异质反应）和代谢特异质反应，免疫介导性反应主要机制是药物在肝酶作用下转化为毒性产物导致肝细胞坏死，并激活肝内天然免疫细胞，释放大量的炎性介质，引起的肝脏损伤。主要有无机化学毒物，如四氯化碳；有机化学毒物，如苯胺、硝甲苯等。其对肝脏的损害主要有两种机制，毒性肝损害：由药物或毒物本身或其代谢物引起的肝损伤，如四氯化碳、对乙酰氨基酚等；过敏性肝损伤：与药物剂量无关，与个人体质相关，如激素等。

3. **自身免疫因素**　目前认为遗传易感性是主要因素。AIH 存在明显的家族成员集中发病现象，而病毒感染、药物和环境则可能是在遗传易感基础上的促发因素。自身免疫性肝炎的肝损伤是细胞免疫和体液免疫介导的，免疫反应受机体遗传因素的影响。异常的 HLA 分子促进正常肝细胞膜成分的抗原递呈，活化的抗原递呈细胞刺激自身抗原致敏的细胞毒 T 细胞克隆增殖，细胞毒 T 细胞浸润肝组织，释放细胞因子，损伤肝细胞。HLA 分子异常的机制不清楚，可能受遗传因素、病毒感染（如急性甲型和乙型病毒性肝炎、EB 病毒）、化学因素（如干扰素、α- 甲多巴）的影响，肝细胞表面的唾液酸糖蛋白受体以及微粒体细胞色素 P450ⅡD6 是促发 AIH 的抗原。遗传易感性还影响 AIH 的疾病进程，AIH 的病程进展同补体等位基因 *C4AQO* 和 *HLA* 单倍型 B8、B14、DR3、DR4、DW3 有相关性。年轻患者 AIH 的发展与 *C4A* 基因缺失有关；HLA DR3 阳性的患者病情发展更快，其发病年龄更小，对治疗的反应也较其他患者差；HLA DR4 阳性的患者更容易出现肝外免疫疾病的表现。

三、临床诊断和鉴别诊断

由于引起肝脏炎症性疾病的病因学诸多，因此本病的诊断除了应按照病程和病情演变情况进行诊断外，还应进行病因学诊断，以实现对疾病的及时诊断与治疗，提高疾病的救治率。

（一）诊断标准

1. **病毒性肝炎**　病毒性肝炎被认为在所有的肝炎种类中危害最大，因此，对病毒性肝炎的早诊断与及时、合理干预尤为重要。病毒性肝炎除肝脏功能异常，包括转氨酶、胆红素等的升高以及蛋白的降低等肝功能指标变化外，尚需进行病原学分型，从而为临床诊断与治疗提供实验室诊断依据：

（1）甲型肝炎：①急性期血清抗 -HAVIgM 阳性；②急性早期的粪便免疫电镜查到 HAV 颗粒；③急

性期及恢复期双份血清抗 -HAV 总抗体滴度呈 4 倍以上升高；④急性早期粪便中查到 HAV-Ag。具有以上任何一项阳性即可确诊为 HAV 近期感染。

（2）乙型肝炎：①凡确诊为急性乙型肝炎的患者，于发病后六个月，HBsAg 血症不消退，抗 -HBc 效价不下降，抗 -HBs 不阳转者（绝大部分），可诊断为慢性乙型肝炎；②凡慢性肝炎 HBV 感染指标不明显或只有抗 -HBc 一项指标阳性，应进行肝穿刺，用荧光抗体技术、ELISA 染色技术进行肝内 HBcAg、HBsAg 检测，其中一项阳性者仍可诊断为乙型肝炎。凡无任何临床症状和体征、肝功能正常、HBsAg 血症持续阳性 6 个月以上，并经肝穿证实肝脏无肝炎病理改变者，可诊为 HBsAg 健康携带者。

（3）丙型肝炎：①排除诊断法：凡不符合甲型、乙型、戊型病毒性肝炎诊断标准，并除外 EB 病毒，巨细胞病毒急性感染（特异性 IgM 抗体阴性）及其他已知原因的肝炎，如药物性肝炎，酒精性肝炎等，流行病学提示为非经口感染者，可诊断为丙型肝炎；②特异性诊断：血清抗 -HCV 或 HCV RNA 阳性者。

（4）丁型肝炎与 HBV 同时或重叠感染：①血清中抗 -HD-IgM 阳性，或抗 -HD 阳性，或 HDVAg 阳性；②肝组织内 HDVAg 阳性；③血清中 HDV RNA 阳性。

（5）戊型肝炎：①排除诊断法：凡有符合甲型、乙型、丙型、丁型、巨细胞病毒、EBV 急性感染及其他已知原因的肝炎，流行病学证明经口感染者，可诊断为戊型肝炎；②特异性诊断：急性期血清抗 -HEV-IgM 阳性，或急性期粪便免疫电镜找到 HEV。

依据疾病进程，病毒性肝炎又分为急性、亚急性和慢性，其诊断标准依据临床病史、病程和显微镜下的形态改变。

2. 中毒性肝炎

（1）药物性肝炎：药物性肝炎极易被其他临床症状所掩盖，医生常忽视其重要性，但由于延迟治疗而带来的后果较严重，可能引起多器官损害。临床诊断主要根据用药史、停药后的恢复情况、再用药时的反应、实验室有肝细胞损伤及胆汁淤积的证据来进行：①通过血清学检查排除病毒性肝炎肝毒性作用及遗传性肝脏疾病；②转氨酶显著异常；③胆汁酸显著升高；④血清自身抗体阴性；⑤出现胆管损害、肉芽肿等提示肝病的病变；⑥调查用药史，对可能引起肝脏损伤的药物观察其用药前后的肝脏血清学指标以及再用药后的肝脏功能反应；⑦排除酒精性肝病及可能的寄生虫、细菌引起肝脏损伤的情况。

（2）生物及化学性中毒性肝炎：急性中毒性肝病诊断标准，①根据职业接触史、现场调查、流行病学史及生物监测等，获得病因学资料；②综合分析症状、体征、肝功能试验以及其他必要的检查等，获得急性肝脏疾病的依据；③探讨肝脏疾病是否由毒物所致：接触毒物时间和发病情况、毒物的作用性质和临床表现，可能吸收的剂量和严重程度等三方面是否相符。如基本相符合并做好鉴别诊断，诊断可初步明确；如有不符之处，可根据具体情况，进一步检查及做好严密观察，以期明确诊断。

慢性中毒性肝病诊断标准：本病起病隐袭，进展较缓慢，尚缺乏敏感、特异的诊断指标，单凭一次临床检查，常难以得出诊断结论，因此对肝脏毒物作业者，必须进行健康监护，以取得在接触毒物后，各种临床表现逐年变化的情况，提供较完整、全面的资料，是明确诊断的主要依据。其诊断的主要思维是：①根据症状、体征、肝功能试验及其他检查等动态观察结果，以确定肝脏病变；②结合职业接触的全部资料，综合分析，判断肝脏病变和毒物接触的关系，并做好鉴别诊断，以得出病因学诊断。

3. 自身免疫性肝炎　自身免疫性肝炎在生活中发病率不高，但其所造成的后果较严重，可引起多器官损害。

根据由中华医学会肝病学分会、中华医学会消化病学分会及中华医学会感染病学分会制定的《自身免疫性肝炎诊断和治疗共识（2015）》，自身免疫性肝炎的诊断标准如表 26-1 所示：

表 26-1　自身免疫性肝炎描述性诊断标准

特征	明确	可能
肝组织学	中度或重度界面性肝炎、小叶性肝炎或中央区 - 汇管区桥接坏死,但无胆管病变、明确的肉芽肿或其他提示特定病因的组织学特点	同"明确"栏
血清生物化学检查	血清氨基转移酶不同程度的升高,特别是(不排除)血清碱性磷酸酶升高不明显。血清 α1- 抗胰蛋白酶、血清铜和铜蓝蛋白浓度正常	同"明确"栏,但排除 Wilson 病后,可包括血清铜和铜蓝蛋白浓度异常患者
血清免疫球蛋白	血清 γ- 球蛋白或 IgG 水平超过正常上限 1.5 倍	血清 γ- 球蛋白或 IgG 水平超过正常上限的任何升高
血清抗体	血清 ANA、ASMA 或抗 LKM-1 抗体滴度大于 1∶80,较低的滴度(尤其抗 LKM-1)在儿童中也具有价值	同"明确"栏,抗体滴度为 1∶40 以上。上述抗体为阴性,但也包括其他特定抗体阳性者
病毒标志物	目前感染甲型、乙型或丙型肝炎的病毒标志物为阴性	同"明确"栏
其他致病因素	平均乙醇消耗 <25g/d。最近无已知的肝毒性药物服用史	乙醇消耗量 <50g/d,最近无肝毒性药物服用史,若有明确证据表明在戒酒、停药后持续存在肝损害的患者可包括在内

注:ANA:抗核抗体;ASMA:抗平滑肌抗体;抗 LKM-1:抗肝肾微粒体抗体 -1 型。

(二) 诊断流程

病毒性肝炎及药物性肝炎的临床诊断流程见图 26-1 和图 26-2。

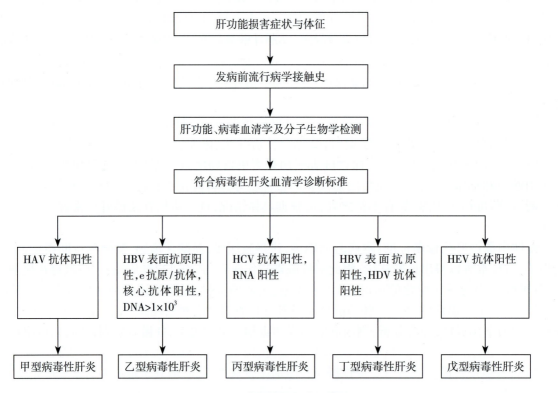

图 26-1　病毒性肝炎诊断流程

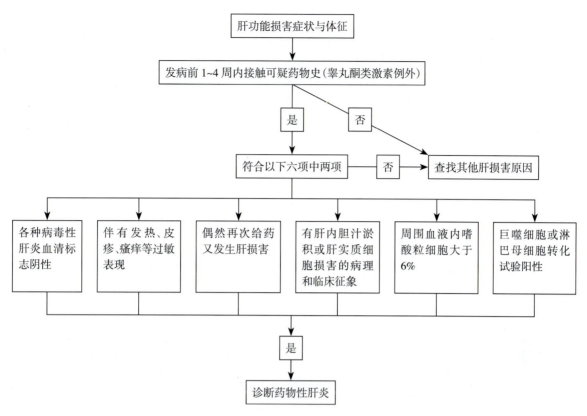

图 26-2　药物性肝炎诊断流程

(三) 鉴别诊断

1. 病毒性肝炎　病毒性肝炎分甲型肝炎、乙型肝炎、丙型肝炎(原称输血后非甲非乙型肝炎)、丁型肝炎及戊型肝炎(原称流行性或肠道传播性非甲非乙型肝炎)等型别。

病毒性肝炎要根据流行病学史、症状、体征及实验室检查等综合分析,并参考全国病毒性肝炎会议修订的诊断标准做出诊断。血清学标志是主要的诊断指标之一,但不应单凭此项标志来判定诊断。病毒性肝炎常用血清学标志的临床和流行病学意义见表 26-2。

表 26-2　病毒性肝炎常用血清学标志的临床和流行病学意义

肝炎类型	血清学标志	消长时间	临床和流行病学意义
甲型(HA)	抗 HAV-IgM	甲型肝炎早期出现,3~4 个月内可测到	急性期或恢复期
	抗 HAV-IgG	较抗 HAV-IgM 出现迟,持续数年甚至数十年	急性肝炎恢复期,或以往患甲型肝炎,表示有免疫力
乙型(HB)	HBsAg	潜伏期末、发病前一周可检出,发病时达高峰,80% 急性肝炎患者病后 1~3 个月内消失,如 6 个月内仍未转阴,提示有慢性化可能	急性潜伏期,急性期、慢性期和携带者的重要标志。表示有 HBV 感染存在
	抗 HBs	急性肝炎恢复后期出现,亚临床感染和接种乙肝病毒疫苗后也出现,HbsAg 携带状态消失时也会出现	对 HBV 具有中和作用的保护性抗体,表示有免疫力
	HBeAg	急性期绝大部分阳性,消失早于 HbsAg,如持续 3 个月以上,可能发展为慢性	HBV 核心的可溶性成分,病毒复制时产生,急性患者呈一过性阳性,慢性患者中是 HBV 复制和患者有传染性的重要标志

肝炎类型	血清学标志	消长时间	临床和流行病学意义
乙型(HB)	抗 Hbe	急性肝炎恢复期 3~6 个月左右出现,并可持续数年以上,慢性肝炎病毒复制时呈阳性	急性肝炎恢复期,部分慢性肝炎 HBsAg 阳性者,表示病毒复制不活跃,传染性低,HBsAg 阴性者,提示过去有过 HBV 感染
	HbcAg	循环血清中加去垢剂方可检出	通常表示病毒复制,患者血液和体液有传染性。一般不检测此标志物
	抗 HBc-IgM	在急性期、恢复期出现,3~6 个月后可下降或消失,慢性期如阳性往往提示有活动性	新近感染和病毒复制的标志持续阳性表示病情活动迁延
	抗 HBc-IgG	急性感染后 1~2 个月出现,持续数年或十年以上,亚临床感染后也出现	表示有过乙肝病毒感染
	HBV-DNA	病毒复制时出现	表示乙肝病毒复制
丙型(HC)	抗 HCV	发病后 2~6 个月出现,慢性期持续阳性	急性肝炎后期和慢性肝炎时阳性
	HCV-RNA	HCV 感染后即可检测	HCV 感染存在的标志
丁型(HD)	HDAg	急、慢性感染时出现	急性期呈一过性阳性,慢性感染持续出现,均伴 HBsAg 和 HBc 阳性
	抗 HD-IgM	急、慢性感染时出现	均伴 HBsAg 和 HBc 阳性
	抗 HD-IgG	急、慢性感染和感染已恢复时出现	如同时出现抗 HBs 和抗 HBc-IgG 阳性提示肝炎已控制
戊型(HE)	抗 HE-IgM	急性期出现,恢复期下降	诊断急性戊型肝炎
	抗 HE-IgG	滴度较低,不易测到	

(1) 甲型病毒性肝炎:①转氨酶明显升高疑诊急性病毒性肝炎:患者无明显诱因突然出现发热、乏力、食欲减退、恶心、呕吐、尿黄等症状,伴或不伴黄疸;应注意一部分患者临床表现轻微或不典型;实验室检查血清 ALT 明显升高(升高范围一般在 5~20 倍正常上限之间),伴或不伴胆红素升高;疑诊急性病毒性肝炎。②流行病学史疑诊急性甲型病毒性肝炎:流行病学史调查存在甲型肝炎高危因素如下:近期与确诊患者密切接触者(包括性接触);居住在甲肝高流行区;甲肝暴发流行区的居民;近期去甲肝高流行区旅游;静脉吸毒者;食入可疑 HAV 污染的水源或食物,但应注意近一半的急性甲型肝炎患者无明确的高危因素。③血清学特异性抗体检测确诊急性甲型病毒性肝炎:对疑诊急性甲型肝炎患者进行血清抗 -HAV 检测,如抗 -HAV IgM 阳性,一般同时合并抗 -HAV IgG 阳性,确诊急性病毒性甲型肝炎;如仅抗 -HAV IgG 阳性,排除现症 HAV 感染,提示既往 HAV 感染或甲肝疫苗免疫预防后的结果。④检查是否合并其他导致肝脏损害的原因:进行相关检查确定是否合并 HBV、HCV、EB 病毒、巨细胞病毒等感染,是否并存酒精性、自身免疫性、代谢性、药物性或脂肪性肝病等。⑤确定临床分型:根据有无黄疸及临床病情进展确定临床分型:急性黄疸型肝炎,急性无黄疸型肝炎,急性或亚急性重型肝炎,淤胆型肝炎。

(2) 乙型病毒性肝炎:①转氨酶明显升高疑诊急性病毒性肝炎:患者无明显诱因突然出现发热、乏力、食欲减退等全身症状,恶心、呕吐、食欲缺乏,上腹部饱胀不适等消化道症状,伴或不伴黄疸。应注意一部分患者临床表现轻微或不典型。实验室检查血清 ALT 及 AST 明显升高,升高情况与临床病情轻重相平行;血清 GGT 可轻度升高,变化程度与 ALT 平行,但升高幅度较低;ALP 也可轻度升高,很少超过正常上线 3 倍;疑诊急性病毒性肝炎。②流行病学史疑诊急性乙型病毒性肝炎:流行病学史调查存在乙型肝炎高危因素:如:近期与确诊患者密切接触者(包括性接触);居住在乙肝高流行区;乙肝暴发流行区的居民;男性同性恋;近期去乙肝高流行区旅游;静脉吸毒者;近期有输血等血制品接触史;从事乙肝病毒可能暴露的相关职业;若母亲为乙肝病毒携带者应注意产道及哺乳对婴幼儿产生的感染可能。③检查是否合并其他导致肝脏损害的原因:进行相关检查确定是否合并 HAV、HCV、HEV、EB 病毒、巨细胞病毒等感染,是否并存酒精性、自身免疫性、代谢性、药物性或脂肪性肝病等。④确定临床分型:HBV 感染临床表现呈多样性,可表现为无症状 HBV 携带者、急性肝炎、慢性肝炎及重症肝炎。

血清学特异性抗体检测确诊急性乙型病毒性肝炎:对疑诊急性乙型肝炎患者进行血清乙肝标志物筛查。若出现乙肝表面抗原(HBsAg)阳性,一般同时出现乙肝 E 抗原(HBeAg)及乙肝核心抗体(HBcAb)阳性。若乙肝表面抗原(HBsAg)滴度不高可联合分子手段检查乙肝 DNA,出现阳性,表示体内已有乙肝病毒复制,结合临床症状可确诊。乙肝血清学标志物各项指标的临床意义见表 26-3。

表 26-3　乙肝血清学标志物各项指标临床意义

HBsAg	HBeAg	抗 HBs	抗 HBe	抗 HBcIgM	抗 HBcIgG	结果分析
+	−	−	−	−	−	HBV 感染者或无症状携带者
+	+	−	−	+	−	急性乙型肝炎(传染性强,俗称"大三阳")
+	−	−	+	−	+	急性感染趋向恢复(俗称"小三阳")
+	−	−	−	+	+	急性或慢性乙型肝炎,或无症状携带者
−	−	+	+	−	+	乙型肝炎恢复期
−	−	−	−	−	+	既往感染
−	−	+	−	−	−	既往感染或接种过疫苗

(3) 丙型病毒性肝炎:①转氨酶明显升高疑诊急性病毒性肝炎:患者无明显诱因突然出现发热、乏力、食欲减退等全身症状,恶心、呕吐、食欲缺乏,上腹部饱胀不适等消化道症状,伴或不伴黄疸,应注意一部分患者临床表现轻微或不典型;实验室检查血清 ALT 及 AST 明显升高,升高情况与临床病情轻重相平行;血清 GGT 可轻度升高,变化程度与 ALT 平行,但升高幅度较低;ALP 也可轻度升高,很少超过正常上线 3 倍;疑诊急性病毒性肝炎。②流行病学史疑诊急性丙型病毒性肝炎:丙肝流行病学特点与乙肝流行病学相似,均主要经血或血制品传播。③血清学特异性抗体检测确诊急性丙型病毒性肝炎:对疑诊急性丙型肝炎患者进行血清丙肝抗原及抗体筛查,同时可联合检测 HCV-RNA 对丙肝病毒感染进行确诊。④检查是否合并其他导致肝脏损害的原因:进行相关检查确定是否合并 HAV、HBV、HEV、EB 病毒、巨细胞病毒等感染,是否并存酒精性、自身免疫性、代谢性、药物性或脂肪性肝病等。⑤确定临床分型:HCV 感染引起临床过程轻重不一,可表现为急性肝炎、慢性肝炎或无症状携带者;值得注意的是,丙肝病毒感染极易慢性化,40%~50% 的丙肝患者可转变成慢性肝炎;多数慢性肝炎患者的临床表现不明显,发病时已呈慢性过程,约 20% 慢性肝炎可转变成肝硬化。

(4) 丁型病毒性肝炎:①流行病学史疑诊急性丁型病毒性肝炎:丁肝为缺陷病毒,必须在 HBV 或其他嗜肝 DNA 病毒辅助下才能复制;HDV 感染方式有两种:一是联合感染(coinfection),即从未感染过 HBV 的正常人同时发生 HBV 和 HDV 的感染;二是重叠感染(superinfection),即已受 HBV 感染的乙型肝炎患者或无症状的 HBsAg 携带者再发生 HDV 感染;进行流行病学调查时应首先调查患者有无乙肝病毒感染或乙肝病毒感染史。②血清学特异性抗体检测确诊急性丁型病毒性肝炎:对疑诊急性丁型肝炎患者早期可进行血清 HDAg 检查,后期可进行丁肝特异性 IgM 及 IgG 抗体筛查;抗 -HD IgM 在感染后两周出现,早期检出抗 -HD IgM 对疾病有早期诊断价值。③检查是否合并其他导致肝脏损害的原因:丁肝与乙肝通常共同感染,发现丁肝感染时应注意进行相关检查确定是否合并 HAV、HBV、HEV、EB 病毒、巨细胞病毒等感染,是否并存酒精性、自身免疫性、代谢性、药物性或脂肪性肝病等。④确定临床分型:可表现为无症状携带者、急性肝炎、慢性肝炎。

（5）戊型病毒性肝炎：①疑诊急性病毒性肝炎期临床症状表现同甲肝：患者无明显诱因突然出现发热、乏力、食欲减退、恶心、呕吐、尿黄等症状，伴或不伴黄疸；应注意一部分患者临床表现轻微或不典型；实验室检查血清 ALT 明显升高（升高范围一般在 5~20 倍正常上限之间），伴或不伴胆红素升高；疑诊急性病毒性肝炎。②流行病学史疑诊急性戊型病毒性肝炎：戊肝同甲肝，同属消化道传染性疾病，注意调查患者最近有无疫区旅游等长时期停留史，或疫区居住史；有无接触高危人群密切接触史（包括性接触）；有无相关高危工作从业史；但应注意近一半的急性甲型肝炎患者无明确的高危因素。③血清学特异性抗体检测确诊急性戊型病毒性肝炎：对疑诊急性戊型肝炎患者进行血清抗 -HEV 检测；出现抗 -HEV IgM 阳性，结合患者临床症状可对早期现症患者进行诊断，确诊急性病毒性戊型肝炎；如仅抗 -HEV IgG 阳性，排除现症 HEV 感染，提示既往 HEV 感染或戊肝疫苗免疫预防后的结果。④检查是否合并其他导致肝脏损害的原因：进行相关检查确定是否合并 HAV、HBV、HCV、EB 病毒、巨细胞病毒等感染，是否并存酒精性、自身免疫性、代谢性、药物性或脂肪性肝病等。⑤确定临床分型：临床感染戊型病毒性肝炎后常表现为急性戊型肝炎（包括急性黄疸型和无黄疸型）、重型肝炎、胆汁淤积性肝炎。

2. 中毒性肝炎

（1）药物性肝炎：急性药物性肝病中的肝细胞型和混合型、慢性药物性肝病中的慢性活动性肝炎型的临床表现，都和急、慢性中毒性肝病相似。详细询问病史以及用药史对诊断尤为重要。鉴别诊断要点是：①用药史详细询问过去、目前用药情况，并了解何种药物可引起哪一类型的药物性肝病，并分析用药品种及剂量、时间和出现肝脏损害的时间关系等；②可伴有变态反应的表现，如皮疹、嗜酸性类细胞增多等，或有致病药物的其他副作用；③对过敏性的药物性肝病，淋巴母细胞转化试验或巨噬细胞（或白细胞）移动抑制试验阳性，但皮肤试验阳性率很低，可供参考；④停药观察如能迅速好转，有利于本病的诊断；如再次给药而肝病复发，诊断可确立；但再次给药试验可导致严重后果，甚至致命，不宜轻易采用；⑤肝脏活检。

（2）生物及化学性中毒性肝炎：急性中毒性肝病诊断标准，①根据职业接触史、现场调查、流行病学史及生物监测等，获得病因学资料；②综合分析症状、体征、肝功能试验，以及其他必要的检查等，获得急性肝脏疾病的依据；③探讨肝脏疾病是否由毒物所致：接触毒物时间和发病情况、毒物的作用性质和临床表现，可能吸收的剂量和严重程度等三方面是否相符。如基本相符合并做好鉴别诊断，诊断可初步明确；如有不符之处，可根据具体情况，进一步检查及做好严密观察，以期明确诊断。

慢性中毒性肝病诊断标准：本病起病隐袭，进展较缓慢，尚缺乏敏感、特异的诊断指标，单凭一次临床检查，常难以得出诊断结论，因此对肝脏毒物作业者，必须进行健康监护，以取得在接触毒物后，各种临床表现逐年变化的情况，提供较完整、全面的资料，是明确诊断的主要依据。其诊断的主要思维是：①根据症状、体征、肝功能试验及其他检查等动态观察结果，以确定肝脏病变；②结合职业接触的全部资料，综合分析，判断肝脏病变和毒物接触的关系，并做好鉴别诊断，以得出病因学诊断。

3. 自身免疫性肝炎

（1）转氨酶明显升高排除急性病毒性肝炎者：患者无明显诱因突然出现疲劳、上腹不适、瘙痒、食欲缺乏等症状，通常有脾大、黄疸、蜘蛛痣等。应注意症状轻重不一，轻者可无症状。

（2）免疫学检查：可检查自身抗体包括抗核抗体（ANA）、抗平滑肌抗体（SMA）、抗肝肾微粒体抗体（LKM1）、抗 1 型肝细胞溶质抗原抗体（LC1）、抗可溶性肝抗原抗体（anti-SLA）/ 抗胰抗体（anti-LP）、抗去 γ 唾液酸糖蛋白受体抗体（ASGPR）、抗中性粒细胞胞质抗体（pANCA）；AIH 患者血清 γ- 球蛋白和 IgG 升高；自身抗体动态水平变化有助于评价病情、临床分型及指导治疗。

（3）组织学检查：肝活检组织学检查有助于明确诊断及与其他疾病相鉴别，AIH 最主要的组织学改变是界面性肝炎（interface hepatitis），汇管区大量浆细胞浸润，并向周围肝实质侵入形成界面炎症；肝小叶内可见肝细胞形成玫瑰花结（多个肝细胞围绕胆小管）和 / 或点状、碎片状坏死；病情进展时也可出现桥接坏死甚至多小叶坏死，但汇管区炎症一般不侵犯胆管系统，无脂肪变性及肉芽肿；几乎所有 AIH 都存在不同程度纤维化,严重病例可出现肝硬化;上述病理改变虽有一定特征,但并非特异性,有时不易与慢性病毒性肝炎、酒精性肝炎、药物性肝炎、PBC、PSC 等相鉴别;肝活检组织学结合血清免疫学检查有助于 AIH 与这些疾病相鉴别。

(4) 检查是否合并其他导致肝脏损害的原因:进行相关检查确定是否合并 HBV、HCV、EB 病毒、巨细胞病毒等感染,是否并存酒精性、代谢性、药物性或脂肪性肝病等。

(5) 本病有很强的遗传易感性,故应调查患者的遗传相关性结合免疫学检查确定临床分型。自身免疫性肝炎鉴别诊断见表 26-4。

表 26-4　自身免疫性肝炎的鉴别诊断(《自身免疫性肝炎诊断和治疗共识(2015)》)

疾病	临床表现和实验室检查	病理学表现
HCV 感染	血清 ANA 可低滴度阳性或 LKM-1 阳性,IgG 水平轻度升高;抗 HCV 抗体和 HCV RNA 阳性	肝细胞脂肪变性、淋巴滤泡形成、肉芽肿形成
药物性肝损伤	药物史明确,停药后好转;血清转氨酶水平升高和 / 或胆汁淤积表现	汇管区中性粒细胞和嗜酸性粒细胞浸润、肝细胞大泡脂肪变性、肝细胞胆汁淤积,纤维化程度较轻(低于 S2)
非酒精性脂肪性肝病	1/3 患者血清 ANA 可低滴度阳性,血清转氨酶轻度升高,胰岛素抵抗表现	肝细胞呈大泡脂肪变性,肝窦纤维化,汇管区炎症较轻
Wilson 病	血清 ANA 可阳性,血清铜蓝蛋白低,24 小时尿铜升高,可有角膜色素环(K-F 环)阳性	存在肝细胞脂肪变性、空泡状核形成、汇管区炎症,可伴界面炎,可有大量铜沉着

第二节　实验室及其他检查指标与评估

一、实验室及其他检查指标

(一) 临床检验指标

1. 血常规检查　包括血常规参数及网织红细胞等指标,血常规参数变化影响因素有:乙肝、丙肝、病毒的侵袭,机体免疫状态的改变,感染的发生,出血的倾向,或严重出血,营养不良,以及药物治疗等。

(1) 红细胞参数改变:肝脏炎症尤其是慢性肝炎时,因代谢功能降低,以及肠胃功能的减退,使得维生素 B_{12}、叶酸等营养物质摄入不足,吸收不良和利用障碍。早期表现为红细胞体积增大、营养不均、红细胞大小不等,严重时造成贫血。营养性及红细胞出血,在酒精性肝硬化中较为常见,在非酒精性肝硬化中失血和缺铁可能是贫血的重要原因,晚期病例常有红细胞生存障碍。晚期病例常有红细胞生存抑制和铁的利用障碍,同时脾脏功能亢红细胞破坏加重,造成贫血,或肝病诱发自身免疫反应等因素,均可造成骨髓造血障碍,引起贫血,和红细胞形态的改变。造成肝硬化贫血的原因还有:由于脂肪代谢紊乱,血浆中有某种异常类品也可引起贫血的发生。其改变的主要特点是:①Hb、MCV、RDW、Hct、MCH 反映肝损伤严重程度:Hb、MCV、RDW-CV 与反映肝病严重程度的白蛋白、总胆固醇、胆碱酯酶活力、凝血酶原时间呈相关关系。慢性肝炎中、重度,代偿性及失代偿性肝硬化 Hb 逐渐降低,MCV、RDW-CV 逐渐增大。肝硬化患者 RDW、MCV、MCH 多升高,且肝功能损害越重,其升高趋势越明显。Child 分级 C 级患者 MCHC 与正常对照组相比明显升高。肝硬化患者 RDW 多升高,且肝功能损害越重,升高越明显,提示肝硬化患者其红细胞大小不一,而肝功能损害越重,其红细胞大小不均一性越明显。②网织红细胞反映骨髓造血功能肝硬化代偿期患者骨髓造血活跃,未成熟红细胞增加,虽然血细胞计数未见异常,但外周血网织红细胞增加明显。肝炎的病毒作用于红细胞膜,可使红细胞膜抗原变化,诱发免疫细胞产生自身抗体和抗病毒抗体。抗病原抗体复合物黏附与红细胞膜上,使膜的硬度增大,激活补体 C3 与吞噬细胞膜结合。红细胞变为球形,造成 MCV 增大,红细胞可塑性降低。红细胞变形可影响全血黏度、体内微循环有效灌注与红细胞寿命。

(2) 血小板:肝炎患者血小板改变主要原因为脾脏的作用、骨髓抑制以及血小板相关免疫球蛋白介导的免疫机制,其主要特点是:血小板的 PLT、MPV 能较好地反映肝脏疾病的严重程度;不同类型的肝病患者的血小板计数有不同程度的改变,其改变程度有重至轻依次为:重型肝炎、肝硬化、慢性活动性肝炎、慢性迁移性肝炎、急性黄疸性肝炎,与肝脏病理损伤程度基本一致;血小板的数量 MPV 能较好地反映肝脏疾病的严重程度。

临床上病毒性肝炎患者血小板减少十分常见,在各型慢性肝炎和肝硬化中发生率约为 37%~77%,在重症肝炎和暴发性肝衰竭患者中也有约 50% 的患者发生。肝硬化患者、慢性乙肝患者、急性肝炎患者的 MCV、RDW、MPV 均显著高于正常人群。血小板计数以及 PDW、PCT 均显著低于正常人群,MCV、RDW、MPV 之间成为正相关关系,PLT、PDW、PCT 之间成正相关关系,MCV、PDW、MPV 与 PLT、PDW、PCT 之间,成负相关关系。

各型病毒性肝炎血小板数量低于正常人群,MPV 则相反,均有显著性差异,PLT、PCT 减少,而 MPV、PDW 增加,提示病毒性肝炎患者外周血小板破坏或消耗增加,而血小板生成未发生改变,存在明显的免疫功能紊乱。由此可见,血小板四项参数的变化与免疫机制有关。

(3) 白细胞:肝炎患者白细胞参数的改变特点主要是:①肝脓肿、肝癌、暴发性肝炎及重型肝炎等,白细胞常呈病理性升高;②肝硬化、重型肝炎等肝病患者粒细胞功能严重障碍,包括细胞脱粒、趋化、吞噬作用降低,过氧化物减少,炎性介质合成障碍等,由于中性粒细胞在抵御细菌感染中其关键作用,故上述粒细胞功能障碍是肝病患者易继发细菌感染的主要原因之一;③肝硬化患者,随着肝功能损害程度加重,其标准差逐渐增大,可能与肝硬化患者肝功能损害程度越重,并发感染的概率越大,使其外周血白细胞总数波动范围亦越大有关。因此,可能由于感染等因素的影响,肝硬化患者外周血白细胞总数不能很好地反映肝功能损害的程度。

2. 肝功能试验 肝功能试验在于探测肝脏有无疾病、肝脏损害程度以及查明肝病原因、判断预后和鉴别发生黄疸的病因等,以确保及时准确地了解肝功能基本情况,保障肝脏的正常运行。

(1) 反映肝细胞损伤的项目:肝脏酶学检测包括谷丙转氨酶 ALT(GPT)、谷草转氨酶 AST(GOT)、碱性磷酸酶(ALP)、γ- 谷氨酰转移酶(γ-GT 或 GGT)等。以上各项酶在肝细胞中均有存在,当肝细胞膜受损或细胞坏死时,这些酶进入血清便增多。通过测定血清或血浆中酶的活性,即可反映肝细胞受损情况及损伤程度。在各种酶试验中,ALT 和 AST 能敏感地反映肝细胞损伤与否及损伤程度。各种急性病毒性肝炎、药物或酒精引起急性肝细胞损伤时,血清 ALT 最敏感。而在慢性肝炎和肝硬化时,AST 升高程度超过 ALT,因此 AST 主要反映的是肝脏损伤程度。在重症肝炎时,由于大量肝细胞坏死,血中 ALT 逐渐下降,而此时胆红素却进行性升高,即出现"胆酶分离"现象,这常常是肝坏死的前兆。在急性肝炎恢复期,如果出现 ALT 正常而 γ-GT 持续升高,常常提示肝炎慢性化。患慢性肝炎时如果 γ-GT 持续超过正常参考值,提示慢性肝炎处于活动期。酒精性肝病的患者,AST 的活性也常常大于 ALT。

碱性磷酸酶(ALP)和 γ- 谷氨酰转肽酶(GGT 或 γ-GT)是诊断胆管系统疾病时常用的指标。

(2) 反映肝脏分泌和排泄功能的项目:总胆红素(TBil)和直接胆红素(DBil)。

当患有病毒性肝炎、药物或酒精引起的中毒性肝炎、溶血性黄疸、内出血等时,都可以出现总胆红素升高。直接胆红素升高说明肝细胞处理胆红素后的排出发生障碍,即发生胆管梗阻。人的红细胞的寿命一般为 100~120d。红细胞死亡后变成间接胆红素,经肝脏转化为直接胆红素,组成胆汁,排入胆管,最后经大便排出。间接胆红素与直接胆红素之和就是总胆红素。上述的任何一个环节出现障碍,均可使人发生黄疸。如果红细胞破坏过多,产生的间接胆红素过多,肝脏不能完全把它转化为直接胆红素,可以发生溶血性黄疸;当肝细胞发生病变时,或者因胆红素不能正常地转化成胆汁,或者因肝细胞肿胀,使肝内的胆管受压,排泄胆汁受阻,使血中的胆红素升高,这时就发生了肝细胞性黄疸;一旦肝外的胆管系统发生肿瘤或出现结石,将胆管阻塞,胆汁不能顺利排泄,而发生阻塞性黄疸。肝炎患者的黄疸一般为肝细胞性黄疸,也就是说直接胆红素与间接胆红素均升高,而淤胆型肝炎的患者以直接胆红素升高为主。

(3) 反映肝脏合成代谢功能的项目:反映肝细胞合成代谢功能的指标有总蛋白(TP)、白蛋白(ALB)、免疫球蛋白 G、凝血酶原时间(PT)等。一旦肝脏合成功能下降,以上指标在血液中浓度随之降低,其降低程度与肝脏合成功能损害程度呈正相关。血清麝浊试验简称 TTT,反映了肝实质损伤的程度,也是肝脏蛋白质代谢功能紊乱的一种定性试验,其升高的程度基本与肝脏损伤的程度平行。

白蛋白在肝脏合成后,在体内起到营养细胞和维持血管内渗透压的作用。当白蛋白减少时,血管内渗透压降低,患者可出现腹水。球蛋白是机体免疫器官制造的,当体内存在病毒等抗原时,机体的免疫器官就合成相应的免疫球蛋白进行抗原的清除。因此,球蛋白产生增加。

当肝功能受损时,白蛋白产生减少,其降低程度与肝炎的严重程度是相平行的。慢性和重型肝炎及肝硬化患者血清白蛋白浓度降低。慢性肝炎和肝硬化患者的白蛋白产生减少,而同时球蛋白产生增加,造成 A/G 比值倒置。慢性乙肝患者,长期白球比例倒置,警惕有肝硬化迹象。白蛋白的水平在一定程度上反映了正常肝细胞的数量,若白蛋白值在病程中逐渐减少,则表示病情较重,预后不好;治疗后白蛋白值上升,提示治疗有效;白蛋白值减少到 25g/L 以下时,容易发生腹水。球蛋白值升高,一般表示肝脏内有炎症改变。当 A/G 比值小于 1 时,称 A/G 比值倒置。病情恶化时,A/G 比值下降。若倒置,常提示有慢性肝实质性损害,预后较差。

血清白蛋白的正常值为 35~50g/L,球蛋白为 20~30g/L,A/G 比值为 1.3~2.5;凝血酶原时间(PT)延长揭示肝脏合成各种凝血因子的能力降低。

3. 血清病毒学检查

(1) 病毒标志物检测:测定抗 HAV-IgM 对甲型肝炎有早期诊断价值。

HBV 标志物 HBsAg、HBEAg、HBCAg 及抗 -HBs、抗 -HBe、抗 -HBc 对判断有无乙型肝炎感染有重大意义;HBV-DNA、DNA-P 及 PHSA 受体测定,对确定乙型肝炎患者体内有无 HBV 复制有很大价值;高滴度抗 HBc-IgM 阳性有利于急性乙型肝炎的诊断,测定 HBsAg 的前 S1(pre S1)可作为急性乙型肝炎早期诊断指标,前 S2 抗原可作为肝炎恢复的指标。

丙型肝炎常有赖于排除甲型、乙型、戊型及其他病毒(CMV,EBV)而诊断,血清抗 HCV-IgM 或 / 和 HCV-RNA 阳性可确诊。

丁型肝炎的血清学诊断有赖于血清抗 HDV-IgM 阳性或 HDAg 或 HDV cDNA 杂交阳性;肝细胞中 HDAg 阳性或 HDV cDNA 杂交阳性可确诊。

戊型肝炎的确诊有赖于血清抗 HEV-IgM 阳性或免疫电镜在粪便中见到 30~32nm 病毒颗粒。

(2) 肝炎病毒核酸检测:通过聚合酶链反应(polymerase chain reaction,PCR)检测相关肝炎病毒核酸载量,是一种高特异性和高灵敏度检测病毒性肝炎的新方法,PCR 是试管内特异性 DNA 在引物(primer)作用下的聚合酶链反应,在几小时内能合成百万个同一种 DNA,大大增加试验的灵敏度和特异性,在病毒性肝炎时,因血清中病毒含量太少,目前检测方法尚不够灵敏,易造成漏诊,而 PCR 能检测血清中病毒含量 10^4/ml 时亦能呈阳性反应,大大提高了检测的灵敏度,PCR 最初应用于乙型肝炎的诊断,目前对丙型肝炎亦可用此法检测而确诊。

(3) 其他免疫物质:免疫复合物(IC)、补体(C3,C4)、IgG、IgA、IgM、IgE 等测定对慢性活动性肝炎诊断有参考意义。

4. 血清自身免疫学检查

(1) 抗平滑肌抗体(anti-smooth muscle antibody,ASMA):ASMA 是自身免疫性肝炎的血清学标志物抗体。在该疾病患者中 ASMA 的阳性检出率可高达 90%。高效价的 ASMA(大于 1∶1 000)对诊断自身免疫性肝炎的特异性可达 100%。在自身免疫性肝炎患者中,ASMA 主要为 IgG 型,而在原发性胆汁性肝硬化与自身免疫性肝炎重叠时,常以 IgG 和 IgM 型 ASMA 同时出现。在肝外胆汁阻塞、药物诱发性肝病、急性病毒性肝炎及肝细胞癌患者中,ASMA 的阳性率检出率极低。因此该抗体的检测有助于自身免疫性肝炎、原发性胆汁性肝硬化的诊断及与其他肝脏疾病的鉴别诊断。

(2) 抗线粒体抗体(anti-mitochondria antibodies,AMA):原发性胆汁性肝硬化(primary biliary cirrhosis,PBC)是以肝内胆管进行性破坏为主要病变的自身免疫性疾病。抗线粒体抗体的 M2 型是协助诊断原发性胆汁性肝硬化的特异性自身抗体。原发性胆汁性肝硬化患者几乎都有 AMA,AMA 抗原组中 M2 型主要为丙酮酸脱氢酶复合体,对诊断原发性胆汁性肝硬化具有诊断意义。AMA-M2 型在原发性胆汁性肝硬化患者阳性率可达 98%,高效价时对原发性胆汁性肝硬化的诊断特异性达 97%。

(3) 抗肝、肾微粒体抗体(liver-kidney microsomal antibody,LKM):可同时与肝和肾微粒体起反应,主要识别肝微粒体分子量为 50 000 的蛋白质(细胞色素 P450、CYP2D6)相应的抗原主要位于肝细胞的粗、细滑面内质网的细胞质内及肾脏近曲小管。LKM 存在以下多种亚型:LKM-1,靶抗原是 CYP2D6;LKM-2,靶抗原是细胞色素 P450 同工酶;LKM-3,靶抗原是 UDP 葡萄糖醛基转移酶,LKM-1 主要见于自身免疫性肝炎(主要见于妇女、儿童)、慢性丙型肝炎;LKM-2 仅见于应用药物替尼酸治疗的患者;LKM-3 丁型肝炎相关。

(4) 抗可溶性肝抗原抗体检测:抗可溶性肝抗原抗体(anti-soluble liver antigen,SLA)相应靶抗原是一种存在于肝细胞质内的蛋白质——细胞角蛋白。这种抗原既没有种属特异性,也没有器官特异性。SLA 对Ⅲ型自身免疫性肝炎的诊断和鉴别诊断具有重要价值,大约 25% 的自身免疫性肝炎该抗体阳性。可用于指导临床治疗。

(二) 影像学检查

包括腹部超声、CT、磁共振检查等。影像学检查的主要目的是监测肝炎的临床进展,了解有无肝硬化、脂肪肝、发现肝占位性病变及鉴别其性质,尤其是监测和诊断肝细胞癌。

1. 腹部超声(US)检查 肝炎早期通常无明显的超声图像及血流异常改变;中期可见肝脏大小形态变化不明显,内部回声稍增强,血管纹理欠清晰;晚期超声图像及血流均有明显异常改变。根据超声图像表现可分为三种类型:

(1) 等回声型:肝脏包膜光滑完整、肝实质光点均细、分布均匀,门静脉回声正常,肝大小及形态正常;

(2) 回声不均型:肝包膜光整,肝实质光点增粗、回声增强、光点或强弱分布不均,门静脉管壁回声增强,肝脏大小、形态及门脉主干通常正常;

(3) 弥漫性小光团型:肝包膜光整,实质光点明显粗大,回声增强,肝实质内高回声与低回声呈"分割状",可见数目不等的散在小光团结节,边界清晰。

2. CT 是目前肝脏病变诊断和鉴别诊断的重要影像学检查手段,用于观察肝脏形态、了解有无肝硬化、及时发现肝占位性病变和性质,动态增强多期扫描对于肝细胞癌的诊断具有高度敏感性和特异性。

肝炎急性期可表现为肝脏肿大,形态膨隆,密度改变;门静脉显影多无明显改变。急性重型肝炎时则肝脏密度明显不均,可见多发不规则片状低密度影,与正常肝实质交错而呈地图样改变。

慢性肝炎其肝脏大小正常或轻度增大,随着病程进展而加重,门静脉大多显示不清晰,可存在门静脉及分枝扩张;增强扫描可见肝实质明显强化不均。

3. 磁共振(MRI) 肝炎急性期肝脏形态可增大,由于炎性水肿可致肝实质呈弥漫性 T_1、T_2 信号改变,边界不清,信号较均匀;慢性期实质信号明显不均匀,可见弥漫半点状低信号影。

(三) 临床病理检测

肝组织活检的目的是评价肝脏疾病病变程度、排除其他肝脏疾病、预后判断及疗效监测等,而且肝组织活检还对肝炎类型的判断有很大价值。通过对活检肝组织进行电镜、免疫组化检测以及以 Knodell HAI 计分系统分析,可以对慢性肝炎的病原体类型、炎症和纤维化的程度等进行精确评估,有利于临床诊断、鉴别诊断和指导治疗。肝炎的病理组织学类型主要有如下几种:

1. 普通型肝炎(较常见)

(1) 急性(普通型)肝炎光镜下:肝细胞广泛变性、点状坏死;轻度炎细胞浸润;后期肝细胞再生。

(2) 慢性(普通型)肝炎:病毒性肝炎病程持续在半年以上者,根据肝细胞坏死程度、纤维组织增生程度以及肝小叶结构是否完整,分为轻度、中度、重度慢性肝炎。

2. 重型肝炎(最严重,较少见)

(1) 急性重型肝炎起病急、病程短(10天左右)、病变严重、死亡率高。其主要病理变化为:肝细胞广泛而严重的大片坏死、肝细胞索解离;肝窦明显扩张;大量炎细胞浸润;Kupffer细胞增生肥大、吞噬活跃;肝细胞无明显再生现象(图26-3)。

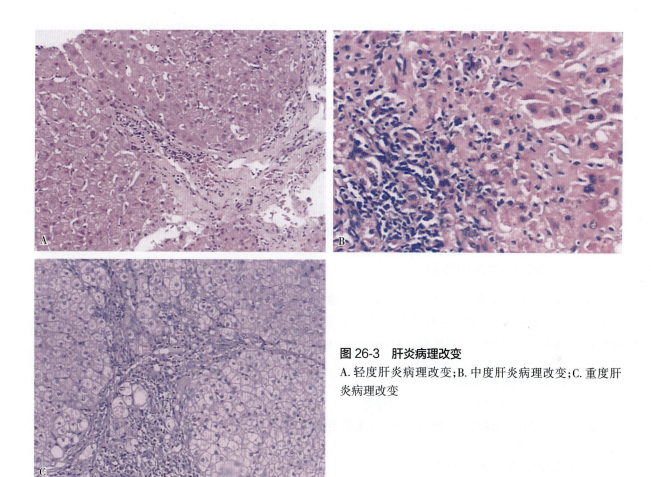

图26-3　肝炎病理改变
A.轻度肝炎病理改变;B.中度肝炎病理改变;C.重度肝炎病理改变

(2) 亚急性重型肝炎病程较长(数周～数月)、多数是急性转化而来,其主要病理变化:肝细胞大片坏死、明显的炎细胞浸润、肝细胞结节状再生、纤维组织增生。

二、临床检查指标的评估

作为主要实验室指标的临床检验和病理指标,以及影像学等其他检测项目,其在肝脏炎症诊断中的诊断价值各有不同,对这些检查指标进行合理评估,将有助于针对性的应用于临床诊断,提高诊断效率。

(一)临床检验指标的评估

实验室检查指标包括血常规、肝功能、肝脏自身免疫标志物、病毒血清学标志物、病毒核酸检测等项目。上述项目均可行静脉采血实现检测,简单易行。

(二) 其他检查指标的评估

影像学检查的主要目的是监测肝炎的临床进展,了解有无肝硬化、脂肪肝、发现肝占位性病变及鉴别其性质,尤其是监测和诊断肝细胞癌。

1. 腹部超声(US)检查　操作简便、直观无创、费用相对低廉,是目前肝脏影像学检查最常用的重要方法。行腹部超声检查,可辅助明确肝、脾形态、肝内重要血管情况以及有无肝内占位性病变等,易受到仪器、体位、操作者技术与经验等因素的限制。

2. CT　是目前肝脏病变诊断和鉴别诊断的重要影像学检查手段,用于观察肝脏形态、了解有无肝硬化、及时发现肝占位性病变和性质,动态增强多期扫描对于肝细胞癌的诊断具有高度敏感性和特异性。

3. 磁共振　无放射性辐射,组织分辨率高,可多方位、多序列成像,对肝脏的组织结构变化如出血性坏死、脂肪变性及肝内结节的显示和分辨率优于 CT 及 US。动态增强多期扫描机特殊增强剂显影对鉴别良、恶性肝内占位病变优于 CT。

(三) 病理检测指标的评估

肝组织活检的目的是评价肝脏疾病病变程度、排除其他肝脏疾病、预后判断及治疗应答监测等。对各型肝炎的诊断有很大价值,通过肝组织电镜,免疫组化检测以及 Knodell HAI 计分系统观察,对慢性肝炎的病原,病因,炎症活动度以及纤维化程度等均得到正确数据,有利于临床诊断和鉴别诊断。

第三节　实验室及其他检查指标的临床应用

一、检查指标的筛选原则

实验室检查指标的筛选使用应该秉承快速、准确、实用和可行的原则,在患者发病初期即可早期诊断,依据自身单位的实验条件和患者经济状况,选择最合适的检测项目组合,以方便医生对患者病情的准确诊断与及时用药。对疑似肝炎的就医者而言,接诊医师根据临床问诊可大致对其肝炎类型进行区分,从而进行检测项目的选择。

(一) 首要 / 必需检测项目

1. 肝功能检测评价肝脏功能及损伤程度。
2. 病毒标志物检测及分子诊断检查、血浆脂类检测、血清自身免疫性肝病抗体检测。

(二) 第二步检测项目

1. 血常规、小便常规、大便常规。
2. B 超体检人群筛查,判断疾病进展,评估肝脏一般情况。

(三) 次要检测项目

1. 腹部 CT 及 MRI 确诊肝脏病变情况,排除肝脏肿瘤及结节性疾病。
2. 肝脏穿刺活检确定肝脏损害程度、分积分期、确定病因。

二、检查指标的临床应用

(一) 在诊断和鉴别诊断中的应用

临床实验室检测结果在肝炎患者的诊断和鉴别诊断中,具有极为重要的意义。主要体现在对肝脏炎症严重程度的判断及不同病因所致的肝脏炎症的鉴别诊断上。血常规、小便常规、大便常规、肝功能检测结果对肝脏炎症程度、是否有黄疸以及黄疸类型具有鉴别诊断作用;病毒血清学标志物及其分子生物学检测、血浆脂类检测、血清抗体检测等则对肝炎的病因学诊断提供相应的实验室支撑。影像学与病理学检查则是对肝脏炎症严重程度等提供相应的影像与病理学依据。

（二）在分期和判断预后中的应用

肝脏酶学指标的变化对肝炎的分期具有提示性作用,急性感染期随病情发展而增高,随病情进展,恢复期血中浓度可降低。肝细胞轻度损害时,AST/ALT 比值降低,而重症肝炎临终期则出现因肝细胞过度破坏而导致酶学指标下降,但胆红素严重升高的现象,称为"酶胆分离"。病毒血清学指标及分子生物学指标的改变则提示着病毒性肝炎的转归。血清自身免疫性抗体滴度的改变与否,是自身免疫性肝炎的临床治疗效果的评价指标。影像学与病理学检查对肝炎患者肝脏的纤维化、肝硬化以及癌变预后中可提供重要的影像与病理依据。

（三）在病毒性肝炎愈后随访中的应用

肝脏酶学是肝脏炎症的敏感指标,病毒血清学标志物的不同类型则提示病毒性肝炎的复发与否,血清自身免疫性抗体滴度的变化亦是评价自身免疫性肝炎是否复发的主要指标,B 超检查是观察脂肪性肝病的转归与复发的最直接手段。因此,上述实验室检查较常用于肝炎的预后随访。而 CT、磁共振、病理学检查等检查的主要目的是在肝炎的诊断与预后方面,在预后随访中意义不大。

（四）流行病学调查中的应用(以病毒性肝炎为例)

1. 甲型病毒性肝炎　血清中抗 -HAV IgG 或总抗体变化有助于 HAV 感染的流行病学检查、了解个体的既往感染或甲肝病毒疫苗接种后的效果。

2. 乙型病毒性肝炎　HBsAg 表明病毒处于感染机体状态,HBsAb 表明机体具有保护性抗体,HBeAg 表明机体处于病毒活跃复制状态,HBeAb 表明机体有病毒感染但复制性低,HBcAb 表明机体曾有过感染或接种过疫苗,可持续数年。

3. 丙型病毒性肝炎　抗 -HCV IgG 在经常接受血制品(血浆、血浆)治疗患者体内可被检出,检出率为 80%~90%。

4. 丁型病毒性肝炎　血清抗 -HDV IgG 变化有助于 HDV 感染的流行病学检查、了解个体的既往感染。

5. 戊型病毒性肝炎　RT-PCR 可作为戊肝分子流行病学研究。

案例 26-1

【病史摘要】　患者,男性,44 岁,汉族。患者发现 HBsAg 阳性 7 年,间断乏力、尿黄 3 年,腹胀、双下肢水肿半月。7 年前体格检查发现 HBsAg 阳性。3 年前劳累后出现明显乏力,伴尿呈橘黄色,到医院就诊,查 ALT 88U/L,AST 117U/L,TBIL 42.6μmol/L,ALB 35.6g/L;B 超示慢性肝损害,脾大。患者症状缓解、转氨酶降至正常。此后患者未定期复诊,劳累后仍反复出现上述症状,休息后可减轻。半月前患者劳累后又出现乏力、尿黄,并出现腹胀、双下肢水肿。查体:慢性肝病面容,全身皮肤轻度黄疸,可见肝掌、蜘蛛痣,未见出血点。腹部略膨隆,未见腹壁静脉曲张,无胃肠型、蠕动波,全腹软,无压痛、反跳痛及肌紧张,无包块,肝脏肋下、剑突下未触及,脾肋下约 1cm,质中,缘钝,无触痛,墨菲征(−),肺肝浊音界于右锁骨中线第 5 肋间,肝区、双肾区无叩痛,移动性浊音(−),肠鸣音 4 次 /min。其他无发现。

【实验室检查】

血常规:WBC 3.5×10⁹/L,N 58%,L 42%,Hb 130g/L,PLT 88×10⁹/L。

生化检验:ALT 58U/L,AST 77U/L,ALB 31.6g/L,γ GT 72U/L,TBIL 39.0μmol/L,DBIL 17.1μmol/L,A/G 0.7;电解质:K⁺ 4.42mmol/L,Na⁺135.3mmol/L,Cl⁻101.6mmol/L。

血凝分析:PT 16.0s,PTA 60%,FIB 172mg/dl。

肿瘤标志物:AFP 15.6ng/ml。

感染标志物:HBsAg 阳性,HBeAg 阳性,抗 HBc 阳性,抗 HAV IgG(+),抗 HAV IgM(−),抗 HCV(−),抗 HEV(−)。

病毒核酸:HBV DNA 3.635×10⁷copies/ml。

【腹部 B 超】　肝硬化,门脉扩张、脾大、少量腹水。

【诊断】　乙肝肝硬化失代偿期(活动性);门脉高压征;脾大;脾功能亢进;腹水;低蛋白血症。

【案例分析】　慢性乙型肝炎治疗选择和流程见图 26-4。

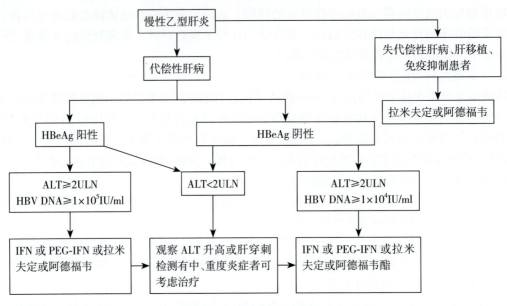

图 26-4　慢性乙肝诊疗流程

--- 小　　结 ---

　　肝炎的主要临床症状为食欲减退、厌油腻食物、腹胀、恶心、呕吐及易疲倦等。其致病因素包括病毒、细菌、寄生虫等感染;药物、化学毒物、生物毒物;以及自身免疫性因素等。其主要并发症包括肝硬化、脾大、胃食管静脉曲张及肝癌等。主要检查手段包括血常规、病毒标志物、血清免疫学、肝功能等实验室检测指标及肝穿刺病理检查、腹部超声、CT、磁共振等影像学检查。主要治疗手段包括临床对症治疗及病因学治疗。

(盛尚春　莫祥兰　陈　星)

第二十七章

肝 硬 化

肝硬化(hepatic cirrhosis)是各种慢性肝病发展的晚期阶段,是一种由不同病因长期作用于肝脏引起的,以肝组织弥漫性纤维化、假小叶和再生结节形成为特征的慢性肝病。临床上起病隐匿,病程发展缓慢,晚期以肝功能减退和门静脉高压为主要表现,常并发上消化道出血、肝性脑病和继发感染等而致死亡。在我国,肝硬化是消化系统常见病,以病毒性肝炎所致为主,在欧美国家,酒精性肝硬化占全部肝硬化的 50%~90%。世界范围内肝硬化的年发病率约为 100/10 万,发病高峰年龄在 35~50 岁,男性多见;在我国肝硬化年发病率 17/10 万,主要累及 20~50 岁男性。城市男性 50~60 岁肝硬化病死率高达 112/10 万,所以肝硬化的早期诊断和预防极为重要。

第一节 概 述

肝硬化是临床常见的慢性进行性肝病,由一种或多种病因长期或反复作用形成的弥漫性肝损害。病理组织学上有广泛的肝细胞坏死、残存肝细胞结节性再生、结缔组织增生与纤维隔形成,导致肝小叶结构破坏和假小叶形成,肝脏逐渐变形、变硬而发展为肝硬化。

一、临床症状和体征

肝硬化起病常隐匿,发展缓慢,早期可无明显症状,可分为肝功能代偿期和失代偿期。10%~20%代偿期肝硬化患者可无症状,疾病多在影像学、组织学检查时发现。其他患者可有食欲减退、乏力、消化不良、腹泻等非典型症状。临床表现同慢性肝炎,需依赖病理学检查来鉴别。肝硬化失代偿期症状及体征如下所述。

(一) 临床症状

1. 全身症状 乏力为早期症状之一,其程度可自轻度疲倦至严重乏力,多与肝脏活动程度一致。体重下降往往随病情进展而逐渐明显,但疾病晚期伴有腹水及水肿时体重减轻不明显。少数患者有不规则低热,与肝细胞对致热因子灭活能力下降有关,应注意与合并感染、肝癌鉴别。

2. 消化道症状 食欲缺乏为最常见的症状,可有恶心、偶伴呕吐,在进展性肝病患者中明显。腹胀亦常见,可能与低钾血症、胃肠积气、腹水和肝脾肿大等有关,低钾血症可因大量利尿剂导致,出现麻痹性肠梗阻;腹水量大时,腹胀成为患者最难忍受的症状。腹泻往往表现对脂肪和蛋白质耐受差,稍进食油腻食物即发生腹泻,常与肠壁水肿、吸收不良和肠道菌群失调有关。部分患者有腹痛,多为肝区隐痛,与肝大累及包膜有关,当出现明显腹痛时要注意合并肝癌、原发性腹膜炎、胆管感染和消化性溃疡等情况。

3. 出血倾向 可有牙龈、鼻腔出血、皮肤紫癜、女性月经过多等,主要与肝脏合成凝血因子减少、毛细血管脆性增加及脾功能亢进所致的血小板减少有关。

4. 内分泌紊乱 雌激素增多,雄激素减少。男性可有性功能减退、男性乳房发育,女性可发生闭经、不孕。糖尿病发病率增加,严重肝功能减退易出现低血糖。

5. 门静脉高压症状 门 - 腔侧支循环开放,如食管胃底静脉曲张破裂而致上消化道出血时,表现为呕血及黑粪。脾功能亢进可致血细胞三系减少,因贫血而出现皮肤黏膜苍白等。腹水(ascites)是肝硬化失代偿期最突出的临床表现。腹水出现时常有腹胀,大量腹水出现使腹部膨隆、形状如蛙腹,甚至促进脐疝等腹疝形成。大量腹水抬高膈肌或使其运动受限,出现呼吸困难和心悸。

(二) 体征

患者常呈肝病病容,面色黝黑而无光泽。晚期患者消瘦、肌肉萎缩。皮肤可见蜘蛛痣、肝掌和男性乳房发育。腹壁静脉以脐为中心显露至曲张,严重者脐周静脉突起呈水母状并可听见静脉杂音。黄疸(jaundice)提示肝功能储备已明显减退,黄疸呈持续性或进行性加重提示预后不良。腹水伴或不伴下肢水肿是失代偿期肝硬化最常见表现,部分患者可伴肝性胸腔积液,以右侧多见。肝脏早期肿大可触及,质硬而边缘钝;后期坚硬缩小,肋下常触不到。半数患者可触及肿大的脾脏,常为中度,少数为重度。

二、病因和发病机制

引起肝硬化病因很多,在我国以病毒性肝炎为主,欧美国家以慢性酒精性肝病多见。目前,原发性胆汁性肝硬化也较为常见,以中年女性多见。

(一) 病因

1. 病毒性肝炎　我国的病毒性肝炎(viral hepatitis)主要为乙型、丙型和丁型肝炎病毒感染,约占60%~80%,通常经过慢性肝炎阶段演变而来,急性或亚急性肝炎如有大量肝细胞坏死或肝纤维化可以直接演变为肝硬化,乙型和丙型或丁型肝炎病毒的重叠感染可加速发展至肝硬化。甲型或戊型病毒性肝炎一般不发展为肝硬化。

2. 慢性酒精性肝炎　在欧美国家慢性酒精性肝炎(chronic alcoholic hepatitis)为肝硬化最常见的原因(约占60%~70%),在我国占10%~15%,近年来有上升趋势。长期大量饮酒、乙醇及其代谢产物(乙醛)的毒性作用,引起酒精性肝炎,继而可发展为肝硬化,合并乙型、丙型肝炎病毒感染或药物损伤等因素将增加酒精性肝硬化的发生风险。

3. 非酒精性脂肪性肝病　非酒精性脂肪性肝病(non-alcoholic fatty liver disease,NAFLD)是仅次于上述两种病因的较为常见的肝硬化前期病变。随着世界范围肥胖的流行,NAFLD 的发病率日益升高。最新国外研究表明,约 20% 的 NAFLD 可发展为肝硬化。

4. 胆汁淤积　持续的肝内淤胆或肝内、外胆管阻塞时,高浓度胆酸和胆红素可损伤肝细胞,至肝细胞变性、坏死、纤维化,进而发展为肝硬化,引起原发性胆汁性肝硬化(primary biliary cirrhosis,PBC)或继发性胆汁性肝硬化。

5. 肝脏血液循环障碍　慢性充血性心力衰竭、慢性缩窄性心包炎、肝静脉阻塞综合征(Budd-Chiari 综合征)、肝小静脉闭塞病(hepatic veno-occlusive disease,HVOD)(又称肝窦阻塞综合征,hepatic sinusoidal obstruction syndrome,HSOS)等引起肝脏长期淤血、缺氧,至肝小叶中心区肝细胞坏死、纤维化,进而演变为肝硬化。

6. 遗传代谢性疾病　先天性酶缺陷疾病,致使某些物质不能被正常代谢而沉积在肝脏,引起肝细胞坏死及结缔组织增生,在我国,以铜代谢障碍引起的肝豆状核变性(Wilson's disease)最为常见,还可见于血色病(铁代谢障碍)、半乳糖血症、α1- 抗胰蛋白酶缺乏症、酪氨酸血症及肝糖原累积症等。

7. 工业毒物或药物　长期接触四氯化碳、磷、砷等化学毒物或服用双醋酚汀、甲多巴、异烟肼等可引起中毒性或药物性肝炎进而演变为肝硬化;长期服用氨甲蝶呤(MTX)可引起肝纤维化继而发展为肝硬化。

8. 免疫性疾病　自身免疫性肝炎及累及肝脏的多种风湿免疫性疾病可引起肝硬化。

9. 寄生虫病　血吸虫虫卵沉积于汇管区,引起嗜酸性粒细胞浸润、纤维组织增生,导致窦前性门静脉高压,但由于再生结节不明显,故严格来说应称为血吸虫性肝纤维化。华支睾吸虫寄生于人体肝内外胆管内,所引起的胆管梗阻及炎症可逐渐进展为肝硬化。

10. 隐源性肝硬化　病因仍不明者约占 5%~10%，由于病史不详，组织病理难以辨认、缺乏特异性的诊断标准。其他病因可见于营养不良、肉芽肿性肝损害和感染等。

(二) 发病机制

各种因素导致肝细胞损伤、变性坏死，进而肝细胞再生和纤维结缔组织增生，肝纤维化形成，最终发展为肝硬化。其病变过程包括以下四个阶段：

1. 致病因素的作用使肝细胞广泛的变性、坏死、肝小叶的纤维支架塌陷。

2. 残存的肝细胞不沿原支架排列再生，形成不规则结节状的肝细胞团（再生结节）。

3. 各种细胞因子促进纤维化的产生，自汇管区 - 汇管区或自汇管区 - 肝小叶中央静脉延伸扩展，形成纤维间隔。

4. 增生的纤维组织使汇管区 - 汇管区或自汇管区 - 肝小叶中央静脉之间纤维间隔互相连接，包绕再生结节或将残留肝小叶重新分割，改建成为假小叶，形成肝硬化典型形态改变。

三、临床诊断和鉴别诊断

(一) 临床诊断

1. 肝硬化主要诊断依据

(1) 临床表现：①病史：存在可引起肝硬化的病因，包括肝炎史、饮酒史、药物毒物接触史、输血史和家族史；②症状体征：确定患者是否存在肝功能障碍及门脉高压的表现。

(2) 实验室检查：主要是肝功能检查，其中血清白蛋白降低、胆红素升高、凝血酶原时间延长提示肝功能失代偿。

(3) 影像学检查：超声显示肝脏表面凸凹不平、肝内有不同程度的纤维组织增生和点状回声增多。CT 检测显示肝密度高低不均。

(4) 病理检查：肝脏组织学检查可明确诊断和具体分类，以假小叶形成为诊断标准，根据假小叶的类型，又分为门脉性肝硬化和坏死后性肝硬化。

(5) 肝脏储备功能诊断：可用 Child-Pugh 分级（Child-Pugh classification）来评定（表 27-1）。

表 27-1　肝硬化患者 Child-Pugh 分级标准

临床症状及生化指标	分数		
	1	2	3
肝性脑病（级）	无	1~2	3~4
腹水	无	轻度	中重度
SB（μmol/L）*	<34	34~51	>51
白蛋白（g/L）	>35	28~35	<28
凝血酶原时间国际标准化比值（INR）	<1.3	1.3~1.5	>1.5
或凝血酶原时间较正常延长（s）	1~3	4~6	>6

注：总分：A 级≤6 分；B 级 7~9 分；C 级≥10 分。
*PBC：SB（μmol/L）17~68，1 分；68~170，2 分；>170，3 分。

2. 并发症的诊断

(1) 食管 - 胃底静脉破裂出血：呕血、黑便，常为上消化道出血。在大出血暂停血压稳定后，进行急诊胃镜检查（入院后 12~48h）明确出血部位及原因。如由静脉曲张引起，需进一步检查明确静脉曲张由单纯性肝硬化引起门脉高压还是由门脉血栓或癌栓引起。

(2) 感染：发热患者有无感染及感染部位和病原体需要明确。应做肺 CT 检查，做痰液、中段尿、血液、腹水等细菌及真菌培养及鉴定,明确有无肺部、胆管、泌尿道及腹水感染。

（3）肝肾综合征(hepatorenal syndrome,HRS)：顽固性腹水患者出现少尿、无尿、氮质血症、低血钠、低尿钠,考虑出现肝肾综合征。国际腹水研究会主要诊断标准：无休克、持续细菌感染、体液丢失和使用肾毒性药物的情况下,血清肌酐 >132.6μmol/L,内源性肌酐清除率 <40ml/min；在停用利尿剂和用1.5L 血浆扩容后,上述指标无稳定持续的好转。蛋白尿 <0.5g/d,超声检查未发现梗阻性泌尿系疾病或肾实质疾病。确诊需具备全部标准。

（4）原发性肝癌：患者出现肝大,肝区疼痛,有或无血性腹水,无法解释的发热考虑此病。可利用甲胎蛋白(alpha fetoprotein,AFP)、转氨酶、超声及影像学检查进行诊断。

（5）肝性脑病(hepatic encephalopathy,HE)：有严重肝病和 / 或广泛门 - 体侧支循环形成的基础及肝性脑病的诱因；出现精神紊乱、昏睡或昏迷,可引起扑翼样震颤；肝功能生化指标明显异常和 / 或血氨升高；脑电图异常；心理智能测验、诱发电位及临界视觉闪烁频率异常；头部 CT 或 MRI 排除脑血管意外及颅内肿瘤等疾病。

（6）肝肺综合征(hepatopulmonary syndrome,HPS)：在排除原发心肺疾病后,具有基础肝病、肺内血管扩张和动脉血氧和功能障碍。临床表现为肝硬化伴呼吸困难、发绀和杵状指(趾),预后较差。肺内血管扩张可通过超声心动图、胸部 CT 及肺血管造影显示。立位呼吸室内空气时 $PaO_2 < 70mmHg$ 或肺泡 - 动脉氧梯度 >20mmHg。

（二）诊断流程

肝硬化诊断流程如图 27-1 所示。

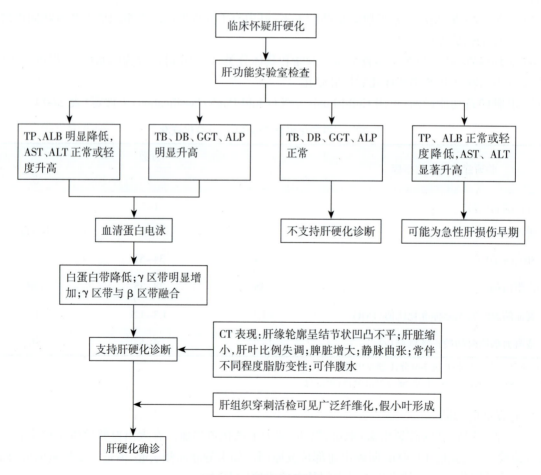

图 27-1　肝硬化诊断流程

（三）鉴别诊断

1. 肝脾肿大的鉴别诊断　如血液病、代谢性疾病引起的肝脾肿大，必要时可作肝脏穿刺活检。

2. 腹水的鉴别诊断　腹水有多种病因，如结核性腹膜炎、缩窄性心包炎、慢性肾小球肾炎等。根据病史及临床表现、有关检查及腹水检查，与肝硬化腹水鉴别并不困难，必要时作腹腔镜检查常可确诊。

3. 肝硬化并发症的鉴别诊断　如上消化道出血应与消化性溃疡、糜烂出血性胃炎、胃癌等相鉴别；肝性脑病应与低血糖、糖尿病酮症酸中毒、尿毒症等进行鉴别；肝肾综合征应与慢性肾小球肾炎、急性肾小管坏死等相鉴别；肝性肺病应与肺部感染、哮喘等鉴别。

第二节　实验室及其他检查指标与评估

目前，临床对于肝硬化的诊断仍以肝脏穿刺活检作为"金标准"，但该方法作为有创伤操作具有一定的风险及禁忌证，应用受限。在临床工作中怀疑患者肝硬化时，除了详细的问诊和体格检查外，需进行一系列检查手段协助诊断，包括肝脏功能及影像学检查等项目，这些检查具有无创性、时效性、经济性、较高特异性等优点，在临床诊断肝硬化时发挥重要的作用。

一、实验室及其他检查指标

实验室检查指标包括临床检验指标和临床病理检测指标两部分。临床检验指标主要有临床常规检验和生化及肝、肾功能检测等。临床病理检测指标是指肝脏穿刺活检，也是肝硬化诊断确诊的决定性的步骤。其他检查指标，如 CT/ 磁共振、胃镜、超声等检查，有助于疾病诊断。

（一）临床检验指标

1. 临床常规检查

（1）血常规：红细胞、白细胞和血小板 3 种成分。在肝硬化失代偿期，出现贫血、血小板减少或感染时，血常规可有变化。

（2）尿常规：尿液检测通常包括①一般性状检测：外观、比重、酸碱度；②化学检测：尿蛋白、尿糖、尿酮体、尿胆原、尿胆红素等；③尿沉渣检测：细胞（红细胞、白细胞、上皮细胞）、管型（管型计数、病理管型计数）及结晶等。

（3）粪便常规：一般性状检查（外观）、显微镜检测（细胞、食物残渣、寄生虫及虫卵）、粪便潜血试验（fecal occult blood test，FOBT）。

1）外观：正常成人粪便外观为黄褐色圆柱形软便，婴儿粪便外观为黄色或金黄色糊状便。病理改变及意义如表 27-2。

表 27-2　粪便常规病理改变及临床意义

病理外观	临床意义
鲜血便	直肠息肉、直肠癌、肛裂、痔疮
柏油样便	消化道出血
白陶土样便	胆管梗阻
脓性及脓血性便	肠道下端病变，如痢疾、溃疡性结肠炎、局限性肠炎、结直肠癌
米泔样便	重症霍乱、副霍乱
黏液便	肠炎、细菌性痢疾、阿米巴痢疾等
稀糊状、水样便	各种感染性和非感染性腹泻
细条样便	直肠狭窄，如直肠癌
乳凝块	婴儿消化不良、婴儿腹泻

2）显微镜检测：正常粪便中可偶见白细胞、食物残渣。当便涂片镜检见到红细胞、巨噬细胞、肠黏膜上皮细胞、肿瘤细胞、寄生虫或寄生虫卵时可一定程度提示相应疾病的发生。

3）粪便潜血试验（FOBT）：当消化道少量出血时，红细胞被消化破坏，粪便外观无改变，肉眼和显微镜均不能证实的出血称为潜血。

2. 肝功能相关检查项目　肝脏功能包括物质代谢（蛋白质、糖类、脂类、维生素、激素）、分泌、排泄、生物转化及胆红素、胆汁酸代谢等方面的功能。临床常见检查肝脏功能的实验包括：肝功、血清蛋白电泳、凝血因子筛查、血脂，血氨、肝纤维化检查等。

（1）肝功能检查：临床肝功能检测项目一般可以反映 4 个方面肝脏的功能，分别是蛋白质合成功能、胆红素代谢功能、胆汁酸代谢功能及肝细胞损伤时血清酶学的变化。

（2）血清蛋白电泳：在碱性环境下（pH 8.6）血清蛋白质均带负电荷，在电场中均向阳极移动，因血清中各种蛋白颗粒大小、等电点及所带负电荷多少不同，他们在电场中涌动的速度存在差异。①白蛋白分子量小，所带负电荷相对较多，在电场中迅速向阳极游动；②γ 球蛋白因分子量大，涌动速度最慢。电泳后从阳极开始依次是白蛋白、α_1 球蛋白、α_2 球蛋白、β 球蛋白和 γ 球蛋白五个区带，结果常用光密度计扫描图表示。

（3）血脂：血清脂类包括胆固醇、胆固醇酯、磷脂、三酰甘油及游离脂肪酸。肝脏除了合成胆固醇、脂肪酸等脂类外还能利用食物中脂类及由脂肪组织而来的游离脂肪酸，合成三酰甘油及磷脂等，并能合成极低密度脂蛋白、高密度脂蛋白以及酰基转移酶等；血液中的胆固醇及磷脂主要来源于肝脏。虽然没有临床医师将血脂检测异常作为肝脏疾病的诊断指标，但需清楚地认识到肝脏疾病可导致脂类代谢异常。

（4）肝脏摄取、排泄功能检测：肝脏有两条输出通路，除了肝静脉与体循环联系之外，通过胆管系统与肠道相连接。位于肝细胞之间的毛细胆管相互连接成网，并与小叶间胆管相通接受肝细胞分泌出的胆汁。体内物质代谢的终末产物自外界进入体内的药物，染料、毒物、从肠道吸收的营养物质以及一些肝内代谢产物（胆色素、胆汁酸盐、胆固醇等），可通过肝细胞摄取转运，最后随胆汁分泌排出体外。当肝脏功能受损及肝血流量减少时上述物质的排泄功能降低，因此外源性给予人工色素、药物检测肝脏排泄功能是经常应用的肝功能检查方法之一。常用静脉注射靛青绿、利多卡因或磺溴酞钠等来了解肝脏的摄取与排泄功能。但目前这些方法由于操作繁琐、影响因素多，很少在临床应用。

（5）血氨：肠道中未被吸收的氨基酸及未被消化的蛋白质在大肠埃希菌作用下脱去氨基生成氨，以及血液中的尿素渗入肠道经大肠埃希菌分解作用生成的氨，经肠道吸收入血，经门静脉进入肝脏，氨对中枢神经系统有高度毒性。肝脏是唯一能解除氨毒性的器官，大部分在肝内通过鸟氨酸循环生成尿素经肾脏排出体外，一部分在脑、肾、肝等器官中与谷氨酸合成谷氨酰胺，肾脏分泌氨中和肾小管中 H^+ 形成铵盐随尿排出体外。肝脏利用氨合成尿素是保证血氨正常的关键，在肝硬化及暴发性肝衰竭等严重肝损害时，如果 80% 以上肝组织破坏，氨就不能被解毒，在中枢神经系统积聚引起肝性脑病。

（6）肝纤维化检查：肝纤维化是肝内结缔组织增生的结果，结缔组织主要成分是胶原。肝纤维化的实验室检查，包括单胺氧化酶、脯氨酸羟化酶、前胶原 N 末端肽、Ⅳ型胶原及其分解片段、层粘连蛋白、纤维连接蛋白、透明质酸等测定。

（7）凝血因子检查：除组织因子及由内皮细胞合成的 vWF 外，其他凝血因子几乎都在肝脏合成，凝血抑制因子抗凝血酶Ⅲ、α_2 球蛋白、α_1 抗胰蛋白酶、C_1 酯酶抑制因子及蛋白 C 也在肝脏合成。此外，纤维蛋白降解产物在肝脏代谢。凝血因子半衰期比白蛋白短得多，尤其是维生素 K 依赖因子（Ⅱ、Ⅶ、Ⅸ、Ⅹ），如因子Ⅶ只有 1.5~6h，肝功能受损早期，白蛋白检测完全正常，而维生素 K 依赖的凝血因子确有显著降低，因此肝脏疾病中凝血因子检测可作为过筛实验。在胆汁淤积患者中，由于肠道胆盐缺乏，影响肠道对可溶性维生素 K 的吸收，维生素 K 依赖因子不能被激活引起凝血障碍，临床检验凝血酶原时间（PT）延长可通过给予维生素 K 纠正。常用的筛查试验有以下几种：凝血酶原时间（PT）、活化部分凝血活酶时间（APTT）、凝血酶时间（TT）、肝促凝血酶原实验（HPT）、抗凝血酶Ⅲ（AT-Ⅲ）。

3. 肝硬化预后评估相关项目

(1) 病毒性肝炎标志物:肝硬化主要由乙型、丙型、丁型肝炎进展而来,临床针对 3 种病毒标志物检测的实验包括定量和定性几种检测方式,目前主要有 ELISA 和化学发光法两种方法。

1) 乙型肝炎病毒标志物:乙型肝炎病毒表面抗原(HBsAg)、乙型肝炎病毒表面抗体(HBsAb)、乙型肝炎病毒 e 抗原(HBeAg)、乙型肝炎病毒 e 抗体(HBeAb)、乙型肝炎病毒核心抗体(HBcAb)、乙型肝炎病毒核心抗体 -IgM(HBcAb-IgM)、乙型肝炎病毒表面前 S1 抗原(Pre-S1)和前 S1 抗体(Pre-S1-Ab)的测定、乙型肝炎病毒表面前 S2 抗原(Pre-S2)和前 S2 抗体(Pre-S2-Ab)测定。

2) 丙型肝炎病毒抗体(抗 -HCV IgM 或 IgG)。

3) 丁型肝炎病毒抗原、抗体测定:丁型肝炎病毒抗体分为抗 -HDV IgM 或 IgG。

(2) 肝炎病毒基因定量:通常选用实时荧光定量 PCR(RT-PCR)方法进行检测,包括 HBV-DNA 测定、乙型肝炎病毒 YMDD 变异测定、HCV-RNA 测定、丙型肝炎病毒基因分型、HDV-RNA 测定。

(3) 自身免疫性肝病自身抗体检测:抗核抗体(ANA)、抗肝肾微粒体抗体(anti-LKM)、抗平滑肌抗体(ASMA)、抗肝细胞溶质抗原 1 型抗体(anti-LC-1)、抗可溶性肝抗原抗体(anti-SLA/LP)、抗线粒体抗体(AMA)等。

(4) 甲胎蛋白(AFP)、甲胎蛋白异质体(AFP-L3)及异常凝血酶原(PIVKA)

1) AFP 是胎儿早期由肝脏和卵黄囊合成的一种血清糖蛋白,出生后 AFP 的合成很快受到抑制,肝细胞或生殖腺胚胎组织发生恶性疾病,有关基因重新被激活,原来已丧失合成 AFP 能力的细胞又重新开始合成,导致 AFP 含量明显增高。因此 AFP 浓度检测在诊断肝细胞癌、生殖细胞恶性肿瘤有重要的临床价值。

2) 甲胎蛋白异质体 AFP-L3 是重要的肝癌筛查及诊断标志物。

3) 在缺乏维生素 K 的情况下,肝细胞不能合成正常的依赖维生素 K 的凝血因子,只能合成无凝血功能的异常凝血酶原(PIVKA)。肝细胞癌时,由于癌细胞对凝血酶原前体的合成发生异常,凝血酶原前体羧化不足,从而生成大量的异常凝血酶原。异常凝血酶原测定是反映肝细胞癌的一种新的标志物。

(5) 血清铜蓝蛋白(serum ceruloplasmin,SCP):SCP 参与氧化还原反应,根据物质的性质作为氧化剂又能作还原剂。具有铁氧化作用,能将 Fe^{2+} 氧化为 Fe^{3+},Fe^{3+} 可结合到转铁蛋白上,对铁的转运和利用非常重要,同时 SCP 具有抑制膜脂质氧化的作用。

(6) 腹水检测(腹水常规、腹水细菌培养及鉴定、腹水内毒素检测):腹水检测包括一般性状检测、化学检测、显微镜检测、细菌学检测。①一般性状检测:包括颜色、透明度、比重、凝固性;②化学检测:包括黏蛋白定性试验、蛋白定量实验、葡萄糖测定、乳酸测定、乳酸脱氢酶、腺苷脱氨酶、溶菌酶、淀粉酶检测;③显微镜检测:包括细胞计数、细胞分类计数、脱落细胞检测、寄生虫检测;④细菌检测:包括细菌培养及鉴定、内毒素检测。腹水检测可用于区分渗出液和漏出液,对于判定肝硬化腹水来源有重要帮助。腹水细菌学检测可判定感染细菌及其耐药性,为临床有针对性应用抗生素提供可靠依据。

(二) 影像及内镜检查

1. CT 检查　早期肝硬化,肝脏体积正常或增大。中晚期肝硬化可见:①肝脏表面呈结节状凹凸不平,肝叶比例失调(右叶萎缩和尾叶代偿性肥大),肝裂增宽和肝门区扩大;②脾脏增大;③静脉曲张:常见于肝门、胃周和食管下段,呈簇状或条索状软组织密度影,重者累及腹膜后的静脉血管;④肝脏密度高低不均,可伴有腹水,显示为肝外围低密度影。

2. 磁共振(MRI)检查　肝硬化 MRI 表现与 CT 相似;肝脏再生结节:在 T1WI 上呈一般等信号,T_2WI 上呈低信号,当结节呈等信号或高信号时提示癌变;MR 门脉造影可显示门静脉血栓形成和侧支循环。

3. 腹部超声检查　超声常作为影像学检查首选方法。①直接征象:典型的肝硬化表现为肝脏萎缩,表面凹凸不平,回声弥漫性增强呈粗颗粒样,可见肝内静脉变细、僵直、迂曲、模糊,门静脉末梢甚至不能显示,提示肝血流量明显减少;②间接征象:脾大、腹水、门静脉主干和主支增粗。

4. 上消化道钡餐　摄片可发现食管及胃底静脉曲张征象,食管静脉曲张呈现虫蚀状或蚯蚓状充盈缺损,胃底静脉曲张呈菊花样缺损。

5. 消化内镜检查　内镜检查作为一种微侵入性的诊断和治疗措施,仍是作为筛查与诊断肝硬化食管胃底静脉曲张的金标准。少量注气使食管松弛,消除正常黏膜皱襞后,仍见显著的静脉。内镜诊断重点是静脉色泽、大小及与贲门间的距离。红色征是指曲张静脉表面黏膜的红色征象,表示有出血倾向,应进行有效预防(图 27-2、图 27-3)。

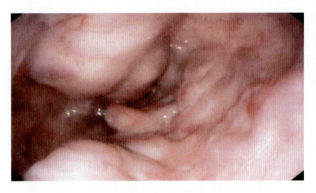
图 27-2　肝硬化食管胃底静脉曲张图像 1

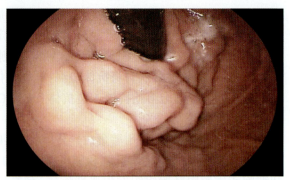
图 27-3　肝硬化食管胃底静脉曲张图像 2

6. 数字减影血管造影(digital subtraction angiography,DSA)　表现为:①病变早期:肝动脉造影时动脉分支形态正常;②中期:肝动脉分支扩张迂曲;③晚期:肝动脉分支变细、扭曲,呈枯枝状或聚拢呈螺旋状或环状;④直接或间接门静脉造影:门脉增粗,排空延迟,小分支变细,数目减少,呈枯树枝样改变。胃冠状静脉、胃短静脉或脾肾静脉分流通道显影,食管下段胃底静脉曲张增粗。

7. 放射性核素显像　经放射性核素 ^{99m}Tc- 扫描测定的心 / 肝比值能间接反映门静脉高压和门体分流程度,具有诊断意义。

(三) 临床病理检测

肝硬化根据结节的大小可分为小结节性肝硬化、大结节性肝硬化、大小结节混合性肝硬化和不完全分隔性肝硬化;根据病因又分为肝炎后性肝硬化、酒精性肝硬化、代谢性肝硬化、胆汁淤积性肝硬化、肝静脉回流受阻性肝硬化、自身免疫性肝硬化、毒物和药物性肝硬化、营养不良性肝硬化、隐源性肝硬化等。我国常改用病因结合病变特点及临床表现进行的综合分类,这样的分类方法把肝硬化主要分为门脉性肝硬化、坏死后性肝硬化和胆汁性肝硬化三种:

1. 门脉性肝硬化　慢性肝炎、慢性酒精性肝病、营养不良和各种有毒物质中毒等均可以导致肝脏弥漫性损伤及广泛的纤维组织增生,最终发展成为门脉性肝硬化。

(1) 大体:早中期肝体积正常或轻度增大,质地稍硬。后期肝体积缩小,重量减轻,质地硬,肝脏变褐色、皱缩,脂肪含量减少。肝表面及切面呈弥漫分布的小结节,大小相近,有纤维包绕,最大结节直径一般不超过 1.0cm。结节呈黄褐色(脂肪变)或黄绿色(胆汁淤积)(图 27-4)。

(2) 光镜:①早期残余的肝细胞再生形成较均一的小结节,结节外周增生的纤维组织形成纤维间隔。纤维间隔早期较纤

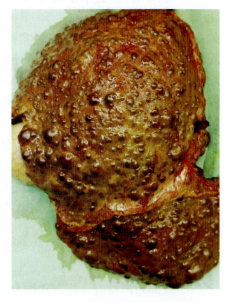
图 27-4　门脉性肝硬化大体图像

细,从中心静脉经过肝窦到汇管区或从汇管区到汇管区,纤维间隔中也有不等的炎性细胞浸润,因其常压迫、破坏小胆管引起胆汁淤积,增生的纤维组织内还可见新生的小胆管和假胆管;②随疾病进展,小结节渐变为混合结节类型,纤维间隔增宽。结节内肝细胞呈脂肪变性和坏死。坏死的修复进一步形成瘢痕而不断分割而使结节越来越不规则,常有胆汁淤积(图 27-5)。

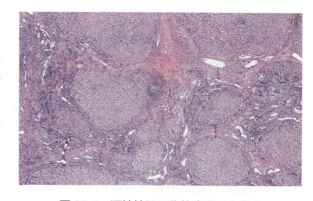

图 27-5 酒精性肝硬化的病理形态观察
可见肝脏间质纤维组织增生,将肝细胞分割成大小不等的假小叶;小叶间质较多淋巴细胞浸润

2. 坏死后性肝硬化 相当于大结节性和大小结节混合性肝硬化。

(1) 大体:肝体积不对称缩小,常以肝小叶为主。重量减轻,质地变硬。肝脏表面可见较大且不均匀的结节,结节最大直径可达 6cm,呈黄绿或黄褐色,切面见结节有较宽纤维间隔包绕。

(2) 光镜:肝细胞坏死范围大小不一,导致假小叶大小不等,形态不规则;较大的假小叶内可见多个完整的肝小叶,有时可见残存的汇管区集中现象。假小叶内的肝细胞可见不同程度的变性、坏死和细胞内淤胆。假小叶间纤维间隔较宽,其中可见较多炎细胞浸润及显著的小胆管增生。

3. 胆汁性肝硬化 因胆管阻塞胆汁淤积而引起的肝硬化,较少见,分为原发性胆汁性肝硬化和继发性胆汁性肝硬化。

(1) 原发性胆汁性肝硬化:较少见,又称原发性胆汁性胆管炎,最终演变为肝硬化。

1) 大体:早期肝脏轻度肿大,随病变进展逐渐形成肝硬化

2) 光镜:早期小叶间胆管上皮细胞水肿和坏死,周围淋巴细胞浸润;随着疾病进展,出现小胆管破坏并结缔组织增生,将肝小叶不完全性分割;可继发胆汁淤积,形成上皮细胞样肉芽肿;汇管区淋巴细胞浸润。随病变进展,假小叶和间隔中的胆管消失,仅存小团聚集的淋巴细胞和组织细胞。

(2) 继发性胆汁性肝硬化:为胆管长期阻塞所致的继发性肝脏改变。

1) 大体:肝脏体积增大,表面平滑或细颗粒状,硬度中等,呈绿色或绿褐色,切面结节较小,纤维间隔较细。

2) 光镜:肝细胞胞质内胆汁明显淤积,肝细胞因而变性坏死。坏死的肝细胞肿胀,细胞质疏松呈网状,核消失。毛细胆管胆汁淤积、胆栓形成。坏死区胆管破裂胆汁外溢,形成"胆汁湖"。汇管区胆管扩张及小胆管增生。纤维组织增生及小叶重建较酒精性和坏死性肝硬化明显减轻。伴有胆管感染时,汇管区可见大量中性粒细胞浸润甚至微脓肿。

二、临床检查指标的评估

作为主要诊断指标的临床检验和病理检查,以及内镜和影像学检查,在肝硬化的诊断价值各有不同,对这些检查指标的合理评估,将有助于疾病的诊断和鉴别诊断,发挥其重要的作用。

(一) 临床检验指标的评估

1. 常规检查项目

(1) 血常规:代偿期都在正常范围。失代偿期,由于出血、营养不良、脾功能亢进,可发生程度不等的贫血。有感染时白细胞可升高,脾功能亢进者 WBC 和 PLT 均减少。

(2) 尿常规:尿常规一般在正常范围,乙型肝炎肝硬化合并乙肝相关性肾炎时尿蛋白阳性,胆汁淤积引起的黄疸,尿胆红素阳性,尿胆原阴性,肝细胞损伤引起的黄疸,尿胆原亦增加。腹水患者应常规测定 24 小时尿钠、尿钾。

(3) 便常规:消化道出血时出现肉眼可见的黑便和血便,门脉高压性胃病引起的慢性出血,便潜血

试验阳性。

2. 肝功能相关检查项目

（1）肝功能：①STB 在失代偿期可出现 CB 和 TB 升高，胆红素持续升高是预后不良的重要指标；②蛋白质代谢中，血清 ALB 能反映肝脏储备功能。在肝功能明显减退时，ALB 合成减少，ALB<28g/L 为严重下降。肝硬化是由于损伤的肝细胞不能清除，从肠道来的抗原或者经过门体分流直接进入体循环，刺激淋巴细胞产生抗体，形成高球蛋白血症，A/G 比例降低或倒置；③ PAB 也由肝脏合成，当肝细胞受损尚未引起血清 ALB 下降时，PAB 常明显下降，肝硬化患者可下降 50% 左右。

（2）血清蛋白电泳：蛋白电泳可显示 ALB 降低，γ 球蛋白显著增高，β 球蛋白轻度增高。

（3）血脂：代偿期患者血中总 CHOL 正常或偏低，失代偿期总 CHOL 特别是胆固醇酯明显降低。

（4）肝脏摄取、排泄功能检测：靛青绿滞留率试验（ICGR），通过检测肝细胞染料清除情况，以反映肝细胞储备功能，是临床初筛肝病患者较有价值和实用的试验。其他肝功能定量试验包括利多卡因代谢产物生成试验、氨基比林呼气试验、半乳糖耐量试验、咖啡因清除试验等。

（5）血氨：正常人空腹静脉血氨为 $400\sim700\mu g/L$，动脉血氨含量为静脉血氨的 0.52 倍，一般认为测定动脉血氨比静脉血氨更有意义。动态观察对诊断与治疗有一定的价值。慢性肝性脑病，尤其是门体分流性脑病患者多有血氨增高，急性肝性脑病多正常。

（6）肝纤维化检查：测定血清中 PⅢP 可以间接了解肝脏胶原的合成代谢，肝纤维化增加时，肝脏Ⅲ型前胶原合成增加，血清中 PⅢP 明显升高，PⅢP 主要反映活动性纤维化。肝纤维化Ⅳ型胶原亦可增高。透明质酸是细胞外间质的重要成分，肝硬化患者血清透明质酸升高。层粘连蛋白是基底膜重要成分，与肝纤维化有一定的相关性。以上各项指标受多种因素影响，尚不能作为确诊肝纤维化的指标，联合检测有一定的参考价值。

（7）凝血因子检查：PT 是反映肝脏储备功能的重要预后指标，晚期肝硬化及肝细胞损害时明显延长，如用维生素 K 后不能纠正，说明有功能的肝细胞减少。

3. 肝硬化预后评估相关项目

（1）病毒性肝炎标志物：怀疑肝硬化者需测定乙、丙、丁型肝炎标志物以明确病因。HBV-DNA 和 HCV-RNA 检测，对肝硬化病因的诊断及治疗监测具有重要意义，HBV-DNA 和 HCV-RNA 转阴，将大大降低肝硬化的罹患率，进而预防肝炎后肝硬化的发生。

（2）自身免疫性肝病抗体检测：ANA 是自身免疫性疾病的筛查试验。抗肝肾微粒体抗体 1 型，见于自身免疫性肝炎、慢性丙型肝炎。抗可溶性肝抗原抗体对Ⅲ型自身免疫性肝炎的诊断和鉴别诊断具有重要价值，大约 25% 的自身免疫性肝炎抗体阳性可用于指导临床治疗。

（3）甲胎蛋白（AFP）、AFP-L3 及异常凝血酶原（PIVKA）：①肝硬化活动时 AFP 升高 $>200\mu g/L$，合并原发性肝癌明显升高 $>400\mu g/L$，如转氨酶正常 AFP 持续升高，需怀疑原发性肝癌（HCC）。②在 HCC 诊断中，AFP-L3 特异性高于总 AFP，敏感性与 AFP 无明显差异，与其他指标 AFP、AFP mRNA 联合检测，提高诊断的准确率。AFP-L3≥10% 应高度怀疑肝癌的存在。AFP-L3 低值亦不能否定肝癌的存在，因为约有 15%~30% 的 AFP 阳性肝癌患者 AFP-L3<10%。此外，某些肝良性疾病如急性暴发性肝炎或重症肝炎、自身免疫性肝炎等也可能会出现 AFP-L3 的升高。③异常凝血酶原（PIVKA）增高，见 90% 以上的肝细胞肝癌，均值可高达 $900\mu g/L$。甲胎蛋白水平较低的肝细胞肝癌，异常凝血酶原往往升高，同时检测 AFP 和 PIVKA 能提高肝癌的诊断效率，诊断率由 48% 提高到 68%。

（4）血清铜蓝蛋白：肝豆状核变性时明显降低，<0.2g/L，伴尿铜增加，>100μg/24h。年龄 <40 岁的肝损伤，患者应检查血清铜蓝蛋白排除此病。

（5）腹水检测（腹水常规、腹水细菌培养及鉴定、腹水内毒素检测）：所有首次出现腹水、进展性肝硬化或上消化道出血伴腹水者以及腹水稳定的患者病情突然恶化，都应做诊断性穿刺，目的在于明确腹水是否由肝硬化引起。如果是肝硬化腹水则应寻找是否存在导致腹水增加的原因，如自发性腹膜炎（SBP）等。除上一部分讲述的腹水检查项目外，还应测定血清 - 腹水白蛋白梯度（SAAG），如大于

1g/L 提示腹水由肝硬化门静脉高压所致。腹水细胞计数及分类是腹水检测的首要指标,无并发症的肝硬化腹水细胞总数 <500×10^6/L。如腹水的中性粒细胞(PMN)计数 >250×10^6/L,即使患者无任何症状,也应考虑 SBP。此时 PMN 比例 > 腹水白细胞总数 50%,并发结核性腹膜炎或肿瘤则以淋巴细胞增高为主。腹水细菌培养阳性率较低,一般在 20%~50% 左右。为了提高阳性率,应以血培养瓶在床旁取得腹水立即注入 10~20ml。不可先沉淀腹水,以沉淀物培养,这会增加 PMN 吞噬细菌的机会,反而不易得到阳性结果。

(二) 其他检查指标的评估

1. CT 检查　　CT 扫描为肝硬化的首选检查方法。能充分反映肝硬化的大体病理形态改变,肝炎后肝硬化与原发性肝细胞癌密切相关,二者合并存在。CT 扫描有利于检查是否合并肝癌、有无腹水、门脉高压、食管和胃底静脉曲张。CT 增强扫描判断门静脉内有无血栓形成和侧支循环,经导管动脉或肠系膜上动脉注射后行 CT 扫描,为门静脉 CT 造影检查,可用于门脉病变诊断,鉴别肝内病灶血供来源,是一种有创性检查,多在 DSA 检查之后进行。

2. 磁共振(MRI)检查　　磁共振可作为辅助检查手段,检查早期微小病变效果较好,其诊断肝硬化的价值与 CT 相似,无须注射造影剂即可显示门静脉血栓形成和侧支循环。并对分流术和移植术提供重要的术前信息及评价术后分流情况,代替有创性门脉造影。

3. 超声检查　　超声检查可以发现肝脏形态的变化,肝内回声异常和再生结节,肝静脉、肝动脉、门静脉管径和流速的改变,侧支循环血管显影,脾大、腹水等。

4. 上消化道钡餐摄片　　钡餐造影是食管胃底静脉曲张的首选检查方法。用于判断有无食管和胃底静脉曲张及其程度和范围。诊断敏感度不如胃镜检查。呕血期间应禁止该项检查。

5. 消化内镜检查　　诊断静脉曲张有 3 种方法,即食管钡餐造影,经皮肝门静脉造影及胃镜检查。其中,胃镜是首要诊断方法,尤其当患者伴有急性曲张静脉破裂出血时。国内外指南推荐,初次临床确诊肝硬化的患者或无静脉曲张的代偿期肝硬化患者,每 2 年进行 1 次胃镜筛查,轻度静脉曲张或失代偿期肝硬化患者每年进行 1 次胃镜筛查。静脉曲张有出血的风险,早期内镜套扎治疗可以显著提高静脉曲张消失率及安全性。食管胃底静脉曲张的诊断依据为食管胃十二指肠镜(EGD)检查。当内镜显示以下情况之一时,食管胃底静脉曲张出血的诊断即可成立,如:静脉曲张有活动性出血;静脉曲张上覆"白色乳头";静脉曲张上覆血凝块或无其他潜在出血原因的静脉曲张。

研究结果表明,胃镜检查在确诊静脉曲张方面优于钡餐造影,除非静脉曲张粗大。门静脉造影,提供了最好的侧支循环解剖显示,胃底静脉曲张通过钡餐造影更清晰。然而,经皮肝门静脉造影是一个有创伤且操作复杂的诊断方法,并发症又较多,所以很少使用。

6. DSA　　DSA 用于显示肝硬化时肝动脉分支的变化。直接或间接门静脉造影可反映门脉高压及静脉曲张的情况。采用经颈静脉肝内门体分流术,对不适宜外科手术分流的门脉高压患者进行介入治疗,亦可应用门体侧支介入治疗胃静脉曲张。

7. 放射性核素检查　　可反映肝细胞代谢功能。

(三) 病理检测指标的评估

超声指引下快速穿刺或腹腔镜直视下肝穿刺,取肝组织做病理检查,对肝硬化特别是早期肝硬化确定诊断、明确病因有重要价值。PT 延长、腹水者,可经颈静脉肝静脉活检,安全且并发症少。

第三节　实验室及其他检查指标的临床应用

如何正确地应用各种实验室检查对疾病的诊断是至关重要的,合理使用检查项目既可以提高诊断效率又可节约成本。

一、检查指标的筛选原则

肝脏是人体重要的器官之一,具有多种多样的物质代谢功能。由于肝脏功能复杂,再生和代偿能力很强,因此根据某一代谢功能所涉及的检查方法,只能反映肝功能的一个侧面,而且往往在肝脏损害到相当严重的程度才能反映出来,肝功能检查正常也不能排除肝脏病变。血清酶学指标的测定,虽然在反映肝细胞损伤及坏死时,敏感性很高,但缺乏特异性。另外,当肝功能试验异常时也要注意,有无肝外影响的因素,目前尚无一种理想的肝功能检查方法,能够完整和特异的反映肝脏功能全貌。在临床工作中,临床医师必须具有科学的临床思维,合理选择肝脏功能检查指标,从检查结果中正确判断肝脏功能状况,必要时可选择肝脏影像学、血清肝炎病毒标志物及肝癌标志物检测,并结合患者临床症状和体征,从而对肝脏功能做出正确而全面的评价。

(一) 首要 / 必需检测项目

临床根据患者特有的症状和体征,怀疑为肝脏纤维化或肝硬化时可检测 AST、ALT、STB、A/G 和蛋白电泳,ICGR 为筛查性检查。

(二) 第二步检测项目

应查单胺氧化酶(monoamine oxidase,MAO)、PⅢP 等,同时进行影像学检查。

(三) 次要检测项目

必要时行肝穿刺活检进行病理活检确诊。

二、检查指标的临床应用

(一) 在肝硬化诊断中的应用

1. 实验室诊断指标(表 27-3)　在慢性肝炎发展为肝硬化的过程中可发生许多实验室诊断指标的变化。肝硬化时血清 ALT/AST 比值<1,肝纤维化程度越高则比值越低,可能与肝损害后产生减少有关。此外,肝硬化时 PLT 减少,PT 延长,ALB 合成减少,球蛋白增加。用于评价肝纤维化实验室诊断指标目前主要有两类:一类是反映胶原产生及降解的血清标志物,如血清 PⅢP、CⅣ、7S 片段、NC1 片段及LN、FN、UN、HA 等;另一类是通过测定血清多种胶原相关成分,然后计算肝纤维化分数,如 Fibro-test、ELF-test、Hepa-score、Wai-score。

表 27-3　肝硬化实验室诊断相关项目

检验项目	代偿期	失代偿期
血常规	多正常	贫血:出血,营养不良,脾功能亢进; WBC 升高:伴感染时; WBC/PLT 减少:脾功能亢进
尿常规	一般无变化	尿胆红素阳性,尿胆原阴性:胆汁淤积引起的黄疸; 尿胆红素阳性,尿胆原阳性:肝细胞损伤引起的黄疸; 尿蛋白阳性:乙型肝炎相关性肾炎
便常规	正常	便潜血阳性:消化道出血
临床化学检查	正常或轻度改变	①TP 正常降低或升高,ALB 降低,球蛋白升高,A/G≤1; 血清前 ALB 下降:在 ALB 下降之前已明显下降; 血清蛋白电泳可见 ALB 降低,γ 球蛋白明显升高,α 球蛋白和 β 球蛋白轻度升高 ②总胆红素和结合胆红素升高; 胆红素持续升高:预后不良 ③胆汁酸升高:肝细胞损害、病变复发,预后评估

续表

检验项目	代偿期	失代偿期
		④ ALT 升高:肝细胞受损;AST 升高:肝细胞坏死;AST/ALT≥2:酒精性肝硬化;AST/ALT≥3:肝癌; γ-GT 升高:90% 肝硬化患者,PBC 和酒精性肝硬化更甚;合并肝癌时升高明显; ALP 升高:70% 肝硬化患者;合并肝癌时升高明显 ⑤ MAO 升高:重症肝硬化和伴肝癌; PLD 升高:肝细胞坏死及纤维化程度高 ⑥ 血清 PⅢP、CⅣ、7S 片段、NC1 片段及 LN、FN、UN、HA 联合检测对肝纤维化有参考价值; Fibro-test、ELF-test、Hepa-score、Wai-score 计算得到肝纤维化分数
凝血酶原时间(PT)	正常	延长:晚期肝硬化及肝细胞损害
血脂	胆固醇正常或偏低	胆固醇明显降低
靛青绿滤过率(ICG)试验		肝细胞的阴离子转运功能,对诊断无黄疸型肝炎或随访其转归,诊断隐匿型或非活动性肝硬化较敏感

2. 腹水诊断 最常用的是腹部超声,简单、无创、价廉。超声可以确定有无腹水及腹水量,初步判断来源、位置(肠间隙、下腹部等)以及穿刺定位。其次包括腹部 CT 和 MRI 检查。

(二) 在肝硬化预后中的应用(表 27-4、表 27-5)

目前临床诊治通常采用 Child-Pugh 评分对肝硬化患者进行分级评估,分值越高病死率越高。死亡原因常为肝性脑病、肝肾综合征、食管 - 胃底静脉曲张破裂出血等并发症。由于肝功能指标与肝脏的健康与否并不完全平行,应该结合患者的临床症状、体征、影像学及病理资料,对肝功能进行综合判断,肝硬化患者 Child-Pugh 分级标准的评估指标主要有胆红素、白蛋白、凝血酶原时间以及是否有肝性脑病、腹水。目前开展的肝移植已明显改善了肝硬化患者预后。

由于肝硬化患者,预后极差,早期诊断及时治疗,显得尤为重要。除常规实验室检查外,HBVDNA、HCV-RNA 定量、血氨测定、甲胎蛋白等相关实验室检查,对肝硬化患者的预后评估有重要意义。

1. 在我国目前引起肝硬化的病因以病毒性肝炎为主,以乙型肝炎病毒感染最常见。乙肝病毒标志物可筛查患者是否感染 HBV,HBV DNA 定量检测病毒复制水平,这两项检测常用于决定是否抗病毒治疗,进行疗效评价。复制活跃的 HBV 是肝硬化进展最重要的危险因素之一。在失代偿期,无论 ALT 如何,HBV DNA 阳性均应进行抗病毒治疗。因此建议肝硬化的患者定期检测 HBV DNA,以便为用药干预提供参考依据。

2. 肝脏是唯一能解除氨毒性的器官。肝硬化及暴发性肝衰竭等严重肝损害如果 80% 以上的肝组织破坏,氨不能被分解,从而在中枢神经系统积聚引起肝性脑病,仅表现出轻微的智力障碍,严重者出现意识障碍、行为失常,大部分肝性脑病由肝硬化引起,血氨检测对肝硬化患者的治疗、病情监测及预后有重要意义。

3. 目前最常用于诊断原发性肝癌的检验指标是 AFP。原发性肝癌血清 AFP 升高,肝癌患者血清 AFP 含量变化的速率和程度与肿瘤组织分化程度高低有一定相关性,分化程度较高的肿瘤 AFP 含量也较高。根据 AFP 结构差异,可分 L1~L3 三型。其中,AFP-L3 是肝癌细胞所特有,当 AFP-L3 型 >15% 即可诊断为原发性肝癌。AFP-L3 型与总 AFP 值无线性关系,是独立于总 AFP 值的肝癌诊断因子,是目前公认的肝癌鉴别诊断和早期诊断的指标。由于甲胎蛋白异质体 AFP-L3 型是由特异的癌组织产生,因此对于手术治疗后癌组织残留检测、手术是否彻底的效果监测和肿瘤检测具有重要意义。

表 27-4 肝硬化预后评估相关实验室检查项目

检验项目	临床意义
病毒性肝炎标志物	
乙肝、丙肝标志物	明确病因;
乙肝、丙肝基因定量	判断病毒复制水平,建议定期检测基因定量;
联合 CMV、EB 抗体检测	明确有无重叠感染
自身免疫性肝病抗体检测	血清抗线粒体抗体(AMA)(PBC 患者阳性率 95%)、抗平滑肌抗体(SMA)、抗核抗体(ANA)阳性:明确病因
甲胎蛋白(AFP)	>400ng/ml:合并原发性肝癌;
AFP-L3	>15% 即可诊断原发性肝癌,是目前公认的肝癌鉴别诊断和早期诊断的指标
血清铜蓝蛋白	明显降低:肝豆状核变性,明确病因
腹水检测	
腹水常规	明确腹水来源;
腹水细菌培养及鉴定	自发性腹膜炎病原体诊断
腹水内毒素检测	
血氨	肝性脑病病情监测及预后判断

表 27-5 肝肾综合征实验室检查

检查项目	临床意义
尿液检查	尿蛋白:阴性或微量;尿比重:>1.020,尿渗透压:>450mmol/L;尿沉渣:正常或有少量红、白细胞 尿 Na 通常 <10mmol/L
血生化检查	BUN 升高,肌酐升高;低钠,低氯
肝功能检查	ALT 升高,ALB 降低,胆红素升高,胆固醇降低,血氨升高

(三)在肝硬化复诊随访中的应用

肝硬化患者需定期随访,进行二级预防,实验室常规检测方法及肝功能检测对于患者肝功能变化,并发症是否发生及短期发生概率、营养状态、远期生存率均有着重要的辅助作用。

案例 27-1

【病史摘要】 患者,男性,64 岁,患者因间断腹胀十余年,加重一个月入院。患者自述 2005 年开始间断性出现腹胀,进行性加重,多次于当地医院治疗后好转。一个月前再次出现腹胀,随即大量呕血来当地医院就诊,当地医院给予抑酸、止血、输血等对症支持治疗后好转并出院,腹胀未见好转且进行性加重,伴有活动后乏力、气短、周身皮肤瘙痒、咳嗽咳痰。病程中有发热,体温最高达 37.9℃,为进一步诊治来我院。查体:一般状态欠佳,慢性肝病面容。巩膜皮肤黄染,睑结膜略苍白。浅表淋巴结未触及肿大。肝掌(+),蜘蛛痣(+),心肺听诊无异常,肺肝界右锁中线第五肋间,蛙腹,肝肋下未触及,脾界大,肋下可及 2cm,腹部移动性浊音(+),肠鸣音 4 次 /min,双下肢水肿(+)。既往病史:发现乙型肝炎 20 年,未定期检查。半年前开始规律服用恩替卡韦,平素健康状况一般,无药物过敏史,有输血史,上消化道出血病史一个月余。承认"肾衰竭"病史半年,否认糖尿病,否认高血压病史,否认心脏病史。

【临床检验】 血常规无明显异常,尿蛋白质(++),大便潜血(+++)。丙氨酸氨基转移酶 20.80U/L,天门冬氨酸氨基转移酶 25.10U/L,白蛋白 23.90g/L,总胆红素 15.60μmol/L,直接胆红素 5.4μmol/L,γ-谷氨酰基转移酶 86.50U/L,肌酐 425.10μmol/L,尿素 26.40mmol/L;HBsAg(+),HBeAb(+),HBcAb(+),HBV-DNA5.0E+7IU/ml;抗核抗体(-)。

【CT 检查】　入院后,肺、肝、胆、脾平扫 16 层螺旋 CT,诊断意见:肝硬化、脾大伴腹水,提示右侧胸腔积液。

【病理检查】

大体:肝脏体积缩小,质地硬,肝表面及切面呈弥漫分布的小结节,最大结节直径一般不超过 1.0cm。

光镜:肝脏穿刺活检:有假小叶形成。

【诊断】　慢性乙型病毒性肝炎、肝硬化失代偿期、上消化道出血。

【案例分析】　根据患者的病史,慢性乙型肝炎 20 余年,有腹胀、肝掌(+),蜘蛛痣(+)、脾大、腹部移动性浊音(+)等肝病的临床表现及体征,有上消化道出血并发症,结合实验室检查、影像学检查和病理检查可确诊为慢性乙型病毒性肝炎、肝硬化失代偿期、上消化道出血。

-- 小　　结 --

肝硬化是各种慢性肝损害导致的晚期阶段,临床上起病隐匿,病程发展缓慢,晚期导致肝功能严重减退和门静脉高压症,常出现上消化道出血、肝性脑病、继发感染和肝癌等并发症,严重威胁着人类的健康。因此了解肝硬化的病因、发病机制及诊疗手段,有利于疾病的早期诊断、病情评估、治疗监测及预防并发症。本章重点从实验室和病理检验入手并结合影像学检查,探讨肝硬化的诊断和鉴别诊断。突出实验室检查和病理检验在肝硬化及其并发症诊断上的应用。为临床上肝硬化的早期发现、及时治疗和预防并发症奠定了坚实的理论基础。

(关秀茹　胡永斌　李志勇)

第二十八章

肝 脓 肿

肝脓肿（hepatapostema）是细菌、真菌或溶组织阿米巴原虫等多种微生物引起的肝脏化脓性病变。若不积极治疗,死亡率可高达 10%~30%。肝脏内管道系统丰富,包括胆管系统、门脉系统、肝动静脉系统及淋巴系统,大大增加了微生物寄生、感染的概率。主要包括细菌性和阿米巴性两大类。

第一节 概 述

细菌性肝脓肿（bacterial liver abscess）男性较多,临床表现为细菌性炎症,如高热、寒战、肝区痛、食欲减退等,体检可见肝大,肝区有压痛,重者可出现黄疸、肝功能异常,穿刺为脓液即可确诊。

阿米巴性肝脓肿（amebic liver abscess）发展相对较慢。急性期有发热、肝大伴压痛。脓肿形成后常有弛张热,轻者低热或无热,合并细菌感染者则有高热、寒战。此外,有食欲减退、腹胀、消瘦、贫血等。体检肝大有压痛,大的脓肿在相应局部皮肤有水肿。也可穿入膈下、胸腔、肺、心包、腹腔、胃肠等而出现相应临床表现。穿刺得巧克力样无臭脓液多可诊断。

一、临床症状和体征

(一) 临床症状

1. 全身症状 患者在发病初期骤感寒战,继而高热,发热多呈弛张型,体温在 38~40℃,最高可达 41℃,寒热交替,伴大量出汗,脉率增快,一天数次,可反复发作。

2. 消化道症状 由于伴有全身性毒性反应及持续消耗,乏力、食欲减退、恶心和呕吐等消化道症状较为常见。少数患者在短期内可表现为精神萎靡等较严重病态,也有少数患者出现腹泻、腹胀或较顽固性的呃逆等症状。

(二) 体征

1. 肝区疼痛 炎症引起肝脏肿大,导致肝被膜急性膨胀,肝区出现持续性钝痛,但亦有表现为胀痛、灼痛、跳痛、甚或绞痛者,如脓肿刺激右膈可出现右肩、背痛;疼痛性质、部位、程度和脓肿在肝内位置、大小、病程与患者痛阈等因素有关。疼痛剧烈者常提示单发性脓肿;脓肿早期为持续性钝痛,后期常为锐性剧痛,随呼吸加重者常提示肝膈顶部脓肿;脓肿靠近肝包膜时疼痛常常较明显,刺激膈肌时可引起右肩部疼痛,左肝脓肿也可向左肩放射。若治疗不及时,阿米巴性肝脓肿可继续扩大并向周围组织穿破,引起相应部位的病变,如膈下脓肿、腹膜炎、肺脓肿或脓胸、胸膜-肺-支气管瘘和心包炎等,引起上腹痛、压痛和肌紧张。

2. 肝大 细菌性肝脓肿若位于肝表面,其相应部位的肋间皮肤表现为红肿、饱满、触痛及可凹性水肿;如脓肿位于右下部,常见有右季肋部或右上腹部饱满,甚至可见局限性隆起,常能触及肿大的肝脏或波动性肿块,并有明显的触痛和腹肌紧张等;左肝脓肿时,上述体征则局限在剑突下。阿米巴性肝脓肿常有不同程度的肝大和压痛,一般为右肋缘下 3~5cm,少数达 10cm 以上。继发于胆管梗阻的患者,可伴有黄疸。

二、病因和发病机制

(一) 病因

1. **细菌感染因素**　全身各部化脓性感染,尤其腹腔内感染,细菌可经下列途径侵入肝:①胆管:胆管蛔虫症、胆管结石等并发化脓性胆管炎时,细菌沿胆管上行,是引起细菌性肝脓肿的主要原因;②肝动脉:体内任何部位的化脓性病变均可经肝动脉侵入肝;③门静脉:如急性阑尾炎或肠道感染时,细菌可经门静脉侵入肝内;④肝脏邻近器官发生感染时,细菌可循淋巴系统途径进入肝脏;⑤开放性肝损伤时,细菌可直接经伤口进入肝,引起感染而形成脓肿。脓液培养提示,革兰氏阴性菌多于革兰氏阳性菌,常见者为大肠杆菌、链球菌和葡萄球菌。其他如副大肠杆菌、变形杆菌、铜绿假单胞菌、产气杆菌、伤寒杆菌、霉菌等均曾有报道。混合感染多于单一细菌感染。细菌性肝脓肿可多发或单发,以多发常见,但右肝远多于左肝。机体抵抗力减弱也是本病发病的重要内因。

2. **阿米巴感染**　阿米巴性肝脓肿由溶组织阿米巴引起,大多发生于阿米巴痢疾发病后 1~3 个月内,但也可发生于痢疾症状消失数年之后,少数也可无肠阿米巴的临床表现而单独发生。其发病一般是肠黏膜下或肌层的阿米巴滋养体侵入肠壁小静脉,经门静脉到达肝,偶尔也可直接进入腹腔而侵犯肝脏。阿米巴性肝脓肿可为单个或多个,但以单个者为多见,且多位于肝右叶(80%)。原因可能是由于肠阿米巴病多位于盲肠及升结肠,其血液流入肠系膜上静脉,经粗短的门静脉时血流快,来不及与肠系膜下静脉流入的血液相混合而大部分进入肝右叶。此外,肝右叶的体积远比左叶为大,故受侵犯的机会也较多。

(二) 发病机制

肝脓肿的发病机制尚不清楚。

三、临床诊断和鉴别诊断

(一) 临床诊断

肝脓肿的诊断主要依靠病史、临床症状和体征、实验室检查和病理学检查等,包括:

1. **病史**　部分患者发病前有腹泻或腹腔感染病史。

2. **临床表现**　寒战、发热、肝区疼痛,体检发现肝区叩痛和 / 或肝大。

3. **实验室检查**　血常规提示白细胞增高,中性粒细胞核左移,可有轻度肝功能异常;B 超提示早期为肝脏低回声病灶,脓肿形成液化后示边界不清的液性占位;CT 平扫表现为低密度、不均匀改变,边界清楚,形成脓肿后脓肿腔内可有气体影;CT 增强可见病灶不均匀增强,形成脓腔后,其壁内侧光滑增强,壁外侧模糊;MRI 检查早期为长 T_1 和 T_2 表现,脓肿形成后表现为中央脓肿为 T_1 低信号,T_2 高信号,脓肿壁表现为 T_1 高信号,T_2 稍低信号。

4. **病理学检查**　经皮穿刺抽出脓液或镜检找到阿米巴滋养体可确诊。

(二) 诊断流程

肝脓肿诊断流程见图 28-1。

(三) 鉴别诊断

肝脓肿早期诊断较困难,主要需要与肝癌、肝血管瘤、肝囊肿、膈下脓肿、肝内胆管结石合并感染、肝结核(脓肿型)和肝包虫病进行鉴别,另按病因不同,细菌性肝脓肿需与阿米巴性肝脓肿鉴别。脓肿形成后具有典型表现,与上述疾病不难鉴别。

1. **肝癌**　早期细菌性肝脓肿尚未完全液化者有时需与伴癌性高热的肝癌作鉴别,而伴癌性高热的肝癌有癌坏死液化者又需与单个细菌性肝脓肿鉴别。通常肝癌引起癌热多无寒战,肝局部多无明显炎症表现(如凹陷水肿、明显压痛),白细胞值虽可增高但中性不显著增高;常有肝炎、肝硬化背景;70% 患者甲胎蛋白(AFP)高于正常值;超声可见有明显边界、有包膜的实质性占位;其他定位诊断方法亦有助鉴别。肝脏影像学检查表现为实质性肿块,中心部分常因坏死而呈现密度不均匀,但肝脓肿

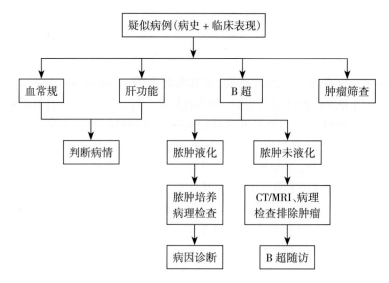

图 28-1　肝脓肿诊断流程

早期病灶因未发生组织坏死而与肝癌有时难以鉴别。

2. 肝血管瘤　肝脓肿一般病变周围界限不清,模糊,脓肿周围可见低密度晕环,典型的病变周围强化,病变内气体存在,需结合临床表现、计算机断层 CT 表现,平扫多为圆形成卵圆形低密度灶,边缘为分叶状或不规则形,边境清晰。大的血管瘤,病灶中央可见裂隙状、星状或不规则更低密度区,增强表现:早期病灶边缘增强,环绕病灶周围见结节状强化影,强化区逐步向病灶中心移行,最后整个病灶充填。小的血管瘤增强扫描表现为多种多样:①中心部增强、无边缘性强化。②中心边缘混合性增强。③弥漫性增强,极少数病灶无增强或增强轻,低于肝实质,巨大型血管瘤中央因纤维化或血栓,增强后中心部仍出现裂隙状低密度区。

3. 肝囊肿　可从以下几个方面鉴别:①发病原因,肝囊肿:有先天的也有后天的。先天性肝囊肿是由于胚胎时期肝内胆管或淋巴管发育异常造成的;后天性肝囊肿可能是肝脏管道发生退行性改变的结果;肝脓肿:可由溶组织阿米巴原虫或细菌感染所引起。阿米巴性肝脓肿的发病与阿米巴结肠炎有密切关系,且脓肿大多数为单发;细菌性肝脓肿的细菌侵入途径除败血症外,可由腹腔内感染直接蔓延所引起,亦可因脐部感染经脐血管,门静脉而入肝脏,胆管蛔虫亦可为引起细菌性肝脓肿的诱因。常见的细菌有金黄色葡萄球菌、链球菌等。②症状与体征,肝囊肿:一般没有症状,当囊肿长大到一定程度,可能会压迫胃肠道而引起症状,如上腹不适饱胀;也有因囊肿继发细菌感染而有腹痛、发热。当囊肿过大时,可出现消化不良、恶心、呕吐和右上腹不适或疼痛等症状;肝脓肿:全身菌血症或胆管感染引起的多发性脓肿。通常起病急,并以引起脓肿的原有疾病的主要临床特征为其主要症状。如为单发性脓肿,则其症状在数周内呈亚急性起病;常见有发热,而且有时是唯一的线索,但多数患者还有厌食,恶心,体重下降和无力。约半数患者有右上腹疼痛或触痛和肝大,偶见右侧胸膜炎性胸痛,黄疸一般只在胆管阻塞时才出现。③并发症,肝囊肿:囊内出血;囊肿破裂;囊蒂扭转等。肝脓肿:肝脓肿的并发症包括膈下脓肿形成;脓腔内出血,脓肿破裂入肺,胸膜腔或腹膜腔。诊断正确,治疗适当者的病死率为 10% ~30%,多发性脓肿患者的病死率高于单发性脓肿患者。

4. 膈下脓肿　常有溃疡病穿孔、阑尾穿孔等腹膜炎史,或腹部手术后。膈下脓肿与细菌性肝脓肿的鉴别更困难,术前正确诊断有时非常困难。一般说来,细菌性肝脓肿的全身反应较之膈下脓肿严重;在后者,寒战和间歇型的高热不如肝脓肿显著。B 超和 CT 检查对诊断帮助更大,磁共振(magnetic resonance imaging,MRI)冠状面图像也常可以确诊。

5. 肝内胆管结石　合并感染右上腹疼痛、发热、黄疸,腹部压痛区域主要局限于胆囊区或剑突下。X 线下无膈肌运动受限。颇难鉴别,但通常临床症状较轻,超声检查常有助于肝内结石的诊断。

6. 肝结核（脓肿型）　肝结核多伴发热,常于午后,有时伴有畏寒和夜间盗汗症状,可低热者也可呈弛张热,高热可达39~41℃;乏力、全神疲倦,休息后无法好转。除此之外,肝结核患者还有食欲缺乏、恶心、呕吐、腹胀、腹泻等情形。体征则以肝肿大为主,质硬,边缘钝,多有触痛,脾脏及周围淋巴结可有肿大,偶有轻度黄疸和腹水。肝脓肿则为不规则的脓毒性发热状态;肝区疼痛,呈持续性疼痛情形,随深呼吸、体位移动等而加剧。除此之外,肝脓肿患者一般有腹泻病史。体征主要表现为肝大,多数在肋间隙相当于脓肿处有局限性水肿及明显压痛,少数有黄疸。

7. 肝包虫病　又称肝棘球蚴病,由细粒棘球绦虫的蚴侵入肝脏所致。多见于牧区,中青年多见,初期可无症状,随着囊肿增大可扪及上腹部肿块,腹胀,腹痛,如位于右上肝者可有膈肌抬高,可伴有呼吸系统症状,不少患者曾有过敏反应症状,少数可因囊肿压迫胆管产生黄疸,亦有合并感染或穿入胆管出现胆管炎甚或败血症,穿入胸腔者可出现呼吸系统症状或支气管胆管瘘,体征主要为上腹囊性肿块,位于肝上方者仅见肝大,有并发症者可出现相应体征。B超显示病灶具有"乏血供"特点;X线摄片或可见钙化囊壁;包虫皮内试验阳性。

8. 细菌性肝脓肿与阿米巴性肝脓肿鉴别（表28-1）

表28-1　细菌性肝脓肿与阿米巴性肝脓肿的鉴别

	细菌性肝脓肿	阿米巴性肝脓肿
病史	继发于胆管感染或其他化脓性疾病	继发于阿米巴痢疾后
病程	病情急骤严重,全身脓毒血症状明显	起病较缓慢,病程较长,症状较轻
血液化验	白细胞计数增加,中性粒细胞可高达90%。有时血液细菌培养阳性	白细胞计数可增加,血液细菌培养阴性
粪便检查	无特殊发现	部分患者可找到阿米巴滋养体
脓肿穿刺	多为黄白色脓液,涂片和培养可发现细菌	大多为棕褐色脓液,镜检有时可找到阿米巴滋养体。若无混合感染,涂片和培养无细菌
诊断性治疗	抗阿米巴药物治疗无效	抗阿米巴药物治疗有好转

第二节　实验室及其他检查指标与评估

细菌性肝脓肿实验室检查常见白细胞及中性粒细胞增高,ALT升高、碱性磷酸酶升高,重者胆红素升高、白蛋白下降。超声显像示边界不清的低回声区,脓肿形成后为液性暗区。CT为低密度区,其密度介于囊肿和肿瘤之间。伴败血症者血培养阳性。

阿米巴性肝脓肿实验室检查除白细胞升高外,可有贫血,间有ALT升高、白蛋白下降,粪便偶见阿米巴原虫。血清补体结合试验对诊断有一定价值。超声诊断有较大帮助,如穿刺得巧克力样无臭脓液多可诊断。

一、实验室及其他检查指标

（一）临床检验指标

1. 临床常规检查

（1）血常规:肝脓肿绝大多数都有白细胞数增高现象,总数可达(15~20)×10⁹/L或更高,中性粒细胞多在90%以上,有核左移现象,病程较长者,可有贫血。

（2）粪便检查:阿米巴性肝脓肿继发于肠道阿米巴病,可在粪便中找到滋养体。采集粪便后应及时检测,因为在外界超过30min阿米巴滋养体可能很快失去活力,导致形态不易辨认而使检出率明显下降。大便中能发现包囊,但一次粪检包囊检出率仅为50%~70%,多次检查能提高总的检出率。

2. 血生化及肝肾功能检查　病情较重时,谷丙转氨酶(alanine amino transferase,ALT)、碱性磷酸酶(alkaline phosphatase,ALP)多有升高,甚至血清胆红素也出现增高。病程长者可有低蛋白血症。

3. 肿瘤指标检查　甲胎蛋白(alpha fetoprotein,AFP)是一种糖蛋白,属于白蛋白家族,主要由胎儿肝细胞及卵黄囊合成。目前临床上主要作为原发性肝癌的血清标志物,用于原发性肝癌的诊断及疗效监测。成人 70%~90% 原发性肝癌患者 AFP 含量增高。急慢性肝炎、肝硬化等良性肝病患者血清 AFP 水平有不同程度升高,但大多低于 1 000μg/L,其升高与肝细胞坏死和再生程度有关。一般良性肝病 AFP 含量增多是一过性的,一般持续 2~3 周。而恶性肿瘤则持续性升高。因此,动态观察血清 AFP 含量既可鉴别肝脓肿和恶性肝病,又可早期诊断肝癌。

4. 脓液检查　确定脓肿的大小、部位以及距局部皮肤的最近距离来选择最佳穿刺点。在 B 超和 CT 引导下穿刺,由于感染细菌的种类各异,脓液可呈黄色、白色、黄白色、黄绿色等,典型的细菌性肝脓肿或阿米巴性肝脓肿合并感染时脓液呈黄白色或黄绿色并有臭味;典型的阿米巴性肝脓肿脓液呈咖啡色或棕色的果酱样液体,伴有肝腥味;滋养体存在于脓肿壁上,在穿刺抽脓后,使针头紧靠脓肿壁后再用力抽吸,将针头内的少许抽出物立即涂片检查,可以提高滋养体检出率。抽到脓液后,应立即送细菌培养以及厌氧菌培养,并进行药物敏感试验,同时还应将脓液做涂片染色。

5. 阿米巴抗原和抗体检测　用对流免疫电泳检测阿米巴性肝脓肿脓液、肝活组织和血清中抗原也有助于本病的诊断。感染阿米巴原虫后体内可产生特异性抗体,常用间接血凝试验(indirect hemagglutination test,IHAT)、间接荧光抗体试验(indirect fluorescent antibody test,IFAT)、间接免疫过氧化物酶染色试验(indirect immunoperoxidase staining test,IIPST)、酶联免疫吸附试验(enzyme-linked immunosorbent assay,ELISA)等检测,阿米巴性肝脓肿时阳性率在 90% 以上。

(二) 影像及内镜检查

1. B 超检查　可明确其部位和大小、其阳性诊断率可达 96% 以上,为首选的检测方法。早期病变成低至中回声,与周围组织边界不清。随着病情进展,超声下见无回声的液化区脓肿壁回声增强。该检查除能有助于临床诊断外,还可以帮助了解脓腔的部位、大小及距体表的深度,以便确定脓肿的最佳穿刺点和进针方向与深度,或者为手术引流提供入路选择。

2. CT 检查　可发现脓肿的大小及形态,显示脓肿在肝脏中的确切部位,为临床医师行脓肿穿刺及手术引流提供清晰、直观的影像资料。CT 平扫见低密度、不均匀改变,形态多样化,单发或多发,单房或多房,圆形或椭圆形,边界清楚;已形成脓肿者壁较厚,脓肿腔内可有气体影。CT 增强见在未形成脓腔前不均匀增强,形成脓腔后,其壁内侧光滑增强,壁外侧模糊。

3. MRI 检查　肝脓肿早期因水肿存在,故在 MRI 检查时具有长 T_1 和 T_2 的特点。在 T_1 加权像上表现为边界不清的低信号强度区,而在 T_2 加权像上信号强度增高。当脓肿形成后,则脓肿在 T_1 加权像上为低信号区;脓肿壁系炎症肉芽结缔组织,其信号强度也较低,但稍高于脓肿部;脓肿壁周围的炎症水肿肝组织形成稍低于脓肿壁环状信号强度灶。在 T_2 加权像上,脓肿和水肿的组织信号强度增高明显,在其间存在稍低信号强度的环状脓肿壁。

(三) 临床病理检测

细菌性肝脓肿典型的细菌性肝脓肿脓腔内为灰白色液体。镜下可见大量中性粒细胞和脓细胞聚集,并散在数量不等的细菌菌团。

阿米巴性肝脓肿肉眼观可单发或多发,脓肿灶大小差异很大。典型的阿米巴性肝脓肿脓腔内充满咖啡色或棕色的果酱样脓液,伴有肝腥味。脓肿壁炎症反应不明显,但习惯上仍称为脓肿。脓肿壁上附有尚未彻底液化坏死的汇管区结缔组织、血管和胆管等,呈破絮样外观。镜下,脓腔内为液化坏死淡红色无结构物质和陈旧性出血;脓肿壁有不等量尚未彻底液化坏死的组织,有少许炎性细胞浸润;在坏死组织与正常组织交界处可查见阿米巴滋养体。如伴有细菌感染,则可形成典型脓肿,镜下可见大量中性粒细胞和脓细胞。慢性脓肿周围可有肉芽组织和纤维组织包绕。

慢性脓肿周围可有肉芽组织和纤维组织包绕。下图示放线菌性肝脓肿的镜下表现(图 28-2):

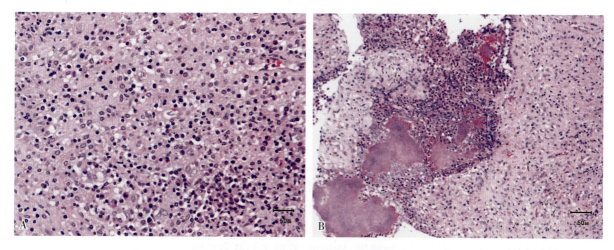

图 28-2　放线菌性肝脓肿病理图

A.肝组织见大量淋巴细胞、浆细胞、中性粒细胞浸润,脓肿形成,HE 染色,×100;B.肝组织见较多淋巴细胞及中性粒细胞浸润,并可见放线菌菌团,HE 染色,×100

二、临床检查指标的评估

（一）临床检验指标的评估

1. 临床常规检查

（1）血常规检查:无特异性,白细胞总数常升高,但部分患者白细胞总数不高,并不能否定肝脓肿的存在。阿米巴性肝脓肿合并有细菌感染者白细胞总数常高于单纯性阿米巴性肝脓肿。

（2）粪便检查:ELISA 粪抗原检测法用于诊断寄生虫病或确定寄生虫感染,特别是肠道寄生虫感染,具有敏感、特异、快速的特点,可区分现症感染与既往感染,且具有早期诊断和疗效考核价值。

2. 血生化及肝肾功能检查　无特异性,可评价疾病的严重程度。

3. 肿瘤指标检查　甲胎蛋白试验皆为阴性,碱性磷酸酶很少增高。此项检查可作为肝脓肿与肝癌的鉴别要点。

4. 脓液检查　应用简便、安全,可缩短住院时间、减少医疗费用,降低并发症和病死率。脓液很少能培养出致病菌,这可能与抽脓前已应用抗生素或合并厌氧菌感染有关。由于血清学检查的敏感性和准确性,以及药物治疗有效性较高,因此阿米巴性肝脓肿的穿刺抽脓液检查不再是必需的诊断方法。

5. 阿米巴抗原和抗体检测　本试验法具有高度特异性和敏感性。其优点是基于酶活力的检测且用肉眼观察其显色反应无需寄生虫包囊或滋养体的检出,不仅适用于实验室临床诊断而且可用于大规模的现场普查。

（二）其他检查指标的评估

1. B 超检查　能够准确地进行相关的定性与定位诊断,还能够进行脓肿形态以及周围相关血管组织结构的观察,并且具有无创、准确率高、低花费特点,该技术已经成为了肝脓肿诊断的首选检测方法。必要时可在肝区压痛最剧处或超声探测引导下施行诊断性穿刺,抽出脓液即可证实本病。

2. CT 检查　CT 检查可以确定病灶大小、位置以及与组织间的关系,在增强扫描时可有效地表现病灶不同病程情况特点,且对不典型肝脓肿的诊断具有重要价值。

3. MRI 检查　MRI 可以有效地表现肝组织的液化、坏死、水肿、充血以及相关的病理情况,对不典型肝脓肿的诊断具有重要价值。

（三）病理检测指标的评估

细菌性肝脓肿的病理学检测不作为常规检查;组织找到阿米巴滋养体有助于阿米巴性肝脓肿病原学诊断。检查引流脓液中的癌细胞有利于除外肝癌。

第三节　实验室及其他检查指标的临床应用

一、检查指标的筛选原则

(一) 首要 / 必需检测项目

1. 血常规　在患者发病初期即可早期诊断,以方便医生对患者病情诊断及用药;指标变化反映患者病情变化,可指导治疗。

2. 血生化及肝肾功能检查　用于判断是否存在合并症及病情严重程度。

3. B 超检查　检测方法简便易行,在获得较大收益同时尽量为患者节约医疗费用。

(二) 第二步检测项目

1. 肿瘤指标检查　具有较高的敏感度、特异度,有助于与肝癌鉴别。

2. CT/MRI 检查　指标变化反映患者病情变化,可指导治疗。

3. 阿米巴抗原和抗体检测　本试验法对阿米巴性肝脓肿具有高度特异性和敏感性。

4. 粪便检查　有助于阿米巴性肝脓肿病因诊断。

(三) 次要检测项目

1. 脓液检查　应用简便、安全,有利于肝脓肿病因诊断。

2. 病理学检查　对于阿米巴性肝脓肿可提供病变的确诊证据,对肝癌等疾病鉴别具有重要价值。

二、检查指标的临床应用

(一) 在肝脓肿诊断中的应用

1. 血常规检查　疾病诊断的重要指标,检查方便、快速、安全。

2. B 超检查　能够准确地进行相关的定性与定位诊断,还能够进行脓肿形态以及周围相关血管组织结构的观察,B 超引导下施行诊断性穿刺,抽出脓液培养即可确诊本病。

(二) 在肝脓肿分期和判断预后中的应用

1. 脓肿穿刺液培养　观察脓液形态可辅助鉴别,脓液培养可确定是否合并细菌感染,药敏实验可指导抗菌药物治疗。

2. 粪抗原检测　用于诊断寄生虫病或确定寄生虫感染,具有敏感、特异、快速的特点,可区分现症感染与既往感染,且具有早期诊断和疗效考核价值。

3. 病理学检查　对于阿米巴性肝脓肿可提供病变的确诊证据,对肝癌等疾病鉴别具有重要价值。

(三) 在肝脓肿复诊随访中的应用

1. 血常规检查　可反映感染病情的严重程度,对诊断、治疗有一定帮助。

2. B 超检查　简捷无创,价格低廉,能动态反映脓肿大小、液化及吸收情况。

案例 28-1

【病史摘要】　患者,男性,65 岁。突发高热 4 天。患者 4 天前无明显诱因下出现发热,体温最高达 39.5℃,伴右上腹部胀痛,为持续性隐痛不适,无恶心呕吐,无腹泻。于当地医院就诊,B 超及 CT 考虑肝脓肿,予他唑巴坦钠 + 奥硝唑抗感染治疗,患者腹痛症状较前好转,但仍持续高热,为求进一步治疗,转本院就诊。患者既往 "糖尿病、冠心病冠脉支架植入术" 史,一年前曾因胆囊结石行 "胆囊切除术";否认 "脑梗死、高血压" 病史,否认 "肝炎、结核" 等传染病史,否认输血史,否认食物及药物过敏史,预防接种史不详。入院查体:T 39.2℃,皮肤巩膜无明显黄染,浅表淋巴结未及肿大,颈静脉无充盈,心率 73 次 /min,律齐,各瓣膜听诊区未及明显病理性杂音,未及额外心音及心包摩擦音,大动脉处未闻及杂音。周围血管征阴性。腹平软,肝脾肋下未及,右上腹有压痛,无反跳痛,四肢活动自如。

【临床检验】

1. 实验室检查　血常规：白细胞 10.51×10^9/L，中性粒细胞比例 79.6%，血小板 334×10^9/L，C 反应蛋白 122mg/L。免疫：乙肝表面抗体(+)，其他检查未见异常，肿瘤指标正常。生化：白蛋白 35.5g/L，谷丙转氨酶 20.5U/L，谷草转氨酶 8.4U/L，总胆红素 11.9μmol/l，直接胆红素 4.5μmol/L，间接胆红素 7.4μmol/L，肌酐 94.7μmol/l，尿素氮 5.46mmol/l。乳酸脱氢酶 180U/L。凝血功能常规：凝血酶原时间 12.2s，国际标准化比值 1.04，血浆纤维蛋白原 8.18g/l，凝血酶时间 12.9s，血浆 D- 二聚体 5.20μg/ml。

2. 卡松尼皮试　用于除外肝包虫病。该患者为阴性。

【CT/影像检查】　B 超检查(图 28-3)：肝右叶见一大小 $7.0cm\times5.5cm$ 囊实性包块，囊实各半，囊内透声差，内见分隔，边缘模糊，周边见彩色血流信号(肝脓肿可能)。CT 检查(图 28-4)示胆囊切除术后改变，肝右叶见片状类圆形囊状低密度影，内见分隔，大小约 $7.6cm\times5.8cm$，另见肝内点状钙化灶影。

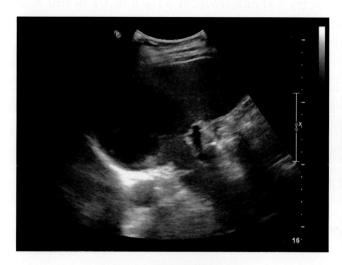

图 28-3　患者肝胆胰脾超声

肝右叶见囊实性包块

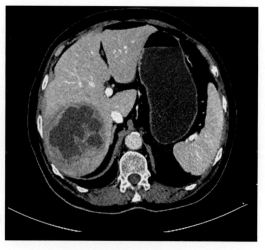

图 28-4　患者上腹部 CT

肝右叶见片状类圆形囊状低密度影

【病理检查】　暂缺。

【诊断】　细菌性肝脓肿；糖尿病；冠心病；冠脉支架植入术后；胆囊切除术后。

【案例分析】

病例特点：患者具有糖尿病病史，否认"肝炎、结核"等病史，具有发热、腹痛、腹部压痛等症状和体征；实验室及影像学检查提示：①白细胞升高；②X 线提示胸腔积液、肺部阴影；③超声：肝右叶见一大小 $7.0cm\times5.5cm$ 囊实性包块，囊实各半，囊内透声差，内见分隔，边缘模糊，周边见彩色血流信号；④腹部 CT：肝右叶见片状类圆形囊状低密度影，内见分隔，大小约 $7.6cm\times5.8cm$；⑤肿瘤指标正常。

分析：患者有糖尿病病史，血糖控制不佳，可能存在免疫力低下，是肝脓肿发病的高危患者；通过发热、腹痛表现考虑为腹腔感染性病变；B 超和 CT 提示病灶存在肝内。肝内占位需要与肿瘤、脓肿、血管瘤、囊肿、肝包虫病等鉴别，影像学检查符合脓肿表现。患者肿瘤指标正常，CT 增强未见强化，基本可排除肿瘤。通过临床实践，对肝脓肿的诊疗体会如下：①抓住畏寒、发热、肝区疼痛和肝肿大的临床特征，首选用 B 超连续随访检查可及时作出肝脓肿的诊断，CT/MRI 检查不但可明确肝内病灶，亦有助于对膈上、膈下病变的了解；穿刺抽出脓液可确诊。②可少量多次输注人血白蛋白和血浆，加强营养支持；控制血糖；纠正电解质紊乱和贫血；对胆源性者应加强利胆治疗。③ B 超导引下肝穿刺抽脓后注入抗生素，简便有效，避免置管引流对患者带来不适，尤其是对直径≤6cm 的肝脓肿，治愈率可达 96.5%，是首选的治疗方法。④对于较大(>6cm)的肝脓肿，中毒症状严重者，尤其是肝顶部脓肿穿刺有难度而且置管引流不畅，应积极剖腹探查作脓肿切开引流，而手术不完全被其他方法所取代；手术进路多作右上腹肋缘下斜切口;但是可根据脓肿位置,考虑经肩胛中线第 11 肋床间的后腹膜进路引流,具有创伤小、引流直接而不扩散感染的优点,按具体情况作具体选择。

-------------------------------------- 小　　结 --------------------------------------

　　肝脓肿是细菌、真菌或溶组织阿米巴原虫等多种微生物引起的肝脏化脓性病变。结合患者病史、临床症状和体征及实验室检查指标,诊断一般并不困难。血常规检查和肝功能检查是诊断的重要指标,可反映感染病情的严重程度;脓肿穿刺液培养可确定是否合并细菌感染,药敏实验可指导抗菌药物治疗。脓肿穿刺病理检查可确诊阿米巴性肝脓肿,并与肝癌等疾病鉴别。B 超为首选影像学检查,可用于诊断、定位与动态观察随访。但尚未液化的脓肿小于 2cm 者超声难以一次确诊,而有待多次复测。诊断标准主要满足:①部分患者发病前有腹泻或腹腔感染病史;②寒战、发热、肝区疼痛或叩痛,肝大等临床表现;③白细胞增高,中性粒细胞核左移,可有轻度肝功能异常;④ B 超、CT 和 MRI 典型表现;⑤经皮穿刺抽出脓液可确诊病因。细菌性肝脓肿诊断主要依赖实验室检查和影像学检查,阿米巴性肝脓肿诊断主要依赖实验室检查和病理学检查。

(缪　林　康海全　冶亚平)

第二十九章

肝脏寄生虫病

肝脏寄生虫病（hepatic parasitic diseases）是由于寄生虫寄生于肝脏及胆管内引起相应器官的疾病。引起肝脏寄生虫病常见的寄生虫主要有华支睾吸虫、肝片形吸虫和细粒棘球绦虫等。本章将主要就上述三种肝脏寄生虫病进行介绍。

第一节　华支睾吸虫病

华支睾吸虫病（clonorchiasis）又称肝吸虫病（liver fluke disease），是由华支睾吸虫成虫寄生于人和部分哺乳动物的肝胆管内而引起。肝吸虫病是我国目前最严重的食源性寄生虫病之一，以珠江三角洲地区感染率最高。肝吸虫病早期症状不典型，主要表现为消化系统症状，大多数患者均有不同程度的肝脾大，尤以肝左叶肿大较为明显，常伴随严重的合并症或并发症，如肝硬化、胆结石和急性胰腺炎等。本病病程缓慢，反复严重感染可发展为肝硬化、门静脉高压症或胆管癌。目前华支睾吸虫已被认为是亚洲地区引起胆管癌的 I 类致癌物。

一、临床症状和体征

（一）临床症状

华支睾吸虫病的病情主要取决于宿主易感性、受感染程度和感染持续时间等。本病一般为慢性过程，主要因为多次重复感染。急性期患者临床表现为发热、上腹部疼痛、腹泻、肝大。急性期若未得到及时有效的治疗，可演变成慢性。

大多数患者为感染较轻，常无临床症状或仅有轻微的临床症状，如全身不适、腹泻等。中度感染常表现为寒战发热、腹部不适、腹泻、食欲缺乏、肝区隐痛、肝大、体重减轻等。重度感染时早期出现急性右上腹疼痛、发热、腹泻等症状。

（二）体征

肝吸虫病晚期可出现黄疸、肝脾肿大、肝硬化、腹水、贫血、低蛋白血症、发育障碍、甲状腺肿等临床表现，常伴随严重的合并症或并发症。如华支睾吸虫分泌的磷脂酶 A_2 和排泄分泌物（secretory-excretory proteins，ESP）可活化 TGF-β/Smad 信号通路从而导致 I 型和Ⅲ型胶原的合成导致肝纤维化；虫卵、死亡虫体及其裂解产物、脱落的胆管上皮细胞等诱发胆结石；肝实质细胞发生脂肪变性、萎缩坏死，可继发肝硬化；若虫体侵入胰腺管内，可引起急性胰腺炎。

二、病因和发病机制

（一）病因

华支睾吸虫生活史主要包括成虫、虫卵、尾蚴和囊蚴阶段。当虫卵随粪便入水后，被淡水螺（第一中间宿主）吞食并进入其肠内，在其体内发育成尾蚴。尾蚴入水后侵入淡水鱼或虾（第二中间宿主）体内，发育成囊蚴。囊蚴为肝吸虫的感染阶段，终宿主（人或哺乳动物）因食入含有活囊蚴的未煮熟的淡水鱼或虾而感染，囊蚴在终宿主十二指肠内脱囊成为幼虫，并经总胆管由胆管进入肝脏的小胆管内发育为成虫,成虫为肝吸虫的致病阶段。

(二) 发病机制

华支睾吸虫感染的发病机制较多,如肝吸虫成虫长期寄生于肝胆管内,会对胆管壁产生机械刺激和引起胆管机械堵塞;虫体的排泄物、分泌物及代谢产物的化学刺激,以及感染相关炎症引起的免疫病理学改变。蠕虫的积聚和腺瘤性增生导致胆管壁增厚、管腔变窄而引起梗阻。连续性胆汁淤滞和胆汁色素沉积可能形成难溶的胆红素钙,并与虫卵、死亡的虫体等形成胆管结石,在结石核心常可找到虫卵。胆汁淤积易发生阻塞型黄疸,也为继发性的细菌感染提供有利条件。肝胆管周围结缔组织增生,还可以引起邻近细胞坏死、萎缩、脂肪变甚至纤维化。纤维组织向胆管伸展,包围小叶,并散布于肝细胞间,最后形成肝硬化,出现肝功能障碍。胆囊常显著增大,囊壁黏膜增生,有大量嗜酸性粒细胞和其他炎性细胞浸润以及纤维化,表现为慢性胆囊炎改变。如伴有腺体大量增生,亦可形成胆囊息肉。由于肝管之间的解剖学差异,左肝管较右肝管粗而直,左肝管与肝总管之间倾角较小,童虫较易进入,左叶中的肝大通常比右叶明显。

三、临床诊断和鉴别诊断

(一) 临床诊断

华支睾吸虫病的诊断标准主要分为疑似病例、临床诊断病例和确诊病例。①疑似病例应同时符合有生食或半生食淡水鱼、虾史,并有在流行区生活、工作、旅游的流行病学史和有畏寒发热、头痛、恶心、食欲缺乏、乏力、腹胀、腹泻和右上腹痛等症状,并伴有黄疸、肝大及嗜酸性粒细胞增多等体征。②临床诊断病例应同时符合疑似病例和酶联免疫吸附实验(ELISA)阳性,或者同时符合疑似病例和B超检查具有特征性的影像学表现。③确诊病例应同时符合疑似病例、病原学检查发现虫卵,同时组织学检查发现肝脏病变及虫卵或成虫。

(二) 诊断流程

通过询问患者的疾病史,了解患者是否来自疾病流行区,有无食生或半生鱼或虾史等,根据临床症状并结合实验室检查即可明确诊断。诊断流程图见图 29-1。

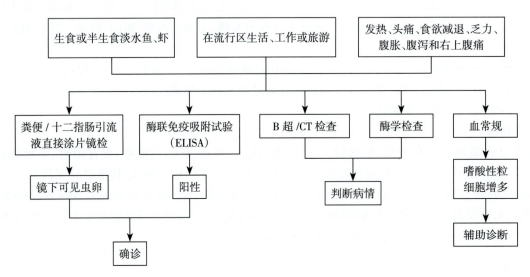

图 29-1　华支睾吸虫病诊断流程

(三) 鉴别诊断

急性华支睾吸虫病应与病毒性肝炎、急性肠胃炎等疾病鉴别。慢性病例应与慢性血吸虫病、病毒性肝炎、肝片形吸虫病、布氏姜片吸虫病等疾病鉴别。可利用病原学检查,辅以免疫学检查和影像学检查即可确诊。

四、实验室及其他检查指标

(一) 临床检验指标

1. 病原学检查:病原学检查常用的病原学检查方法

(1) 涂片法:取粪便直接涂片镜检,操作方法简便。

(2) 集卵法:集卵法包括漂浮集卵法和沉淀集卵法两类。沉淀集卵包括水洗离心沉淀法,改良醛醚离心沉淀法和小瓶倒置沉淀法等。

(3) 十二指肠引流胆汁检查:在胃镜下于十二指肠降部获取胆汁标本,用引流的全部胆汁沉淀浓集检查虫卵,阳性率较高,可作为诊断依据。

2. 免疫学检验:目前已应用的免疫学诊断方法较多,包括酶联免疫吸附试验(ELISA)、间接荧光抗体试验(IFAT)、皮内试验(ID)、间接血凝试验(IHA)、免疫酶染色试验(IEST)、胶体金免疫层析试验(ICT)、酶联免疫印迹技术(ELIB)及对流免疫电泳(CIEP)等。其中常用的方法如下:

(1) 皮内试验:ID 是以速发型超敏反应为基础的免疫学诊断方法。目前多以脱脂的成虫冷浸抗原(1∶5 000)为皮内试验用抗原。

(2) 酶联免疫吸附试验:目前所使用的抗原主要分为虫体粗提抗原、纯化抗原和基因重组抗原。

(3) 胶体金免疫层析试验(ICT):常用的两种方法主要是胶体金快速免疫层析法和快速斑点免疫金渗滤法。

3. 分子生物学检验:目前可用的方法较多,包括实时荧光定量 PCR (realtime PCR)、巢式 PCR (nested PCR)、多重 PCR (multiplex PCR)、高分辨率熔解(HRM)技术以及环介导等温扩增技术(LAMP)。

4. 酶学检验:主要包括丙氨酸氨基转移酶(ALT)、天门冬氨酸氨基转移酶(AST)、碱性磷酸酶(ALP)、γ- 谷氨酰转肽酶(γ-GT)和胆碱酯酶(ChE)等。华支睾吸虫感染引起的早期炎症时,AST/ALT<1;肝硬化时 AST/ALT≥2;肝癌时 AST/ALT≥3。华支睾吸病肝脏损伤时 ALP 升高、γ-GT 升高和 ChE 活性下降。

(二) 其他检查指标

1. CT 检查　可见肝内胆管从肝门向四周呈均匀扩张,肝外胆管无明显扩张;肝内胆管扩张直径与长度比多小于 1∶10;被膜下囊状扩张小胆管主要分布在肝周,管径大小一致。

2. B 超检查　华支睾吸虫病具有特征性的超声图像表现,①肝脏型:肝实质点状回声增粗、增强,有短棒状、索状或网状回声。②胆管型:肝内胆管轻度扩张,以部分节段扩张常见,同时伴有管壁增厚,回声增强。肝外胆管内可见层叠排列的"双线征"回声。③胆囊型:胆囊壁毛糙,囊内常见漂浮斑点、"小等号"样光带及沉淀物回声,可见"双线声"或"细条征"。④混合型:同时有以上表现 2 种或 3 种类型。凡有以上类型之一者,特别是胆囊型和混合型,即可诊断为华支睾吸虫感染。

3. 胆管成像　胆管损伤是华支睾吸虫感染后最常见的临床表现。ERCP 结合胆管内超声检查可见弥漫性肝内胆管末端囊状扩张,梗阻严重时可出现肝外胆管扩张,可直接显示虫体或虫卵。

4. 磁共振胰胆管造影(MRCP)　影像特征表现与 CT 相同,能较好地诊断虫体感染所致的胆管壁炎症、增厚、胆管狭窄和胆管肿瘤等,并能显示虫体。

(三) 临床病理检查

大体检查,感染肝脏的包膜轻度至中度的不规则增厚;肝脏的切面显示中等大小的胆管扩张,管壁增厚。显微镜下见,胆管上皮呈腺瘤样增生,表现为胆管增生、排列密集;管腔扩张;胆管周围纤维组织增生并伴有慢性炎细胞浸润,形成胆管周围纤维化。典型的导管上皮腺瘤样增生并导管周围纤维化,即使在组织切片中未检测到寄生虫,也高度提示华支睾吸虫病。感染严重的患者可以出现肝内胆管结石,继发肠道细菌感染时,可以形成胆管炎,甚至导致肝脓肿。

五、临床检查指标的评估

(一) 临床检验指标的评估

1. 病原学检查　患者粪便或十二指肠液内查虫卵是确诊的重要依据,也可以通过活检组织的病理形态学观察。

(1) 涂片法:粪便直接涂片镜检,操作方法简便,但检出率不高,容易漏诊。改良加藤厚涂片法检出率较高,可用于虫卵的定性和定量检查。

(2) 集卵法:方法较直接涂片法检出率高,其中漂浮法较沉淀法检出效果差;由于粪便沉渣的影响,集卵法阳性率较血清学方法低。

(3) 十二指肠引流胆汁检查:将引流的全部胆汁浓缩沉淀检查虫卵,检出率更高,可作为诊断的依据。但技术较复杂,且操作具有损伤性,临床推广受限。

2. 免疫学检验

(1) 皮内试验:皮内试验的优点在于简便、快速、无需特殊仪器设备等优点,与粪检阳性符合率为81%~94%。

(2) 酶联免疫吸附试验:ELISA 是目前应用最广的免疫诊断方法之一,与粪检阳性符合率较高,具有高敏感性和特异性,既能检测血清抗体,又能检测血中循环抗原。

(3) 胶体金免疫层析试验(ICT):具有高敏感性和特异性、操作简便、快速的优点。

3. 分子生物学检验　具有高敏感性和高特异性的优点。

4. 其他检查酶学检验　可用于华支睾吸虫病的辅助诊断,重度感染者和儿童患者的肝功能可出现异常。

(二) 其他检查指标的评估

1. CT 检查　CT 是目前对华支睾吸虫病分辨率最高、最常用的检查方法,特别对并发症的检出及鉴别诊断具有非常重要的价值,但是不能直接分辨出虫体或虫卵。

2. B 超检查　与 CT 检查同为我国华支睾吸虫病诊断标准推荐的两种影像学检查方法,是华支睾吸虫病最经济、便捷的检查方法。

3. 胆管成像　胆管损伤是华支睾吸虫感染后最常见的临床表现。ERCP 为有创检查,且操作复杂,需严格掌握其适应证、禁忌证,不宜作为常规检查方法。

(三) 病理检查指标的评估

华支睾吸虫感染引起的胆管组织病理学改变比较典型,该方法准确性高,是明确诊断的重要方法之一,但是需要通过活检获得包含典型的病变区域组织。

六、实验室及其他检查指标的临床应用

(一) 检查指标的筛选原则

1. 首要 / 必需检测项目　涂片法,在对怀疑华支睾吸虫病患者首先应进行粪便涂片检查,同时应注意多次送检,以提高检出率。

2. 第二步检测项目

(1) 酶联免疫吸附试验(ELISA):因方法检测的循环抗原水平与虫卵数呈正相关,故该法可用于估计感染度或疗效评价。

(2) 十二指肠引流胆汁检查:对在粪便内无法检到虫卵的可疑患者可采用此法。

(3) 分子生物学检验:在检测感染程度较轻的患者粪便样本时,该方法具有较好的检出率。

3. 次要检测项目

(1) 皮内试验:对于怀疑华支睾吸虫病患者在进行粪检筛选的同时进行皮内试验过筛,可减少粪检的工作量,具有辅助诊断价值。

（2）胶体金免疫层析试验（ICT）：适用于临床检验和现场流行病学调查。

（3）影像学检查：B超检查和CT检查主要用于肝吸虫病的辅助诊断、并发症的检出及疾病的鉴别诊断。

（二）检查指标的临床应用

1. 在华支睾吸虫病诊断中的应用　华支睾吸虫病患者的诊断主要依赖实验室病原学检查、免疫学检验方法如酶联免疫吸附试验（ELISA）、分子生物学方法和影像学检查（如B超检查），同时并结合患者的病史。其中患者粪便和十二指肠引流查虫卵是确诊的依据，十二指肠引流查虫卵也是判断驱虫疗效的金标准。

2. 在华支睾吸虫病分期和判断预后中的应用　酶联免疫吸附试验是应用最广的免疫诊断方法之一，可用于估计感染度或进行疗效评价。酶学检查可以用于华支睾吸虫病患者感染后肝脏功能的评价。B超具有特征性的声像图表现，可诊断华支睾吸虫感染，也可用于华支睾吸虫病病情评估和疗效评价。

3. 在华支睾吸虫病复诊随访中的应用　组织病理学检查早期诊断价值不大，对疾病预后判断有一定价值，但是临床应用较少。

第二节　棘球蚴病

棘球蚴病（echinococcosis）又称包虫病（hydatid disease），是由细粒棘球绦虫（Echinococcus granulosus，Eg）的幼虫（棘球蚴）寄生在宿主肝脏所引起的一种人兽共患的寄生虫病。该病在我国主要流行于西部牧区，是一种严重危害人类健康和畜牧业发展的人兽共患疾病。棘球蚴病分布地域广泛，已成为全球性的公共卫生问题。该病已被列为我国重点防治的寄生虫病之一。

一、临床症状和体征

（一）临床症状

因棘球蚴生长缓慢，大多数患者早期常无临床症状。由于棘球蚴不断的生长和发育，压迫其周围组织和器官，引起受压组织细胞萎缩、坏死，导致出现多种临床表现，主要表现在以下几个方面：

1. 局部组织压迫和刺激症状　棘球蚴若寄生于肝脏，患者可出现肝脏肿大、右上腹肿大、肝区隐痛、食欲减退、贫血等症状。若寄生于肺部，可出胸部疼痛、刺激性咳嗽，严重时胸闷气促，甚至呼吸困难。棘球蚴若寄生于颅脑，患者可出现颅内压升高的临床症状。

2. 过敏反应和毒性症状　过敏反应的主要症状为哮喘、荨麻疹、血管神经性水肿和嗜酸性粒细胞增多等；若棘球蚴破裂囊液溢出可引起过敏性休克，甚至死亡。全身中毒症状主要表现为食欲减退、消瘦、发育障碍及贫血等症状。

3. 继发性感染　棘球蚴病最严重危害的并发症在于其破裂所引起的继发性感染。棘球蚴一旦发生破裂，大量囊液外流进入体腔或者其他组织引起继发性棘球蚴或急性炎症反应。如肝棘球蚴囊破裂入腹腔导致急性弥漫性腹膜炎或继发性棘球蚴病。

（二）体征

棘球蚴囊肿压迫肝门静脉可致腹水，压迫胆管可致阻塞性黄疸、胆囊炎等。棘球蚴若进入腹腔可引起腹腔棘球蚴病：可以在患者体表触及坚韧有弹性的包块，叩诊时呈震颤感。

二、病因和发病机制

（一）病因

细粒棘球绦虫的生活史包括成虫、虫卵和棘球蚴。犬、狼等犬科食肉动物为细粒棘球绦虫的终宿主，而羊、马、牛及骆驼等多种食草类动物和人为其中间宿主。成虫寄生在终宿主小肠上段的肠绒毛基部隐窝内,孕节或虫卵随粪便排出,污染牧场环境。虫卵为细粒棘球蚴绦虫的感染阶段,当中间宿主羊、马、牛等食草动物或人误食了孕节或虫卵后,在小肠内孵出六钩蚴,经血液循环至肝、肺等器官内发育成棘球蚴,棘球蚴为细粒棘球蚴绦虫的致病阶段。羊、牛体内的棘球蚴若被犬、狼等终宿主吞食后,囊内原头蚴经 8 周左右发育成成虫。

(二) 发病机制

棘球蚴对人体的危害有机械性损害、棘球蚴囊液引起的过敏反应和毒素刺激,其中以机械性损害为主。其严重程度取决于棘球蚴的数量、大小、寄生部位和时间以及机体的免疫状况。六钩蚴侵入宿主组织后,其周围可出现炎细胞浸润,在体外形成一个纤维性外囊。虫体在囊内发育缓慢,往往在感染数年后才出现临床表现。棘球蚴可寄生于人体各个器官,其主要寄生部位是肝(好发于肝右叶),其次为肺,其他组织、器官如腹腔、脾、脑、骨、肾、肌肉、心脏也可被寄生。原发性感染多为单个囊肿,约占患者的 80% 以上。棘球蚴破裂后引起的继发性感染常为多发,可同时引起多个器官受累。

三、临床诊断和鉴别诊断

(一) 临床诊断

我国主要存在囊型棘球蚴病和泡型棘球蚴病。棘球蚴病的诊断需要包括以下几个方面:患者有无流行病学接触史、有无相关临床症状、有无影像学占位性病变或棘球蚴病特征性图像、棘球蚴病血清学抗体阳性及病原学检查发现特定的形态结构或特异性核酸检测阳性。

(二) 诊断流程

对疑似患者,首先应详细询问病史,是否来自疫区或有无到过疫区的经历,以及与犬、羊等动物及其皮毛的接触史。其次采用 X 线、B 超、CT、MRI 或放射性核素扫描等影像学方法进行定位和定性。同时使用免疫学方法进行辅助诊断。对于具备手术体征的患者,可行手术摘除可疑棘球蚴进行病理检验,以进一步确诊是否为棘球蚴病。诊断流程图见图 29-2。

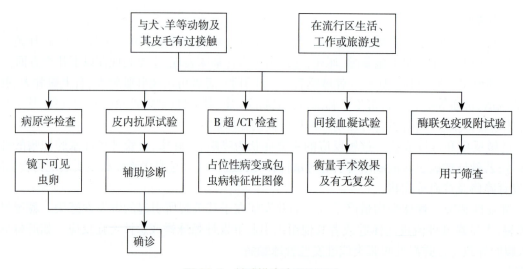

图 29-2　棘球蚴病诊断流程图

(三) 鉴别诊断

诊断棘球蚴病时,当有流行病学接触史,脏器上有实质性占位性病变,但影像上同单纯性囊肿、肝癌、胆囊积液、右肾积水、肝脓肿、肝硬化、黄疸型肝炎、等病灶无法鉴别时,可以结合相关的实验室检查及临床表现来鉴别诊断。与肝癌的主要鉴别点是肝囊型棘球蚴病补体结合试验阳性、皮内抗原试验阳性和甲胎蛋白(AFP)阴性,而肝癌补体结合试验阴性、皮内抗原试验阴性和 AFP 阳性;与泡球蚴病的鉴别要点是临床表现、影像学特征和免疫学特征。

四、实验室及其他检查指标

(一) 临床检验指标

1. 病原学检查　常用的方法有直接涂片法和离心浓集法。

直接涂片法:可取患者痰、尿液、腹水和胸腔积液直接镜检。

离心浓集法:将尿液或胸水和腹水离心浓集取沉渣涂片镜检,如检出棘球蚴砂或棘球蚴碎片,即可确诊。

2. 免疫学检验

1) 检测抗体:常用的方法有皮内试验(ID)、间接血凝试验(IHA)、酶联免疫吸附试验(ELISA)、斑点金免疫层析试验(DICA)和免疫印迹(IBT)。

2) 检测抗原:通常采用(Dot-ELISA)法检测患者血清中循环抗原和循环免疫复合物。

斑点 - 酶联免疫吸附试验(Dot-ELISA)的原理基于 ELISA 法,但不同的是此法以对蛋白质具有极强吸附力的硝酸纤维(NC)膜作为载体替代聚苯乙烯。

其他:胶乳凝集试验(LAT)、沉淀反应试验、补体结合试验(CFT)、荧光免疫技术、免疫电泳(IEP)、双向免疫扩散试验、亲和素 - 生物素 - 酶复合物体酶联吸附试验(ABC-ELISA)、对流免疫电泳(CIEP)等方法在肝棘球蚴病的诊断和普查中也具有一定应用价值。

3. 分子生物学检验　免疫 PCR 目前主要有环状介导等温扩增法(LAMP)、抑制差减杂交(SSH)、实时荧光定量 PCR(qPCR)、多重 PCR(mPCR)方法等。

(二) 其他检查指标

1. B 超检查　根据原卫生部制定棘球蚴病诊断标准的 B 超影像学诊断与分型标准,囊型棘球蚴病可分为六型:①囊型病灶(CL 型):具有均一回声内容物,囊壁不清晰;②单囊型(CE I 型):具有均一无回声内容物的单房包囊,具"囊沙"影像学特征;③多子囊型(CE II 型):显示囊内厚薄不均的高回声分隔,呈蜂房征或车轮征结构;④内囊破裂型(CE III 型):若内囊部分分离则内外囊间隙表现为"套囊征";若内囊完全分离、塌陷、卷缩,可呈现"飘带征";⑤实变型(CE IV 型):呈密度强弱相间的"脑回征";⑥钙化型(CE V 型):囊壁呈弧状强回声而不均匀,伴有声影。

2. CT 检查　较大的棘球蚴囊使肝脏轮廓扩大,在肝实质内显示有大小不等的类球形囊状占位阴影。

3. 磁共振成像(MRI)检查　T_1、T_2 加权像均呈低信号的不规则病灶,内部坏死形成液化灶,病灶周边的新生小囊仍生存繁衍扩展,侵蚀肝组织,呈现"飘带征"。

(三) 临床病理检查

(1) 大体观察:囊型棘球蚴病(CE)病变组织与周围组织分界清楚,呈灰白与灰黄色相间。囊壁分为内外两层,外层为白色半透明的角质膜,内层为生发层,但大多数术后标本中生发层已脱落,头节少见。切除的完整包虫囊肿内可含有大量无色清亮液体。

(2) 镜下观察:肝组织内可见包虫囊肿,囊壁厚薄不一,包含内、外两层,外层为角质膜,内层为生发层。角质膜为红染平行排列的板层结构,生发层内有一排呈柱状,核圆深染的组织细胞。

五、临床检查指标的评估

(一) 临床检验指标的评估

1. 病原学检查　从疑似患者的痰液、尿液、腹水和胸腔积液中检出棘球蚴砂或棘球蚴碎片是确诊的依据。由于棘球蚴容易破碎,一般禁止采用穿刺术,以免造成过敏性休克或继发性棘球蚴病。

2. 免疫学检验

1) 检测抗体:①皮内抗原试验:皮内抗原试验操作简单、快速、灵敏度高(90%~95%),是应用较为广泛的一种免疫学检查方法。但本试验多采用粗质抗原,交叉反应较多,假阳性高,且患者感染后阳性结果持续时间较长。因此,皮内试验一般只能作为棘球蚴感染检测的辅助诊断。但个别患者可出现Ⅳ型超敏反应,干扰诊断,对患者术后监测和随访产生了严重影响,无疗效考核价值,现已被其他免疫学方法替代。②间接血凝试验:本试验用于检测包虫囊液的特异性 IgM 抗体。方法有较好的灵敏度,但特异度较差。术后 1 年以上可以转为阴性,故可以用来衡量手术效果及有无复发。③酶联免疫吸附试验:适用于批量样本的检测,常被用作棘球蚴病流行病学调查中的初步筛查。④斑点金免疫层析试验:该方法操作简单、快速,适合床旁检验,可作为棘球蚴病的初筛试验。

2)检测抗原斑点 - 酶联免疫吸附试验:可检测患者血清中的循环抗原和免疫复合物。方法灵敏度高、特异性强、操作简便,适于基层和现场推广使用。

3. 分子生物学检验　免疫 PCR 为肝棘球蚴病实验室检测新技术,该方法敏感、特异,可以鉴别细粒棘球蚴和泡状棘球蚴。

(二) 其他检查指标的评估

1. CT 具有高分辨率,并可获得精确的囊肿大小和形态,已被广泛应用于 CE 的疗效评估。

2. MRI 能够准确地检查出囊肿内部的各种成分,这在疾病 PMN 分期中有重要意义。

3. B 超检查适用于棘球蚴病的大规模群体筛查。

(三) 病理检查指标的评估方法

特异性强,但属有创检查。

六、实验室及其他检查指标的临床应用

(一) 检查指标的筛选原则

1. 首要 / 必需检测项目　对于怀疑棘球蚴病首先考虑的影像学检查即为 B 超检查,该方法特别适用于大规模群体筛查。对于从疑似棘球蚴病患者,可取其痰液、尿液、腹水和胸腔积液行棘球蚴砂或棘球蚴碎片检查。如患者进行了手术,还可以做摘除物棘球蚴砂检查。

2. 第二步检测项目　联合使用多种免疫学检验方法进行检测,可以提高诊断准确率。其中斑点金免疫层析试验和斑点 - 酶联免疫吸附试验主要适用于床旁快速初筛;免疫印迹技术特异性较强,可进一步提高临床诊断的准确率。

3. 次要检测项目

(1) 免疫 PCR:免疫 PCR 对临床样本中的细粒棘球蚴和泡状棘球蚴感染病例进行鉴别,可使部分血清学方法无法检出的肝棘球蚴病患者明确诊断。

(2) CT 和 MRI:CT 检查主要应用于 CE 的疗效评估;MRI 主要用于 PMN 分期。

(3) 组织病理学检查:肝棘球蚴病术后患者可以做组织病理学检查评价肝脏的病变程度。

(二) 检查指标的临床应用

1. 在棘球蚴病诊断中的应用　棘球蚴病的诊断主要依赖影像学检查如 B 超检查、实验室检查并结合病史和临床症状特点进行确诊。对于具备手术体征的患者,可行手术取摘除物进行病理检查,以进一步明确诊断。实验室病原学检查是棘球蚴病确诊的依据,而免疫学方法主要为棘球蚴病的初筛和辅助诊断。

2. 在棘球蚴病分期和判断预后中的应用　间接血凝试验灵敏度较高,主要用于衡量手术效果及有无复发。酶联免疫吸附试验可用于棘球蚴病感染的诊断、血清流行病学调查和疗效考核。MRI 主要用于 PMN 分期。组织病理学检查早期诊断价值不大,对疾病的预后判断有一定价值。

3. 在棘球蚴病复诊随访中的应用　CT 具有高分辨率,可检测囊肿大小、形状及囊肿状态,广泛应用于 CE 的疗效评估和随访。

第三节　肝片吸虫病

肝片吸虫病(fascioliasis)是由肝片形吸虫(fasciola hepatica)寄生于反刍性哺乳动物或人体肝胆管

内而引起的一种人畜共患寄生虫病。牛羊是最重要的终宿主,人为偶然宿主,人感染多因生食水生植物、饮生水、食用生或半生的牛羊肝脏,导致肝片形吸虫童虫进入体内而导致感染。该病主要分布在以畜牧业为主的国家和地区。

一、临床症状和体征

(一) 临床症状

本病潜伏期长短不一,可以为数日至 2~3 个月不等。临床表现可分为急性期、慢性期和异位损害。

1. 急性期(亦称侵袭期)　此期间出现的症状主要是由于迁移和摄食的童虫引起的肝组织和腹膜的机械性破坏而导致的局部或全身的毒性反应和过敏反应,可持续 2~4 个月。主要症状包括发热,腹痛,胃肠功能紊乱如食欲缺乏、腹胀、恶心和腹泻,呼吸系统症状如咳嗽,胸痛、呼吸困难和咯血等。

2. 慢性期(亦称阻塞期)　该期主要表现为脂肪食物不耐受、胆绞痛、右上腹部压痛、恶心、黄疸、肝肿大和贫血等。贫血是慢性期最常见的症状之一。

3. 异位损害(或称肝外肝片形吸虫病)　童虫随血液循环带至肝脏以外的其他脏器或组织引起组织损伤伴炎症和纤维化,形成异位寄生而引起相应的临床症状。最常见的异位病变位于胃肠道。

(二) 体征

人体感染肝片形吸虫后,童虫的迁移和摄食可引起局部或全身的毒性反应和过敏反应。成虫寄生在胆管中引起胆管、胆囊炎症、上皮增生、胆管壁和胆囊壁增厚和扩张、胆管堵塞等病变。

二、病因和发病机制

(一) 病因

肝片形吸虫生活史主要包括成虫、毛蚴、尾蚴和囊蚴四个阶段。成虫寄生在牛、羊等终宿主的肝胆管内,产出的虫卵随胆汁流入肠腔,随粪便排出。入水后的虫卵孵出毛蚴。毛蚴进入椎实螺后,经历胞蚴、母雷蚴、子雷蚴几个阶段,发育成成熟的尾蚴,尾蚴逸出螺体后,吸附在水生植物或其他物体表面上形成囊蚴。终宿主因食入囊蚴而感染。囊蚴进入十二指肠,童虫脱囊而出,穿过肠壁进入腹腔,最后移行至肝脏,并进入胆管内发育为成虫。

(二) 发病机制

肝片形吸虫的致病主要是由于成虫的寄生、童虫的移行所引起的。虫体的机械刺激和分泌物的毒素作用是导致肝片形吸虫致病的主要原因。大量的成虫寄生在胆管,诱发的主要病变是胆管上皮的增生,引起慢性胆管炎、慢性肝炎和贫血等。童虫在移行过程中,由于其机械性损伤及代谢产物的化学刺激,引起肠壁灶性出血和广泛的损伤性肝炎;童虫还可损伤血管导致肝实质梗死。

三、临床诊断和鉴别诊断

(一) 临床诊断

肝片形吸虫病的诊断标准主要分为疑似病例、临床诊断病例和确诊病例。疑似病例应同时符合有生食水生植物、饮生水、食用生或半生的牛、羊肝脏,并有在疫区生活、工作史和有高热、恶心、乏力、腹痛、腹泻等症状,伴有肝大、黄疸、贫血及嗜酸性粒细胞增多等体征。临床确诊病例应同时符合疑似病例和酶联免疫吸附试验(ELISA)阳性,或者同时符合疑似病例和具有特征性的影像学表现。确诊病例应同时符合疑似病例和病原学检查发现虫卵或在侵入性检查中发现肝片形吸虫。

(二) 诊断流程

通过询问病史,了解患者是否来自流行区,有无生食水生植物、饮生水、食用生或半生的牛羊肝脏的经历等,根据临床症状并结合实验室检查和影像学表现即可明确诊断。肝片形吸虫诊断流程见图 29-3。

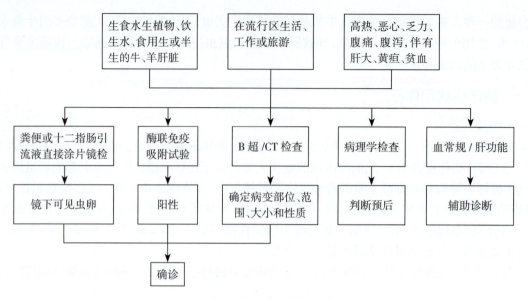

图 29-3　肝片形吸虫病诊断流程

(三) 鉴别诊断

肝片吸虫病应与华支睾吸虫病、阿米巴性或细菌性肝脓肿、肝棘球蚴病、并殖吸虫病、姜片虫病、胆管炎、胆囊炎和胆石症等肝胆疾病鉴别。

四、实验室及其他检查指标

(一) 临床检验指标

1. 病原学检查　患者粪便或十二指肠液内可检出虫卵,手术(剖腹、胆囊切除术和括约肌切开术)或活检标本亦可检出吸虫卵。

2. 免疫学检验　可利用皮内试验(ID)、对流免疫电泳(CIE)、酶联免疫吸附试验(ELISA)、间接血凝试验(IHA)和间接荧光抗体试验(IFA)等方法检测患者血清中的特异性抗原或抗体,该类方法具有较好的辅助诊断价值。其中 ELISA 是目前应用最广的免疫诊断方法之一。

(二) 其他检查指标

肝片吸虫病的影像学检查方法包括 B 超检查、CT 和 MRI 检查。

1. B 超检查　在感染早期阶段,肝实质期可显示局灶性低回声或高回声病变或肝脏弥漫性累及。在严重感染中,可观察到肝实质中具有不规则分布的低回声病灶。导管期可显示肝胆管扩张和胆管曲度增加、胆囊壁肥厚,可见活体肝片形吸虫。

2. CT　CT 检查中常见 2~3cm 直径的多发融合状包膜下边界不清晰的结节,并趋向于合并,并沿门静脉分支向肝门区分布。

3. MRI　MRI 检查中,有五种表现类型:①肝周炎症或包膜下感染;②包膜下门静脉周围边缘模糊的线状带;③段性感染区伴有地图样边缘;④边缘强化的脓肿;⑤感染后局限性纤维化。带状影、实质感染和脓肿都会显示特征性的长 T_1 长 T_2 信号,有可能出现弥散受限,随后的纤维化则显示长 T_1 短 T_2 信号。

(三) 临床病理检查

肝脏轻至中度肿大,肝内可形成多个小孔和空洞;成虫的机械性刺激及其分泌物还可引起胆管扩张和胆管上皮细胞增生,胆管及周围有肉芽组织增生,周围有重度单核和嗜酸性粒细胞浸润。

五、临床检查指标的评估

(一)临床检验指标的评估

1. 病原学检查　确诊的依据为从患者粪便或十二指肠液内检出虫卵。

2. 免疫学检验　皮内试验所用的成虫抗原与其他吸虫有交叉反应,因此仅用于初筛试验或流行病学调查。酶联免疫吸附试验是目前应用最广的免疫诊断方法之一。应用重组组织蛋白酶 L1 的 ELISA 诊断肝片吸虫感染患者,灵敏度可达 100%,特异性可达 98.9%。应用重组半胱氨酸蛋白酶的 ELISA 的诊断方法灵敏度和特异性亦在 95% 以上。

(二)其他检查指标的评估

影像学检查结果往往可以表现出特征性变化,从而有助于诊断吸虫病。

(三)病理检查指标的评估

组织病理学检查对疾病的早期诊断价值不大,特异性不高,属有创检查,临床应用较少。

六、实验室及其他检查指标的临床应用

(一)检查指标的筛选原则

1. 首要/必需检测项目　对于疑似肝片吸虫病患者,可取患者粪便或十二指肠液做虫卵检测以确诊,轻度感染者因虫卵较少易漏诊。

2. 第二步检测项目　疾病急性期及异位寄生病例,不能用病原学方法确诊时,基于抗原或抗体检测的免疫检验是用于诊断肝片吸虫病的适当方法,一般在感染后两周左右即可检出。

3. 次要检测项目　影像学检查可以用于确定病变部位、范围、大小和性质等,同时对并发症的检出和鉴别诊断具有重要的意义。

(二)检查指标的临床应用

1. 在肝片形吸虫病诊断中的应用　肝片吸虫病的诊断主要依赖患者的病史、临床症状、实验室检查和影像学检查等。其中粪便和十二指肠液病原学检查是疾病确诊依据。免疫学检验方法如酶联免疫吸附试验是应用最广的免疫诊断方法之一,可用于肝片吸虫病的筛查。

2. 在肝片形吸虫病分期和判断预后中的应用　影像学检查可以确定病变范围、大小等,可用于肝片形吸虫病病情评估和疗效评价。组织病理学检查早期诊断价值不大,对疾病预后判断有一定价值,临床应用较少。

案例 29-1

【病史摘要】　患者,曹某,男,22 岁,因上腹部不适、消化不良、呕吐伴乏力 2 日入院。患者为广西人,无饮酒史,家乡有吃鱼生粥的习惯。近 1 年来患者有食欲缺乏、腹泻、腹胀、右上腹疼痛、肝区不适等症状。近日患者因腹泻乏力加剧伴呕吐来院就诊。患者表现消瘦,巩膜及皮肤轻度黄染。体格检查心肺正常,巩膜及皮肤轻度黄染,肝肋下 2cm,有轻度触痛,脾未触及,无腹水及四肢水肿。

【临床检验】　血常规:白细胞 34.6×10^9/L,嗜酸性粒细胞 13.2%。总胆红素 27μmol/L,ALT 56U/L,粪检查见华支睾吸虫卵。

【诊断】　华支睾吸虫病。

案例 29-2

【病史摘要】　患者,张某,男,21 岁,因上腹饱胀不适、肝区隐痛、食欲减退入院。患者为内蒙古人,家中祖辈为牧民,与羊、狗有密切接触,有饮生水的习惯。近一年来患者有反复食欲减退、消瘦、腹胀、肝区隐痛等症状,近日患者因腹部剧痛来院就诊。患者表现为消瘦、脸色苍白、腹部疼痛。体格检查心肺正常,肝大,可触及坚韧有弹性的包块,无触痛,叩诊有震颤感,有腹水,下肢水肿。

【临床检验】　血常规:白细胞 30.9×10⁹/L,嗜酸性粒细胞 15.4%。棘球蚴病血清抗体阳性,AFP 阴性,皮内抗原试验、补体结合试验阳性,腹水涂片镜检查见棘球蚴砂。

【诊断】　细粒棘球蚴病。

案例 29-3

【病史摘要】　患者,女,41 岁。因反复右上腹痛近 2 个月并伴腹泻、乏力。全身皮肤、巩膜黄染,浓茶样尿液 1 个月入院。患者喜生食或半生食水生植物荸荠。患者表现消瘦,巩膜及皮肤轻度黄染。体查入院时查体:无肝掌、蜘蛛痣,皮肤巩膜轻度黄染,心肺听诊无异常,腹平软,无压痛及反跳痛,肝脾肋下未及,肝区叩痛阳性,移动性浊音阴性,双下肢不肿,无肝病史,无家族肿瘤史。

【临床检验】　磁共振胰胆管造影提示肝 Ⅴ、Ⅷ段胆管、右肝管、胆总管多发结石,继发肝内外胆管扩张,慢性胆管炎,慢性胆囊炎;脾下级异常信号。丙氨酸氨基转移酶 92U/L,天冬氨酸氨基转移酶 57U/L,总胆红素 382.5μmol/L,结合胆红素 216.9μmol/L,总胆汁酸 226.5μmol/L;血常规:嗜酸性粒细胞 11.3%。行胆囊切除术时发现患者胆总管内有活寄生虫 3 条,经实验室鉴定为肝片形吸虫。

【诊断】　肝片吸虫病。

-- 小　　结 --

华支睾吸虫病主要是由华支睾吸虫成虫寄生于人或者其他宿主的肝胆管内而引起的一种慢性感染性疾病,主要临床表现为消化系统的症状。临床诊断主要根据病史和临床症状,影像学检查和实验室检查。在肝吸虫病的诊断中,可以用免疫试验如皮内试验和胶体金免疫层析试验进行可疑华支睾吸虫病患者的初筛和现场流行病学调查,进一步的确诊试验为患者粪便或十二指肠引流液的虫卵检查。患者粪便或十二指肠引流查虫卵是确诊的依据,十二指肠引流查虫卵也是判断驱虫疗效的“金标准”。影像学检查如 B 超和 CT 检查在肝吸虫病的辅助诊断、并发症的检出及疾病的鉴别诊断中具有非常重要的作用,胆管成像可以用于评价肝吸虫病的胆管损伤程度。组织病理学检验目前应用较少,其对早期诊断价值不大,对疾病预后判断有一定价值。

棘球蚴病是一种由棘球蚴寄生在肝脏引起的人兽共患寄生虫病,主要分布于世界各地的畜牧区。棘球蚴病的临床诊断主要依赖:患者有无流行病学接触史、有无相关临床症状、有无影像学占位性病变或棘球蚴病特征性图像、棘球蚴病血清学抗体阳性及病原学检查发现特定的形态结构或特异性核酸检测阳性。

肝片吸虫病是一种由肝片形吸虫寄生于人体或者其他宿主的肝胆管内而引起的人畜共患寄生虫病。肝片吸虫病的诊断主要依赖患者病史、临床症状、实验室检查和影像学检查等,其中粪便和十二指肠液病原学检查是疾病确诊依据。免疫学方法如酶联免疫吸附试验是应用最广的免疫检验方法之一,可用于肝片吸虫病的筛查,影像学检查主要用于肝片形吸虫病病情评估和疗效评价。

(刘双全　宫爱霞　张庆玲)

第三十章

肝移植排斥反应

各种急慢性肝脏疾病到了终末期,用目前所有治疗方法已不能带来治愈的希望,只能用手术方法将健康的肝脏植入到患者体内,使肝功能得到满意的恢复,称为肝移植(liver transplantation,LT)。自1963年Starzl首度将肝移植技术应用于临床以来,历经半个多世纪的不断探索和研究,目前肝移植已成为治疗各种终末期肝衰竭的最佳手段,但同时也面临很多问题,如供肝匮乏、原病复发、移植后免疫排斥反应等。尽管器官移植前进行了多方面的检测,通过组织相容性配型找到人类白细胞抗原(human leukocyte antigen,HLA)相符的供者,并进行了成功的移植手术,但这并非意味着移植的完全成功,移植受者还要面临移植排斥的危险。尽管目前认为肝对排斥反应而言是一个"免疫特惠器官",但同种肝移植排斥反应仍是一个比较常见的现象,也是肝脏移植术后影响生存期的最大障碍。

第一节 概 述

同种器官或组织细胞移植后,根据免疫活性细胞对靶抗原的攻击方向不同,将移植免疫反应分为两种不同的类型。一种是宿主抗移植物反应(host versus graft reaction,HVGR),即我们常说的排斥反应。临床实体器官移植患者通常具有正常的免疫功能,如果不经免疫抑制处理,组织不相容的异体组织器官将无一例外地会被排斥。另一种为移植物抗宿主反应,即宿主的组织抗原成为移植物中免疫活性细胞进行免疫攻击的目标,又称为移植物抗宿主病(graft versus host disease,GVHD)。排斥反应是器官移植后在受体内发生的一种的免疫病理过程,由于其不同的免疫病理学致病机制,而导致排斥反应在发生时间、病理形成学和表现等方面都有各自不同的特点。

一、临床症状和体征

根据临床上排斥反应发生的时间及病理学特征,传统的肝移植排斥反应主要分为超急性排斥反应(hyperacute rejection,HAR)、急性排斥反应(acute rejection,AR)和慢性排斥反应(chronic rejection,CR)三种类型。1994年,Ludwig报道了国际胃肠病学会通过的标准肝移植排斥反应名称,将肝移植排斥反应分为体液性排斥反应、细胞性排斥反应和慢性排斥反应。

(一) 临床症状

1. 超急性排斥反应 超急性排斥反应发生极其迅速,常在移植肝血液循环恢复后几分钟或几小时发生的不可逆性体液性排斥反应。表现为移植肝增大、发绀,无胆汁产生,凝血功能下降,术中本已止血的创面重新开始出血,止血困难,患者出现生命体征不稳定、缺氧等表现。

2. 急性排斥反应 急性排斥反应是同种异体肝移植最常见的排斥反应,通常是可逆的,绝对大多数发生在移植后3个月内,以移植后10天左右最常见。随着临床免疫抑制药物及激素类制剂的应用,早期及轻度急性排斥者常无明显的临床症状。多数急性排斥反应首先表现为无症状的生化指标改变,随后出现临床症状,包括乏力、发热、不适、精神萎靡或情绪不稳定、烦躁不安、食欲减退、腹痛、腹水增加和肝脏肿大等。

3. 慢性排斥反应 慢性排斥反应通常发生在移植数月之后,但也可发生在移植后1个月内。慢性排斥反应通常临床特征不明显,较急性排斥反应隐匿,主要为移植物功能障碍,渐进性发展,最终移植物功能衰竭。慢性排斥反应除黄疸较明显外,其临床症状可能和急性排斥反应相同。

(二)体征

1. 超急性排斥反应 超急性排斥反应可出现肝功能各指标升高、凝血障碍、无胆汁、术后昏迷和难以纠正的酸中毒等。严重者肉眼可见移植肝脏肿大,呈深红色甚至黑色,肝重量明显增加。

2. 急性排斥反应 急性排斥反应由于先是胆管上皮受累,继而累及肝细胞,因此首先出现胆红素、碱性磷酸酶(alkaline phosphatase,ALP)和 γ- 谷氨酰转肽酶(γ-glutamy transpeptidase, γ-GT)的轻度升高,继而出现血清转氨酶升高,如有 T 形管留置,引流的胆汁量明显减少,胆汁颜色变淡、黏性降低、质稀薄。

3. 慢性排斥反应 慢性排斥反应可出现 ALP、γ-GT、胆红素增高和淤胆表现,且激素治疗无效。随着胆管梗阻的加重,最终导致移植肝衰竭和患者死亡,除非再次移植。

二、病因和发病机制

(一)病因

1. 超级性排斥反应 移植肝再灌注后,移植肝血管内皮细胞表面抗原与受体内预存针对供体抗原的抗体迅速结合,导致血小板、纤维蛋白及红细胞沉积在门静脉系统和肝窦内,补体被激活,导致抑制肝微血管系统内弥漫性血管内凝血,移植肝迅速失去功能。

2. 急性排斥反应 急性排斥反应主要是受者体内幼稚 T 淋巴细胞识别移植肝内同种异体抗原,幼稚 T 淋巴细胞成熟、增殖、分化,进而引发一系列免疫反应,最终破坏移植肝功能的过程。急性排斥反应早期主要损害血管内皮及胆管上皮细胞而非肝实质细胞及肝窦内皮细胞,其具体机制尚未十分明确。目前认为,供体的树突状细胞对受体 T 淋巴细胞的直接接触是急性排斥的主要触发原因。

3. 慢性排斥反应 同种移植慢性排斥反应的确切机制尚不明确。目前认为是一个多因素、多步骤的过程。发生慢性排斥反应的诱发因素包括热缺血、冷保存损伤、缺血再灌注损伤、急性排斥反应、药物性肝损害及移植物微循环障碍等。肝移植慢性排斥反应常导致晚期移植物功能丧失,也可由多次急性排斥反应所致,亦可与急性排斥反应无关。

(二)发病机制

导致同种异体肝移植排斥反应的根本原因是移植抗原被受体免疫系统识别,引起移植免疫反应。肝是一个在免疫学上很有特点的器官,它特有的细胞组分是肝特殊免疫的细胞学基础。肝实质中 75% 左右的细胞是肝细胞,其余约 25% 细胞分别为淋巴细胞、Kupffer 细胞、肝窦内皮细胞和胆管细胞,此外还有少量肝星形细胞和树突状细胞等,上述细胞群参与了肝移植后的免疫反应。

三、临床诊断和鉴别诊断

(一)临床诊断

超急性排斥反应发生迅速,无需术后回监护病房监测。根据术中观察到的症状,如移植肝色泽异常改变,出现肿胀、发绀、瘀斑,斑块状坏死区,血管吻合口开放后移植肝无血流等,临床上可诊断肝移植超急性排斥反应。确诊需行病理检查。超急性排斥反应一旦发生则宣告器官移植失败。明确诊断后,应立即切除供肝,等待再次肝移植。

急性排斥反应活检是诊断急性排斥反应的主要手段,其方法是采用特制细针进行肝穿刺活检,根据组织学所见进行诊断。1997 年,在加拿大 Banff 城,由移植学及病理学家结合美国国立糖尿病、消化系疾病和肾病研究所(National Institute of Diabetes and Digestive and Kidney Disease,NIDDK)标准及欧洲的诊断标准(表 30-1),并在此基础上产生了半量化评估的标准——排斥活动指数(rejection activity index,RAI)(表 30-2)。

表 30-1　移植肝急性排斥反应诊断分级（Banff 诊断系统）

不确定性急性排斥反应	移植肝活检组织汇管区内有炎性细胞浸润但尚未达到急性排斥反应诊断标准
轻度急性排斥反应	移植肝活检组织内少数汇管区有轻度的炎性细胞浸润,并且炎性浸润仅局限于汇管区内
中度急性排斥反应	移植肝活检组织内多数汇管区均有炎性浸润
重度急性排斥反应	在中度急性排斥反应所具有的组织学表现的基础上,炎性浸润扩展至汇管区外肝组织,中央静脉周围中度至重度的炎性浸润扩展至周围肝实质组织并常伴有肝细胞坏死

注:次诊断分级中应用的轻度、中度及重度急性排斥反应可分别用Ⅰ、Ⅱ、Ⅲ级 3 个级别表示。

表 30-2　移植肝急性排斥反应活性指数（RAI）

病变部位及分类	病变诊断依据	评分
汇管区	汇管区内淋巴细胞浸润,但炎性浸润未扩展至汇管区外	1
	多数汇管区内有混合型炎性细胞浸润,主要为淋巴细胞以及少数浆细胞、嗜酸性粒细胞和中性粒细胞	2
	绝大多数汇管区内有明显的炎性细胞浸润,其中含有大量的浆细胞和嗜酸性粒细胞,并且炎性浸润扩展至汇管区外肝组织	3
胆管上皮炎性损伤	少许汇管区内胆管周围炎性细胞呈围管状浸润,胆管上皮细胞仅有轻微的损伤,如核质比例略为增大	1
	多数汇管区内胆管上皮有炎性浸润,至少 1 个以上的胆管有上皮细胞的变性,如胞质内空泡、核型不规则	2
	在上述评分 2 的基础上,多数胆管均有胆管上皮细胞变性	3
血管内皮炎	少数门脉以上及肝血管分支的血管内皮下淋巴细胞浸润	1
	多数门脉以及肝血管分支的血管内皮下淋巴细胞浸润	2
	在上述评分 2 的基础上,有中度至重度的血管周围炎性浸润且扩展至血管外肝实质组织并有肝细胞坏死	3
RAI 总分 =9		

　　慢性排斥反应必须依据临床、影像学、实验室及组织病理学检查。生化检查不具有特异性,不能有效区分慢性排斥反应和其他原因导致的肝损伤;影像学检查不能区分慢性排斥反应和其他原因如急性排斥反应、感染、胆管阻塞导致的肝脏丧失功能。慢性排斥反应的确诊需依据经皮肝穿刺活检。目前已制定了早期及晚期慢性排斥反应活检组织学诊断标准(表 30-3)。

表 30-3　移植肝早期及晚期慢性排斥反应组织学诊断

结构	早期 CR	晚期 CR
小胆管(直径 <60μm)	多数胆管变性(包括胞质嗜酸性变,核质比例增大和多形性,核染色质增多),汇管区内胆管消失不足 50%	残存的胆管上皮变性,50% 以上汇管区内胆管消失
肝内血管分支及第 3 区肝细胞	血管内膜炎,第 3 区肝细胞溶解性坏死及炎性浸润,轻微纤维增生	血管内膜局部增生,第 3 区肝组织内有不同程度的炎症浸润,肝组织内纤维组织增生甚至呈桥接状
汇管区内肝动脉分支	小于 25% 的汇管区内可见动脉血管分支的消失	25% 以上的汇管区内可见动脉血管分支的消失
肝门周围肝动脉分支	动脉内膜炎症,局部泡沫细胞沉积,但未见管腔狭窄	泡沫细胞沉积及内膜增生,管腔明显狭窄
肝门内胆管	胆管内炎性浸润	胆管管壁纤维化
其他	肝细胞点状坏死	肝窦内泡沫细胞聚集,明显黄疸

(二) 诊断流程

临床上诊断肝移植排斥反应可以根据其临床表现、影像学检查、实验室血生化及引流胆汁的细胞学检查,并结合移植物穿刺抽吸活检等进行综合判断。在排斥反应早期可出现发热、全身不适、食欲减退、腹胀及肝区疼痛。出现黄疸或原有的黄疸加深,腹部肿大的肝脏,质地变硬。胆汁分泌量突然减少,色淡、稀薄。血生化检查可见血清谷丙转氨酶(alanine transaminase,ALT)和转肽酶及 γ-GT 升高、白蛋白合成减少,凝血酶原时间延长,血胆红素迅速增高。引流胆汁内可见大量的炎症细胞,以多形核细胞为主。此外,胆管造影、CT、核素 ^{99m}Tc DTPA 肝扫描等检查均有相应的改变。

(三) 鉴别诊断

1. 保存性损伤与急性排斥的鉴别　保存性损伤是指从获取供肝到植入受体建立肝脏血液循环的整个过程中发生的肝细胞损伤,包括冷、热缺血损伤和再灌注损伤。保存性损伤主要表现为肝板增厚、散在核分裂象、点状嗜酸性坏死和嗜酸性变,中央静脉周围肝细胞气球样变,严重时可出现桥状坏死、小胆管增生和胆汁淤积、汇管区因纤维化而扩大,并伴有中性粒细胞、淋巴细胞和浆细胞浸润。急性排斥反应也可出现气球样变,并同时伴有静脉内皮炎、汇管区炎性细胞浸润和胆管及血管的炎性损伤。

2. 急性排斥性胆管炎及胆管梗阻的鉴别　急性排斥性胆管炎可见明显的单个核细胞浸润,尤其是淋巴细胞或淋巴母细胞浸润,上皮细胞呈核多形性、极性改变、胞质空泡化等退行性变,并可见血管内皮炎。而胆管梗阻时汇管区可出现明显的中性粒细胞浸润、胆管周围水肿、上皮细胞内和胆管内中性粒细胞浸润,并可见小胆管和细胆管增生。

3. 急性病毒性肝炎与急性排斥反应的鉴别　病毒性肝炎是肝移植患者高度易感并常发生的并发症,早期在肝细胞质内可见肝炎病毒核心抗原,随后核心抗原和表面抗原在肝内播散,使大量肝细胞受累,肝小叶内肝细胞呈点状坏死,Kupffer 细胞增生,小叶结构紊乱,汇管区内有不等量的炎性细胞浸润。巨细胞病毒感染时,在坏死灶中常伴有中性粒细胞浸润,并可形成小脓肿。而急性排斥反应的免疫损伤直接累及汇管区,炎性细胞浸润明显,炎症可向肝实质延伸,并伴有血管及胆管的损伤。

第二节　实验室及其他检查指标与评估

肝脏移植术后早期,通常需要严密监测肝功能、肾功能、血糖、血常规、出凝血状态、乳酸、血氨、电解质等,每天至少检测 1 次,有时需要检测 2~3 次,化验结果的及时准确回报,对判断患者病情变化极其重要。必要时还需借助于影像学检查评估移植肝的功能。当然以上检查并非具有特异性,确诊肝移植后排斥反应的"金标准"仍然离不开肝穿刺活检。

一、实验室及其他检查指标

(一) 临床检验指标

1. 临床常规检查　血常规中白细胞计数分类、血小板计数、血细胞比容等变化可作为感染、出血、骨髓抑制等诊断提供参考价值。如白细胞数升高、中性粒细胞比例增高提示合并感染。红细胞、血红蛋白、血细胞比容进行性下降,而无法以其他原因解释的应考虑腹腔内出血。

2. 血生化及肝肾功能检查

(1) 超急性排斥反应:超急性排斥反应化验检查可见肝功能异常,ALT 及谷草转氨酶(aspartate transaminase,AST)可高于 5 000U/L。超急性排斥反应并不依赖于实验室检查,其意义不大。

(2) 急性排斥反应:发生急性排斥反应后,实验室检查并不具有特异性。肝移植术后当天,血中 ALT、AST 及总胆红素、直接胆红素等急剧升高,然后迅速下降,术后 5~7 天,以上指标可能会有小幅反弹,这多半是缺血再灌注损伤所致,无需特殊治疗。反映小胆管受损情况的 γ-GT 及 ALP 在术后 5~7 天开始升高,之后下降。如术后 ALT、AST 和总胆红素、直接胆红素、γ-GT 及 ALP 均持续升高,白细胞增高、凝血酶原时间延长,同时排除感染灶存在,则高度怀疑急性排斥反应的发生。这时需结合临床表现、免疫抑制药物浓度、有无感染、原发病情况、有无血管和胆管并发症等综合判断。反映肝脏合成功能的指标,如血清总胆汁酸及白蛋白在发生急性排斥反应时变化不明显,因此这些指标不具有判断急性排斥反应的鉴别意义。

(3) 慢性排斥反应:发生慢性排斥反应时,血清总胆红素、直接胆红素和代表胆管损伤的酶(γ-GT及 ALP)进行性升高。生化不具有诊断特异性。

肾功能不全和终末期肾病是肝移植术后的主要并发症之一。有报道肝移植术后 5 年有 27% 患者发生肾功能不全,此时患者出现血肌酐和血尿素的升高。

3. 免疫学检查　发生急性排斥反应时,临床上还可检测到许多免疫学指标的改变,主要有以下几点:

(1) 穿孔素和颗粒酶 B 基因表达的测定:在急性排斥的移植物中有被激活的细胞毒性 T 细胞(cytotoxic lymphocyte,CTL),其明显的形态学特征就是胞质内含有很多颗粒,颗粒中包含穿孔素和颗粒酶。当 CTL 攻击靶细胞时,由穿孔素将靶细胞打孔,颗粒酶进入靶细胞发挥杀伤靶细胞作用。CTL 的穿孔素参与介导肝移植急性排斥反应,其表达早于移植肝组织的病理损害,穿孔素基因 mRNA 的表达预示 T 细胞的激活,提示急性排斥即将出现。

(2) 血浆肿瘤坏死因子 -a(tumor necrosis factor-a,TNF-a)浓度的测定:TNF-a 是介导肝移植术后急性排斥反应的重要细胞因子。移植术后外周血浆 TNF-a 浓度变化呈一定的特征性改变,是诊断肝移植急性排斥反应早期和敏感的指标之一。术后连续监测血浆 TNF-a 有助于早期预测和早期诊断肝移植急性排斥反应。

(3) 血浆亚硝酸盐和 / 或硝酸盐测定:研究表明,随着急性排斥反应的出现和加重,患者血液及排泄物中的亚硝酸盐和 / 或硝酸盐浓度出现增加,为急性排斥反应的诊断提供有意义的依据。

(4) 淋巴细胞及细胞因子的检测:研究显示,发生急性排斥反应时,淋巴细胞总数、T 细胞的转化能力、T 细胞各亚群百分数的改变,还有 IL-2、IL-4 等细胞因子和受体,ICAM、LAF-1 等黏附分子和配体都有相应的改变,其具体应用价值有待进一步深入研究。

(二) 影像学检查

1. CT/ 磁共振检查　急性排斥反应的非特异征象有:胆管造影时肝内胆管充盈不良或稀薄,动脉造影时血管狭窄及血流减慢,均为肝肿胀、肝内压力增加所致。慢性排斥反应可见胆管不规则狭窄、僵直和变细;肝动脉分支稀少、硬化或闭塞。CT/ 磁共振检查所见中心性门静脉结构的扩张通常与早期或正在发生的排斥反应有关。

2. 超声检查　肝移植术后超声检查包括:肝脏实质的检查,确定梗死区、坏死区位置,注意肝内外动、静脉通畅情况等。对可疑排斥反应者,常规行超声引导下肝脏穿刺。排斥反应临床表现常不典型,文献报道肝动脉、肝静脉血流动力学参数变化可为诊断排斥反应提供辅助依据。如肝静脉流速曲线变钝可作为排斥反应的敏感指标。

(三) 临床病理检测

1. 超急性排斥反应

(1) 病理形态学:移植肝可以有小血管腔内存在大量血小板、中性粒细胞聚集和纤维蛋白的沉着所造成的广泛血栓、血管阻塞和组织梗死。病理特征为坏死性脉管炎,合并腔内广泛血栓形成,肝实质大片出血性坏死,中性粒细胞于汇管区及肝实质内浸润。

(2) 免疫表型:肝血窦出现纤维蛋白样物质沉积,免疫组织化学染色显示肝动脉和血窦有 IgG、IgM 和 C3c 等免疫复合物沉积,但此类免疫产物不具有特异性。

(3) 分子遗传学:在 ABO 血型不相容肝移植的研究显示,其术后胆管病变发生率较高,病理活检证实了胆管炎的发生与移植后抗供体抗体浓度升高密切相关。

2. 急性排斥反应

(1) 病理形态学:急性排斥反应在病理组织上具有三联的组织学特征,这已被所有的移植中心接受。这三联组织病理学包括：

1）汇管区炎症细胞浸润（portal tract inflammation）：以淋巴细胞为主，此外还有嗜酸性粒细胞和少许的中性粒细胞或巨噬细胞。在较严重的急性排斥反应病例中，汇管区炎细胞可侵入周围的肝实质。

2）小叶间胆管的损伤（bile-duct damage）或排斥性胆管炎（rejection cholangitis）：胆管是排斥性免疫反应中的特异性靶组织，故胆管损伤是急性排斥反应的主要形态学特征之一。急性排斥反应时，炎细胞侵入基底膜内侧，胆管上皮的正常抗原暴露，从而触发了急性排斥反应。病理表现为胆管上皮细胞出现核旁空泡变性和/或胞质嗜酸性增强，细胞核固缩。病变严重者，上皮细胞坏死，管壁结构破坏，管腔不规则或塌陷，基底膜断裂、不完整。在胆管损伤的同时，修复过程也在进行，新生的上皮核增大，核浆比例增大，可见核分裂及核仁等。近来 Nawaz 和 Fennel 等的研究发现胆管上皮可出现典型的上皮细胞凋亡，且胆管上皮细胞凋亡的数量与排斥的严重程度具有良好的相关性。Minnesota 大学组的 Snover 等认为 50% 的胆管损伤是一个诊断急性细胞性排斥的重要界限，如果移植肝活检中有汇管区炎性浸润并有 50% 以上的胆管损伤，即便缺乏血管内皮炎也可诊断为急性细胞性排斥。

3）肝动脉及门静脉血管分支的血管内皮炎（endotheliaitis 或 endotheliitis）：主要表现为汇管区小静脉、终末肝静脉及中央静脉内皮下淋巴细胞浸润，内皮细胞肿胀，甚至坏死。图 30-1 所示的肝移植术后肝穿刺组织，显微镜下汇管区见中等量淋巴细胞、少数嗜酸性粒细胞浸润，可见小胆管炎性损伤和轻度静脉内皮炎。高倍镜下可见到小叶间胆管上皮细胞排列不整、空泡变性，局部小叶间静脉呈静脉内皮炎改变（图 30-2）。中央静脉炎是急性排斥的形态学特征之一，与药物毒性作用无关。炎症性动脉炎和坏死性动脉炎主要发生在肝门附近较大血管的分支，其出现提示严重的急性排斥反应并需立刻治疗，但肝细针穿刺活检难以采到，因此其检出率很低，难以据此作为急性排斥反应的诊断依据。

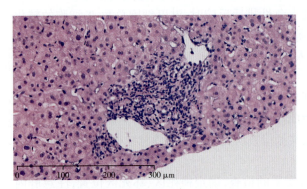

图 30-1　肝移植术后急性排斥反应
HE 染色，×200

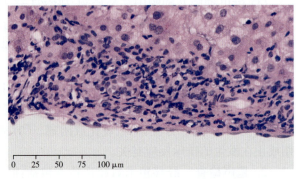

图 30-2　肝移植术后急性排斥反应
HE 染色，×400

以上三种结构的病变相辅相成。能同时检见到上述三种病变对诊断急性排斥反应当然是最有利的，但由于活检组织的局限性，在单独一次活检中往往难以同时具有上述三种结构改变，此时对移植肝活检的病理学诊断需要依赖于在活检组织中确定其中的两种结构改变，并同时结合临床及其他等各项检查。组织学上最起码的标准是有汇管区的炎性浸润、有明确的血管内皮炎及任意程度的胆管炎性损伤或在缺乏动脉或静脉血管内皮炎的情况下单独确定有超过 50% 的小叶间胆管均有炎性损伤。

（2）免疫表型：急性排斥反应时浸入胆管上皮的单个核细胞免疫表型大多为 CD8$^+$ 的 T 淋巴细胞亚群，在移植后数周内的肝活检标本中常可见到此类炎症反应，胆管损伤或静脉炎作为急性排斥反应的必要条件。Perkins 等报道免疫细胞化学染色研究显示若排斥时患者汇管区内淋巴细胞以 CD4$^+$ 为主则对激素冲击治疗敏感，若以 CD8$^+$ 为主则不敏感。

（3）分子遗传学：肝内有关细胞的 I 型主要组织相容性复合体（major histocompatibility complex,

MHC)表达明显上调,胆管可出现正常时不表达的 HLA-DR、DP、DQ 及 AM、HSP 等。血管内皮细胞的细胞黏附分子强表达(正常时不表达或弱表达),血管细胞黏附分子则呈灶性表达增强。

3. 慢性排斥反应

(1) 病理形态学:慢性排斥反应的病理学因素包括免疫学和非免疫学因素,是不同原因所致同种异体移植物移植创伤积累的结果,该型反应的发生是一个多步骤过程。不同阶段慢性病灶中浸润的细胞、细胞因子和生长因子类型均有所不同,慢性排斥反应常伴随血管阻塞及其他结构上的变化(活检组织学诊断标准见本章第一节表30-3),最终导致移植器官逐渐发生纤维化。肝脏穿刺活检是诊断慢性排斥反应的"金标准"。

1) 闭塞性动脉病变:此病变主要发生肝门附近中等大小的肌型动脉,故细针活检标本中不易见到。其主要表现是内膜下泡沫状细胞集聚致内膜增厚,致移植物主干动脉及小动脉管腔狭窄并最终闭塞。血管腔狭窄的主要原因是动脉中层平滑肌细胞的增生,尚包括内皮细胞和单核巨噬细胞的作用。在慢性排斥反应发生的 6~10 周后,即慢性排斥反应的较晚期,血管浸润细胞以巨噬细胞为主,与早期阶段相比,T 细胞数量有所减少。这一阶段的主要特征是平滑肌细胞大量增生、内膜极度扩张及移植物内广泛的梗死灶形成,同时可有单核/巨噬细胞持续存在。

2) 胆管减少:胆管减少的标准是汇管区管径 <60μm 的小胆管数量减少 50% 以上,其计数方法可通过汇管区肝动脉分支与胆管数之比确定。胆管除数量减少外,残存的胆管上皮细胞大多有变性坏死,表现为胞质嗜酸性增强,细胞排列疏密不易、不规则、离断或缺失。如胆管因细胞严重性坏死而难以识别时,采用免疫组化作上皮标记可有助于发现胆管的残迹。当病变的胆管上皮完全坏死消失后,并为纤维组织所取代,表现为汇管区纤维化。

3) 其他病变:汇管区可出现纤维组织胶原化,但肝硬化十分罕见。肝小叶中央细胞变性、气球样变、萎缩或脱失,少数肝细胞呈嗜酸性坏死,肝细胞及毛细胆管淤积。

(2) 免疫表型:慢性排斥反应可出现I类 MHC 抗体、抗平滑肌和/或抗核抗体。

(3) 分子遗传学:慢性排斥反应的发生与许多高危因素有关,例如反复发生了难以控制的急性排斥反应,其分子遗传学同急性排斥反应。

二、临床检查指标的评估

(一) 临床检验指标的评估

1. 血清生化指标的评估　血清酶学及肝功能检测如 AST、ALT、γ-GT、ALP、胆红素水平以及凝血酶原活动度等是临床监测患者是否排斥的主要手段。ALP 与 γ-GT 是评估小胆管损伤非常有价值的实验室指标,术后一周后这两个指标的变化。特别是伴随胆红素上升时,常是急性排斥反应或急性肝动脉狭窄的征兆。但其缺点是未能直接地监视机体免疫细胞的状态,并不是判断临床肝移植排斥反应的特异性指标。

2. 血细胞及免疫指标的评估　白细胞分类计数、血细胞比容、血小板计数等变化可为骨髓抑制、出血、感染等的诊断提供线索。其中肝移植排斥反应是血小板减低的常见原因,也是移植术后早期骨髓抑制的原因。急性排斥反应时外周血白细胞及嗜酸性粒细胞增多,免疫抑制治疗时也可出现外周血无明显异常。

免疫学检查可发现白介素、白介素受体、淀粉样 A 蛋白、抗供体I类 MHC 抗体、黏附因子、肿瘤坏死因子等均显示增加。近年来,研究者试图通过寻找无创性的方法直接检测机体免疫状态来评估是否产生了免疫耐受。目前实验性研究包括对调节性 T 细胞、树突状细胞亚型的检验、细胞因子网络的监测、微嵌合状态的检测和评估等。

所有上述血生化、血细胞及免疫学指标均非急性排斥反应所特有,故确诊仍需依靠肝活检。

(二) 其他检查指标的评估

排斥反应是肝移植术后的主要并发症。由于肝移植术后并发症的临床表现不典型,差异较大,因此影像学的早期诊断非常重要。肝移植术后可通过 CT 检查和磁共振检查对肝动静脉血流、狭窄和栓塞、胆管狭窄和阻塞、胆汁瘘、腹腔积液及术后出血等情况进行检查。

超声检查对于急性排斥反应的诊断不能提供直接诊断依据，可以对继发的血管并发症起到监测作用。

（三）病理检测指标的评估

尽管穿刺活检可以直接从组织学上进行进一步诊断，是诊断排斥反应的"金标准"，对具有上述生化指标改变和出现临床表现的患者应常规行经皮肝穿刺活检，但作为一种有创操作，具有一定的风险，出血是最常见的并发症，严重出血的发生率为 0.06%~0.35%。在急性排斥反应的诊断中，经皮肝穿活检的敏感性和特异性均最高。1997 年国际移植学会制定的 Banff 诊断系统（见本章第一节表30-1）是根据汇管区炎症、胆管炎症/损伤和静脉内皮炎症的严重程度进行了分级，3 项病变按各自的严重程度分别为 1~3 分，3 项分值的总和称为 RAI（见本章第一节表 30-2）。RAI 重复性好，用于急性排斥反应的诊断及治疗前后的对比均有较好的实用价值，已广泛采用。一般将 RAI 0~2 分定为无排斥，3 分为交界性改变，4~5 分为轻度排斥，6~7 分为中度排斥，8~9 分为重度排斥。在肝移植活检的病理报告中应注明 RAI 分值。Banff 诊断系统的不足之处是未包括临床及生化指标。

在某些情况下，尽管经皮肝穿刺活检，急性排斥反应的诊断仍难以确定。比如一些其他原因所致的肝脏急性炎症与急性排斥反应相混淆。最常见的为巨细胞病毒感染和丙肝复发，由于增加免疫抑制药物可加重丙肝，因此在这种情况下，治疗前应再次活检。

需要注意的是，在移植两周内肝活检的标本中，许多病例可出现急性排斥的形态学特征，但其中约有 50% 左右的患者并无相应的临床表现或肝功能障碍，这类患者通常不需要进行治疗。虽然急性排斥反应的确诊有赖于肝组织活检的病理学检查，但也必须结合临床表现综合分析。

第三节　实验室及其他检查指标的临床应用

一、检查指标的筛选原则

（一）首要/必需检测项目

肝脏移植术后对排斥反应及时、准确的诊断，并给予适当的治疗可使部分排斥反应逆转或大大减轻。全面监测移植受体的免疫状态有助于移植患者的精准治疗，指导免疫抑制剂的使用、减少排斥反应、机会性感染及新生肿瘤等的发生。肝移植术后，需常规进行肝肾功能、血常规、血糖、出凝血状态、乳酸、血氨、电解质等来评估供肝的生理功能。

（二）第二步检测项目

除以上检测项目外，还应检测淋巴细胞亚群及排斥反应的相关细胞因子等免疫指标，以便尽早地发现移植排斥反应及时治疗，从而延长移植物存活期。研究表明，部分免疫学检测指标早于临床排斥反应或器官功能改变之前，且临床实验室检查对免疫排斥反应无特异性，不能有效区分肝移植引起的排斥反应还是其他原因导致的肝损伤。因此目前尚没有一种实验室检查指标对肝移植排斥反应具特异性诊断价值，但影像学检查可发现一些血管或胆管并发症而提示排斥反应的可能。

（三）次要检测项目

肝穿刺病理活检作为一种有创操作，且存在一定的风险，但移植肝病理活检依然是诊断肝移植排斥反应的"金标准"。

二、检查指标的临床应用

（一）在肝移植排斥反应诊断中的应用

1. 临床实验室指标　肝移植手术后常规检测血常规、血糖、电解质、血生化等指标，但临床实验室指标不具有诊断特异性,作为辅助判断相应脏器功能和代谢情况。

2. 病理检查　对肝移植后排斥反应的监测,除临床观察、生化检测、影像学检查外,Williams 等多数学者报道通过对移植肝的粗针活检及近来的细针抽吸活检是诊断排斥反应的最直接的方法,目前全球各主要肝移植中心均采用活检的方法对排斥反应予以诊断和鉴别诊断。两种活检方法中细针抽吸活检取得的仅为组织液,主要适用于肝移植术后近期对急性/细胞性排斥反应及环孢素等免疫抑制剂急性毒性损伤的观察,而对于慢性排斥反应等并发症则没有诊断价值。常规粗针穿刺活检取得的是肝组织条,可包括多个肝小叶及汇管区,在移植术中对移植肝进行活检(零时活检,zero biopsy)可作为对供肝质量的评估和以后活检的参照,而术后活检对移植肝缺血/再灌注损伤、急性排斥反应、慢性排斥反应、免疫抑制剂毒性损伤、病毒感染等均具有良好的诊断作用,因此多数学者认为粗针活检是移植肝排斥反应病理学诊断的最主要手段。

3. 影像学指标　在临床的应用目前尚没有一种影像学检查对肝移植排斥反应具特异性诊断价值,但影像学检查可发现一些血管或胆管并发症而提示排斥反应的可能。

(二) 在分期和判断预后中的应用

1. 水、电解质　心、肝、肾等重要器官移植后常因缺血引起急性肾损伤,肾脏是维持机体水、电解质及酸碱平衡稳定的重要器官,肝移植后的急性肾损伤可引起机体水、电解质及酸碱平衡失调,术后输液不当也可引发水、电解质紊乱。

(1) 血钠异常:肝移植术后肝代谢处于恢复状态,肝糖原储存减少,糖利用下降,血糖升高,加上免疫抑制剂引起的血糖升高,均可导致高血糖,渗透性利尿,排水和排钠增加,形成稀释性低钠血症,此时血清钠浓度低于 135mmol/L。高钠血症主要发生在有脱水或渗透性利尿的患者中。

(2) 血钾异常:肾脏是排钾的主要器官,具有很强的调节钾代谢的能力。肝移植术后早期可因创面出血、渗出多、引流量大,胃肠减压、利尿治疗等均可导致钾丢失,出现低钾血症。也可因为感染、组织坏死、消化道出血、输入大量库存血等出现高钾血症。

(3) 血钙异常:类固醇是器官移植中最常用的免疫抑制剂。类固醇通过减少小肠钙的吸收、增加肾钙的排泄,导致低钙血症,引起继发性甲状旁腺功能亢进,另外类固醇可直接抑制成骨细胞分化,减少骨形成,增加骨吸收。当血清钙低于 0.88mmol/L,可发生严重的晕厥、癫痫发作。上述症状加重可引起心功能不全,心脏停搏而死亡。肝移植后若合并慢性肾衰可出现高磷低钙血症。

2. 肝功能监测　血清肝脏酶谱、胆红素和胆汁酸的改变可以评估肝细胞功能。通常在急性排斥反应期,转氨酶和黄疸是同时升高;相反在肝保存损伤时只有转氨酶升高,而总黄疸指数是下降的。移植术后监测血中 ALT、AST、γ-GT、ALP 总胆红素、直接胆红素,结合临床表现、免疫抑制药物浓度、有无感染、原发病情况、有无血管和胆管并发症等综合判断是否存在肝细胞损伤。在慢性排斥反应的肝脏生化指标以胆汁淤积改变为特征,以 γ-GT、ALP 升高为主。

3. 肾功能　肝硬化导致肾功能不良在肝移植以后可得到改善,但是如果发展到肾脏的实质损害则需要肝肾联合移植。肾功能衰竭一般在术后 2~6 周可以恢复,但是有一半的患者需要在手术前后透析治疗。

4. 其他指标　血糖、乳酸、血氨等指标的检测用于评估肝脏的原发功能。患者的凝血功能在移植后应该迅速恢复,凝血酶原时间(prothrombin time,PT)PT 时间多在 15~20s,如果有大于 20s 的可以补充维生素 K,如果改善不明显可以用冰冻血浆。对于大于 25s 的经过上述治疗仍无效可以怀疑移植物原发无功能。

(三) 在复诊随访中的应用

1. 淋巴细胞亚群　淋巴细胞是机体免疫系统的主要细胞群体,占外周血白细胞总数的 20%~45%。通过对 T 淋巴细胞亚群的监测可了解在不同疾病状态下患者的细胞免疫功能状态。T 淋巴细胞亚群检测的内容主要为总 T 细胞(CD3+)及其亚群(辅助性 T 淋巴细胞,CD4+;抑制性或细胞毒 T 淋巴细胞,CD8+)的数量和比例(表 30-4)。

表 30-4 流式细胞仪的淋巴细胞亚群的正常参考范围

分类说明	项目名称	正常参考范围
T 淋巴细胞	CD3	50%~84%
辅助性或诱导性 T 细胞	CD3$^+$/CD4$^+$/CD8$^-$	27%~51%
抑制性或细胞毒 T 细胞	CD3$^+$/CD4$^-$/CD8$^+$	15%~44%
δγT 细胞	CD4$^-$,CD8$^-$	0.01%~0.05%
Th1	IFN-γ	14.07%±2.27%
Th2	IL-4	2.05%±0.59%
NK 细胞	CD3$^-$/CD16$^+$/CD56$^+$	7%~40%
	CD4/CD8	1.0~2.16
B 淋巴细胞	CD3$^-$/CD19$^+$	5%~18%

　　T 细胞亚群用来监测器官移植患者的免疫状态,协助发现和使其避免受到移植物抗宿主反应的攻击。

　　2. B 淋巴细胞　B 淋巴细胞早期造血干细胞存在于胎肝的造血细胞岛中,此后被骨髓代替。成熟的 B 细胞主要定居于淋巴结皮层浅层的淋巴小结和脾脏的红髓和白髓的淋巴小结内。B 细胞在抗原刺激下可分化为浆细胞,合成和分泌免疫球蛋白,主要执行机体的体液免疫。

　　3. NK 细胞　NK 细胞参与清除病原生物感染的靶细胞,属于天然免疫,NK 细胞参与机体的免疫调节和移植排斥反应。

　　4. 排斥反应相关细胞因子　器官移植中,同种异体抗原能引起受者强烈的免疫应答,以下为近年来研究报道参与器官移植免疫应答的部分细胞因子。

　　(1) IL-2:由 T 细胞和 NK 细胞产生,在机体免疫应答中起重要作用,可诱导 T 淋巴细胞增殖和分化,还可参与自身耐受和自身免疫的机制。IL-2 具有抗肿瘤、抗微生物感染、引起移植排斥和自身免疫以及免疫调节等作用。可溶性 IL-2 作为免疫抑制药,对白血病、抑制排斥和自身免疫病都有治疗作用。

　　(2) IL-4:由辅助 T 细胞产生的细胞因子,主要作用于 B 细胞,能增强 IgE 介导的体液免疫和杀伤细胞的杀伤能力。IL-4 对免疫应答的影响主要是抑制细胞免疫,促进体液免疫。

　　(3) 转化生长因子 -β(transforming growth factor-β,TGF-β):机体多种细胞可分泌非活性状态的 TGF-β,活化后的 T 细胞或 B 细胞产生 TGF-β 的水平比静止期细胞明显增高。研究表明 TGF-β 在治疗伤口愈合、促进软骨和骨修复以及防治移植排斥反应方面有着潜在的应用前景。

案例 30-1

　　【病史摘要】　患者,男性,36 岁,乙型肝炎病史 10 年,无规律治疗。临床诊断为重症乙型病毒性肝炎、肝硬化、暴发性肝衰竭,遂行同胞兄弟活体供肝移植术。术后情况:术后免疫抑制方案采用巴利昔单抗 + 他克莫司(FK506)+ 泼尼松 + 吗替麦考酚(MMF)联合治疗。术后 10 天患者出现反复发热,最高体温 38.7℃。血常规:WBC 由术前 2.8×10^9/L 降至 1.49×10^9/L,应用粒细胞刺激因子治疗后,WBC 升至 5.9×10^9/L。术后 12 天超声示移植肝血流通畅。术后第 14 天患者诉腹部不适,腹胀,双下肢轻度水肿,体温 38.6℃,脉搏 130 次 /min。予以降温、胃肠减压等对症处理,无明显改善。肝功能结果:ALT 由 70U/L 升至 1 070U/L,AST 由 45U/L 升至 805U/L,γ-GT 168U/L,ALP 350U/L,TBIL 57.5mmol/L。血常规:WBC 28×10^9/L,中性粒细胞比值 87%。腹部超声显示双侧移植肝血流较 2 天前有所下降,肝周和胰周少量积液。肝超声造影见左肝有片状无增强区,考虑坏死。行穿刺活检病理结果示左右肝均呈淋巴细胞浸润,考虑急性排斥反应。治疗方面以增强免疫抑制为主,增加 FK506 及 MMF 用量。术后 16 天肝功能较之前好转,ALT 725U/L,AST 219U/L,γ-GT 116U/L,ALP 319U/L,TBIL 57.4mmol/L。

床边超声示右肝质地均匀,左叶右前方见 2.5cm×2.5cm 低密度区,肝门胰前方区见一厚约 2.3cm 液性暗区。超声引导下腹腔置管引流后,患者腹胀减轻。术后 24 天肝功能明显好转,ALT 53U/L,AST 43U/L,TBIL 36mmol/L。CT 检查示患者肝左右叶多处缺血坏死灶并周围炎。术后一个月超声显示双肝血流及质地较前好转,双肝叶间积液较前减少,查肝功能已接近正常。患者无特殊不适出院,嘱患者 3 个月后复查。

【临床检验】　见【病史摘要】中检验指标。

【CT/ 影像检查】　见【病史摘要】中影像学检查指标。

【诊断】　急性排斥反应合并感染可能。

【案例分析】　患者肝移植术后 2 周出现反复发热及白细胞计数下降,肝动脉血流通畅。术后 14 天突发肝功能恶化,ALT 和 AST 骤升,同时存在发热,腹部超声发现肝动脉血流减慢。WBC 骤升,中性比增高。此时考虑急性排斥反应和 / 或感染。经病理活检确诊为急性排斥反应,但该病例并不能完全排除同时合并感染的可能。急性排斥反应在肝移植术后最常见,也是最严重的并发症之一,常发生在移植术后 5~15 天,典型临床表现为不明原因的发热、腹胀、乏力、肝区胀痛,黄疸加深,胆汁分泌减少、颜色变淡,质地稀薄。肝功能检查显示 ALP、γ-GT、转氨酶及胆红素升高。近年来严重排斥反应已不多见,多数患者只表现为胆红素和转氨酶水平升高,但明确诊断主要靠肝穿刺活检。

急性排斥反应的典型组织学表现为三联征:①混合炎性细胞浸润汇管区,包括淋巴细胞、单核细胞和嗜酸性粒细胞;②小胆管上皮细胞炎症和损伤,表现为胞质空泡样变、核固缩甚至坏死和消失;③血管内皮炎,主要累及终末肝静脉和小叶间静脉。病理诊断急性排斥反应至少需要符合以上三项中的两项。

急性排斥反应一经确诊即调整 FK506 浓度并给予甲泼尼龙冲击治疗。本例通过增加 FK506 用量显著逆转了移植供肝的急性排斥反应,患者的肝功能及影像学检查均得到显著改善。

-- 小　　结 --

同种肝移植已成为急慢性终末期肝病的有效治疗手段,随着手术技术的改进,重症监护手段的发展及免疫抑制剂的进步、HLA 组织配型、HLA 抗体检测及分子生物学技术的不断发展,使移植肝的长期存活率得到明显提高。尽管人们在器官移植前进行多方面的试验,通过组织相容性抗原的匹配寻找 HLA 相符的供者,但这并非意味着移植的完全成功,其中排斥反应是肝移植后最主要的风险因素。根据临床上排斥反应发生的时间及病理学特征,传统的肝移植排斥反应主要分为超急性排斥反应、急性排斥反应和慢性排斥反应三种类型。临床上诊断肝移植排斥反应需根据其临床表现、影像学检查、实验室血生化及引流胆汁的细胞学检查,并结合移植物穿刺抽吸活检等进行综合判断。多数学者认为对移植肝的粗针活检及近年来的细针抽吸活检是诊断排斥反应的最直接的方法,目前全球各主要肝移植中心均采用活检的方法对排斥反应予以诊断和鉴别诊断。

(李　萍　和水祥　冶亚平)

第三十一章

肝脏良性肿瘤及瘤样病变

肝脏良性肿瘤及瘤样病变为一组肝脏起源的不同类型的结节样/囊性病变,良性上皮性病变包括肝细胞来源病变如局灶结节性增生、结节再生性增生、肝细胞腺瘤、单纯性肝囊肿、多囊性肝病等;以及胆管来源病变如胆管错构瘤、胆管腺瘤、胆管囊腺瘤等。良性间叶性病变主要有肝血管瘤及肝间叶性错构瘤等(详见第三十二章)。这些病变较为少见,但治疗和预后不同,故明确其诊断十分重要。肝脏良性肿瘤及瘤样病变的临床表现及实验室检查均缺乏特异性,其明确诊断需经活检病理检查,临床诊断流程如图31-1所示。

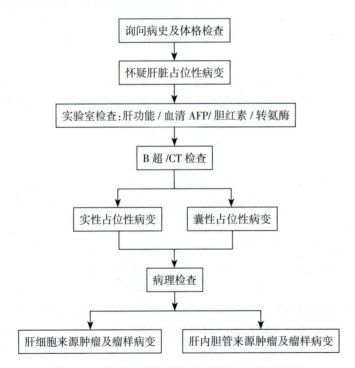

图 31-1　肝脏良性肿瘤及瘤样病变临床诊断流程

第一节　概　　述

一、局灶结节性增生

肝脏局灶结节性增生(focal nodular hyperplasia,FNH)并非真正的肿瘤,可能是继发于局部肝血流动力性异常,导致的肝细胞再生,属于一种反应性病变。特征性表现为增生的肝实质被纤维分隔成小结节,中央可见星状瘢痕。FNH是较少见的良性病变,可发生于任何年龄,从新生儿至老年人,但

50%FNH 发生于 30~50 岁,约 8% 的病例发生在 0~15 岁的儿童,占儿童肝肿瘤的 2%~10%。虽然以往文献报道在西方该病好发于年轻女性,可能与长期口服避孕药有关,但最近报道显示具有一定比例的局灶结节型增生发生在男性。国内大宗报道显示,男女患者比例为 1.6∶1,两者平均年龄、年龄跨度及年龄分布均相仿,未见到女性好发倾向。

(一) 临床症状和体征

1. 临床症状　80% 的 FNH 无任何临床症状,常因体检、外科手术或尸解时偶然发现。

2. 体征　10%~15% 患者可见腹部肿块,少数病例出现腹痛、体重减轻、呕吐或腹泻。当存在多个局灶结节性增生病灶时,患者常有系统性异型血管生成的特征,包括肝血管瘤、颅内病变(血管畸形、脑膜瘤、星形细胞瘤)和肌性大血管发育不良。

(二) 病因和发病机制

1. 病因　局灶结节性增生确切病因仍不十分清楚,目前多认为是对肝脏内局部异常血流的肝细胞反应性增生性病变,包括门静脉狭窄、门体分流、肝静脉流出道阻塞,尤其是动脉畸形。20% 病例伴发肝血管瘤。局灶结节性增生与口服避孕药的关系不清,口服避孕药可能促进结节的生长,但却不能引起其形成。另外局灶结节性增生可发生在儿童肿瘤治疗后,最主要的危险因素是造血干细胞移植后。

2. 发病机制　局灶结节性增生发病机制不明。

(三) 临床诊断及鉴别诊断

1. 诊断标准

(1) 体检或无症状术中发现肝脏占位。

(2) 实验室检查,肝功能多正常,AFP 不升高。

(3) 影像学检查示边界清楚的肝脏结节性病变,可见中央瘢痕。

(4) 病理检查特征性表现为良性肝细胞构成的结节状病变,结节中央宽带状的纤维结缔组织。

2. 鉴别诊断　局灶结节性增生需与肝细胞腺瘤、结节再生性增生、纤维板层型肝细胞癌鉴别。

二、结节再生性增生

结节再生性增生(nodular regenerative hyperplasia,NRH)是一种少见的肝良性增生性病变,又名肝结节性转化、非肝硬化性结节变,特征性表现为肝实质中出现弥漫性直径小于 3mm 的再生性小结节,无或仅有轻微纤维化,炎症反应轻微,常伴有闭塞性门静脉疾病。NRH 发生率约为 0.6%~2.6%,男女无明显差异。大部分发生于成人,尤其是 60 岁以上的老年人,其在 80 岁以上人群增至 5.3%,但也有发生于儿童的病例,最小仅 4 个月。

(一) 临床症状和体征

1. 临床症状　NRH 临床表现为较长的无症状期,可无任何症状体检时被发现。

2. 体征　约 50% 的患者在无症状期后出现门静脉高压、食管静脉曲张和腹水,是西方非硬化性门静脉高压的主要病因之一。常因肝大和/或脾大,伴或不伴门脉高压就诊。病例报道提示 NRH 与全身系统性疾病关系密切,多与自身免疫病、血液系统疾病、肿瘤以及先天性疾病,如系统性红斑狼疮、髓细胞/淋巴细胞增生性疾病、Wilms 瘤、唐氏综合征等有关。NRH 是否为一种癌前病变,目前尚无明确结论。

(二) 病因和发病机制

1. 病因　多数学者认为 NRH 是肝内门静脉小分支的弥漫性狭窄或闭塞,引起肝脏组织对此血流变化的一种非特异性的适应性改变。推测可能是门静脉因各种因素阻塞,肝内血流不均衡分布及微循环障碍导致适应性重构,慢性持续性缺氧使部分肝细胞萎缩;肝动脉及肝静脉供血相对正常,保证肝细胞无明显坏死,同时肝细胞的代偿性增生形成再生性结节。弥漫小静脉阻塞对本病形成有更重要作用,导致弥漫累及小静脉的疾病主要有自身免疫性疾病,某些恶性疾病(如恶性淋巴瘤,慢性髓系白血病等),以及应用某些细胞毒类药物及免疫抑制剂等。

2. 发病机制　NRH 是一种慢性非硬化性肝脏疾病,发病机制不明。

(三) 临床诊断及鉴别诊断

1. 临床诊断

(1) 临床表现肝大和 / 或脾大,伴或不伴门脉高压,也可无任何症状体检时发现。

(2) 实验室检查无特征性。

(3) 影像学检查示边界清楚的肝脏结节性病变。

(4) 病理检查特征表现为弥漫性分布的肝细胞增生性小结节,其内无汇管区,结节周围肝细胞萎缩形成细条带状。

2. 鉴别诊断

(1) 肝硬化:与肝硬化的不同在于肝硬化的炎症、坏死背景非常明显,结节大小很不均匀,有明显纤维组织包绕。

(2) 粗大再生性结节:为发生于异常肝组织背景上的较大的多发结节。结节内包含多个汇管区,有时结节有纤维包绕。与 NRH 中弥漫的、直径仅约 1 个肝小叶的小结节不同。

(3) 局灶性结节性增生:是发生于正常肝组织背景上的单发或多发结节。其特征性表现是结节中央的星状瘢痕,由富于厚壁血管的多分支状纤维组织形成;另有些少见病例被称为毛细血管扩张型,其结节中央无纤维瘢痕而代之以密集的扩张小血管。无论哪型,都有明确较大结节形成,且其丰富血管及明显增生纤维组织,可与 NRH 区别。

(4) 肝细胞腺瘤与肝细胞肝癌的组织学特点:都是单发或少数大结节,有各自的组织学特征,与 NRH 弥漫的小增生结节一般容易鉴别。

三、肝细胞腺瘤

肝细胞腺瘤(hepatocellular adenoma,HCA)是由肝细胞构成的肝良性肿瘤。在欧洲及北美发病率约为(3~4)/10 万,但在亚洲则较低。85% 的病例发生于年轻女性,以口服避孕药的女性多见(80%),罕见于儿童、男性及老年人。男女的发病比例约为 1∶9。随着分子生物学的进展,发现肝细胞腺瘤是一组异质性肿瘤,根据基因型和表型特征,将肝细胞腺瘤分为四种不同的分子亚型,即 *HNF1A* 突变型腺瘤、β-catenin 突变激活型腺瘤、炎症型腺瘤及未分类型腺瘤。

(一) 临床症状和体征

1. 临床症状　包括腹痛,腹部肿块,腹腔内出血,或者影像学检查时偶然发现。

2. 体征　20%~25% 的病例可见严重的腹腔内出血,当肿瘤大于 5cm 危险度最高。约 7% 的肝细胞腺瘤具有向肝细胞肝癌的恶性转化。大约 70% 的病例为单发,超过 10 个病灶则称为腺瘤病。可发生于肝脏任何部位,但常见于右叶。

(二) 病因和发病机制

1. 病因　肝细胞腺瘤主要的危险因素是雌激素或雄激素暴露。口服避孕药与腺瘤发生密切相关,雌激素可能促进了 *HNF1A* 基因的突变,β-catenin 激活型腺瘤的形成与滥用雄性激素有关。嗜酒和肥胖与炎症性肝细胞腺瘤的发生有关。另外,不同的遗传和环境因素与肝细胞腺瘤的发生有关,青少年发育期糖尿病 3(maturity-onset diabetes of young type 3,MODY3),具有胚系 *HNF1A* 突变,常发展为 *HNF1A* 基因突变型肝细胞腺瘤病;几乎所有的家族遗传性肝腺瘤病都伴有胚系 *HNF1A* 的突变;50% 以上的 1 型糖原沉积症患者在疾病进展中发生肝细胞腺瘤;McCune-Albright 综合征是由于体系 *GNAS* 突变引起的疾病,这些患者具有发展为 HCA 的倾向。

2. 发病机制　胚系 *HNF1A* 突变在肝细胞腺瘤具体机制尚不明确。

(三) 临床诊断及鉴别诊断

1. 临床诊断

(1) 临床表现:腹痛,腹部肿块,或者影像学检查时偶然发现。

（2）实验室检查：无特征性改变

（3）影像学检查：肝脏占位性病变。

（4）病理检查：良性肝细胞构成的边界清楚的结节，肝细胞排列成1~2层细胞索，局灶可见假腺样结构形成。不同分型具有特征性免疫组化特点。

2. 鉴别诊断　HCA需与FNH、NRII等肝脏瘤样病变、肝母细胞瘤、肝细胞癌鉴别。免疫组化染色GPC3阳性表达可鉴别良性肝肿瘤与肝母细胞瘤和肝细胞癌，肝细胞腺瘤不表达GPC3。肝细胞腺瘤细胞核增殖指数活性低也可有提示作用。

四、单纯性肝囊肿

单纯性肝囊肿（simple liver cyst）即单房、孤立性、先天性肝囊肿，为胆管型、非肿瘤性囊肿，与其他脏器存在的囊肿不相关。胚胎时期和婴儿期最常见的肝脏孤立性病变，占儿童肝良性肿瘤约10%。根据尸体解剖报道，其发生率约小于1%~14%，而影像学报道其发生率约为11%。单纯性肝囊肿女性发病为男性的4倍，虽为先天性发生，但大部分到成年才发现。

（一）临床症状和体征

1. 临床症状　单纯性囊肿多数无临床症状，偶然被发现，仅不到20%的病例因肿瘤占位或压迫周围脏器产生不适就诊。常见症状包括慢性右上腹疼痛、腹胀、呼吸困难、呕吐等。

2. 体征　少数患者可触及腹部肿块，腹围增大，偶见梗阻性黄疸或下肢水肿。

（二）病因和发病机制

1. 病因　无明确的环境因素与单纯性肝囊肿相关。多数认为是先天性发育异常，可能起源于von Meyenburg综合征（胆管错构瘤），胆管板退化失败而遗留的小残件，当与胆管树不相连则扩张形成囊肿；也有人认为它源自肝内胆管周围的腺体。

2. 发病机制　单纯性肝囊肿发病机制不明。

（三）临床诊断及鉴别诊断

1. 临床诊断

（1）多数无临床症状而偶然发现，少数病例表现为慢性右上腹疼痛、腹部胀满、腹围增大、呕吐等。

（2）实验室检查无特殊。

（3）影像学检查示单房囊性病变。

（4）病理检查为良性囊肿。

2. 鉴别诊断　单纯性肝囊肿主要与其他肝囊性病变鉴别，包括感染性囊肿（猪棘球蚴囊、细菌性脓肿、阿米巴脓肿）、上皮性囊肿（胆管囊腺瘤、囊腺癌及非肿瘤性上皮囊肿）、创伤或局灶梗死后假性囊肿。

五、多囊性肝病

多囊性肝病（polycystic liver disease）又称多发性肝囊肿，是一种先天性非寄生虫性肝囊肿，为常染色体显性遗传性疾病，常与多囊性肾病相关，其特点是肝实质内多发弥漫性囊性损害。常染色体显性遗传性多囊性肾病在活产儿发生率0.01%~0.25%，其中大于90%最终发生多囊性肝病，女性多见。

（一）临床症状和体征

1. 临床症状　早期多无症状及体征，多囊性肝病当囊肿大至一定程度，可出现消化吸收不良、肝部胀痛、囊肿破裂、感染等并发症。

2. 体征　部分病例可触及肝区肿大。

（二）病因和发病机制

约95%的多囊性肾病与*PKD1*及*PKD2*基因突变有关。

(三) 临床诊断及鉴别诊断

1. 临床诊断　家族史符合常染色体显性遗传特征的肝囊肿患者诊断标准:

(1) ≤40 岁,肝脏出现 2 个囊肿或 >40 岁,肝脏至少出现 4 个囊肿,可诊断为常染色体显性遗传性多囊肝病。

(2) >40 岁无肝囊肿者为未受累者。

(3) >40 岁有 1~3 个肝囊肿或 ≤40 岁无肝囊肿者,则不能诊断。

散发性多囊性肝病的诊断肝囊肿数目多于 5 个、囊肿体积占肝实质比例 50% 以上且排除多囊肾病可在临床上诊断为多囊肝病。

2. 鉴别诊断　多囊性肝病需与肝脏恶性囊性病变、创伤性囊肿、寄生虫性囊肿、肝间叶性错构瘤等鉴别。

六、胆管错构瘤

肝内胆管性错构瘤(intrahepatic bile duct hamartoma)又称 von Meyenburg 综合征,是由于胚胎时期肝内小叶间胆管的发育畸形,从而导致形成大小不一的囊状结构,是肝脏内少见的良性瘤样病变。本病少见,发病率为 1%~3%。

(一) 临床症状和体征

临床症状和体征不典型,多数为查体偶然发现。部分病例表现为肝脏进行性肿大,压迫周围脏器引起胃肠道反应,成年人多因反复肝功能异常或疑为肝脏肿瘤而就诊。

(二) 病因和发病机制

胆管错构瘤的发病机制尚不清楚,该病可以发生于正常肝脏,也可以伴有 Caroli 病、先天性肝纤维化和常染色体显性遗传性多囊性肾病,其与这些先天性胆管疾病的关系提示其为遗传性疾病。有学者认为胆管错构瘤与胆管胚胎形成后期外周小叶间胆管畸形有关。细胞遗传学研究结果显示,该病变可能是一种肿瘤而非错构瘤,其典型表现为肝脏肿大的良性多囊肿瘤。

(三) 临床诊断和鉴别诊断

1. 临床诊断

(1) 临床表现及实验室检查无特殊。

(2) 病理检查见汇管区可见不规则扩张的胆管,基质纤维化。

2. 鉴别诊断　需与 Caroli 病、先天性肝纤维化、胆囊癌鉴别。

七、肝内胆管腺瘤

胆管腺瘤(bile duct adenoma)是肝内小胆管的腺瘤性增生,是肝内少见的良性瘤样病变。发病率仅占原发性肝肿瘤的 1.3%。患者平均年龄 55 岁,83% 的患者 20~70 岁;男女发病率无差异。

(一) 临床症状和体征

患者在临床上常无明显的症状和体征,多在手术或尸体解剖时偶然发现。

(二) 病因和发病机制

肝内胆管腺瘤病因和发病机制不明。

(三) 临床诊断和鉴别诊断

1. 临床诊断

(1) 临床表现及实验室检查无特殊。

(2) 病理检查见汇管区可见不规则扩张的胆管,基质纤维化。

2. 鉴别诊断　需与胆管错构瘤鉴别。

八、胆管囊腺瘤

胆管囊腺瘤（bile duct cystadenoma）具有潜在恶性病变的少见肿瘤，常发生于肝内胆管。约占肝脏孤立性囊性病变的 5%，其中 95% 发生于女性，平均年龄 45 岁。占全部胆管来源的肝内囊肿的 4.6%。

（一）临床症状和体征

临床表现差异很大，症状轻重程度不等，亦可无明显症状。大多数患者有腹胀、胃部不适、右上腹疼痛等症状，可触及包块。亦有急腹症表现，可能与肿瘤囊内出血有关。黄疸罕见，主要与肿块过大压迫胆管致胆管阻塞有关。

（二）病因和发病机制

胆管囊腺瘤病因不详，有认为其与胚胎前肠残余或异位卵巢组织有关。发病机制不明。

（三）诊断和鉴别诊断

1. 临床诊断
（1）临床表现及实验室检查无特殊。
（2）确诊需进行病理检查。
2. 鉴别诊断　需与胆管错构瘤、肝内胆管腺瘤鉴别。

第二节　实验室及其他检查指标与评估

一、实验室及其他检查指标

（一）局灶结节性增生

1. 临床检验指标
（1）肝功能无异常。
（2）血清 AFP、CEA 均为阴性。
2. 其他检查指标
（1）超声：可见多种改变，病灶边界清楚，典型表现可见中央线状星形回声，病灶血流丰富，病灶中央有较明显的营养动脉和向四周星状放射的分支。
（2）CT：病灶呈低密度或等密度影，边界清楚，动脉期均匀明显强化，门脉期病灶完全被充填，多呈高或等密度影，延迟期造影剂消失缓慢。
（3）MRI：可见相对于肝实质的略低及略高信号，边界清晰，无假包膜出现。病灶中央或偏心的"星状"瘢痕是其特征性表现，向周围辐射的分隔。
3. 临床病理检测
（1）大体：多为单发性肿块，多发病变可见于 10% 的病例，位于肝左叶或右叶内，常见于被膜下，可呈外生性带蒂肿块。肿块直径 1~17cm 不等，最重可达 1 500g。病灶境界清楚，与周围肝组织交界处有时可见不完整假包膜，病灶切面实性，呈棕色或黄褐色，与周围肝组织颜色相近但稍淡，经典改变是中央常可见灰白色星状瘢痕，向四周伸出放射状纤维条索，将病灶分割成结节状，瘢痕内可见厚壁血管。
（2）镜下：由良性肝细胞构成的结节状病变，结节周边与正常肝组织仅见不完整纤维包膜分开，并推挤周围正常肝组织，纤维包膜内常可见营养动脉。特征性改变见结节中央宽带状的纤维结缔组织，其中可见较多扩张厚壁动脉，且不与胆管伴行，纤维间隔完全或不完全包绕正常肝实质细胞呈巢状或索状（图 31-2）。间隔内可见大量小胆管、小动静脉增生，伴淋巴细胞、中性粒细胞浸润（图 31-3），其中片状小胆管增生在穿刺活检中具有一定的诊断意义。结节内的肝细胞较正常肝细胞稍大，胞质内可见脂肪空泡或糖原，未见核多形性、明显核仁及核分裂。结节内缺乏汇管区及中央静脉。

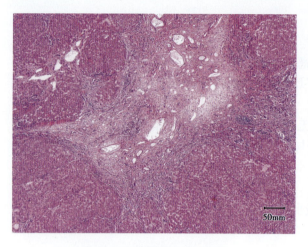

图 31-2　肝局灶结节性增生

中央星状瘢痕为宽带状的纤维结缔组织,呈放射状伸展完全或不完全分隔并包绕肝细胞;HE 染色,×100

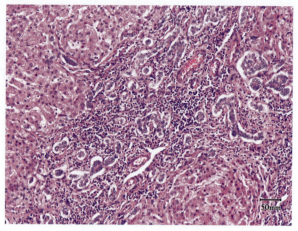

图 31-3　肝局灶结节性增生

间质 - 实质交界处小胆管增生,伴大量淋巴细胞、中性粒细胞浸润;HE 染色,×200

(3) 免疫组化染色:在 FNH 中,CK7 标记小胆管上皮阳性;GPC3 阴性、β-catenin 阴性;谷氨酰胺合成酶(GS)阳性表达具有特征性,表现为靠近肝静脉地图样分布。

(二) 结节再生性增生

1. 临床检验指标

(1) 肝功能大多正常,但文献报道约 25% 的病例碱性磷酸酶升高。

(2) 部分患者仅轻度异常及亚临床型淤胆。

(3) AFP 多无升高。

2. 其他检查指标

(1) 超声:肝脏的大小可以是正常、缩小或增大,罕见肝脏肿大而腹部变形。结节的直径 0.1~10cm,表现为强回声病灶。部分超声检查未能探及病灶。

(2) CT:可见与周围肝组织相比的低密度结节,未见增强。

(3) MRI:NRH 的 MRI 表现不具有特异性,T_1WI、T_2WI 均可呈等、低或高信号,其中以 T_1 高信号、T_2 等或低信号多见,正反相位可有信号衰减,病灶边缘可有晕环。

3. 临床病理检测　NRH 因其病程隐匿,常被漏诊或误诊。诊断多需肝楔形活检手术。经皮或经静脉的细针穿刺活检获得标本有限,难以明确诊断。组织学证据和门静脉高压是诊断 NRH 的重要条件,常规 HE 染色难以区分 NRH 的萎缩 - 再生性病变,需进一步做网织染色。

(1) 大体:NRH 常累及全肝,切面可见多发性大小不一的灰红灰黄增生性结节,直径 0.1~15cm,并集结形成肿块,与周围肝组织边界清,但无纤维包膜。无坏死或出血。

(2) 镜下:肝小叶结构不清,肝细胞增生性膨胀性生长,形成弥漫性分布的肝细胞增生性小结节(图 31-4),结节内肝板走行紊乱,不再向中心静脉汇聚,肝细胞大小不等,可见双核肝细胞,排列成 1~2 层肝细胞索,局灶坏死少见,结节内缺乏汇管区。结节周围肝细胞萎缩形成细条带状,肝窦扩张,结节之间无纤维组织增生分隔,炎症反应轻微(图 31-5),门静脉小分支狭窄、闭塞。

(三) 肝细胞腺瘤

1. 临床检验指标

(1) 患者肝功能多正常,少数可有转氨酶升高。

(2) 肿瘤标志物 AFP、CEA 检查均正常。

(3) 多不合并病毒性肝炎感染。

(4) 50% 炎症性肝腺瘤患者血清 C 反应蛋白升高,红细胞沉降率加快,罕见情况下出现贫血。

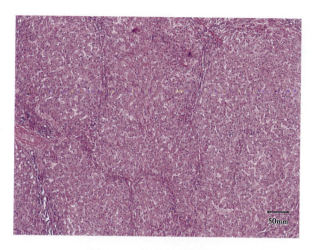

图 31-4　结节再生性增生

肝细胞膨胀性增生,呈模糊结节状,结节之间无纤维组织增生,HE 染色,×100

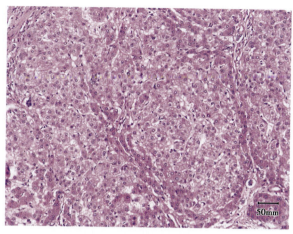

图 31-5　结节再生性增生

增生性结节挤压周围正常的肝实质细胞,萎缩的肝实质细胞形成细条带状,HE 染色,×200

2. 其他检查指标

(1) 超声:表现多样,可表现为低回声、等回声或高回声,大多边界清楚。小的腺瘤多回声均匀,如腺瘤合并出血或坏死,可表现为不均质回声,也可合并钙化。彩色多普勒扫描肝细胞腺瘤病灶周边和肿瘤内部可见血管,为平坦的连续波形。

(2) CT:肝脏病灶呈低回声或等回声。CT 平扫多为低密度,较少为等密度。增强扫描呈动脉期强化改变,门脉期等密度或低密度。

(3) MRI:肝脏结节状病变,病灶在 T_1WI 呈低信号或等信号,T_2WI 呈高信号,增强扫描病灶的强化表现同 CT 相同,但是 MRI 在发现病灶出血方面较 CT 敏感。

3. 临床病理检测

(1) 大体:肝细胞腺瘤边界清楚,但无包膜,通常为单发肿块,直径 0.1~15cm,切面质软或质实,淡棕色或褐色,较周围肝组织染色较浅或色黄,局灶可见黄色坏死区或暗红出血区,无局灶结节性增生的中央瘢痕。

(2) 镜下:肝细胞腺瘤由良性肝细胞构成,肿瘤细胞与正常肝细胞大小相似,核不典型性或核分裂少见。细胞间毛细胆管可见胆栓形成,偶见髓外造血灶。出血和坏死可见,局灶血窦呈扩张状态似紫癜样,肿瘤内缺乏汇管区和中央静脉。

肝细胞腺瘤分子分型及免疫组化染色特征(表 31-1):

1) 肝细胞核因子 1A 基因突变腺瘤(hepatoyte nuclear factor 1α mutated adenoma, H-HCA):是具有 *HNF1A* 突变的肝腺瘤,占所有腺瘤的 35%~45%,最常发生在女性,可以单发或多呈发结节。H-HCA 部分存在体细胞 *HNF1A* 等位基因突变,导致 HNF1A 失活;约 10% 的患者具有遗传性胚系突变,这种患者常伴有 MODY3,具有发生肝细胞腺瘤病的倾向;另外,部分 H-HCA 存在杂合性 CYP1B1 胚系突变,由于 CYP1B1 与雌激素代谢有关,故口服避孕药可诱发 H-HCA。H-HCA 大体呈分叶状。镜下病变界限清楚,肝板排列规则,肝细胞增大,具有中 - 重度脂肪变性,核小而深染。细胞无异型性,无炎性细胞浸润,无肝窦扩张充血。部分病例见丰富的脂褐素,肿瘤周围肝细胞正常或具有脂肪变性。免疫组化染色,肝脂肪酸结合蛋白(liver fatty-acid binding protein, L-FABP)H-HCA 诊断性标志物,几乎完全阴性或呈低表达,与周围正常肝组织强阳性表达形成明显对比;不表达 CRP 或 SAA;GS 染色阴性,但在腺瘤边缘或病变外静脉周围 GS 可呈局灶阳性表达。

2) β-catenin 激活型腺瘤(β-catenin-activated adenomas, β-HCA):具有 β-catenin 突变的腺瘤称 β-HCA。β-HCA 占所有腺瘤的 10%-15%,好发于男性。30% 的肝腺瘤具有 β-catenin 外显子 3 和 4 的

表 31-1　肝细胞腺瘤亚型的组织学表现

组织学	HNF1A 失活型	β-catenin 激活型	炎症型	未分类
脂肪变	通常 +++,极少 –	–	– 至 ++	+/–
肝窦扩张及紫癜	– 至 +	–/+	– 至 +++	– 至 ++
小胆管反应	–	–	+/– 至 +++	–
异常厚壁动脉	–	–	+/++	–/+
炎症反应	–/+	–	+ 至 +++	–/+
细胞学异常	–	+	–	–
重建(出血坏死纤维化)	–/+	–/+	– 至 ++	–/+
免疫组化				
L-FABP	–	+	+	+
GS	–	+		
βSFABP	–	+	–	–
SAA/CRP	–	–	+ 至 +++	–

注:L-FABP,肝脂肪酸结合蛋白;GS:谷氨酰胺合成酶;HNF1α,肝细胞核因子 1α;SAA/CRP,血浆淀粉样 A/C 反应蛋白。分级:+ 轻;++ 中;+++ 重;– 无。

中间性缺失,部分病例同时有 *gpl30* 或 *GNAS* 突变,大约 1/2 的 β-catenin 腺瘤属于炎性腺瘤。大体检查,多为单发结节,但在糖原沉积症基础上发生的腺瘤常为多发。镜下,肝板增厚或形成假腺样结构,肝细胞具有不同程度的异型性,细胞增大,细胞核形态不规则,常无脂肪变性和炎性细胞浸润。该型有肝细胞癌的转化的报道。免疫组织化学染色显示 GLUL,LGR5,β-catenin 和 GS 阳性。β-catenin 的表达经常仅见于少数细胞核,GS 则为均匀一致的胞质阳性表达。恶性转化的肝细胞 Glypican-3 阳性。

3) 炎症性腺瘤(inflammatory adenomas,IHCA):又称血管扩张型腺瘤,占所有腺瘤的 40%~50%。IHCA 中存在三种不同癌基因的突变,即 *IL6ST*、*STAT3* 和 *GNAS*,少部分病例具有 β-catenin 突变,存在恶变的风险。前三种基因突变约占所有 IHCA 的 75%,其余 25% 左右的 IHCA 尚未发现能解释炎性表现的基因改变。IHCA 几乎仅见于口服避孕药的中青年女性,可以伴有肥胖。部分患者出现全身性炎性综合征的副肿瘤征,这些症状在肿瘤切除后消失。大体检查,IHCA 以多灶性病变为主,也可以为单灶性,病变大小 2.7~14.0cm,与周围组织界限清楚,质软,切面无中央瘢痕。镜下,IHCA 的特征性改变为肝细胞增生、萎缩、肝窦显著扩张或呈紫癜样三种形态共同存在,其中可见较小的纤维内间隔,纤维间隔内见多少不等的炎性细胞浸润,发育不良的血管及反应性增生的胆小管。另外,病变组织内可见恒定出现特征性的"裸动脉"。肝细胞具有不同程度的脂肪变性,部分可见细胞异型性。免疫组化染色,多数病例 CRP 弥漫强阳性表达,SAA 呈颗粒状弱阳性表达,但有时结果相反,因此认为两种抗体联合使用更具有诊断价值。GS 表达阴性或呈局灶阳性,阳性表达位于血管周围或与正常组织交界处。CK7 标记胆小管。

4) 未分类的 HCA:少于 10% 的 HCA 无明显的特征,L-FABP 染色与正常肝细胞相同,不表达 SAA、CRP、β-catenin 及 GS。目前归为未分类 HCA 亚型。

(四) 单纯性肝囊肿

1. 临床检验指标　无特征性改变。

2. 其他检查指标　B 超及 CT 检查提示单房囊性病变。

3. 临床病理检测

(1) 大体:单纯性囊肿大多数位于肝表面,为单房性囊肿,直径数微米至 20cm,可见完整包膜。囊液为淡黄,清亮,偶为黏液样、血性或脓性,囊内壁光滑,有光泽。

(2)镜下:囊肿衬覆上皮为单层立方或柱状上皮,似胆道上皮细胞。上皮细胞也可变扁平、脱落或鳞状上皮化生,偶被误认为表皮样囊肿。上皮周围为薄层成熟的纤维组织,缺乏卵巢型间质成分,可含少量小胆管、大的血管和不等量周围被挤压的肝实质(图31-6)。

(五)多囊性肝病

1. 临床检验指标

(1)血常规、肝功能多无异常。

(2)基因测序具有 *PKD1* 及 *PKD2* 基因突变。

2. 其他检查指标

(1)超声:肝实质内多发性圆形或椭圆形或少数不规则形无回声暗区,具有完整纤细光滑的囊壁,与周围肝组织的界限分明。

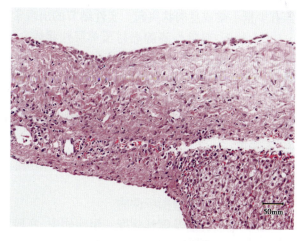

图 31-6　肝单纯性囊肿

囊肿衬覆上皮为单层立方或柱状上皮,上皮周围为薄层成熟的纤维组织,局部可见少量肝实质细胞团;HE 染色,×100

(2)CT 检查:肝脏多发,圆形、椭圆形,均匀水样密度,边缘光整锐利,CT 值为 0~15HU。增强扫描囊肿不强化,能准确显示囊肿大小、形状、部位、分布、数目等。若囊肿密度略有增高,多见于囊内出血、感染,有囊壁增厚提示感染较重或脓肿形成。

3. 临床病理检测

(1)大体:囊肿多少不一,从散在少数到上百个;大小不一,直径从 0.5~4cm。囊腔内为清亮透明液体,不含有胆汁。

(2)镜下:见大量大小不一的囊肿,与胆管不相通,囊壁衬覆扁平或立方上皮。

(六)胆管错构瘤

1. 临床检验指标　肝功能无正常,其他指标无特异性改变。

2. 临床病理检测

(1)大体:肝实质内多发散在小结节,结节灰白色,一般不超过 1cm,散在分布于整个肝实质内,但多数病变位于中等大小的门静脉周围和包膜下。

(2)镜下:病变位于或靠近汇管区,表现为纤维背景上出现不规则或圆形扩张的小胆管,衬覆单层扁平或立方上皮。扩张的胆管与胆管系统并不相通。

(七)胆管腺瘤

1. 临床检验指标　肝功能多正常,其他指标无特异性改变。

2. 临床病理检测

(1)大体:病变常位于肝被膜下,多为单个结节,极少数为多发结节,病变界限清楚,无包膜;结节绝大多数小于 1cm。

(2)镜下:病变内可见大量增生的小胆管,胆管呈圆形或轻度不规则形,伴周围间质内多量慢性炎件细胞浸润。增生的小胆管上皮细胞分化良好,无异型性;随着病程的进展,病变内增生的胆管和浸润的炎性细胞逐渐减少,而纤维组织逐渐增多;晚期几乎完全由透明变性的胶原纤维所取代,仅见少量胆管成分,偶见钙化。

(八)胆管囊腺瘤

1. 临床检验指标　肝功能多正常,其他指标无特异性改变。

2. 临床病理检测

(1)大体:肿瘤多数有包膜,孤立性病变。平均大小约 15cm。多数为黏液性,多囊性,内表面光滑伴有少量小梁或息肉状突起。实性结节的出现常预示恶性。

（2）镜下：黏液性囊腺瘤衬覆单层柱状或立方状黏液性上皮，细胞核位于基底，胞质顶端可见黏液。间质内可以见到梭形细胞卵巢样间质，有时还可见到脂肪及平滑肌。包膜由致密纤维结缔组织组成，其中可见血管和胆管结构。肿瘤衬覆上皮可发生鳞状或肠上皮化生，常伴神经内分泌细胞。上皮可伴有不典型增生或交界性改变。局部可有上皮脱失、溃疡、泡沫细胞聚集、胆固醇结晶、多核巨细胞反应或钙化。浆液性囊腺瘤衬覆扁平或立方上皮，胞质透亮富于糖原，囊壁内无梭形细胞卵巢样间质，无黏液。

二、临床检查指标的评估

（一）实验室检查指标评估

肝脏良性肿瘤及瘤样病变一组疾病中，实验室检查无特殊，常规指标检查在于评估患者肝功能，血清 AFP 检查则用于排除恶性肝脏肿瘤。

（二）影像学指标评估

部分肝脏良性肿瘤及瘤样病变具有典型影像学特点，如 FNH。B 超检查简单方便、无创、价廉、准确性高，是诊断肝囊肿的首选方法，其灵敏度和特异度均高于 90%。CT 是最有效的肝囊肿诊断方法之一。

（三）病理检查评估

肝脏良性肿瘤及瘤样病变一组疾病确诊均需进行肝组织活检病理检查。

第三节　实验室及其他检查指标的临床应用

一、检查指标的筛选原则

1. 首要 / 必需检测项目　肝脏良性肿瘤及瘤样病变一组病变首先需进行影像学检查，明确是否存在，以及病变位置，初步与恶性肿瘤相鉴别。

2. 第二步检测项目　为明确诊断，必须进行病理检测，以指导临床处理。

3. 次要检测项目　临床常规检查如血常规、肝功能等。

二、检查指标的临床应用

肝脏良性肿瘤及瘤样病变较为少见，实验室指标多无特异性改变，但实验室指标中肝功能以及相关血清肿瘤标记如 AFP 的检查是必不可少的，用于评估患者肝功能以及与恶性肿瘤鉴别。影像学检查可明确肝内占位病变的范围及特征，明确这类肝内少见疾病的诊断需经病理检查确诊。

案例 31-1

【病史摘要】　患者，女性，10 岁，发现肝内占位 1 年。患儿 1 年前因流行性腮腺炎在外院行相关检查，腹部超声检查时发现肝内占位。上腹部 CT 平扫示肝 S5 段低密度灶，性质待定。遂行 CT 引导下经皮肝穿刺活检术，术后病理：肝小叶结构存在，汇管区部分淋巴细胞浸润，局部水肿，未见明显恶性征象。当地医院建议随诊或到上级医院进一步诊治。家属带病理切片来本院会诊，病理学诊断：复习切片，镜下见穿刺肝组织肝细胞形态未见明显异常，排列局灶紊乱，汇管区可见纤维组织增生，可见小动脉壁异常增厚，小胆管增生，伴少量淋巴细胞浸润。未见恶性肿瘤成分。检查结论：穿刺肝组织形态改变不除外局灶结节性增生，请结合临床及影像。

【临床检验】　入院后完善检查，实验室检查无特异，AFP 正常。

【CT/ 影像检查】　肝左叶可见一类圆形占位性病变，大小约 45mm × 32mm × 49mm，边界清，平扫呈稍低密度,中央可见片状更低密度区,未见明确钙化灶。肝内、外胆管无扩张,肝门结构清,未见异常密度影。胆囊不大,囊壁均匀,强化均一,未见阳性结石。检查结论:肝左叶占位性病变,考虑血管瘤可能性大。

【病理检查】

1. 大体肝脏肿瘤组织直径约为 5cm,切面灰黄色,中央可见灰白色星状瘢痕,质地中等。

2. 光镜肿瘤见良性肝细胞构成的结节,结节中央见宽带状的纤维结缔组织,纤维间隔完全或不完全包绕正常肝实质细胞呈巢状或索状,结节内无汇管区或中央静脉。

3. 免疫组化检测肿瘤组织 GPC3 阴性,β-catenin 阴性;谷氨酰胺合成酶(GS)阳性表达,呈地图样分布。

【诊断】　肝脏局灶结节性增生。

【案例分析】　女性患者,10 岁,发现肝脏占位性病变,血清 AFP 正常,可初步排除肝脏恶性肿瘤如肝癌及肝母细胞瘤。影像学检查示肝脏类圆形占位,考虑血管瘤。手术切除病理诊断为肝脏局灶结节性增生。

-- 小　　结 --

肝脏良性肿瘤及瘤样病变是临床上较为少见的一类疾病,主要包括局灶结节性增生、结节再生性增生、肝细胞腺瘤、单纯性肝囊肿、多囊性肝病、胆管错构瘤、胆管腺瘤、胆管囊腺瘤等。这类病变临床表现及实验室指标无特异性,术前依靠影像学检查有助于初步诊断及鉴别诊断,但明确诊断需经病理学检查。

(牛会林　熊 燏　刘 莉)

第三十二章

肝脏间叶性肿瘤

肝脏间叶性肿瘤(hepatic mesenchymal tumors)是一组原发于肝脏的具有特定间叶细胞分化(血管、纤维、脂肪等)或缺乏特定间叶细胞分化方向(未分化肉瘤)的良性或恶性肿瘤。

第一节 概　述

一、临床症状和体征

肝脏间叶性肿瘤可分为良性和恶性两种。良性肿瘤包括海绵状血管瘤、淋巴管瘤、血管平滑肌脂肪瘤、婴儿型血管瘤、孤立性纤维性肿瘤、神经纤维瘤及间叶性错构瘤等,恶性肿瘤包括血管肉瘤、上皮样血管内皮瘤、平滑肌肉瘤、胚胎性肉瘤及 Kaposi 肉瘤等。肝脏间叶性肿瘤在临床中常表现为上腹部包块或肝肿大,少数可见发热伴体重下降、肿瘤破裂所致的急腹症、Budd-Chiari 综合征、充血性心力衰褐、心脏肿瘤综合征、消耗性凝血障碍、低血糖,部分为肿瘤压迫或坏死引起的门脉高压、肝功衰竭、梗阻性黄疸等。

1. 海绵状血管瘤　海绵状血管瘤是肝内最常见的良性肿瘤,发生率 0.4%~20% 不等。肿瘤生长缓慢,病程常达数年以上,瘤体较小时无任何临床症状。增大后主要表现为肝肿大或压迫胃、十二指肠等邻近器官,引起上腹部不适、腹胀、嗳气及腹痛等症状。该肿瘤可发生在任何年龄,以年轻女性多见。妊娠期肿瘤增大甚至破裂,而雌激素治疗也可引起肿瘤增大或复发。一般肿瘤直径超过 4cm 时患者才会出现症状,如疼痛、Mass 综合征相关症状等。偶见肿瘤破裂、急性血栓形成及伴消耗性凝血病的 Kasaback-Merritt 综合征。

2. 间叶性错构瘤(mesenchymal hamartoma,MH)　为极少见的良性病变,多发生于新生儿,表现为单发的球状红色结节。占出生至 21 岁之间所有肝脏肿瘤和假性肿瘤的 8%,占 2 岁前所有肝脏肿瘤和假性肿瘤的 12%,占肝脏良性肿瘤的 22%。约 85% 的 MH 患儿于 3 岁前发病,但 5 岁前确诊者少于 5%。约 15% 的病例在新生儿期被发现。男性患儿的发病率略高于女性患儿。然而,MH 成人病例虽少见,但女性发病率相对更高。MH 多数无明显症状,其他临床表现主要为腹胀及上腹部包块。少数患者出现厌食、呕吐、乏力症状,瘤体囊内及疏松结缔组织中的大量积液可导致腹部急剧增大,并引起呼吸窘迫。新生儿及婴儿巨大的 MH 可能阻碍血液循环,进而危及生命。囊肿破裂所致的新生儿腹水是巨囊型 MH 的并发症之一。MH 亦可合并畸形,包括肠系膜发育缺陷、胸壁前突,或伴胎盘绒毛干间充质细胞增生/发育异常。孕晚期胎儿超声和 CT 检查能够在出生前发现胎儿间叶错构瘤。肝功能正常,但瘤周再生肝细胞产生的甲胎蛋白(alpha-fetoprotein,AFP)可使血清 AFP 水平轻度升高;个别病例的血清 AFP 升高明显,易与肝母细胞瘤混淆。超声及 CT 显示 MH 为低密度、血流少的多房囊性或囊实性肿物,有时在周边部可见钙化。

3. 婴儿型血管瘤　曾称为婴儿型血管内皮瘤,是一种良性的血管源性肿瘤,与发生在婴儿皮肤的毛细血管瘤一样。它是婴儿及儿童期最常见的肝脏间叶肿瘤,占出生至 21 岁之间所有肝脏肿瘤的 20%,通常发生在 2 岁以内,占同时期所有肿瘤的 40%,所有良性肿瘤的 70%,约 63% 见于女性患者。

患者的主要症状为腹部增大,有些患者发生充血性心力衰竭或消耗性凝血病,10% 的患者伴有皮肤或其他部位的血管瘤。婴儿型血管瘤与多种先天畸形有关,包括偏身肥大 Cornelia de Lange 综合征。

4. 血管平滑肌脂肪瘤　由脂肪组织、平滑肌(梭形或上皮样)、厚壁血管以不同比例混合构成的良性肿瘤。目前认为此瘤属于血管周上皮样细胞分化的肿瘤(perivascular epithelioid cell tumor, PEComa),表现为平滑肌瘤和脂肪瘤双向分化、黑色素生成。主要见于成人,10~86 岁均可发生,平均年龄 50 岁,男女比例为(2~5)∶1。5%~10% 的患者合并结节性硬化病,同时伴有肾肿瘤和多发的肝肿瘤。患者大多无症状,部分大者可引起上腹部疼痛,偶见巨大肝被膜下肿瘤破裂并造成腹腔积血。

5. 淋巴管瘤和淋巴管瘤病　淋巴管瘤是一种少见的良性肿瘤,通常见于婴儿或儿童。可单发,但多发者更为常见。当淋巴管瘤多发或累及多个器官时称为淋巴管瘤病。孤立的肝淋巴管瘤非常少见,通常伴发脾、骨骼肌和其它组织的淋巴管瘤病,表现为一种畸形综合征。当弥漫的淋巴管瘤病累及肝和多个器官时预后差,而单个病变手术切除即可。

6. 脂肪组织肿瘤及病变　肝脂肪组织肿瘤的命名依据其组成成分,可分为脂肪瘤、冬眠瘤、血管脂肪瘤、平滑肌脂肪瘤、血管平滑肌脂肪瘤等。是由成熟脂肪组织组成的肿瘤,可见于任何年龄,但儿童罕见,肿瘤大小不等。临床常表现为缓慢生长的无痛性肿块。

7. 孤立性纤维性肿瘤(solitary fibrous tumor, SFT)　曾称为局限纤维化性间皮瘤,来源于肝间皮下组织。发病年龄 16~84 岁(平均 55 岁),男女比例 2∶1。小肿瘤大部分无症状,部分肿瘤增大常引起腹部不适和腹部实性包块。有些肿瘤产生胰岛素样生长因子,导致低血糖症。

8. 炎性假瘤　曾被称为浆细胞肉芽肿、假性淋巴瘤、纤维黄瘤和组织细胞瘤等,皆因其不同的组织学表现。肝炎性假瘤可发生于任何年龄,平均年龄 56 岁(3~77 岁),约 70% 发生于男性患者。大多数患者出现反复发热、体重减轻和腹痛,少数出现黄疸。炎性假瘤的病因不明,可能是各种感染和炎症引起的一组异质性病变。某些炎性假瘤可能是细菌脓肿溶解吸收后的残留物,而另外一些可能与 EB 病毒感染有关。

9. 胚胎性肉瘤 / 未分化肉瘤(undifferentiated sarcoma, UES)　也称为恶性间叶瘤,此瘤罕见,主要发生于儿童,但成人也可发生。据报道,有些病例伴发间叶性错构瘤。超过 75% 的患儿发病年龄为 6~15 岁,少数可见于成人。UES 是第三位常见的儿童肝脏恶性肿瘤,仅次于肝母细胞瘤和肝细胞癌,占儿童期肝脏肿瘤的 9~15%。发病率无性别差异,亦无前驱病变。患儿的临床表现有腹痛、腹部增大、体重下降和发热,有时症状很重。血清 AFP 水平正常,偶有因肿瘤导致的肝细胞再生引起 AFP 轻度升高。少数患者出现肿瘤自发破裂,导致腹腔出血和出血性休克。UES 罕见侵入下腔静脉并进入右心房,产生心脏杂音。影像学显示 UES 多位于肝右叶。超声检查发现大于 80% 的 UES 为实性肿块,而 CT 和 MRI 则观察到低密度的囊性结构。病理检查结果显示上述囊性结构多为液化坏死和凝血,并非真正的囊腔。尽管如此,UES 也有真正的囊腔形成,伴囊内分隔时,影像学可能提示棘球蚴病。

10. Kaposi 肉瘤　肝播散性 Kaposi 肉瘤大多与 AIDS 有关,12%~25% 的 AIDS 胎儿肝可出现 Kaposi 肉瘤,但影响其发病率和死亡率的因素不详。在病因学上,AIDS 患者与感染 HHV-8 病毒有关。Kaposi 肉瘤通常累及肝脏的门脉及门脉周区域,并可侵入肝实质。

11. 上皮样血管内皮瘤(epithelioid hemangioendothelioma, EHE)　亦称组织细胞样血管内皮瘤,是由上皮样或梭形细胞沿原有血管生长,或形成的新血管构成的恶性潜能未定的肿瘤。因肿瘤细胞具有上皮细胞样的形态,命名为肝上皮样血管内皮瘤(EHE),但肿瘤并非上皮来源。该肿瘤少见,主要见于成年妇女,发病年龄 12~86 岁,在 137 例肝 EHE 患者中,只有 7 例患者的年龄≤20 岁。可能与口服避孕药有关。约 42% 的肝 EHE 患者无症状,部分可引起腹痛、黄疸、腹水。少见临床表现可与 Budd-Chiari 综合征相似。偶见肝静脉浸润导致的类似静脉闭塞性疾病的症状。影像学检查显示,EHE 早期为结节状孤立性病变,常进展为多发病变。结节的 MRI 表观呈多环靶样,可见 T1 加权像高信号、T2 加权像低信号的清晰边缘(亮暗环征),不同于血栓形成的血管腔。基于大宗病例的研究发现,82% 的肝 EHE 为多发性病变。大约 20% 的病例可见局灶钙化,有时形成不完全肝脏钙化。

12. 血管肉瘤　由梭形细胞或上皮样内皮细胞构成的血管源性的恶性肿瘤。主要见于 60 岁以上的成人，婴幼儿中偶见，男女比例为 3∶1。血管肉瘤的临床表现有腹痛、腹水，肿瘤破裂可引起急腹症。血管肉瘤患者通过以下方式发现：61% 出现肝相关症状（如肝大、腹痛、腹水）；15% 由于肿瘤破裂出血发生急腹症；15% 有脾大伴全血减少；9% 可见远处转移。

13. 肝胆管横纹肌肉瘤　肝胆管横纹肌肉瘤（rhabdomyo sarcoma，RMS）少见，但是儿童最常见的胆管肿瘤，占所有儿童横纹肌肉瘤的 1%。常见于婴儿，出生时即发病者占 2%，男性明显多于女性。临床症状与肿瘤的胆管内生长方式密切相关，主要为间断梗阻性黄疸，也可见发热和非特异性腹部症状。因肿瘤侵及肝内和 / 或肝外胆管，超声检查可见导管内狭长肿物造成胆管扩张，CT 呈低密度和不均匀衰减表现。胆管造影可见各种灌注缺损，提示导管内肿瘤。

14. 肾外恶性横纹肌样肿瘤（rhabdomyoid tumor，RT）　是一种罕见的高度恶性肿瘤，其特征为具有横纹肌样形态的未分化细胞弥漫生长，某些病例可检测到特异的分子改变。肝原发性 RT 的临床表现与其他儿童恶性肝脏肿瘤相似，但血清 APF 正常是其鉴别要点之一。肝脏 RT 可发生自发性破裂。

15. 平滑肌肉瘤　肝脏的平滑肌肉瘤几乎均为转移性，因此应注意查找原发灶。EB 病毒相关的平滑肌肉瘤或平滑肌肿瘤可原发于肝脏，见于免疫抑制患者，包括获得性（HIV/AIDS 相关）和医源性（多与器官移植相关）两种。在肝移植患者中，病变可发生于异体移植物的供体细胞，也可发生于移植物外的受体细胞。

二、病因和发病机制

肝脏间叶性肿瘤种类较多，各病种关联性并不是很密切，因此其发病原因和发病机制原因各异，可能有以下几种：

1. 遗传学因素　一些细胞遗传学和 DNA 分析结果提示间叶性错构瘤为肿瘤性病变。间叶性错构瘤恶变为未分化肉瘤的报道也支持上述观点。间叶性错构瘤的染色体变异包括 15 号和 19 号染色体的平衡易位、19q13.4 中间缺失的 11 号和 19 号染色体易位以及 11 号、17 号和 19 号染色体的复杂易位，后者称为"MHLB1"（肝间叶错构瘤断裂点 1），提示断裂点 19q13.4 是 MH 常见的克隆异常。而胚胎性肉瘤具有显著的渐进性基因组不稳定性。有些 UES 患者有间叶错构瘤的病史，并检测到 19q13.4 位点的易位，提示这两种肿瘤具有共同的致病通路。

在一部分 PEComa 病例（约 23%）中存在 *TFE3* 基因的重排，包括形成 *SFPQ/PSF-TFE3* 和 *DVL2-TFE3* 等融合基因，以及有 *TFE3* 重排但无相对应的融合基因。孤立性纤维性肿瘤分子遗传学显示 *12q* 重排，形成 *NAB2-STAT6* 融合基因。大部分肾外恶性横纹肌样肿瘤都可检测到特异的分子标志 SMARCB1，即一种 *SWI/SNF* 缺失相关、基质关联肌动蛋白依赖的染色质调控因子。染色质组装是基因表达调控的关键性机制。SWI/SNF（SMRCA1/SMARCB1）蛋白家族复合体家族通过 ATP 依赖的核小体改构复合体来调控或改变染色质结构。多数恶性横纹肌样肿瘤是由 SWI/SNF 染色质重构复合体中 SMARCB1 功能缺失所致。而这种功能缺失会影响关键的细胞周期进程和细胞周期关卡调节蛋白，后者调节 cyclin D1、CDKN2A（p16INK4A）和 pRb（f）的活性。孤立性纤维性肿瘤分子遗传学显示 12q 重排，形成 *NAB2-STAT6* 融合基因。

2. 环境因素　长期暴露于氯化乙烯单体、三氧化二砷、雄激素合成的类固醇等是已知的病因，见于 20% 的肝血管肉瘤患者中。二氧化钍造影剂的使用也曾被认为是重要的病因，长期接触的患者中有 1/3 伴有肝硬化。血管肉瘤与接触氯乙烯的血管肉瘤中部分病例可检测到 *P53* 基因突变和 *k-ras* 突变。前者被检测到 249 和 255 号密码子 A→T 的错义颠换突变（2/4 例）。据统计，在生产氯化乙烯的工人中发生血管肉瘤者的平均接触时间为 16.9 年。用二氧化钍造影剂者，从出现包膜下和汇管区纤维化、肝窦扩张和内皮增生，发展至血管肉瘤的潜伏期为 20~40 年，某些患者可同时伴有肝细胞癌或胆管细胞癌。

3. 综合病因　如肝脏海绵状血管瘤考虑可能与先天性肝脏末梢血管发育畸形、染色体变异、激素刺激,血管内皮生长因子调节等有关。婴儿型血管瘤,目前对于该病的发病机制还没有完全明确,常见的包括通路上调学说、胎盘学说、低氧诱导的增殖学说等对婴儿型血管瘤的发病进行了解释。淋巴管瘤通常被认为是淋巴系统的先天性畸形,病因仍不清楚。

三、临床诊断和鉴别诊断

(一) 临床诊断

肝脏间叶性肿瘤的诊断主要依靠病理,临床血生化指标仅有提示意义。除了肝海绵状血管瘤、血管平滑肌脂肪瘤等少数通过肿瘤成分的判断来提示影像学诊断外,其他肿瘤的确诊均需要病理活检(具体病理诊断标准及鉴别诊断请参考本章第二节)。

(二) 诊断流程(图 32-1)

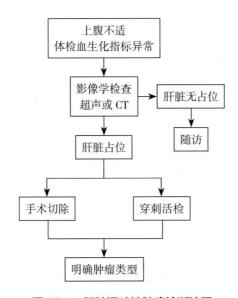

图 32-1　肝脏间叶性肿瘤诊断流程

第二节　实验室及其他检查指标与评估

肝脏间叶性肿瘤的检查指标主要有临床检验指标、病理组织学检查指标和影像学检查指标。相对于肝细胞癌等上皮来源的肿瘤,肝脏间叶性肿瘤的临床检验指标的提示作用相对弱得多,主要是肿瘤引起的占位性病变压迫胆管或肝细胞损伤后再生引起生化指标的上升,而且特异性及灵敏性均较弱。间叶性肿瘤的诊断主要依靠影像学及病理活检。影像显示肝内占位性病变,可以提供诊断和鉴别诊断,只有肿块活检才能明确诊断。

一、实验室及其他检查指标

(一) 临床检验指标

肝脏是体内含酶最丰富的器官,肝细胞内含有一系列高浓度的酶。肝功能损伤时(肿瘤引起的肝细胞坏死、再生及胆管阻塞等)这些酶可能渗漏进血浆,从而可用于肝损伤的诊断和监测治疗。对于肝脏间叶性肿瘤的生物化学检测,临床上可供参考的指标有 AFP、乳酸脱氢酶(lactate dehydrogenase,LD),碱性磷酸酶(alkaline phosphatase,ALP)等。

1. 甲胎蛋白　AFP 由胚胎肝细胞和胎儿卵黄囊细胞产生,其量可达胎儿血清蛋白总量的 2/3。急性肝损伤后常因肝细胞的再生而导致 AFP 升高(常常可达 100~200ng/dl),但肝切除术却不升高,因此,肝细胞再生并非 AFP 升高的直接原因。另外在肝癌、肝纤维化及肝占位性病变中,AFP 均可出现不同程度的升高,因此该指标特异性并不是很高。

2. 乳酸脱氢酶　LD 有五种同工酶,是由 M 和 H 两种亚基组成的四聚体,H 亚基对乳酸亲和力高,而 M 亚基对丙酮酸亲和力高。LD4 和 LD5 主要存在于肝和骨骼肌中,肝细胞内的 LD4 和 LD5 约为血浆的 500 倍,半衰期约 4~6h,所以肝炎和肝脏占位性病变时 LD 的上升通常是一过性的,当出现临床症状时 LD 往往已经恢复至正常。

3. 碱性磷酸酶　ALP 以不同类型的同工酶的形式出现在肝脏、骨骼、肾脏、肠道以及胎盘中,肝脏 ALP 半衰期约为 3 天,位于肝毛细胆管的表面,是胆管功能障碍的实验室指标。占位性病变所导致的胆管或胆小管的堵塞将会导致 ALP 的快速升高,可达参考值上限的 10 倍以上,其升高可能与 ALP 合成增加和分泌减少有关。

(二) 影像学检查指标

肝脏病变的影像学检查方法有超声、CT、磁共振等。但肝脏超声是首选的影像学检查方法。

1. 肝脏超声　超声检查可提示为单个或多个、局灶性或弥漫性病变,亦能准确测量病变的大小,小至 1cm 以下及大至 10cm 以上均可。局灶性肝病变可分为液性或实质性病变,有时两种状态混合,超声亦可鉴别。局灶性肝病变可分为良性或恶性两类,声像图上有一般规律可循,且在多数情况下判断准确。总的来说,超声对局灶性肝病变诊断贡献大,它较常规 CT 能测得更小的病灶及易于区别性质。

如肝脏血管瘤在声像图上一般表现为肝内边界十分清晰的占位病变,外形可为圆形、椭圆形或不规则形,常具有边缘裂开征或血管进入、血管穿通征。用超声随访测量,肿瘤大小可数年不变,或者生长极慢。同时,使用超声造影可观察到肝血管瘤特征性的表现,如其在动脉期呈周边部环状增强,并逐渐呈结节样向中央延伸,在门脉期或延迟期病灶全部填充呈高回声或等回声均匀团块。肝血管平滑肌脂肪瘤在超声表现为内部高回声为主,且回声较均匀,后方可有轻度衰减现象,在彩色多普勒可测及低阻性动脉血流。

2. 肝脏 CT 及 MRI　其适应证主要有,临床 AFP 升高,尤其是慢性肝病患者(乙肝、丙肝和肝硬化);B 超检查肝占位性病变,进一步定性;肝肿瘤术前可切除性评价,包括血管受累和淋巴结转移情况等;其他肿瘤术前或术后随访,了解有无肝转移;肝肿瘤肝移植术前评价和术后随访;肝肿瘤治疗(包括手术和介入微创治疗)后疗效评判和随访。

各种肝脏间叶性肿瘤的影像学表现大部分相同,少数有所区别。如肝血管瘤在 CT 上为低密度,增强扫描动脉期见病灶周边结节状强化,而在延迟期病灶中心未见强化。在 T_1WI 上呈低信号,在 T_2WI 上为较均匀高信号,信号强度与脑脊液相似,因此称为"灯泡征"。而血管平滑肌脂肪瘤在 CT 平扫表现为混杂低密度,假包膜常见。在 T_1WI 上多表现为以高信号为主的混杂信号,用脂肪抑制后,高信号完全或部分消失,提示含有脂肪。

(三) 临床病理检测指标

病理组织学检查:包括组织病理、免疫组织化学及分子病理等。

1. 海绵状血管瘤

(1) 病理大体表现:海绵状血管瘤大小差异很大,小至几毫米,大时几乎可以占据整个肝脏(图 32-2A)。肿瘤通常单发,触之柔软有波动感。切开时暗红色,含大量血液,切面呈海绵状,可观察到近期出血、血栓机化、纤维化及钙化等改变。

(2) 组织病理学观察:典型的海绵状血管瘤由大小不等的血管腔组成,管腔内充满血液,管壁内衬单层扁平内皮细胞,可见厚薄不一的纤维分隔。纤维间质中可见树枝状小血管。大体检查边界清楚,但有时镜下可观察到扩张的血管腔伸入周围肝实质中。梗死区可见不同机化时期的血栓,陈旧病变内可见致密的纤维组织和钙化。(图 32-2B~D)。

(3) 鉴别诊断:主要与血管源性的其他肿瘤相鉴别,但需与分化良好的血管肉瘤相鉴别,后者在局

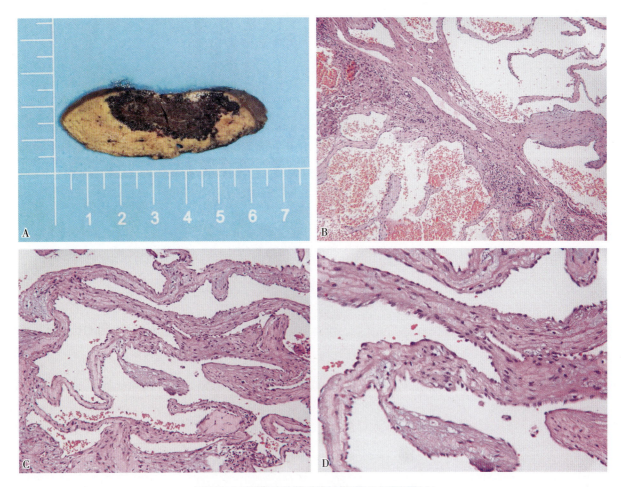

图 32-2　海绵状血管瘤的大体及病理组织形态

A. 海绵状血管瘤大体表现,为一个界限清晰的暗红色病灶;B. 显微镜下,呈大量薄壁血管高度扩张并相互交织成网,腔内充满大量红细胞(HE 染色,×100);C. 高倍镜显示高度扩张的小血管腔,管壁厚薄不一(HE 染色,×200);D. 血管腔衬覆单层扁平上皮,细胞无异型(HE 染色,×400)

部区域常呈浸润性生长,肿瘤内皮细胞显示有异型性或呈多层排列生长。

2. 间叶性错构瘤

(1) 大体检查:75%MH 发生在肝右叶,22% 发生在肝左叶,3% 两叶都可发生。大体特点为具有多囊结构的边界清晰的肿块,无包膜,可压迫周边肝组织导致其萎缩改变。有些巨大的肿瘤累及肝脏两叶,甚至占据全部肝脏。肿物切面多呈单囊或多囊结构,囊腔不与胆管相通。来自幼小患儿的肿瘤切面以实性为主,提示囊腔产生于肿瘤的生长过程中;有些肿瘤的囊腔直径超过 10cm,内含淡黄色液体或胶冻样物。在一组病例研究中,41% 为实性肿物,其余 59% 为囊性肿物。与其他肝脏肿瘤相似,某些位于肝脏下面的 MH 具有外生性生长方式。

(2) 组织病理学观察:该病变由不同比例的疏松结缔组织和胆管或胆管样成分构成,低倍镜表现类似于乳腺纤维腺瘤。间质水肿,呈黏液样或富于胶原,围绕在导管周围。导管扭曲或扩张,导管上皮常排列成胆管板畸形。有时可见无腺泡结构的肝细胞岛(图 32-3)。

(3) 分子病理:一些细胞遗传学和 DNA 分析结果提示 MH 为肿瘤性病变。MH 恶变为未分化肉瘤的报道也支持上述观点。MH 的染色体变异包括 15 号和 19 号染色体的平衡易位、19q13.4 中间缺失的 11 号和 19 号染色体易位以及 11 号、17 号和 19 号染色体的复杂易位。

(4) 鉴别诊断:在儿童应该与婴儿血管内皮瘤、胆管错构瘤(缺乏来源于内胚层的成分)、淋巴管瘤、

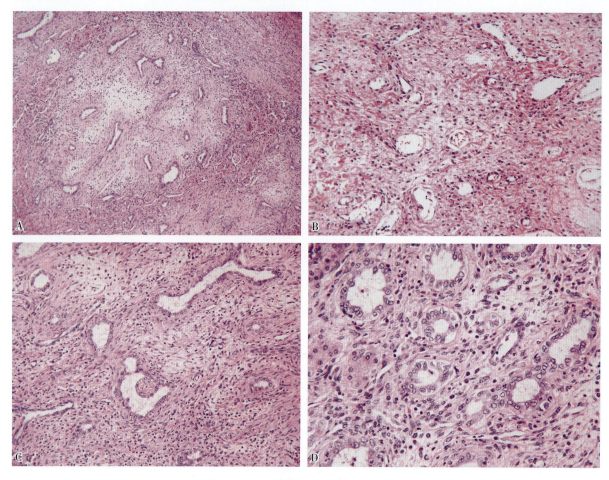

图 32-3　间叶性错构瘤的病理组织形态

A. 低倍镜显示肿瘤由疏松结缔组织和胆管成分构成(HE 染色,×100);B. 间质水肿,呈黏液样或富于胶原,围绕在导管周围(HE 染色,×200);C. 导管扭曲或扩张,导管上皮常排列成胆管板畸形(HE 染色,×200);D. 高倍镜显示胆管板畸形(HE 染色,×400)

畸胎瘤、肝母细胞瘤及肝未分化肉瘤相鉴别,后两者是多见于儿童的肝脏原发性恶性肿瘤。本瘤在成人罕见,必要时与肝脏局灶性结节性增生、炎症性肌纤维母细胞瘤等鉴别,根据形态学特征均不难区别。

3. 婴儿型血管瘤

(1) 病理大体检查:55% 的病例为单发肿瘤,其余 45% 为多发肿瘤。单发肿瘤的直径可达 15cm,位于肝左叶或右叶。多发病变的直径可小于 1cm,常累及大部分肝脏。大的单发病变呈红棕或红褐色,常有出血、中心纤维化及局灶钙化;小的病变切面呈红棕色海绵状。

(2) 组织病理学观察:肿瘤由被覆肥胖内皮细胞的血管构成,并形成管腔结构。血管内皮细胞肥胖,通常单层排列。较大的病变中心也可出现大的海绵状血管,内衬单层肥胖内皮细胞。这些血管可出现血栓并导致梗死,继发纤维化和钙化。婴儿型血管瘤的其他特征性病变包括小胆管散在分布在血管之间,并可见髓外造血灶(图 32-4)。

(3) 免疫组化:肿瘤内皮细胞表达第 8 因子相关抗原、CD32 和 CD34。免疫标记 GLUT1 在血管瘤中亦特异性表达。

(4) 鉴别诊断:需要与以下疾病相鉴别:①肝母细胞瘤:是婴儿期肝脏最常见的恶性肿瘤,AFP 常升高。肿块边界清楚,密度较均匀,质软,浸润性生长。常见髓外造血。免疫组化 CK8/18 可阳性,而

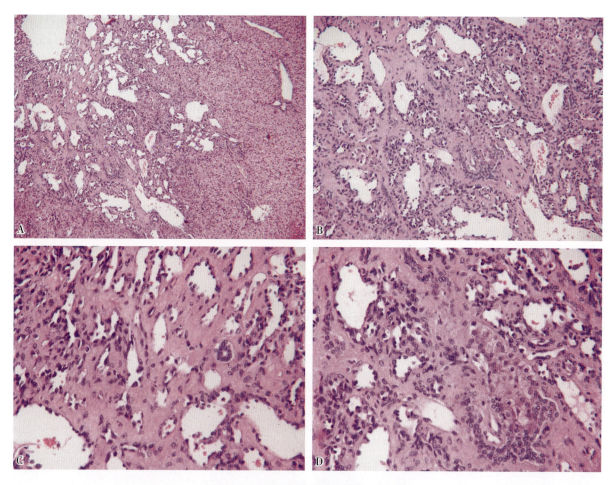

图 32-4　婴儿型血管瘤的病理组织形态

A. 瘤组织由成片吻合成网的毛细血管样小血管腔构成,右侧可见正常肝脏(HE 染色,×100);B. 密集增生的毛细血管大小不一,相互吻合成网,腔内含有红细胞(HE 染色,×200);C. 增生的血管壁衬覆单层肥胖或扁平内皮细胞,细胞无明显异型(HE 染色,×400);D. 间质内可见较多增生的小胆管(HE 染色,×400)

CD32、CD34 阴性。②海绵状血管瘤:成人多见,罕见于婴儿期。多位于肝脏中央区域,外观呈紫红色,质地柔软,一般无包膜,呈囊状、筛状或蜂窝状,内充满血液可压缩。镜下见大小不等的囊状血窦,血窦内壁衬有一层内皮细胞。③间叶性错构瘤:通常发生于 2 岁以下,女性多于男性,AFP 也可升高。肿瘤多为单发巨块。镜下可见病灶由排列紊乱的原始间叶组织、胆管和肝实质组成,并存在数目不等的正常形态的肝细胞团及散在胆管。④肝细胞癌:发病年龄通常大于 4 岁,AFP 明显升高,肿瘤常呈多发结节,沿肝窦呈浸润性生长,边界模糊不清,易发生肝内扩散和肝外转移。HEp Par1、CK19 阳性,CD34 血管阳性而瘤细胞表达阴性。⑤上皮样血管内皮瘤:多发生于中年女性。直径一般在 2cm 以下。肿瘤细胞沿原有的血管腔隙生长,呈树突状、梭形或上皮样,胞质丰富,嗜酸性,细胞内小的管腔或空泡形成,其内可见红细胞。

4. 血管平滑肌脂肪瘤

(1)大体检查:血管平滑肌脂肪瘤通常单发,直径从 0.6~36cm 不等。60% 位于右叶,30% 位于左叶,20% 位于两叶,8% 发生在尾叶。该肿瘤边界清楚,无包膜,切面呈鱼肉状或较硬。根据脂肪含量的差异呈黄色、紫褐色或褐色,大者肉眼可见明显出血、坏死。

(2)组织病理学观察:肿瘤由排列紊乱的平滑肌、脂肪组织和厚壁血管以不同比例混合而成,血管壁可见透明变性。平滑肌是唯一具有诊断意义的特异性成分,为多呈席纹状排列的上皮样细胞或成束的梭形细胞。上皮样细胞可呈多形性,胞质透明(糖原丰富)或嗜酸,呈弥漫片状或多灶性于脂肪组织间增生。其他少见的生长方式(如小梁状、紫癜样、炎症型)可见于缺乏脂肪细胞的肿瘤中(图 32-5)。

(3) 免疫组化及分子病理:平滑肌细胞内含有不同数量的黑色素,表达 HMB45 和 Melan A,部分表达 S100、CD117、actin、desmin 及 vimentin。新近研究显示,在一部分 PEComa 病例(约 23%)中存在 TFE3 基因的重排,包括形成 *SFPQ/PSF-TFE3* 和 *DVL2-TFE3* 等融合基因,以及有 TFE3 重排但无相对应的融合基因。其对临床有很重要的指导治疗作用,因具有 TFE3 重排的 PEComa 的发病机制与经典型 PEComa 有所不同,采用 mTOR 抑制剂可能无效。

(4) 鉴别诊断:脂肪瘤样血管平滑肌脂肪瘤容易误诊为高分化脂肪瘤样脂肪肉瘤,加做免疫组化 HMB45 可鉴别。脂肪肉瘤成分单一,FISH 检测显示 MDM2 基因扩增可以鉴别。

5. 淋巴管瘤和淋巴管瘤病   淋巴管瘤界限较清晰,由多发大小不等的腔隙构成,腔隙小者如毛细血管,大者呈囊性,内含透明粉染的淋巴液;腔隙内衬单层内皮细胞;间质为疏松结缔组织,有时可见间质淋巴组织浸润。淋巴管瘤病呈多发、弥漫状生长,病理形态与淋巴管瘤相同。

6. 脂肪组织肿瘤及病变

(1) 大体及组织病理学观察:肝的脂肪瘤常为单发的境界清楚的实质类圆形肿块。病变位于肝凹侧表面,通常体积较小,外被包膜,内含脂肪组织,可伴脂肪坏死及钙化。

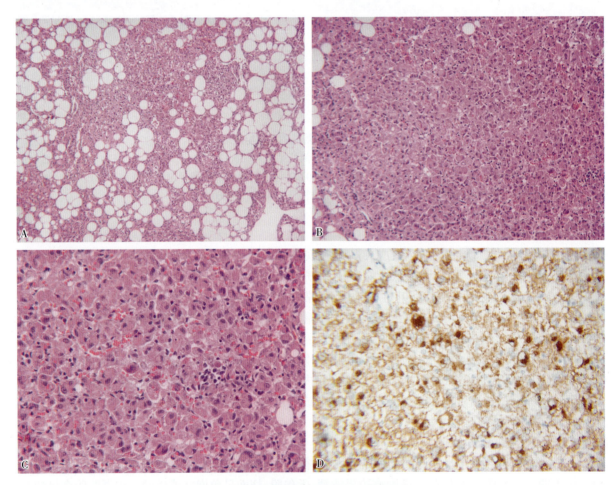

图 32-5   血管平滑肌脂肪瘤的病理组织形态

A. 肿瘤由平滑肌和脂肪组织混合构成,类似脂肪组织来源的肿瘤(HE 染色,×100);B. 上皮样平滑肌细胞呈实性或小梁状排列(HE 染色,×200);C. 上皮样细胞多形性,胞质丰富、嗜酸性(HE 染色,×400);D. 特征性的免疫组化 HMB45 阳性(EnVision 法)

（2）鉴别诊断：肝局灶脂肪变性不是间质病变，但影像学表现可与脂肪瘤样病变相似。组织学特点为肝细胞大泡状脂肪变性，但保持原有肝腺泡状结构，大约 45% 的患者伴有糖尿病。

7. 孤立性纤维性肿瘤

（1）大体检查：病变大小不一，直径 2~32cm 不等。可发生于肝的任何一叶，偶尔有蒂。肿瘤表面光滑、质硬，边界清楚，无包膜，切面呈浅褐色，实性、漩涡状。

（2）显微镜所见：肿瘤由分化良好的纤维母细胞样梭形细胞组成，散布在胶原纤维之间；细胞丰富区和稀疏区交替出现，可有血管外皮瘤样结构。相对细胞少的区域有丰富的胶原束，内穿插拉长的细胞。梭形细胞核形态一致，无异型性（图 32-6）。

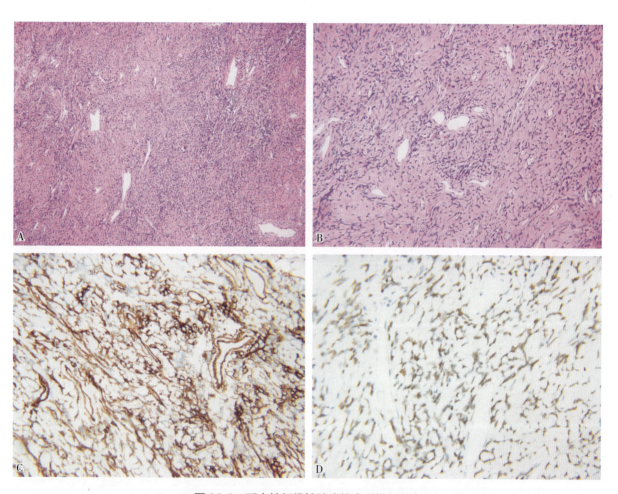

图 32-6　孤立性纤维性肿瘤的病理组织形态

A. 肿瘤由形态一致的梭形细胞构成，其间可见裂隙样的血管（HE 染色，×100）；B. 梭形细胞呈束状穿插于瘢痕样的胶原纤维间（HE 染色，×200）；C. 特征性的免疫组化 CD34 阳性（EnVision 法）；D. 特征性的免疫组化 STAT-6 阳性（EnVision 法）

（3）免疫组化及分子病理：肿瘤细胞特异性表达 CD34，也常表达 STAT6、BCL-2 和 CD99。分子遗传学显示 12q 重排，形成 NAB2-STAT6 融合基因。

（4）鉴别诊断：①血管外皮细胞瘤（haemangiopericytoma，HPC），目前认为，以往诊断的 HPC 大多为富于细胞型 SFT，而"真性" HPC 非常少见，应作为排除性诊断。②肉瘤样间皮瘤的免疫组化 CK5/6、Calretinin 通常阳性，而 CD34 阴性。③神经鞘瘤：肿瘤与神经关系密切。瘤细胞呈现施万细胞形态特征，可见 Antoni A 区和 Antoni B 区。免疫组化 S-100 弥漫阳性，定位于核和胞质，CD34 阴性。

8. 炎性假瘤

（1）大体检查：肿瘤通常发生在肝内，有时累及肝门。约 80% 为孤立性肿块，约 20% 为多发病灶。大约一半的孤立性肿块位于肝右叶。肿瘤大小不等，直径 1cm 到累及整个肝叶。肿瘤呈实性，褐色、黄白色或灰黄色。

（2）显微镜所见：镜下见肿瘤主要由交错束状排列的肌纤维母细胞、纤维母细胞和胶原纤维构成，其中伴大量炎细胞浸润，以成熟浆细胞为主，夹杂数量不等的淋巴细胞（偶见淋巴细胞聚集或淋巴滤泡形成）、嗜酸性粒细胞、中性粒细胞和巨噬细胞。有时出现黄色样改变，偶见肉芽肿及门静脉和肝静脉分支的静脉炎。近来发现 IgG 相关性炎性假瘤是一种重要的亚型，特征为显著的淋巴浆细胞浸润，大量嗜酸性粒细胞及 IgG 阳性的浆细胞，肝门和肝外胆管纤维化及闭塞性静脉炎。

9. 胚胎性肉瘤 / 未分化肉瘤

（1）大体检查：UES 通常位于肝右叶，直径 10~20cm 不等，肿瘤边界清楚，无包膜或假性包膜；切面多彩状，常有出血、坏死及囊性变，实性区灰白色、有光泽，囊性区呈胶冻状，伴出血、坏死。

（2）显微镜所见：UES 由高度分化不良的间叶成分构成，瘤细胞梭形、星形、多形性及巨细胞，排列疏松或致密。细胞核明显，大小不等，染色质深染，核分裂多见。巨细胞散在或小簇状分布，可见多核，常见具有大块紊乱染色质结构的奇异核，类似于电离辐射所致的异常改变。间质疏松、黏液样变。肿瘤细胞弥漫生长，常密集排列在小血管周和陷入的胆管周。胞质内多个大小不等的嗜酸性小球是 UES 特征性病变之一，主要见于大的多形性细胞和巨细胞内（图 32-7）。

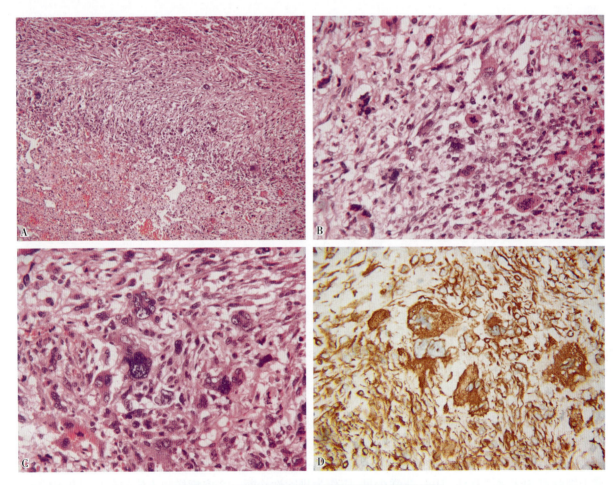

图 32-7　胚胎性肉瘤 / 未分化肉瘤的病理组织形态

A. 肿瘤细胞多形性，并可见坏死（HE 染色，×100）；B、C. 肿瘤细胞异型性明显，核分裂象易见；偶见胞质内或细胞外的嗜酸性小球（HE 染色，×400）；D. 瘤细胞免疫组化 Vimentin 阳性（EnVision 法）

(3) 免疫组化及分子病理：UES 肿瘤细胞同时具有上皮和间叶表型，提示异常的间叶 - 上皮转化（MET）；vimentin 阳性，而 desmin、角蛋白、Glypican-3（与间叶性错构瘤共有的特征）、平滑肌肌动蛋白、α-SMA、α-1- 抗胰蛋白酶、α-1- 抗糜蛋白酶、CD10、CD68 和 calponin 也可阳性。其特殊的表型特征导致有些作者提出一个假设，认为它与肝原发性胚胎性横纹肌肉瘤在组织学发生上有关系，还有一些人认为其为间变性（肉瘤样）肝细胞癌，这些说法的可能性似乎不大，因为这些肿瘤肌形成蛋白和HepPar-1 呈阴性。UES 肿瘤细胞 MyoDl 阴性，可用于鉴别肝胆管横纹肌肉瘤。不同于肝母细胞瘤，UES 肿瘤细胞核不表达 β-catenin。

有些 UES 患者有间叶错构瘤的病史，并检测到 19q13.4 位点的易位，提示这两种肿瘤具有共同的致病通路。一例间叶错构瘤恶变形成的 UES 病例中，除 t(11;19)(q13;q13.4) 外，还检测到与某些肾脏肿瘤相关的重排基因 MALAT1。

(4) 鉴别诊断：需与肝脏发生的肿瘤鉴别，包括①平滑肌肉瘤：其瘤细胞也可多形性，但典型区域肿瘤细胞束状排列，胞质红染，核雪茄样，两端钝圆；免疫组化 CD68、溶菌酶和 α-AT 阴性，SMA、HHF-35、calponin 和 H-caldesmon 弥漫阳性。②血管平滑肌脂肪瘤：镜下可见不同比例的血管、平滑肌、脂肪成分，当以上皮性为主时可能误诊，但仔细寻找总有脂肪组织及厚壁血管；免疫组化肌源性标记和黑色素标记阳性，S-100 阴性，这些特点可资鉴别。

10. Kaposi 肉瘤

(1) 病理大体检查：为散布于整个肝脏不同大小的不规则的红褐色病灶。与发生在其他部位的Kaposi 肉瘤相同。

(2) 组织病理学观察：典型的组织学表现是裂隙样血管及其间增生的梭形细胞，伴出血和灶性含铁血黄素沉积。梭形的瘤细胞核长或卵圆、泡状，两端钝圆，核仁不明显，胞质内可见嗜酸性、PAS 阳性的透明小球是特征性病变之一。

(3) 免疫组化：具有诊断意义的免疫组化结果是梭形细胞 CD31、CD34 呈胞膜 / 胞质阳性，以及人疱疹病毒（HHV-8）呈细胞核阳性。

11. 上皮样血管内皮瘤

(1) 病理大体检查：大体检查肿瘤常为多发，并常累及肝脏左右两叶。肝 EHE 为具有浸润性边缘的结节，呈灰白或白色，质韧或硬。被膜下肿物可见脐凹征。孤立性病变平均直径 5.6cm，多发性病变直径 0.2~14cm。

(2) 组织病理学观察：肿瘤性的血管内皮细胞浸润肝窦和静脉呈丛状血管内生长或纤维血栓性闭塞。瘤细胞上皮样、树突状或中间型。胞质嗜酸，常呈空泡状，其空泡状的胞质表明细胞内血管腔形成，有时内含红细胞。上皮样细胞常侵及肝窦，导致肝板萎缩、破坏。树突状细胞呈梭形或星形，有多个指状突起。中间型细胞的形态介于前两者之间。核分裂数差异较大，约 58% 的肝 EHE 肿瘤未见核分裂。有时纤维间质反应明显，部分间质丰富，部分为黏液样、硬化性甚至有钙化的间质，以肿瘤中心最多见（图 32-8）。

(3) 免疫组化：EHE 肿瘤细胞表达 vimentin、第 8 因子相关抗原、CD31、CD34，其中 CD34 是最诊断意义的免疫组化标记。一些肿瘤细胞表达角蛋白（如 CK18），但不能证明其为上皮来源。D2-40 抗体也是一种肝 EHE 的标记物。电镜可见肿瘤细胞内 Weibel-palade 小体，提示存在内皮相关细胞。间质含有丰富的硫酸黏多糖而呈黏液状，网状纤维环绕在肿瘤细胞巢周围，超微结构、免疫组化和 PAS 阳性染色证实细胞周围有基底膜。

(4) 鉴别诊断：包括血管肉瘤和胆管细胞癌。血管肉瘤破坏力更强，小叶支架消失，血管腔形成。胆管细胞癌的肿瘤细胞排列呈管状或腺样结构，产生黏液，CK 染色阳性，不表达血管内皮标记物。

12. 血管肉瘤

(1) 病理大体检查：典型的血管肉瘤边界不清，几乎累及全肝，并常侵及脾脏（图 32-9A）；切面灰白区和红褐色出血区相间排列，局部可见囊腔形成。

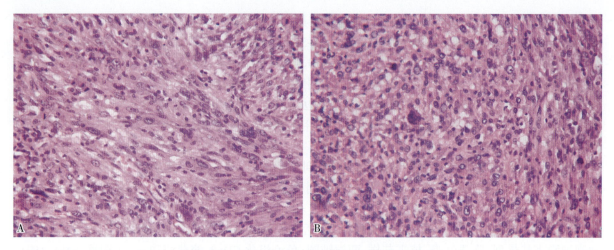

图 32-8　上皮样血管内皮瘤常见的病理组织形态
A. 梭形或树突状的肿瘤细胞胞质嗜酸,部分呈空泡状(HE 染色,×400);B. 上皮样的肿瘤细胞,并可见瘤巨细胞(HE 染色,×400)

(2) 组织病理学观察:镜下可见杂乱而又相互吻合的血管腔,衬覆管腔的内皮细胞通常有明显的异型性,常复层排列。瘤细胞呈梭形、圆形或不规则形,边界不清,胞质轻度嗜酸性,核染色质深,长形或不规则,核仁大小不等,有时可见大的奇异状核和多核细胞,核分裂活跃,并可见坏死。肿瘤细胞常沿原有的血管腔隙和肝窦生长,使肝细胞萎缩,肝板破坏,最终形成大小不等的管腔,这些管腔壁呈锯齿状,内衬息肉样或乳头状生长的肿瘤细胞,腔内含凝血块和肿瘤碎片(图 32-9)。

(3) 免疫组化及分子病理:免疫组化除分化极差者外,第 8 因子相关抗原和其他内皮的标记如 CD31、CD34 通常阳性。一般认为 CD31 灵敏度更高。

与氯乙烯有关或无关的血管肉瘤中均存在 *P53* 基因突变。前者被检测到 249 和 255 号密码子 A→T 的错义颠换突变(2/4 例),而后者则是 141 和 136 号密码子 G→A 的转换(4/21 例);提示氯乙烯相关的血管肉瘤具有独特的 *P53* 突变模式。*k-ras* 突变在散发、thorothrast 相关和氯乙烯相关的肝血管肉瘤中均可发现。

(4) 鉴别诊断:主要与以下两个肿瘤鉴别。①肝上皮样血管内皮细胞瘤:为具有浸润性边界的灰白色结节,质韧至硬。镜下肿瘤细胞似上皮样、树突状或中间型;弱嗜酸性上皮样瘤细胞可呈印戒细胞样,胞质空泡内可见红细胞,为特征性的细胞内原始血管腔,瘤细胞核无明显多形性,无明显核分裂象;肿瘤间质反应明显,以肿瘤中心为著。vimentin、CD34、CD31、FⅧ相关抗原和上皮角蛋白抗体(如 CK18)阳性,为低度恶性肿瘤,预后相对好。②肉瘤样肝细胞癌:肿瘤主要由恶性梭形细胞组成,但经充分取材,多数肿瘤含有典型的肝细胞肝癌区域;免疫组化 hepatocyte、Glypican-3 和 CK8 等阳性,CD34、CD31 和 FⅧ相关抗原等阴性,可帮助诊断。

13. 肝胆管横纹肌肉瘤

(1) 病理大体检查:肝 RMS 表现为向腔内生长的息肉样和葡萄样肿物,呈葡萄串状生长方式,质软,常呈透明样。

(2) 组织病理学观察:沿胆管生长的胚胎性横纹肌肉瘤是其特征性的病理改变。肝 RMS 通常呈现胚胎样 RMS 的形态特点,即梭形或星形肿瘤细胞散在分布于疏松 / 黏液样基质中。这些细胞胞质少,核小且深染,无显著异常的核分裂,小活检极易误诊。胆管上皮下的细胞密集带和深部的细胞稀疏区是特征性表现,其中前者称为"生发"层。

(3) 免疫组化:可见肿瘤细胞 desmin、myogenin 和 MyoD1 阳性。

(4) 鉴别诊断:需与肝脏肿瘤,包括间质错构瘤、肝母细胞瘤、未分化胚胎性肉瘤及肝细胞癌等鉴

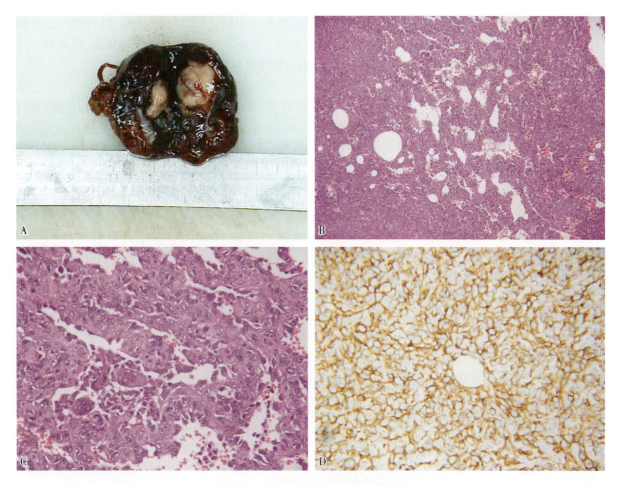

图 32-9　血管肉瘤常见的病理组织形态

A. 血管肉瘤病理大体检查结果图；B. 瘤细胞形成不规则的血管腔，呈假乳头或实性浸润（HE 染色，×100）；C. 内皮细胞具有异型性，并可见复层排列（HE 染色，×400）；D. 肿瘤细胞 CD34 弥漫阳性（EnVision 法）

别，但通过其特异的免疫组化检测可区分。

14. 肾外恶性横纹肌样肿瘤（RT）

（1）病理大体检查：大体检查，肝脏 RT 多位于肝右叶，瘤体较大，部分呈分叶状肿物，并常见出血、坏死。

（2）组织病理学观察：RT 呈弥漫性生长方式，瘤细胞小或中等大，细胞胞质少，黏附性差。有些肿瘤细胞具有上述横纹肌样形态特征。核旁小体的识别有赖于组织充分固定和高质量的 HE 染色切片。

（3）免疫组化及分子病理：免疫组化显示 RT 表达多种抗原，对间叶组织、上皮细胞、神经组织、巨细胞系和肌源性标记抗体均呈阳性反应。vimentin 呈阳性表达，主要位于核旁包涵体内；上皮标记如 CK8、CK18 有时阳性，而 CK1、CK10、CK13-17 和 CK20 阴性，EMA 也可阳性。RT 核旁包涵体的形成可能与 CK8 基因突变有关。同时，大部 RT 都可检测到特异的分子标志 SMARCB1，即一种 SWI/SNF 缺失相关、基质关联肌动蛋白依赖的染色质调控因子。染色质组装是基因表达调控的关键性机制。SWI/SNF（SMRCA1/SMARCB1）蛋白家族复合体家族通过 ATP 依赖的核小体改构复合体来调控或改变染色质结构。多数恶性横纹肌样肿瘤是由 SWI/SNF 染色质重构复合体中 SMARCB1 功能缺失所致。而这种功能缺失会影响关键的细胞周期进程和细胞周期关卡调节蛋白，后者调节 cyclin D1、CDKN2A（p16INK4A）和 pRb（f）的活性。文献报道显示 SMARCB1 缺失的肿瘤和横纹肌样肿瘤互有重叠，但二者并不等同。

（4）鉴别诊断：主要鉴别横纹肌肉瘤，因两者细胞形态有相似之处，但 RT 发病年龄较轻，结合相关免疫标记（desmin、myogenin、myo D1 均阳性）可资鉴别。其他需与如癌、恶性黑色素瘤、原始神经外胚层肿瘤、淋巴瘤等鉴别，依据临床病理特点，结合相关免疫组化标记可以鉴别。

15. 平滑肌肉瘤

（1）病理大体检查：肿瘤最大直径 7.5~35cm，平均直径 16cm。肿瘤可有边界，切面灰白色旋涡状，质地较软呈鱼肉状，有灶性出血、坏死及囊性变。

（2）组织病理学观察：瘤细胞分化差，呈椭圆至梭形，一般富于细胞，排列紧密，胞质嗜酸性或淡染，核长形、两端钝。与周边正常肝脏分界清楚（图 32-10）。

（3）免疫组化：免疫组化 α-SMA 阳性，但 desmin 常阴性，而 EBER 核阳性具有诊断意义。

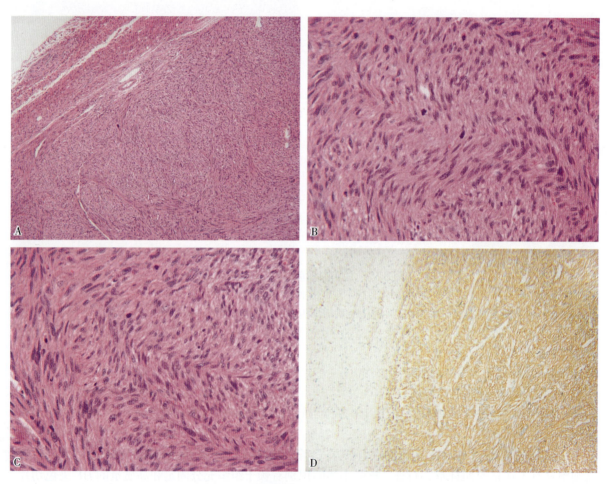

图 32-10　平滑肌肉瘤常见的病理组织形态

A. 肿瘤细胞呈束状排列，与正常肝脏（左上方）分界清楚（HE 染色，×100）。B、C. 肿瘤细胞梭形，胞质嗜酸性，核梭形、钝圆，核分裂象易见（HE 染色，×400）；D. 瘤细胞免疫组化 SMA 阳性，与左侧正常肝组织对比清晰（EnVision 法）

二、临床检查指标的评估

临床检验指标（血生化等）对判断肝损伤、肿瘤占位导致的胆管阻塞等病程进展判断有一定的参考价值。可结合临床病史对肝脏间叶性肿瘤的初步诊断有提示意义。病理检查指标是确定肿瘤良恶性的金标准。病理形态学、免疫组化及分子病理检测是明确肿瘤类型的重要手段。影像学检查不仅能辅助肝脏占位病变的诊断和鉴别诊断，同时在肿瘤的生长速度及肿瘤良恶性的鉴别等方面均有不同程度的作用。不仅可用于肿瘤的初筛,在肿瘤的病程评估及随访检查方面均有种要作用。如对拟行手术切除病例,可精确测定肿瘤大小、部位及与肝内重要结构之间的关系,做好术前充分准备。总之,在临床工作中,要融会贯通,并能选择最优方案指导临床。

第三节　实验室及其他检查指标的临床应用

一、检查指标的筛选原则

实验室检查指标的筛选应该秉承快速、准确、实用和可行的原则。依据自身实验室条件和患者经济状况,选择最佳的检查流程和检测方式。对肝脏间叶性肿瘤的检测项目的选择,应该分首先检测项目、必要检测项目和非必要检测项目。

(一)首先检测项目是影像学检查

部分肿瘤通过影像学检查可大概判断良恶性的,可直接临床诊疗。如海绵状血管瘤等,可根据临床选择介入治疗或手术切除。

(二)必要检测项目是病理检查

大部分肿瘤需要病理学检查明确肿瘤性质和类型,需要进一步组织学、免疫组化甚至分子检测进一步协助诊断。同时,部分肿瘤的治疗需要分子指标的支持与指导。

(三)非必需检测项目

包括临床检验、PET-CT 等检测。根据患者患者经济情况和病变严重程度进行选择。

二、检查指标的临床应用

(一)在肿瘤诊断中的应用

肝脏间叶性肿瘤种类较多,生物学行为跨越良性、交界性及恶性,其准确的诊断非常依赖病理学检查。只有病理检查才能最终明确肿瘤类型及良恶性。同时,临床治疗方案的制订也是依据肿瘤的类型和分期,因此病理检查至关重要。而且,有些肿瘤有特异的分子生物学基因改变,通过分子病理不仅可以明确肿瘤类型,同时可以指导肿瘤的分子靶向治疗。

(二)在肿瘤预后及随访中的应用

血生物化学检测对肝脏间叶性肿瘤诊断价值有限,其敏感性和特异性均较低,某些仅具有提示意义,可作为筛查项目。

CT/ 磁共振、超声、PET-CT 可以明确肿瘤的大小、边界及侵犯范围,实现准确的个性化分期。明确肿瘤类型有利于准确判断预后。定期的 CT/ 磁共振、超声检查,是治疗中监测肿瘤消退或进展情况,及随访过程中监测肿瘤有无复发转移的主要方法。尤其是CT/ 磁共振和超声检查,因为普及范围广泛、方法简便、患者依从性高等优点,在治疗及随访过程中,可以作为常规检测指标。

案例 32-1

【病史摘要】　患者,李某,女,35 岁。右上腹隐痛四年余。

【实验室检查】　B 超检查发现,肝脏右叶有 9cm×8cm 略强回声光团,边界清楚,内部回声呈筛孔状;CT 检查显示肝脏右叶巨大血管瘤;血清检测 AFP 和 HBV 标志物阴性。

【病理检查】　手术切除肝脏肿瘤,肿瘤大体检查呈暗红色,大小为 10cm×9cm×5cm,质软,有囊性感,瘤旁肝组织可见散在的暗红色病灶;镜下见肿瘤由大小不等的血管腔组成,管腔内充满血液,管壁内衬单层扁平内皮细胞,并可见纤维分隔。

【诊断】　肝脏海绵状血管瘤。

【案例分析】　该患者因上腹部隐痛多年,但血生化及乙肝检查阴性。首选常规 B 超检查,发现肝脏占位。对于肝脏海绵状血管瘤,B超的强回声光团及CT的血管穿通征等特征,大部分病例可明确诊断。同时,超声可测量肿瘤大小和评估肿瘤边界及初步判断良恶性都具有很好的提示意义,可直接手术以最终通过病理检查明确肿瘤类型,亦达到治疗的作用。

案例 32-2

【病史摘要】 患者,张某,女,5个月。出生后1周其腹部即可触及明显包块。

【实验室检查】 CT检查显示肝脏左叶巨大占位,大小约7cm×7cm,考虑血管瘤可能性大;血清检测AFP 100ng/dl,HBsAg阴性。手术切除病变。

【病理检查】 手术切除肝脏肿瘤,肿物大体检查呈灰白色、半透明状,大小:7.5cm×7cm×3.2cm,中央为黄白色坏死区,局部有钙化,无明显包膜。显微镜下见瘤组织由成片吻合成网的毛细血管样小血管腔构成,对周围肝组织无明显侵犯;镜下见肿瘤由被覆肥胖内皮细胞的血管构成,呈单层排列,并形成管腔结构。

【诊断】 肝脏婴儿型血管瘤。

【案例分析】 送检病例为5个月月龄的婴儿,因查体发现腹部肿块。首先CT检查发现肝脏占位,提示血管瘤可能性大。血清AFP轻度升高,但对肿瘤的提示意义有限。遂开展手术切除病变以明确诊断,根据病理检查观察到的成片的血管腔等特征结合患者年龄,不难得出正确诊断。此例要重点观察病理显微镜下肿瘤细胞有无异型性及核分裂象情况,以鉴别血管肉瘤。

案例 32-3

【病史摘要】 患者陈某,女,20岁,无不适。

【实验室检查】 体检时B超检查发现,肝脏右叶有4cm×3.8cm的增强光团;CT检查显示肝脏右前叶有1个圆形的不均匀低密度影;血清检测AFP和HBsAg阴性。

【病理检查】 手术切除肝脏肿瘤,肿瘤大体检查呈淡黄和暗红色,有出血,质地略硬,无包膜,大小5cm×4cm;镜下见肿瘤由排列紊乱的平滑肌、脂肪组织和厚壁血管以不同比例混合而成,部分区域上皮样细胞片状增生,其间血管壁透明变性。免疫标记显示肿瘤细胞表达HMB45和Melan A。

【诊断】 肝脏血管平滑肌脂肪瘤。

【案例分析】 此例患者无任何腹部不适,仅体检时B超发现肝脏占位,CT提示为肝脏肿物,不能明确性质,而血生化检测亦未见异常。手术切除肝脏肿瘤后,通过病理显微镜下观察到特征的平滑肌、脂肪及血管成分及免疫组化标记HMB45和Melan A阳性结果,最终明确诊断。在鉴别诊断中需要重点排除脂肪肉瘤,后者为高度恶性肿瘤,通过免疫组化HMB45阴性及分子病理检测到 *MDM2* 基因有扩增可鉴别。

------------------------------ 小　　结 ------------------------------

肝脏间叶性肿瘤的诊断主要依靠病理检查及影像学检查。影像学显示肝内占位性病变,可以提供诊断和鉴别诊断,只有肿块活检才能提供明确诊断。对活检组织的病理诊断,首先要判断良、恶性,其次要明确类型及来源。诊断结果要密切结合临床症状、患者年龄及性别等的特殊情况,避免孤立分析、武断结论。掌握肝脏常见间叶性肿瘤的病理特征及临床特征,并根据需要开展免疫组化进行辅助诊断及鉴别诊断,必要时在分子病理水平证实其特异的分子标志。少数肝脏间叶性肿瘤的肝生物化学指标会出现异常,主要是肿瘤引起的占位性病变压迫胆管或肝细胞损伤后再生引起生化指标的上升,但其特异性及灵敏性均较弱。肝功能正常,并不能排除肝脏没有病变或损伤,肝损害与其病理改变不一定完全成正比。

(郑广娟　纪玲　刘强)

第三十三章

肝母细胞瘤

肝母细胞瘤(hepatoblastoma,HB)是具有多种分化方式的恶性胚胎性肿瘤,为儿童最常见的肝脏原发性肿瘤。肝母细胞瘤的发生率为(1.2万~1.5万)/10万,约占儿童肝脏肿瘤的27%,占所有儿童恶性肿瘤的0.8%~2%左右,是儿童第三大常见腹腔内实体肿瘤,仅次于神经母细胞瘤和肾母细胞瘤。腹部肿块、血清甲胎蛋白升高为肝母细胞瘤的主要临床特征。90%发生于5岁以内,其中6月龄~3岁发病率最高。4%出生即有,仅有3%的患者大于15岁,成人肝母细胞瘤的报道较为罕见。男性患病比例略高,男女比例为(1.5~2):1。肝母细胞瘤的治疗手段目前主要以手术联合化疗为主,总体存活率65%~70%。

第一节 概　　述

一、临床症状和体征

(一) 临床症状

肝母细胞瘤起病隐匿,早期多无症状,最常表现为腹胀或右上腹触及肿块,部分表现为厌食、体重下降、恶心呕吐及腹痛,可伴有发热,5%患者可见黄疸。罕见肿瘤细胞分泌人绒毛膜促性腺激素(hCG),导致青春期早熟,出现阴毛、生殖器增大以及声音变粗,这些主要见于男孩。

(二) 体征

右上腹巨大肿块,质硬。可因肿瘤破裂而引起急腹症。肿瘤扩散局灶侵及肝静脉或上腔静脉。肺是最常见的转移部位,还可以转移至骨、脑、卵巢及眼等。约20%的患者在诊断时已发生远处转移。

二、病因和发病机制

(一) 病因

肝母细胞瘤为起源于肝脏母细胞的胚胎性肿瘤,其病因和发病机制不清,但已明确无已知环境危险因素。早熟/极低出生体重(胎儿出生体质量小于1 500g)为肝母细胞瘤的危险因素之一。此外,母亲孕期高血压、羊水过多、先兆子痫、孕早期肥胖、吸烟史等均可增加儿童肝母细胞瘤的发病率。

肝母细胞瘤大部分为散发病例,具有一定的遗传易感性,约5%患者伴发先天性遗传。主要包括肾畸形(如马蹄肾、肾发育不良),双子宫畸形,胃肠道畸形(如Meckel憩室、膈疝)等。其他引起肝母细胞瘤发病率增加的综合征包括Beckwith-Wiedemann综合征、18三体综合征、家族性息肉病、21三体综合征、无心畸形综合征、I型糖原贮积病等。在Beckwith-Wiedemann综合征和家族性息肉病患者中发生肝母细胞瘤的相对危险度分别为22.80和12.20,分别与11号染色体和5号染色体基因异常有关。

(二) 发病机制

研究发现,67~89%的散发性肝母细胞瘤患者检测到肿瘤抑制基因 *APC* 的灭活,而此基因主要通过调节Wnt信号通路下游重要因子 *β-catenin* 基因进而影响Wnt信号通路的功能。Wnt信号通路阻止β-catenin的降解,并促使其易位入核,启动转录。Wnt信号通路中 *Axin* 基因突变亦在肝母细胞瘤发病机制中起一定作用。肝母细胞瘤中其他的基因异常包括细胞周期相关基因,凋亡信号通路,*P53*突变,错义修复缺陷,FOXG1 过表达等。

三、临床诊断和鉴别诊断

(一) 临床诊断

1. 体检发现儿童右上腹肿块。
2. 影像学提示肝脏占位性病变。
3. 血清 AFP 明显增高,高于正常年龄组 3 倍以上。
4. 肝肿瘤组织穿刺活检或肿块切除后病理诊断。

(二) 诊断流程

肝母细胞瘤的临床诊断流程见图 33-1。

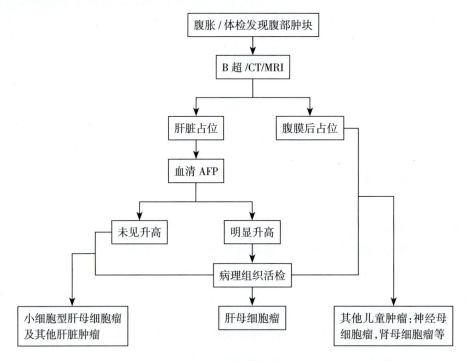

图 33-1　肝母细胞瘤诊断流程图

(三) 鉴别诊断

肝母细胞瘤需与肝脏来源肿瘤鉴别,如肝血管瘤,间叶性错构瘤,肝细胞腺瘤,局灶结节性增生,肝细胞肝癌,肝未分化肉瘤等。亦需与腹腔其他肿瘤鉴别,如畸胎瘤、神经母细胞瘤、肾母细胞瘤、软组织肉瘤等。

1. 肝细胞肝癌　尽管儿童肝细胞肝癌发病率更低,但预后极差。肝细胞肝癌呈肝内结节性病变,肝板增厚,肿瘤细胞梁状、小管状或片状生长,由血管性窦隙分割,肿瘤细胞异型性明显,常可见明显的大核仁,髓外造血少见。

2. 肝未分化性肉瘤　发病年龄通常大于 5 岁。由致密或疏松排列的恶性星形或梭形细胞构成,间质黏液样。肿瘤细胞具有明显的核异型性,染色质深染,可见多核巨细胞,多核巨细胞胞质内可见嗜酸性小球。

3. 儿童小蓝圆形细胞肿瘤　包括神经母细胞瘤、淋巴瘤、Ewing 肉瘤 /PNET、横纹肌肉瘤和促纤维增生性小圆形细胞肿瘤,需与小细胞未分化型肝母细胞瘤鉴别。位于肝脏内的肿瘤,肝母细胞瘤的可能性大,虽然一些肿瘤可以转移到肝脏,但通常转移瘤比原发瘤小;髓外造血细胞有助于肝母细胞瘤的诊断;免疫组化染色及分子病理检测等有助于鉴别诊断,神经母细胞瘤表达 Syn、CgA;淋巴瘤表达 LCA;Ewings 肉瘤表达弥漫 CD99 膜阳性,并可见检测到 *EWSR1* 断裂基因;横纹肌肉瘤表达 Myogenin、MyoD1、desmin,促纤维增生性小圆细胞肿瘤可表达 CK、EMA、vimentin、desmin、NSE 等。

4. 肝钙化性巢状间质上皮肿瘤(calcifying nested stromal-epithelial tumor of the liver)　该肿瘤是 2001 年首次描述的一种非常少见的肝脏原发性肿瘤,主要发生在女性,男女比为 1：3,发病年龄 2~33 岁。肿瘤主要由梭形上皮样细胞组成排列成大小不等的细胞巢,细胞巢之间为明显的促纤维性间质,可见钙化和骨化。免疫组化显示弥漫表达 CK、Vimentin、胞质或胞核 WT1 强阳性,不表达 AFP、HepPar-1。混合型肝母细胞瘤和畸胎样肝母细胞瘤可混合有骨和软骨成分,但后者常可见到胎儿和胚胎性肝细胞分化,缺乏促纤维性间质。

5. 肝脏良性病变　如肝血管瘤,间叶性错构瘤,肝局灶结节性增生,肝细胞腺瘤,结节再生性增生等,具有特异性病理形态学改变,详见第三十一章及第三十二章。

第二节　实验室及其他检查指标与评估

一、实验室及其他检查指标

(一) 临床检验指标

1. 临床常规检查　血常规检查,70% 的肝母细胞瘤患者出现贫血,50% 伴有血小板增多症,29% 的患者血小板计数大于 $800 \times 10^6/L$,血小板增多症均可作为疾病活动性的指标。

2. 血生化及肝肾功能检查　血清胆固醇、胆红素、碱性磷酸酶以及天冬氨酸转移酶水平的升高。肾功能一般无异常改变。

3. 血清甲胎蛋白检查　甲胎蛋白(alpha-fetal protein,AFP)是一种糖蛋白,属于超白蛋白家族,其生理功能主要包括:结合及转运配体;双向调节免疫功能;作为生长调节因子;细胞信号转导及介导细胞凋亡。正常情况下,妊娠 6 周 AFP 在胎儿及母体血清中出现,主要由卵黄囊及胎儿肝细胞产生。大约妊娠 12 周,随着卵黄囊退化,胎儿肝细胞成为 AFP 的主要来源,胎儿 AFP 水平达 3 000~5 000ng/ml。随着胎儿肝脏细胞的成熟,AFP 含量逐渐下降,胎儿 35 周时下降至 200~300ng/ml。出生后 1 岁时,绝大多数儿童体内 AFP 水平可至正常成年人水平(0~6ng/ml)。AFP 水平与性别无关,但个体差异性很大。

肝母细胞瘤、肝细胞癌、胚胎性肿瘤、恶性生殖细胞肿瘤等也可合成 AFP,故 AFP 临床上作为肿瘤生物标记物,在肿瘤诊断及预后判断方面起到重要的作用。AFP 亦应用于先天性疾病的检查。不同年龄组婴儿血清 AFP 水平如表 33-1 所示。

(二) 影像学检查

肝母细胞瘤影像检查在术前评价肿瘤状况、化疗疗效、手术的可行性、制订手术方案和术后随访中具有重要作用,并有助于鉴别儿童其他肝脏肿瘤。

1. CT/磁共振检查　CT 示单发或少见多发性占位,平扫时呈低等混杂密度的肿块,边缘清晰或不清,肿瘤内见多发裂隙状及不规则更低密度区,50% 病例可见肿瘤内斑片、点线状钙化。MRI 平扫可见肝脏内实性肿块,呈圆形、椭圆形或分叶状。肿瘤 T_1WI 多为低信号,大的肿瘤因中心坏死、出血,表现为混杂信号,中央夹杂斑片样或点状高信号或更低信号。T_2WI 表现为不均匀高信号,可为瘤内坏死、液化、出血或瘤内扩张的血窦所致。增强后肿瘤内部呈不均匀强化,周围呈晕环状强化。

2. PET-CT 检查　PET-CT 显像可以较清晰地观察到腹腔肿块、淋巴结和其他脏器累及浸润情况。

3. 超声　肝脏表面呈半球状突起,肝内有占位性病变,内部回声强弱不一,以中、低混合性回声为主,部分夹杂斑片状强回声伴声影。

表33-1 不同年龄组婴儿血清 AFP 水平（视各实验室检查值参考范围而定）

年龄	平均值	±	标准差（ng/ml）
未成熟儿	134 734	±	41 444
初生新生儿	48 406	±	34 718
出生 ~2 周	33 113	±	32 503
2 周 ~1 个月	9 452	±	12 610
1 个月	2 654	±	3 080
2 个月	323	±	278
3 个月	88	±	87
4 个月	74	±	56
5 个月	46.5	±	19
6 个月	12.5	±	9.8
7 个月	9.7	±	7.1
8 个月	8.5	±	5.5
>8 个月	8.5	±	5.5

（三）临床病理检测

1. 病理形态学 大体检查 80% 的肝母细胞瘤为单发性肿物，其中 57% 位于右叶，15% 位于左叶，27% 位于两叶。其余 20% 为多发性肿物，位于一叶或两叶。肿瘤体积较大，直径 5~22cm。切面常呈结节状、分叶状，边界清，灰白、灰红、棕褐色，可伴黏液样变和常见出血、坏死和囊性变（图 33-2）；当有骨化时，肿瘤有特征性的沙砾感，可见多灶性白色、半透明的斑点。无肝硬化背景病变。

显微镜下观察，肝母细胞瘤具有多种组织学类型，常由上皮、间叶、未分化及其他组织成分构成，不同病例所占各不相同。可见胎儿型及胚胎型上皮细胞、纤维

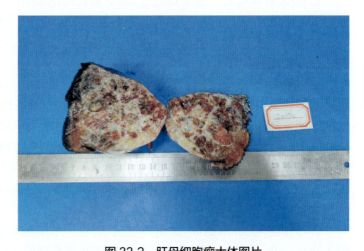

图 33-2 肝母细胞瘤大体图片

单发肝脏肿瘤，切面结节状，边界清，灰红，局部暗红，可见坏死

结缔组织、骨样组织、横纹肌纤维、鳞状上皮巢以及含黑色素的细胞。病理学分型参照国际儿童肝肿瘤分类共识，2011 年洛杉矶会议标准（表 33-2）。

肝母细胞瘤病理分型的形态学特征如下：

（1）单纯胎儿型，低核分裂活性（pure fetal with low mitotic activity）：肿瘤细胞直径 10~20μm，呈单层或双层的细胞梁索或片状排列。肿瘤核小圆形居中，染色质细腻点彩样，核膜清晰，如胎儿肝细胞。不同程度含有糖原或脂肪，则表现为胞质空亮。核分裂较少，<2/10HPF（图 33-3、图 33-4）。髓外造血常见。单纯性胎儿型肝母细胞瘤预后好，此型外科切除可治愈，不需要化疗。

（2）密集胎儿型，高核分裂活性（crowded fetal，mitotically active）：肿瘤细胞胞质边界清楚，核仁明显，更嗜双色性，核浆比增高，细胞密集排列。核分裂增多，>2/10HPF。此型罕见单独存在，常常与分化好类型混杂存在，一旦出现这种形态，就需化疗。密集胎儿型常与胚胎性区域（和小细胞未分化

表 33-2　肝母细胞瘤病理学分型

病理分型	上皮型 epithelial variants	上皮与间叶混合型 mixed epithelial and mesenchymal
亚型	胎儿型 (fetal) ① 分化良好的胎儿型(单纯胎儿型伴低有丝分裂活性，<2/10 高倍视野)； ② 拥挤的胎儿型(核分裂活跃，≥2/10 高倍视野)； ③ 多形性胎儿型(分化差型) 胚胎型 (embryonal) 小细胞未分化型 (small cell undifferentiated) ① INI1 阳性 ② INI1 阴性 混合上皮型 (epithelial mixed) 粗梁型 (macrotrabecular pattern) 胆管母细胞型 (cholangioblastic)	① 伴畸胎样特征的混合型 ② 不伴畸胎样特征的混合型

注：如果肿瘤组织中含有间变性的成分，建议描述并列出百分比；混合上皮型宜列出各自成分的百分比；如为穿刺或开放活检，建议至少送检 5 条穿刺标本，每条不少于 1cm×0.3cm，以代表肿瘤的不同区域，并包含代表正常组织和肿瘤组织交界处的病变组织。获得的活细胞成分可供细胞遗传学分析；对于手术切除肿块者须描述切缘情况。

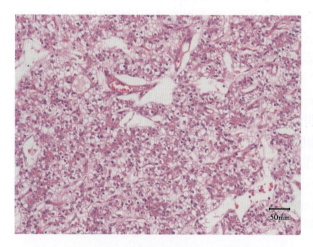

图 33-3　单纯胎儿型肝母细胞瘤的病理组织形态
肿瘤细胞呈条索状、假腺样或片状排列；细胞形态大小较一致，核分裂象少见。HE 染色，×100

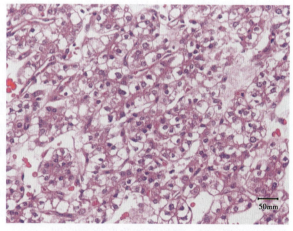

图 33-4　单纯胎儿型肝母细胞瘤的病理组织形态
肿瘤细胞胞浆空亮，核圆形居中，如胎儿肝细胞，核分裂象少见。HE 染色，×200

区域)相邻，在两种类型之间可见移行。

（3）上皮性，多形型(pleomorphic，poor differentiated)：肿瘤细胞保存胎儿型或胚胎性形态，胞质丰富嗜酸性，核多形性，染色质粗糙，不规则形，大而明显的核仁。核分裂常见，未见或罕见间变细胞。

（4）胚胎型肝母细胞瘤(embryonal hepatoblastoma)：胚胎性肝细胞直径 10~15μm，圆形或多角形，胞质少，核浆比高，片状排列或围绕中央静脉呈管状或腺泡样结构，类似妊娠 6~8 周的肝细胞(图 33-5、图 33-6)。为肝母细胞瘤最常见类型。

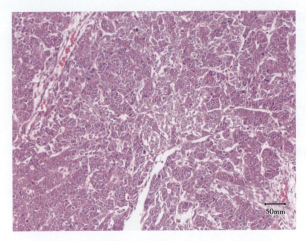

图 33-5 胚胎型肝母细胞瘤的病理组织形态

肿瘤细胞呈腺泡样或片状排列,类似胚胎期肝细胞,HE染色,×100

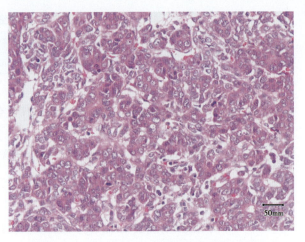

图 33-6 胚胎型肝母细胞瘤的病理组织形态

肿瘤细胞圆形或多边形,胞浆少,核浆比高,异型性明显,核分裂象多见。HE染色,×200

(5) 小细胞未分化肝母细胞瘤(small cell undifferentiated,SCU):肿瘤细胞较淋巴细胞稍大,圆形至卵圆形,胞质少,核染色质相对细腻,核仁不明显,可见少量核分裂。肿瘤细胞弥漫分布,但常常簇状与上皮性细胞混杂存在,或形成器官样巢,由于取材不充分或误认为是胚胎性成分或胚基细胞而漏诊。此型罕见,占肝母细胞瘤的比例小于 5%。临床上,AFP 水平低或正常,与进展性生物学行为和预后差有关,此类型死亡率高。文献报道,部分小细胞未分化型肝母细胞瘤表现为恶性横纹肌样瘤的形态学及生物学特征,INI-1 核表达缺失。认识这一类型十分重要,患者可得益于横纹肌样瘤的化疗策略。免疫组化:小细胞表达 CK,CK8/18,Vimentin,不表达 AFP 或 GPC3,INI1 表达阴性诊断横纹肌样肿瘤。诊断小细胞未分化型肝母细胞瘤时要考虑标本大小及类型,建议评估这种成分所占比例,并做免疫组化染色明确诊断。

(6) 胆管母细胞性肝母细胞瘤(cholangiobalstic hepatoblastoma):肿瘤细胞形成管状结构,立方形,核圆形,染色质粗糙,具有胆管细胞分化及形成小胆管的特征,表达胆管标记物 CK7/CK19。此型需与胚胎型中的管状或腺泡状结构鉴别,后者细胞小而胞质少,更多核分裂,GPC3 阳性,而胆管细胞成分阴性。β-catenin 染色有助于鉴别良性胆管及肿瘤性胆管,良性胆管细胞膜阳性,而肿瘤性胆管则是细胞核染色。

(7) 粗梁型肝母细胞瘤(hepatoblastoma,macrotrabecular pattern):细胞板大于 20 个细胞厚度,可单独出现或与其他类型合并出现。粗梁状排列的细胞可以是胎儿型,胚胎性或多形性细胞,与肝细胞癌类似。此型 <5%,需与肝细胞肝癌相鉴别。

(8) 混合型肝母细胞瘤(hepatoblastoma,mixed type):20%~30% 肝母细胞瘤含间叶成分,包括梭形细胞(母细胞)、骨样结构、横纹肌、软骨等(图 33-7、图 33-8)。

(9) 畸胎样肝母细胞瘤(hepatoblastoma with teratoid features):肝母细胞瘤中含有异源性成分,包括内胚层,神经外胚层来源,含黑色素细胞及其他成分。

2. 免疫表型 肿瘤细胞 AFP 表达的阳性率仅为 50% 左右,且多为灶性分布(图 33-9)。CK、CD10、HSA、HepPar-1 依上皮细胞分化程度其阳性程度也不同,可见弥漫性或局灶性分布。GPC3 在肝母细胞瘤胎儿型及胚胎型上皮中阳性表达达到 100%,而且分化成熟的胎儿型上皮为强阳性,定位于胞质和 / 或胞膜,在穿刺小组织中具有诊断和鉴别诊断的意义(图 33-10)。β-catenin 在不同类型的上皮细胞呈胞核、胞膜 / 胞质表达(图 33-11)。CD34 可显示肝窦内皮的毛细血管化,呈丛状分隔肿瘤细胞巢(图 33-12)。

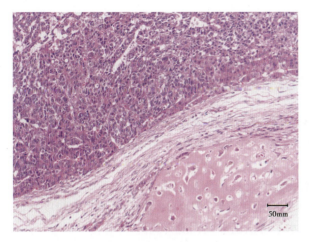

图 33-7　混合型肝母细胞瘤的病理组织形态

肿瘤细胞呈条索状排列,并可见分化成熟的骨样组织。HE 染色,×100

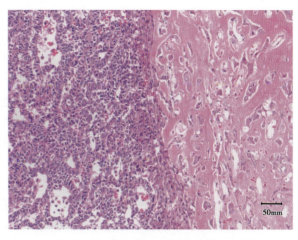

图 33-8　混合型肝母细胞瘤的病理组织形态

肿瘤细胞呈条索状排列,可见分化成熟的骨样组织。HE 染色,×100

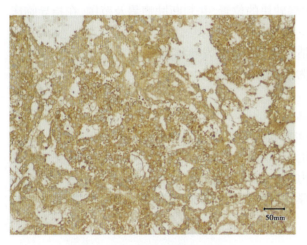

图 33-9　肝母细胞瘤的免疫组化

AFP 阳性,×100

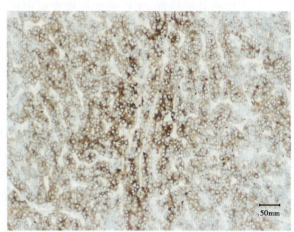

图 33-10　肝母细胞瘤的免疫组化

GPC3 阳性,×100

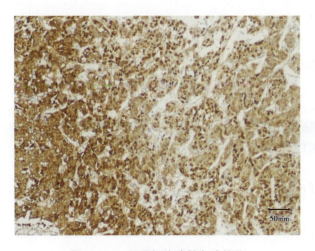

图 33-11　肝母细胞瘤的免疫组化

β-catenin 胞质、胞膜及核阳性,×100

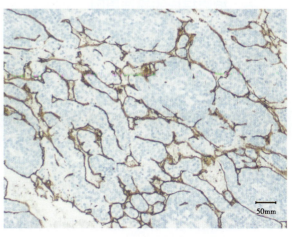

图 33-12　肝母细胞瘤的免疫组化

CD34 肝窦内皮阳性,×40

二、临床检查指标的评估

(一) 临床检验指标的评估

血清 AFP 是肝母细胞瘤诊断的重要指标之一，约 90% 肝母细胞瘤患者血清 AFP 增高。

1. 血清 AFP 高于正常年龄组 3 倍以上视为增高。

2. AFP 水平与疾病过程平行，完整切除肿瘤 AFP 降至正常，肿瘤复发 AFP 水平再度升高。AFP 水平对手术及化疗的反应可以预测疾病的预后。初次诊断 AFP 水平在 100~1 000 000ng/ml 预后较好；小于 100ng/ml 或大于 1 000 000ng/ml，预后较差。

3. 对于不可切除及转移的肝母细胞瘤，AFP 水平能够可靠地预测预后，并可判断出治疗反应差的病例，初次手术并化疗的患者，AFP 水平未能降低提示预后较差；相反，如果早期 AFP 大幅度降低则表明预后良好。小细胞未分化肝母细胞瘤中 AFP 水平可以正常或轻度升高。

4. 正常婴儿出生时 AFP 水平较高(25 000~50 000ng/ml)，6 个月后才能降至正常成人水平，因此评价婴儿 AFP 水平时应引起注意。在胎儿及新生儿肝母细胞瘤中仅 50% 病例 AFP 升高，可见 AFP 的诊断作用在胎儿及新生儿远不如年长儿。

(二) 其他检查指标的评估

1. CT/ 磁共振检查　CT/ 磁共振检查可定位腹部肿块的位置，并判断肿瘤累及范围，在指导临床分期中具有重要作用。

2. PET-CT 检查　PET-CT 显像可以较好地评估病变范围和复发转移情况。

3. 超声检查　超声检查无创、操作简便，可作为筛查的首选检查。

(三) 病理检测指标的评估

肝母细胞瘤的确诊需通过病理检查。不同临床分期的肝母细胞瘤，治疗方案不同。可 I 期手术切除的肝母细胞瘤需要对所有肿瘤组织进行病理检查，即肿瘤组织全部取材，进行形态学观察。若病理类型为单纯胎儿型的病例，则无需化疗。巨大而无法切除的肝母细胞瘤，行穿刺活检，首先明确诊断，其次病理学评估需明确穿刺组织是仅含上皮型成分，还是上皮与间叶混合型；上皮型成分中是胎儿性成分还是胚胎性成分。手术切除标本的病理学评估需包括各种病理类型所占比例，肿瘤坏死的比例，肿瘤距离外科切缘的距离等。

第三节　实验室及其他检查指标的临床应用

一、检查指标的筛选原则

(一) 首要 / 必需检测项目

肝母细胞瘤可通过明确的影像学依据、血清 AFP 检查以及肿瘤组织穿刺活检或手术切除病理诊断进行确诊。

(二) 第二步检测项目

肝母细胞瘤需要通过完善的影像学检查进行临床分期，包括腹部增强 CT 及 CT 血管造影或腹部 MRI 增强；胸部 CT(平扫或增强)；全身骨扫描或 PET-CT；III、IV 期患者头部 MRI 增强检查。

(三) 次要检测项目

为评价肝母细胞瘤患者各脏器功能，需进行如下检查：

1. 全血象、尿常规、大便常规。

2. 血生化检查　肝肾功能、血 / 尿 β_2 微球蛋白、电解质系列、血清 LDH、铁蛋白、心肌酶谱、凝血功能。

3. 病毒感染检测　乙肝两对半、丙肝、CMV、EBV。

4. 心电图、脑电图检测。

5. 心彩超,心功能检测。

6. 免疫功能检测　IgG,IgM,IgA,外周血 T、B、NK 细胞亚群比例与绝对值。

二、检查指标的临床应用

1. 在肝母细胞瘤诊断中的应用血清 AFP 是肝母细胞瘤重要的血清学标志物,术前、术后血清 AFP 合理和规范的检测是患者诊断及评价治疗效果重要指标。CT/ 磁共振等影像学检查对肝母细胞瘤的诊断具有重要的提示作用。病理检查则是确诊指标。

2. 在分期和判断预后中的应用 CT/ 磁共振、超声和 PET-CT 可明确肿瘤侵犯范围,用于患者的分期及预后判定。肝母细胞瘤病理检查及分型在肿瘤危险度分级、预后判断及指导治疗等方面起重要作用。

3. 在复诊随访中的应用动态检查血清 AFP 水平对于肝母细胞瘤肿瘤进展、复发评估方面极为重要,其数值变化小可提示肿瘤对于化疗治疗是否有效。另外,治疗后定期的影像学检查在监测肿瘤复发、转移等情况十分必要,为临床治疗方案调整提供依据及指导。

案例 33-1

【病史摘要】　患儿,女,3 个月。无明显诱因发现患儿上腹部包块 5 天入院。偶有呕奶,非喷射性,无黄绿色或咖啡色样物质,约 4~5 次 /d,无发热,无腹痛,无尿频尿急。自起病以来,患儿无咳嗽、咳痰,精神、睡眠、食欲可,近 2 天已无呕吐,大小便正常,体重如同龄儿童。体格检查,腹稍胀,未见腹壁静脉曲张。腹软,无压痛、反跳痛。胸骨下 5cm 可及肝下缘,边缘钝,质硬,移动度差,脾肋下未及,Murphy 征(−),移动性浊音,肠鸣音约 4~5 次 /min。

【临床检验】　血清 AFP 为 1 069 018.5ng/ml。

【CT/ 影像检查】　可见腹腔内巨大实性占位——肝母细胞瘤(考虑肝左叶来源),胆、脾未见明显异常。

【病理检查】

1. 大体穿刺活检组织 2 条。

2. 光镜肝穿刺肝组织见胎儿及胚胎型上皮成分。

3. 免疫组化染色　GPC3 及 AFP 阳性,β-catenin 胞膜及胞核阳性。

【诊断】　化疗后,肿物完整切除,病理诊断为肝母细胞瘤,上皮和间叶混合型。

【案例分析】　此案例为 3 个月的婴儿,以腹部肿物入院。出生史及家族史无特殊。B 超检查发现肝内巨大实性包块,血清 AFP 明显增高,首先考虑儿童肝脏常见恶性肿瘤:肝母细胞瘤。行穿刺活检病理检查明确诊断。

-------------------------- 小　　　结 --------------------------

肝母细胞瘤为 5 岁以下儿童最常见的肝恶性肿瘤,起源于肝脏母细胞的胚胎性肿瘤。临床表现为腹胀或右上腹肿块,血清 AFP 明显增高为肝母细胞瘤的肿瘤诊断标准之一。确诊需经肝穿刺活检或肿瘤切除病理诊断。肝母细胞瘤特征性的病理改变为肿瘤细胞圆形上皮样,异型性小,相似于胎儿样或胚胎样上皮性肝细胞,部分可见分化的间叶成分,包括骨样基质、纤维结缔组织及横纹肌纤维等。目前肝母细胞瘤的治疗采用手术联合化疗的多学科治疗模式,取得了较好的疗效,总体存活率约 65%~70%。

(牛会林　徐文华　刘立新)

第三十四章

肝　癌

原发性肝癌(primary carcinoma of the liver)主要包括肝细胞癌(hepatocellular carcinoma,HCC)、肝内胆管细胞癌(intrahepatic cholangiocarcinoma,ICC)和 HCC-ICC 混合型三种不同病理类型,三者在发病机制、生物学行为、组织学形态、治疗方法以及预后等方面差异较大。其中肝细胞癌是起源于肝细胞的恶性肿瘤,也是目前我国高发的恶性肿瘤,发病率和死亡率分别位居恶性肿瘤的第四位和第三位,严重威胁我国人民的生命和健康,将是本部分重点介绍的内容。

第一节　概　　述

一、临床症状和体征

(一) 临床症状

原发性肝癌发病隐匿,早期多无典型症状,出现临床症状并就诊者多为中晚期患者。中晚期患者主要临床症状有肝区疼痛、消化道症状、乏力消瘦、发热和出血倾向五大表现。主要体征包括肝脏肿大、腹部肿块、黄疸、腹水等。

1. 肝区疼痛　有半数以上的患者以肝区疼痛就诊,常呈持续性胀痛或钝痛,多为肝癌逐渐长大,包膜牵拉所致。

2. 消化道症状　中晚期患者常见的症状包括食欲减退、恶心、腹胀及腹泻等。

3. 出血倾向　包括鼻出血、牙龈出血、皮下瘀斑等。

4. 黄疸和发热　当癌肿在肝脏内广泛浸润可引起肝细胞性黄疸;当侵犯肝内胆管或肝门淋巴结肿大压迫胆管时,可出现阻塞黄疸。有时肿瘤坏死组织和血块脱落入胆管引起胆管阻塞可出现梗阻黄疸。发热多因肿瘤坏死,合并感染,及肿瘤的代谢产物所引起。无感染者多只发热而无寒战,癌性发热多在 38.5℃以下,极少达到 39℃以上。

5. 肝癌转移症状　肝癌如发生肺、骨、脑等处转移,可产生相应症状。少数患者可有低血糖症、红细胞增多症、高血钙和高胆固醇血症等特殊表现。原发性肝癌的并发症主要有肝性昏迷、上消化道出血、癌肿破裂出血及继发感染。

(二) 体征

1. 肝脏肿大　肝脏肿大为最常见的特征性体征之一。同时伴随肝质地变硬,表面及边缘不规则,常呈结节状,少数肿瘤深埋于肝实质内者则肝表面光滑,伴或不伴明显压痛。肝右叶膈面癌肿可使右侧膈肌明显抬高。

2. 脾肿大　多见于合并肝硬化与门静脉高压病例。

3. 腹水　腹水呈草黄色或血性,多因合并肝硬化、门静脉高压、门静脉或肝静脉癌栓所致。向肝表面浸润的癌肿局部破溃糜烂或肝脏凝血功能障碍可致血性腹水。

4. 肝区血管杂音　由于肿瘤压迫肝内大血管或肿瘤本身血管丰富所产生。

5. 肝区摩擦音　当肿瘤侵犯肝包膜时,偶尔可于肝区表面闻及肝区摩擦音。

6. 转移灶的相应体征　当肝癌转移时,可在转移部位发现相应体征,包括锁骨上淋巴结肿人;胸腔转移可出现胸腔积液或血胸,骨转移可表现为向外突出骨骼肿物,更多时候表现为病理性骨折,脊髓转移压迫脊髓神经可导致截瘫;颅内转移可导致偏瘫。

二、病因和发病机制

(一) 病因

原发性肝癌的病因和发病机制尚未完全明确,根据高发区流行病学调查,可能与肝炎病毒、黄曲霉毒素、饮用水污染、长期酗酒等因素有关。

(二) 发病机制

1. 肝炎病毒　对患肝炎的人群和无肝炎的人群进行长期的随访研究,发现患肝炎的人群患肝癌的危险性比无肝炎的的人群高得多。乙型肝炎病毒(HBV)和丙型肝炎病毒(HCV)慢性感染均可发展为肝癌。HCC 在 HBV 慢性受感染者中的发生是病毒、宿主和环境等因素共同作用的过程,HBV 的感染导致肝细胞反复损伤、不断坏死和增生,HBV 基因的整合及突变均可诱发 HCC。非结构蛋白 5A、精氨酸酶 Ⅱ 等的异常表达与 HCV 慢性感染患者的 HCC 发生相关。

2. 黄曲霉毒素　我国的高发区主要集中在东南沿海一带,这里气候潮湿、多雨,容易滋生黄曲霉菌,而粮食产品中黄曲霉毒素的污染也较严重。吃霉变的花生、玉米以及用地沟油炸出来的油条也可使肝癌的发生率增加 33%~66%。抑癌基因的失活与癌基因的激活目前被认为是黄曲霉毒素及其代谢产物致癌的主要分子机制,其可通过影响 *ras*、*c-fos*、*P53* 等基因的过表达继而引起肝癌的发生。

3. 饮用水污染　研究发现,沟塘水中滋生的蓝绿藻所产生的蓝绿藻毒素能引起肝细胞的坏死,是一种促癌因素。

4. 长期酗酒　酒精进入人体后,主要在肝脏进行分解代谢,酒精对肝细胞的毒性使肝细胞对脂肪酸的分解和代谢发生障碍,引起肝内脂肪沉积而造成脂肪肝。饮酒越多,脂肪肝就越严重,还可诱发肝纤维化,进而引起肝硬化,最后发展为肝癌。

三、临床诊断和鉴别诊断

(一) 临床诊断

结合肝癌发生的高危因素、影像学特征以及血清学分子标记物,依据诊断流程的步骤对肝癌做出临床诊断。

1. 有乙型肝炎、丙型肝炎,或者有任何原因引起肝硬化者,至少每隔 6 个月进行一次超声及 AFP 检测,发现肝内直径≤2cm 结节,动态增强 MRI、动态增强 CT、超声造影及普美显动态增强 MRI 四项检查中至少有两项显示有动脉期病灶明显强化、门脉或延迟期强化下降的"快进快出"的肝癌典型特征,则可做出肝癌的临床诊断;对于发现肝内直径 >2cm 的结节,则上述四种影像学检查中只要有一项有典型的肝癌特征,即可临床诊断为肝癌。

2. 有乙型肝炎或丙型肝炎,或者有任何原因引起肝硬化者,随访发现肝内直径≤2cm 结节,若上述四种影像学检查中无或只有一项检查有典型的肝癌特征,可进行肝穿刺活检或每 2~3 个月密切的影像学随访以确立诊断;对于发现肝内直径 >2cm 的结节,上述四种影像学检查无典型的肝癌特征,则需进行肝穿刺活检以确立诊断。

3. 有乙型肝炎或丙型肝炎,或者有任何原因引起肝硬化者,如 AFP 升高,特别是持续增高,应该进行上述四种影像学检查以确立肝癌的诊断,如未发现肝内结节,在排除妊娠、活动性肝病、生殖胚胎源性肿瘤以及消化道癌的前提下,应该密切随访 AFP 水平以及每隔 2~3 个月一次的影像学复查。

4. 病理检测　当影像学发现肝脏肿块,需经病理形态学观察以明确诊断。肝癌的病理学特征包括肝组织失去正常肝窦结构,呈结构异型性,以及细胞形态的异型性等。HCC、ICC 和 HCC-ICC 混合癌的组织结构和细胞形态各有不同。其中 HCC 按照组织结构不同,可分为小梁状(板状)、假腺样或腺泡样、实性型等;细胞形态包括多形性细胞、透明细胞、梭形细胞、脂肪变、透明小体、苍白小体、毛玻璃样包涵体。根据肿瘤分化程度,HCC 又可分为高分化、中分化、低分化和未分化。ICC 大多数为不同分化程度的腺癌,其他组织学亚型有腺鳞癌、鳞癌、黏液癌、印戒细胞癌,透明细胞癌、黏液表皮样癌、淋巴上皮瘤样癌和肉瘤样 ICC。HCC-ICC 混合癌包含 HCC 和 ICC 两种成分。免疫组化染色 HCC 特征性地的氨甲酰磷酸合成酶 -1(HepPar-1)染色阳性,免疫组染色多克隆癌胚抗原(CEA)或 CD10 或 ABCB1/MDR1 可见胆小管结构。HCC 也常显示 AFP、纤维蛋白原、细胞角蛋白 8 和 18 阳性,但细胞角蛋白 19 和 20、上皮膜抗原常阴性。大多数 ICC 分泌黏液,可通过黏蛋白卡红、淀粉消化 -PAS 或普鲁士蓝染色证实,肿瘤细胞中可检测到黏液核心(MUC)蛋白 1,2 和 3,ICC 细胞免疫组化检测常表达角蛋白 7 和 19,癌胚抗原(CEA),上皮膜抗原(EMA)和血型抗原。

(二) 诊断流程

肝癌的临床诊断流程如图 34-1 所示。

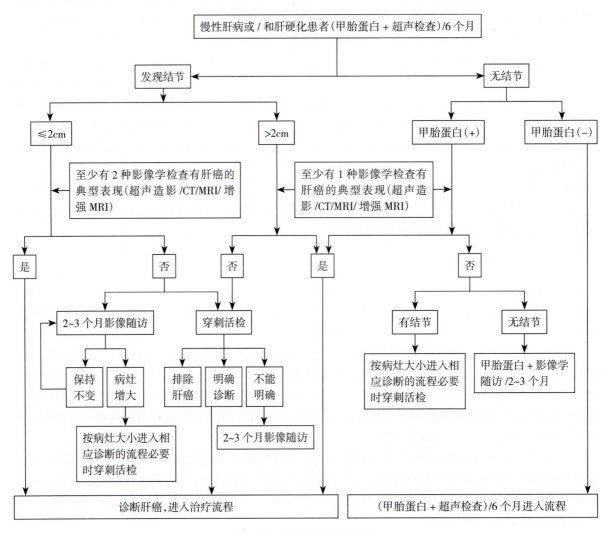

图 34-1　肝癌临床诊断流程

(三) 鉴别诊断

1. AFP 阳性患者的鉴别诊断

(1) 慢性肝病:如肝炎、肝硬化,应对患者血清 AFP 水平进行动态观察,肝病活动时 AFP 多与 ALT 同向活动,多为一过性升高或呈反复波动性,一般不超过 400μg/L,时间也较短暂;如 AFP 与 ALT 异向活动和／或 AFP 持续高浓度,则应警惕 HCC 可能。

(2) 妊娠、生殖腺或胚胎型等肿瘤:鉴别主要通过病史、体检以及腹盆腔 B 超、CT 检查。

(3) 某些消化系统肿瘤:某些发生于胃、胰腺、肠道的肿瘤也会引起血清 AFP 升高。鉴别诊断除详细的病史、体检和影像学检查外,测定血清 AFP 异质体则有助于鉴别肿瘤的来源。

2. AFP 阴性的 HCC 患者鉴别诊断

(1) 继发性肝癌:多见于消化道肿瘤转移,多无肝病背景,病史可能有便血、饱胀不适、贫血、体重下降等消化道肿瘤症状,肿瘤标志物检查 AFP 阴性,而 CEA、CA199、CA242 等消化道肿瘤标志物可能升高。影像学检查也有一定特点:①常为多发占位,而肝细胞肝癌多为单发;②典型转移瘤影像可见"牛眼征"眼肿物周边有晕环,中央因缺乏血供而呈低回声或低密度;③CT 增强或肝动脉造影可见肿瘤血管较少,供不如肝细胞肝癌;④消化道内镜或造影可能发现胃肠道的原发病变。

(2) 胆管细胞癌:多无肝病背景,CEA、CA199 等肿瘤标志物可能升高。影像学检查最有意义的是 CT 增强扫描,肿物血供不如肝细胞性肝癌丰富,且纤维成分较多,呈"快进快出",周边有时可见扩张的末梢胆管。

(3) 肝肉瘤:常无肝病背景,影像学检查显示为血供丰富的均质实性占位,不易与 AFP 阴性的肝细胞肝癌相鉴别。

第二节　实验室及其他检查指标与评估

一、实验室及其他检查指标

(一) 临床检验指标

1. 临床常规检查

(1) 血常规白细胞(WBC)升高、中性粒细胞淋巴细胞比值(NLR)升高,可能与患者体内发生肿瘤炎症反应有关。

(2) 凝血功能凝血酶原时间(PT)、活化部分凝血酶原时间(APTT)、凝血酶时间(TT)均显著延长,纤维蛋白原(FIB)明显下降,由于癌细胞的生长、浸润、转移,致患者体质衰弱,饮食差,胆汁淤积,使铁质、蛋白质、维生素 A、D、E、K 等摄入明显减少,从而影响肝脏凝血因子的合成,出现凝血功能异常。

2. 肝功能检查

(1) 血清胆红素:血清胆红素升高,说明是肝细胞损伤严重,多提示为肿瘤晚期,肝功能失代偿。

(2) 白球比值:白球比值倒置,多为肝癌晚期大量肝细胞受侵坏死或合并肝硬化所致,是肝功能失代偿的指标之一。

3. 血清甲胎蛋白(alpha-fetoprotein,AFP)　AFP 是当前诊断肝癌常用又重要的方法。诊断标准:AFP≥400μg/L,排除慢性或活动性肝炎、肝硬化、睾丸或卵巢胚胎源性肿瘤以及妊娠等。AFP 滴度升高者,应作动态观察,并与肝功能变化对比分析,有助于诊断。约 30% 的肝癌患者 AFP 水平正常,检测甲胎蛋白异质体,有助于提高诊断率。其他常用的肝癌诊断分子标志物:包括 α-L- 岩藻苷酶、异常凝血酶原等。

4. 病毒学检查　HBV 或 HCV 感染是 HCC 发生的重要原因,病毒学检查阳性可辅助肝癌的诊断。

(二) 影像检查

各种影像学检查手段各有特点,应该强调综合应用、优势互补、全面评估。

1. 超声检查(ultrasonography,US)　HCC 超声图像表现多种多样,主要与肿块大小,内部组织变性、坏死、出血等病理改变有关。直径小于 3cm 的小肝癌呈圆形或类圆形,边界较清晰,周边可见低回声环,内部多表现为低回声,有时也可见高回声,与肿瘤细胞脂肪变性有关。彩色多普勒血流成像(color doppler flow imaging,CDFI)可显示肿瘤周围和内部血流情况,鉴别血管和扩张的胆管,显示多数

HCC 血流信号较丰富,瘤内血流信号检出率可达 95%,表现为点状、线条状、树枝状、网篮状等,瘤周常可见血流环绕,肝门静脉癌栓时显示肝门静脉血流部分或完全充盈缺损,有时可探及动脉血流或动静脉瘘血流。超声造影(contrast enhanced ultrasound,CEUS)表现为 95% 以上的 HCC 动脉期呈高增强,小病灶多表现为均匀增强,较大肿瘤则多为不均匀增强,与肿瘤坏死、变性或液化有关,动脉期还可观察到肿瘤周边与内部走行的供血动脉,肿瘤假包膜呈细线状增强,门脉期及延迟期多呈低增强,少数仍呈等或稍高增强,多见于分化较好的肿瘤。

2. X 线计算机断层成像(computed tomography,CT)　常规采用平扫 + 增强扫描方式(常用碘对比剂),其检出和诊断小肝癌能力总体略逊于磁共振成像。肿瘤内坏死平扫期间瘤内低密度,增强扫描未发现强化;门静脉或肝静脉癌栓增强扫描时延迟期出现门静脉或肝静脉内充盈缺损;肝硬化肝脏表面凹凸不平,各个肝叶比例均失调,肝裂明显增宽,肝实质密度不均匀;淋巴结肿大时平扫期间可见肝门、腹腔及腹膜后均出现肿大淋巴结。

3. 磁共振成像(magnetic resonance imaging,MRI)　常规采用平扫 + 增强扫描方式(常用对比剂 Gd-DTPA),结合肝细胞特异性对比剂(Gd-EOB-DTPA)使用,可提高 ≤1.0cm 肝癌的检出率和对肝癌诊断及鉴别诊断的准确性。MRI 扫描一般包括 T_1WI、T_2WI、动态增强扫描。在 T_1WI 多为低信号,大的肿瘤因中心出血坏死常见,信号不均匀,表现为混杂信号,低信号中夹杂斑片状或点状的高信号或更低信号;在 T_2WI 多为高信号,较大的病灶往往信号不均匀,其中可见到更高信号或低信号,表明有坏死、液化、出血或钙化存在。肿瘤侵犯血管,增强后变现为血管腔增粗和腔内充盈缺损。

在 MRI 或 CT 增强扫描动脉期(主要在动脉晚期),肝癌呈不均匀明显强化,偶可呈均匀明显强化,尤其是 ≤5.0cm 的肝癌,门脉期和 / 或实质平衡期扫描肿瘤强化明显减弱或降低,这种"快进快出"的增强方式是肝癌诊断的特点。

(三) 临床病理检测

1. 大体　肝细胞癌可表现为单个巨块状(巨块型)、多发结节状(结节型)或弥漫累及大部分甚至整个肝脏(弥漫型)。肝细胞癌一般质软,常有出血、坏死,偶尔可有淤胆而呈绿色。有的肿瘤可有包膜。肿瘤大小变化很大,一般小于 3cm 的肿瘤称为小肝癌。肿瘤常常侵入门静脉系统形成门静脉瘤栓,在晚期病例几乎均有门静脉瘤栓。

2. 镜下　肝细胞癌可分为高分化、中分化、低分化和未分化型。

(1) 高分化肝细胞癌:细胞多排列成细小梁状,并常有假腺样或腺泡状结构。细胞异型性不大,常有脂肪变。

(2) 中分化肝细胞癌:细胞排列成 3~4 层厚的小梁或细胞索。癌细胞胞质丰富、嗜酸性,核圆形,核仁清楚(图 34-2A、B、C)。亦常见假腺样排列,其中常含胆汁。

(3) 低分化肝细胞癌:主要见于实性型的肝细胞癌,其间很少血窦样腔隙,仅见裂隙样血管。癌细胞呈实性片状增生,极性消失;细胞大小不一,核浆比例明显增大,细胞核大深染,核仁清晰,异型性明显,核分裂象易见;可见畸形的瘤巨细胞、单核或多核细胞,偶见破骨细胞样癌细胞,因此又称多形细胞癌。未分化肝细胞癌属于低分化癌的一种亚型,癌细胞显著异型,较多梭形细胞,胞质少,核大,核浆比例显著增大,见巨核或奇异形核;癌细胞排列紊乱、松散,呈无结构状态。

肝细胞癌即使在癌结节中亦有不同的分化区域。大多数 <1cm 的肿瘤均由一致的高分化癌构成。约 40% 的 1~3cm 的肿瘤既有高分化癌,又有分化较差的部分,而高分化部分常在结节的外周。当肿瘤达到 3cm 以上时,高分化部分逐渐由分化较差的癌所取代。

3. 免疫表型　AFP、CK、α- 抗胰蛋白酶、纤维蛋白原、IgG、转铁蛋白受体、铁蛋白、Mallory 小体抗原、白蛋白、芳香酶、整合蛋白 VLA-α 和 VLA-β、CD15、IGF11、EGFR、绒毛蛋白、C 反应蛋白和 P504S 阳性。HepPar-1 和 Glypican-3 为近年来报道的抗体,对肝细胞有一定的特异性,尤其是 Glypican-3 在正常肝细胞阴性,而肝细胞癌和高级别异型增生结节阳性。TTF-1 也常在肝细胞癌细胞质中表达,CEA 通常阴性。细胞角蛋白 CAM5.2 和 CK8 阳性,但 AE1(通常识别角蛋白 10、14、15、16 和 19)阴性,

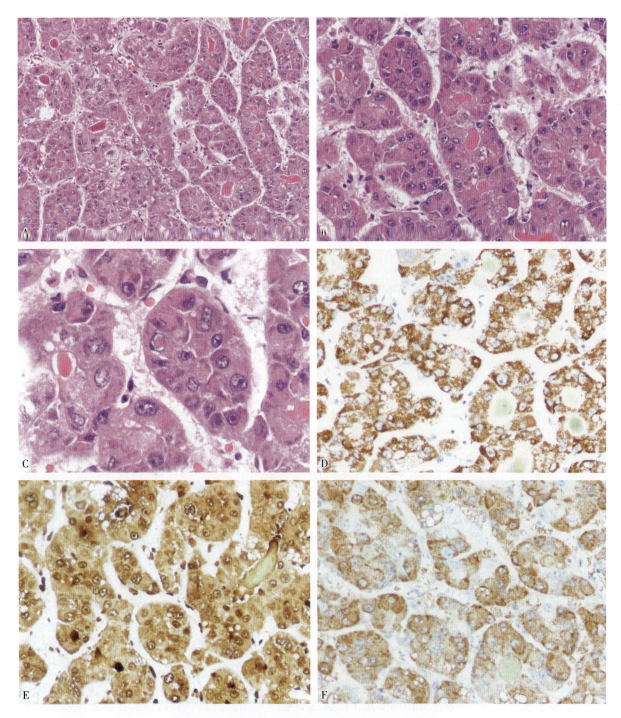

图 34-2　中分化肝细胞癌的病理组织形态及免疫组化

A. HE 染色, ×100;B. HE 染色, ×200;C. HE 染色, ×400;D. 免疫组化 Hepatocyte 染色, ×200;E. 免疫组化 GPC-3 染色, ×200;F. 免疫组化 GS 染色, ×200

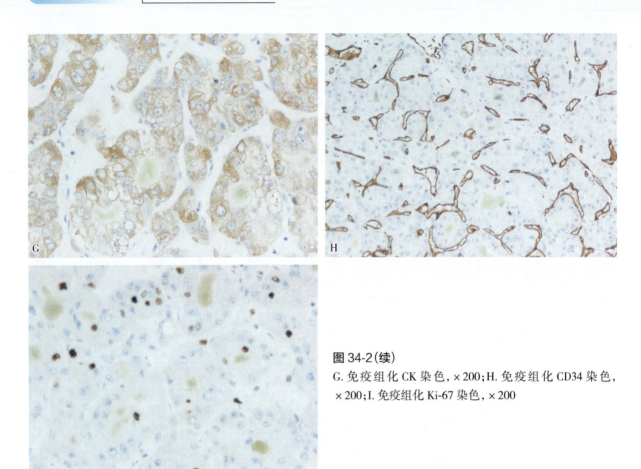

图 34-2（续）
G. 免疫组化 CK 染色，×200；H. 免疫组化 CD34 染色，×200；I. 免疫组化 Ki-67 染色，×200

CK5/6、18、20 亦阴性。肝细胞癌中的重要特征为在癌细胞间可见小胆管结构，这些结构碱性磷酸酶阳性，胆管糖蛋白的染色如多克隆 CEA、CD10、低分子量角蛋白均阳性。肝细胞癌的血窦为 CD34 阳性，这与正常肝细胞的血窦不同（图 34-2D~I）。

4. 分子遗传学　肝细胞肝癌的发生涉及多个细胞增殖和细胞存活表型有关的基因改变。常见的改变包括染色体的扩增、杂合性缺失、突变、CpG 过甲基化、DNA 低甲基化、微卫星不稳定等。相关的基因包括 *CMYC*、*CCND1*、*AXIN1*、*P53*、*CDH1* 和 *PTEN*。染色体缺失常出现在 17p、8p、16q、16p、4q、9p、13q、1p 和 6q。染色体增加常出现在 1q、7q、8q 和 17q。约 30% 有 *P53* 突变。其他基因改变为 *RAS*、*Wnt* 和 *mTOR* 信号通路的改变。

二、临床检查指标的评估

（一）临床检验指标的评估

1. 临床常规检查　WBC、NLR 均参与了原发性肝癌早期细胞侵袭、病理过程，在诊断原发性肝癌中具有一定价值，可为早期临床诊断及患者预后提供客观依据。凝血功能的检测在一定程度上能反映肝脏损害程度，对临床肝癌患者病情检测、预后判断、指导治疗有一定应用价值。

2. 肝功能检查　肝功能检测有助于了解肝癌患者肝功能代偿情况，对指导肝癌的治疗、预测预后等有重要价值。

3. 免疫学检查　甲胎蛋白（AFP）的检测是诊断肝癌最常用重要的方法之一，特异性较高。

4. 病毒学检查　HBV 或 HCV 慢性感染可发展为肝硬化，进而发展为肝癌，病毒学检查可以辅助肝癌的诊断。

（二）其他检查指标的评估

1. 超声检查　腹部超声检查因操作简便、灵活直观、无创便携等特点，是临床上最常用的肝脏影像学检查方法。常规超声筛查可以早期、敏感地检出肝内可疑占位性病变，准确鉴别是囊性或实质性占位，并观察肝内或腹部有无其他相关转移灶。彩色多普勒血流成像不仅可以观察病灶内血供，也可明确病灶与肝内重要血管的毗邻关系，为临床治疗方法的选择及手术方案的制订提供重要信息。实时超声造影技术可以揭示肝肿瘤的血流动力学改变，帮助鉴别和诊断不同性质的肝肿瘤，凭借实时显像和多切面显像的灵活特性，在评价肝肿瘤的微血管灌注和引导介入治疗方面具有优势。

2. CT检查　应用于临床以来，肝脏是常用的检查器官之一。CT平扫可以显示密度较高的转移瘤，如类癌、肾癌、乳腺癌等的肝转移，增强扫描的目的主要是形成肝实质与病灶之间的密度差，以利诊断。由于正常肝实质大部分由门静脉供血，肝肿瘤主要由肝动脉供血，二者之间有一定的时间差，也就形成了密度差。CT平扫加动态增强扫描可以了解肝脏肿瘤的位置，肿瘤的特点及对肝脏肿瘤进行定性诊断。

3. MRI检查　是继CT后影像诊断领域的又一重大进展，具有无辐射影响，组织分辨率高，可以多方位、多序列参数成像，并具有形态结合功能（包括弥散加权成像、灌注加权成像和波谱分析）综合成像技术能力，成为临床肝癌检出、诊断和疗效评价的常用影像技术。增强扫描则可进一步提高诊断的准确性。

（三）病理检测指标的评估

肝癌病理诊断规范由标本处理、标本取材、病理检查和病理报告等部分组成。

（1）标本处理要点：①手术医生应在病理申请单上标注送检标本的部位、种类和数量，对手术切缘和重要病变可用染料染色或缝线加以标记；②尽可能将肿瘤标本在离体30min以内完整送达病理科切开固定；③10%中性福尔马林溶液固定12~24h。

（2）标本取材要点：肝癌周边区域是肿瘤生物学行为的代表性区域。为此，应采用"7点"基线取材法，在肿瘤的12点、3点、6点和9点位置上于癌与癌旁肝组织交界处取材按1∶1取材；在肿瘤内部至少取材1块；对距肿瘤边缘≤1cm（近癌旁）和>1cm（远癌旁）范围内的肝组织分别取材1块。鉴于多结节性肝癌具有单中心和多中心两种起源方式，在不能除外由肝内转移引起的卫星结节的情况下，单个肿瘤最大直径≤3cm的肝癌，应全部取材检查。实际取材的部位和数量还须根据肿瘤的直径和数量等情况考虑。

（3）病理检查：病理形态学诊断由大体标本描述、显微镜下描述、免疫组化检查结果及病理诊断等部分组成。此外，还可附有与肝癌克隆起源、药物靶点检测、生物学行为评估以及预后判断等相关的分子病理检查结果，提供临床参考。

（4）肝穿刺的病理诊断存在一定的假阴性率，阴性结果不能完全排除肝癌的可能，需要结合临床再次穿刺活检、术中冰冻或手术切除送检。

第三节　实验室及其他检查指标的临床应用

一、检查指标的筛选原则

（一）首要/必需检测项目

包括超声、CT、MRI等影像学检查、AFP检测及病理形态学分析。首要/必需检测项目若排除肝细胞癌，则不需要进一步检测；若不能排除或考虑肝细胞癌，则需要进入第二步检测项目。

（二）第二步检测项目

包括病毒学检测、免疫组化，甚至分子检测，也是肝细胞癌诊断的必需检测项目。

（三）次要检测项目

包括血常规、凝血功能、肝功能检查等。根据患者个人情况和病变严重程度进行选择。

二、检查指标的临床应用

（一）在肝癌诊断中的应用

原发性肝癌的诊断依赖于影像学检查、病理学及 AFP 检测,是明确诊断必须经历的检测项目。病毒学检查、免疫组化及分子检测也可辅助诊断。血常规、凝血功能及肝功能检测对肝细胞癌的诊断价值有限。

（二）在分期和判断预后中的应用

超声、CT、MRI 等影像学检查可分析肝细胞癌侵犯范围,用于诊断肝细胞癌患者的分期。明确分型和分期,又有利于准确判断预后。AFP 水平在一定程度上反映肿瘤的大小,其动态变化与病情有一定的关系,是显示治疗效果和预后判断的一项敏感指标。

（三）在复诊随访中的应用

定期的超声、CT、MRI 等影像学检查以及 AFP 检测,是随访过程中检测病变进展情况的主要方法,因其方法简便、患者依从性高,在定期复诊随访过程中,可以作为常规方案,定期检测。活检组织学检查在病变可疑复发和进展的情况下选择使用。

案例 34-1

【病史摘要】 患者,男性,32 岁,发现"乙型肝炎病毒感染"10 余年,未行抗病毒治疗。患者无明显诱因 1 个月前出现右下腹疼痛,为钝性隐痛,当地医院门诊行"抗感染"治疗(具体不详)后可缓解,后偶有发作,患者未重视。现再次无明显诱因出现右下腹疼痛,性质较前剧烈,可放射至右上臂,伴冷汗,无恶心、呕吐,无发热,无腹泻、腹胀,至当地医院就诊,查 AFP>2 000μg/L,腹部超声示:肝内实质性占位性病变性质待查。上级医院门诊以"肝恶性肿瘤"收住入院。自发病以来,患者精神、食欲食量和睡眠良好,大小便正常,体重无明显变化。

【临床检验】 肝功能检查 ALT 69U/L,AST 83U/L;血常规、尿常规和大便常规无明显异常;肾功能和电解质正常。

【影像学检查】 上腹部 CT 平扫示肝右叶团块状略低密度影,增强扫描示肝右叶巨大占位;脾大。

【病理检查】 大体检查见(肝穿刺)灰黄色条索状组织一条,长约 2cm,直径约 0.2cm。显微镜下见瘤组织呈梁索状、片巢状排列,瘤细胞多个聚集成小叶,或组成多细胞层的小梁,其间为血窦样结构,瘤细胞排列紊乱,细胞大小较为一致,瘤细胞胞质红染或透亮。免疫组化染色示 CK19(−),Heptocyte(+),GPC-3(+),AFP(−),Ki-67(+,10%),CK(+),GS(+),CD34(肝窦毛细血管化)。

【诊断】 原发性肝癌(中分化肝细胞癌)。

【案例分析】 该患者发现"乙型肝炎病毒感染"10 余年,未行抗病毒治疗,无明显诱因出现右下腹疼痛的症状,当地医院腹部超声示肝内实质性占位性病变,AFP>2 000μg/L,上级医院腹部平扫 CT 示肝右叶团块状略低密度影,增强扫描示肝右叶巨大占位,并且脾脏肿大。此患者有长期乙肝病毒感染病史,AFP 检测大于 400μg/L,腹部 B 超及平扫、增强 CT 提示肝占位,通过肝穿刺病理活检进一步明确肿瘤类型,经过病理学形态学观察证实为中分化肝细胞癌。因此该案例最终确诊为:原发性肝癌(中分化肝细胞癌)。

-------------------- 小　　结 --------------------

原发性肝癌发病隐匿,早期多无典型症状,临床就诊者多为中晚期患者,提示早期诊断、早期治疗的重要性。中晚期患者表现出肝区疼痛、消化道症状、乏力消瘦、发热和出血倾向等症状。体征有肝脏肿大、腹部肿块、黄疸、腹水等。原发性肝癌的病因和发病机制尚未完全明确,流行病学调查与乙型、

丙型肝炎病毒、黄曲霉毒素、饮用水污染、长期酗酒有关。AFP 在缺乏敏感的影像学方法情况下可用于肝癌的临床诊断，如果 AFP≥400μg/L，在排除妊娠、慢性或活动性肝病以及生殖腺胚胎源性肿瘤情况下，则高度提示肝癌。结合肝癌发生的高危因素、影像学特征以及血清学分子标记物，依据诊断流程的步骤对肝癌做出临床诊断。在诊断有疑问时，必须进行病理学检查以明确诊断。

（刘　莉　牛会林　熊　熵）

第三十五章

胆囊和肝外胆管瘤样病变

瘤样病变(tumor-like lesions)并非真性肿瘤,但其临床表现、组织形态上常与肿瘤相似,所以也称之假肿瘤性病变(pseudoneoplastic lesions)。临床常见的胆囊和肝外胆管瘤样病变以胆固醇息肉、炎症性息肉、腺肌增生症和先天性胆总管囊肿等为主。这类疾病实验室检查一般无特异诊断指标,主要依靠影像学诊断。因组织形态上部分与肿瘤相似,所以在临床工作中有一定的误诊率,应该准确掌握相关诊断特点,减少误诊。

第一节 概 述

胆囊瘤样病变有胆固醇息肉、胆固醇沉着症、炎症性息肉、增生性息肉、腺肌增生症、肉芽肿性炎症等,其中胆固醇息肉是胆固醇沉着性病变的一种局部类型,并非真性肿瘤,无恶变倾向。肝外胆管瘤样病变多见于先天性胆总管囊肿、创伤性神经瘤等。

一、临床症状和体征

(一) 临床症状

胆固醇息肉男女发病机会均等,没有特征性的临床表现。一般无明显症状,少数有慢性胆囊炎的临床表现,如右上腹不适、憋胀、隐痛、消化不良等。

胆囊腺肌增生症(adenomyomatosis of gallbladder,ADM)是胆囊的一种非炎症性、非肿瘤性增生性疾病,该病患者的胆囊具有高浓缩、高激惹、高排空等特点。ADM 常表现的症状有消化不良,恶心和右上腹疼痛。

先天性胆总管囊肿(congenital choledochal cyst,CCC)又称特发性胆总管囊肿,或者胰胆管合流异常综合征,是一种常见的以肝外胆管囊状扩张为特点的先天性胆管疾病。CCC 患者常见的症状主要有上腹部疼痛、右上腹部肿块和阻塞性黄疸"三联症",但患者就诊时往往只有一种或两种症状,症状多呈间歇性、急性发作。本病以婴幼儿、儿童常见,女性发病为主,患病率为男性的 3~4 倍。

(二) 体征

无明显体征,部分患者可有上腹痛表现。

二、病因和发病机制

(一) 病因

胆囊胆固醇息肉因黏膜层及黏膜下层过量的脂滴积聚所致。ADM 的病因和发病机制尚不明确,一部分学者认同胆囊腔内压力增大学说。CCC 的病因目前还不十分清楚。可能的原因是胆总管和胰管的异常汇合所致。

(二) 发病机制

胆囊胆固醇息肉患者黏膜层及黏膜下层过量的脂滴积聚,巨噬细胞吞噬脂滴后可变成泡沫细胞,大量的泡沫细胞堆积于淋巴管,常导致淋巴管破坏,甚至影响局部的微循环,导致脂质回流障碍。病理上,本病可分为两个亚型:弥漫性胆固醇沉着症和胆固醇息肉。其中,前者的黏膜下层脂质回流通道尚存在,药物干预能达到治疗的目的;后者的黏膜下层脂质回流通道受阻,导致脂质回流障碍。

ADM 患者胆囊腔内压力增大导致黏膜陷入肌层形成憩室,管腔压力增大的主要原因是胆囊管先天性狭窄及弯曲导致胆囊出口周期性狭窄,在黏膜慢性炎症刺激下形成的胆泥、黏液等间断阻塞胆囊出口,导致胆汁排出受阻而使胆囊内压力升高。

CCC 患者胆总管和胰管的异常汇合,在十二指肠壁外形成较长的共同通道,导致胰管内压力增高,胰液反流至胆管,且反复的胰液逆流胆管内,引起胆管化学和炎症性改变,破坏了胆管壁的弹性,使胆管壁张力下降而扩张,严重者甚至癌变。

三、临床诊断和鉴别诊断

(一) 临床诊断

1. 胆固醇息肉

(1) 实验室检查

1) 血、尿、便常规、生化等:患者一般伴有脂质代谢紊乱,血清胆固醇水平高于正常水平。

2) 病理学检查:病变处黏膜固有膜内有成堆含脂质的泡沫细胞,而使极度肿胀的多个黏膜皱襞拥挤在一起,黏膜面出现单个或多个聚集在一起的小结节状息肉,通过一个纤细的蒂与胆囊壁相连,少数呈粗糙淡黄色斑块状或颗粒状,蒂部由血管结缔组织构成。

(2) B 超检查:一般表现为桑葚状息肉样光团(与胆囊壁同程度均强),为不均一隆起,突入胆囊腔,有蒂或基底部较宽,后方不伴声影。部分回声团块表面有微小颗粒,内部有回声斑或回声点,可伴回声区,少数呈乳头状突起。

(3) 内镜超声(endoscopic ultrasonography,EUS)检查:是将超声微小探头安置在内镜顶端,探头为高频,将内镜插入消化道,进入十二指肠壶腹后此探头更接近胆囊,可排除肠气干扰或胆汁黏稠度等影响。EUS 可将胆囊壁分为 3 层,内层为高回声的黏膜及黏膜下层,中层为低回声的肌纤维层,外层为高回声的浆膜下层及浆膜层。息肉样病变可见清晰的 3 层囊壁,而胆囊癌则囊壁的 3 层结构有不同程度的浸润破坏。

(4) 超声导引下经皮细针穿刺活检病理诊断:穿刺活检得到病变组织,经病理形态学观察,可以明确诊断并有助于鉴别诊断,可提高术前诊断率,尤其是有助于早期胆囊癌的诊断。

2. 胆囊腺肌增生症

(1) 实验室检查

1) 血、尿、便常规、生化等:无明显特异表现。

2) 病理学检查:胆囊黏膜上皮和腺体不同程度增生。增生黏膜或腺体陷入肌层甚至深达浆膜下形成许多细小窦状结构,即罗 - 阿窦,位置较深或窦口狭窄的罗 - 阿氏窦易造成胆汁淤积、胆固醇结晶或小结石形成。罗 - 阿窦周围绕以数量不等的增生平滑肌组织,肌层明显增厚、结构紊乱或被增生的腺体分隔。

根据增生的部位和范围,分为三型:①弥漫型:整个胆囊壁均有增生。胆囊壁增厚,胆管造影时,造影剂可进入罗 - 阿窦,可在增厚的胆囊壁内出现点状阴影。②节段型:好发于胆囊中部,胆囊壁的一段发生增生,增厚的胆囊壁可造成环形狭窄,胆囊成葫芦状。③局限型:常发生于胆囊底部,胆囊壁局部发生明显增厚,常为单发,易被误为肿瘤,该型可分有内翻、外翻和中间位三种表现。

(2) B 超检查:受累胆囊壁明显增厚,壁内扩张的罗 - 阿窦呈小囊状的低回声或无回声区,若有小结石存在,可见呈特征性的彗星尾状回声。局限型,胆囊底部呈圆锥帽状增厚;节段型,局部增厚的囊壁向腔内突入形成所谓"三角征"。胆囊腔变窄,呈"葫芦"状胆囊,甚至完全闭合;弥漫型,胆囊壁呈弥散性向心性肥厚,内壁凹凸不平,内腔狭窄,有时可见结石回声。胆囊腺肌增生症的胆囊黏膜和浆膜层连续完整,增厚的胆囊壁内无明显血流信号。

(3) CT检查:①弥漫型:胆囊壁呈弥漫性增厚,可大于1cm,胆囊腔明显缩小,胆囊的腔内面和浆膜面均光整。增强扫描三期自黏膜层向肌层呈扩展性强化,强化可均匀或不均匀。②局限型:胆囊壁局限性胆囊壁增厚,常见于胆囊底部,呈结节状,增厚的胆囊壁内外面均光整,其余胆囊壁未见异常增厚,增强扫描动脉期不均匀强化,门脉期及延迟期均匀强化,病灶边缘尚光整,与正常胆囊壁交界清晰。③结节型:胆囊壁呈某一段或多段增厚>5mm,其余胆囊壁无增厚,增强扫描强化方式同弥漫型。

罗-阿氏窦是胆囊腺肌增生症的特征性表现,所以罗-阿窦的显示是影像学检查准确诊断胆囊腺肌增生症的一个关键点。若仅胆囊壁增厚是非特异性表现。

(4) MRI检查:胆囊增大,胆囊壁节段性或弥漫性增厚(厚度可大于1cm)胆囊壁可见散在小点状含液小憩室,以T₂WI显示最佳,有一定特异性,有时胆囊腺肌增生症可在胆囊底部形成肿块及胆囊浆膜下脂肪增生。胆囊浆膜下脂肪增生表现与慢性胆囊炎时围绕胆囊周围的大网膜团影像相似。MRI见到扩大的罗-阿窦有助于胆囊腺肌增生症的诊断。脂肪餐试验可见胆囊收缩亢进,有助于于诊断。

3. 先天性胆总管囊肿　CCC患者的实验室检查常无特异性表现,主要依靠临床症状联合影像学检查来诊断,术后病理可以确诊。

(1) 实验室检查:大多数患儿血、尿及粪等一系列检查均为异常,包括血清胆红素升高,主要是直接胆红素明显升高,碱性磷酸酶和γ-谷氨酰转肽酶也升高等。合并囊肿内感染者可见外周血象白细胞计数增高和中性粒细胞增高等的炎症改变。病理学检查:囊肿壁由致密的纤维组织(胶原纤维及少量弹力纤维)构成,其中可见散在的少量平滑肌束,间质水肿,并有少量淋巴细胞浸润。囊肿壁内衬以柱状上皮,也可衬覆假复层纤毛柱状上皮,部分病例也可以没有上皮衬覆。

(2) B超检查:是最为简便且无创的检查手段,可见肝下方界限清楚的低回声区,可确定囊肿的大小,胆管远端的狭窄程度,并可知肝内胆管扩张的程度和范围及是否合并胆管内。

(3) CT检查:可明确肝内外胆管有无扩张、扩张的部位、程度及形态、位置,胆总管远端狭窄的程度以及有无肝内胆管扩张、扩张的形态及部位等,有助于式式的选择。

(4) 逆行性胰胆管造影内镜造影(ERCP)检查:用小儿十二指肠纤维内镜经十二指肠乳头插入导管造影,可显示胰胆管全貌,尤其对胰胆管合流异常更能清晰显影,对治疗方法的选择提供可靠依据。

(二) 诊断流程

1. 胆固醇息肉　根据右上腹不适、憋胀、隐痛、消化不良等临床表现,进行影像学如超声检查、术后病理检查可以确定胆囊息肉的性质,检查流程图如下(图35-1)。

2. 胆囊腺肌增生症　根据病史与临床症状,进行影像学检查如超声检查确诊,术后病理学检查完成与肿

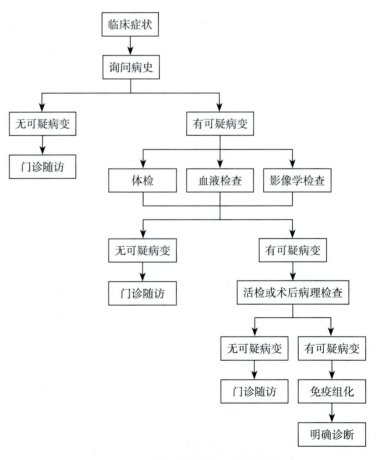

图35-1　胆囊胆固醇息肉诊断流程

瘤的鉴别,临床诊断流程可参考胆囊胆固醇息肉诊断流程图(图 35-1)。

3. 先天性胆总管囊肿　根据病儿有腹痛、黄疸及右上腹囊性包块 3 个主要症状的临床表现,进行初步临床诊断,部分病例不具有"三主症",术前应进行实验室和影像学检查以助确诊,术后病理检查用于与肿瘤的鉴别诊断。临床诊断流程可参考胆囊胆固醇息肉诊断流程图(图 35-1)。

(二) 鉴别诊断

1. 胆固醇息肉　胆囊息肉与腺瘤样增生、腺瘤及腺癌、胆囊壁黏附的小结石等胆囊内隆起性病变仅从临床表现区分比较困难。B 超对黏附在胆囊壁上的小结石、胆泥、黏稠胆汁或血凝团块等无声影小回声团可能误认为本病。高度敏感的彩色多普勒血流显像(color doppler flow imaging,CDFI)对鉴别胆囊小隆起性病变有重要价值,若能显示病变内有血流,则高度提示为肿瘤;若 CDFI 为低阻动脉血流频谱,则应怀疑为小胆囊癌。

2. 胆囊腺肌增生症

(1) 胆囊癌:胆囊壁明显不规则增厚,腔内面和浆膜面多不光整,增强明显,多数肝胆界面消失,肝脏受侵。

(2) 慢性胆囊炎:脂肪餐试验具有鉴别意义,弥漫性胆囊腺肌增生症可表现为胆囊收缩功能亢进,而慢性胆囊炎可表现为收缩功能差。无罗 - 阿窦。

(3) 胆囊扭曲:先天性胆囊膈膜。局限型胆囊腺肌增生症超声难以与腺瘤或大的胆囊息肉鉴别。

3. 先天性胆总管囊肿

(1) 胆管闭锁和新生儿肝炎:对出生 2~3 个月内出血黄疸,进行性加重、大便发白和肝肿大的婴儿,应首先考虑到胆管闭锁或新生儿肝炎。仔细触摸肝下有无肿块,B 超和 CT 检查有助于诊断,病理组织活检可确诊。

(2) 腹部肿瘤:右侧肾母细胞瘤和神经母细胞瘤都是恶性肿瘤,病程发展快,且无黄疸、腹痛。肝癌到晚期有黄疸,血清甲胎蛋白测定阳性。胰腺假性囊肿多有外伤史,影像学检查可提示囊肿与胰腺的关系。此外,右侧肾积水、大网膜囊肿和肠系膜囊肿等,需要结合辅助检查明确诊断。

(3) 肝包虫病:肝包虫囊肿在肝脏部位有肿块,局部可有轻度疼痛与不适,感染时可出现黄疸。包虫囊肿多见于畜牧区,病程缓慢,囊肿呈进行性增大,做包虫囊液皮内试验和血清补体结合试验可确定诊断。

第二节　实验室及其他检查指标与评估

一、实验室及其他检查指标

胆囊和肝外胆管瘤样病变相关疾病实验室检查并无特异性指标,在手术前的临床诊断主要依靠影像学检查,术后病理检查可以用于与肿瘤的鉴别诊断。

(一) 临床检验指标

1. 临床常规检查

(1) 血常规及 CBC 分类:胆囊和肝外胆管瘤样病变患者血常规一般无异常。先天性胆总管囊肿合并囊肿内感染者可见外周血象白细胞计数增高和中性粒细胞增高。

(2) 大便常规:一般无明显异常,先天性胆总管囊肿患者发生胆管梗阻时,大便可呈白陶土样改变。

2. 血生化及肝功能检查　胆固醇息肉患者肝脏细胞分泌胆汁的功能出现了紊乱,胆汁酸在胆管淤积,生化检查可示血清胆固醇、甘油三酯升高。先天性胆总管囊肿患者尿淀粉酶、血清淀粉酶可升高,血清总胆红素、直接胆红素明显升高,碱性磷酸酶和 γ- 谷氨酰转肽酶也升高。

（二）影像及内镜检查

1. 胆固醇息肉

（1）B 超检查：单发或多发，胆囊内壁上外形不规则的略强光团回声，近胆囊壁侧常有蒂状回声。

（2）内镜超声（EUS）检查：清晰可见黏膜及黏膜下层、肌纤维层、浆膜下层及浆膜层，无浸润破坏。

（3）超声导引下经皮细针穿刺活检：获取组织样本，用于病理形态学观察。

2. 胆囊腺肌增生症

（1）B 超检查：胆囊壁明显增厚，可见低回声或无回声的囊状罗-阿窦，内常见小结石，囊壁的正常连线未见中断，病灶血流不丰富。脂肪餐试验示胆囊收缩功能亢进。

（2）CT 检查：胆囊壁弥漫性或局限性增厚，部分囊腔外侧面毛糙，增强后动脉期病变区黏膜及部分黏膜明显强化，门脉期及延迟期强化逐渐向黏膜下肌层及浆膜层扩展，呈均匀或不均匀强化，部分增厚的胆囊壁内可见大小不等且无强化的罗-阿窦。

（3）MRI 检查：胆囊增大，胆囊壁节段性或弥散性增厚，胆囊壁可见散在小点状含液小憩室；可见扩大的罗阿氏窦；脂肪餐试验示胆囊收缩亢进。

3. 先天性胆总管囊肿

（1）B 超检查：肝门和右上腹部出现边界清晰的囊性无回声包块，多呈椭圆形或梭形，其近端胆管一般无扩张，胆囊受压、推移。

（2）CT 检查：显示肝门区呈类似圆形的囊性水样密度占位，壁薄，边界清楚，可见胃、胰腺出现不同程度的受压推移。

（3）逆行性胰胆管造影内镜造影（ERCP）检查：表现主要为肝外胆管呈球、梭、柱状带囊性扩张，常同时累及胆囊管开口部，多数具特征性胰胆管汇流异常和胆总管远端狭窄，狭窄和扩张胆管间界线分明，扩张胆管内可伴发结石、炎症、癌变，并可同时伴胆胰其他疾病和先天变异。

（三）临床病理检测

1. 胆固醇息肉

（1）病理形态学检查：大体观察：胆囊腔内可见小的、淡黄色、有蒂息肉状结构，表面呈桑葚样或略分叶状，常为多发性，也可单发，直径通常 0.3~1.0cm。组织病理学观察：黏膜上皮未见异型，黏膜内大量泡沫细胞聚集，未见肿瘤性病变（图 35-2）。苏丹Ⅲ特殊染色呈阳性。

（2）免疫表型：本疾病非真性肿瘤，通常情况下不做免疫表型检测。

2. 胆囊腺肌增生症

（1）病理形态学检查：黏膜上皮和腺体增生，可见细小的罗-阿窦结构，罗-阿窦周围平滑肌组织可见明显增厚。

（2）免疫表型：本疾病非真性肿瘤，通常情况下不做免疫表型检测。

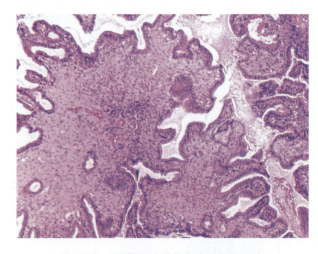

图 35-2　胆囊胆固醇息肉病理组织形态

3. 先天性胆总管囊肿

（1）病理形态学检查：病理学检查囊肿壁可见胶原纤维，其中可见散在的少量平滑肌束，间质水肿，并有少量淋巴细胞浸润。囊肿壁内衬以柱状上皮或立方上皮，也可衬覆假复层纤毛柱状上皮（图 35-3），部分病例也可以没有上皮衬覆。

（2）免疫表型：本疾病并非真性肿瘤，通常情况下不需做免疫表型检测。

二、临床检查指标的评估

(一) 临床检验指标的评估

胆固醇息肉、腺肌增生症和先天性胆总管囊肿实验室检查无特异性异常指标，合并感染时 WBC 可以升高。胆固醇息肉患者血清和胆汁胆固醇指标可以升高，先天性胆总管囊肿可有血尿淀粉酶升高，发生胆管梗阻时，大便可呈白陶土样改变，血清胆红素、碱性磷酸酶和 γ- 谷氨酰转肽酶可升高。实验室检查对于本部分疾病诊断意义不大，部分指标可用于疗效评估。

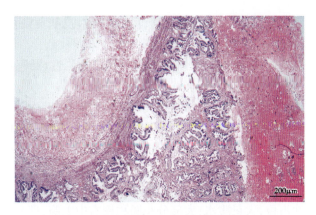

图 35-3　先天性胆总管囊肿的病理组织形态

(二) 其他检查指标的评估

胆固醇息肉、腺肌增生症和先天性胆总管囊肿在影像学检查如 B 超、CT、MRI、ERCP 等检查中有特征的表现，是这部分疾病术前诊断的首选检查。B 超检查是在目前众多无创性检查手段中敏感性最高，特别是能方便地动态监视胆囊及肝外胆管瘤样病变的发展，对预防和及早发现癌变具有重要价值。其缺点是难以区分是肿瘤性还是非肿瘤性病变。

(三) 病理检测指标的评估

病理学检查是最终区别良性肿瘤、癌前病变、恶性肿瘤和瘤样病变的标准性诊断。

第三节　实验室及其他检查指标的临床应用

根据本部分疾病的临床表现，选择特异性的检查指标进行，以求快速、准确完成疾病诊断。

一、检查指标的筛选原则

(一) 首要 / 必需检测项目

影像学检查如 B 超、CT、MRI、ERCP 等检查是本系统疾病术前诊断的首选检查，特征的影像学检查联合临床表现可以确诊。

(二) 第二步检测项目

病理检查是本系统疾病诊断的金标准，可用于与肿瘤的鉴别诊断。

(三) 次要检测项目

选择部分实验室检查进行辅助诊断，如胆固醇息肉患者可以选择血清和胆汁胆固醇指标检查来辅助诊断，先天性胆总管囊肿患者血尿淀粉酶、血清胆红素检查有一定诊断价值。

二、检查指标的临床应用

胆囊和肝外胆管瘤样病变术前诊断主要依靠影像学检查，临床表现联合特征影像学表现可以诊断，同时影像学还可以用于评价治疗效果、评价预后和定期随访指标；病理可以用于瘤样病变的确诊与鉴别诊断；实验室检查可以用于辅助诊断和预后判断，如血清淀粉酶和胆红素监测可用于对于先天性胆总管囊肿的诊断和疗效评估。

案例 35-1

【病史摘要】　患儿，男性，9 个月。腹泻 8 天，呕吐伴发热 2 天，发现腹水 1 天。患儿 8 天前无明显诱因出现腹泻，稀便 4~5 次 /d，入院 2 天前出现呕吐伴发热，非喷射性，为胃内容物，不含胆汁，热峰为 38.6℃。门诊予以对症治疗，未见缓解，为求进一步治疗，遂即于本院就诊。

入院体格检查:神志清,反应尚可。皮肤黄染双肺听诊呼吸音清,未闻及干湿性啰音;心率140次/min,心音有力,律齐,各瓣膜听诊区未闻及杂音。腹部膨隆,移动性浊音阳性,肝肋下4cm,质韧,脾未触及。腹部压痛、反跳痛和腹肌紧张呈阴性,肠鸣音弱。双下肢无水肿,四肢肌力、肌张力未见异常,神经系统查体未见异常。

【临床检验】 血常规:WBC $9.72 \times 10^9/L$,NEU 83.4%,PLT $281 \times 10^9/L$,CRP 78.2mg/L。乙肝表面抗体(+);肿瘤标志物正常;生化:白蛋白 35.5g/L,总胆红素 71.9μmol/l,直接胆红素 44.5μmol/L,间接胆红素 7.4μmol/L,其余指标正常。腹水检查,性状为深黄色、清亮、无血性、李凡他试验阳性,蛋白>30g/L。

【CT/影像检查】 超声提示肝门部可见 $1.4cm \times 1.1cm$ 囊性无回声。腹部 CT 结果显示:肝门区囊性占位,大量腹水,大部分小肠积聚右中上腹,部分小肠壁略厚,脐部囊性病变。

【诊断】 先天性胆总管囊肿。

【案例分析】 先天性胆总管囊肿又称先天性胆管扩张症,是小儿较常见的胆管畸形,婴幼儿多见,成人亦可发病,可有为腹痛、黄疸及腹部肿块,同时可伴有发热、尿便异常等表现。随着病情发展,囊内压力逐渐增加,在囊壁薄弱处易突发穿孔,引起胆汁性腹膜炎,易引起临床误诊。先天性胆总管囊肿仅腹痛、黄疸及腹部肿块为主要症状,临床诊断难度较大。若发生穿孔等并发症,一旦确诊,应当及时手术,根据主要症状选择合适的治疗方式。

-- 小　　结 --

瘤样病变是临床表现、组织形态上常与肿瘤相似,而又不是肿瘤的一类疾病,此类疾病在临床有一定的误诊率,应该准确掌握相关诊断特点,减少误诊。胆囊瘤样病变有胆固醇息肉、胆固醇沉着症、炎症性息肉、增生性息肉、腺肌增生症、肉芽肿性炎症等;肝外胆管瘤样病变多见于先天性胆总管囊肿、创伤性神经瘤等。其中临床常见的胆囊和肝外胆管瘤样病变以胆固醇息肉、腺肌增生症和先天性胆总管囊肿等为主。胆固醇息肉主要依靠影像学诊断,实验室检查可见血清和胆汁的胆固醇指标升高;腺肌增生症主要依靠罗-阿窦的特征影像学检查准确诊断;先天性胆总管囊肿主要依靠影像学诊断,实验室检查可见血尿淀粉酶和血清胆红素可升高。胆囊和肝外胆管瘤样病变疾病主要依靠影像学检查诊断,实验室检查一般无特异表现,病理学检查可以用于该病的确诊以及与肿瘤的鉴别诊断。

(康海全　缪林　冶亚平)

第三十六章

胆 囊 癌

胆囊癌（gallbladder carcinoma）是指发生于肝外胆管系统（包括胆囊底部、胆囊体部、胆囊颈和胆囊管）的恶性肿瘤，其病理类型主要是胆囊腺癌，也可见一些少见的组织学类型如腺鳞癌、鳞癌、小细胞癌、大细胞神经内分泌癌、类癌以及恶性淋巴瘤等。在全世界范围内，胆囊癌是最常见的胆管恶性肿瘤，也是胆管肿瘤中预后最差的，临床上主要的治疗手段是外科手术。然而，临床确诊的胆囊癌患者中大约只有 10% 适合做根治性切除手术。由于肝胆系统解剖的复杂性，手术相关的并发症和死亡率都较高。在行手术根治性切除术的患者中，肿瘤的复发率仍然很高。

第一节 概 述

根据 2012 年全球肿瘤流行病学统计数据（Globocan）显示，全球新发胆囊癌 178 801 例，死亡 142 823 例，发病率达到 2.2/10 万，致死率为 1.7/10 万。智利是全球胆囊癌发病率最高的国家，达到 9.7/10 万，亚洲的韩国和日本也是胆囊癌高发国家。我国胆囊癌发病率占同期胆管疾病的 0.4%~3.8%，位列消化道肿瘤发病率第 6 位，男女之比为 1∶3，发病年龄多数在 40 岁以上，70 岁左右达到高峰。

一、临床症状和体征

（一）临床症状

早期多无明显症状。合并胆囊结石和胆囊炎时可出现右上腹不适、疼痛或上腹痛、发热，肿瘤侵犯胆管时可出现黄疸。临床数据统计，大概 54%~83% 的患者出现右上腹或上腹疼痛，10%~46% 出现黄疸，15%~43% 出现恶心呕吐，10%~39% 出现体重减轻。

（二）体征

早期多无明显体征，晚期肿瘤患者可出现巩膜黄染，右上腹可触及包块。

二、病因和发病机制

（一）病因

1. 年龄和性别　胆囊癌发病率随着年龄的增长而增长，中位年龄在 67 岁左右。美国 2010 年的统计表明，年龄在 20~49 岁之间发病率是 0.16/10 万，50~64 岁是 1.47/10 万，65~74 岁是 4.91/10 万，而大于 75 岁是 8.69/10 万。女性发病是男性的 2~6 倍，提示女性激素也许在胆囊癌发病机制中有作用，但是雌激素受体和黄体酮受体在男女胆囊癌中表达并没有差异。

2. 地域和种族差异　胆囊癌的地域差异明显，在拉丁美洲和亚洲发病率最高，东欧和中欧一些国家发病率也很高，大部分西欧国家和美国发病率低。一些地区的土著人似乎特别容易患胆囊癌，比如智利的瓦尔迪维亚地区的马普切印第安人男性发病率为 12.3/10 万，女性发病率达到 27.3/10 万。地域的差异导致发病率不同，也许是因为环境暴露和地区内生性的致癌作用，人种差异导致发病率不同，可能是饮食因素，如高热量、高糖、红肉和红辣椒食用过多是致病的主要诱因，而多食用蔬菜和水果具有保护作用。

3. 胆囊结石　大约 85% 的胆囊癌患者同时伴有胆囊结石。其发病率明显与胆囊结石相关,土著人群尤其多见。胆囊结石导致胆囊癌的发病机制仍有争议,一般认为是结石导致慢性炎症,刺激黏膜上皮导致上皮出现不典型增生。另有观点认为,胆囊结石患者中胆囊癌的发病率并不高,低于 3%。胆囊结石的特征也会影响胆囊癌的发生。当结石直径大于 3cm 时,胆囊癌的风险增加 10 倍。结石的种类可能也和胆囊癌相关,美国印第安人和其他胆囊癌发病率高的群体,胆固醇结石的比例很高。胆囊结石胆囊切除与胆囊癌发病率呈负相关。在过去的几十年中,因为腹腔镜胆囊切除术的出现,胆囊癌的发病率和死亡率已明显下降。

4. 慢性炎症　慢性炎症一直被认为和恶性转变有关,是致癌的主要因素。反复慢性炎症导致DNA 损伤,在组织修复过程中不停地刺激组织增殖,释放细胞因子和生长因子,这样很容易让细胞向癌转变。慢性炎症会导致钙盐沉积在胆囊壁。当钙盐广泛沉积时,胆囊变成浅蓝色,也变得脆弱,就会形成瓷化胆囊。瓷化胆囊不常见,多发生在 60 多岁的老年女性中,瓷化胆囊和胆囊癌密切相关。在一项系统分析中,胆囊不均匀钙化、点状钙化和多个细小钙化被认为是癌前状态。一些慢性炎症性疾病如原发性硬化性胆管炎常伴发较高的胆囊癌。

5. 感染　慢性细菌性胆管炎是恶性胆管肿瘤的危险因素,比较明确的细菌有沙门氏菌属和螺杆菌。大概 6% 的慢性伤寒患者会发展成胆囊癌,使患胆囊癌的风险增加了 12 倍。细菌增殖可能通过胆汁成分的降解从而导致恶性转变,或者改变抑癌基因或原癌基因来导致癌变,还可以导致慢性炎症。

其他慢性寄生虫感染如华支睾吸虫和后睾吸虫属可以导致慢性炎症和胆管结石,但是和胆囊癌的关系还未受到评估。

6. 胆囊息肉　大约 5% 的成年人有胆囊息肉,大部分都是假性息肉,无恶性潜能,如胆固醇性息肉(大约占 60%),主要由载脂泡沫巨噬细胞组成;胆囊腺肌症(大约占 25%),主要是增生的黏膜;炎性息肉(大约占 10%),由肉芽组织和纤维组织构成。

在所有肿瘤性胆囊息肉中,良性腺瘤性息肉占 4% 左右,迄今尚不明确良性腺瘤性息肉是否会进展至腺癌。胆囊息肉一般没有任何症状,都是偶然经超声检查发现。传统的经腹超声很难判断胆囊息肉的良恶性,超声内镜(endoscopic ultrasonography,EUS)检查是鉴别胆囊良恶性的一个比较好的方法。提示胆囊息肉样肿块有恶性潜能的特征有:息肉大小(大于 1cm,1/4 是恶性);孤立性息肉;无蒂息肉;息肉的生长速度;伴有胆囊结石;年龄大于 50~60 岁。

7. 胆胰管汇流异常　正常的胆总管和胰管汇流于十二指肠乳头,胆胰汇流异常是先天性畸形。胰管汇流在十二指肠壁外的胆管,这样长的共同通道使 Oddi 括约肌守门的功能丧失,可能会使胰液逆流至胆管和胆囊,这样会导致黏膜的恶性转变。胆胰汇流异常通常由逆行胰胆管显影(endoscopic retrograde cholangiopancreatography,ERCP)、磁共振胰胆管显影(MR cholangiopancreatography,MRCP)或 EUS(超声内镜)发现。大约 10% 的胆囊癌患者有胆胰汇流异常,这种胆囊癌病理通常是乳头状癌,乳头状癌的浸润和转移风险小。

8. 遗传　遗传背景和环境因素相互作用容易发生胆囊癌。家族性胆囊疾病病史增加了胆囊癌的患病风险,对于胆囊结石患者,胆囊癌遗传的背景大约增加 25% 的胆囊癌风险。胆囊结石是有遗传家族史者发生胆囊癌的最主要原因,可能的癌变途径:结石导致的炎症,*P53* 突变,最终导致胆囊癌的发生;*k-ras* 突变导致黏膜上皮发生不典型增生,最终癌变;继发于 *k-ras* 突变,胆囊息肉内出现潜在恶性病灶。迄今为止,胆囊癌的分子发病机制仍不清楚,胆囊癌的发生涉及基因和基因表达改变的多步骤过程。

9. 肥胖　肥胖人群(BMI 大于 $30 kg/m^2$)患胆囊癌的风险明显升高,BMI 每增加 5 个点,患胆囊癌的危险在男性会增加 1.09,女性增加 1.59。肥胖和代谢综合征会造成其他健康忧虑,其中有些疾病易诱发胆囊癌,比如糖尿病,是胆囊结石形成的危险因素。

(二)发病机制

胆囊癌的发病机制涉及多种因素,迄今尚无单一因素可以解释,认为大多与胆囊结石和慢性胆囊炎密切相关,其他因素包括溃疡性结肠炎、结肠多发性息肉、胆囊肠瘘和腺肌瘤病等。胆囊癌的发展时间跨度大约在 5~15 年,组织学进程大致呈化生——不典型增生—原位癌—浸润癌的经过。基于形态学、遗传学和分子生物学的证据,胆囊癌的发病机制有两个假设理论:

1. 化生的黏膜上皮发生不典型增生—癌变　胆囊的慢性炎症,超过 50% 存在上皮化生。胆囊上皮化生和胃化生一样,分为胃型化生和肠型化生,慢性炎性胆囊可同时有胃型和肠型化生。超过 80% 的浸润型胆囊癌附近有原位癌和上皮不典型增生,研究表明靠近癌的化生、不典型增生和原位癌分别占 66%、81.3% 和 69%。这些混合性病变都有分子生物学证据支持一步一步向原位癌进展。胆囊不典型增生进展到浸润癌一般需要经过 15 年左右的时间。

2. 腺瘤—癌变　小于 3% 的早期胆囊癌中有腺瘤成分残留,表明腺瘤—癌序列在胆囊癌的发病机制中作用不大,这和大肠癌的发病机制不同,至今仍有争议。仅有 1% 的胆囊切除标本中将腺瘤性息肉作为癌前病变。在胆囊癌的发展过程中有关基因改变了解得仍不多,主要包括致癌基因的激活、肿瘤抑癌基因的失活、微卫星不稳定灶以及基因启动子的甲基化等。

总之,胆囊癌的发病机制仍不明了。在癌变过程中慢性炎症作为一个重要因素导致 DNA 损伤和组织增殖,从而导致细胞因子和生长因子的释放。

三、临床诊断和鉴别诊断

(一) 临床诊断

1. 临床症状　胆囊癌的诊断主要依靠影像学检查。胆囊癌的临床症状通常是模糊且缺乏特异性,可以出现腹痛、右上腹不适、厌食、体重减轻等,最后可出现黄疸。晚期可触及右上腹包块。

2. 实验室检查　实验室检查早期可以无任何异常,进展期可出现肝功能异常和血清学肿瘤指标升高。

3. 彩色多普勒超声　彩色多普勒超声可作为胆囊癌首选的筛查方法。经腹高频超声(high-resolution ultrasound,HRUS)可以分辨胆囊腺肌症与胆囊癌。EUS 是胆囊癌分期评估的一个重要方法,而且必要时可行 FNA 提供组织学诊断。多排螺旋 CT 和 MRI 可进一步判断肿瘤浸润程度和肝脏、血管受累情况,以及是否有淋巴结转移和远处转移。MRCP 可以显示胆管受累。

4. PET-CT　PET-CT 尚未在术前分期常规使用,由于胆囊癌经常出现淋巴结转移,而 PET-CT 在检测淋巴结转移方面特异性很高,具有重要价值。PET-CT 在鉴别胆囊病变良恶性和术后是否有癌残留方面有重要作用。常规 US、CT 和 MRI 分期后,PET-CT 可改变大约 1/4 患者的治疗策略。

5. 病理诊断　对于怀疑胆囊癌的患者,获得组织样本并进行病理形态学观察,是明确诊断的重要方法。获取组织样本的方法包括经体表 B 超或 CT 引导下穿刺或者超声内镜引导下穿刺活检,或术中活检冰冻诊断;穿刺活检是最常用和稳妥的获取组织样本的方案。胆囊癌 80% 左右为分化不同程度的腺癌,腺体可分化良好,形成比较规则的腺腔;也可仅有腺腔样分化的倾向;腺腔内可有黏液,多为涎腺型黏液,与正常胆囊及胆囊炎时不同。腺体间常有大量纤维间质,常可见周围神经浸润。免疫组化瘤细胞通常为 CK7(+)/CK20(+),其他 EMA、CEA 可阳性,偶可见 AFP 阳性,部分可见神经内分泌变化,约 50% 可有 *P53*、*k-ras* 基因突变。

(二) 诊断流程

胆囊癌的临床诊断流程见图 36-1。

(三) 鉴别诊断

1. 黄色肉芽肿性胆囊炎(xanthogranulomatous cholecystitis,XGC)　XGC 和胆囊癌有时很难区分。临床症状上二者区别不大,都可出现同样的症状如腹痛,但 XGC 病史长;体征上 XGC 可扪及囊性包块,胆囊癌晚期包块质硬,可出现腹水、消瘦和远处转移的特征。在影像学上二者可以极为相似,尤其和壁厚型胆囊癌常难以区分。XGC 的发病机制是当胆石阻塞合并感染发生组织坏死时,胆囊黏膜面会形成溃疡,胆汁浸润到组织间质 Rokitansky-Aschoff 窦,引起其破裂,其内的胆汁和黏蛋白释放并浸

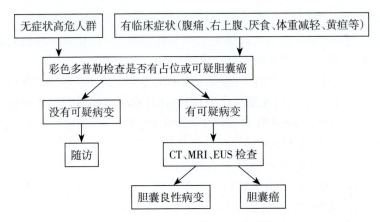

图 36-1   胆囊癌的临床诊断流程

润胆囊壁及周围组织,同时胆汁中的胆固醇和脂质诱发组织细胞增生并吞噬胆固醇形成特有的泡沫细胞,丰富的泡沫组织细胞形成结节,这样在影像学上如超声和 CT 会看到特征性的黏膜内低回声和低密度区域和条带。急性胆管疾病或胆囊腺肌症出现黏膜内脓肿也会显示这样的黏膜内低密度结节,分化良好的胆囊腺癌分泌很多黏液时也可产生黏膜内低密度结节。XGC 的胆囊黏膜增强带持续或局灶缺失,而胆囊癌是黏膜层和肌层较大的破坏。XGC 亦可出现邻近器官如肝脏大网膜十二指肠结肠的累及,甚至出现内瘘,胆囊癌则更具破坏性。MRI 和 CT 作用类似,但 PET 可出现假阳性,肿瘤和炎症组织都可以出现 FDG 高摄取。

2. 胆囊腺肌症   胆囊腺肌症常见,发病率在 3%~5%。胆囊壁增厚 25% 是胆囊腺肌症,大都发生在胆囊底部,这种增厚一般局限,多包含多发融合的囊性结构。胆囊上皮和平滑肌增生导致了胆囊壁增厚。胆囊腺肌症是否会有癌变风险至今仍不清楚。胆囊腺肌症有典型的影像学表现。超声会看到胆囊壁增厚,伴随局灶无回声区,有时局灶有点状高回声影。MRI 是诊断胆囊腺肌症的最好方法,可有典型的串珠样低信号表现。

3. 胆囊腺瘤   胆囊腺瘤是良性肿瘤,大约占所有胆囊息肉的 4%。病理上可见假性腺体增生,周围包绕纤维基质。胆囊腺瘤是否会导致癌变至今尚无定论,在胆囊癌周边黏膜未发现有腺瘤成分。影像学上腺瘤可以是无蒂的、有蒂的或者呈息肉样改变,大小一般在 0.5~2cm。临床通常无症状。超声图像上腺瘤呈等回声改变,后方无声影,不随体位改变而移动。超声内镜可以提供更为清晰的图像,对于鉴别是否癌变更有帮助。一般认为,当病变表面多结节样改变、病变内部不均匀、病变基底部黏膜增厚、血供丰富、周边有肿大淋巴结等都是胆囊癌变的征象。

第二节   实验室及其他检查指标与评估

临床发现的大部分胆囊癌是进展期癌,少数早期胆囊癌是偶然胆囊切除术后发现。大约 34% 的患者表现为黄疸,临床实验室检查可见肝功能异常,这些患者基本都处于进展期。目前尚无特异的血清肿瘤学指标用来诊断早期胆囊癌,常用的一些肿瘤指标敏感性和特异性都不理想。超声、CT 和MRI 是临床常用的诊断胆囊病变的影像学方法,也是用来评估手术可切除性的常用方法。超声或 CT引导下经皮穿刺是特异性最高的诊断胆囊癌的方法。随着诊断技术的发展,一些新的诊断方法也不断涌现,比如超声内镜、PET-CT 等。

一、实验室及其他检查指标

(一) 临床检验指标

1. 临床常规检查胆囊癌患者早期,一些常规检查如血常规、血生化无明显变化。只有到了中晚期后,才会有不同程度的肝功能异常。

2. 目前运用临床的肿瘤指标有 CEA、CA199、CA125、RCAS1、CA242、Mac-2BP 等,其中运用最广泛的是 CEA 和 CA199。

(二) 影像及内镜检查

1. 多普勒超声检查 多普勒超声检查是筛查胆囊癌最常用的方法,超声下胆囊癌的表现有:息肉型、肿块型、厚壁型、弥漫型。超声造影和超声引导下的穿刺可以增加胆囊疾病诊断的精确性。

2. 超声内镜检查(EUS) EUS 优于传统的经腹超声检查,EUS 使用的超声频率为 5~12MHz,高于经腹超声的 2~5MHz,这样更能看清楚胆囊壁的双层结构,也更容易发现小的息肉样的病灶。EUS 还能评估胆囊癌的分期,显示病灶对胆囊壁的浸润深度和周围肝脏胆管的侵犯情况。EUS 引导下的细针穿刺(FNA)能提供准确的病理诊断。

3. CT 检查 传统的 CT 对于分辨小于 1cm 的胆囊息肉样病变帮助不大,但是 MSCT 增加了鉴别的准确率。增强的 MSCT 扫描对鉴别胆囊壁占位和胆囊壁增厚程度有很大的帮助。此外,MSCT 对胆囊癌的精确分期作用很大,可以检出毗邻脏器受累及淋巴结转移情况。

4. 磁共振检查(MRI) 由于空间分辨能力和造影剂的缺点,MRI 还没有广泛运用于胆囊疾病的评估。近来的发展由于改善了空间分辨能力、造影剂以及信噪比,MRI 已越来越多运用于胆囊病变的鉴别诊断。MRI 和 CT 一样对于胆囊癌毗邻脏器受累和淋巴结转移情况的检出有帮助。MRCP 的发展可以清楚显示胆胰管的影像,而胆胰管汇流异常是发生胆囊癌的一个危险因素。

5. PET-CT PET-CT 检查对胆囊癌的检测灵敏度较高,可发现胆囊癌早期病变,甚至可检出直径小于 1cm 的淋巴结和转移病灶。

(三) 临床病理检测

胆囊癌在术前获得组织样本进行病理检查比较困难,主要是应用超声内镜引导下细针穿刺活检(endoscopic ultrasound-guided fine-needle aspiration biopsy, EUS-FNA)的方法获得胆囊组织样本,完成病理诊断。经内镜逆行性胰胆管造影术(ERCP)通常用于诊断胆囊癌对胆管的侵犯和胆胰管汇流异常,运用 ERCP 的方法可以将超细内镜或 spyglass 经胆囊管逆行送至胆囊获取组织,或者运用 ERCP 的方法留置导管在胆囊内(ETCG,endoscopic transpapillary catheterization into the gallbladder)收集细胞进行细胞学诊断。胆囊癌的病理类型以腺癌多见,其中有乳头状腺癌、黏液腺癌、管状腺癌、未分化癌、印戒细胞癌等。也有少见的病理类型如鳞癌、腺鳞癌、类癌以及恶性淋巴瘤等。总体上恶性程度高,侵袭力强,较早发生转移,预后差。2010 WHO 消化系统将胆囊癌分为如下亚型:

(1) 胆源型腺癌:是最常见的类型,多呈中高分化。由长短不一的管状腺体组成,被覆上皮为立方状或柱状,类似胆管上皮,胞质内或管腔内常见黏液,胞外黏液偶可发生钙化。约 1/3 的高分化病例可伴有局灶肠上皮化生。可有破骨细胞样巨细胞、筛状或血管肉瘤样形态区域。发生在胆管者结缔组织增生常更明显。多数肿瘤 CEA、MUC1、MUC2、P53 和 CK7 阳性。

(2) 胃小凹型腺癌:本型少见,多分化良好。细胞呈高柱状,细胞核位于基底,胞质黏液丰富,通常表达 MUC5AC。

(3) 肠型腺癌:包括两种不同的形态,最常见亚型是与结肠癌相似的紧密排列的腺管样结构,腺体衬覆高柱状上皮细胞,细胞核呈卵圆形或长杆状、假复层排列。另一种亚型为衬覆上皮主要为杯状细胞,混杂数量不等的内分泌细胞和 Panth 细胞,两种亚型均表达 CDX2、MUC2 和 CK20。

(4) 黏液腺癌:是黏液至少占肿瘤的 50%。囊腺癌多由囊腺瘤恶变而来,主要为黏液性囊腺癌。

(5) 印戒细胞癌:常在固有膜内侧播散性生长,弥漫浸润者可形成类似皮革胃样形态。

(6) 腺鳞癌:同时具有鳞癌和腺癌两种成分,约占胆囊癌的 2% 左右。多为中等分化,可见角化珠和黏液。

(7) 癌肉瘤:包含癌和肉瘤两种成分,癌性上皮成分多为腺癌,偶为鳞癌,肉瘤成分以软骨肉瘤、骨肉瘤和横纹肌肉瘤较多。肉瘤样区域不表达 CK 和 CEA,可借此与未分化梭形细胞核巨细胞鉴别。

(8) 筛状癌:是一种特殊类型的胆囊浸润性肿瘤,形态类似乳腺的筛状癌,仅占胆囊癌的 1%。患者发病年龄低于普通的胆囊癌,多与胆石症有关。肿瘤具有典型的筛状结构,细胞核空泡状,由明显的核仁,可见粉刺样坏死。与乳腺筛状癌不同的是不表达 ER 和 PR,且生物学行为与经典的胆囊腺癌一样为侵袭性。

(9) 透明细胞癌:少见,肿瘤主要由糖原丰富的瘤细胞构成,瘤细胞界限清楚,核深染,瘤细胞可排列成巢状、条索状、小梁状或乳头状,部分胞质内可见嗜酸性颗粒,部分柱状细胞可有核下或核上空泡,似分泌期子宫内膜。肿瘤不表达肾细胞癌的常用标记 PAX8 和 RCC,且常有经典的腺癌分化区域,可据此与转移性肾透明细胞癌鉴别。

(10) 肝样腺癌:极为罕见,形态与肝细胞肝癌非常相似,肝样细胞多呈梁状排列。所有病例均有少量的经典腺癌区域,根据定义,肝样细胞成分需占 50% 以上方能诊断肝样腺癌。瘤细胞 HepPar-1 标记阳性,偶可 AFP(甲胎蛋白)阳性。本型生物学行为与一般腺癌相似。

(11) 鳞状细胞癌:多为灰白色广泛浸润的肿块,肿瘤完全由鳞状分化成分组成。可分为角化形和非角化形,低分化型可见梭形细胞为主的区域,免疫组化角蛋白阳性,可同肉瘤鉴别。多数有鳞状分化的胆囊肿瘤为腺鳞癌,因此诊断单纯的鳞状细胞癌前必须充分取材。

(12) 未分化癌:缺乏腺体样结构,有梭形细胞、巨细胞(包括破骨细胞样巨细胞)、小细胞(非神经内分泌)和结节 / 小叶型等几种组织学亚型。本型预后差。

胆囊的神经内分泌肿瘤少见,免疫组化可有助于鉴别。其他如间叶性肿瘤和淋巴瘤均罕见。

二、临床检查指标的评估

(一) 临床检验指标的评估

临床常规检查对胆囊癌没有诊断价值,肿瘤指标如 CEA、CA25、CA242 和 CA199 被广泛运用于各种肿瘤(肝癌、胃癌、结肠癌、胰腺癌等)的诊断,单独运用于诊断胆囊癌较少,敏感性和特异性都不理想。许多研究者认为,CA199 在诊断胆管肿瘤方面敏感性较其他标志物稍高,而且可以提示胆囊癌治疗效果和预后,但要注意在胆管梗阻和胆管炎中 CA199 也会升高。联合运用各种肿瘤标志物也许能提高诊断的敏感性和特异性。

(二) 影像及内镜检查的评估

1. 超声检查(ultrasonic,US)　US 在诊断进展期胆囊癌中,敏感性可达到 80% 左右。然而在诊断早期胆囊癌中仍然有很多问题。Tsuchiya 建议胆囊早癌的超声分型:有蒂息肉型,宽或窄基底的匍匐息肉型,壁增厚型(隆起 1.5~3mm),扁平型。US 在诊断有蒂息肉型胆囊早癌中敏感性尚可,然而在诊断扁平型胆囊早癌中极不理想,尤其是伴有结石的扁平型病变,使用高频多普勒超声(5~12MHz)可以提高诊断的特异性。另一个提高诊断特异性的方法就是运用彩色多普勒超声检查,病灶内检测到血流信号支持癌的诊断,恶性病变血流率高于良性病变。当彩色多普勒诊断不确定时,可以采用超声造影,虽然超声造影不能增加早癌的检出率,但是给早癌诊断提供了帮助,超声造影可以清楚显示癌的浸润深度至肌层。如果需要,超声引导下的细针穿刺可以提供极大的帮助,大大提高诊断的敏感性和特异性。一旦胆囊癌诊断明确,超声在胆囊癌的分期中也有作用,可检测到是否有肝脏转移和局灶的腹膜以及淋巴结转移,但超声在这方面的作用不如 CT 和 MRI。

2. 超声内镜检查(EUS)　EUS 使用的超声频率 5~12MHz 高于经腹超声的 2~5MHz,由于不受胃肠道气体和脂肪腹水的影响,EUS 比传统的体外经腹超声更清楚更准确,但是其临床使用没有传统超声广泛。EUS 的胆囊癌表现有突向胆囊腔内的肿块、固定在胆囊壁的肿块、胆囊和肝界面的消失以及直接肝脏浸润。EUS 可以清楚显示胃和十二指肠周围肿大的淋巴结,而传统经腹超声显示腹腔淋巴结很困难。EUS 的一个缺陷是显示肿瘤浸润深度的困难,不过这个困难在其他影像学方法上也同样存在。EUS 引导下的细针穿刺(FNA)能提供准确的病理诊断,其诊断敏感性和特异性均可达 90% 左右。此外,EUS 下超声造影和实时弹性成像是新的鉴别胆囊病变良恶性的方法。

3. CT检查 CT对于肿块型和腔内息肉型胆囊癌诊断正确率较高,但是对于壁增厚型的胆囊癌诊断还是有困难,很难和慢性胆囊炎鉴别。CT对于胆囊癌的肝脏浸润、胆管侵犯以及淋巴结转移优于超声,但是传统的CT对于胆囊癌的术前分期并不理想,多排螺旋CT(MDCT)优于传统的CT,增加了术前分期的精确性。

4. 磁共振检查(MRI) 近年来的技术发展由于改善了空间分辨能力和造影剂以及信噪比,MRI已越来越多运用于胆囊病变的鉴别诊断。胆囊癌在T_1序列上表现为低信号或等信号占位或壁增厚,在T_2序列通常增强。早期造影剂的摄取表现周围增强,然后慢慢向中心增强,外围增强和肿瘤的范围相关性很好,因此在评估浆膜浸润和肝脏侵犯方面价值较大。MRI和CT一样对于胆囊癌毗邻脏器受累和淋巴结转移情况的检出有帮助。MRCP的发展可以清楚显示胆胰管的影像,而胆胰管汇流异常是胆囊癌的一个危险因素。MRA可以更好地显示血管侵犯。

5. PET-CT CT可提供病灶的精确定位,PET提供病灶详尽的功能与代谢分子信息,PET-CT具有灵敏、准确、特异及定位精确等特点。在评估胆囊癌方面,PET-CT比其他任何影像学方法都更准确,主要体现在评估胆囊病变的良恶性以及远处转移,这样可以提供更好的术前分期评估,从而指导治疗。PET-CT也会出现假阳性。

(三)病理检测指标的评估

胆囊癌的病理类型以腺癌多见,其中有乳头状腺癌、黏液腺癌、管状腺癌、未分化癌、印戒细胞癌等。也有少见的病理类型如鳞癌、腺鳞癌、类癌以及恶性淋巴瘤等。有时需要免疫组化检查来帮助鉴别诊断。

第三节　实验室及其他检查指标的临床应用

影像学方法在胆囊癌初步诊断方面发挥较大作用,临床上超声、CT和MRI已广泛使用,但是这些检查方法在胆囊癌的诊断和分期方面仍不能十分令人满意。随着技术的发展,一些新的诊断技术在临床出现,如EUS、PET、ETCG等,这些新技术对胆囊癌的评估价值仍有待验证,国内外一些指南还未正式推荐使用。有些新技术如ETCG因为技术上的难度,也很难在临床大规模使用;而一些特异性很高的诊断方法如经皮经肝穿刺,由于是侵入性的诊断方法,又由于EUS引导下的FNA的出现,临床广泛使用受限。但是胆囊癌的最终确诊依赖于病理形态学诊断。

一、检查指标的筛选原则

(一)首要/必需检测项目

当超声检查筛查到胆囊占位或可疑胆囊癌时,应该选择CT或MRI进行胸部、腹部和盆腔检查,完成术前分期,明确是否有肝脏浸润、血管侵犯和淋巴结及远处转移。

(二)第二步检测项目

如果能做胆囊切除,经皮经肝细针穿刺或EUS引导下FNA并不是必需的。但是,不管是手术或FNA,均需要获得组织学样本并经病理形态学观察证实,才能确诊胆囊癌。

(三)次要检测项目

胆囊癌早、中期不建议常规使用PET,但是PET在检测淋巴结转移方面特异性较高,可以作为补充诊断手段。

二、检查指标的临床应用

(一)在胆囊癌诊断中的应用

1. 超声检查 目前在日本,超声检查(ultrasonic,US)已广泛用来筛查胆囊癌,Mihara等报道大规模人群中用US筛查胆囊癌的发现率是0.011%。US诊断有蒂息肉型胆囊早癌敏感性最高,可达75%

左右;在诊断匍匐型中敏感性可达53%;而在扁平型中敏感性为0。Onoyama等报道术前胆囊早癌的正确诊断率在34%,尤其在伴有结石的扁平型胆囊早癌中诊断正确率更低。彩色多普勒可以提高胆囊早癌的特异性,血流率越高越支持癌的诊断。Hayakawa等采用血流率临界值为30cm/s时,敏感性为0,特异性为96%;Komatsuda等采用血流率临界值为20cm/s时,敏感性为72%,特异性为66%。当彩色多普勒诊断模棱两可时,可以选择超声造影,Sato等使用超声造影发现可以诊断肿瘤是否有肌层浸润。在诊断是否可手术切除时US很少被运用,Bach等研究认为US在确定肿瘤不能切除方面有63%的准确性,US在诊断原发灶以及肝转移作用明显,但是在诊断远处转移和淋巴结转移方面作用有限。Haribhakti等得出结论US在胆囊癌分期中准确性只有38%。Pandey等也在回顾性研究中发现US的主要缺陷是不能尽可能地发现淋巴结转移以及腹腔内转移。

2. 超声内镜(EUS)　较之传统的经腹超声优势较大。在一项涉及89例胆囊息肉样病变的研究中,EUS诊断的敏感性、特异性、阳性预测值、阴性预测值分别是92%、88%、76%和97%,而经腹超声只有54%、54%、54%和95%。EUS在判断胆囊癌浸润深度方面的准确性大概在77%左右。EUS-FNA是一个取得病理诊断的好方法,然而EUS-FNA对于胆囊病变的运用在临床并不广泛,可能和Jacobson等的研究有关,在其三例胆囊FNA病例中,两例发生了胆汁性腹膜炎。然而在Jacobson以后的临床研究中,发现并发症并没有那么高,EUS-FNA对于胆囊病变是一项安全有效诊断准确性高的方法,其准确性和US引导下的穿刺类似。最新的超声内镜机器可以做超声造影和实时弹性成像,运用这些新技术可以提高诊断的敏感性和特异性(敏感性93.5%,特异性93.2%)。

3. CT　目前已广泛运用于胆囊癌的诊断。传统的CT对于小于1cm的胆囊病变鉴别良恶性没有帮助,但是MDCT弥补了传统CT的缺陷。Furukawa等报道MDCT诊断胆囊癌的敏感性、特异性、阳性预测值、阴性预测值和总的准确率分别是88%、87%、88%、87%和87%。由于MDCT在检测胆囊癌肝脏和血管侵犯、淋巴结转移以及远处转移的优势,用MDCT判断胆囊癌的可切除性准确率达到85%。一项Meta分析也表明,CT在判断能否切除方面敏感性达到99%,特异性达到76%。

4. 磁共振　已越来越广泛运用于胆囊癌的诊断和术前评估。Schwartz等回顾性分析19例胆囊癌患者,大于2cm的肝脏浸润19例可检出17例;6例大网膜和腹腔浸润可检出4例;胆管侵犯检出率和淋巴结检出率较低。Tseng等的研究结果类似。Kim等把MRA加入到胆囊癌的检查,发现可以诊断血管浸润,这对行根治性切除至关重要。结合MRI、MRCP和MRA,Kim等发现诊断胆囊癌胆管侵犯的敏感性100%,特异性89%;血管侵犯敏感性100%,特异性87%;肝脏侵犯敏感性67%,特异性89%;淋巴结侵犯敏感性56%,特异性89%。

5. ETCG　目前在临床运用还是较少,可能和其操作难度有关。Itoe等报道ETCG的操作成功率只有84%,取决于对解剖的熟悉了解程度以及胆囊管是否狭窄。ETCG还有很多优点,比如可以通过冲洗或者机械刺激收取足够的新鲜的细胞供诊断,Yoshiki等运用ETCG的方法对19例胆囊疾病患者进行诊断,发现ETCG诊断胆囊癌的敏感性为78%,特异性为100%,而同时运用PTCD的方法收集细胞诊断的准确性只有20%。

(二) 在分期和判断预后中的应用

PET/CT目前还没有大规模用于胆囊癌的诊断和分期评估,已有的一些研究都存在样本量过小的缺点,但是,从已有的研究来看,PET-CT还是显示了其他影像学方法所不具有的优势。总体来说,PET-CT诊断胆囊癌的准确性可达81%,而同一研究显示CT准确率只有50%。Anderson等的研究得出PET-CT诊断胆囊癌的敏感性为78%,特异性为80%,在诊断远处转移和腹腔种植的敏感性为56%。而Carlos等的研究得出总体原发灶诊断准确率达到95.9%,淋巴结转移诊断准确率达到87.5%,远处转移诊断准确率达到95.9%。Salvatore等在一项荟萃分析中得出敏感性为87%,特异性为78%,但也要注意假阴性和假阳性的问题。

(三) 在复诊随访中的应用

癌胚抗原(carcinoembryonic antigen,CEA)大约在56%的胆囊癌患者中升高,CA199大约在65%

的胆囊癌患者升高。如果治疗有效,这些肿瘤指标在治疗有效患者中部分会降低。由于血清学的一些肿瘤指标在很多肿瘤中会升高,因此其特异性并不强。Yun-Feng Wang 等联合检测 CA199、CA242、CEA、CA125 用来诊断胆囊疾病,发现 CA199 诊断胆囊癌敏感性最高达到 71.7%,CA242 诊断胆囊癌的特异性最高达到 98.7%,联合 CA199、CA242 和 CA125 诊断胆囊癌的准确性达到 69.2%。同时还发现 CA242 可以作为胆囊癌早期浸润的一个指标。手术后患者随访肿瘤指标升高提示可能复发,需要进一步行影像学检查确认。

案例 36-1

【病史摘要】 患者,女,59 岁。因"右上腹痛 4 天,加重 1 天"入院。患者 4 天前无明显诱因下出现右上腹痛,伴有恶心呕吐发热,体温最高 38.2℃。门诊查 B 超提示胆囊泥沙样结石,胆囊炎。经口服抗生素治疗无好转,遂收住院。既往 30 年前有阑尾切除史,10 年前有子宫切除史。

【临床检验】 入院后查血常规:WBC 8.83×10^9/L,中性粒细胞百分比 0.807,血红蛋白 142g/L,血小板计数 119×10^9;生化:γ-谷氨酰转肽酶 1 770.4U/L,超敏 C 反应蛋白 27.94mg/L,总胆红素 53.10μmol/L,直接胆红素 32.00μmol/L,间接胆红素 21.10μmol/L,谷丙转氨酶 415.0U/L,谷草转氨酶 131.3U/L,碱性磷酸酶 479.3U/L,血糖 14.35mmol/L,钠 131.8mmol/L,肌酸激酶 22.3U/L,前白蛋白 133.7mg/L,总胆固醇 6.22mmol/L;糖类抗原 CA199 126.91U/mL,铁蛋白 417.62ng/ml,肿瘤特异生长因子 72.10U/ml。

【CT/影像检查】 B 超提示化脓性胆囊炎、胆结石伴胆囊穿孔可能(图 36-2)。CT 和 MRI 检查:①肝门部病变,伴肝内胆管扩张;②胰尾部边缘毛糙并周围渗出、左肾前筋膜增厚,提示胰腺炎,请结合临床实验室检查;③胆囊炎;胆囊结石;④左肾血管平滑肌脂肪瘤;脾大;⑤少量腹水;双侧胸腔少量积液(图 36-3、图 36-4)。超声造影提示胆囊颈部异常高增强,胆总管腔内呈等增强,提示胆囊颈部癌累及胆总管(图 36-5)。

【病理诊断】 胆囊腺癌(图 36-6)。

【诊断】 胆囊颈部癌伴肝脏浸润。

【案例分析】 本例一开始超声诊断误诊。当胆囊癌伴有急性胆囊结石胆囊炎时,胆囊壁增厚,超声诊断有一定的困难。当治疗效果不满意或者诊断有疑虑时,可以考虑超声造影、CT 或磁共振协助诊断。超声引导下细针穿刺特异性很高,可以提供病理诊断。

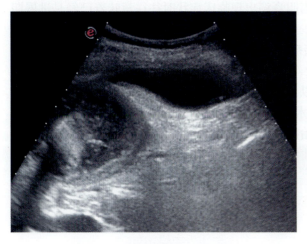

图 36-2 B 超示胆囊炎、胆结石

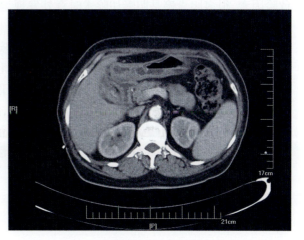

图 36-3 CT

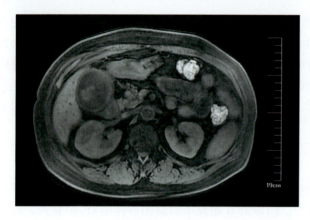

图 36-4　MRI

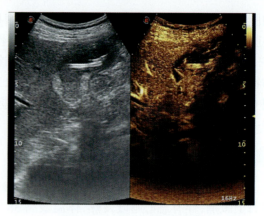

图 36-5　超声造影和穿刺

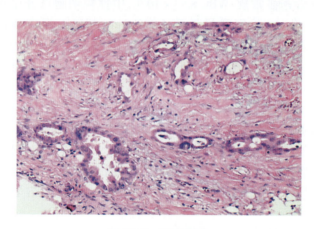

图 36-6　胆囊腺癌

-------------------------------------- 小　　结 --------------------------------------

　　胆囊癌在发达国家中并不常见,我们国家胆囊癌发病率位列消化道肿瘤的第 6 位,虽然尚无确切的统计数据,但从临床工作来看,胆囊癌并不少见。慢性炎症伴随着胆囊结石是胆囊癌的一个重要危险因素,很多胆囊癌是胆囊切除术时意外发现,当胆囊癌出现临床症状时往往意味着已经是进展期癌,因此,超声普查是最常见的一个方法。

　　随着技术的发展,现在有很多方法可供胆囊疾病术前选择。普通超声对胆囊早癌的诊断确实不令人满意,然而 EUS 可以更清楚地显示更小的病灶,在一些有条件的意义,EUS 的运用也越来越普遍。CT 和 MRI 是术前最常用的分期方法,必要时,可以选择 PET 检查,PET 对于淋巴结的转移敏感性和特异性优于 CT 和 MRI。病理是诊断的“金标准”,术前各种穿刺在临床运用有限,但是在三甲医院各种穿刺在技术上已经不是难题。对于胆囊病变的治疗建议从宽,因为腹腔镜技术运用的越来越广泛,在胆囊癌高发区对一些高危因素患者行胆囊预防性切除可明显降低胆囊癌发病率。

(刘　强　郑广娟　纪　玲)

第三十七章

胰　腺　炎

胰腺分为外分泌腺和内分泌腺两部分。外分泌腺由腺泡和腺管组成,腺泡分泌胰液,腺管是胰液排出的通道。胰液中含有各种消化酶,通过胰腺管排入十二指肠,有消化蛋白质、糖和脂肪的作用。胰腺炎(pancreatitis)是胰腺因胰蛋白酶的自身消化作用而引起的炎症性疾病。根据胰腺炎病程长短可分为急性和慢性两种。

第一节　急性胰腺炎概述

急性胰腺炎(acute pancreatitis)是多种病因致胰蛋白酶在胰腺内被激活后引起胰腺组织自身消化、水肿、出血甚至坏死的急性炎症反应。临床以急性中上腹痛、恶心、呕吐和血清胰酶活性增高等为特点。按病理改变过程,可分为水肿型和出血坏死型急性胰腺炎,前者约占 80%~90%;按临床病情轻重,又可分为轻、中(重)型急性胰腺炎,轻型病情轻,有自限性,预后好,中(重)型病情险恶,常涉及全身多个脏器,死亡率高。

一、临床症状和体征

(一) 临床症状

1. 腹痛　为本病的主要表现和首发症状,突然起病,程度轻重不一,可为钝痛、刀割样痛、钻痛或绞痛,呈持续性,可有阵发性加剧,不能为一般胃肠解痉药缓解,进食可加剧。疼痛部位多在中上腹,可向腰背部呈带状放射,取弯腰抱膝位可减轻疼痛。水肿型腹痛 3~5 天即缓解。坏死型病情发展较快,腹部剧痛延续较长,由于渗液扩散,可引起全腹痛。极少数年老体弱患者可无腹痛或轻微腹痛。

2. 恶心、呕吐　多在起病后出现,有时较频繁,呕出胃内容物、胆汁等,呕吐后腹痛多不减轻。

3. 发热　多数患者有中度以上发热,一般持续 3~5 天。

4. 低血压或休克　重症胰腺炎常发生。有极少数休克可突然发生,甚至发生猝死。

5. 水、电解质、酸碱平衡及代谢紊乱　多有轻重程度不等的脱水、低血钾,呕吐频繁可有代谢性碱中毒。重症者有明显脱水与代谢性酸中毒、低钙血症(<2mmol/L)、部分伴血糖增高,偶可发生糖尿病酮症酸中毒或高渗性昏迷。

(二) 体征

1. 轻型急性胰腺炎　患者腹部体征较轻,往往与主诉腹痛程度不完全相符,可有腹胀和肠鸣音减弱,多无肌紧张和反跳痛。

2. (中)重型急性胰腺炎　①患者急腹症明显(上腹或全腹压痛,并有肌紧张,反跳痛)。②肠鸣音减弱或消失,可出现移动性浊音,并发假性囊肿或脓肿时腹部可扪及肿块,伴麻痹性肠梗阻且有明显腹胀,腹水多呈血性,其中淀粉酶升高明显。③少数患者因胰酶、坏死组织及血液沿腹膜间隙与肌层渗入腹壁下,致两侧胁腹部皮肤呈暗灰蓝色,称 Grey-Turner 征;脐周皮肤青紫,称 Cullen 征。④在胆总管或壶腹部结石、胰头炎性水肿压迫胆总管时,可出现黄疸,后期出现黄疸应考虑并发胰腺脓肿或假性囊肿压迫胆总管或并发肝细胞损害。⑤患者因低血钙引起手足搐搦者,多预后不佳。

二、病因和发病机制

(一) 病因

急性胰腺炎的病因很多,包括:①胆石症与胆道疾病;②大量饮酒和暴饮暴食;③胰管阻塞;④手术与创伤;⑤内分泌与代谢障碍;⑥感染;⑦药物等,常见的病因有胆石症、大量饮酒和暴饮暴食。

(二) 发病机制

主要发病机制为刺激大量胰液与胆汁分泌并胰液和胆汁排泄不畅引发急性胰腺炎。

三、临床诊断和鉴别诊断

(一) 诊断标准

急性胰腺炎作为急腹症之一,一般诊断需满足下列 3 条中的任意 2 条:①急性、持续性中上腹痛;②血清淀粉酶(amylase,AMY)或脂肪酶(lipase,LPS)>参考区间上限 3 倍;③急性胰腺炎的典型影像学改变。

(二) 诊断流程

急性胰腺炎的临床诊断流程见图 37-1。

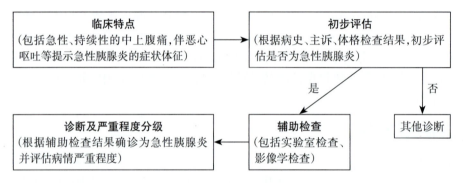

图 37-1　急性胰腺炎的诊断流程

(三) 鉴别诊断

胰腺癌早期、一些非胰腺疾病(腮腺炎、消化性溃疡穿孔、机械性肠梗阻、胆管梗阻、急性胆囊炎等)及服用镇痛剂(如吗啡等)情况下,淀粉酶活性均会出现轻度或中度升高,但常低于 500U(碘-比色法),可予以鉴别。

第二节　慢性胰腺炎概述

慢性胰腺炎(chronic pancreatitis)是各种原因引起胰腺组织结构和功能发生不可逆改变的慢性炎症性疾病。特征包括反复发作的上腹部疼痛,伴不同程度的胰腺内、外分泌功能减退或丧失。

一、临床症状和体征

(一) 临床症状

腹痛是最主要的临床症状,表现为发作性中上腹部疼痛,常因饮酒或高脂饮食诱发,随着胰腺外分泌功能下降,疼痛会减轻,甚至消失;外分泌功能不全早期无明显症状,后期可出现消瘦、营养不良、脂肪泻等表现;内分泌功能不全早期表现为糖耐量减退,后期表现为糖尿病症状;通常将腹痛、体重下降、脂肪泻和糖尿病称为"慢性胰腺炎的四联症"。

（二）体征

无特异性体征,少数患者或由于胆总管压迫而出现黄疸。

二、病因和发病机制

（一）病因

慢性胰腺炎的病因很多,长期酗酒是主要因素,其他病因包括胆管疾病、胰腺先天性异常、胰腺外伤或手术、急性胰腺炎导致胰管狭窄、高钙血症、高脂血症、自身免疫性疾病等。另外研究表明吸烟能显著增加慢性胰腺炎的发病风险。

（二）发病机制

慢性胰腺炎的发病机制尚未阐明。

三、临床诊断和鉴别诊断

（一）临床诊断

慢性胰腺炎的诊断主要依据临床表现和影像学检查结果,胰腺外分泌功能检测可作为诊断补充。病理学诊断是慢性胰腺炎诊断的确定性标准。

（二）诊断流程

慢性胰腺炎的临床诊断流程见图 37-2,其中影像学及组织学特征性表现见表 37-1。

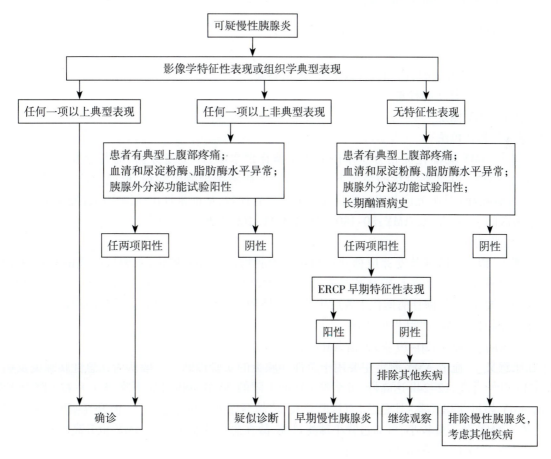

图 37-2 慢性胰腺炎的诊断流程

表 37-1　慢性胰腺炎影像学及组织学特征性表现汇总表

影像学特征性表现	典型表现包括：①胰管结石；②分布于整个胰腺的多发性钙化；③ERCP 显示主胰管不规则扩张和全胰腺散在的不同程度的分支胰管不规则扩张；④ERCP 显示近侧主胰管完全或部分狭窄（胰管结石、蛋白栓或炎性狭窄），伴远端主胰管和分支胰管不规则扩张 不典型表现包括：①MRCP 显示主胰管不规则扩张和全胰腺散在的不同程度的分支胰管不规则扩张；②ERCP 显示全胰腺散在不同程度的分支胰管扩张，或单纯主胰管不规则扩张或伴有蛋白栓；③CT 显示主胰管全程不规则扩张伴胰腺形态不规则改变；④超声或超声内镜显示胰腺内高回声病变（结石或蛋白栓），或胰管不规则扩张伴胰腺形态不规则改变
组织学特征性表现	典型表现包括：①胰腺外分泌实质减少伴不规则纤维化；②纤维化主要分布于小叶间隙形成"硬化"样小叶结节改变 不典型表现包括：胰腺外分泌实质减少伴小叶间纤维化或小叶内和小叶间纤维化

（三）鉴别诊断

慢性胰腺炎与胰腺癌的鉴别尤为重要，部分患者鉴别时有一定难度，需要内镜超声引导下穿刺活检，甚至开腹手术探查，经病理组织学观察确诊。

第三节　实验室及其他检查指标与评估

一、实验室及其他检查指标

（一）临床检验指标

1. 临床常规检查

在急性、慢性胰腺炎时，白细胞计数上升，提示感染。

2. 血生化及肝肾功能检查

（1）体液 AMY 测定

1）碘 - 淀粉比色法

［原理］　AMY 能催化淀粉分子中的 α-1,4 糖苷键水解，产生麦芽糖、葡萄糖及含有 α-1,6 糖苷键支链的糊精。在淀粉过量的情况下，反应后加入碘液结合剩余淀粉，形成蓝色复合物（在波长 660nm 处有吸收峰），其吸光度与未经酶促反应的空白管比较，从而推算出体液中的淀粉酶的活性。

［参考区间］　血清（浆）AMY：80~180U；尿液 AMY：100~1 200U。

2）连续监测法

［原理］　以对 - 硝基苯麦芽庚糖苷（4NP-G_7）为底物，经 AMY 催化，水解成游离的寡糖（G_5、G_4、G_3）及葡萄糖残基减少后的 4- 硝基苯基麦芽多糖（4NP-G_2、4NP-G_3、4NP-G_4）。4NP-G_2、4NP-G_3 以及部分的 4NP-G_4 被 α- 葡萄糖苷酶催化水解后生成葡萄糖和 4- 硝基苯酚（4NP）。单位时间内 4NP 的生成量在一定范围内与 AMY 的活性成正比。

［参考区间］　成人（20~79 岁）血清 AMY 35~135U/L。

［临床意义］　血清 AMY 测定主要用于急性胰腺炎的实验诊断。一般认为在急性胰腺炎发病 2h 血清 AMY 开始升高，12~24h 达高峰，可至参考区间上限的 20 倍，48h 开始下降，5 天左右可降至正常，如血清 AMY 超过 500U（碘 - 比色法）有诊断意义，值越高诊断正确率也越大，但升高幅度与病变严重程度无关。AMY 分子量较小，可通过肾小球滤过膜，故在急性胰腺炎时尿 AMY 也升高。

（2）血清 AMY 同工酶（p-AMY）测定

［原理］　现多采用免疫抑制活性测定法，即用单克隆抗体抑制 s-AMY 活性，然后采用总 AMY 活性连续监测法测定试剂测定 p-AMY 活性。

［参考区间］　成人血清 p-AMY 活性约为总 AMY 活性的 40%~50%。

〔临床意义〕 血清 AMY 绝大部分来自胰腺和唾液腺,根据来源不同,主要分为两种同工酶:胰腺淀粉酶(pancreatic amylase,p-AMY)和唾液淀粉酶(salivary amylase,s-AMY),在约 1% 的人群中可见巨型 AMY(m-AMY),是正常 AMY 和免疫球蛋白形成的复合物。血清 AMY 同工酶测定主要是以急性胰腺炎等胰腺疾病诊断为目的的 p-AMY,该指标在急性胰腺炎、慢性胰腺炎急性发作等胰腺疾病时血液、胸腹水中活性明显升高。

(3) 血清 LPS 测定

〔原理〕 血清 LPS 能催化底物 1,2- 邻 - 二月桂基 - 消旋 - 甘油 -3- 戊二酸 -(6- 甲基试卤灵)酯的水解反应,生成 1,2- 邻 - 二月桂基 - 消旋 - 甘油和戊二酸 -(6- 甲基试卤灵)酯,后者自发水解产生红色的甲基试卤灵,通过监测甲基试卤灵的生成速率测定 LPS 活性(色原底物法)。

血清 LPS 催化 1,2- 二脂肪酰甘油水解,生成 2- 二脂肪酰甘油和脂肪酸,2- 二脂肪酰甘油在单脂肪酰甘油脂肪酶的作用下水解为甘油和脂肪酸,甘油在甘油激酶作用下被 ATP 磷酸化,生成 α- 磷酸甘油,α- 磷酸甘油在磷酸甘油氧化酶的作用下被氧化为磷酸二羟丙酮和过氧化氢,过氧化氢在过氧化物酶催化下使色原性底物(4- 氨基安替比林和苯胺衍生物)发生显色反应,生成有色物质,生成物的吸光度与血清 LPS 浓度在一定范围内成正比(酶偶联显色法)。

〔参考区间〕 不同方法测定结果可有一定差异,各实验室应验证所引用参考区间或建立本实验室的适宜参考区间。

〔临床意义〕 血清 LPS 在急性胰腺炎发病 4~8h 开始升高,24h 左右达到峰值,可达 10U/L,甚至 50~60U/L,然后开始下降,48~72h 可恢复正常,但随后又可以持续升高 7~14 天。

(4) 胰腺外分泌功能评价试验:包括促胰液素试验、Lundh 试验、血 / 尿苯甲酸 - 酪氨酸 - 对氨基苯甲酸(BT-PABA)试验、粪便脂肪试验、粪便弹性蛋白酶 I 测定及 ^{13}C- 三酰甘油呼吸试验等。

促胰液素试验是在注射促胰液素后,测定胰液分泌量以及 HCO_3^- 的浓度;Lundh 试验是测定餐后十二指肠中胰蛋白酶的浓度;粪便脂肪试验是经口摄入脂肪餐后,测定粪便中的脂肪残量;NBT-PABA 试验是随餐摄入 NBT-PABA 后,测定 PABA 的吸收量。

(5) 其他指标:包括血糖、胰岛素、肝功能、血气分析、血钙、C 反应蛋白、CA19-9 等。

暂时性血糖升高反映胰腺坏死,提示预后严重;暂时性的低钙血症与病变严重程度相关,血钙低于 1.75mmol/L 时将出现手足搐搦,可见于出血坏死型胰腺炎;发病 72h 后 C 反应蛋白 >150mg/L 提示胰腺组织坏死,病情较重。

在慢性胰腺炎时,血清 CA19-9 可以轻度升高,如明显升高应警惕合并胰腺癌可能。此外,血钙、血脂、甲状旁腺素、IgG4 等指标的应用有助于慢性胰腺炎的病因诊断;糖化血红蛋白(HbA1c)、空腹血糖水平、血清胰岛素及 C 肽等指标用于胰腺内分泌功能检查。其中 HbA1c≥6.5%,空腹血糖≥7.0mmol/L 是继发于慢性胰腺炎的糖尿病的诊断标准。

(二)影像及内镜检查

1. 腹部 CT/ 磁共振检查　CT 可显示胰腺增大或缩小、钙化、轮廓不规则、假性囊肿以及胰管不规则扩张等改变。

2. 腹部超声　慢性胰腺炎时可用,可见胰腺局限性结节,胰管扩张,囊肿形成,胰腺肿大或纤维化;合并胰管结石者可有强回声及伴随的声影。

3. X 线腹部平片。

4. 磁共振胰胆管造影(magnetic resonance cholangiopancreatography,MRCP)　可显示胰管病变的部位、程度和范围。

5. 内镜逆行胰胆管造影(endoscopic retrograde cholangiopancreatography,ERCP)　可显示胰管形态。

(三)临床病理检测

1. 急性胰腺炎　急性胰腺炎基本的病理改变即胰腺呈现不同程度的水肿、充血、出血及坏死,病理形态学特征如下。

（1）水肿性胰腺炎

大体：病变多局限于体尾部，胰腺肿胀变硬、充血，被膜紧张，胰周可有积液；腹腔内的脂肪组织，尤其是大网膜可见散在的粟粒状或斑块状黄白色皂化斑；腹水为淡黄色。

镜下：胰腺细胞结构存在，间质充血、水肿并有炎性细胞浸润。

（2）出血性胰腺炎

大体：病变以胰腺实质出血、坏死为特征。胰腺肿胀，呈暗紫色，分叶结构模糊，坏死灶呈灰黑色，严重者整个胰腺变黑；腹腔内可见皂化斑和脂肪坏死灶，腹膜后可出现广泛组织坏死，腹水呈咖啡色或暗红色、血性或脓性液体。

镜下：胰腺组织大片状凝固性坏死，腺泡小叶结构被破坏或模糊不清，细胞形态消失；间质充血、水肿并有炎性细胞浸润，小血管壁坏死。

2. 慢性胰腺炎　病理形态学特征如下：

大体：典型的病理改变是胰腺萎缩，呈不规则结节样变硬；胰管狭窄伴节段性扩张，可有胰管结石或囊肿形成。

镜下：胰腺组织广泛性纤维组织增生，胰腺组织萎缩、腺泡减少或消失，间质淋巴细胞及浆细胞浸润，可伴有钙化和导管狭窄。

（四）骨髓细胞学及活检检查

此两种疾病不涉及骨髓细胞学及活检检查。

二、临床检查指标的评估

（一）实验室指标的评估

1. 体液 AMY 测定　碘 - 淀粉比色法线性范围 <400U，批内 CV3.1%~9.0%，批间 CV12.4%~15.1%，方法简单快速、价格低廉，但试剂缺乏稳定性容易变质，且由于标本稀释倍数过大等因素致使准确性较差。

连续监测法线性范围大，可达 2 000U/L，精密度高，实验操作简单快速，既可用于自动化分析，也适用于手工测定，是目前体液 AMY 测定的较理想的方法。

血清是 AMY 测定的适宜样品，也可用肝素血浆，但不可用其他血浆，因 EDTA、枸橼酸盐、草酸盐等抗凝剂会络合 AMY 所必需的钙离子。血清 AMY 比较稳定，室温下可保存 4 天，4℃下 2 周，-20℃以下可保存数年。

血清 AMY 诊断急性胰腺炎的特异性不高，其他多种临床情况（如肠梗阻、急性阑尾炎、胰腺癌、溃疡穿孔、胆石症等）时均可见血清 AMY 升高。AMY 也大量存在于唾液腺，故唾液腺炎症（如急性腮腺炎）血清 AMY 明显升高。肾功能障碍时可见血清 AMY 升高。

2. 血清 AMY 同工酶测定　在急性胰腺炎诊断中，p-AMY 的灵敏度和特异度均高于总 AMY 测定。血清 p-AMY 降低对胰腺外分泌功能不良高度特异，但 p-AMY 正常不能排除此症。胆管疾病和某些急腹症时亦可见血清 p-AMY 升高。

3. 体液 LPS 测定　灵敏度达 80%~100%，特异度达 84%~96%，均高于血清总 AMY，另外血清 LPS 在急性胰腺炎发生时升高快、上升幅度大且持续时间长，因此诊断价值优于血清 AMY，在急性胰腺炎与其他急腹症（如胃肠穿孔、肠梗阻等）的鉴别诊断中有重要价值。慢性胰腺炎、胰腺癌、酗酒、肝胆疾病时血清 LPS 也可有不同程度的升高。

血清 LPS 较稳定，室温下可稳定数天，4℃下数周，冷冻状态下可稳定数年。胆固醇、三酰甘油等的测定试剂中含脂肪酶，需注意避免交叉污染。

4. 胰腺外分泌功能评价试验　促胰液素试验对胰外分泌功能测定的灵敏度高、特异性好，但由于需要十二指肠插管以及静脉滴注促胰液素，操作较烦琐，临床开展受限。

Lundh 试验无需静脉滴注激素,但同样需要十二指肠插管,往往在促胰液素试验等直接试验不能开展时使用,但由于该试验的前提是消化道结构、小肠黏膜正常,临床难以广泛开展。

粪便脂肪试验能对于胰腺外分泌功能进行定量测定,操作较简单,但需对用餐中的以及粪便中的脂肪进行测定。

NBT-PABA 试验测定方法简单、快速,特异度较高,但灵敏度较低,只能测定重度胰外分泌功能失常。

(二)其他检查的评估

1. 腹部超声　此法简便易行,但可能受上腹部胃肠气体的干扰,影响诊断的准确性。

2. 增强 CT 扫描　增强 CT 是最具诊断价值的影像学检查。不仅能确定急性胰腺炎,且能判断是否合并胰腺组织坏死,若在胰腺弥漫性肿大的背景上出现质地不均、液化及蜂窝状低密度区,则可判断为胰腺坏死,还可在网膜囊内、胰周、肾旁前或后间隙、结肠后甚至髂窝等处发现胰外积液及坏死感染征象。此外,对胰腺脓肿、假性囊肿等并发症也有诊断价值。

3. MRI　在急性胰腺炎中提供的诊断信息与 CT 类似,在胰腺坏死、炎症范围以及有无游离气体的评估等方面有价值。因其能较清晰地显示胰管和胆管,因此在复发性胰腺炎、原因不明的胰腺炎等诊断中有重要价值。在慢性胰腺炎中的诊断价值与 CT 类似,但在胰腺钙化的显示上不如 CT 清楚。

4. X 线腹部平片　部分慢性胰腺炎患者可见胰腺区域的钙化灶、结石影。

5. MRCP　在慢性胰腺炎中可以清晰显示胰管病变的部位、程度和范围。促胰液素增强 MRCP 能间接反映胰腺外分泌功能,有助于慢性胰腺炎的早期诊断。

6. ERCP　主要显示胰管形态,以往是诊断慢性胰腺炎的重要依据。但作为有创检查,目前多被 MRCP 替代,仅在诊断困难或需要治疗时选用。

(三)病理检测指标的评估

急性胰腺炎典型的病理形态变化为不同程度的水肿、充血、出血及坏死;慢性胰腺炎典型的病理形态变化为胰腺萎缩,呈不规则结节样变硬。可作为辅助诊断指标选用。

第四节　实验室及其他检查指标的临床应用

一、检查指标的筛选原则

(一)首要/必需检测项目

病史、患者主诉、体格检查、影像学检查等。

(二)第二步检测项目

血、尿淀粉酶、脂肪酶测定;血常规;胰腺外分泌功能试验等。

(三)次要检测项目

血糖、胰岛素、肝功能、血气分析、血钙、C 反应蛋白、CA19-9 等。

二、检查指标的临床应用

(一)在急性胰腺炎诊断中的应用

血清 AMY 活性测定在急性胰腺炎等疾病诊断中的应用已被充分肯定,但其缺点是由于 AMY 的组织来源致其特异性稍差,合并 p-AMY 测定可以提高疾病诊断的灵敏度和特异度;而 LPS 活性测定经过方法改良,使其准确度、精密度以及实用性都得到了很大的提高,临床研究表明,LPS 在急性胰腺炎等疾病中诊断中的效能已优于 AMY。几项指标的联合检测与单项测定比较,敏感性、特异性均更优越,因此在急性胰腺炎等疾病诊断中应联合使用。

(二)胰腺外分泌功能试验在慢性胰腺炎诊断中的应用

胰腺外分泌功能试验往往在胰腺功能严重受损时才有阳性结果,临床诊断中的应用有限,但其仍然是一类不可替代的功能评价试验,在慢性胰腺炎等疾病的诊断中有一定的价值。

案例 37-1

【病史摘要】 患者,男,39 岁,因进食油腻食物后出现上腹部疼痛 3 小时伴频繁呕吐入院。疼痛呈持续性加重,并向左腰背部放射。无黄疸、腹泻等。

入院体格检查:T 38.7℃,P 92 次 /min,R 25 次 /min,BP 115/85mmHg。

心肺无异常,腹部膨隆,无胃肠型及蠕动波,腹背部皮肤无出血点及瘀斑。上腹部压痛,以中上腹明显,肝区无叩击痛,肝浊音界无缩小,腹部移动性浊音阳性,肠鸣音弱,其余无异常。

【临床检验】 血淀粉酶 785U/L(连续监测法)。

【CT/ 影像检查】 腹部 B 超提示胆囊壁光滑,囊内无异常回声,胆总管未见扩张,胰腺肿大,轮廓不规则,胰腺周围有不规则液性暗区。

【诊断】 急性胰腺炎可能性大,且可能为中(重)型急性胰腺炎。

【案例分析】 患者有明显的临床症状:上腹部剧烈疼痛且向左腰背部放射;诱因明确:进食油腻食物后出现腹痛,既往无类似发病史;实验室检查血淀粉酶活性已超参考区间上限 5 倍;且有明显的影像学表现。

以上临床依据满足急性胰腺炎的诊断标准,患者急性胰腺炎可能性大。

且患者急腹症明显(上腹或全腹压痛,并有肌紧张,反跳痛);肠鸣音减弱,出现移动性浊音,淀粉酶升高明显,提示可能是中(重)型急性胰腺炎。

-- 小　　　结 --

胰腺炎是胰腺因胰酶的自身消化作用而引起的疾病,分为急性和慢性两种。

急性胰腺炎的主要表现和首发症状为急性发作剧烈腹痛,常见的病因有胆石症、大量饮酒和暴饮暴食。急性胰腺炎的诊断需满足下列 3 条中的任意 2 条:①急性、持续性中上腹痛;②血清淀粉酶或脂肪酶 > 参考区间上限 3 倍;③急性胰腺炎的典型影像学改变。随着临床项目的发展,目前实验室检查指标倾向于血清淀粉酶、p-AMY、脂肪酶等几种指标的联合应用。

慢性胰腺炎的主要表现为反复发作的上腹部疼痛,长期酗酒是其发病的主要因素。慢性胰腺炎的诊断主要依据临床表现和影像学检查结果,胰腺外分泌功能检测可作为诊断补充,病理学诊断是确定性标准。

(熊 燏　牛会林　刘 莉)

第三十八章

胰腺外分泌部良性肿瘤和癌前病变

胰腺外分泌部良性肿瘤及癌前病变（benign tumor and premalignant lesions of exocrine pancreas）是一类发生于胰腺外分泌部，即腺泡和导管的良性或尚处于癌前病变阶段的一类肿瘤。胰腺肿瘤是腹部相对少见的肿瘤，与胰腺导管腺癌相比，胰腺外分泌部良性肿瘤及交界性肿瘤的发病率更低，但随着目前影像学和内镜技术的发展，检出率逐年升高。研究显示，该类疾病高发于中青年女性，男女患者比例为 1∶1.82，平均好发年龄为 42.6 岁。该类胰腺肿瘤以手术治疗为主，相比胰腺恶性肿瘤，手术切除率高，预后好，复发率低。

第一节　概　　述

2010 年版 WHO 对胰腺外分泌部良性肿瘤及癌前病变的组织学分类，删除交界性及恶性潜能未定的名词定义，改为癌前病变（premalignant lesions），具体见表 38-1。

表 38-1　胰腺外分泌部良性肿瘤及癌前病变的组织学分类（2010 年版 WHO）

病变性质	名称	编码
良性	浆液性囊腺瘤	8441/0
	腺泡细胞囊腺瘤	8551/0
癌前病变	伴有轻 - 中度异型增生的黏液性囊性肿瘤	8470/0
	伴有重度异型增生的黏液性囊性肿瘤	8470/2
	伴有轻 - 中度异型增生的胰腺导管内乳头状黏液性肿瘤	8453/0
	伴有重度异型增生的胰腺导管内乳头状黏液性肿瘤	8453/2
	导管内管状乳头状肿瘤	8503/2
	胰腺上皮内瘤变 3 级（PanIN-3）	8148/2

（一）胰腺浆液性囊性肿瘤

胰腺浆液性囊性肿瘤（serous cystic neoplasms，SCN）是一种囊性上皮性肿瘤，由富于糖原的并能产生类似浆液的水样液体的导管型上皮细胞组成。可分为浆液性微囊性腺瘤、浆液性寡囊性腺瘤、实性浆液性肿瘤、von Hippel-Lindau（VHL）综合征相关的浆液性囊腺瘤以及混合型浆液性 - 神经内分泌肿瘤。其中浆液性微囊性腺瘤多见于女性，常见于胰头或胰尾。CT 可见边界清楚的多房性囊，常伴有明显的中央星状瘢痕及日照形钙化。浆液性寡囊性腺瘤常发生于男性，多好发于胰头或胰体。CT 显示囊腔排列不规则，没有中央性星状瘢痕，有时可见宽的纤维分隔，肿瘤边界不清。SCN 以手术治疗为主，患者预后很好，恶变的风险很小。

（二）胰腺腺泡细胞囊腺瘤

胰腺腺泡细胞囊腺瘤（acinar cell cystadenoma，ACA）是一种罕见的、新定义的胰腺囊性病变，由形态学类似腺泡细胞的瘤细胞内衬于囊壁,并产生胰腺外分泌酶的良性上皮性囊性肿瘤。临床行为均为良性,目前尚无证据支持其与胰腺细胞癌相关或恶性转化有关。好发于女性,中位发病年龄为46.5岁。可发生于胰腺的任何部位,可为单房或多房,发病原因尚不明确。伴有腹部症状、高度怀疑恶性病变或病灶>5cm者,可考虑手术治疗,手术完整切除病灶者预后好。

(三)胰腺黏液性囊性肿瘤

胰腺黏液性囊性肿瘤(mucinous cystic neoplasms,MCN)为最常见的胰腺囊性肿瘤,与胰腺导管系统没有交通是本病的一大特点。该肿瘤由产生黏液的柱状上皮构成,并具有卵巢型间质。2010年版WHO消化道肿瘤组织学分类将MCN的轻度、中度、重度归类于癌前病变,取消了原来的腺瘤、非侵袭性囊腺癌的概念。该病男女发病差异很大,女性明显多于男性,比例为20∶1。绝大多数病例位于胰腺体-尾部,CT显示为边界清楚的低密度单房或多房肿物,壁较厚且内壁不光滑伴有钙化。肿瘤若完整切除,MCN的预后都很好。

(四)胰腺导管内乳头状黏液性肿瘤

胰腺导管内乳头状黏液性肿瘤(intraductal papillary mucinous neoplasms,IPMN)是指由胰管内分泌黏蛋白上皮细胞乳头状增生而形成的一类肿瘤,伴或不伴有过量黏蛋白的产生。2010年版WHO消化道肿瘤组织学分类中,IPMN没有腺瘤和非侵袭性囊腺癌的概念,腺瘤和伴中度不典型增生归为一类,非侵袭性囊腺癌定位在重度异型增生,二者共同归入癌前病变范畴内。该病男性多发,肿瘤多发生于主胰管及胰头部的分支。CT可见胰头部多个囊腔的低密度肿物,常可见胰管扩张。需与MCN相鉴别,治疗以手术切除为主,轻-中度异型增生肿瘤预后好。

(五)胰腺导管内管状乳头状肿瘤

胰腺导管内管状乳头状肿瘤(intraductal tubulopapillary neoplasms,ITPN)是一类导管内生长并肉眼可见的上皮性肿瘤,腺管状结构伴有重度异型增生,局部可见管状乳头状结构,无过度黏液分泌。目前文献报告病例数有限,男女比例均等,35~84岁均可发生。约50%肿瘤位于胰头部,30%弥漫累及整个胰腺,15%位于胰尾。术前影像学检查有助于发现导管内病变,但无法鉴别ITPN和IPMN。ITPN以手术治疗为主,完整切除预后较好。若出现癌变,浸润深度>1cm者出现淋巴结和远处转移的概率会显著增加,预后也较差。

(六)胰腺上皮内瘤变

胰腺上皮内瘤变(pancreas intraepithelial neoplasia,PanIN)是指镜下可见的乳头状或扁平状、非浸润性上皮性肿瘤,直径<5mm,局限在胰腺导管内,根据细胞和结构的异型程度,可分为轻、中、重度异型性,分别命名为PanIN-1、PanIN-2、PanIN-3。PanIN(尤其是高级别瘤变)是浸润性导管腺癌最直接的癌前病变,多见于胰头,并随着年龄的增长发病率逐渐升高。PanIN与相邻胰腺实质内的小叶中心性萎缩关系密切,且这些萎缩的病灶比PanIN本身要大,为早期发现病变做了形态学上的准备。

一、临床症状和体征

由于胰腺解剖位置较深,该类疾病在早期多无明显症状或症状不典型。仅在肿瘤生长迅速、体积较大时出现相应症状和体征。

(一)消化道症状

1. 上消化道症状　肿瘤体积较大时,可压迫胃肠道,出现餐后上腹饱胀、恶心、呕吐等症状。

2. 腹痛　部分肿瘤体积较大,导致胰腺被膜张力增加,刺激感觉神经纤维或肿瘤直接刺激周围神经引起腹痛,通常伴有腰酸、腰痛、乏力等症状。

3. 腹部肿块　肿瘤体积较大时上腹部常可触及肿块,一般肿块活动度较好。

4. 压迫症状　肿瘤压迫脾静脉时,可造成脾大,进而出现门脉高压,引起腹水和食管-胃底静脉曲张。

（二）全身症状

1. 消瘦　部分患者尤其是 IPMN 可能会出现食欲缺乏、消瘦、乏力等症状。
2. 黄疸　肿瘤位于胰头部时压迫胆总管可出现梗阻性黄疸。
3. 糖尿病　部分 SCN 及 MCN 可能同时合并糖尿病。
4. 慢性胰腺炎　部分 IPMN 患者由于长期的胰管阻塞可以导致阻塞性慢性胰腺炎，可伴有腹痛、糖尿病、脂肪泻等慢性胰腺炎的表现。

（二）体征

肿瘤较早期一般无明显腹部体征，只有当肿瘤较大时可出现上腹部压痛、腹腔包块等体征，肿瘤进一步进展可出现脾大和腹水等体征。

二、病因和发病机制

胰腺外分泌部良性肿瘤及癌前病变是腹部相对少见的肿瘤，肿瘤检出率近年来逐年升高，但仍属临床罕见肿瘤，流行病学可参考数据较少，具体发病原因及机制尚不清楚。

（一）病因

1. 吸烟和酗酒与 IPMN 有关，亚硝酸盐也可诱导 IPMN 的发生。
2. IPMN 可发生在 P-J 综合征和家族性多发腺瘤样息肉病（FAP）的患者。
3. 部分肿瘤发病有明显的女性倾向，提示可能与激素及遗传因素有关。

（二）发病机制

该类疾病包含多种病理学类型的分型，当前关于该类疾病的发病机制研究较少，具体发病机制仍不清楚。SCNs 与 von Hippel-Lindau 综合征有关，SCN 中约有 35%~90% 合并有 VHL 综合征，分子遗传学研究证实部分 SCN 可出现 VHL 基因位点的杂合性缺失或基因突变。而 MCN 好发于女性患者，其间质成分可能始源于卵巢基质，形态学上出现黄素化，存在门细胞样细胞及免疫表型出现性索 - 间质分化都支持这一观点。MCN、IPMN 中均发现有 k-ras 基因突变，且突变随着细胞异型性程度增加而升高，一些抑癌基因的缺失如 $P53$、$p16$ 和 $DPC4$ 在伴发癌的该类疾病中更常见。

三、临床诊断和鉴别诊断

（一）临床诊断

该类疾病发病率较低，包含的病种较多，且无特异性的临床表现，诊断的金标准为病理学诊断。术前诊断主要依靠病史、实验室检查及影像学检查。治疗以手术切除为主，完整切除肿瘤者预后好，但不同病理类型及不同生长位置的胰腺肿瘤术式不一，术前明确诊断对手术方案及治疗的选择有指导性意义。术前通过实验室检查及彩超、CT 及 MRI 可以做出初步的诊断，但要进一步明确肿瘤的病理学类型较为困难。通过 ERCP 可帮助明确肿瘤与胰管的关系，CT 或超声（内镜超声）引导细针穿刺，抽取囊液行实验室分析，获取细胞或组织行病理学检测有利于明确术前诊断。

（二）诊断流程

1. 胰腺外分泌部良性肿瘤和癌前病变的临床诊断流程见图 38-1。
2. 2010 年 WHO 病理诊断流程见图 38-2。

（三）鉴别诊断

1. 胰腺假性囊肿　患者多有急性胰腺炎或胰腺外伤史，通常在胰腺内或胰周形成异常液体潴留的囊肿。患者伴有血尿淀粉酶升高，囊液淀粉酶亦升高等表现。
2. 胰腺导管扩张症　多发生在胰腺钩突部，主胰管及分支局限扩张，瘤体呈葡萄串状，ERCP 典型表现为囊腔与主胰管相通且充满造影剂。
3. 胰腺导管腺癌　浸润性癌与该类疾病结合肿瘤标记物、影像学临床特点及病理表现，鉴别诊断基本没有问题。少部分浸润性癌可形成较大的扩张的浸润性腺体，类似囊性肿瘤，临床上易混淆。

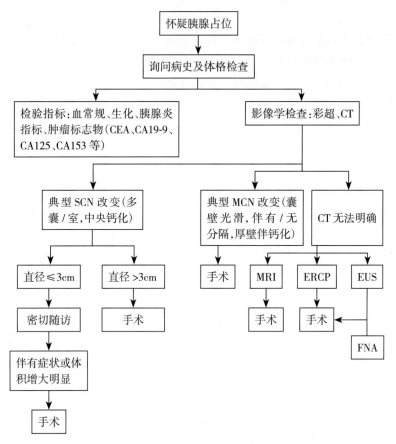

图 38-1　胰腺外分泌部良性肿瘤和癌前病变的临床诊断流程

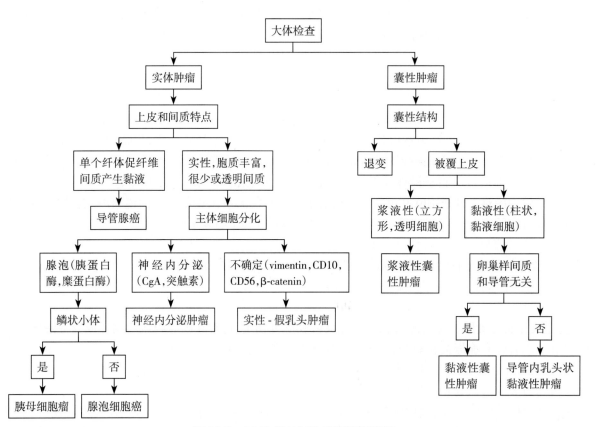

图 38-2　2010 年 WHO 病理诊断流程

该类疾病与神经内分泌肿瘤、转移性肾细胞癌及透明细胞糖瘤之间亦较难鉴别,同时该类疾病不同组织学类型之间的鉴别诊断亦是临床诊断中的难点。例如 SCN 寡囊型与 MCN 之间的鉴别、MCN 与 IPMN 之间的鉴别,IPMN 与 ITPN 之间的鉴别等。术前影像学检查可提供一定的帮助,病理学对鉴别这几类肿瘤意义很大。故本文附 2010 年版 WHO 胰腺肿瘤病理学诊断流程图,供读者参考学习。

第二节 实验室及其他检查指标与评估

一、实验室及其他检查指标

(一) 临床检验指标

胰腺外分泌部良性肿瘤及癌前病变的临床检验指标多正常,无特异性的检验指标,但部分检验指标也可帮助鉴别诊断。

1. 血清胆红素 肿瘤位于胰头和钩突部位时,可压迫胆总管出现以直接胆红素升高为主的黄疸,但较少见。

2. 血尿淀粉酶 该类疾病血尿淀粉酶多正常,只有小部分 IPMN 患者出现血清淀粉酶轻度升高,若血尿淀粉酶处于高水平,可能提示胰腺假性囊肿可能性大,有助于鉴别胰腺囊性肿瘤。

3. 血清 CEA、CA199 该类疾病只有极少部分患者会出现 CEA、CA199 的轻度升高,而胰腺癌患者多数会出现 CA199 的明显升高,因此血清肿瘤标记物检测有助于胰腺肿瘤的良、恶性鉴别。

4. 血清 CA153 部分 MCN 会出现 CA153 升高,CA153 的升高有助于各类胰腺囊性病的鉴别诊断。

5. 血浆胰岛素、空腹血糖、胰岛素/血糖比值 有助于作为胰岛素瘤的鉴别诊断。

6. 囊液 CEA、CA199、淀粉酶 随着影像穿刺技术的发展与成熟,细针穿刺抽取囊液分析是目前诊断胰腺囊性肿瘤的方法之一。胰腺浆液性囊腺瘤囊液清亮,富含糖原,CEA、CA199 低;胰腺黏液性囊腺瘤患者黏液高 CEA、CA153、CA199、低淀粉酶;胰腺导管内乳头状黏液瘤患者 CEA 和淀粉酶均有升高。

(二) 影像学检查

1. 超声 超声主要通过胰腺实质内的低回声占位和胰管、胆管扩张间接提示占位性病变,但受肠道内气体的干扰较大。

2. CT CT 平扫和增强扫描能够对大部分胰腺肿瘤做出诊断。CT 能够较好地鉴别 SCN 和 MCN,SCN 的 CT 表现为间隔将肿块分为多个囊或室,并伴有中央钙化;MCN 的 CT 下表现为肿块形态光滑,有或无间隔,并伴有囊壁钙化。螺旋 CT 薄层动态增强扫描能够清楚显示较小的胰腺肿瘤及其与周围血管的关系,并能显示病变部位和远处转移情况。CT 三维重建可以了解整个胰管概况,对于胰管内肿瘤的诊断有重要价值。

3. MRI MRI 对分隔和附壁结节显示较 CT 清楚,也可用来判断胰腺周围肿瘤的组织扩散,MRI 对肿瘤亚型诊断率优于 CT。MRCP 能更准确地显示胰管状况及其周围是否与肿块相通,对于鉴别 MCN、IPMN 有一定的临床意义。

4. 超声内镜(endoscopic ultrasound,EUS)和细针穿刺抽吸(fine needle aspiration,FNA) 对于直径 <6cm 的肿瘤,超声内镜能更清楚地显示肿瘤的内部结构以及与周边组织的毗邻关系,是一种更为准确的影像手段。超声内镜结合细针抽吸能够安全、有效地诊断胰腺占位性病变,超声下引导细针穿刺活检不仅能对胰腺肿瘤进行定位诊断,而且能抽取囊性肿物内的液体或实质进行肿瘤标志物及病理学检测,有助于对肿瘤做出定性诊断。

5. 经内镜逆行性胰胆管造影术(endoscopic retrograde cholangiopancreatography,ERCP) ERCP 能直接显示壶腹部病变以及胰管狭窄、梗阻或充盈缺损,在 IPMN 的诊断和鉴别诊断方面具有明显优势。

由于胰腺良性肿瘤很少堵塞胰管,因此 ERCP 的成功效率较高,造影显示清晰。有狭窄无扩张是胰腺良性肿瘤 ERCP 的特征性表现。

6. 胰管镜 胰管镜对于此类疾病的诊断意义主要在于通过胰管镜可以对肿瘤组织进行抽吸、细胞学刷检甚至活检,从而得到最精确的组织病理诊断。

7. PET-CT PET-CT 在鉴别胰腺肿瘤良恶性方面有一定的指导意义,但费用较高,不作为常规检查。

8. 腹腔镜检查 对于术前影像学难以评估的肿瘤,可考虑行腹腔镜检查术,术中探查腹腔,取肿瘤组织行术中冰冻病理,指导下一步手术方案。由于腹腔镜设备及器械发展及技术成熟,病理结果明确后可直接经腹腔镜行手术切除治疗。

(三) 临床病理检测

1. 胰腺浆液性囊性肿瘤

(1) 大体检查:包括浆液性微囊性腺瘤、浆液性寡囊性腺瘤、实性浆液性肿瘤、von Hippel-Lindau(VHL)综合征相关的浆液性囊腺瘤以及混合型浆液性 - 神经内分泌肿瘤,绝大部分为良性。浆液性微囊腺瘤是单个、边界清楚、圆形略有小圆突的肿物,最大径 1~25cm 不等(平均 6~10cm)。肿瘤切面呈海绵状,内由众多小囊组成,内含浆液性(透明水样)液体。囊腔直径 0.01~0.5cm,少数直径 >2cm。通常这些囊腔围绕中央星状瘢痕排列,瘢痕中央为致密纤维结节核心,细的纤维分隔向周边呈放射性排列。浆液性寡囊性腺瘤肿瘤通常为 4~10cm 的囊性肿物,切面有数个或一个充满透明或棕色水样液体的囊腔。囊腔排列不规则,没有中央星状瘢痕,有时可见宽的纤维分隔。肿瘤边界不清,囊腔可以延伸到周围胰腺组织中(图 38-3)。

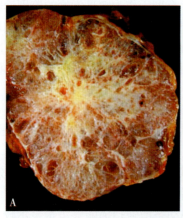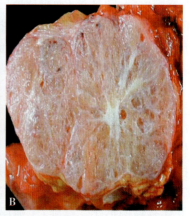

图 38-3 胰腺浆液性囊性肿瘤大体图
A. 切面示有薄层包膜,多囊性伴出血,可见中央星状瘢痕;B. 有薄层包膜,多囊性不伴出血,可见星状瘢痕

(2) 组织病理学检查:低倍镜下,可见多个大小不一的囊腔样结构,内充满富含蛋白质的浆液;囊壁间为增生的稀疏纤维结缔组织,囊壁内被覆单层立方或扁平上皮细胞;细胞胞质透明,胞质内糖原丰富,PAS 染色阳性,但淀粉酶消化后 PAS 染色及阿辛蓝染阴性;偶见嗜酸性颗粒;细胞核居中,圆形或椭圆形,大小一致,无异型性,核仁不明显,缺乏核分裂象(图 38-4)。偶尔肿瘤细胞形成囊内乳头状突起,但没有纤维血管轴心。浆液性寡囊性腺瘤与浆液性微囊性腺瘤组织形态相似,但为单个囊腔,部分被覆上皮更倾向于立方上皮而非扁平上皮。

(3) 免疫组化:浆液性囊腺瘤及其亚型的免疫组化表达相同。肿瘤细胞上皮标记阳性,如上皮细胞膜抗原、角蛋白 7、8、18、19。浆液性囊腺瘤 a-inhibin、MUC6 及 MUC1 的表达率分别是 82%、70%

和 34%。散发及与 VHL 相关的浆液性囊腺瘤均有 VHL/缺氧诱导因子 HIF 通路的异常调节，表达 HIF-1a 和 CA9。另外，肿瘤细胞可见局灶表达 CA199 和 B72.3，但 CEA、胰蛋白酶、CgA、Syn、S-100、desmin、vimentin、Ⅷ因子相关抗原及 actin 均为阴性。

2. 胰腺腺泡细胞囊腺瘤

(1) 大体检查：临床可识别的腺泡细胞囊腺瘤在 1.5~10cm，单囊或多囊，边界清楚。单个囊肿之间约 1mm 至数厘米。囊内含水样清亮液体，内壁光滑，大多数与胰腺导管系统不相通。部分病例可见多中心病灶累及全胰腺，囊肿之间可见岛状胰腺实质。偶发的腺泡细胞囊腺瘤通常 <1cm，单房，部分大体不明显（图 38-5）。

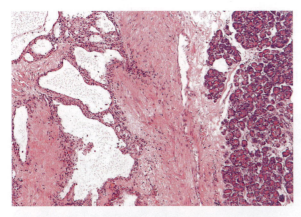

图 38-4　胰腺浆液性囊性肿瘤的病理组织形态

肿瘤组织由多个大小不等的囊腔构成，囊内衬单层或假复层上皮，细胞小而一致；病变与正常胰腺组织界限清楚

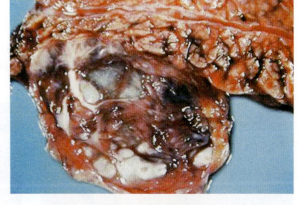

图 38-5　胰腺腺泡细胞囊腺瘤的大体形态

肿瘤呈多囊性，囊内可见清亮液体

(2) 组织病理学观察：胰腺腺泡细胞囊腺瘤由大小不等的囊腔组成，最小者仅稍大于轻度扩张的腺泡细胞空隙。囊腔被覆细胞分化良好，呈单层排列或形成小的细胞簇环绕囊腔，肿瘤位于基底部，顶部胞质颗粒状嗜酸性，基底胞质嗜碱性，类似非肿瘤性腺泡细胞，细胞核大小一致（图 38-6）。部分病例囊壁被覆立方形细胞，胞质缺乏颗粒状，类似导管上皮。病变周围胰腺实质可出现萎缩及纤维化。囊壁被覆上皮细胞 PAS 染色及消化后 PAS 染色均为阳性，黏液染色为阴性。

(3) 免疫组化：胰腺腺泡细胞囊腺瘤均表达胰腺外分泌酶，如胰蛋白酶、糜蛋白酶和脂肪酶。病变细胞及囊腔内分泌物呈弥漫强阳性，部分病例似导管结构的细胞也呈局灶强阳性，角蛋白 CK8、CK18 也呈阳性。

3. 胰腺黏液性囊性肿瘤

(1) 大体检查：典型的 MCN 为圆形肿物，表面光滑，有纤维性假包膜，包膜厚度不等常伴有钙化。肿物最大径 2~35cm 不等，平均 6~10cm。切面为单囊或多囊（图 38-7），腔内含黏液或黏液

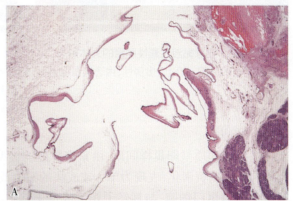
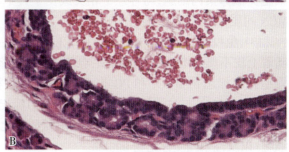

图 38-6　胰腺腺泡细胞囊腺瘤的病理组织形态

A. 肿瘤呈巨大囊性结构；B. 囊腔衬覆单层上皮细胞，分化良好，呈小的细胞簇环绕囊腔

和出血坏死物的混合物。单囊性肿瘤的内壁通常光滑有光泽,而多囊肿瘤内壁常有乳头状突起及附壁结节。恶性肿瘤更容易出现乳头状突起和/或附壁结节及多囊性等特点,肿瘤与胰腺导管系统不相通。

（2）组织病理学观察：MCN 有两种特征性的成分,囊壁内层为上皮细胞层,外层为致密的卵巢间质样的结缔组织层。大囊腔上皮可能广泛剥落,因此需要广泛取材以显示衬附的上皮。上皮可呈扁平状或形成乳头状或息肉状突起,假复层结构及隐窝样凹陷(图 38-8)。柱状细胞核位于基底部并有丰富的细胞内黏液,经淀粉酶消化后 PAS 染色及阿辛蓝染色阳性。假幽门腺、胃小凹、小肠和大肠及鳞状细胞分化均可看到。根据结构和细胞异型性的程度,非浸润性 MCN 分为低度、中度、重度异型增生。MCN 伴低度异型增生的柱状上皮仅有轻度结构和细胞异型性,细胞核轻度增大,位于基底,无核分裂。MCN 伴中度亚型增生有结构和细胞的轻-中度异型性,有乳头状突起或隐窝样凹陷,细胞假复层排列,核拥挤,轻度增大,偶见核分裂。MCN 伴中度异型增生是肿瘤组织结构和细胞有明显异型性,乳头杂乱分枝、出芽,细胞核复层,细胞极向消失,多形性,核仁明显,核分裂常见,并出现不典型核分裂。高达 30% 的 MCN 有浸润性癌,浸润成分可局灶,因此要仔细和广泛取材检查。

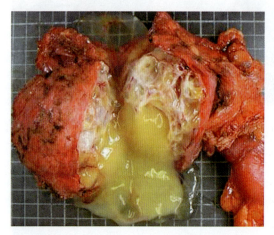

图 38-7　胰腺黏液性囊性肿瘤的大体形态
包膜完整的肿瘤,切面呈多房性,内含大量黏液

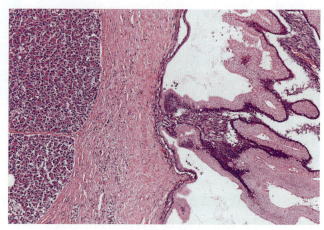

图 38-8　胰腺黏液性囊性肿瘤的病理组织形态
肿瘤组织呈囊实性结构,囊壁内衬黏液柱状上皮,可见轻度黏液柱状上皮增生;细胞无明显异型。病变与周围正常胰腺组织界限清晰

瘤组织间质呈卵巢样间质,由紧密排列的梭型细胞组成,细胞核圆形或卵圆形,胞质较少。常伴有不同程度的黄素化,表现为单个或成簇的圆形或卵圆形上皮样细胞,内含透明或嗜酸性胞质。这些细胞类似卵巢门细胞,与神经干相关或位于其中。从腺瘤到癌,间质黄素化呈减少趋势。体积大的 MCN 间质可能纤维化,细胞成分减少。

（3）免疫组化：通常细胞膜抗原、CEA、角蛋白 7、8、18 和 19 阳性,部分可出现胃、肠、胰腺化生。随着上皮不典型增生程度的增加,分泌的黏液由硫酸性黏液变为唾液酸或中性黏液。肿瘤细胞表达胃型黏液标志物 MUC1 和 PG Ⅱ、肠型黏液标志物 CAR-5 和 M3SI、胰腺型黏液标志物 DUPAN-2 和 CA19-9。P53 是与黏液性囊液癌显著相关的标记。间质成分表达 vimentin、α-SMA、desmin。多数病例表达 PR 及 ER。黄素化的细胞表达酪氨酸羟化酶、calretinin(主要识别睾丸的间质细胞和卵巢的门细胞)以及性索间质标记物 inhibin。

4. 胰腺导管内乳头状黏液性肿瘤

（1）大体检查：由于导管扩张程度的不同,导管内乳头状黏液性肿瘤最大径 1~8cm。多呈囊性边界清楚,如果分支受累可以呈多灶性。IPMN 的黏液是黏性或胶样的,囊腔内壁光滑、颗粒样或天鹅绒状(图 38-9),后者提示乳头状生长。肿瘤周围及退化的胰腺间质常呈灰白色,实性,表现为慢性阻塞性胰腺炎的改变。

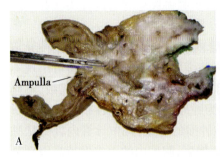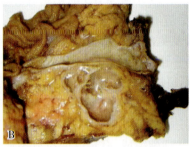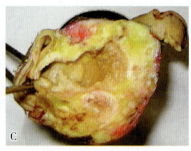

图 38-9　胰腺导管内乳头状黏液性肿瘤大体形态

A. 主胰管型,肿瘤位于主胰管,胰管扩张,囊壁内呈颗粒样,周围胰腺组织呈灰白色,实性;B. 分支胰管型,肿瘤位于分支胰管,导管扩张明显,肿瘤内壁光滑;C. 混合型,囊肿呈颗粒样,内可见胶样黏液

(2) 组织病理学观察:导管内乳头状黏液性肿瘤瘤细胞呈高柱状,内含黏液,被覆于扩张的导管或导管分支的囊腔。典型的病变上皮形成乳头状或假乳头状结构,部分肿瘤可以由非乳头状上皮构成,有些肿瘤没有上皮被覆。若发生肠上皮化生,则可见杯状细胞和 Panth 细胞,也可见一些神经内分泌细胞,如图 38-10 所示。组织学上,IPMN 容易与 MCN 肿瘤混淆,因为二者均存在囊腔结构,上皮成分

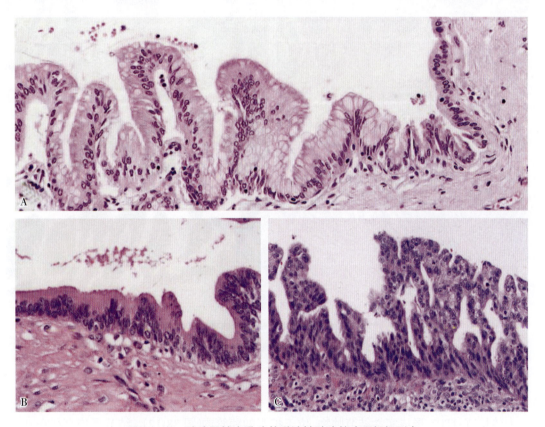

图 38-10　胰腺导管内乳头状黏液性肿瘤的病理组织形态

A. 低级别,可见增生的导管上皮为单层粘液上皮,细胞无异型性;B. 中级别,上皮层次增多呈复层,细胞有轻度异型,胞浆嗜酸性;C. 胰腺导管癌,虽然未见间质浸润,但是上皮层次明显增多,并可见明显的筛网状结构,细胞有明显异型,胞浆嗜酸性

相似,然而二者是两种完全不同的病变。MCN 与胰腺导管系统无关,好发于女性,平均年龄为 50 岁左右,几乎全位于胰腺的胰体 - 尾部,典型的病变表现为有一层卵巢样间质的厚壁。而胰腺导管内乳头状黏液性肿瘤和胰腺导管癌的区别不是看有没有浸润,即使没有浸润,有明显的结构异型和细胞异型,也支持诊断胰腺导管癌。并且 2019 年版 WHO 消化系统肿瘤分类强调胰腺导管内乳头状黏液性肿瘤和胰腺导管癌的根本区别是后者有 *k-ras* 突变。

(3) 免疫组织化学:应用黏液及免疫组织染色已经检测到导管内乳头状黏液性肿瘤的多种异常改变。大多数导管内乳头状黏液性肿瘤表达上皮细胞膜抗原及一些细胞角蛋白;多数肿瘤可出现不同类型的内分泌细胞,但数量上不超过肿瘤细胞总数的 5%。由于正常导管细胞分泌硫酸黏液,不典型增生的上皮主要分泌唾液酸黏液,故而黏液类型的改变常可作为肿瘤进展的提示性指标。几乎所有导管内乳头状黏液性肿瘤都表达 MUC2。导管内乳头状黏液性肿瘤的分级:其中导管内乳头状黏液性腺瘤上皮由含有黏液的高柱状细胞组成,有轻度或没有不典型增生,腺瘤内的上皮保持高级别分化;导管内乳头状囊性肿瘤伴中度不典型增生,其上皮具有不超过中等程度的异型性,细胞失去极性,核拥挤、增大和异染色质。乳头状区域可见间质,也可以有假乳状结构(图 38-11)。

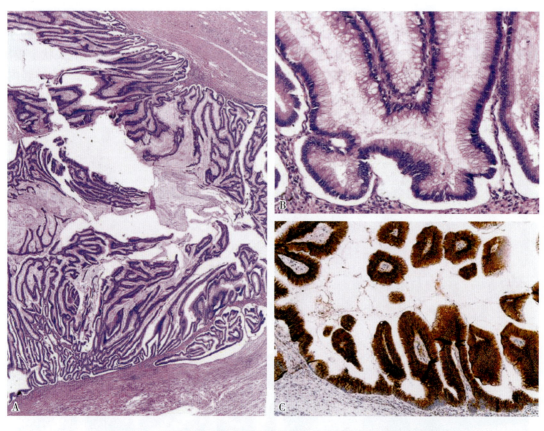

图 38-11　胰腺导管内管状乳头状肿瘤的病理组织形态及免疫组化
A. 主胰管因乳头状肿瘤而扩张;B. 假复层核柱状细胞突起;C. 免疫组化 MUC2 表达

5. 胰腺导管内管状乳头状肿瘤

(1) 大体检查:ITPN 形成实性结节肿物,位于扩张的胰管内(图 38-12)。结节平均直径在 0.8~15cm 不等,病变导管周围的胰腺组织通常质地实变,有硬化。

(2) 组织病理学观察:大部分 ITPN 以小管结构为主,甚至仅有小管结构,结节内小管状腺体背靠背排列,偶可见乳头结构,实性区可见杂乱的腺体(图 38-13)。部分肿瘤结节梗阻管腔,形成表面被覆纤维间质的边界清楚的细胞巢。肿瘤结节内可见小的腺泡样腺体致密排列，细胞呈立方形，胞质中等，嗜酸性或双嗜性。可见管腔内分泌物。细胞核圆形、卵圆形，中、重度异型性易见核分裂。ITPN 根据上皮细胞异型性程度，可以分为良性、交界性和恶性即导管内管状乳头状癌。约 40% 的 ITPN 可见浸润性癌，且浸润性成分通常较局限。由于单个肿瘤结节周围缺乏非肿瘤性导管上皮边缘，与浸润性癌鉴别困难。

（3）免疫组化：CK7、CK19 及 PanCK 阳性，CA19-9 局灶阳性，B72.3、CEA 和 CA125/MUC2 局灶阳性，MUC1，MUC6 阳性；胰腺标记物阴性，MUC5AC 和 MUC2 阴性。

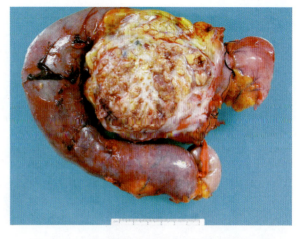

图 38-12　胰腺导管内管状乳头状肿瘤大体形态

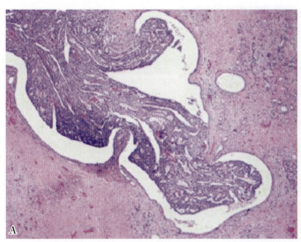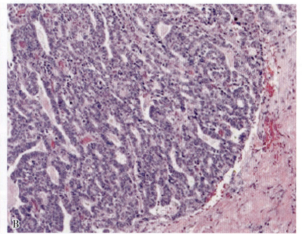

图 38-13　胰腺导管内管状乳头状肿瘤的病理组织形态

A. 低倍镜可见导管内乳头状增生的腺体，细胞呈立方状，形态较一致；B. 高倍镜可见瘤组织呈管状乳头状生长

6. 胰腺导管内上皮瘤变 3 级　单纯的 PanIN3 是较少见的，通常合并有浸润性癌。PanIN 是浸润性癌最直接的癌前病变，不少研究证明 PanIN3 仅见于有胰腺癌的胰腺内，且 PanIN 和导管腺癌在关键的遗传学异常上有相同的表现。形态学上 PanIN3 通常是乳头状或微乳头状，极少扁平状。真性筛状结构，小簇上皮细胞"出芽"样伸入导管腔内，伴管腔内坏死（图 38-14）。细胞核极性紊乱，可见萎缩的杯状细胞，偶见异常核分裂，梭形不规则，核仁明显。细胞核水平类似癌，但没有突破基底膜，无浸润。通常低级别的 PanIN 不表达肿瘤相关糖蛋白（CEA，B72.3，CA125），P53，间皮素等，以上标记物任何一个阳性表达均倾向于诊断腺癌。

二、临床检查指标的评估

实验室指标、影像学检查及病理学检查在胰腺良性肿瘤的诊断中价值各异，正确认识与评估各项指标项目在疾病诊断过程中的价值，将有利于提高临床诊断效率。

（一）临床检验指标的评估

该类疾病的实验室检查主要有血常规、生化、胰腺炎指标、肿瘤标志物等，这些临床指标主要用于

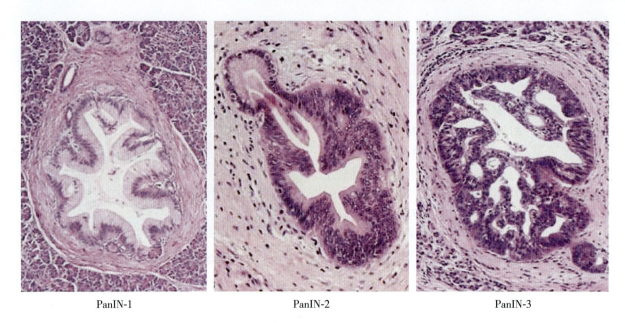

PanIN-1   PanIN-2   PanIN-3

图 38-14   胰腺导管内上皮瘤变的病理组织形态

胰腺小分支导管受累的肿瘤柱状上皮乳头状增生,表现为胰腺上皮内瘤变。PanIN-1、PanIN-2、PanIN-3 相对应轻度、中度和重度异型性增生

评估患者一般状态,其中胰腺炎指标及肿瘤标志物有利于该类疾病的鉴别诊断,对确诊该类疾病缺乏特异性。囊液 CEA、CA199 及淀粉酶有利于诊断胰腺浆液性囊腺瘤囊、胰腺黏液性囊腺瘤黏液及胰腺导管内乳头状黏液瘤,单囊液的获得依赖医院的设备及操作医生的技术及经验,且操作具有一定风险,目前开展较少。

（二）其他检查指标的评估

1. 超声   超声具有无创、操作简便快捷等优点,是腹部最常用和首选的检查方法。但检查受长期干扰较多,且在评估肿瘤内部结构、肿瘤与周围组织的关系上有一定局限性,只作为初步筛查时使用。

2. CT   CT 具有良好的密度分辨率和空间分辨率,是目前诊断胰腺良性肿瘤的主要影像学方法,CT 平扫和增强扫描能够对大部分胰腺肿瘤做出诊断。CT 在胰腺肿瘤的诊断、评估病变范围、与周围组织关系及有无胰腺外器官转移等方面发挥重要作用,该项检查目前广泛应用于临床,基层医院开展较好。

3. 磁共振   MRI 对软组织性质评估较 CT 有明显优势,在胰腺不同类型肿瘤的鉴别诊断具有重要价值。

4. 超声内镜（endoscopic ultrasound,EUS）和细针穿刺抽吸（fine needle aspiration,FNA）   随着超声技术的发展,超声内镜逐渐应用到胰腺肿瘤的诊断中,其结合了超声和内镜的优点,大大提高了胰腺肿瘤的检出率和定位诊断的准确率。同时超声内镜结合细针穿刺术前获得病理学标本也是该项检查的显著优势,但可操作性不强、操作风险较高,基层医院难以广泛开展。

5. 经内镜逆行性胰胆管造影术（ERCP）   能直接显示壶腹部病变以及胰管狭窄、梗阻或充盈缺损,对于 IPMN 的诊断和鉴别诊断方面具有明显优势。但 ERCP 是一项有创性检查,可能出现 ERCP 相关胰腺炎等并发症,通常不作为诊断胰腺肿瘤的首选方法。

（三）病理检测指标的评估

病理学诊断是诊断该类疾病的金标准,也是决定治疗方案及预后的指标。病理形态学及免疫组化检测是胰腺该类疾病诊断的关键步骤。免疫组化作为确诊性检查,也是目前最为可靠的诊断方法。

第三节　实验室及其他检查指标的临床应用

一、检查指标的筛选原则

在临床诊疗过程中,实验室检查指标的筛选应根据疾病的复杂程度、自身单位的实验条件和患者经济状况,秉承准确、可行、快速和实用的原则。在诊断该类疾病的指标筛选上包括了常规检查和特殊检查。

(一) 首要 / 必需检测项目

1. 影像学检查　包括腹部超声及 CT,这两项检查基本在各大医院及基层医院均广泛开展,具有准确、经济、实用及无创等优势,对疾病的诊断具有重要意义。以上指标亦是疾病随访过程中的主要筛选指标。

2. 病理学检查　包括大体及镜下形态学观察及免疫组化检测,是诊断该类疾病的金标准。

(二) 第二步检测项目

常规检验项目包括血常规、生化、胰腺炎指标及肿瘤标志物检查,主要用于评估患者一般状态及鉴别胰腺内分泌肿瘤、胰腺假性囊肿及胰腺恶性肿瘤。

(三) 次要检测项目

特殊检查项目包括磁共振、ERCP、超声内镜和细针穿刺、胰管镜及囊液分析等,该类检查对疾病进一步明确诊断具有一定意义,但由于费用较高、医院的条件及检查医生的技术和经验依赖度较高,且部分项目属于有创检查,易产生一些并发症。且该类疾病的主要治疗手段为手术治疗,对于已有手术指征的患者,术前是否继续选择一系列复杂的检查仍值得商榷,故此类特殊检查目前在临床上仍未列入常规检查。只在疾病较复杂,需要术前进一步明确性质的前提下考虑筛选使用。

二、检查指标的实际临床应用

本篇介绍的各类实验室检查指标在胰腺良性肿瘤的诊断、制订治疗计划及预后随访过程均有应用。

(一) 在胰腺外分泌部良性肿瘤及癌前病变诊断中的应用

胰腺外分泌部良性肿瘤及癌前病变的诊断标准是病理学诊断,但由于胰腺为腹腔深部器官,术前获取病理学组织较为困难,且风险较高。术前通过常规检查初步明确肿瘤的性质、部位对于疾病诊断及制订手术方案具有重大意义。常规检验指标对于该类疾病的诊断缺乏,CT 是该类疾病术前检查的首选及必选项目。

(二) 在复查随访中的应用

术后复查主要依靠彩超及 CT 检查,若患者术前肿瘤标志物异常升高,术后可监测肿瘤标志物变化情况。

案例 38-1

【病史摘要】　患者,女性,37 岁。无明显诱因出现上腹钝痛,无恶心、呕吐,无胃寒、发热,无腹胀、腹泻,无乏力、消瘦等不适。既往史、个人史、家族史无特殊。腹平、软,上腹部深压痛,无反跳痛,未及包块,肝、脾肋下未及,Murphy 征(-),肝区、双肾区无叩击痛,移动性浊音阴性,肠鸣音正常。

【临床检验】　肿瘤标记物(CEA、CA19-9、CA125)均为阴性,血尿淀粉酶阴性,血常规生化、凝血均无异常。

【影像学检查】　CT 提示胰颈部低密度占位,黏液性囊腺瘤可能性大。具体大小约 5.2cm×4.2cm×3.3cm,边界欠清。增强动脉期、实质期均呈低强化,胰腺尾部未见异常密度灶,胰管未见扩张。

常规超声提示胰颈部高回声结节,边界欠清。超声造影提示造影剂进入 10s 后胰颈部结节边缘开始强化,动脉期遭遇周围胰腺呈高增强,内可见多发微小囊状无增强区,呈蜂窝状表现;实质期廓清缓慢仍呈高增强,考虑浆液性微囊性腺瘤可能性大。

【病理检查】

1. 大体　胰腺组织内可见一灰白色囊性肿物,大小约 5cm×3cm×4cm 囊肿内含清亮液体,囊内壁光滑,囊壁菲薄。

2. 免疫组化　CK7(+),CK5/6(部分 +),P63(−)。

【诊断】　胰腺浆液性囊腺瘤。

【案例分析】　患者主诉上腹钝痛不适,消化道症状不明显,查体无明显阳性体征,首先考虑上腹部器官疾病,尤其是腹腔深部器官,如胰腺。作为初步检查,可选择彩超,若条件允许,可同时完善上腹部 CT 检查。同时检验方面可查血常规、生化及电解质协助诊断。通常通过以上检查可以对疾病的位置、性质有初步的判断。由于本案例病变大小超过 3cm,且伴有临床症状,患者有手术指征,手术方案主要由病变位置及术中冰冻病理结果决定。手术完整切除,患者一般预后较好。

-------------------------------- 小　　结 --------------------------------

胰腺外分泌部良性肿瘤及癌前病变是临床上较为少见的一类疾病,术前依靠影像学检查及实验室指标有助于鉴别诊断,但明确诊断依然依靠病理学诊断。该类肿瘤大部分分型均具有发展为恶性肿瘤的潜能,且对放化疗不敏感,手术是目前唯一的根治手段,相对胰腺恶性肿瘤而言,该类疾病手术切除率高,预后好,复发率低。

(刘立新　牛会林　徐文华)

第三十九章

胰 腺 癌

胰腺癌(pancreatic carcinoma)是一类发生于胰腺外分泌腺的恶性肿瘤。其发病率和死亡率在世界范围内均呈上升趋势。在我国,胰腺癌的死亡率为恶性肿瘤死亡率的第八位,5 年生存率 <2%,是预后最差的恶性肿瘤之一。胰腺癌早期的确诊率不高,手术风险大,缺乏有效的治疗药物。本病发病率男性略高于女性,男女之比为(1.5~2):1,男性患者远较绝经前的妇女多见,绝经后妇女的发病率与男性相仿。根据肿瘤在胰腺中的位置不同,胰腺癌可分为胰头癌、胰体癌、胰尾癌和全胰癌。四种类型的发生率方面,约 60%~70% 为胰头癌,20%~30% 为胰体癌,5%~10% 为胰尾癌,仅有约 5% 为全胰癌。

第一节 概 述

一、临床症状和体征

(一) 临床症状

胰腺癌早期症状隐匿,诊断率不高;进展期的症状取决于肿瘤所在的位置和大小。常见的症状包括:

1. 上腹部饱胀不适和腹痛 胰腺癌的常见或首发症状,病变早期为中上腹饱胀不适、隐痛或钝痛,晚期呈持续性进行性加剧的上腹痛,并出现腰背痛。

2. 消化道症状 常表现为食欲缺乏、消化不良、恶心、呕吐、腹胀、腹泻和便秘,晚期可以出现脂肪泻。

3. 黄疸 胰腺癌的主要症状之一,尤其是胰头癌,一般呈进行性加重,可伴随皮肤瘙痒、小便色深、大便色淡或呈白陶土样。

4. 消瘦及乏力 不同程度的体重下降,同时伴有贫血和低蛋白等营养不良。

5. 糖尿病 糖尿病患者或 60 岁以上患者突发 2 型糖尿病,伴有不寻常表现,如腹部症状和持续的体重减轻,应考虑胰腺癌的可能性。

6. 神经精神症状 失眠、抑郁、焦虑等神经精神障碍。

7. 其他表现 胰腺炎发作、消化道出血、贫血、发热、血栓性静脉炎或动静脉血栓形成,小关节红、肿、热、痛,关节周围皮下脂肪坏死,原因不明的睾丸疼痛等。

(二) 体征

胰腺癌早期一般无明显体征。进展期患者的体征与肿瘤的部位、发病时间长短、侵犯的范围等密切相关。常见的体征有:

1. 消瘦、皮肤、巩膜黄染,出现黄疸时,常因胆汁淤积而引起肝脏肿大,质硬,表面光滑。

2. 肝脏、胆囊、脾肿大,可出现 Courvoisier 征,是诊断胰腺癌的重要体征。

3. 上腹部压痛或包块。

4. 血管杂音(左上腹或脐周)、血栓性静脉炎、肢体水肿。

5. 腹水、腹部包块、浅表淋巴结肿大等往往提示晚期病变。

二、病因和发病机制

(一) 病因

胰腺癌的病因较复杂,一般认为是外界的致癌物作用于某些有缺陷的机体的结果,概括如下:

1. 吸烟　吸烟者发生胰腺癌的风险比(odds ratio)为 2~2.5。吸烟引起胰腺癌的发病机制尚未明确,可能与烟草中的致癌物质有关。

2. 饮食　高脂肪、高蛋白饮食(动物脂肪和红肉)而缺乏蔬果的饮食结构与胰腺癌的发生有相关性。此外,研究提示咖啡和乙醇的过量摄入与胰腺癌的发生也有一定的关联性。

3. 其他疾病　胰腺癌在有慢性胰腺炎、糖尿病、胃溃疡和胃切除术后患者、胆石症及胆囊切除术患者中的发病风险明显增高。

4. 环境因素　长期接触 β- 萘胺和联苯胺大大增加胰腺癌的病死率。此外,从事化学、石油化工、橡胶、焦炭、氯化杀虫剂、干洗等职业的工人也是高危人群。

5. 遗传因素　约 10% 的胰腺癌患者有胰腺癌家族史。此外,在有遗传性胰腺炎、Peutz-Jeghers 综合征、家族性恶性黑色素瘤及其他遗传性肿瘤的患者中罹患胰腺癌的风险显著增加。

6. 癌前病变　胰腺导管上皮不典型增生是胰腺癌主要的癌前病变状态。另外,胰腺导管内乳头状黏液瘤(intraductal papillary mucinous neoplasm,IPMT)也是一种癌前病变,常被误诊为慢性胰腺炎。

7. 基因异常　胰腺癌的发生发展与 k-ras、c-myc 等癌基因的突变激活以及与抑癌基因如 P53、RB 等基因的失活有关。

(二) 发病机制

胰腺癌发病机制尚未完全明确,大量研究提示肿瘤分子遗传学的改变是主要原因。其中,常见的基因分子改变包括癌基因 k-ras 的突变,90% 的胰腺癌存在 k-ras 基因 12 号外显子的点突变;其次,抑癌基因 CDKN2A、P53 基因的突变也可能参与了胰腺癌的发生发展。另外,p14ARF、TGF-β、LKB1/STK11、BRCA2、生长因子家族、Hedgehog 和 Notch 等信号通路的改变以及端粒的缩短和功能异常在胰腺癌的发生、发展中也发挥着重要的作用。此外,染色体的结构畸变导致的基因组不稳定性也是肿瘤发生进展的前提条件。

三、临床诊断和鉴别诊断

胰腺癌早期并无特异性的体征和临床表现,对胰腺癌的诊断应当结合患者的临床表现、实验室检查、影像学等辅助检查方法,而组织病理学检查是确诊胰腺癌的金标准。

(一) 临床诊断

1. 体格检查　胰腺癌起病隐匿,早期症状不典型,常表现为上腹部不适、腰背部痛、消化不良或腹泻等,易与其他消化系统疾病相混淆。患者食欲减退,体重下降,出现黄疸、肝脏增大、胆囊肿大、上腹部肿块以及腹腔积液等阳性体征时大多已属中晚期。

2. 实验室检查

(1) 糖类抗原(carbohydrate antigen 19-9,CA19-9)是目前最常用的胰腺癌诊断标志物,具有以下临床特征:将血清 CA19-9>37U/ml 作为阳性指标,诊断胰腺癌的灵敏度和特异度分别达到 78.2% 和 82.8%。约 10% 的胰腺癌患者 Lewis 抗原阴性,CA19-9 不升高,此时需结合其他肿瘤标志物如 CA125 和 / 或癌胚抗原(carcinoembryonic antigen,CEA)等辅助诊断。对于 CA19-9 升高者,在排除胆管梗阻或胆管系统感染等因素后应高度怀疑胰腺癌。

(2) 常规检验指标:胰腺癌早期无特异性指标改变,胰腺癌晚期,肿瘤阻塞胆管时可引起血胆红素升高,并伴有酶学改变;晚期影响肝脏和胆管,伴随黄疸加重引起肝肾综合征,可出现尿胆红素强阳性、蛋白尿;此外,胰腺癌中晚期患者粪便可出现消化不良的食物残渣以及白陶土样粪便。

3. 影像学检查　B 超、计算机断层成像（computerized tomography，CT）检查、磁共振成像（magnetic resonance imaging，MRI）、逆行胰胆管造影（endoscopic retrograde cholangiopancreatography，ERCP）、内镜超声检测（endoscopic ultrasound，EUS）以及正电子发射计算机断层显像（positron emission tomography/computed tomography，PET-CT）是临床诊断胰腺癌的基本方法。其中，ERCP 是胰腺癌诊断最有价值的检查方法，可对胰管内状态进行判断，并且可利用 ERCP 收集纯胰液，收集脱落细胞进行细胞学检查、癌基因突变及肿瘤标志物等检测。

4. 临床病理检测组织　病理学诊断是胰腺癌的确诊和治疗依据。首先，根据大体检查判断是实性或囊性肿瘤，大部分胰腺肿瘤典型的大体形态是实性包块，囊性肿瘤较少见。实性肿瘤在少见情况下也可出现囊性变，如导管内肿瘤由于胰腺导管扩张而呈现囊性。通过探查大的胰腺导管，可确定囊性病变和本身的导管之间是否有关系。其次，对胰腺癌类型的判断需结合镜下细胞形态以及相应的免疫组化结果综合判断（详见第二节）。

（二）诊断流程

1. 根据患者主诉，详细采集病史资料。
2. 全面系统的体格检查，重点是腹部体征。
3. 收集各项辅助检查结果，包括肿瘤标志物检测、影像学及内镜等检查。
4. 组织或病理学检查。
5. 胰腺癌的诊断流程如图 39-1 所示。

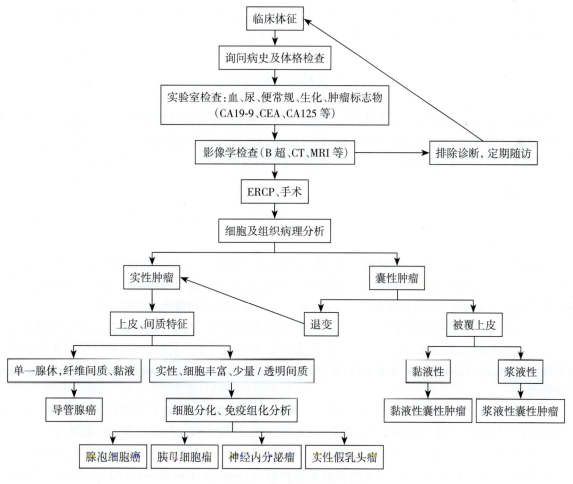

图 39-1　胰腺癌的诊断流程

(三) 鉴别诊断

1. 慢性胰腺炎　慢性胰腺炎可以出现胰腺肿块(假囊肿)和黄疸,酷似胰腺癌,而胰腺肿瘤压迫胰管也可以引起胰腺周围组织的慢性炎症。胰腺癌往往伴有肿瘤标记物升高,如果影像学鉴别困难,可考虑 CT、EUS 引导下细针穿刺细胞学检查明确诊断或剖腹探查组织活检快速病理检查明确,但是部分病例即使手术探查也不易鉴别。

2. 壶腹部周围癌　早期可出现黄疸,此时肿瘤体积可不大,癌本身质地软而有弹性,故引起的黄疸常呈波动性;腹痛不显著,常并发胆管感染,反复寒战、发热较多见。主要依靠影像学鉴别,ERCP 在鉴别诊断上有重要价值。

3. 各种消化道疾病　可有腹部疼痛,但腹痛多与饮食有关,黄疸少见,利用 X 线钡餐检查及纤维胃镜检查可以鉴别。

4. 胆粪、胆管结石　腹痛一般为阵发性,B 超、ERCP、MRCP 等可发现胆管病变,有助于以上两种疾病的诊断。

5. 黄疸型肝炎　初起易与胰腺癌混淆,但肝炎有接触史,经动态观察,黄疸初起时血清转氨酶增高,黄疸多在 2~3 周后逐渐消退,血清碱性磷酸酶多不高。而胰腺癌为进行性加重的黄疸,血清碱性磷酸酶多升高。此外,影像学检查也容易鉴别。

6. 胰腺假性囊肿　胰腺假性囊肿一般有腹部包块、腹痛、恶心、呕吐、食欲缺乏、消瘦等,与胰腺癌相似的临床表现,但该病多继发于急性或慢性胰腺炎或胰腺外伤,包块呈圆形或椭圆形,表面光滑,有囊样感觉。多有血清淀粉酶和脂肪酶的持续升高,超声、CT 检查显示囊性包块可做鉴别诊断。

7. 其他　发生在胰腺的一些少见和罕见的良恶性病变,包括胰腺内分泌肿瘤、胰母细胞瘤、胰腺肉瘤、胰腺淋巴瘤等,多数术前难以鉴别。

第二节　实验室及其他检查指标与评估

胰腺癌的主要症状包括上腹不适、体重减轻、恶心、黄疸、脂肪泻及疼痛等,均无特异性。对临床上怀疑胰腺癌的患者和胰腺癌的高危人群,应首选无创性检查手段进行筛查,如血清学肿瘤标志物、超声、胰腺 CT 或磁共振成像等。本节主要讨论胰腺癌的实验室检查指标以及其评估。

一、实验室及其他检查指标

(一) 临床检验指标

1. 临床常规检查

(1) 血常规及凝血功能检查:胰腺癌中、晚期可出现红细胞、血红蛋白和血小板减少,合并感染时白细胞升高。血沉可随病情发展而升高,晚期胰腺癌患者血沉可超过 50mm/h。此外,胰腺病情发展到后期影响肝胆系统时,可引起凝血功能异常,表现为出凝血时间和凝血酶原时间延长。

(2) 尿液检查:胰腺癌患者早期可出现尿比重改变;晚期肝脏受累,伴随黄疸加深可出现肝肾综合征,蛋白尿;影响胰岛素分泌时,可出现尿糖;阻塞胆管而出现阻塞性黄疸,则出现尿胆红素由弱阳性变为强阳性;此外,后期酮体可出现阳性;影响到肝脏及全身衰竭时,尿沉渣检查可出现红细胞、白细胞和管型。

(3) 粪便检查:胰腺癌早期,粪常规无异常发现,中、晚期患者可出现消化不良的食物残渣及白陶土样粪便(无粪胆素)。镜下观察多见肌肉纤维、植物细胞、淀粉颗粒、结缔组织残渣、脂肪等。

2. 肝胆功能指标　血清总胆红素升高(>30mg/dl),以结合胆红素为主。胰腺癌晚期,压迫胆管出现阻塞性黄疸,造成肝细胞损伤,引起丙氨酸氨基转移酶(alanine transaminase,ALT)和天门冬氨酸氨基转移酶(aspartate transaminase,AST)升高。此外,γ- 谷氨酰转肽酶排泄受阻返流入血可引起谷氨酰转肽酶(gamma-glutamyl transferase,GGT)升高明显,碱性磷酸酶(alkaline phosphatase,ALP)异常,且与病变严重程度呈正相关。胰腺癌后期,血清总蛋白、白蛋白和前白蛋白降低。胰腺癌导致胆汁淤积,总胆汁酸(total bile acid,TBA)升高。(注:TBA 对肝胆胰疾病诊断的敏感性及特异性均很高,可达80%~90%,对慢性肝胆胰疾病、胰腺癌的诊断及预后判断、疗效观察有临床意义。Child-Pugh 肝功能分级 ABC,可用于对胰腺癌手术可行性评估:A 级肝功能可耐受复杂的根治性手术,B 级可酌情考虑根治性手术或姑息手术,C 级则不考虑手术。)

3. 肿瘤标志物　与胰腺癌相关的肿瘤标志物包括以下几类:

(1) 癌基因及抑癌基因 k-ras、P53 基因突变等。

(2) 肿瘤相关抗原:糖类抗原 CA19-9、Span-1、Dupan-2、CA50、CA242、组织多肽抗原(Tissue plasminogen activator,TPA)、糖类抗原 125(Carbohydrate antigen 125,CA125)、CA19 和肿瘤相关糖蛋白 -72(Tumor-associated glycoprotein 72,TAG72)。综合而言,CA19-9 在胰腺癌的临床应用最广泛,对于术前评估、治疗及预后观测等方面有监测价值。

(3) 酶类:弹力蛋白酶 1、核糖核酸酶和肿瘤相关胰蛋白酶抑制物等。

(4) 胚胎抗原:癌胚抗原(CEA)和胰腺癌胚抗原(pancreatic oncofetal antigen,POA)等。

(5) 其他肿瘤标志物:睾酮 / 双羟睾酮比例,胰岛素淀粉酶样多肽等。

4. 胰酶测定

(1) 淀粉酶:胰腺癌可引起淀粉酶升高,持续时间常,波动不大。其升高幅度不如急性胰腺炎等引起的淀粉酶升高明显。

(2) 胰蛋白酶原:胰腺癌患者升高。

(3) 弹力蛋白酶 1(elastase 1):胰腺癌患者多升高。

(4) 核糖核酸酶(RNase):胰腺癌患者 RNase 升高阳性率约 69%,多提示胰管细胞癌。

(5) 脱氧核糖核酸酶(DNase):胰腺癌时显著降低。

(6) α1 抗胰蛋白酶(alpha-1 antitrypsin,α1-AT):α1-AT 为急性时相反应蛋白,胰腺癌患者血液浓度明显升高。可作为胰腺癌和胆管癌的筛选试验。用于良恶性胰腺疾病的鉴别诊断。

(7) 胰 γ 谷氨酰转移酶(pancreas gamma-glutamyltranstidase,P-GGT):胰腺癌、壶腹癌患者血液浓度显著升高(>10U/L)。对阻塞性黄疸的鉴别诊断有临床意义。

(8) 半乳糖基转移酶(galactosyltransferase,GT):胰腺癌患者的 GT 同工酶 GTII 明显升高,可用于胰腺良恶性疾病鉴别诊断。

(9) 糜蛋白酶:粪便糜蛋白酶活力测定可作为胰腺外分泌功能的筛选试验,胰腺癌引起胰管阻塞时,糜蛋白酶含量明显降低。而 α- 抗糜蛋白酶(alpha1-antichymotrypsin,AAC)在肿瘤发生时升高,两者的变化可用于良恶性疾病鉴别诊断。

(10) 胰分泌性胰蛋白酶抑制物(pancreatic secretory trypsin inhibitor,PSTI):胰腺癌发生时明显升高,且在胰头癌中上升幅度较胰体、胰尾癌明显。PSTI 的检测对胰腺癌有较好的临床应用价值。凡血清 PSTI 升高且无胰腺疾病和肾功能不全存在,需考虑恶性肿瘤。

5. 胰腺功能检查　胰腺功能检查对于胰腺癌的诊断、病情判断、疗效评价及预后推测有重要价值。

(1) 胰腺外分泌功能检查分为直接试验和间接试验两人类。

1) 直接试验:利用胃肠激素直接刺激胰腺分泌,测定胰液和胰酶分泌量,包括促胰液素 - 促胰酶素(S-P)试验、促胰液素和增量促胰液素试验、促胰液素 - 蟾皮素试验、促胰液素 - 雨蛙肽试验、放射性硒试验、胰腺三联试验、纯胰液检查及 DMO 试验等。

2) 间接试验:通过试验餐等方法刺激胃肠激素分泌,进而刺激胰腺分泌功能,测定胰腺分泌功能,或测定胰酶消化某种物质生成的产物,评估胰腺分泌胰酶能力。包括 Lundh 试验、小肠滴注试验、BT-PABA 试验、胰腺月桂酸试验(PLT)、双标记 Shilling 试验、粪便显微镜检查、粪便胰蛋白酶及糜蛋白酶测定、脂肪平衡试验、^{131}I- 三酰甘油及 ^{131}I- 油酸对比吸收试验、粪便含氮量测定、呼吸试验、血清胰蛋白酶、血清胰淀粉酶同工酶测序、腮腺唾液试验和血清胰多肽测定等。

（2）胰腺内分泌功能检查对于胰岛素瘤等内分泌肿瘤的判断更有价值。

（二）影像学及内镜检查

协助诊断胰腺癌的影像学检查主要包括 B 超、CT、MRI、ERCP/MRCP、PET-CT 和 EUS 等。

（三）临床病理检测

病理检查包括细胞和组织病理形态学、免疫组化分析以及分子病理检测。利用肿瘤大体结合组织学及免疫组化可对胰腺肿瘤进行诊断和分类。主要依据有：肿瘤大体（实性、囊性、导管内）；肿瘤细胞分化方向（导管、腺泡、或神经内分泌）。具体分类见表 39-1。在有些病例中，胰腺肿瘤的分化在组织学表现不明显，则需借助免疫组化等其他检查手段。

表 39-1　胰腺常见肿瘤的大体特征

大体表现	类型	肿瘤类别
实性	—	导管腺癌，腺泡细胞癌，胰母细胞瘤，胰腺神经内分泌肿瘤（实性 - 假乳头肿瘤）
	真性囊肿	浆液性囊腺瘤，黏液性囊性肿瘤
囊性	导管内	导管内乳头状黏液性肿瘤
	退变	实性 - 假乳头肿瘤（导管腺癌，腺泡细胞癌，胰腺神经内分泌肿瘤）

肿瘤的病理分级对于判断预后十分重要，需综合腺体分化程度、黏液产生程度、核分裂及核异型性程度等因素。以最常见的胰导管腺癌为例，将其分为Ⅰ型高分化、Ⅱ型中度分化以及Ⅲ型低分化型 3 种类型（表 39-2）。同时，浸润程度及淋巴结转移检查也是判断胰腺癌分期的重要指标。下面就胰腺癌常见类型的病理学特征进行展开说明。

表 39-2　胰腺导管腺癌的组织病理学分级

肿瘤分级	腺体分化	黏液产生	核分裂（10HPF）	核形态
1 级	分化良好	大量	5	轻度多形性，有极性排列
2 级	中分化，有类似导管的结构和管状腺体	不定	6~10	中度多形性
3 级	分化差的腺体，黏液表皮样和多形结构	障碍	>10	显著的多形性及核增大

1. 导管腺癌　浸润性上皮性肿瘤，伴腺样分化，管腔或细胞内产生黏液（图 39-2）。

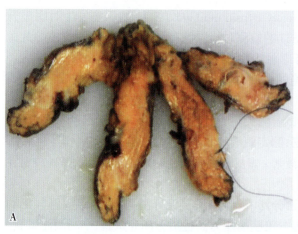
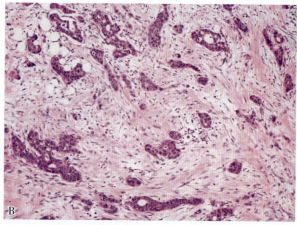

图 39-2　胰导管腺癌的大体和病理组织形态

A. 大体表现；B. HE 染色，×100

（1）组织病理学观察：质硬边界不清的肿块，切面黄白色。出血坏死不常见，可呈现微囊肿。大部分的导管腺癌由分化好和中分化的腺体或管状结构，在胰腺实质内浸润性生长，纤维组织增生明显；产生唾液酸和硫酸黏液，AB 和 PAS 染色阳性。而分化差的导管腺癌易形成小的不良腺体，细胞核多形性明显，黏液少于分化好的腺癌。

（2）免疫组化：目前尚无免疫组化标记物鉴别胰腺导管腺癌和反应性腺体，也没有标记物鉴别胰腺导管腺癌和其他部位的黏液腺癌。与非导管类型胰腺肿瘤的鉴别依据细胞角蛋白（cytokeratin，CK）的不同来进行鉴别诊断。导管腺癌表达 CK7、CK8、CK18 和 CK19，此外大多数导管腺癌表达 MUC1、MUC3、MUC4 和 MUC5/6，也表达肿瘤糖原蛋白抗原如 CEA、CA19-9 及 CA125 等。波形蛋白（vimentin）通常呈阴性。

（3）分子病理：检测方法主要采用核型分析、PCR 以及其他分子遗传学手段等。其中，染色体缺失发生率高的包括 18q、17p、1p 和 9p。同时还包括抑癌基因 *CDKN2A*、*P53*、*SMAD4* 的失活，癌基因 *k-ras*、*ERBB2* 等的过度活化。

2. 腺泡细胞肿瘤　形态学类似腺泡细胞，产生胰腺外分泌酶的上皮性肿瘤（图 39-3）。

（1）组织病理学观察：囊腺瘤，单囊或多房囊肿，边界清楚。囊内含水样清亮液，内壁光滑。与导管系统常不相通。大部分囊被覆分化好的细胞簇，环绕囊腔。病变细胞位于基底部，胞核一致，顶部胞质颗粒状嗜酸性，基底胞质嗜碱性。囊壁被覆上皮细胞 PAS 染色和消化后 PAS 染色均为阳性，黏液染色阴性。

（2）免疫组化：腺泡细胞瘤均表达胰腺外分泌酶，如胰蛋白酶、糜蛋白酶和脂肪酶。大部分病变细胞及腔内分泌物弥漫强阳性。角蛋白 CK8、CK18 阳性表达，CK7、CK19、CK20 常呈阴性。一些腺泡细胞癌 β-catenin 显示局部或弥漫核阳性。

（3）分子病理：腺泡细胞癌极少有 *k-ras* 基因突变，P53 免疫阳性，SMAD4 表达缺失，或 CDKN2A 异常。约一半的腺泡细胞癌有 11p 染色体杂合缺失，25% 有 APC-β-catenin 信号通路异常。

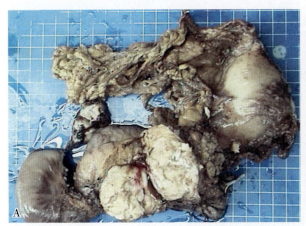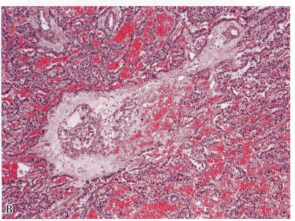

图 39-3　胰腺腺泡细胞癌的大体和病理组织形态
A. 大体表现；B. HE 染色，×100

3. 胰母细胞瘤　常发生于儿童，少见的恶性上皮性肿瘤，有腺泡细胞分化和明显的鳞状小体。

（1）组织病理学观察：通常较大，1.5~20cm 不等，平均 11cm。大部分边界清楚，呈孤立实性结节，坏死明显。囊性少见，但有 Beckwith-Wiedemann 综合征的病例有此现象。上皮成分丰富，被纤维间隔成地图样上皮细胞岛。鳞状小体是胰母细胞瘤的特征性结构，胞核比周围细胞大，椭圆形，核仁不明显。

（2）免疫组化：CK7、CK8、CK18、CK19 表达阳性，有腺泡细胞分化方向的细胞 PAS 和消化后 PAS

阳性,胰蛋白酶、糜蛋白酶和脂肪酶局灶阳性,或局限于腺泡形成区域。神经内分泌标记物常呈阳性。

(3) 分子病理:最常见 11p 染色体杂合缺失,50%~80% 的胰母细胞瘤有 APC-β-catenin 通路改变,β-catenin 常突变,导致核内聚集。k-ras 突变和 P53 蛋白聚集罕见。

4. 实性 - 假乳头肿瘤　由形态一致上皮细胞构成,黏附性差,形成实性及假乳头状结构,常有出血及囊性变(图 39-4)。

(1) 组织病理学观察:肿瘤为巨大、圆形、实性肿物(平均 8~10cm),常有波动感。多有包膜且与周围胰腺组织分界清楚。多发肿物少见。肿物切面呈分叶状,实性区呈淡棕色或黄色,可见出血、坏死和充满坏死的囊性区域。组织学表现为实性、假乳头出血坏死,实性区域由形态一致的黏附性差的肿瘤细胞构成,间质常呈现透明变、黏液变,期间可见薄壁小血管。肿瘤细胞具有嗜酸性或透明空泡状胞质,染色质细腻,核分裂罕见。

(2) 免疫组化:α1- 抗胰蛋白酶,α1- 抗糜蛋白酶,NSE,vimentin,孕激素,CD10,CD56,cyclin D1 及核 / 浆 β-catenin 阳性。不表达 CgA,外分泌酶(胃蛋白酶,糜蛋白酶及脂肪酶),胰腺激素及 AFP。

(3) 分子病理:几乎所有的胰腺实性 - 假乳头瘤都有 CTNNB1 基因 3 号外显子的体细胞突变,使得 Wnt/β-catenin 信号传导通路被过度激活。k-ras、CDKN2A、P53 及 SMAD4 的分子改变较少见。

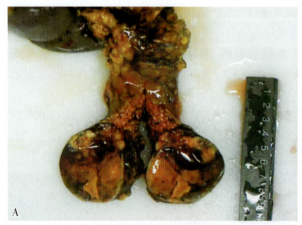
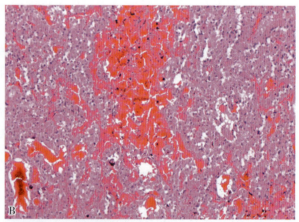

图 39-4　胰实性 - 假乳头肿瘤的大体和病理组织形态
A. 大体表现;B. HE 染色,×100

5. 浆液性囊腺癌　由排列一致、富有糖原的立方形上皮细胞构成。

(1) 组织病理学观察:通常由单个、边界清楚、圆形略有小圆突的肿物,切面呈海绵状,由众多小囊组成,内含浆液性液体。囊壁衬以单层立方或扁平上皮细胞,胞质透明,极少嗜酸性和颗粒状。胞核居中,大小一致,核仁不明显。PAS 染色阳性。

(2) 免疫组化:EMA、CK7、CK8、CK18 和 CK19 阳性,肿瘤细胞表达 NSE,而其他神经内分泌分化标记呈阴性。a-inhibin、MUC6 及 MUC1 呈阳性表达。

6. 黏液性囊性肿瘤　囊性上皮肿瘤,与胰腺导管系统不相通。上皮柱状,产生黏液,周围有卵巢样间质,几乎仅见于女性。

(1) 组织病理学观察:圆形肿物,表面光滑,有纤维性假包膜,切面为单房或多房囊肿,腔内含浓稠黏液或黏液和出血坏死物的混合物。高级别肿瘤常见乳头状突出物。浸润性癌通常大、多囊,囊内含乳头状突起物或附壁结节。黏液性囊性肿瘤由两种明显的成分构成,包括衬附的上皮和其下的卵巢样间质,上皮细胞高柱状,产黏液,PAS 染色和 AB 染色阳性。

(2) 免疫组化:肿瘤上皮标记 CK7、CK8、CK18、CK19,EMA 和 CEA,MUC5AC、DUPAN、CA19-9 均阳性。散在杯状细胞可表达 MUC2。大部分非浸润性癌表达 SMAD4,不表达 MUC1,伴发浸润性癌时,

SMAD4 表达缺失，MUC1 阳性。上皮下卵巢样间质表达 SMA、PR 和 ER。

（3）分子病理：常发生 *k-ras* 基因 12 外显子点突变，且该突变随着细胞异型程度增加而升高。*P53*、*CDKN2A* 及 *SMAD4* 等肿瘤抑制基因的改变在伴发癌中更常见。

7. 导管内乳头状黏液性肿瘤（IPMN）　主要发生在胰腺主胰管及分支内。

（1）组织病理学观察：可分为分支型、主胰管型和混合型。主胰管型 IPMN 的主胰管弥漫扩张，导管内常充满黏液，形状不规则。分支胰管型 IPMN 多见于沟突，呈多囊、葡萄样结构。IPMN 以导管内柱状黏液性细胞增生为特征，导管分支系统均受累。结构上，IPMN 上皮扁平或形成有纤维血管轴心的乳头，乳头大小不等。依据肿瘤上皮分化方向不同分为胃型、肠型、胰胆管型和嗜酸细胞型。

（2）免疫组化：CK7、CK19、B72.3 和 CEA 强阳性，MUC 染色有助于形态学分类。胃型 MUC5AC 阳性，MUC1、MUC2 阴性，散在的杯状细胞 MUC2 阳性；肠型 MUC2 和 CDX2、MUC5AC 弥漫强阳性，MUC1 阴性；胰胆管型表达 MUC5AC 和 MUC1，MUC2 和 CDX2 阴性；嗜酸性型 IPMN 强阳性，同时表达 MUC6 和 MUC5AC，大部分不表达 MUC2 和 CDX2。

（3）分子病理：30%~80% 的 IPMN 报道 *k-ras* 癌基因 12 密码子点突变，嗜酸性 IPMN 少发该突变。此外，*CDKN2A*、*P53*、*SMAD4* 等抑癌基因出现等位基因缺失可达 40%。

8. 导管内管状乳头状肿瘤（ITPN）　上皮性肿瘤，小管状结构伴上皮重度异型增生，无黏液过度分泌。

（1）组织病理学观察：呈实性结节状肿物，位于扩张的胰管内，囊不明显，扩张的导管内黏液很少。ITPN 结节内小管状腺体背靠背排列，偶见乳头结构，在扩张的大胰管内呈筛状。实性区可见杂乱腺体。有重度不典型增生，肿瘤结节内可见小的腺泡样腺体致密排列，细胞立方形，胞质中等，嗜酸性或双嗜性。

（2）免疫组化：ITPN 的免疫组化显示来源于导管上皮。CK7、CK19 和 PanCK 阳性。腺泡标记物 Syn、CgA 等阴性。黏蛋白表达低于黏液腺癌，CA19-9 局灶阳性，MUC1 阳性、MUC6 阳性率 60%，MUC5AC、MUC2 不表达。

9. 腺鳞癌　胰腺上皮性恶性肿瘤，由导管和鳞状上皮分化。

（1）组织病理学观察：大部分腺鳞癌呈黄白-灰白色实性浸润性包块，或呈多结节状或囊性。镜下观察呈管状或腺样结构，局灶有丰富的细胞内或胞外黏液。鳞状上皮分化时见多角细胞浸润、细胞边界清楚，可见明显的细胞间桥，嗜酸性胞质以及不同程度的角化。

（2）分子病理：大部分病例存在 *k-ras* 的 12 密码子突变，免疫组化显示 CDKN2A 蛋白缺失表达，SMAD4 蛋白不表达，P53 核强阳性。

二、临床检查指标的评估

（一）临床检验指标的评估

1. 血沉以及凝血功能异常　可随病情发展而变化，对病情进展判断有价值。此外，血液生化指标对判断肝损伤、胆管阻塞等病程进展判断有一定的价值。尿液、粪便异常，可结合临床体征对胰腺癌的初步诊断有参考价值。

2. 肿瘤标志物的评估　CA19-9、CEA、CA50、CA242 是胰腺癌诊疗中常用的标志物。其中，CA19-9 可异常表达于多种肝胆胰疾病及恶性肿瘤患者，虽非为肿瘤特异性，但血清 CA19-9 的上升水平仍有助于胰腺癌与其他良性疾病的鉴别。CA19-9 诊断胰腺癌的敏感性为 79%~81%，特异性为 82%~90%；CA242 诊断敏感性为 79%，特异性 93%；CA50 诊断敏感性为 69%~95%，特异性 56%~90%；而 CEA 对诊断中晚期胰腺癌敏感性达 88%~91%，结合应用综合分析对于胰腺癌的诊断有一定的意义。此外，CA19-9 水平的监测是判断术后肿瘤复发、评估放化疗效果的重要手段。

3. 胰酶测定及胰腺功能检查的评估　酶学测定及胰腺功能的检查对于胰腺癌的诊断、病情判断、疗效评价及预后推测有重要价值。

（二）其他检查指标的评估

根据病情,选择恰当的影像学技术是诊断胰腺占位的前提。由于各种检查技术的特点不同,选择时应遵循"完整（显示整个胰腺）、精细（层厚 2~3mm 的薄层扫描）、动态（动态增强、定期随访）、立体（多轴面重建,全面了解毗邻关系）"的基本原则。

1. CT/ 磁共振　胰腺肿瘤的首选影像学检查方案,准确率可达 80% 以上。针对胰腺肿瘤应设置特别扫描参数,对全腹部进行对比剂加强扫描,包括薄层（<3mm）、平扫、动脉期、实质期、门静脉期及三维重建等,以准确描述肿瘤大小、部位、有无淋巴结转移特别是与周围血管的结构关系等。薄层动态 CT 以及多层螺旋 CT 还可通过图像处理发现肿瘤且对可切除性进行评估。MRI 对于明确病灶边缘,是否侵犯血管、胰周、淋巴方面优于 CT。

2. PET-CT 检查　可用于鉴别胰腺癌和慢性胰腺炎,对诊断小胰癌、肝脏及远处转移,以及胰腺癌分期、预后判断有一定的价值。但费用昂贵、对检查者经验要求高,适用于其他影像学检查手段难以判断时,作为补充手段。

3. 腹部超声　作为筛查手段,可对梗阻部位、病变性质等做出初步评估。由于受胃肠道气体的干扰和操作者技术及经验水平的影响,敏感性及特异性不高,诊断价值有限。

4. ERCP　不仅可观察十二指肠降部侧壁,Vater 壶腹,且插管入胆管、胰管,注射对比剂,可进行胆管、胰管显影。由于不同类型胰腺癌具有特异性征象,故 ERCP 对胰腺癌的早期诊断十分敏感。此外,利用 ERCP 技术与 CT 结合的 ERCP-CT 技术,对胰管分析更具优势。

5. MRCP　为纯影像诊断技术,可反映胰胆管系统全貌。

此外,临床基于影像学检查结构的分类,评价胰腺 CT（或借助 EUS、MRI/MRCP、内镜下逆行胰胆管造影 ERCP）、结合肝功检测和胸片获得的分期,将胰腺癌分为:可切除、交界性可切除、局部晚期无法切除、播散四种类型。为手术可行性评估提供参考。

6. 内镜检查的评估　对于影像学诊断明确、具有手术指征的患者,行切除术前无需内镜检查获取病理学诊断,亦不应因等待病理学诊断而延误手术。对于拟行辅助治疗或放化疗的患者,治疗前须明确病理学诊断。获取组织或细胞病理学诊断的途径包括:超声或 CT 引导下经皮穿刺活组织检查、经内镜逆行胰胆管造影（ERCP）胰液细胞刷取、EUS 引导细针穿刺活组织检查（EUS-FNA）等,首选 EUS 途径获取组织标本,其有效性、安全性高于其他途径,亦可避免经皮穿刺导致的出血、感染及针道种植等并发症。对于影像学特征典型而 EUS-FNA 活组织检查阴性的患者,应再行 EUS-FNA 活组织检查。然而,该技术对操作者技术及经验的要求较高,建议至有较大规模及经验的中心进行检查。

（三）病理检测指标的评估

组织病理学和 / 或细胞学检查是确诊胰腺癌的唯一依据和金标准。病理形态学、免疫组化检测及分子病理特征分析是判断胰腺癌类型的重要手段,分型及相应特征见前文。

第三节　实验室及其他检查指标的临床应用

一、检查指标的筛选原则

（一）首要 / 必需检测项目

1. B 超　腹部超声是胰腺癌普查和诊断的首选方法。

2. CT/ 磁共振检查　目前检查胰腺最佳的无创性影像检查方法,主要用于胰腺癌的诊断和分期。平扫和增强扫描结合可显示病灶的大小、部位、形态、内部结构及与周围结构的关系。能够准确判断有无肝转移及显示肿大淋巴结。MRI 不作为诊断胰腺癌的首选方法,但当患者对 CT 增强造影剂过敏时,可采用 MRI 代替 CT 扫描进行诊断和临床分期。

3. 血清肿瘤标志物检测　CA19-9 水平检测是胰腺癌的早期诊断的首选,此外,其他肿瘤标志物

CA242、CEA、CA50 等的检查与联合应用可弥补单个肿瘤标志物的敏感性和特异性的不足。

(二) 第二步检测项目

1. 常规血液生化指标　早期无特异性血生化改变，血胆红素升高，伴有谷丙转氨酶、谷草转氨酶等酶学改变考虑肿瘤阻塞胆管；此外，异常的血糖升高及糖耐量异常也对胰腺癌的诊断有提示作用。

2. ERCP　胰腺癌诊断中最有价值的检查方法，可对胰腺癌患者胰管即分支状态进行判断。诊断敏感性高(90%~100%)，可发现微小肿瘤(<1cm)。此外，ERCP 是细胞学检查的必要手段。

3. MRCP　适宜于 ERCP 检测失败或不适用的患者，可作为有效的补充手段，避免了 ERCP 的并发症。

(三) 次要检测项目

1. 脱落细胞学检查　通过胰管细胞刷检、胰液收集检查、腹腔积液化验等方法获得细胞病理资料。

2. 组织活检　经超声内镜或 CT 引导经皮下穿刺活检，或术中检查病灶及转移灶。

3. 病理检查　病理学检查是确诊胰腺癌的唯一依据和金标准。

二、检查指标的临床应用

(一) 在胰腺癌诊断中的应用

1. 超声内镜检查　超声内镜用于胰腺癌的分期和诊断。可以评估壶腹部周围肿块，区分浸润性与非浸润性病变。特别在胰腺囊性病变的诊断中有很好的作用。内镜超声引导下细针穿刺活检可以取得肿瘤的病理学证据，与经皮穿刺相比可以减少腹膜种植的风险。同时，在内镜超声辅助下也可以进行一些治疗措施(如腹腔神经丛阻滞)。

2. ERCP　应用于观察十二指肠壁和壶腹部有无肿瘤浸润，显示胰胆管受压及主胰管充盈缺损和移位。并可直接收集胰液做细胞学检查及壶腹部活检。同时，ERCP 过程中可放置胆管内支架，引流减轻黄疸，为手术做准备。

3. CT 检查　配合增强多期扫描，三维血管成像，血管灌注显像技术，可以详细评估肿块大小、部位，局部淋巴结浸润，周围血管侵犯，远处脏器转移情况，CT 引导下细针穿刺活检可以取得肿瘤的病理学证据。

4. 选择性动脉造影检查　多用于术前判断肿瘤的可切除性。凡有肠系膜上动脉根部和腹腔动脉受侵犯则不可切除。此外，术前造影还可发现有无异常动脉分支及肝转移，利于手术决策。

5. 超声检查　超声检查简单易行、价格便宜，可作为胰腺癌患者的常规检查。B 超还可以用于早期发现胆管系统变化，胰管扩张等的监测。

6. 实验室检查指标

(1) 血、尿、便常规检测：胰腺癌患者血常规可出现贫血，尿常规提示尿胆红素阳性，尿胆原阴性强烈提示梗阻性黄疸，粪便中出现未消化的脂肪和肌肉纤维说明胰腺外分泌功能受损。综上，血、尿、便常规检测在胰腺癌诊断中具有一定的提示性意义。

(2) 血液生化检测：血清转氨酶(ALT)、碱性磷酸酶(ALP)、γ- 谷氨酰转移酶(GGT)及乳酸脱氢酶(Lactate dehydrogenase, LDH)升高，对胰腺癌的诊断有参考价值，提示有胆管梗阻和肝转移。此外，包括淀粉酶、α1 抗胰蛋白酶等胰酶测定可用于胰腺癌与其他疾病的鉴别诊断。

(3) 细胞学检查：取自胰液或胰管刷取物，敏感性为 50%~70%，因胰液中各种消化酶如蛋白酶、脂肪酶等导致细胞破坏，对诊断准确性有影响，可结合病理活检结果进行判断。

(4) 肿瘤标志物：主要有 CA19-9 和癌胚抗原(CEA)等，对胰腺癌的诊断缺乏足够敏感性和特异性，常在诊疗中作为辅助检查指标，临床上多采取联合检测的方法来提高敏感性。

(二) 在胰腺癌分期及判断预后中的应用

胰腺癌是一种预后极差的消化道肿瘤，胰腺癌患者肿瘤本身的特点是其预后的决定性因素，主要与肿瘤的分期、有无淋巴结转移、有无浸润、切缘残留、癌细胞分化程度有密切关系。临床Ⅰ、Ⅱ期的5年生存率远高于Ⅲ、Ⅳ期。此外,血清肿瘤标志物对于预后判断、治疗效果评估具有重要意义。

1. CA19-9　不仅在早期诊断中具有较高的敏感性和特异性,对预后判断有价值。胰腺癌根治术后2周CA19-9水平可降至正常水平,术后CA19-9再次升高较临床或影像学诊断复发要早出现,是胰腺癌复发的早期指标。

2. 其他标志物　包括CEA、CA50、CA125、SPAN-1、DUPAN-2等,对于判断预后有一定的帮助。例如CA50可在CA19-9阴性的胰腺癌中呈阳性,可联合不同的肿瘤标志物水平进行综合判断。

(三) 在胰腺癌复诊随访中的应用

随访对发现肿瘤的进展,即时确立治疗方案有重要的意义。

对于临床上怀疑胰腺癌,尚难以与慢性胰腺炎、胰腺囊肿等疾病鉴别诊断时,应密切进行CT/MRI、PET-CT等影像学随访和CA19-9等血清肿瘤标记物检查,推荐随访的时间为每2~3个月1次。

对于新发胰腺癌患者应建立完整的病案和相关资料档案,治疗后定期随访和进行相应检查。治疗后2年内每3个月、2年后每6个月随访1次,复查血常规、肝肾功能、血清肿瘤标志物、腹部CT/B超、胸片,直至5年,以后每年复查1次,复查血常规、肝肾功能、血清肿瘤标志物、腹部CT/B超、胸片。

案例 39-1

【病史摘要】　患者,女性,50岁,无明显诱因突发上腹部疼痛2个月,以阵发性胀痛性质,伴恶心,无呕吐反酸、嗳气,无发热,无身目黄染、尿色加深。于当地就诊,经对症治疗后疼痛稍缓解,其后上腹痛反复发作,向腰背部放射,伴恶心,外院就诊考虑"胃炎"。治疗后症状反复,转诊上级医院。入院后查体,腹部平坦,未扪及明显包块。右上腹部轻压痛不伴反跳痛,墨菲征阴性。肝、脾肋下未及。

【影像学检查】　MRI提示肝硬化,脾大;肝S7段小囊肿;胰腺头部囊性灶,考虑浆液性腺瘤。

【临床检验】　血常规、大便常规、潜血试验正常;白蛋白降低,白球比异常,胆汁酸升高,余无特殊;淀粉酶、脂肪酶正常,肿瘤标志物CA19-9 12.5U/ml,甲胎蛋白AFP 11.2ng/ml,均在正常值范围。

【病理检查】　大体见胰头肿块,大小约4cm×3.5cm×1cm,切开见囊壁样组织,大小1.5cm×0.8cm×0.5cm;免疫组化提示CK19(+)、Inhibin-A(-)、PAX-8(-)、CEA(-)。

【诊断】　胰腺浆液性囊腺瘤。

【案例分析】　该患者在当地医院就诊,根据临床症状考虑"胃炎"。治疗后症状反复,转诊上级医院。经上级医院MRI检查,发现肝硬化,胰腺头部囊性灶,考虑浆液性腺瘤。具有手术指征,肝胆外科实施胰十二指肠切除术,手术标本送病理检查进一步明确肿瘤类型。经过手术标本的病理形态学观察和免疫组化检测证实病变为胰腺浆液性囊腺瘤。

案例 39-2

【病史摘要】　患者,女性,67岁。首诊主诉腹痛,反复腹泻1年半,CA19-9 47U/ml(>37U/ml)。

【影像学检查】　CT提示胰头胰颈占位性病变。

【病理检查】　胰腺病理穿刺发现:异型上皮细胞CK、M-CEA阳性。建议CT引导下粒子治疗,未进行,转诊。

半年后复诊结果:腹部查体提示腹水;腹部CT与前片对比病变增大。

【临床检验】　CA19-9 924.67U/ml,CA125 245.83U/ml,较前明显升高,提示肿瘤进展。

【诊断】　胰腺癌。

【案例分析】　该患者的早期临床体征无明显特异性,影像学提示占位性病变,且肿瘤标志物CA19-9升高,病理检查进一步确证了胰腺癌的诊断。由于未放化疗等系统治疗,复诊不仅影像学发现病变增大,肿瘤标志物CA19-9也较前大幅升高,提示肿瘤进展明显。

综上,胰腺癌的诊断需要关注体格检查尤其是腹部体征,利用CT、MRI等影像学检查判断肿瘤大小及可切除性进行评估,肿瘤标志物特别是血清CA19-9的变化对于判断肿瘤的进展十分有价值。而对胰腺癌的确诊需结合手术或内镜穿刺术获得组织标本后进行病理分析。

------------------------------------- 小　结 -------------------------------------

胰腺癌是一种高度恶性的肿瘤,预后极差。早期诊断和治疗是延长患者生存期和改善预后的关键。关注高危人群(家族病史、慢性胰腺疾病等)和重视疾病的典型体征(黄疸、消化道症状、肝脾肿大等),选择适当的筛查和诊断方法,对丁疾病的诊治和判断预后至关重要。其中,腹部超声检查是胰腺癌诊断的首选筛查方法,可进一步利用CT/MRI和其他影像学检查判断病灶的大小、部位、淋巴节转移情况。结合血常规、肝肾功能、血清肿瘤标志物(主要是CA19-9)等临床检验测试进一步判断病情。利用超声内镜获得的脱落细胞进行细胞学检查和利用活检或手术切除组织进行病理检测,可以确诊和判断患者的病理分期,为其治疗方案的选择提供参考。胰腺癌预后的判断主要来自病理检查获得的分期结果及有无淋巴节转移,血清肿瘤标志物CA19-9的水平对于预后判断和监测复发十分有价值。此外,此病的随访依赖于临床检验测试血常规、肝肾功能、血清肿瘤标志物的水平以及B超和CT等影像学检查结果。总之,全面系统的临床检验检测、影像学检查、病理分析对于此病的诊疗十分重要。随着诊疗手段技术的发展和多学科协作的加强,为胰腺癌的早期诊断和治疗带来了新的曙光。

(纪玲　刘强　郑广娟)

参 考 文 献

［1］中华医学会消化病学分会. 2014 年中国胃食管反流病专家共识意见. 中华消化杂志, 2014, 34 (10): 649-661.

［2］郑铁生, 倪培华. 临床检验医学. 北京: 人民卫生出版社, 2017.

［3］中华消化杂志编委会. 消化性溃疡诊断与治疗规范. 中华消化杂志, 2016, 36 (8): 508-513.

［4］李忠武. 胃癌规范化病理诊断流程及相关问题. 中国实用外科杂志. 2014, 34 (7): 600-604.

［5］2017 年中国胃肠道间质瘤病理共识意见专家组. 中国胃肠道间质瘤诊断治疗专家共识 (2017 年版) 病理解读. 中华病理学杂志, 2018, 47 (1): 2-6.

［6］厉英超, 米琛, 李伟之, 等. 内镜下逆行阑尾炎治疗术对急性阑尾炎的诊治价值. 中华消化内镜杂志, 2016, 33 (11): 759-763.

［7］中华医学会消化病学分会炎症性肠病学组. 炎症性肠病诊断与治疗的共识意见 (2018 年·北京). 中华消化杂志, 2018, 38 (5): 292-311.

［8］来茂德. 个体化治疗时代的结直肠癌病理诊断. 中华病理学组织, 2014, 43 (2): 73-76.

［9］张国楠, 王世阆. 女性结核性腹膜炎. 实用妇产科杂志, 2006, 22 (11): 650-652.

［10］林果为, 王吉耀, 葛均波. 实用内科学, 15 版. 北京: 人民卫生出版社, 2017.

［11］唐承薇, 张澍田. 内科学-消化内科分册. 北京: 人民卫生出版社, 2015.

［12］姚光弼. 临床肝脏病学. 上海: 上海科学技术出版社, 2004.

［13］王吉耀. 内科学. 2 版. 北京: 人民卫生出版社, 2010.

［14］沈继龙, 张进顺. 临床寄生虫学检验. 北京: 人民卫生出版社, 2015.

［15］郑树森. 肝移植. 2 版. 北京: 人民卫生出版社, 2013.

［16］陈伶俐, 纪元, 许建房, 等. 肝脏局灶结节型增生 238 例临床病理分析, 中华病理学杂志, 2011, 40 (1): 17-22.

［17］中国抗癌协会小儿肿瘤专业委员会, 中华医学会小儿外科分会肿瘤专业组, 儿童肝母细胞瘤多学科诊疗专家共识 (CCCG-HB-2016), 中华小儿外科杂志, 2017, 38 (10): 733-738.

［18］中华人民共和国卫生和计划生育委员会医政医管局. 原发性肝癌诊疗规范 (2017 年版). 中华肝脏病杂志, 2017, 25 (12): 886-895.

［19］吴继锋. 胆管肿瘤及瘤样病变的病理特点. 肝胆外科杂志, 2014, 22 (5): 330-333.

［20］葛均波, 徐永健, 王辰. 内科学. 9 版. 北京: 人民卫生出版社, 2018.

［21］中华医学会外科学分会胰腺外科学组. 胰腺癌诊治指南 (2014 版). 中华消化杂志, 2014, 13 (11): 831-837.

［22］Bosman F T, Carneiro F, Hruban R H, et al. World health organization classification of tumors. WHO classification of tumors of the digestive system. Lyon: International Agency for Research on Cancer, 2010.

［23］Dennis L Kasper, Anthony S Fauci, Stephen L Hauser, et al. Harrison's principles of internal medicine. 19th ed. New York: McGraw-Hill, 2015.

［24］Hughes N R, Bhathal P S. Adenocarcinoma of gallbladder: an immunohistochemical profile and comparison with cholangiocarcinoma. Journal of Clinical Pathology, 2013, 66: 212-217.

［25］Marcial S, Johannes H, Diego V, et al. Autoimmune hepatitis: from current knowledge and clinical practice to future research agenda. Liver Int, 2018, 38 (1): 15-22.

［26］Wang W, Lin P, Yao H, et al. Clinical analysis of Primary Gastrointestinal Non-Hodgkin's Lymphoma. Pak J Med Sci, 2017, 33, 1406-1411.

［27］ESMO guideline working group. Clinical practice guidelines. Annals of Oncology, 2014, 25 (Supplement 3): iii10-iii20.

［28］Mazuski J E, Tessier J M, May A K, et al. The surgical infection society revised guidelines on the management of intra-abdominal infection. Surg Infect, 2017, 18 (1): 1-76.

［29］Goddard A F, Badreldin R, Pritchard D M, et al. The management of gastric polyps. Gut, 2010, 59: 1270-1276.

［30］Trilling B, Girard E, Waroquet P A, et al. Intestinal obstruction, an overview. Rev Infirm. 2016, 217: 16-18.

中英文名词对照索引

A

阿米巴肝脓肿	amebic liver abscess	292

B

病毒性肝炎	viral hepatitis	278

C

肠梗阻	intestinal obstruction	117
肠结核	intestinal tuberculosis, ITB	154

D

单纯性肝囊肿	simple liver cyst	327
胆管囊腺瘤	bile duct cystadenoma	329
胆管腺瘤	bile duct adenoma	328
胆管性错构瘤	intrahepatic bile duct hamartoma	328
胆囊癌	gallbladder carcinoma	379
胆囊腺肌增生症	adenomyomatosis of gallbladder, ADM	372
多囊性肝病	polycystic liver disease	327

F

腹腔感染	intra-abdominal infections	179

G

肝豆状核变性	hepatolenticular degeneration	248
肝母细胞瘤	hepatoblastoma, HB	353
肝脓肿	hepatapostema	292
肝片吸虫病	fascioliasis	308
肝细胞腺瘤	hepatocellular adenoma, HCA	326
肝炎	hepatitis	260
肝移植	liver transplantation, LT	313
肝硬化	hepatic cirrhosis	277
肝脏寄生虫病	hepatic parasitic diseases	301
肝脏间叶性肿瘤	hepatic mesenchymal tumors	336
肛管癌	anal canal cancer	237
肛裂	anal fissure	234
肛瘘	anal fissure	235
肛周脓肿	perianal abscess	235
功能性便秘	functional constipation, FC	189

H

华支睾吸虫病	clonorchiasis	301
混合性腺神经内分泌癌	mixed adenoneuroendocrine carcinoma, MANEC	108

J

急性阑尾炎	acute appendicitis	98
急性胃炎	acute gastritis	28
急性胰腺炎	acute pancreatitis	389
棘球蚴病	echinococcosis	305
结核病	tuberculosis	154
结核性腹膜炎	tuberculous peritonitis	162
结节再生性增生	nodular regenerative hyperplasia, NRH	325
结直肠癌	colorectal carcinoma, CRC	205
结直肠腺瘤	colorectal adenoma	197
局灶结节性增生	focal nodular hyperplasia, FNH	324

K

| 克罗恩病 | Crohn's disease, CD | 143 |
| 溃疡性结肠炎 | ulcerative colitis, UC | 126 |

L

阑尾神经内分泌肿瘤	neuroendocrine neoplasm of the appendix	108
阑尾腺癌	adenocarcinoma of the appendix	108
阑尾肿瘤	tumor of the appendix	108

M

慢性阑尾炎	chronic appendicitis	98
慢性胃炎	chronic gastritis	30
慢性胰腺炎	chronic pancreatitis	390

R

| 人类乳头状病毒 | human papilloma virus, HPV | 237 |

S

神经内分泌癌	neuroendocrine carcinoma, NEC	108
神经内分泌瘤	neuroendocrine tumor, NET	108
食管癌	esophageal carcinoma	17
宿主抗移植物反应	host versus graft reaction, HVGR	313

T

| 特发性血色病 | idiopathic hemochromatosis | 254 |

W

胃癌	gastric carcinoma	58
胃肠道间质瘤	gastrointestinal stromal tumor, GIST	68
胃溃疡	gastric ulcer, GU	41
胃瘤样病变	gastric tumor-like lesion	50
胃食管反流病	gastroesophageal reflux disease, GERD	7
胃炎	gastritis	28

X

细菌性肝脓肿	bacterial liver abscess	292
细菌性痢疾	bacillary dysentery	170
先天性胆总管囊肿	congenital choledochal cyst,CCC	372
先天性肛门直肠畸形	congenital anorectal malformation,ARM	237
消化系统	alimentary system	1
消化性溃疡	peptic ulcer,PU	78
小肠癌	carcinoma of the small intestine	89
小肠肿瘤	small intestinal tumor	89

Y

炎症性肠病	inflammatory bowel disease,IBD	126
胰腺癌	pancreatic carcinoma	411
胰腺导管内管状乳头状肿瘤	intraductal tubulopapillary neoplasms,ITPN	398
胰腺导管内乳头状黏液性肿瘤	intraductal papillary mucinous neoplasms,IPMN	398
胰腺浆液性囊性肿瘤	serous cystic neoplasms,SCN	397
胰腺黏液性囊性肿瘤	mucinous cystic neoplasms,MCN	398
胰腺上皮内瘤变	pancreas intraepithelial neoplasia,PanIN	398
胰腺外分泌部良性肿瘤及癌前病变	benign tumor and premalignant lesions of exocrine pancreas	397
胰腺腺泡细胞囊腺瘤	acinar cell cystadenoma,ACA	397
胰腺炎	pancreatitis	389
移植物抗宿主病	graft versus host disease,GVHD	313
原发性肝癌	primary carcinoma of the liver	362
原发性胃肠道淋巴瘤	primary gastrointestinal lymphoma,PGIL	215

Z

痔	hemorrhoids	233